# 实用透析手册

## Practical Dialysis Handbook

### 第3版

主　编　梅长林　高　翔　叶朝阳

副主编　郁胜强　戴　兵　毛志国
　　　　吴　俊

人民卫生出版社

图书在版编目（CIP）数据

实用透析手册/梅长林，高翔，叶朝阳主编. —3版.
—北京：人民卫生出版社，2017
ISBN 978-7-117-25197-6

Ⅰ.①实… Ⅱ.①梅…②高…③叶… Ⅲ.①血液透
析-手册 Ⅳ.①R459.5-62

中国版本图书馆 CIP 数据核字（2017）第 226297 号

| 人卫智网 | www.ipmph.com | 医学教育、学术、考试、健康，购书智慧智能综合服务平台 |
| 人卫官网 | www.pmph.com | 人卫官方资讯发布平台 |

**实用透析手册**
第 3 版

主　　编：梅长林　高　翔　叶朝阳
出版发行：人民卫生出版社（中继线 010-59780011）
地　　址：北京市朝阳区潘家园南里 19 号
邮　　编：100021
E - mail：pmph @ pmph.com
购书热线：010-59787592　010-59787584　010-65264830
印　　刷：三河市宏达印刷有限公司（胜利）
经　　销：新华书店
开　　本：787×1092　1/16　印张：41　插页：4
字　　数：998 千字
版　　次：2003 年 1 月第 1 版　2017 年 11 月第 3 版
　　　　　2021 年 1 月第 3 版第 4 次印刷（总第 17 次印刷）
标准书号：ISBN 978-7-117-25197-6/R·25198
定　　价：106.00 元

# 作者名单 (按姓氏笔画排序)

| 姓名 | 单位 |
|------|------|
| 丁　峰 | 上海交通大学医学院附属第九人民医院 |
| 马熠熠 | 第二军医大学附属长征医院 |
| 毛志国 | 第二军医大学附属长征医院 |
| 方　炜 | 上海交通大学医学院附属仁济医院 |
| 叶朝阳 | 第二军医大学附属长征医院 |
| 邢小红 | 第二军医大学附属长征医院 |
| 戎　殳 | 上海交通大学附属第一人民医院 |
| 朱有华 | 第二军医大学附属长征医院 |
| 朱彤莹 | 复旦大学附属华山医院 |
| 任　红 | 上海交通大学医学院附属瑞金医院 |
| 任善成 | 第二军医大学附属长海医院 |
| 汤晓静 | 第二军医大学附属长征医院 |
| 孙丽君 | 第二军医大学附属长征医院 |
| 李　林 | 第二军医大学附属长征医院 |
| 杨　明 | 第二军医大学附属长征医院 |
| 吴　俊 | 第二军医大学附属长征医院 |
| 余　晨 | 同济大学附属同济医院 |
| 张　彤 | 第二军医大学附属长征医院 |
| 张　斌 | 第二军医大学附属长征医院 |
| 张玉强 | 第二军医大学附属长征医院 |
| 张伟明 | 上海交通大学医学院附属仁济医院 |
| 陈　楠 | 上海交通大学医学院附属瑞金医院 |
| 陈　静 | 第二军医大学附属长征医院 |
| 陈冬平 | 第二军医大学附属长征医院 |
| 郁胜强 | 第二军医大学附属长征医院 |
| 俞海瑾 | 上海交通大学医学院附属瑞金医院 |
| 袁　莉 | 南通大学附属医院 |
| 袁伟杰 | 上海交通大学附属第一人民医院 |
| 钱　莹 | 上海交通大学医学院附属瑞金医院 |

徐成钢　　第二军医大学附属东方肝胆外科医院
高　翔　　第二军医大学附属长征医院
郭志勇　　第二军医大学附属长海医院
梅长林　　第二军医大学附属长征医院
彭　艾　　同济大学附属第十人民医院
戴　兵　　第二军医大学附属长征医院

# 前　言（第3版）

　　《实用透析手册》第2版于2009年出版,迄今八年过去了。八年来,第2版先后印刷8次,总发行1.3万册,受到了透析专业医师、护士和工程维修人员的由衷欢迎。

　　据统计,慢性肾脏病患者中每年约有千分之二进入终末期肾病。全球终末期肾病患者数不断上升,预计到2030年将达到543.9万人,其中我国终末期肾病患者数增加最多。自2012年我国政府将终末期肾病治疗列入医疗保险报销范围以来,大大提高了终末期肾病患者的治疗率,透析人数呈井喷式增长。为了满足治疗病人的需求,各地医疗机构扩建或新建血液透析中心。2016年国家卫生计生委批准开展独立血液透析中心,这为终末期肾病患者就近治疗提供了方便。随着病人数和血透中心的增多,透析专业人员队伍也在不断壮大。他们非常需要一本内容丰富、新颖、实用性强的参考书。鉴于透析领域迅速发展,第2版《实用透析手册》显然满足不了临床工作的需要,因此,我们根据最新的临床实践指南和循证医学证据,编写了第3版《实用透析手册》。

　　第3版《实用透析手册》除章节内容更新外,增加了以下内容:①慢性肾脏病定义、分期及筛查,慢性肾脏病G1~4期患者的管理,提倡早发现、早治疗慢性肾脏病,降低终末期肾病发生率;②将血管通路分成深静脉导管建立血管通路和动静脉内瘘及人造血管通路两章,更深入系统地介绍了血管通路技术、血管功能评价等内容;③紧急启用(urgent start)腹膜透析治疗急慢性肾衰竭;④增加了人工肝支持系统、体外膜肺氧合、现代人工肾技术,使本书内容更全面;⑤透析质量控制和透析登记一直是我国透析领域的薄弱环节,本书更新了两章,详细介绍了透析质量控制的要求和方法、透析登记的意义及步骤。

　　当今世界是个信息流社会,每天都有大量新文献问世,本书继续秉承第1版和第2版的编写原则,从浩瀚的基础和临床研究文献中,挑选出最新、最实用的理论和技术编入书中,供肾科、泌尿外科和透析专业医师、护士和工程维修人员参考。

　　本书编写过程中,得到复旦大学附属华山医院,上海交通大学医学院附属瑞金医院、仁济医院、第九人民医院,上海交通大学附属第一人民医院,同济大学附属同济医院、第十人民医院,第二军医大学附属长海医院、长征医院和东方肝胆外科医院专家们的大力支持和帮助,在此一并致谢。

　　尽管我们努力提高本书的编写质量,但仍存在一定的疏漏不妥之处,尚祈读者们不吝指教,以便再版时修订。

编者

2017年10月

# 目 录

## 第四篇　腹 膜 透 析

## 第五篇　特殊患者透析

## 第六篇　透析远期并发症

## 第七篇　透析患者用药策略

## 第八篇　透析患者护理及随访

## 第九篇　透　析　管　理

第一篇

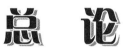

总　论

# 第1章

## 慢性肾脏病定义、分期及筛查

慢性肾脏病(chronic kidney disease,CKD)已成为全球性的公共健康问题。我国慢性肾脏病具有患病率高、知晓率低、治疗率和控制率低等特点。2007~2010年对我国13个省、市、自治区共计47 204名成人的横断面调查结果显示,我国18岁以上人群CKD发生率高达10.8%。据此估计我国现有成年慢性肾脏病患者1.2亿,已成为继心脑血管疾病、肿瘤、糖尿病之后又一影响国民健康的重要疾病。国际肾脏病学会肾脏病数据中心(International Society of Nephrology's Kidney Disease Data Center,ISN-KDDC)2016年发表的一项针对全球12个中低收入国家的75 058名成人调查数据显示,CKD患病率为14.3%,随着人口老龄化和糖尿病、高血压等疾病的患病率逐年增高,CKD发病率也呈现不断上升之势。

据统计,CKD患者中每年约有2%进入终末期肾衰竭。全球CKD及终末期肾衰竭患者数不断上升,截至2010年底接受肾脏替代治疗的患者大约261.8万人,预计到2030年将达到543.9万人,亚洲国家终末期肾衰竭患者数增加最多。截至2016年底,我国透析人数将达到60万人,其中血液透析约50万,腹膜透析约10万人。预计今后5~10年内,我国终末期肾衰竭患者数将达100万人,需要透析或肾移植治疗来维持生命,消耗大量医疗资源。因此,开展CKD筛查和防治具有十分重大的意义。

为了唤起民众和政府对CKD的重视,便于业界学术交流,美国国家肾脏基金会(NKF)所属"肾脏病预后质量倡议"(KDOQI)工作组于2002年制定CKD的定义、筛查和分期标准。2005年国际肾脏病组织"肾脏病:改善全球预后"(KDIGO)对该标准修改后进行世界推广,并于2012年组织工作组制定CKD临床实践指南。籍以推动全球CKD筛查、诊断及防治工作。

CKD临床实践指南包括CKD定义,诊断标准,分期,筛查,病因诊断,预后分层,高危因素识别和处理,CKD并发症治疗以及肾脏替代治疗的准备。本章及第2章分别叙述以上内容。

## 【定义、诊断标准及分期】

### 一、CKD 定义

肾脏损伤,或体表面积调整的估算肾小球滤过率(size-adjusted estimated glomerular filtration rate,eGFR)<60ml/(min·1.73m²),持续时间大于3个月。

### 二、CKD 诊断标准

出现表1-1中任何一项指标,持续时间>3个月,即可诊断CKD。

表 1-1 CKD 诊断标准

| 肾损伤标志 | （1）白蛋白尿［AER≥30mg/24h；ACR≥30mg/g（或≥3mg/mmol）］ |
|---|---|
| | （2）尿沉渣异常 |
| | （3）肾小管相关病变 |
| | （4）组织学异常 |
| | （5）影像学所见结构异常 |
| | （6）肾移植病史 |
| GFR 下降 | eGFR<60ml/（min·1.73m²） |

注：至少满足 1 项。AER：尿白蛋白排泄率；ACR：尿白蛋白肌酐比值；GFR：肾小球滤过率

## 三、CKD 分期

CKD 根据估算的肾小球滤过率（eGFR）分为 5 期，见表 1-2。

表 1-2 CKD 分期

| 分期 | eGFR［ml/（min·1.73m²）］ | 描 述 |
|---|---|---|
| G1 | ≥90 | 正常或增高 |
| G2 | 60～89 | 轻度下降 |
| G3a | 45～59 | 轻至中度下降 |
| G3b | 30～44 | 中至重度下降 |
| G4 | 15～29 | 重度下降 |
| G5 | <15 | 肾衰竭 |

## 【CKD 筛查】

### 一、筛查的意义

慢性肾脏病往往起病隐匿，患者长期处于无症状状态，疾病知晓率低。当疾病发展至 G3 期时，患者发生并发症风险和进展至终末期肾病（end stage renal disease，ESRD）的风险显著增高；慢性肾脏病如能得到早发现、早治疗，病情可得到良好控制，甚至可以逆转，所以筛查 CKD 意义大。

### 二、对象和方式

无论有无危险因素都要进行筛查，建议每年进行一次白蛋白尿和血肌酐的检测。对于慢性肾脏病高风险人群，如肾脏病家族史、糖尿病、高血压、高尿酸血症、高龄（>65 岁）及肥胖等，应开展一级预防，每半年开展一次慢性肾脏病防治知识宣教，每年至少进行一次尿白蛋白/肌酐比（ACR）和血肌酐的检测以估算 GFR。

### 三、筛查内容

CKD 筛查包括检测蛋白尿、肾功能、影像学检查以及测定血清电解质。

（一）尿蛋白测定　所有高风险个体都要检测尿蛋白。美国糖尿病协会（ADA）推荐所有新发 2 型糖尿病和诊断 5 年以上的 1 型糖尿病患者都需要检测尿微量白蛋白。筛查可使用试纸法，但测定晨尿白蛋白-肌酐比值（albumin-creatinine ratio，ACR）更可靠。如果试纸实验提示有红细胞和白细胞，接着应进行尿沉渣显微镜检查。尿试纸检查法存在一些不足之处，见表 1-3。

表 1-3　尿试纸法不足之处

| 假阴性 | 假阳性 |
| --- | --- |
| 低比重尿（<1.010） | 潜血或精液阳性 |
| 尿盐浓度高 | 碱性尿 |
| 酸性尿 | 清洁剂/消毒剂 |
| 非白蛋白性蛋白尿 | 对比剂 |
| | 高比重尿（>1.030） |

尿试纸法只能测定浓缩尿，当尿液稀释时将出现假阴性，尿 ACR 通过测定白蛋白与肌酐比值克服了尿液稀释假阴性问题，因为两者同时被稀释，消除了稀释的影响。尿 ACR 单位为 mg/g 或 mg/mmol，正常白蛋白尿定义为<30mg/g（3mg/mmol），微量白蛋白尿为 30 ~ 300mg/g（3 ~ 30mg/mmol）；这些界值大致相当于尿蛋白排泄量 30 ~ 300mg/d，尿肌酐排泄量约 1g/d。事实上，每天尿肌酐平均排泄量高于 1g，男性多于女性，年轻高于老年。

可在任何时候采集尿液测定 ACR，但采用晨尿测定 ACR 可增加敏感性，排除白天可能出现的体位性蛋白尿。尿 ACR 阳性应在 3 个月内至少重复 2 次，以确认阳性和排除急性肾损伤。

（二）肾功能测定

1. 肾小球滤过率（glomerular filtration rate，GFR）　GFR 是指单位时间内肾脏清除的血清容量，通常以每分钟毫升数（ml/min）为单位。GFR 取决于身材大小和年龄，因此，需要使用体表面积（1.73m²）来校正 GFR。正常男女性 GFR/1.73m² 相似，但 GFR/1.73m² 随年龄增长而下降，年轻成人平均 GFR 为 115ml/min，中年人平均为 100ml/min，当病人年龄分别增长至 60、70 和 80 岁时，GFR 逐渐降至 90、80 和 70ml。

2. 血清肌酐　人体以相对恒定的速度将来自肌肉中的肌酸代谢成肌酐。肾脏通过肾小球滤过和肾小管分泌排泄肌酐，正常女性血清肌酐浓度为 53 ~ 88μmol/L（0.6 ~ 1.0mg/dl），男性为 70 ~ 115μmol/L（0.8 ~ 1.3mg/dl）。测定血清肌酐浓度可大致评估肾功能，当肾功能降低时，体内在继续产生肌酐，血清肌酐水平就会升高。血清肌酐和肾功能之间呈非线性关系，血清肌酐翻倍反映 GFR 约下降 50%。血清肌酐受肌肉体积，饮食（尤其肉食）和药物影响，如西咪替丁阻断肾小管分泌肌酐，血清肌酐可轻度升高，但不影响 GFR。在肝硬化和腹水病人，由于肌肉体积小，肌肉产生肌酸很少，加上难以确定无腹水体重，很难用血清肌酐正确评估肾功能。这样的病人血清肌酐水平在 44 ~ 88μmol/L（0.5 ~ 1.0mg/dl）看似正常，但实际上肾功能已中至重度受损。即使没有恶病质病人，血清肌酐水平也要全面评价。例如血清肌酐水平 115μmol/L（1.3mg/dl）对一个 80kg 年轻男性来说，肌酐清除率为 94ml/min，但对一位 50kg 老年女性来说，肌酐清除率只有 28ml/min。

测定血清肌酐有多种方法。由于血中物质干扰，有些血清肌酐测定法测得值与同位素稀释质谱法（isotope dilution mass spectrometry，IDMS）测定的真实值偏差较大，目前实验室使用 IDMS 标化方法测定血清肌酐，其血清肌酐水平要低于其他方法的测定值。

3. 收集 24 小时尿测定肌酐清除率 肌酐清除率(creatinine clearance,Ccr)是指肾脏每分钟清除血清肌酐的毫升数。正常女性 Ccr 为(95±20ml)/min,男性为(125±25)ml/min。病人起床时排空尿液,记录时间,开始收集 24 小时尿;第二天同样时间,排空膀胱,把尿液全部倒入容器内,记尿量,测定尿肌酐。用尿肌酐值除以分钟数,得出每分钟肌酐排泄率。在收集尿期间,采集血样本测定血肌酐水平。用每分肌酐排泄率除以血清肌酐值,得出肾脏每分钟清除肌酐血清毫升数。例如,肌酐清除率 1.0mg/min,血清肌酐 1mg/dl(0.01mg/ml),那么肾脏肌酐清除率为 1.0/0.01 = 100ml/min,说明肾脏在尿液收集期内每分钟清除了 100ml 血清中的肌酐。尽管收集 24 小时尿不方便,但对恶病质病人,包括肝硬化腹水或重度肥胖病人,此为评估肾功能的有效方法。正常女性每天肌酐排泄率为 15~20mg/kg 净体重,正常男性为 20~25mg/kg 净体重,可用此值评估尿液收集是否准确。

除了肾小球滤过肌酐,肾小管也排泄肌酐,因此 Ccr 大于 GFR,当 GFR 低于 10~15ml/min,肾小管分泌肌酐所占比例增高。为可靠评估低 GFR 病人的 GFR,可同时检测 24 小时尿中的肌酐和尿素,同时测定血清尿素和肌酐水平。用同样方法分别计算每分钟尿素清除率和肌酐清除率。尿素从肾小球滤过,部分由肾小管重吸收,与肌酐情况相反。尿素清除率低于 GFR,而肌酐清除率高于 GFR,尿素和肌酐清除率平均值对于 GFR<10~15ml/min 病人可更好地估算 GFR。

4. 估算肌酐清除率(estimated creatinine clearance) 为避免 24 小时尿液收集不准确和不方便,可用公式估算肌酐清除率(Ccr)。这些公式根据年龄和体表面积估算每分钟肌酐清除率,Cockcroft Gault(C-G)公式是最常用公式。

估算 Ccr =(140−年龄)×(0.85 女性)×体重(kg)/(72×血清肌酐 mg/dl)或者估算 Ccr =(140−年龄)×(0.85 女性)×体重(kg)/[0.84×血清肌酐(μmol/L)],对于严重肥胖或恶病质病人,公式不能精确地估算 GFR。

5. 估算 GFR(estimated GFR,eGFR)

(1)MDRD 公式(modification of diet in renal disease,MDRD):该公式来自 MDRD 临床试验,使用 IDMS 标化的血清肌酐值,以 $1.73m^2$ 体表面积调整 eGFR。具体 MDRD 公式如下:$eGFR/1.73m^2 = 175×(Scr)−1.154×(年龄)−0.203×(0.742 女性)×(1.210 黑人)$。MDRD 公式计算 eGFR 与 C-G 公式估算的肌酐清除率有两点不同,第一,MDRD 公式计算的 GFR 低于肌酐清除率,因后者包含了肾小管分泌成分。第二,MDRD 公式需体表面积校正,而肌酐清除率无论采用定时尿测定还是用 C-G 公式计算,都是粗略估算肾脏肌酐清除率,没有经过体表面积校正。

(2)CKD-EPI 公式(The CKD-EPI GFR equation):该公式与 MDRD 公式相似,但这种较新的公式通过大样本人群验证,特别是轻度肾功能损害的人群的验证。两公式在 GFR>60ml/min 的病人中存在差异,CKD-EPI 公式估算 eGFR 较 MDRD 公式更准确。但这种差异没有重要临床意义。

(3)胱抑素 C 公式(cystatin C equations):胱抑素 C 是一种分子量 13 000 道尔顿的蛋白质,从肾小球滤过,不被肾小管重吸收。胱抑素 C 产生率与肌肉体积大小或进食肉类无关。基于血清胱抑素 C 水平估算 GFR 比基于血清肌酐水平估算 GFR 与 CKD 临床结局更相关。新近有研究联合使用血清肌酐和胱抑素 C 水平估算 GFR,结果更准确。测定胱抑素 C 方法尚未完全标准化,故胱抑素 C 公式暂时没有广泛使用。

（三）**影像学检查**　CKD 患者需要行肾脏影像学检查，最常用方法是 B 超检查，可发现肾脏结构异常或可能的梗阻。在 B 超检查不能确定情况下，可行肾脏 CT 或 MRI。

CT 平扫对肾脏病诊断价值有限，增强扫描对比剂对肾脏有毒性，易引起对比剂肾病。因此，CT 增强扫描前，应了解患者 GFR，询问有无肾脏病，高血压，痛风及糖尿病史。有对比剂肾病风险（eGFR<60ml/min）患者应在对比剂给药前≥24 小时停用潜在的肾毒性药物；选用非离子型、等渗对比剂；最大推荐对比剂用量（MRCD）= 患者体重（kg）×5ml/血清肌酐（mg/dl）。手术前 3~12 小时以及手术后 6~24 小时以 1.0~1.5ml/（kg·h）的速度静脉内输注等张晶体液进行充分水化，可降低对比剂肾病危险。

MRI 增强扫描需要使用钆对比剂。近来研究表明，严重肾功能不全（GFR<30ml/min）时，使用钆对比剂可引起系统性硬化症。

（四）**电解质测定**　应测定 CKD 患者血清电解质，包括 $Na^+$、$K^+$、$Cl^-$、$HCO_3^-$、$Ca^{2+}$ 和 $P^{3+}$ 等，以筛查代谢性酸中毒，高钾血症，低钙血症和高磷血症。

## 【病因诊断】

识别 CKD 潜在病因非常重要。CKD 是可逆的，如双侧肾血管疾病患者或前列腺肥大引起的慢性膀胱颈梗阻患者，只要及时发现，给予正确治疗，大多预后良好。

引起 CKD 的常见病因见表 1-4。CKD 病因可提供疾病进展速率，一些病因可提示肾移植术后的复发。

**表 1-4　CKD 病因分类**

| 分　类 | 原发性 | 继发性 |
| --- | --- | --- |
| 肾小球疾病 | 微小病变 | 糖尿病 |
| | 膜性肾病 | 高血压 |
| | 局灶节段性肾小球硬化 | 系统性红斑狼疮 |
| | 增生性肾炎 | 全身性感染 |
| | | 肿瘤 |
| | | 药物 |
| 小管间质性疾病 | 泌尿系统感染 | 全身性感染 |
| | 结石梗阻 | 自身免疫性疾病 |
| | | 尿酸性肾病 |
| | | 药物、毒物、肿瘤 |
| 血管性疾病 | ANCA 相关性血管炎 | 动脉粥样硬化 |
| | （肾脏局部） | 高血压缺血 |
| | 纤维肌性发育不良 | 胆固醇栓塞 |
| | | 系统性血管炎 |
| | | 血栓性微血管病变 |
| | | 系统性硬化症 |
| 囊肿性和先天性疾病 | 多囊肾病 | 结节性硬化症 |
| | Alport 综合征 | VHL 病 |
| | Fabry 病 | |

## 【CKD 危险分层】

### 一、影响 CKD 预后的因素

下列因素影响 CKD 预后:①CKD 病因;②GFR 分期;③尿白蛋白分级;④其他危险因素和合并症。

### 二、CKD 危险分层

根据病因、GFR 分期和白蛋白尿分级进行 CKD 危险分层,分为低危、中危、高危和极高危,见表1-5。

表1-5 CKD 危险分层及预后

| 分期 | 描述 | GFR [ml/(min·1.73m$^2$)] | 尿微量白蛋白肌酐比(mg/g) | | |
|------|------|------|------|------|------|
| | | | A1 正常~轻度增加 <30 | A2 中度增加 30~300 | A3 显著增加 >300 |
| G1 | 正常或高 | ≥90 | 低危 | 中危 | 高危 |
| G2 | 轻度减退 | 60~89 | 低危 | 中危 | 高危 |
| G3a | 轻度至中度减退 | 45~59 | 中危 | 高危 | 极高危 |
| G3b | 中度至重度减退 | 30~44 | 高危 | 极高危 | 极高危 |
| G4 | 重度减退 | 15~29 | 极高危 | 极高危 | 极高危 |
| G5 | 肾衰竭 | <15 | 极高危 | 极高危 | 极高危 |

## 【CKD 预后】

CKD 预后主要包括进展至 ESRD、肾功能下降引起的并发症和心血管疾病(CVD)。CKD 基础上发生急性肾衰竭(acute renal failure on chronic kidney disease,A/C)是 CKD 的一个主要合并症。药物引起的急性肾小管-间质疾病、肾前性急性肾损伤和复燃的狼疮性肾炎是我国 A/C 的常见病因。1/3 以上 A/C 与药物有关,如抗生素、镇痛药等,且好发于老年患者。

心血管疾病是 CKD 最重要的严重并发症,即使是轻度 CKD 患者,CVD 风险也显著增加。我国一项对 7 个医学中心 1239 例 ESRD 患者的多中心队列研究发现,心血管疾病常见表现是左心室肥厚,占 58.5%。充血性心力衰竭、冠心病和脑血管意外患病率分别为 27.7%、16.5% 和 5.6%。对轻中度肾损伤(CKD 2~3 期)同龄组的研究表明,冠心病和脑血管意外患病率显著高于同一地区的普通人群。冠心病、左心室肥厚的患病率和充血性心力衰竭的患病率随 GFR 的下降而增加,是 CKD 患者死亡的主要原因。

(梅长林 高翔)

## 参 考 文 献

[1] Daugirdas JT,Blake PG,Ing TS. Approach to patients with chronic kidney disease,Stages 1-4. 5$^{th}$ ed. Philadel-

phia：Wolters Kluwer Health，2015.

［2］ Ene-Iordache B，Perico N，Bikbov B，et al. Chronic kidney disease and cardiovascular risk in six regions of the world（ISN-KDDC）：a cross-sectional study. Lancet Glob Health，2016，4（5）：e307-319.

［3］ Zhang L，Wang F，Wang L，et al. Prevalence of chronic kidney disease in China：a cross-sectional survey. Lancet，2012，379（9818）：815-822.

［4］ National Kidney Foundation. K/DOQI clinical practice guidelines for chronic kidney disease：evaluation，classification，and stratification. Am J Kidney Dis，2002，39（2 Suppl 1）：S1-266.

［5］ Levey AS，Eckardt KU，Tsukamoto Y，et al. Definition and classification of chronic kidney disease：a position statement from Kidney Disease：Improving Global Outcomes（KDIGO）. Kidney Int，2005，67（6）：2089-2100.

［6］ KDIGO 2012 Clinical Practice Guideline for the Evaluation and Management of Chronic Kidney Disease. Kidney Int Suppl，2013，3（1）：1-150.

［7］ American Diabetes Association. Executive summary：standards of medical care in diabetes-2012. Diabetes Care，2012，35（suppl1）：S4-10.

［8］ Brown DL，Masselink AJ，Lalla CD. Functional range of creatinine clearance for renal drug dosing：a practical solution to the controversy of which weight to use in the Cockcroft-Gault equation. Ann Pharmacother，2013，47（7-8）：1039-1044.

［9］ Ix JH，Wassel CL，Stevens LA，et al. Equations to estimate creatinine excretion rate：the CKD epidemiology collaboration. Clin J Am Soc Nephrol，2011，6（1）：184-191.

［10］ Eckardt KU，Coresh J，Devuyst O，et al. Evolving importance of kidney disease：from subspecialty to global health burden. Lancet，2013，382（9887）：158-169.

［11］ Fink HA，Ishani A，Taylor BC，et al. Screening for，monitoring，and treatment of chronic kidney disease stages 1 to 3：a systematic review for the U. S. Preventive Services Task Force and for an American College of Physicians Clinical Practice Guideline. Ann Intern Med，2012，156（8）：570-581.

# 第2章

# 慢性肾脏病G1~4期患者的管理

慢性肾脏病(CKD)患者病情进展的危险因素与心血管疾病危险因素相似。尽早筛查出CKD患者的目的是纠正或减轻危险因素的影响,以维持肾小球滤过率(GFR)水平,降低心血管疾病风险。主要危险因素包括吸烟、高血压、高血糖、高血脂、贫血和高血磷等。蛋白尿甚至微量白蛋白尿显著增加CKD进展和心血管并发症发生。CKD患者炎症介质水平升高特别是C反应蛋白增高,与动脉粥样硬化风险增加相关。

慢性肾脏病G1~4期患者的管理主要包括危险因素的识别和处理,CKD并发症治疗以及肾脏替代治疗前的准备。

## 【CKD 进展评估】

CKD进展主要表现为GFR降低和白蛋白尿增多。

### 一、GFR 恶化

主要指GFR分期改变,如eGFR从G3b下降至G4期,或eGFR较基线值下降≥25%。

### 二、CKD 快速进展

eGFR下降速率持续大于每年5ml/(min·1.73m²)称之为CKD快速进展。

CKD患者每年至少检测一次eGFR和尿白蛋白,进展风险高或检测结果影响治疗方案时,频率应适当增加,见表2-1。

表2-1　基于eGFR和白蛋白尿的CKD风险评估、监测频率及转诊时机

| GFR 分期 | 白蛋白尿 A1 | | | 白蛋白尿 A2 | | | 白蛋白尿 A3 | | |
|---|---|---|---|---|---|---|---|---|---|
| | 风险 | 监测频率 | 转诊 | 风险 | 监测频率 | 转诊 | 风险 | 监测频率 | 转诊 |
| G1 | + | 1 | − | ++ | 1 | A | +++ | 2 | B |
| G2 | + | 1 | − | ++ | 1 | A | +++ | 2 | B |
| G3a | ++ | 1 | A | +++ | 2 | A | ++++ | 3 | C |
| G3b | +++ | 2 | A | ++++ | 3 | A | ++++ | 3 | C |
| G4 | ++++ | 3 | B | ++++ | 3 | B | ++++ | 4+ | C |
| G5 | ++++ | 4+ | C | ++++ | 4+ | C | ++++ | 4+ | C |

注:风险评估内容:全因死亡率、心血管死亡率、终末期肾病、急性肾损伤、慢性肾脏病进展等;+:低危;++:中危;+++:高危;++++:极高危;1~4+分别表示慢性肾脏病患者每年至少检测GFR和尿白蛋白的次数;−:指南未具体指明监测或专科转诊情况;A:相应患者继续监测GFR和白蛋白尿;B:首诊医师可根据当地肾脏病专科的安排,与专科医师讨论后决定继续监测或转诊;C:需转诊患者至肾脏专科治疗

## 【CKD 进展防治】

生活方式、蛋白尿、高血压和高血糖等许多因素影响 CKD 进展,有效控制这些影响因素就能延缓 CKD 进展。

### 一、调整生活方式

（一）**体育锻炼**　CKD 患者应在医师指导下参加能够耐受的体育锻炼,每周至少 5 次,每次 30 分钟。放松心情,避免情绪紧张。

（二）**减肥,保持健康体重**　非尿毒症患者肥胖可增加死亡率、心血管风险和炎症介质水平。严重肥胖本身也可加重蛋白尿和肾病进程。早期 CKD 患者,特别是严重肥胖者,可通过减轻体重,维持 BMI 18.5 ~ 24 水平。

（三）**戒烟**　吸烟是传统心血管危险因素,戒烟可降低心血管疾病危险。有证据表明,吸烟显著加速 CKD 进展。因此,戒烟对 CKD 患者非常重要。

（四）**预防感染**　规律作息,避免疲劳;预防各种感染,尤其是呼吸道感染的发生。

### 二、营养治疗

（一）**蛋白质及热量摄入**　非糖尿病肾病患者原则上应避免高蛋白质饮食,蛋白质摄入量 0.8g/（kg·d）。从 G4 期[eGFR<30ml/（min·1.73m$^2$）]起即应开始低蛋白质饮食治疗,蛋白质摄入量 0.6g/（kg·d）。实施低蛋白质饮食治疗时,热卡摄入量需维持在 35kcal/（kg·d）,60 岁以上患者活动量较小、营养状态良好者可减少至 30 ~ 35kcal/（kg·d）。糖尿病肾病患者,从出现微量白蛋白尿（ACR 30 ~ 300/g）起即应减少饮食蛋白质,蛋白质摄入量 0.8g/（kg·d）,从 GFR 开始下降起,即应实施低蛋白质饮食,蛋白质摄入量 0.6g/（kg·d）。实施低蛋白质饮食治疗时,患者的热卡摄入量应基本与非糖尿病肾病患者相似,但对于肥胖 2 型糖尿病患者需适当限制热量（总热卡摄入量比上述推荐量减少 250 ~ 500kcal/d）,直至达到标准体重。

（二）**盐摄入**　CKD 成人患者钠摄入量宜<90mmol/d（氯化钠 5g/d）。

（三）**其他营养物质摄入**　CKD 患者应接受营养师给予的饮食建议,适量摄入含钙、磷、钾及嘌呤的食物。

### 三、控制蛋白尿

（一）**定义**　每日尿蛋白定量超过 150mg 或尿蛋白/肌酐大于 200mg/g 称为蛋白尿。24 小时尿白蛋白排泄率在 30 ~ 300mg 称为微量白蛋白尿,见表 2-2。

表 2-2　CKD 白蛋白尿分期及近似换算

| 分级 | AER（mg/24h） | ACR（mg/g） | PER（mg/24h） | PCR（mg/g） | 试纸法 | 描　述 |
|---|---|---|---|---|---|---|
| A1 | <30 | <30 | <150 | <150 | 阴性 | 正常或轻度高 |
| A2 | 30 ~ 300 | 30 ~ 300 | 150 ~ 500 | 150 ~ 500 | + | 中度升高 |
| A3 | >300 | >300 | >500 | >500 | +或以上 | 显著升高 |

注:白蛋白尿指标（AER:尿白蛋白排泄率;ACR:尿白蛋白肌酐比值）;蛋白尿指标（PER:尿蛋白排泄率;PCR:尿蛋白肌酐比值）;试纸法测定尿蛋白

（二）**危害** 过多白蛋白等蛋白质经肾小球滤过及肾小管重吸收过程中,可损伤肾小球滤过膜和肾小管细胞,促进肾小球硬化和小管间质纤维化。

（三）**控制目标** 糖尿病肾病患者蛋白尿目标值应控制在 AER<30mg/d,非糖尿病患者,蛋白尿目标值应控制在 PER<300mg/d。

（四）**控制蛋白尿措施**

1. RAS 阻断剂 ACEI 和 ARB 具有降压及独立于降压之外的肾脏保护作用。尿白蛋白 30～300mg/d 的糖尿病患者推荐使用 ACEI 或 ARB。尿白蛋白>300mg/d 时,无论是否存在糖尿病,均推荐使用 ACEI 或 ARB。目前不提倡联合应用 ACEI 和 ARB 延缓慢性肾脏病的进展。在应用 RAS 系统阻断剂时需注意:①避免用于双侧肾动脉狭窄患者;②GFR<45ml/（min·1.73m$^2$）患者宜从小剂量开始;③为尽可能地降低蛋白尿,ACEI/ARB 剂量可逐步增大,但开始治疗和增加剂量时需监测血压、血钾和血清肌酐水平。若血肌酐较基线值上升幅度<30%,可继续使用;若超过基线水平 30%,应及时减量或停药,并寻找原因;④GFR<30ml/（min·1.73m$^2$）时仍具有肾脏保护作用,不一定需要停止用药;⑤限盐和使用利尿剂可增加 ACEI/ARB 降蛋白疗效;⑥孕妇特别是妊娠早期及血管性水肿患者禁用 ACEI/ARB。

2. 糖皮质激素及免疫抑制剂 多种原发性或继发性肾小球疾病,如膜性肾病或狼疮性肾炎,其发病机制主要由异常免疫反应所介导,需要使用糖皮质激素及免疫抑制剂治疗以达到蛋白尿持续缓解,常用免疫抑制剂包括环磷酰胺、环孢素 A、他克莫司、吗替麦考酚酯、硫唑嘌呤、来氟米特等。应用时须根据病理类型和蛋白尿程度,并结合患者性别、年龄、体重、生育要求、有无相关药物使用禁忌证及个人意愿等因素,个体化地制订治疗方案。注意检测和防治相关药物的副作用。

## 四、控制高血压

（一）**定义** 在未使用降压药物情况下诊室收缩压 ≥140mmHg 和/或舒张压 ≥90mmHg,称为高血压。

（二）**危害** 高血压本身可导致肾损害,也可促进 CKD 进展,还可引起心、脑及周围血管等靶器官损害,更使 CKD 患者预后不良。

（三）**血压控制目标值** 无论是否合并糖尿病,AER≤30mg/d 时,维持收缩压≤140mmHg,舒张压≤90mmHg;AER>30mg/d 时,收缩压≤130mmHg,舒张压≤80mmHg。

（四）**血压控制措施** 应根据患者病情合理选用降压药物,做到个体化治疗。无蛋白尿 CKD 高血压患者,可选择 ACEI、ARB、CCB 等;有蛋白尿 CKD 高血压患者,首选 ACEI 或 ARB;严重高血压患者可选择两种或两种以上的抗高血压药物联合治疗。CKD 患者当肌酐<160μmol/L（1.8mg/dl）时可选择噻嗪类利尿剂利尿、降血压;当肌酐>160μmol/L 时使用袢利尿剂。老年患者应综合考虑年龄、合并症等情况,并密切关注降压治疗相关不良事件,如电解质紊乱、急性肾损伤、直立性低血压等。

## 五、控制高血糖

（一）**定义** 糖尿病诊断依据美国糖尿病协会（ADA）2010 年指南推荐标准:①糖化血红蛋白（HbA1c）≥6.5%;②空腹血糖≥7.0mmol/L;③在口服糖耐量试验中,口服 75g 葡萄糖 2 小时后血糖≥11.1mmol/L;④在有经典高血糖症状或高血糖危象患者中,随机血糖≥11.1mmol/L。糖尿病肾病诊断标准:①有糖尿病病史;②出现微量白蛋白尿;③伴有糖尿病视网膜病变。

（二）**危害**　糖尿病肾病是糖尿病最常见的微血管并发症之一,无论是 1 型还是 2 型糖尿病,25%～40% 患者可出现肾脏受累。2 型糖尿病患者中,5% 在确诊糖尿病时就已出现肾损害。高血糖造成的肾脏血流动力学变化及代谢异常是肾损害的基础。

（三）**血糖控制目标值**　糖化血红蛋白（HbA1C）目标值为 7.0%;糖尿病患病时间短、预期寿命长、无心血管并发症并能很好耐受治疗者,可更加严格控制 HbA1C<6.5%;预期寿命较短、存在合并症或低血糖风险者,HbA1C 目标值可放宽至 7.0% 以上。

（四）**血糖控制措施**　应根据 GFR 水平调整胰岛素及口服降糖药剂量,以防止低血糖及其他副作用的发生。GFR 为 $10～50ml/(min \cdot 1.73m^2)$ 时胰岛素用量宜减少 25%,GFR<$10ml/(min \cdot 1.73m^2)$ 时,胰岛素用量应减少 50%。口服降糖药的调整见表 2-3。

表 2-3　根据 CKD 分期调整口服降糖药

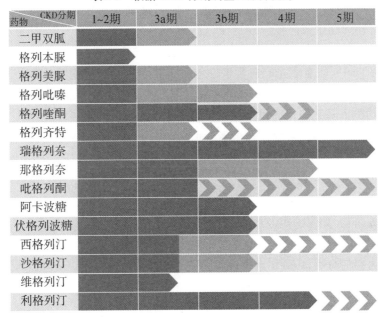

注:深色箭头表示无需减量,浅色箭头表示减量,虚线箭头表示用药经验有限

## 六、血脂异常

（一）**定义**　血脂异常指血浆中脂质的质和量发生异常,通常指血浆中胆固醇和/或三酰甘油升高,也泛指包括低、高密度脂蛋白在内的各种血脂异常。

（二）**危害**　血脂异常是促进 CKD 进展的重要因素,也是介导 CKD 患者心脑血管病变、肾动脉粥样硬化和靶器官损害的主要危险因素。升高的血脂成分和异常的脂质组分,如氧化低密度脂蛋白（oxLDL）、糖化 LDL 可损伤肾小球固有细胞和肾小管间质,促使细胞外基质产生增多,导致肾小球硬化和肾间质纤维化。

（三）**控制目标**　低密度脂蛋白（LDL-C）增高和其他脂类是心血管疾病的危险因子。研究表明,即使胆固醇水平在正常范围内,他汀类药物对非 CKD 患者的心血管仍有保护作用。动物实验也证实高脂和胆固醇负荷可增加肾小球损伤。因此,CKD 患者使用他汀类降脂治疗既可延缓肾病进展又可降低心血管危险。非 CKD 高脂血症患者治疗时间和方法如下:首先改变生活方式,然后根据心血管危险度和 LDL-C 水平分层,给予药物治疗。传统心血管危险因素较多的患者,LDL-C 目标值应<2.6mmol/L( <100mg/dl );当 LDL-C 水平>3.4mmol/L( >130mg/dl )应给予药物治疗;LDL-C 在 2.6 ~ 3.4mmol/L( 100 ~ 130mg/dl )之间时可酌情选择治疗方式。CKD 患者理论上可按同样的目标值治疗。

**（四）控制措施** 他汀类或加依折麦布适用于 50 岁以上的 CKD 未透析( G1 ~ 5 期)患者、成人肾移植和开始透析时已经使用这类药物的患者。对 18 ~ 49 岁、未透析患者,他汀类用于有以下一项或以上患者:冠心病( 心肌梗死或冠脉重建术)、糖尿病、缺血性脑卒中、10 年间发生冠心病风险大于 10%。注意部分他汀类药物要根据 eGFR 调整剂量。高三酰甘油血症患者,建议改变生活方式治疗,包括饮食、运动。

## 七、高尿酸血症

**（一）定义** 正常嘌呤饮食状态下,非同日 2 次空腹血尿酸水平:男性>420μmol/L,女性>360μmol/L,称为高尿酸血症。根据血尿酸水平和尿尿酸排泄多少,高尿酸血症分为尿酸排泄不良型、尿酸生成过多型和混合型。

**（二）危害** 高尿酸血症是心血管事件危险因素,也是肾功能损害的独立危险因素,可引起急性肾损伤(急性尿酸性肾病)、CKD(慢性尿酸盐肾病)及尿酸性肾石症,并加速 CKD 的进展。而肾功能下降又使得痛风发生风险增加。

**（三）控制目标值** 尿酸性肾病患者:血尿酸<360μmol/L;对于有痛风发作的患者,血尿酸<300μmol/L。CKD 继发高尿酸血症患者,当血尿酸大于 480μmol/L 时应干预治疗。

**（四）控制措施** 低嘌呤饮食,尿量正常者多饮水,适当碱化尿液,避免长期使用可能引起血尿酸升高的药物,如噻嗪类及袢利尿剂、烟酸、小剂量阿司匹林等。降尿酸药物包括抑制尿酸合成的药物(别嘌醇、非布司他等)和增加尿酸排泄的药物(苯溴马隆、丙磺舒等),根据患者高尿酸血症的分型及 GFR 水平选择药物、调整用量:别嘌醇 G3 期应减量,G5 期尽量避免使用;非布司他轻中度肾功能不全无需调整剂量;当 GFR<20ml/( min · 1.73m$^2$ )应避免使用苯溴马隆。CKD 继发高尿酸血症患者应积极治疗慢性肾脏病,降尿酸药物是否可延缓 CKD 病情进展尚存争议。

## 八、谨慎用药

应根据 GFR 调整 CKD 患者的用药剂量。GFR<45ml/( min · 1.73m$^2$ )患者在一些药物诱导下发生 AKI 风险增高时,应暂停有潜在肾毒性和经肾排泄的药物,如 RAS 阻断剂、利尿剂、非甾体抗炎药、二甲双胍、地高辛等。CKD 患者应在医师或药师的指导下使用非处方药或蛋白营养品(表 2-4)。

GFR<45ml/( min · 1.73m$^2$ )患者行静脉内含碘造影剂造影时应坚持以下原则:①避免使用高渗造影剂;②尽可能使用最低剂量;③检查前后暂停具有潜在肾毒性的药物;④检查前、检查中和检查后充分水化;⑤检查后 48 ~ 96 小时检测 GFR。对于含钆造影剂,GFR<30ml/( min · 1.73m$^2$ )患者不建议使用。

表 2-4　慢性肾脏病患者药物的调整

| 药　　物 | 注 意 事 项 |
|---|---|
| 1. 降压/心血管药物 | |
| 　RAS 阻断剂 | 见正文 |
| 　β-受体阻断剂 | GFR<30ml/(min·1.73m²),剂量减少 50% |
| 　地高辛 | 根据血药浓度减少剂量 |
| 2. 镇痛药 | |
| 　NSAIDS | GFR<30ml/(min·1.73m²),避免使用 |
| | GFR<60ml/(min·1.73m²),不推荐长期使用 |
| | 避免与 RAS 阻断剂、锂剂合用 |
| 3. 抗生素 | |
| 　青霉素 | GFR<15ml/(min·1.73m²),大量使用可致尿结晶 |
| | GFR<15ml/(min·1.73m²),大量使用苄基青霉素可增加神经毒性 |
| 　氨基糖苷类 | GFR<60ml/(min·1.73m²),应减少剂量或延长间隔时间 |
| | 避免与耳毒性药物(如呋塞米)合用 |
| 　大环内酯类 | GFR<30ml/(min·1.73m²),剂量减少 50%(地红霉素无需减量) |
| 　氟喹诺酮类 | GFR<15ml/(min·1.73m²),剂量减少 50% |
| 　抗真菌类药物 | GFR<60ml/(min·1.73m²)者避免使用两性霉素 B |
| | GFR<45ml/(min·1.73m²),氟康唑维持量减少 50% |
| | GFR<60ml/(min·1.73m²),减少氟胞嘧啶用量 |
| 4. 降糖药 | 见上文 |
| 5. 化疗药物 | |
| 　顺铂 | GFR<60ml/(min·1.73m²)时减量 |
| | GFR<30ml/(min·1.73m²)时避免使用 |
| 　美法仑 | GFR<60ml/(min·1.73m²)时减量 |
| 　甲氨蝶呤 | GFR<60ml/(min·1.73m²)时减量 |
| | GFR<15ml/(min·1.73m²)时避免使用 |
| 6. 抗凝药 | |
| 　低分子肝素 | GFR<30ml/(min·1.73m²)时无需调整剂量 |
| 　华法林 | GFR<30ml/(min·1.73m²)时增加出血风险,应减量并严密监测 |

## 九、活性炭微颗粒

　　新近研究表明,一些加重肾病进展的毒素(如吲哚类)可来自肠道菌群,所以通过吸附毒素或改变菌群可减少肠道毒素生成,延缓肾病进展。使用活性炭微颗粒吸附剂可延缓 CKD 进展。使用某些细菌调节肠道菌群可降低肠道内吲哚类复合物水平。

## 十、中医中药治疗

祖国医学的辨证论治为 CKD 提供了又一治疗手段,雷公藤多苷、大黄、黄芪等中药制剂已广泛用于 CKD 的治疗。但某些中药也具有肾毒性(如含有马兜铃酸的中药),还有部分中药长期服用可致高钾血症和高尿酸血症,需引起重视。

## 十一、CKD 患者的转诊

研究表明,转诊较晚者死亡率高于转诊较早者。早期转诊有许多益处,包括及时建立血管通路或放置腹透管,及早发现和治疗高血压、贫血、酸中毒和高磷血症。

## 【CKD 并发症防治】

### 一、贫血

贫血在 G3 期患者中十分常见,往往伴有不同程度的心力衰竭。左心室肥厚(LVH)的风险随着肾功能恶化逐渐增加。治疗心力衰竭患者贫血可显著改善临床症状和实验室指标。

（一）**贫血筛查** 以下 CKD 患者应行贫血评估:①G1～2 期,存在贫血症状;G3a～3b期,至少每年检测 1 次;②G4～5 期,至少每年检测 2 次。

（二）**治疗时间和血红蛋白目标值** 当血红蛋白(Hb)降到 10g/dl(100g/L)以下时应开始红细胞生成刺激剂(ESA)治疗。使用 ESA 治疗 4 周后开始调整剂量,调整幅度在 25%。治疗目标值维持 Hb 在 110～120g/L 之间,不宜超过 130g/L,ESA 不用于活动性恶性肿瘤或近期有恶性肿瘤病史者。

（三）**铁剂的应用** 对于非透析成人 CKD 贫血患者未给予铁剂治疗,如转铁蛋白饱和度≤30%、铁蛋白≤500ng/ml,给予 1～3 个月口服铁剂治疗,如琥珀酸硫酸亚铁 0.1g,3 次/天。如仍有贫血,应给予 ESA 治疗。

### 二、心血管疾病

CKD 病人患心血管疾病风险增高,两者相互影响。防治心血管疾病将延缓 CKD 进展。应采取与非 CKD 患者相同的筛查和防治心血管疾病措施;存在动脉粥样硬化风险的 CKD患者,除非出血风险大于心血管获益,应给予抗血小板药物治疗;阿司匹林和 β 受体阻滞剂在肾功能正常和 CKD 患者心肌梗死后的心脏保护作用相当;CKD 患者并发心力衰竭,在调整治疗措施或临床症状恶化时,加强监测 eGFR 和血清钾浓度。脑钠肽在 G3a～G5 期 CKD患者中诊断心力衰竭和评估容量负荷的可靠性降低;无急性冠状动脉综合征(ACS)CKD 患者,血肌钙蛋白也可升高,因此,肌钙蛋白用于诊断 CKD 患者 ACS 时需慎重。

### 三、慢性肾脏病-矿物质和骨异常

慢性肾脏病-矿物质和骨异常(chronic kidney disease-mineral and bone disorder, CKD-MBD)是由于慢性肾脏病导致的矿物质及骨代谢异常的综合征,可出现以下一项或多项表现:①钙、磷、PTH 或维生素 D 代谢异常;②骨转化、矿化、骨量、骨线性生长或骨强度异常;③血管或其他软组织钙化。CKD-MBD 发病机制见图 2-1。CKD-MBD 是一种高致残率、高致

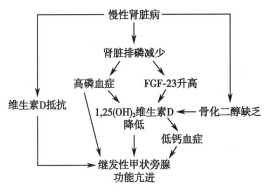

**图 2-1　CKD-MBD 发病机制**

死率并发症,必须适当防治。

（一）**高磷血症**　高磷血症是 CKD 和 ESRD 患者心血管疾病进展和死亡的重要危险因素。即使在非尿毒症患者,轻度高磷血症即可增加心血管疾病和血管钙化的风险,并与 ESRD 左心室肥厚有关。动物试验也证实高磷血症可加速 CKD 进展。此外,高磷血症刺激甲状旁腺分泌和增生。

1. **血钙和血磷目标值**　CKD 中晚期（G3~4 期）患者血磷目标值控制在 0.9~1.5mmol/L（2.7~4.6mg/dl）。G5 期和透析患者,血磷水平维持在 1.1~1.7mmol/L（3.5~5.5mg/dl）。

CKD 中晚期（G3~4 期）患者血清钙维持在正常水平。G5 期患者血清钙水平维持在正常范围低限 2.1~2.4mmol/L（8.4~9.5mg/dl）。

2. **饮食**　限制高磷食物摄入,包括乳制品、可乐类饮料及加工肉类。磷摄入量应控制在 800~1000mg/d。

3. **磷结合剂**　限制磷摄入后,若血磷水平仍高于目标值,应服用肠道磷结合剂。CKD 患者钙摄入限制在 1500mg/d,不超过 2000mg/d,可将血管钙化风险降至最低。常用磷结合剂除碳酸钙、醋酸钙等含钙制剂外,还有不含钙磷结合剂,如司维拉姆、碳酸镧等。一般不用含铝磷结合剂。

（二）**血清甲状旁腺素水平**　抑制甲状旁腺增生对控制血清甲状旁腺素（PTH）水平很重要。高 PTH 血症与肾性骨病有关,PTH 作为尿毒症毒素可引起多器官损害。纠正高磷血症可减少 PTH 的分泌。先前认为维持血钙在正常水平的上限以使 PTH 一直处于抑制状态,现今认为维持血钙在正常或正常偏低的水平以降低血管钙化的危险。1,25 二羟维生素 $D_3$ 能抑制 PTH 分泌,G4 期以上患者应使用 1,25 二羟维生素 $D_3$。钙受体增敏剂也能抑制 PTH 分泌,可作为辅助治疗。

1. **测定血清 PTH 频率**　所有 CKD 患者 GFR<60ml/（min·1.73m²）,均应测定 PTH 及血清钙、磷水平。测定频率为 GFR>30ml/（min·1.73m²）时每 12 个月测定一次,GFR 在 15~30ml/（min·1.73m²）时每 3 个月测定一次。

2. **PTH 目标值**　1990 年检测 PTH 方法问世,该方法既可测定 1-84PTH（intact PTH, iPTH）又可测定 7-84PTH,测定值与骨活检结果较一致。仅检测 1-84PTH 是一种更新的方法,iPTH 占全部 PTH（whole PTH,wPTH）50%~55%。两种方法均可用于诊断 CKD 患者的甲状旁腺功能亢进。随着 CKD 进展,骨骼对 PTH 产生抵抗,PTH 目标值随之增加,PTH 目标值见表 2-5。

（三）**血清碱性磷酸酶**　碱性磷酸酶存在于骨中,是骨转化率的一种指标。G4 期以上 CKD 患者每年至少监测血清碱性磷酸酶一次。当血清 PTH 和碱性磷酸酶同时升高时,表明甲状旁腺功能亢进,需要使用药物治疗。

（四）**活性维生素 D**　CKD 患者可能因为缺乏阳光照射或食物中维生素 D 摄取不足引

起血清 25 羟维生素 $D_3$ 水平降低。随着 CKD 进展,25 羟维生素 $D_3$ 通过 1-α-羟化酶转化为 1, 25 二羟维生素 $D_3$ 减少,甚至在 25 羟维生素 D 充足情况下,血清 1,25 二羟维生素 $D_3$ 水平仍然降低,抑制 PTH 分泌作用减弱。最近发现,给予 ESRD 患者活性维生素 $D_3$ 治疗可提高生存率,改善心血管疾病预后,但其机制还不清楚。

表 2-5 PTH 目标值

| 分期 | K/DOQI | KDIGO |
|---|---|---|
| G3 | 35 ~ 70pg/ml | 理想水平未知 |
| G4 | 70 ~ 110pg/ml | 理想水平未知 |
| G5(非透析) | 150 ~ 300pg/ml | 理想水平未知 |
| G5(透析) | 150 ~ 300pg/ml | 正常上限的 2 ~ 9 倍 |

1. CKD 患者血清 25 羟维生素 $D_3$ 目标值 血清 25 羟维生素 $D_3$ 浓度应 > 75nmol/L(30ng/ml)。CKD 患者血清 25 羟维生素 $D_3$ 水平降低,每天需补充 800IU 维生素 $D_3$ 作为一级预防。补充维生素 $D_3$ 不影响胃肠道吸收钙或磷。

2. 活性维生素 $D_3$ 治疗时机 在 CKD 严重阶段,肾脏转化 25 羟维生素 $D_3$ 为 1,25 二羟维生素 $D_3$ 能力减弱,即使体内 25 羟维生素 $D_3$ 充足情况下,血清 1,25 二羟维生素 $D_3$ 水平仍然很低,PTH 分泌不被抑制。对于血 25 羟维生素 $D_3$ 水平正常、但血清 PTH 高于目标值的 G3 ~ 4 期患者,应给予活性维生素 $D_3$ 治疗。对于 ESRD 患者,需根据高钙血症或高磷血症情况,改变活性维生素 $D_3$ 的用量。

(五)钙受体增敏剂 西那卡塞(cinacalcet)可增加甲状旁腺钙受体对钙的敏感性,抑制 PTH 分泌。其主要优点是可用于甲状旁腺功能亢进合并高钙和/或高磷血症患者,而此时使用活性维生素 $D_3$ 抑制 PTH 分泌是禁忌的,因活性维生素 $D_3$ 增加胃肠道对钙的吸收,加重高钙血症。西那卡塞已被证明可降低 G3 ~ 4 期患者 PTH 水平。

### 四、电解质紊乱及酸中毒

当肾功能减退时,可发生各种电解质紊乱,高钾血症最常见。高钾饮食,特别是摄入含钾高的水果,服用 ACEI、ARB、醛固酮受体拮抗剂、非类固醇抗炎药或甲氧苄啶等药物是引起高钾血症的主要原因。防治慢性高钾血症措施包括避免摄入含钾高的食物,监测药物引起的高钾血症以及口服聚磺苯乙烯。

肾功能严重降低时会发生代谢性酸中毒。慢性代谢性酸中毒增加骨的重吸收,加重肾性骨病。当患者血 $HCO_3^-$ 浓度 < 22mmol/L 时,应口服碳酸氢钠等碱制剂,使 $HCO_3^-$ 浓度维持在正常水平。碳酸氢盐常规给药量每天为 0.5 ~ 1.0mmol/kg,即碳酸氢钠 1.0g,3 次/天。

### 五、感染

(一)发生率 CKD 患者感染风险是正常人群 3 ~ 4 倍,常见肺部和尿路感染。对我国重庆市 1498 例慢性肾衰竭患者调查显示,71 例患肺结核,其中一半以上为非典型性结核,ESRD 结核患病率(4.74%)显著高于普通居民(0.15%)。

（二）**预防接种**　平时应注意预防上呼吸道和泌尿道等部位各种感染,虽然 CKD 患者对疫苗反应性有所降低,但亦可获益,可采用疫苗预防感染。除非有禁忌证,所有成人 CKD 患者宜每年接种流感疫苗;G4～5 期患者和肺炎高危人群(如肾病综合征、糖尿病或接受免疫抑制剂治疗者)应接种多价肺炎疫苗,并在 5 年内复种;G4～5 期患者应接种乙肝疫苗。注意在使用活疫苗之前应充分评估患者的免疫状态,遵守政府机构的相关接种文件。

（三）**感染治疗**　控制感染可有效减少 CKD 肾功能急剧恶化的风险,延缓 CKD 进展。抗生素选择应考虑肾功能状态。

## 六、高同型半胱氨酸血症

高同型半胱氨酸血症是冠心病、脑卒中等心脑血管疾病的重要危险因素。血清同型半胱氨酸正常值为 5～15μmol/L,70% 经肾脏排泄。CKD 患者尤其是 ESRD 患者血清同型半胱氨酸普遍升高,ESRD 患者血清同型半胱氨酸每升高 1μmol/L,心血管疾病发生风险就可增加 1%。目前较常用的治疗方法是补充叶酸。但补充叶酸能否降低 CKD 患者心血管疾病的发生风险还有待进一步研究。

## 【准备肾脏替代治疗】

主要为透析做好准备、选择适合的透析模式(如腹膜透析或血液透析)、疫苗接种、持续营养治疗(特别是磷的控制)及容量限制。何时开始透析或适当情况下进行肾脏移植治疗是需要决定的关键问题。这些问题将在以后章节中加以讨论。

（梅长林　高翔）

## 参 考 文 献

［1］ Daugirdas JT,Blake PG,Ing TS. Approach to Patients with Chronic Kidney Disease,Stages 1-4. 5th edition. Philadelphia:Wolters Kluwer Health,2015.

［2］ Katsiki N,Theocharidou E,Karagiannis A,et al. Ezetimibe therapy for dyslipidemia:an update. Curr Pharm Des,2013,19(17):3107-3114.

［3］ KDIGO clinical practice guideline for the diagnosis,evaluation,prevention,and treatment of chronic kidney disease-mineral and bone disorder(CKD-MBD). Kidney Int,2009,76(suppl 113):S1-S130.

［4］ KDIGO clinical practice guideline for lipid management in CKD:summary of recommendation statements and clinical approach to the patient. Kidney Int Suppl,2013,3:259-305.

［5］ KDIGO 2012 clinical practice guideline for the evaluation and management of chronic kidney disease. Kidney Int Suppl,2013,3(1):1-150.

［6］ American Diabetes Association. Standards of medical care in diabetes—2010. Diabetes Care,2010,33 Suppl 1:S11-61.

［7］ National Kidney Foundation. KDOQI clinical practice guideline for diabetes and CKD:2012 Update. Am J Kidney Dis,2012,60(5):850-886.

［8］ 2 型糖尿病合并慢性肾脏病患者口服降糖药用药原则中国专家共识. 中国糖尿病杂志,2013,21(10):865-870.

［9］ KDIGO Clinical Practice Guideline for Anemia in Chronic Kidney Disease. Kidney Int Suppl,2012,2(4):1-335.

［10］慢性肾脏病矿物质和骨异常诊治指导. 中华医学会肾脏病学分会,2013.

［11］Qin X,Huo Y,Langman CB,et al. Folic acid therapy and cardiovascular disease in ESRD or advanced chronic kidney disease:a meta-analysis. Clin J Am Soc Nephrol,2011,6(3):482-488.

［12］Levey AS,de Jong PE,Coresh J,et al. The definition,classification,and prognosis of chronic kidney disease: a KDIGO Controversies Conference report. Kidney Int,2011,80(1):17-28.

# 第3章

## 尿毒症毒素及尿毒综合征

### 【尿毒症毒素】

尿毒症毒素是通过化学方法鉴定和定量,肾衰时在体内蓄积,加速肾功能恶化,损害细胞和基质蛋白功能,导致各种并发症的一类物质。

#### 一、尿毒症毒素的分类

目前鉴定的尿毒症毒素已超过200种,新认识的毒素还在增加。根据相对分子质量的大小和结合状态进行分类,尿毒症毒素可分为三大类。

**（一）水溶性小分子毒素** 相对分子质量<500Da,如尿素（60）、肌酐（113）和尿酸（168）等。

**（二）中分子毒素** 相对分子质量500～60 000Da,多为小分子肽,如甲状旁腺素（9225）、$\beta_2$-微球蛋白（11 818）、白介素-6（32 000）、补体因子D（23 750）和瘦素（16 000）等。

**（三）与血浆蛋白结合的小分子毒素** 这些毒素相对分子质量虽小,但由于电荷或分子构型的作用,与血清蛋白结合,层析表现为中大分子特性。这些毒素包括酚（94）、精胺（202）和硫酸吲哚（251）等。

#### 二、尿毒症毒素的作用

一种尿毒症症状可由多种尿毒症毒素引起,同样,一种尿毒症毒素可引起多种尿毒症症状,如铝中毒,可引起脑病、骨病和贫血。

**（一）影响心血管系统的毒素** 如对硫酸甲酚、硫酸吲哚酚等。

**（二）影响免疫系统的毒素** 如白介素-6、苯乙酸、视黄醇结合蛋白等。

**（三）影响消化系统的毒素** 如高浓度尿素、甲基胍、其他胍类、多胺和嘌呤（黄嘌呤、次黄嘌呤）等。

**（四）影响神经系统的毒素** 如甲基胍、其他胍类、肌醇、铝和一氧化氮等。

**（五）影响血压的毒素** 如多肽（内啡肽、内皮素、CGRP）、二甲基精氨酸、和同型半胱氨酸等。

**（六）影响血液系统的毒素** 如甲基胍、其他胍类、多胺、酚、吲哚、铝和氯胺等。

**（七）减低药物蛋白结合的毒素** 如硫酸吲哚酚、马尿酸、O-羟基马尿酸等。

**（八）影响内分泌和代谢的毒素** 如假尿苷、马尿酸、嘌呤、有机磷酸等。

**（九）引起骨病的毒素** 如PTH、铝等。

**（十）引起淀粉样变的毒素** 如$\beta_2$-微球蛋白等。

（十一） 引起皮肤瘙痒的毒素　如硫酸吲哚、酚、PTH、有机磷酸、草酸盐等。

### 三、尿毒症毒素的清除

尿毒症毒素通过弥散、超滤（对流）、吸附三种方式进行清除。

（一） **小分子毒素的清除**　通过弥散、对流方式进行清除。增加透析器表面积,增大血流量和透析液流量可增加对小分子毒素的清除。

（二） **中大分子毒素的清除**　相对不依赖血流量和透析液流量,可通过增加透析时间、透析器表面积、超滤率和/或透析器孔径而增加中大分子毒素的清除。

（三） **与蛋白质结合的小分子毒素的清除**　使用大面积透析器和/或高通量透析器清除与蛋白质结合的小分子毒素效果不明显。为提高这些物质的清除,需使用血液灌流或特异性吸附系统。相对于血液透析患者来讲,腹膜透析患者的蛋白结合毒素产生量低,尽管腹膜透析清除此类毒素的效率要低于高通量血液透析,但其血液中的毒素浓度要比血液透析患者低。

## 【尿毒综合征】

尿毒综合征是指各种慢性肾脏病进行性加重,引起肾单位和肾功能不可逆地丧失,导致以代谢产物和毒物潴留、水电解质和酸碱平衡紊乱以及内分泌失调为特征的临床综合征。尿毒综合征是慢性肾衰竭的终末阶段。病人进入这一阶段必须接受肾脏替代治疗。

### 一、病因

（一） **原发性肾脏病**　如肾小球肾炎、慢性肾盂肾炎、小管间质性肾炎、遗传性肾炎和多囊肾病等。

（二） **继发于全身疾病的肾脏病**　如狼疮性肾炎、糖尿病肾病、高血压肾小动脉硬化症、血管炎性肾损害、骨髓瘤肾病、尿酸性肾病、药物和重金属导致的肾病等。

（三） **尿路梗阻性肾病**　如尿路结石、前列腺肥大、神经性膀胱和尿道狭窄等。

### 二、发病机制

（一） **尿毒症毒素的作用**　影响细胞的基本功能,引起组织器官功能异常。另外无机离子及微量元素也可引起尿毒症症状,如氧化钒在尿毒症病人体内升高,能抑制 $Na^+$-$K^+$-ATP 酶的活性。它的毒性作用还引起患者精神改变和肾性骨营养不良。锌缺乏在一些患者经常出现,易引起味觉异常,睾丸萎缩等症状。

（二） **水、电解质及酸碱平衡失调**

（三） **内分泌激素产生及代谢异常**　促红细胞生成素和 $1,25(OH)_2$ 维生素 $D_3$ 产生减少,胰岛素、胰高血糖素代谢失调,肾小管对甲状旁腺激素反应低下及肾素-血管紧张素系统过度活化均参与了尿毒症的发病过程。

### 三、临床表现

（一） **胃肠道症状**　最早、最常见的症状,与毒素刺激胃肠黏膜、水电解质、酸碱失衡等有关,表现为纳差、腹胀、恶心、呕吐、腹泻,唇舌溃烂,口中可有氨味,严重者可有消化道出血。

**（二）　血液系统症状**

1. 贫血　正细胞、正色素性贫血。表现为面色苍白或萎黄,左心室肥大、心绞痛、心力衰竭、认知和反应性脑功能下降、月经周期改变、免疫力低下、儿童生长停滞等。主要原因是肾脏生成促红细胞生成素不足,骨髓红细胞生成减少;其他原因有铁和叶酸缺乏、感染、肿瘤、慢性炎症状态、铝中毒、血红蛋白病、继发于重度甲旁亢的骨髓纤维化、胃肠道失血、透析不充分以及血液透析对红细胞的机械损伤等。

2. 出血倾向　由于凝血功能异常,血小板功能减退,临床表现为鼻出血、女性病人月经量增多、术后伤口出血、胃肠道出血、皮肤瘀斑,严重者出现心包及颅内出血。

**（三）　心血管系统症状**　表现为高血压和左心室肥大,冠状动脉粥样硬化和周围血管病,充血性心力衰竭,心肌病,心包炎。

**（四）　肾性骨病**　为尿毒症时的骨骼改变。病因有钙磷代谢异常、继发性甲旁亢、1,25(OH)$_2$维生素 D$_3$缺乏。加重因素有铝中毒、铁负荷过重、营养不良、贫血等。表现为:①高转换型骨病:纤维囊性骨炎;②低转换型骨病:骨软化症、无力型骨病;③混合型骨病;④骨质疏松。

**（五）　神经精神系统症状**

1. 外周神经病变　对称性、缓慢进展。早期感觉神经异常,表现为肢体麻木,不安腿综合征,烧灼足综合征较少见;后期出现运动神经异常,下肢远端多见,表现为深腱反射消失、肢体无力、步态不稳等。

2. 自主神经病变　常见有胃轻瘫、直立性低血压、汗腺分泌减少、性功能障碍等。

3. 尿毒症脑病　常见于老年患者,随病程进展,出现情绪、性格改变。早期表现淡漠、疲乏、神志昏乱、注意力下降、记忆减退、嗜睡、昼夜节律改变等;晚期表现判断力丧失、易激惹、行为改变、幻觉、妄想、焦虑、昏睡、昏迷等。

**（六）　呼吸系统症状**　肺水肿,胸膜炎、胸腔积液,肺部感染,结核,肺炎,肺内转移性钙化。

**（七）　皮肤症状**　常见的难治性并发症有瘙痒、面色萎黄,尿素随汗排出,在皮肤表面形成尿素霜。

**（八）　水、电解质和酸碱平衡失调**　脱水或水潴留,低钠血症,高钾血症,低钙血症,高磷血症,高镁血症,代谢性酸中毒。

**（九）　内分泌及代谢紊乱**　促红细胞生成素减少,1,25(OH)$_2$维生素 D$_3$减少,继发性甲旁亢,甲状腺功能异常,肾素可正常或升高,下丘脑-垂体-肾上腺轴功能异常,性腺功能降低,一些激素的代谢清除下降,如胰岛素等。

**（十）　免疫功能失调**　体液和细胞免疫功能都可受影响,易于并发感染。

**（十一）　社会心理问题**　抑郁、自杀倾向等。

## 四、诊断

**（一）　确立诊断**　主要依据实验室检查,包括血尿素氮、血肌酐升高,GFR 下降伴贫血、钙磷代谢紊乱,水、电解质及酸碱失衡,B 超显示双肾萎缩等。

**（二）　病因诊断**　明确慢性肾衰竭是原发性、继发性或先天遗传性肾病所致。如确定为原发性肾病,进一步鉴别是肾小球疾病还是小管间质性疾病,主要根据病史、实验室检查和特殊检查来确定。

**（三）肾功能分期** 根据肾小球滤过率（GFR），慢性肾脏病（CKD）分为 5 期。CKD1 期:GFR≥90ml/min;CKD2 期:GFR 60~80ml/min;CKD3 期:GFR 30~59ml/min;CKD4 期:GFR 15~29ml/min;CKD5 期:GFR<15ml/min,需要肾脏替代治疗。

**（四）肾功能恶化的危险因素**

1. 原发病未得到有效治疗 膜增殖性肾炎、急进性肾炎、狼疮性肾炎、糖尿病肾病、骨髓瘤肾病等进展较快,慢性间质性肾炎进展相对较慢。

2. 加快慢性肾衰竭进展的可逆因素 ①血容量不足;②严重感染;③肾毒性药物;④尿路梗阻;⑤心血管病变;⑥严重水、电解质和酸碱失衡;⑦急性应激状态;⑧饮食未控制;⑨高脂血症。

## 五、治疗

**（一）延缓措施** 治疗原发病及并发症;积极寻找并纠正加重病情的上述可逆因素;优质蛋白饮食、补充必需氨基酸或 α 酮酸等营养治疗,中医中药治疗。

**（二）替代治疗** 选择血液透析,腹膜透析或肾移植治疗。

**（三）一体化治疗** 目前强调一体化治疗,主要意义在于"防优于治",目的在于延缓肾功能损害的进展;减少合并症;提高生活质量;促进患者回归社会。临床医生应早期发现进行性肾损害患者并指导其到肾脏专科就诊,肾脏科医生进行一些相关知识的宣教、饮食指导、肾脏功能的普查与监测、并积极治疗原发病及其并发症,延缓肾功能恶化的进展。当达到透析指征时选择适宜的透析方式,一般而言 GFR<15ml/min 时先行腹膜透析,此时保护残余肾功能好。当残余肾功能进一步丧失,腹膜透析清除小分子溶质不充分时,可转换成血液透析或血液透析与腹膜透析联合治疗,一段时间后可接受肾移植治疗。移植肾失功,又可根据病情转换成血液透析或腹膜透析。

（徐德超 徐成钢）

## 参 考 文 献

[1] KDIGO 2012 clinical practice guideline for the evaluation and management of chronic kidney disease. Kidney Int Suppl,2013,3(1):5-150.

[2] Meyer TW,Hostetter TH. Uremia. N Engl J Med,2007,27,357(13):1316-1325.

[3] Meyer TW,Hostetter TH. Approaches to uremia. J Am Soc Nephrol,2014,25(10):2151-2158.

[4] Duranton F,Cohen G,De Smet R,et al. Normal and pathologic concentrations of uremic toxins. J Am Soc Nephrol,2012,23(7):1258-1270.

[5] Jourde-Chiche N,Dou L,Cerini C. Protein-bound toxins—update 2009. Semin Dial,2009,22(4):334-339.

[6] Patel TS,Freedman BI,Yosipovitch G. An update on pruritus associated with CKD. Am J Kidney Dis,2007,50(1):11-20.

[7] Vanholder R,Meert N,Schepers E,et al. From uremic toxin retention to removal by convection:do we know enough? Contrib Nephrol,2008,161:125-131.

[8] Apostolov EO,Ray D,Savenka AV. Chronic uremia stimulates LDL carbamylation and atherosclerosis. J Am Soc Nephrol,2010,21(11):1852-1857.

# 第4章

## 透析指征

透析疗法是治疗急慢性肾衰竭和其他一些严重疾病的重要方法,分血液透析和腹膜透析两种。临床一般从患者病情、经济条件及医疗设备各方面综合考虑而选择透析方式。

### 【急性肾损伤】

适时的透析治疗,可有效地纠正急性肾损伤引起的一系列病理生理改变,有利于预防某些危险并发症的发生,原发病的治疗和肾功能的恢复。

#### 一、透析指征

出现下列任何一种情况即可进行透析治疗:

1. 血清肌酐≥354μmol/L(4mg/dl),或尿量<0.3ml/(kg·h)持续24小时或无尿达12小时以上。

2. 高钾血症,血清钾≥6.5mmol/L。

3. 血 $HCO_3^-$ <15mmol/L。

4. 体液过多,如球结膜水肿、胸腔积液、心包积液、心音呈奔马律或中心静脉压升高;持续呕吐;烦躁或嗜睡。

5. 败血症休克,多脏器衰竭患者提倡肾脏支持治疗,即早期开始透析。

#### 二、紧急透析指征

1. 严重高钾血症,血钾≥7.0mmol/L或有严重心律失常。

2. 急性肺水肿,对利尿剂无反应。

3. 严重代谢性酸中毒,血 $HCO_3^-$ <13mmol/L。

### 【慢性肾衰竭】

透析时机一般根据原发病、临床表现、实验室检查结果以及经济条件等综合决定。过分的强调保守治疗,开始透析时间过晚是十分有害的。尿毒症患者开始透析时间过晚,患者病情严重,透析前常因高血钾或心力衰竭致命。即使度过诱导透析期,患者一般状况差,并发症多。因此,尿毒症患者需要适时透析。

根据我国国情,慢性肾衰竭开始透析指征归纳如下:

#### 一、一般指征

有尿毒症的临床表现和体征,eGFR 下降至大约 8ml/(min·1.73m$^2$)时应开始透析治疗。

## 二、早期透析指征

肾衰竭进展迅速,全身状态明显恶化,有严重消化道症状,不能进食,营养不良;难治性容量超负荷/高血压;难治性高钾血症,代谢性酸中毒,高磷血症;并发周围神经病变;难治性贫血,血细胞比容在15%以下;糖尿病肾病,结缔组织病性肾病,妊娠、高龄及儿童患者,尽管eGFR未达以上指标,也应开始透析治疗。

## 三、紧急透析指征

①药物不能控制的高血钾>6.5mmol/L;②水钠潴留、少尿、无尿、高度水肿伴有心力衰竭、肺水肿,高血压;③代谢性酸中毒 pH<7.2;④并发尿毒症性心包炎,胸膜炎,中枢神经系统症状如神志恍惚、嗜睡、昏迷、抽搐,精神症状等;⑤出血体质(出血时间延长)。

## 【急性中毒】

凡不与蛋白质结合,在体内分布较均匀,分子质量较小的药物或毒物均可采取透析治疗。可通过血透或腹透清除的药物与毒物如下。非水溶性、与蛋白质结合的药物或毒物需通过血液灌流清除。

### 一、镇静、安眠及麻醉药

巴比妥类、水合氯醛、地西泮等。

### 二、醇类

甲醇、乙醇、异丙醇。

### 三、解热镇痛药

阿司匹林、水杨酸类、非那西丁。

### 四、抗生素

氨基糖苷类、四环素、青霉素类、利福平、异烟肼、磺胺类、万古霉素等。

### 五、内源性毒素

氨、尿酸、胆红素。

### 六、其他

造影剂,卤化物,汞、金、铝等金属,鱼胆,海洛因,地高辛等。

## 【其他疾病】

难治性充血性心力衰竭,急性左心衰,严重水、电解质代谢紊乱及酸碱失衡,常规疗法难以纠正者;急性重型胰腺炎,多器官功能障碍综合征(MODS)、脓毒血症或败血症性休克、急性呼吸窘迫综合征(ARDS)、挤压综合征、乳酸酸中毒、肝性脑病,高胆红素血症,严重高热,低体温等。

## 【透析方式选择】

一般从患者病情、经济条件及医疗设备综合考虑而选择透析方式。相对而言以下情况腹透较血透更适宜:①婴儿或幼年儿童;②心功能差、有缺血性心脏病、常规血液透析易出现低血压或血压控制不满意、伴活动性出血等;③建立血管通路有困难(如:糖尿病患者);④想要更多行动自由;⑤要求在家透析,而不具备家庭血液透析条件的患者;⑥糖尿病患者。

## 【透析禁忌证】

血液透析和腹膜透析都无绝对禁忌证,相对禁忌证如下:

### 一、血液透析

休克或低血压(血压低于80mmHg);严重心肌病变导致的肺水肿、心力衰竭;严重心律失常;严重出血倾向或脑出血;晚期恶性肿瘤;极度衰竭患者;精神病不合作患者,或家属及本人不同意血透者。

### 二、腹膜透析

各种原因引起腹膜有效面积低于正常的50%;腹壁感染;腹腔、盆腔感染或肠造瘘术后有腹部引流者;慢性阻塞性肺病、呼吸功能不全者;中、晚期妊娠或腹内巨大肿瘤;肠梗阻、肠粘连、肠麻痹等;腹腔手术后3天内;各种腹部疝未经修补者;严重腹部皮肤感染;严重高分解代谢者;过度肥胖;严重营养不良不能补充足够蛋白与热量者;晚期恶性肿瘤;精神病患者,或家属及本人不同意者;肝硬化腹水、多囊肾患者一般腹透也不作为首选。

(徐德超 徐成钢)

## 参 考 文 献

[1] KDOQI Clinical practice guidelines for hemodialysis adequacy:2015 update. Am J Kidney Dis,2015,66:884-930.

[2] Peritoneal Dialysis Adequacy Work Group. Clinical practice guidelines for peritoneal dialysis adequacy. Am J Kidney Dis,2006,48(Suppl 1):S98-129.

[3] Jörres A,John S,Lewington A,et al. A European Renal Best Practice(ERBP)position statement on the Kidney Disease Improving Global Outcomes(KDIGO)Clinical Practice Guidelines on Acute Kidney Injury:part 2:renal replacement therapy. Nephrol Dial Transplant,2013,28(12):2940-2945.

[4] Bender FH,Bernardini J,Piraino B. Prevention of infectious complications in peritoneal dialysis:best demonstrated practices. Kidney Int,2006,103:(suppl). S44-54.

[5] Mujais S,Holmes C. Modern peritoneal dialysis:concepts and approaches. Kidney Int,2006,103(suppl).:S1-2.

[6] Eloot S,Van Biesen W,Dhondt A,et al. Impact of hemodialysis duration on the removal of uremic retention

solutes. Kidney Int,2008,73(6):765-770.

[7] Charra B. Fluid balance,dry weight,and blood pressure in dialysis. Hemodial Int,2007,11(1):21-31.

[8] Cooper BA,Branley P,Bulfone L,et al. A randomized,controlled trial of early versus late initiation of dialysis. N Engl J Med,2010,363(7):609-619.

[9] KDIGO 2012 Clinical Practice Guideline for Acute Kidney Injury. Kidney Int Suppl,2012,2:8-138.

# 第二篇

# 血液透析

# 第5章

## 血液透析原理

血液净化的目的在于替代衰竭肾脏的部分功能,如清除代谢废物,调节水、电解质和酸碱平衡等。血液净化技术的基本原理有弥散、超滤(对流)和吸附等。

所谓透析就是在血液与透析液间放置一透析膜,利用弥散、对流等原理清除体内溶质与水分,并向体内补充溶质的方法。清除比是指尿素(或其他溶质)通过透析器后下降的百分比。如:血液的流速为 200ml/min,透析器入口端的尿素浓度为 100mg/dl,而透析器出口端的尿素浓度为 25mg/dl,则清除比为 75% [100%×(100−25)/100]。清除率定义为:单位时间内,溶质的清除体积。如:血液的流速为 200ml/min,透析器入口端的尿素浓度为 100mg/dl,而透析器出口端的尿素浓度为 25mg/dl,则尿素清除率为 150ml/min [200×(100−25)/100]。清除比不受透析器入口端尿素浓度的影响,但受透析器中血液流速的影响,如:当血液流速为 200ml/min 时,透析器入口端的尿素浓度为 100mg/dl,透析器出口端尿素浓度为 25mg/dl,而当血液的流速为 400ml/min 时,透析器入口端的尿素浓度仍为 100mg/dl,但透析器出口端尿素浓度则可能为 40mg/dl。这是因为随着血液流速的升高,血液与透析膜接触的时间缩短,透析器溶质清除效率下降导致的。但随着血液流速从 200ml/min 提高到 400ml/min,尿素的清除率则由 150ml/min 提高到 240ml/min。正因如此,对于特定型号的透析器,成倍数的提高血液流速,并不能成倍数的提高尿素清除率,最终使尿素清除率趋于一个比较稳定的数值。在特定的血液流速和透析液流速情况下,对于特定型号的透析器,存在理论上的最大清除率,用 $K_0A$ 表示,单位为 ml/min。$K_0$ 指的是透析膜对某种溶质的通透性,受膜的厚度、孔径等因素影响;A 指的是透析膜总的有效表面积。

## 【弥散】

### 一、概述

溶质依靠浓度梯度差从浓度高的部位向浓度低的部位运动,这种运动方式称叫弥散。弥散是清除溶质的主要机制,由 Fick 定律决定:$J = -DA\ dc/dx = -DA\Delta C/\Delta X$。

J=溶质的弥散量。

$\Delta X$=溶质运动的距离。

$\Delta C$=溶质浓度梯度差。

A=溶质弥散面积。

D=溶质弥散系数($cm^2/min$)。

弥散的量一般只与溶质浓度梯度差及弥散面积有关,因为 $\Delta X$ 在各种透析器是恒定的,

D 在特定的温度下是常数。

## 二、影响弥散的因素

溶质的浓度梯度,溶质相对的分子质量,分子的形状和所带电荷,脂溶性,透析膜的阻力,血液与透析液流速等均能影响弥散的效率。

（一）**溶质的浓度梯度** 弥散是分子的随机运动,特定溶质如溶质[X]通过半透膜从溶液 A 到溶液 B 及反向运动的相对运动速率取决于溶质[X]与两侧膜壁的碰撞频率。碰撞频率与膜两侧溶质[X]的相对浓度有关。例如,若溶液 A 中的溶质[X1]浓度为100mmol/L,溶液 B 中的溶质[X2]浓度为1mmol/L,那么 A 溶液中的溶质[X1]分子与该侧半透膜壁碰撞的概率远远高于溶质分子[X2]与溶液 B 侧的半透膜壁碰撞的概率。这样,当两种溶液中的特定溶质浓度梯度最大时,该溶质从溶液 A 到溶液 B 的净转运速率也达到最高值。

（二）**溶质的相对分子质量** 溶质的分子量越大,其通过半透膜的转运速率越低。运转速率与分子量负相关。例如,分子量为 200 道尔顿的分子与分子量为 100 道尔顿的分子相比,前者的运转速率较慢。高速率运动的分子与膜壁碰撞频率高,其通过半透膜的转运速率就高。大分子物质运动速率低,与膜壁的碰撞频率低,通过半透膜孔的速率也慢,故清除率低。溶质的分子量与其大小密切相关。若溶质分子大小近似于或超过膜孔的大小,半透膜会部分或完全阻挡溶质的通过。

（三）**膜的阻力** 膜的阻力包括膜本身的阻力与膜两侧液体滞留层所造成的阻力。

1. **膜本身的阻力** 膜的面积、厚度、结构、孔径的大小和膜所带的电荷等决定膜的阻力。膜的面积影响小分子物质的清除率,但对大分子物质影响不大。而膜的结构对各种分子量的溶质均有明显的影响,如纤维素膜的孔道弯曲,彼此间有交通支、阻力大,分子量相同的小分子物质弥散量也较合成膜低;合成膜壁薄,孔道直,无交通支,阻力小。凡能通过膜孔的溶质,无论大小,其弥散量基本相同。膜的亲水性与疏水性和电荷可将蛋白质吸附于膜上,从而影响溶质的转运。

2. **膜两侧滞留液体层的阻力** 半透膜两侧液体的滞留液体层降低了膜表面的有效浓度梯度,故能阻碍溶质分子扩散。透析液和血液流速、透析机类型均能影响膜液体层厚度。

3. **血液与透析液流速** 增加血液与透析液流速可最大限度地保持溶质的梯度差,降低滞留液体层的厚度,减少膜的阻力。

一般情况下,透析液流速为血液流速的两倍,最有利于溶质的清除。增加透析液的流速将消耗更多的透析液,提高透析费用。增加血液流速可提高小分子溶质的清除率。

（四）**透析器效率的影响** 高效率透析器具有大面积、大孔径的薄膜,并可使血液和透析液获得最大接触,这样的透析器对代谢废物清除率更高。

## 【超滤】

## 一、概述

超滤（对流）是溶质通过半透膜转运的第二种机制。水分子小,能够自由通过所有半透膜。当水分子在静水压或渗透压的驱动下通过半透膜时就发生超滤,溶质随水分子等浓度通过膜孔而得到清除,称为溶剂拖拽。超滤过程中大分子溶质,尤其是大于膜孔的分子无法通过半透膜,半透膜对这些大分子溶质起到了筛滤作用。血液滤过既利用此原理,超滤时,反映溶质被滤过膜滤过的参数称为筛选系数,等于超滤液中某溶质的浓度除以血液中的浓度。利用对流清除溶质的效果主要由超滤率和膜对此溶质的筛选系数两个因素决定。

## 二、超滤的动力

透析膜血液侧为正压,透析液侧由于负压泵抽吸而为负压,两者差值为跨膜压(TMP)。跨膜压为超滤的动力,由静水压和渗透压组成。

（一）**静水压超滤**　透析器血液侧与透析液侧之间的静水压差($\Delta P$)决定超滤的速度。透析机中的半透膜对水的通透性高,但变动范围很大,它取决于膜厚度和孔径大小,并可用超滤系数(Kuf)来表示。

（二）**渗透超滤**　当两种溶液被半透膜隔开,溶液中溶质的颗粒数不等时,水分子向溶质颗粒数多的一侧流动,在水分子流动的同时也带着溶质通过半透膜。水分子移动后将使膜两侧的溶质浓度相等,渗透超滤也停止。因此这种超滤是暂时性的。

## 三、影响超滤的因素

（一）**膜的特性**　每批生产的膜性质不尽相同。

（二）**消毒**　可使膜孔皱缩。

（三）**血液成分**　血浆蛋白浓度、血细胞比容以及血液黏滞度影响超滤率。

（四）**液体动力学**　膜表面的切变力或浓度梯度影响滤过量。

（五）**温度**　血液透析或血液滤过时,温度与超滤率呈直线关系。

## 【吸附】

通过正负电荷的相互作用使膜表面的亲水性基团选择性吸附某些蛋白质、毒物或药物,如 $\beta_2$-微球蛋白、补体、内毒素等。膜吸附蛋白质后可使溶质的清除率降低。

正常肾脏对与蛋白结合的有机酸和有机碱有解毒作用。与蛋白结合的分子仅有少量经肾小球滤过,在小管周围毛细血管网,这些物质却能与白蛋白分离并被近端小管细胞摄取,然后被分泌入小管腔,随尿液排泄。在近端肾小管,滤过的蛋白质及与其结合的物质都发生了分解代谢。

血液透析对与蛋白结合物质的清除一方面取决于血浆中该化合物游离部分所占的比例,另一方面取决于蛋白结合部分解析的快慢程度。运用炭吸附进行血液灌注可有效地降低蛋白结合化合物的血液浓度,但不能常规用于尿毒症的长期治疗。

（徐德超　徐成钢）

## 参 考 文 献

［1］ John T. Daugirdas, Peter G. Blake, Todd S. Ing. Physiologic Principles and Urea Kinetic Modeling. In: Handbook of dialysis. 5th edition. Philadelphia: Wolters Kluwer Health, 2015.

［2］ Morton AR, Singer MA. The problem with Kt/V: dialysis dose should be normalized to metabolic rate not volume. Semin Dial, 2007, 20(1): 12-15.

［3］ Petitclerc T. Do dialysate conductivity measurements provide conductivity clearance or ionic dialysance? Kidney Int, 2006, 70(10): 1682-1686.

［4］ Daugirdas JT,Depner TA,Greene T,et al. Solute-solver:a web-based tool for modeling urea kinetics for a broad range of hemodialysis schedules in multiple patients. Am J Kidney Dis,2009,54(5):798-809.

［5］ Daugirdas JT, Greene T, Depner TA, et al. Factors that affect postdialysis rebound in serum urea concentration,including the rate of dialysis:results from the HEMO Study. J Am Soc Nephrol,2004,15(1): 194-203.

［6］ Gotch FA,Panlilio FM,Buyaki RA,et al. Mechanisms determining the ratio of conductivity clearance to urea clearance. Kidney Int Suppl,2004,(89):s3-s24.

［7］ Sirich TL,Aronov PA,Plummer NS,et al. Numerous protein-bound solutes are cleared by the kidney with high efficiency. Kidney Int,2013,84(3):585-590.

［8］ Lowrie EG,Li Z,Ofsthun N,et al. The online measurement of hemodialysis dose(Kt):clinical outcome as a function of body surface area. Kidney Int,2005,68(3):1344-1354.

# 第 6 章

## 血液透析机

血液透析机(dialysis machine),简称血透机,由透析液供给系统,血液循环控制系统和超滤控制系统三部分组成。新一代血透机增加了病人监测系统,包括病人体温、血压、血容量及心电图等监测指标。

### 【透析液供给系统】

透析液供给系统分为中心供给和单机供给两种方式。中心供给系统是指透析液由机器统一配制,通过管道将稀释透析液送往各血透机,这个系统可降低成本,节省人力和工作时间,但由于透析液供给系统各成分固定,无法进行个体化透析,现今只有少数单位使用。大多数透析单位使用单机供给系统,该系统从反渗水进入透析机开始,到透析液进入透析器之前的旁路阀为止,可分为反渗水预处理,透析液配比和透析液监控三部分。

#### 一、反渗水预处理

主要目的是加热和除气。加热器将水加热至 35~37℃,接着采用负压抽吸方法,将热水中挥发出来的气体排除,以免测定透析液电导度产生误差,造成假漏血报警,通过透析膜进入患者血中形成空气栓塞以及影响超滤系统的准确性。

#### 二、透析液配比

经过预处理后的水与浓缩透析液在混合室按一定比例稀释成所需浓度的最终透析液。目前血透机具有配制醋酸盐和碳酸氢盐两种透析液配比系统,前者只需要一个浓缩液泵,将浓缩液与反渗水按一定比例混合即可;后者则需要两个浓缩液泵,分别为酸性浓缩液泵和碳酸氢盐浓缩液泵。一般先将反渗水与含有钾、钠、氯、钙和镁的酸性浓缩液混合,pH 可在 2.7 以下,再与碳酸氢盐浓缩液混合,pH 达 7.4 左右,这样可减少钙、镁离子析出沉淀。

#### 三、透析液监测

主要有电导度、温度、pH 及漏血监测,通过微处理器反馈系统对透析液供给进行调控。

(一) **电导度** 正常范围在 13.5~14.5 毫姆欧(mMho)之间,通常为 14.0。透析液电导度由透析液钠、钾、钙、氯和镁等各种离子电导度构成,由于钠离子在其中占绝大部分,因此,透析液电导度主要反映钠离子浓度。通过改变电导度,调整透析液中钠浓度,实现可调钠透析。一旦电导度过低或过高,监测报警,透析液通过旁路流出透析机。

(二) **温度** 正常范围为 36.5~37.5℃,一般设置在 37℃,最低可达 35℃。温度超过

42℃,可产生溶血,过低引起患者寒战。一旦监测报警,透析液通过旁路流出透析机。

（三）**pH** 透析液 pH 受透析液成分及浓度的影响,常随电导度异常而产生报警,故 pH 监测临床意义与电导度监测相似。

（四）**旁路阀** 这是保证患者安全的重要控制组件。正常情况下,符合要求的透析液通过该阀流经透析器。一旦透析液电导度,温度和 pH 出现波动,超出允许范围,旁路阀立即关闭通往透析器的通道,打开旁路口,将异常透析液从旁路直接排出,以保证患者安全。在单纯超滤、透析液压力异常、漏血报警等情况下,旁路阀亦打开,使透析液经旁路流出。

（五）**漏血报警探测器** 通常利用红外线检测透析器流出液中是否含有血液,从而判断透析器有无破膜,灵敏度<0.5ml 血液/min。当透析器破膜时,血液进入透析液,漏血检测器发生漏血报警,同时停止血泵,防止进一步漏血。

透析液供给系统流程,见图 6-1。

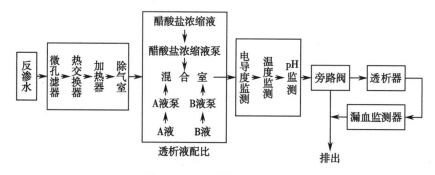

图6-1 透析液供给系统流程

## 【血液循环控制系统】

血液透析体外循环由动脉血路,透析器和静脉血路三部分组成。动脉血路上有血泵、肝素泵、动脉壶和动脉压监测器。静脉血路上有静脉壶、静脉压监测器,空气探测器和静脉夹。

血液循环控制系统流程见图 6-2。

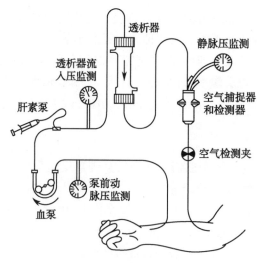

图6-2 血循环控制系统

## 一、血泵

为蠕动式,是驱动血液在体外循环中流动的动力。泵速在 50~500ml/min。

## 二、动、静脉壶

在体外循环的血管路上设有动脉壶和静脉壶,捕捉从上游进入血路的空气。静脉壶位于进入体内之前的静脉血路上,动脉壶大多位于血泵之后。动、静脉壶一般都有 1~3 个接头,作用是:①排出聚集在壶内的空气,调节液面;②提供压力测定的部位,避免探头与血液直接接触;③动脉壶常用作各种输液、输血的接口;④静脉壶常作为空气探测部位。

## 三、动、静脉压力监测器

动脉压监测器大多位于血泵前,测定动脉负压,起监测动脉血流的作用。动脉接头松脱或输液等原因,使空气进入血路,动脉负压减小;血流量不足时,动脉负压增大。静脉压监测器位于体外循环透析器后,测定静脉回流的阻力。静脉压高说明血液回流受阻,静脉压低提示静脉血路接头松脱。当超过设定值时,压力监测器报警并停止血泵。

## 四、空气探测器和静脉夹

空气探测器采用超声探测的方法,将静脉壶或静脉管路置于超声发射和接收两个探头之间,当血液液面下降或有气泡进入静脉血流时,机器发出空气报警,血泵停转,静脉夹关闭,防止空气或气泡进入体内。

## 五、肝素泵

肝素泵将肝素从血泵和透析器之间的管路注入动脉血路,与人工间断推注相比,肝素泵持续推注,用量较为准确,便于精细调节,避免肝素血浓度出现峰谷波动。

## 【超滤控制系统】

超滤控制系统位于透析液进入透析器之前和出透析器之后的一段水路上,超滤准确性是衡量透析机性能优劣的一项重要指标。常用的超滤方式有三种:定压超滤、定容超滤和程序化超滤。

## 一、定压超滤

通过控制透析液的负压,直接改变跨膜压的大小,从而产生相应的超滤量,这种超滤控制方式不够精确,易引起低血压,超滤系数大的透析器不能采用定压超滤血透机。

## 二、定容超滤

通过独立的超滤泵,直接从水路中恒速地抽取所需的超滤量,而跨膜压的大小则随透析负压的改变而变化。定容超滤一般比较准确。

## 三、程序化超滤

从透析开始至透析结束,持续恒速超滤不一定是清除水分的最好方法,部分病人仍会发生低血压。结合可调钠透析,可在透析开始时,清除较多水分,然后逐渐减少超滤量。将不同超滤程序录入电脑,根据病人需要,采用不同的超滤程序,可达到理想的超滤目标,而不发生低血压。

## 【病人监测系统】

新一代透析机增加了病人监测系统,在医护人员与机器之间,医护人员与患者之间对话基础上,逐步实现血透机与患者之间的对话,即血透机根据透析患者状况,及时调整透析方案,给予适当处理,避免低血压并发症的发生。

### 一、体温监测(blood temperature monitor,BTM)

主要监测血液和透析液温度,以保持透析期间产热和散热平衡。也可设置血透机控制体温在某个范围内,如35℃,这种低温透析对增加血流动力学稳定,防止低血压特别有用。

### 二、血压监测(blood pressure monitor,BPM)

血透机自动监测血压,当血压超过设定值时,血透机自动报警。

### 三、心电图监测(electrocardiogram monitor)

血透机可记录血透时心电图,并可传送到监测中心,实现远程透析监测。

### 四、血容量监测(blood volume monitor,BVM)

血透机通过光学或超声感受器,测定动脉血路上的血细胞比容或蛋白浓度,推算出血容量的变化。当血液中水分超滤清除,血容量降低,血细胞比容和蛋白浓度增加,血透机通过测定计算出血容量下降程度。由于血容量下降在血压下降之前,及时干预可预防低血压的发生。干预措施包括降低超滤率,增加透析液钠浓度,输入生理或高渗盐水等。

### 五、瘘管血流量或再循环测定(measurement of access blood flow or access recirculation)

这两项指标根据稀释原理测定,见图6-3。注射5ml等渗或高渗盐水,快速增加透析器超滤率使血液浓缩,或快速降低透析液温度使回血温度降低,这三种方法均能改变血液物理参数。连接在动脉路上的感受器可检出血细胞比容,电导度或温度的变化。如果存在瘘管

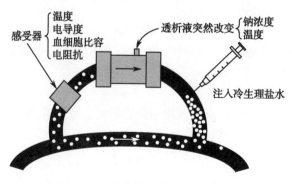

图6-3 血管通路再循环测量新方法

重复循环,静脉路上发生的改变,动脉路上即能检出变化。变化的幅度反映再循环的程度。为测出瘘管血流量,管路要反接,即动脉管路与静脉针连接,静脉管路与动脉针连接,形成瘘管再循环。按图 6-3 测出再循环比率,已知体外循环血量,就能计算出瘘管的血流量。

### 六、联机清除率监测器(online clearance monitoring,OCM)

能够测定透析期间的平均有效尿素清除率,透析剂量(Kt/V)和血浆钠浓度。其原理是基于尿素与血钠清除率相互间的直线关系,通过两个相互独立的温度补偿电导度传感器进行透析器前后电导度测量来测定血液钠离子的变化,反映钠离子的清除率,进而得出尿素清除率。在透析期间随时可以进行联机清除率测定,从而决定治疗期间内的清除率以及检测治疗期间内治疗效率是否降低。

## 【其他功能】

主要包括可调钠透析、血液透析滤过,自动化学或热消毒,以及单针透析等功能。

### 一、可调钠透析

血透机通过改变浓缩透析液和纯水配比,而改变最终透析液的钠浓度。可调钠透析适用于超滤易发生低血压或钠代谢异常的患者。

### 二、血液透析滤过

使用高通量透析器透析存在反滤过,加大超滤增加了溶质的对流清除,这称为血液透析滤过。用于血液透析滤过的水必须经血透机内 2 ~ 3 个滤器滤过,以保证纯净和无菌。

### 三、自动化学或热消毒

血透机均设有自动化学或热消毒设备,有的血透机两者兼备,以提供两次透析之间或一天透析结束时消毒,防止污染和交叉感染。

### 四、单针透析

大多数血透机采用双针透析,即从动脉针引出血液,透析后血液经静脉针回到病人体内。少数透析采用"Y"型单针透析,血透机先抽出血液,进行透析,透析后血液经同一根针,但不是同时回到病人体内,单针透析需要带有储存池的特殊血路管。单针透析只需要一次穿刺,但透析效率较低,有再循环风险,故很少使用。

## 【常见血透机报警原因及处理】

### 一、电导度低报警

(一)原因　①浓缩液用完;②浓缩液错误;③浓缩液管阻塞;④浓缩液管与吸管接头漏气;⑤水流量或水压异常;⑥报警限设置过高。

(二)处理　检查浓缩液是否正确;提起浓缩液吸管,观察浓缩液是否吸入:吸入则检查透析液流量是否正确,报警限设置是否正确;不吸入则检查浓缩液管有否扭曲打结,滤网是否堵塞,接头是否漏气。如未见异常则请维修人员。

## 二、静脉压高报警

（一）**原因** ①静脉腔滤网凝血阻塞;②静脉回路管道受阻;③患者静脉狭窄、血栓形成、中心静脉压增高;④患者侧卧体位、静脉受压。

（二）**处理** 观察静脉滤网有无凝块,肝素用量是否正确;检查血液回路有无受压、打结,静脉是否开放;检查动静脉管路与针头是否接反;移动静脉针位置或反转针头斜面,必要时重新穿刺静脉。用生理盐水冲洗静脉管路,可辨别凝血阻塞部位,如怀疑患者静脉狭窄,可行血管造影。

## 三、静脉压低报警

（一）**原因** ①静脉管与针头连接松脱或静脉针脱落;②透析器严重凝血;③静脉压测定口连接不当;④血流量减小。

（二）**处理** 检查整个静脉管路各接口和连接处有无漏血;检查静脉压测定是否正确,其滤网是否堵塞;改变血量时先调节静脉压报警限;高超滤偶可引起静脉压降低。

## 四、动脉压低报警（泵前压）

（一）**原因** ①动脉血流不足;②患者血压下降、心搏出量减小;③动脉管路受压、扭曲;④空气进入动脉血路;⑤从动脉端输血、输液。

（二）**处理** 检查动脉管路有无空气进入,管路是否受压、扭曲。如减小血流量后动脉压不继续下降,说明动脉血流不足,多为动静脉瘘狭窄或动脉针位置不当,但患者血压下降时动脉血流亦会减小,故应常规测血压,以免贻误病情。从动脉端输血或输液、抽血标本时,均应调节动脉压报警限。

## 五、空气报警

（一）**原因** ①大量空气进入血路;②动脉压低产生气泡;③透析液气泡进入血中;④静脉管路与超声探头之间有空隙;⑤静脉管路老化。

（二）**处理** 大量空气多从动脉血路吸入,如接头松脱、输液等,易被发现及纠正;小气泡进入血流,在检查原因并纠正后,应减慢血流,弹击静脉管路,使小气泡上升到静脉壶内抽出。如血中未见气泡,重新安装静脉壶和管路,改变探测部位,使静脉壶或管路与空气探测器探头贴妥,亦可用少许水或乳膏、霜剂填满管壁与探头之间的空隙。

## 六、漏血报警

（一）**原因** ①透析器破膜;②空气大量进入透析液;③漏血探测器有脏物沉积;④探测器故障。

（二）**处理** 观察透析液颜色,必要时从透析液出口处取样测定。如破膜,应立即停血泵、停超滤,更换透析器;如未见漏血,需观察有无空气或气泡进入透析液,通常在超滤率较大、透析液管与透析器接头较松的情况下发生,透析液除气不良也会产生大量气泡。若无漏血亦未见空气或气泡,则应暂停透析,冲洗机器,必要时将漏血探测器卸下清洗。若探测器故障,请专业人员维修。

以上只介绍几种常见的报警,不同机器还有许多各自不同的报警方式和内容,详情请阅读机器的操作手册。

(高翔　张斌)

## 参 考 文 献

［1］ Daugirdas JT, Blake P G., Ing TS. Hemodialysis Apparatus. In: Handbook of dialysis. 5th edition. Philadelphia:Wolters Kluwer Health,2015.

［2］ Ribitsch W,Schilcher G,Hafner-Giessauf H,et al. Prevalence of detectable venous pressure drops expected with venous needle dislodgement. Semin Dial,2014,27(5):507-511.

［3］ Kuhlmann U,Goldau R,Samadi N,et al. Accuracy and Safety of online clearance monitoring based on conductivity variation. Nephrol Dial Transplant,2001,16(5):1053-1058.

［4］ Axley B,Speranza-Reid J,Williams H. Venous needle dislodgement in patients on hemodialysis. Nephrol Nurs J,2012,39(6):435-445.

［5］ Maduell F,Vera M,Arias M,et al. Influence of the ionic dialysance monitor on Kt measurement in hemodialysis. Am J Kidney Dis,2008,52(1):85-92.

［6］ Forsberg U,Jonsson P,Stegmayr C,et al. A high blood level in the venous chamber and a wet-stored dialyzer help to reduce exposure for microemboli during hemodialysis. Hemodial Int,2013,17(4):612-617.

# 第7章

## 水处理系统

## 【水处理系统】

每周 2~3 次血液透析时,患者血液与 300~400L 透析液接触,溶解在透析液中的小分子物质可弥散通过透析膜进入患者血流。高通量透析时,大量液体可反滤过进入患者血液,因此,水的纯化处理十分必要。

### 一、水污染物及对人体的毒性作用

水污染物主要包括悬浮于水中的颗粒,溶解于水中的物质及生长于水中的微生物,见表7-1。

表 7-1 水的污染物

| 颗粒 | 溶于水的物质 | 微生物 |
| --- | --- | --- |
| 黏土 | 铝 | 芽孢杆菌属 |
| 沙 | 钙 | 微球菌 |
| 硅 | 镁 | 棒状杆菌属 |
| 铁 | 氯胺 | 葡萄球菌属 |
| | 铜 | 链球菌属 |
| | 氟 | 大肠埃希菌属 |
| | 硝酸盐 | 假单胞杆菌属 |
| | 硫酸盐 | 黄杆菌属 |
| | 锌 | 气杆菌属 |
| | 微生物致热原 | 黄单胞杆菌属 |
| | 内毒素 | 克雷伯杆菌 |
| | | 肠球菌 |
| | | 分枝杆菌 |
| | | 梭状芽孢杆菌 |

水中颗粒物质和微生物不能通过透析膜进入患者体内,但可破坏透析设备。溶于水的无机或有机物质,以及细菌产物可通过透析膜进入患者体内,引起中毒症状,见表7-2。

表 7-2　水污染物对人体的毒性作用

| 污染物 | 对人体的毒性作用 |
| --- | --- |
| 铝 | 小细胞性贫血、脑病、痴呆、骨病 |
| 钙、镁 | 恶心、呕吐、头痛、虚弱、高血压 |
| 铜 | 恶心、头痛、溶血、贫血、肝炎 |
| 锌 | 贫血、恶心、呕吐、发热 |
| 钠 | 高血压、肺水肿、口渴、昏乱、头痛、昏迷 |
| 氯胺 | 溶血、贫血、甲基血红蛋白血症 |
| 氟 | 骨软化 |
| 硝酸盐 | 恶心、低血压、溶血、发绀、甲基血红蛋白血症 |
| 硫酸根 | 恶心、呕吐、酸中毒 |
| 微生物致热原 | 恶心、呕吐、发热、低血压、休克 |
| 内毒素 | 透析相关淀粉样变性 |

## 二、透析用水标准

透析用水标准要求清除所有对人体有害、影响透析液电解质浓度和对透析机造成损坏的物质。许多国家卫生管理部门都设立透析用水化学和微生物污染物的上限。美国医疗仪器促进协会(the Association for the Advancement of Medical Instrumentation, AAMI)提出了美国透析用水标准。我国国家食品药品监督管理局于 2005 年起也发表了《血液透析和相关治疗用水》标准(YY0572)。2014 年上海市血液透析质量控制中心依据 YY0572 和美国 AAMI/ISO 最新标准建立了相关标准。该标准要求血液透析用水细菌含量应每月检测一次,细菌菌落总数应小于 100CFU/ml;血液透析用水内毒素含量应每月检测一次,内毒素含量应小于 0.25EU/ml。血液透析用水化学物质最大允许量见表 7-3。该标准同时对透析液也提出相

表 7-3　血液透析用水化学物质最大允许量(mg/L)

| 化学物 | 最大允许量 | 化学物 | 最大允许量 |
| --- | --- | --- | --- |
| 铝 | 0.01 | 钠 | 70(3.0mmol/L) |
| 氯胺 | 0.10 | 银 | 0.005 |
| 游离氯 | 0.50 | 砷 | 0.005 |
| 铜 | 0.10 | 钡 | 0.10 |
| 氟化物 | 0.2 | 硒 | 0.09 |
| 铅 | 0.005 | 镉 | 0.001 |
| 硝酸盐 | 2.00 | 铬 | 0.014 |
| 硫酸盐 | 100 | 汞 | 0.0002 |
| 锌 | 0.1 | 锡 | 0.1 |
| 钙 | 2(0.05mmol/L) | 锑 | 0.006 |
| 镁 | 4(0.15mmol/L) | 铍 | 0.0004 |
| 钾 | 8(0.1mmol/L) | 铊 | 0.002 |

关要求,常规透析液细菌菌落总数应小于100CFU/ml,内毒素含量应小于0.5EU/ml;超纯透析液细菌菌落总数应小于0.1CFU/ml,内毒素含量应小于0.03EU/ml。

## 三、水处理方法

包括砂滤、软化、活性炭吸附、纱芯滤过和反渗装置。

**（一）砂滤**　通过砂滤去除水中的杂质及悬浮于水中的胶体物质。

**（二）软化**　使用钠型阳离子交换树脂,与水中的阳离子如钙、镁和铁离子交换,释出钠离子,从而降低水的硬度,减轻对反渗膜的损害。

**（三）活性炭吸附**　主要吸附水中的游离氯和氯胺,这两种物质对患者有严重的危害,且不被反渗膜清除。

**（四）纱芯滤过**　去除水中的细菌或活性炭罐脱下的颗粒。

**（五）反渗机**　大多使用膜式反渗机。反渗膜对水分子通透性极高,而对水中的化学物质,胶体物质和微生物通透性极低。高流量血液滤过需要超纯水,可通过二次反渗处理产生。反渗膜是水处理系统最后屏障,是各种水处理系统不可缺少的重要部分。

**（六）去离子树脂**　采用阳离子交换树脂和阴离子交换树脂的混合床,以氢离子置换水中阳离子,用羟基置换水中的阴离子,氢离子与羟基结合形成水,阳离子及阴离子树脂的比例分别为40%和60%。

## 四、水处理系统的配置

配置水处理系统时主要考虑两方面因素,一是用水量多少,决定水处理系统规格和产水量;二是当地水质,决定采取哪几种方式进行组合。

**（一）计算用水量**

1. 用水量的计算　透析机台数×透析班次/日×每班透析机使用时间×透析液流量=每日透析用水量。其中透析机使用时间应包括机器准备阶段和结束冲洗阶段所需的时间。

2. 额外用水量的估计　包括准备透析液、消毒液,复用透析器和管路等。

3. 水温的影响　标定的反渗机产水量是指25℃时产生的水量。水温每下降1℃,产生量下降3%左右;当水温降至4℃,产生量往往下降一半。

**（二）水质**　根据不同地区自来水水质情况,采取不同的净化方式组合。自来水杂质少,软化程度高,只需要活性炭和反渗机。水质较差时,则需要砂滤、活性炭、软化和反渗等组合。

**（三）水压**　水源压力不能达到要求时,通常在水处理之前加用增压泵,将水压提高到$4\sim6kg/cm^2$,到达反渗机前的压力不应低于$2kg/cm^2$。

**（四）贮水箱**　如水处理系统产水量不足,或为了在水处理系统发生故障时,透析不中断,可在反渗机后加一贮水箱作为补偿。反渗水先进入贮水箱,再通过加压泵加压后送往透析机。

**（五）紫外线消毒**　紫外线能有效地杀灭水中的细菌,必要时可在通往透析室之前的管道上安装紫外线消毒装置。

**（六）常用水处理系统的配置**　现举两套配置进行说明。

1. 自来水→加压泵→砂滤→炭滤→软化→纱滤→反渗→贮水箱→加压泵→透析机→

贮水箱。该系统产生的水称为纯水,可用于普通血液透析。

2. 自来水→加压泵→砂滤→炭滤→软化→纱滤→反渗(1)→反渗(2)→贮水箱→加压泵→透析机→贮水箱。该套配置产生的水称为超纯水,可用于血液透析滤过和高通量血液透析。

## 五、水处理系统的消毒

### (一) 水处理主机的消毒

1. 化学消毒　使用最终浓度为 0.3% 的过氧乙酸对反渗机进行消毒,针对不同反渗机采用不同的消毒方式,请参考水处理设备厂商的操作手册。

2. 热消毒　部分型号的反渗机的反渗膜可以进行热水消毒,这取决于反渗膜本身的特性,水温可达到 90℃,程序由反渗机自动控制进行。

### (二) 水箱及送水管路的消毒

1. 化学消毒

(1) 使用最终浓度为 0.3% 的过氧乙酸消毒水箱和病房管路,根据所使用的水箱大小,病房管路的长度估算总容积,计算所要使用的过氧乙酸容量。

(2) 注入相应容量的过氧乙酸,循环 30 分钟,使管路中的过氧乙酸浓度混合均匀。

(3) 消毒液驻留 2~6 小时。

(4) 反渗水冲洗 2 小时,在管路的出水口,中段,回水口使用过氧化物试纸测试残余消毒液,确认无消毒液残留。

2. 热消毒　部分热消毒反渗机可以每天对病房管路进行热消毒,这取决于所使用的管路材料,程序由反渗机自动控制。

## 六、水处理系统的日常监测与保养

### (一) 水处理系统的日常监测

1. 定期监测并记录进水压力,进水电导度,废水流量,纯水流量,纯水压力等参数。

2. 定期取样并记录活性炭罐前后水样的余氯水平,软水罐前后的硬度水平,反渗水的细菌培养和内毒素检测。

3. 定期校正自动反冲阀头的时间,以避免在治疗时进入自动反冲程序。

### (二) 预处理的保养

1. 原水加压泵的日常保养　在进水泵前后各有一个压力表,用于监测泵前后的压力变化,通常泵后压>泵前压,当泵前压过低时($<0.5kgf/cm^2$)时,要检查供水水源,防止泵空转造成损坏。

安装时,通常包括泵进水阀,泵出水阀和泵旁路阀,目的是为了遇到紧急情况时(如泵电机损坏),关闭进水阀和出水阀,让水流通过旁路阀,这样可以应急使用。

2. 水过滤器的日常保养　在过滤器前后各有一个压力表,用于监测系统前后的压力变化,通常系统后压<系统前压,当系统后压和系统前压的压力差>$0.5kgf/cm^2$ 时,要检查水过滤芯是否阻塞,如果阻塞,则需要进行更换,两个并联滤芯需同时更换。滤芯的更换频率主要取决于进水水质。

3. 砂滤罐及控制阀的日常保养　在砂滤罐前后各有一个压力表,用于监测砂滤罐前后的压力变化,通常罐后压<罐前压,当罐前压和罐前压的压力差>0.5kgf/cm² 时,要检查砂滤罐是否阻塞,建议进行反冲程序。反冲程序的频率由进水水质和反渗透机的使用频率决定,建议每周反冲 1~2 次。

安装时,通常包括罐进水阀,罐出水阀和罐旁路阀,目的是为了遇到紧急情况时(如控制阀或罐体损坏),关闭进水阀和出水阀,让水流通过旁路阀,这样可以应急使用。

4. 除氯罐及控制头的日常保养 在除氯罐前后各有一个压力表,用于监测除氯罐前后的压力变化,通常罐后压<罐前压,当罐前压和罐前压的压力差>0.5kgf/cm² 时,要检查除氯罐是否阻塞,建议进行反冲程序。

反冲程序的频率由进水游离氯的含量和反渗透机的使用频率决定,建议每周反冲 1~2 次。应该对除氯罐的出水采样口进行采样监测(每日一次),看水中的游离氯是否达到要求,这是反冲频率的重要参考。如果反冲后仍不能达到要求,建议更换活性炭填料(通常 1~2 年更换一次)。

安装时,通常包括罐进水阀,罐出水阀和罐旁路阀,目的是为了遇到紧急情况时(如控制阀损坏),关闭进水阀和出水阀,让水流通过旁路阀,这样可以应急使用。

5. 软水罐及控制头的日常保养 在软水罐前后各有一个压力表,用于监测软水罐前后的压力变化,通常罐后压<罐前压,当罐前压和罐前压的压力差>0.5kgf/cm² 时,要检查软水罐是否阻塞,建议进行再生程序。再生程序的频率由进水硬度和反渗透机使用频率决定,建议每周再生 1 次。同时,应该对软水罐的出水采样口进行采样监测(每日一次),看水的硬度是否达到要求,这是再生频率的重要参考。

安装时,通常包括罐进水阀,罐出水阀和罐旁路阀,目的是为了遇到紧急情况时(如控制阀损坏),关闭进水阀和出水阀,让水流通过旁路阀,这样可以应急使用。盐缸要定期检查或添加纯净的 NaCl,以保证盐水的饱和度,用于再生树脂。

(高翔 张斌)

# 参 考 文 献

[1] Daugirdas JT, Blake PG, Ing TS. Dialysis Water and Dialysate. In: Handbook of dialysis. 5th edition. Philadelphia: Wolters Kluwer Health, 2015.

[2] Jeremy Levy, Edwina Brown, Christine Daley, Anastasia Lawrence. Oxford handbook of dialysis. 3th edition. Oxford University Press, 2009.

[3] Rebecca LA. Water treatment for hemodialysis-updated to include the latest AAMI standards for dialysate (RD52:2004). (Continuing Education). Nephrol Nurs J, 2005, 32(2):151-167.

[4] Susantitaphong P, Riella C, Jaber BL. Effect of ultrapure dialysate on markers of inflammation, oxidative stress, nutrition and anemia parameters: a meta-analysis. Nephrol Dial Transplant, 2013, 28(2):438-446.

[5] Richard A. Ward. Ultrapure Dialysate. Semin Dial, 2004, 7(6):489-497.

[6] Ward RA. Ultrapure dialysate: a desirable and achievable goal from routine hemodialysis. Semin Dial. 2000, 13(6):378-380.

[7] Damasiewicz MJ, Polkinghorne KR, Kerr PG. Water quality in conventional and home haemodialysis. Nat Rev Nephrol, 2012, 8(12):725-734.

# 第8章

## 透析液成分及监测

### 一、透析液成分和浓度

透析液成分与人体内环境成分相似,主要有钠、钾、钙和镁四种阳离子,氯和碱基两种阴离子,部分透析液含有葡萄糖,具体成分及浓度见表8-1。

**表8-1 碳酸氢盐透析液成分及浓度**

| 成　　分 | 浓度(mmol/L) |
| --- | --- |
| 钠 | 135～145 |
| 钾 | 2～3 |
| 钙 | 1.25～1.75 |
| 镁 | 0.25～0.375(0.5～0.75mEq/L) |
| 氯 | 100～115 |
| 醋酸根 | 2～4 |
| 碳酸氢根 | 30～40 |
| 葡萄糖 | 0～11 |
| 二氧化碳分压(mmHg) | 40～110 |
| pH | 7.1～7.3 |

(一) **钠** 常用透析液钠离子浓度为135～145mmol/L。20世纪60年代,为改善尿毒症患者的高血压常规使用低钠透析液(130mmol/L)。但低钠透析液可引起透析低血压、痉挛、失衡综合征等不适反应,为解决以上问题,透析液钠盐浓度得以适当提升。从20世纪90年代中期开始,浓度为140mEq/L的钠透析液成为了透析治疗的首选,提高透析液钠浓度可以改善透析患者对高流量高效率透析的耐受性,然而,高钠透析液也给患者带来了诸多不利影响,如:加重口渴,透析间期体重(interdialytic weight gain, IDWG)增加,血压升高。在透析时间固定情况下,IDWG升高必须通过增加超滤率来纠正,而高超滤率(>13ml/min)与心搏骤停风险和高死亡率密切相关。研究显示,对于透析前血钠水平≥140mEq/L的患者,高钠浓度透析液(>140mEq/L)的使用与死亡率呈正相关,而对于血钠水平<140mEq/L的患者,其死亡率是降低的。DDOPS数据显示:透析前血钠水平<137mEq/L的患者使用高钠浓度透析液(>140mEq/L),其总体死亡率要比使用钠浓度为140mEq/L的透析液降低23%。以上的

研究数据提示:高钠透析液是把双刃剑,可能使一部分患者受益,同时另一部分患者预后不良,其差异主要取决于患者透析前的血钠水平。因此,透析液钠离子浓度调整应考虑患者透析前血钠水平、心血管稳定性、及是否存在容量负荷增加和血压情况采用个体化方案调整。

现代透析机具有自动化钠离子调节系统,可根据临床需要调节浓缩液泵的转速,改变最终透析液的钠浓度,达到个体化透析的目的。有两种调节方式,即手动调节和程式控制。前者可在透析的任何阶段改变钠离子浓度,后者则在透析前预先设置好钠浓度改变的时间、方式和范围,在透析中由机器自动调节。钠梯度透析在临床有着较为广泛的应用,即透析开始时用高钠浓度的透析液(145～150mmol/L),透析过程中定时、定量地减少,透析结束时透析液中钠浓度达到135～138mmol/L。该模式可减少透析低血压、痉挛的发生,也可避免持续性高钠透析引起的并发症,但其对长期临床预后的影响尚缺乏结论。

(二)钾 钾是维持心脏电活动的重要离子,透析对钾的清除非常快速。大多数慢性肾衰竭患者,透析前血钾浓度为5～6mmol/L,透析液钾离子浓度为2～3mmol/L。已有研究表明使用2mmol/L透析液因钾梯度较大加之透析初期酸中毒的快速纠正容易引起血清钾的快速下降,与含较高浓度钾透析液相比更容易引起严重的室性心律失常,特别是已存在左室肥厚、心功能不全或长期接受洋地黄制剂治疗的患者,而使用含3mmol/L钾的透析液的患者室性期前收缩的发生率明显减少。此外,对于透析前血钾小于5mmol/L的患者,透析液钾离子浓度≤2mmol/L,发生低血钾和心源性猝死风险明显增加。因此,上海长征医院血透中心自2000年之后开始广泛使用含3mmol/L钾的透析液。国外亦有学者提出梯度钾透析理念:即透析开始时使用含4mmol/L钾的透析液,维持透析液与血液钾梯度<2mmol/L,透析过程逐渐地减少,透析结束时透析液中钾浓度降至2mmol/L。该方法已被证实可以减少QT间期离散度和室性期前收缩的发生,但由于透析机没有设立调节钾浓度的自动模块,需要人工调节,故临床应用较少。

(三)钙 正常人血清总钙浓度为2.25～2.75mmol/L,其中游离钙为1.25～1.5mmol/L,只有离子钙才有生理作用,钙离子对神经-肌肉的兴奋传导具有生物学活性,体内缺钙会引起手足抽搐与骨营养不良。终末期肾衰竭患者本身有低钙血症倾向,但随着大剂量的含钙磷结合剂、活性维生素D应用于防治继发性甲状旁腺功能亢进,高钙血症越来越多见。其临床危害包括心血管系统钙化,低动力性骨病及死亡率增加。目前常用透析液钙离子浓度一般为1.25～1.5mmol/L,与血中游离钙浓度相似;1.5mmol/L透析液在治疗中可产生正钙平衡,当病人已发生高血钙、低动力骨病或大剂量使用活性维生素D时,透析液钙离子浓度应调至1.25mmol/L。使用低钙透析液可造成一定的负钙平衡,但病人出现透析低血压、抽搐等不良反应概率增加。上海长征医院血透中心在严重高钙高磷的透析患者中长期使用1.15mmol/L超低钙透析液,发现可以更好地降低血钙和钙磷乘积,减少转移性钙化,此类患者对超低钙透析液耐受性良好,透析不良反应发生率并未明显增加。目前国际上不推荐使用1.125mmol/L(2.25mEq/L)以下的低钙透析液,因为可增加心脏停搏风险。当病人存在严重低钙血症如继发性甲状旁腺功能亢进(甲旁亢)行甲状旁腺切除术后,透析液钙离子浓度可调至1.75mmol/L,保证治疗时有较多钙从透析液进入血液循环,更好地纠正低钙血症。

(四)镁 正常血清镁浓度为0.8～1.2mmol/L。其中可被肾脏或透析器清除的是离子镁(70%)和其他酸根(碳酸、磷酸、枸橼酸等)结合的镁(5%),与蛋白结合的镁(25%)不被清除。正常情况下,镁主要经肾脏排泄,肾衰竭患者血镁升高,但一般不超过1.5～

1.75mmol/L(3~3.5mEq/L)。用含镁药物时可引起明显血镁升高。高镁血症可抑制甲状旁腺分泌及血管钙化，但也会导致骨矿化障碍和低动力骨病发生。严重高镁血症(4~5mEq/L)会使心脏传导系统及神经系统传导阻滞，导致心搏骤停及死亡率增加。目前透析液镁浓度一般为0.5~0.75mEq/L。当患者摄入不足及服用质子泵抑制剂影响镁吸收或延长透析时间、增加透析频率增加镁清除时可能会导致低镁血症诱发心律失常、透析低血压，此时需要补充镁盐，提高透析液镁的浓度。长期低镁血症也会引起死亡率增加。

（五）**氯**　氯离子是透析液主要阴离子之一。透析液浓度与细胞外液氯离子浓度相似，一般为100~115mmol/L。

（六）**葡萄糖**　目前临床常用透析液葡萄糖浓度有3种：无糖，5.55mmol/L和11.1mmol/L透析液。血液透析刚用于临床时，透析液加入葡萄糖主要为了提高透析液渗透压，增加超滤。由于压力超滤和容量超滤的广泛应用，现今透析液糖浓度多选择5.55mmol/L。也有单位使用无糖透析液，但患者透析过程中易发生低血糖。少数糖尿病ESRD患者由于存在胰岛素灭活障碍，肾脏糖异生减少，透析器清除及葡萄糖进入红细胞等因素，在使用5.55mmol/L透析液时也会发生低血糖，此时需要静推高渗糖或选择更高浓度葡萄糖透析液。

（七）**透析液碱基**　过去透析液使用醋酸盐作为透析液碱基，由于出现醋酸盐不耐受现象，如低血压、恶心、呕吐、疲乏和头痛等，故目前醋酸盐透析液使用得越来越少，代之以碳酸氢盐透析液。透析液碳酸氢盐浓度为30~40mmol/L。其优点是更符合患者的生理，纠正酸中毒作用迅速，避免低氧血症，心血管稳定性好，透析中不适症状减少。缺点是：①配制浓缩液时，必须把酸性和碱性浓缩液分开，以免形成碳酸钙和碳酸镁沉淀；②高浓度碳酸氢盐，不断释出$CO_2$气体，碳酸氢盐浓度逐渐降低；③碳酸氢盐浓缩液可生长细菌。因此，碱性浓缩液以固体形式保存，使用时现配。酸性浓缩液中常加入2~4mmol/L二醋酸氢钠(醋酸及醋酸钠等浓度混合物)，以防止钙、镁沉积。当酸性透析液与碱性透析液混合时，氢离子与碳酸氢根结合形成二氧化碳和水。计算透析液总碱基应将醋酸盐碳酸氢盐相加。必须强调的是透析液碳酸氢盐设置并非越高越好，碳酸氢盐浓度提高会导致快速的酸中毒纠正，引起血管扩张、血压下降、脑血流灌注减少及心律失常等透析不良反应，长期透析相关代谢性碱血症可会加重钙磷沉积、抑制免疫系统继发感染，最终导致患者预后不良、死亡率增加。目前透析液碳酸氢盐设置总体原则是力求将平均透析前碳酸氢盐维持在22mmol/L以上。

## 二、血液透析浓缩液的配制及质量控制

不同的透析浓缩液可用来满足不同患者的需求和适合不同的配比装置，但质量控制要求是相同的。

（一）**血液透析浓缩液的配制**　由于醋酸盐透析液逐渐少用，甚至不用，故仅介绍碳酸氢盐透析液配制。碳酸氢盐透析液分为酸性浓缩透析液(A液)和碱性浓缩透析液(B液)。使用时，由血透机按倍比稀释成最终透析液。

1. A液配制　根据透析单位使用透析机型号，决定配制透析液的倍数。按照倍数，计算出氯化钾、氯化钙、氯化镁，醋酸和葡萄糖需要量，加适量纯水配制而成。

2. B液配制　为避免碳酸氢盐浓缩液细菌生长，降低运输和贮存价格，常以塑料袋装固体碳酸氢钠，密封，使用前，用纯水溶解。

碳酸氢盐也可装入特制罐内，透析时直接装在血透机上，由机器自动边溶解，边稀释，边透析。现已有多种商品化干粉出售并在临床广泛应用。

**（二）透析液的质量控制** 含碳酸氢盐的浓缩液（或干粉按使用比例配制成浓缩液后）的微生物含量应符合 YY0598 的要求，即细菌总数不大于 100CFU/ml，检查不出大肠埃希菌。另取浓缩液样品 1 份，按倍比稀释倍数加透析用水 34 份，稀释成透析液，检测下列各项指标：①电导度：0.13～0.14s/m；②pH：7.1～7.3；③渗透压：280～300mmol/L；④血气分析：$PCO_2$ 5.3～8.0kPa（40～60mmHg），$HCO_3^-$ 30～35mmol/L。

### 三、最终透析液的质量控制

**（一）微生物和内毒素监测** 配好的碳酸氢盐浓缩液稀释后最终透析液的微生物含量最低应符合《血液净化标准操作规程（2010 年）》的要求，即细菌数<200CFU/ml，内毒素<2EU/ml。如有新版本出版，则应符合最新版本要求。推荐执行 ISO11663 标准，即普通透析液的微生物菌落总数要低于 100CFU/ml，内毒素浓度低于 0.5EU/ml。微生物菌落总数的干预浓度应是 50CFU/ml。超纯透析液推荐执行 ISO11663 标准，微生物菌落总数低于 0.1CFU/ml，内毒素浓度低于 0.03EU/ml。在线生成置换液的微生物水平应符合《血液净化标准操作规程（2010 年）》的要求，即无菌、无热原，细菌数<$10^{-6}$CFU/ml，内毒素<0.03EU/ml。

透析液细菌培养应每月 1 次，内毒素检测至少每 3 个月一次。透析液的细菌、内毒素检测每台透析机至少每年检测一次。最终配好的透析液应该在透析液进入透析器的位置取样。细菌培养应采用 TGEA 胰化蛋白胨葡萄糖培养基、R2A 营养琼脂培养基或等效培养基，不再使用血琼脂和巧克力琼脂培养基。培养温度为 17～23℃，时间为 7 天。样品检测方法和取样量透析液常规测试：涂布平板法，0.1～0.3ml；倾注平板法，0.1～1ml；超纯透析液，常规测试：薄膜过滤法，10～1000ml。

**（二）电解质监测** 最终稀释透析液钠离子浓度应为标示量的 97.5%～102.5%，其他溶质的浓度应为标示量的 95.0%～105.0%。

透析液电解质应每月监测一次，每台透析机至少每年监测一次。对透析机电导相关部件进行维修后进行监测。推荐在使用新批次的浓缩物前进行监测，在透析机大的维修、维护后进行监测。

（高翔 戴兵）

### 参 考 文 献

［1］ Abe M，Kalantar-Zadeh K. Haemodialysis-induced hypoglycaemia and glycaemic disarrays. Nat Rev Nephrol，2015，11（5）：302-313.

［2］ Hung AM，Hakim RM. Dialysate and serum potassium in hemodialysis. Am J Kidney Dis，2015，66（1）：125-132.

［3］ Munoz Mendoza J，Arramreddy R，Schiller B. Dialysate Sodium：Choosing the Optimal Hemodialysis Bath. Am J Kidney Dis，2015，66（4）：710-720.

［4］ Locatelli F，La Milia V，Violo L，et al. Optimizing haemodialysate composition. Clin Kidney J，2015，8（5）：580-589.

［5］ Alhosaini M，Leehey DJ. Magnesium and Dialysis：The Neglected Cation. Am J Kidney Dis，2015，66（3）：

523-531.

［6］Basile C,Rossi L,Lomonte C. The choice of dialysate bicarbonate：do different concentrations make a difference? Kidney Int,2016,89(5)：1008-1015.

［7］Quality of dialysis fluid for haemodialysis and related therapies. ANSI/AAMI/ISO 11663(Ed1)-2009.

［8］国家食品药品监督管理总局. YY0598-2015 血液透析及相关治疗用浓缩物. 中国标准出版社.2015.

# 第9章

## 透析器及复用

透析器作为血液、透析液溶质交换的场所,是透析设备中最重要部分,其特性与透析效率、即刻和长期并发症等密切相关。透析器由透析半透膜和支撑材料组成,血液和透析液在透析半透膜两侧反方向流动,借助膜两侧的溶质梯度、渗透梯度和水压(血液侧的尿毒症毒素弥散进入透析液侧,而血液中蛋白质和有形成分不能通过透析膜;透析液中的碱基等物质通过透析膜进入血液;通过调节透析液侧负压能控制水的清除),同时补充体内所需的物质,以实现清除毒素、纠正水盐及酸碱紊乱,维持内环境稳定的目的。

本章重点介绍透析器的结构、物理特性及选择。

## 【透析器结构】

透析器是血液与透析液相互作用,利用半透膜实现分子转运的设备,由内部透析膜及外部支撑结构组成。通常透析器呈盒状或圆柱状,透析膜将其分为透析液室和血室两部分。膜制成空心纤维或多层平板状,使两室交界面积增大。透析时,血液和透析液在膜的两侧反方向流动,水和溶质通过膜进行交换。透析器外壳由硬质聚氨酯材料制成,可观察血液在纤维管流动情况。透析器有四个开口:两个为血室出入口,两个为透析液室出入口。

## 【透析器类型】

根据构造,透析器分为平板型和空心纤维型两种。

### 一、平板型透析器

为多层小平板结构,体积小,交换面积较大,预充量较大。血液从折叠成多层的膜之间通过,透析液与血液相间,见图9-1。目前在国外仅少数地区使用。

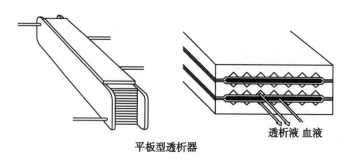

平板型透析器

**图9-1 平板型透析器**

## 二、空心纤维型透析器

为最常用的一种透析器,见图9-2。由数千条薄壁空心纤维构成,纤维内径 $200\mu m$,壁厚 $10\sim20\mu m$ 左右,纤维束两端与透析器外壳固定,能耐受 $500mmHg$ 的跨膜压(TMP)。血液在空心纤维内流过,透析液以相反方向在纤维外流动。

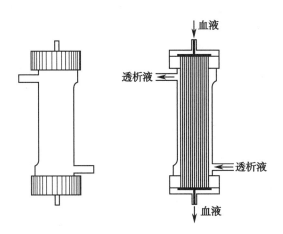

血液
透析液
透析液
血液

**图9-2　空心纤维型透析器**

## 【透析膜材料】

目前主要有三种类型的透析膜材料。

## 一、非替代纤维素膜

由天然的纤维双糖制成,膜表面有自由羟基,可促进补体等血液成分与膜发生反应,生物相容性不及其他类型。

## 二、改良或替代纤维素膜

在膜的制作过程中,通过改良工艺,用醋酸根取代纤维素膜上的羟基,或将 3 位氨基化合物覆盖纤维素膜上的自由羟基,从而改变膜表面,提高生物相容性。

## 三、合成膜

临床上多用,为非纤维素膜,包括聚砜膜(polysulfone)、聚醚砜(polyethersulfone)、聚丙烯腈膜(polyacrylonitrile,PAN)、聚胺膜(polyamide)和聚甲基丙烯酸甲酯膜(polymethylmethac-rylate,PMMA)等。通过不同的化学组方,进一步改善透析膜的生物相容性,获得更佳的转运系数和超滤系数。

此外,维生素 E 包被的透析膜可提高抗氧化作用,减少透析时氧自由基的形成,提高生物相容性。尿毒症毒素通常与白蛋白结合,现有新型具有大分子阻断作用的透析膜,其允许大分子滤过但严格限制白蛋白的丢失,这种透析膜通常用于轻链沉积病。

## 【透析器性能】

透析器性能主要反映在透析膜对水和溶质的通透性方面。

## 一、清除率

清除率被视为透析器最有价值和最重要的性能参数,是透析处方设定时最主要的参考因素。透析器清除能力主要与膜的面积、膜材料、透析器和膜的设计等有关。

**(一)尿素** 厂商提供的尿素(相对分子质量60)清除率通常为血流量在200ml/min、300ml/min、400ml/min条件下的体外实验结果。该值对实际透析中的清除率估计过高,但在比较透析器时有价值。尿素总转运面积系数(KoA)用于测定透析器对尿素和其他相对分子质量相近溶质的清除效果,是一个理论上的最大值,即在一定血流量和透析液流量下,透析器对某种溶质每分钟清除的毫升数。

**(二)肌酐** 肌酐(相对分子质量113)清除率通常为尿素清除率的80%,该值并无其他有价值的临床意义。上述两种物质的清除率几乎总是成比例,与透析器的膜和类型无关。

**(三)磷酸盐清除率** 预防高磷血症的发生被认为可以提高患者生存率,所以厂家拟最大限度提高磷酸盐清除率。但在透析早期血磷浓度迅速下降使透析膜两侧磷的浓度梯度下降,从而影响血磷清除。

**(四)维生素 $B_{12}$** 维生素 $B_{12}$(相对分子质量1355)的体外清除率表示膜对较大分子溶质的通透性。

**(五)$\beta_2$微球蛋白** $\beta_2$微球蛋白相对分子质量11 800,近来用 $\beta_2$微球蛋白清除率取代维生素 $B_{12}$,成为评价透析器高通量膜的指标。但 $\beta_2$微球蛋白体外测定比较困难,而且 $\beta_2$微球蛋白的清除可导致白蛋白的丢失,原因主要是透析膜上孔隙孔径大小非均一性。目前运用纳米技术制造的高通量膜,可实现相对 $\beta_2$微球蛋白高清除率,同时保证白蛋白的降低水平在可接受范围内。

## 二、超滤系数

超滤系数(Kuf)是每毫米汞柱(mmHg)跨膜压(TMP)每小时超滤的毫升数。根据Kuf值及大分子清除率,可将透析膜分为高通量膜和低通量膜。如Kuf为2.0,水的通透性较低,超滤1kg需500mmHg TMP;如Kuf为4.0,水的通透性中等,TMP需250mmHg;如Kuf为8.0,则所需TMP只为125mmHg。

1. 一些合成膜对水的通透性极高,Kuf为10~60,TMP的小误差会造成超滤量的大误差,因此Kuf高于6.0的透析器只能用于有容量控制超滤的透析机上。

2. 透析器厂商标上的Kuf值通常为体外实验结果,实际体内Kuf值常常偏低5%~30%。有些厂商同时标明体外Kuf值和预期的体内Kuf值。

3. 复用时如使用漂白剂,透析器Kuf值会增高,如不使用则Kuf值不变甚至降低。复用对透析器Kuf值的作用尚未完全阐明,与所用化学制剂以及膜材料的种类有关。

## 【高效透析和高通量透析】

近年来高效透析和高通量透析获得广泛的应用,但定义尚未完全统一。

## 一、高效透析

高效透析通常认为是应用高KoA(>800)的透析器进行透析,同时血流量≥300ml/min,

透析液流速≥700ml/min。在这样的条件下,获得的尿素清除率>200ml/min。根据尿素 KoA 值划分,KoA>800 是高效透析,KoA<500 是低效透析,介于两者之间的为中效透析。根据上述定义,如果能保证血流量,目前大部分成人透析器都适于高效透析。高效透析可带来许多临床益处,其主要的制约因素是患者的心血管状态是否稳定,血管通路及空气栓塞的问题。

## 二、高通量透析

高通量透析的定义也经历了一些演变。最初定义的高通量透析是基于水的通透性,即 Kuf>20ml/(mmHg·h),现在则倾向于反映中分子物质的通透性,定义为 $β_2$ 微球蛋白清除>20ml/min。根据 Kuf 值划分,Kuf>20ml/(mmHg·h)为高通量透析器,Kuf<8ml/(mmHg·h)为低通量透析器,介于两者之间的为中通量透析器。需要注意的是,高通量透析器有较高的水通透性,但水通透性高的透析器并不一定是高通量透析器。高通量透析通常用于高效透析、血液滤过及连续性肾脏替代治疗(continuous renal replacement therapy,CRRT)等。

高通量透析与高效透析不同,常需要应用高通透性的合成膜或改良纤维素膜透析器。高通量透析由于应用了大面积、多孔的透析膜,可以改善大溶质的清除;而对小溶质的清除,高通量透析和高效透析之间并无差别。

透析时,高通量透析器在透析液的流出端可导致透析液向血腔的逆向超滤,有引发内毒素血症的风险,而维持高的 TMP 和超滤率、应用超纯水等措施可以消除这个不利因素。

高效透析和高通量透析都可能清除大量的药物,因而透析后追加的药物剂量可能比常规推荐量大(如万古霉素、庆大霉素等),需引起注意。

## 【常用透析器的规格】

见表9-1。产品说明书中透析器规格包括 Kuf;溶质清除率如尿素、肌酐、维生素 $B_{12}$ 和磷酸盐清除率,有的包括 $β_2$ 微球蛋白,普通透析器通常不提 $β_2$ 微球蛋白清除率;膜表面积;预充量;纤维长度和纤维壁厚度等。

表 9-1　常用透析器的规格

| 厂商 | 型号及膜材料 | 类型 | 表面积（m²） | 消毒 | Kuf[ml/(h·mmHg)] | 尿素清除率（$Q_B$=200ml/min） | 尿素清除率（$Q_B$=300ml/min） | 体外尿素 KoA（ml/min） | 预充量（m²） |
|---|---|---|---|---|---|---|---|---|---|
| ASAH I | PAN 聚丙烯腈膜 | 65DX | 1.3 | ETO | 29.0 | 181 | 231 | 635 | 100 |
| | | 85DX | 1.7 | ETO | 38.0 | 190 | 251 | 839 | 124 |
| | | 110DX | 2.2 | ETO | 49.0 | 193 | 260 | 955 | 161 |
| | APS 聚砜膜 | 550S | 1.1 | GAM | 50.0 | 180 | 226 | 619 | 66 |
| | | 650S | 1.3 | GAM | 57.0 | 186 | 240 | 731 | 80 |
| | | 900S | 1.8 | GAM | 68.0 | 192 | 258 | 911 | 105 |
| | | 1050S | 2.1 | GAM | 75.0 | 193 | 261 | 955 | 114 |

| 厂商 | 型号及膜材料 | 类型 | 表面积（m²） | 消毒 | Kuf [ml/(h·mmHg)] | 尿素清除率（$Q_B$=200ml/min） | 尿素清除率（$Q_B$=300ml/min） | 体外尿素KoA（ml/min） | 预充量（m²） |
|---|---|---|---|---|---|---|---|---|---|
| | Rexeed 聚砜膜 | 15R | 1.5 | GAM | 63.0 | 196 | | 1138 | 82 |
| | | 18R | 1.8 | GAM | 71.0 | 198 | | 1367 | 95 |
| | | 21R | 2.1 | GAM | 74.0 | 199 | | 1597 | 112 |
| | | 25R | 2.5 | GAM | 80.0 | 199 | | 1597 | 128 |
| | | 25S | 2.5 | GAM | 80.0 | 199 | | 1597 | 128 |
| | ViE 维生素E包被聚砜膜 | 13 | 1.3 | GAM | 37.0 | 183 | | 670 | 80 |
| | | 15 | 1.5 | GAM | 40.0 | 187 | | 755 | 90 |
| | | 18 | 1.8 | GAM | 43.0 | 190 | | 839 | 105 |
| | | 21 | 2.1 | GAM | 45.0 | 192 | | 911 | 114 |
| B Braun Avitum | Diacap 聚砜膜 | LOPS10 | 1.0 | GAM | 6.8 | 176 | 217 | 562 | 58 |
| | | LOPS10 | 1.2 | GAM | 7.9 | 183 | 233 | 670 | 68 |
| | | LOPS10 | 1.5 | GAM | 9.8 | 189 | 240 | 809 | 90 |
| | | LOPS1 | 1.8 | GAM | 12.3 | 192 | 253 | 911 | 104 |
| | | LOPS10 | 2.0 | GAM | 13.7 | 194 | 258 | 1005 | 113 |
| | | HIPS10 | 1.0 | GAM | 34.0 | 180 | 223 | 619 | 58 |
| | | HIPS12 | 1.2 | GAM | 42.0 | 186 | 238 | 731 | 68 |
| | | HIPS15 | 1.5 | GAM | 50.0 | 190 | 245 | 839 | 90 |
| | | HIPS18 | 1.8 | GAM | 55.0 | 192 | 250 | 911 | 110 |
| | | HIPS20 | 2.0 | GAM | 58.0 | 194 | 253 | 1005 | 121 |
| | Xevonta 聚砜膜 | Lo10 | 1.0 | GAM | 8.0 | 184 | 236 | 680 | 61 |
| | | Lo12 | 1.2 | GAM | 9.0 | 189 | 249 | 812 | 74 |
| | | Lo15 | 1.5 | GAM | 10.0 | 194 | 267 | 1083 | 97 |
| | | Lo18 | 1.8 | GAM | 12.0 | 196 | 276 | 1292 | 110 |
| | | Lo20 | 2.0 | GAM | 14.0 | 198 | 281 | 1450 | 125 |
| | | Lo23 | 2.3 | GAM | 15.0 | 199 | 285 | 1614 | 141 |
| | | Hi10 | 1.0 | GAM | 58.0 | 186 | 241 | 847 | 61 |
| | | Hi12 | 1.2 | GAM | 69.0 | 191 | 255 | 1003 | 74 |
| | | Hi15 | 1.5 | GAM | 87.0 | 197 | 272 | 1312 | 97 |
| | | Hi18 | 1.8 | GAM | 99.0 | 198 | 281 | 1536 | 110 |
| | | Hi20 | 2.0 | GAM | 111.0 | 199 | 287 | 1725 | 125 |

续表

| 厂商 | 型号及膜材料 | 类型 | 表面积（m²） | 消毒 | Kuf [ml/（h·mmHg）] | 尿素清除率（Q_B = 200ml/min） | 尿素清除率（Q_B = 300ml/min） | 体外尿素KoA（ml/min） | 预充量（m²） |
|---|---|---|---|---|---|---|---|---|---|
| BAXT ER | PSN 聚砜膜 | 120 | 1.2 | ETO | 6.7 | 180 | 228 | 619 | 75 |
| | | 140 | 1.4 | ETO | 7.6 | 184 | 237 | 689 | 84 |
| | CA 仿生膜 | 110 | 1.1 | ETO 或 GAM | 5.3 | 176 | 215 | 562 | 74 |
| | | 130 | 1.3 | ETO 或 GAM | 5.6 | 179 | 229 | 604 | 85 |
| | | 150 | 1.5 | ETO 或 GAM | 7.2 | 185 | 238 | 709 | 98 |
| | | 170 | 1.7 | ETO 或 GAM | 7.6 | 194 | 247 | 1005 | 110 |
| | | 190 | 1.9 | ETO 或 GAM | 10.1 | 198 | | 1367 | 133 |
| | CA-HP 二醋酸纤维膜 | 90 | 0.9 | ETO | 7.3 | 172 | 213 | 515 | 60 |
| | | 110 | 1.1 | ETO | 7.7 | 177 | 227 | 575 | 70 |
| | | 130 | 1.3 | ETO | 9.1 | 186 | 240 | 731 | 80 |
| | | 150 | 1.5 | ETO | 10.2 | 187 | 245 | 755 | 95 |
| | | 170 | 1.7 | ETO | 10.0 | 192 | 259 | 911 | 105 |
| | | 210 | 2.1 | ETO | 13.2 | 194 | 266 | 1005 | 125 |
| | DICEA 二醋酸纤维膜 | 90G | 0.8 | ETO 或 GAM | 6.8 | 173 | 214 | 526 | 60 |
| | | 110G | 1.1 | ETO 或 GAM | 8.4 | 179 | 229 | 604 | 70 |
| | | 130G | 1.3 | ETO 或 GAM | 10.0 | 186 | 239 | 731 | 80 |
| | | 150G | 1.5 | ETO 或 GAM | 11.4 | 189 | 248 | 809 | 95 |
| | | 170G | 1.7 | ETO 或 GAM | 12.5 | 191 | 260 | 873 | 105 |
| | | 210G | 2.1 | ETO 或 GAM | 15.5 | 196 | 268 | 1138 | 125 |
| | TRICA 三醋酸纤维膜 | 110G | 1.1 | GAM | 25.0 | 188 | 259 | 781 | 65 |
| | | 150G | 1.5 | GAM | 29.0 | 197 | 278 | 1232 | 90 |

续表

| 厂商 | 型号及膜材料 | 类型 | 表面积（m²） | 消毒 | Kuf [ml/(h·mmHg)] | 尿素清除率（$Q_B$=200ml/min） | 尿素清除率（$Q_B$=300ml/min） | 体外尿素KoA（ml/min） | 预充量（m²） |
|---|---|---|---|---|---|---|---|---|---|
| | | 190G | 1.9 | GAM | 37.0 | 198 | 284 | 1367 | 115 |
| | | 210G | 2.1 | GAM | 39.0 | 199 | 287 | 1597 | 125 |
| | EXELTRA 三醋酸纤维膜 | 150 | 1.5 | GAM | 31.0 | 193 | 262 | 955 | 95 |
| | | 170 | 1.7 | GAM | 34.0 | 196 | 268 | 1138 | 105 |
| | | 190 | 1.9 | GAM | 36.0 | 197 | 273 | 1233 | 115 |
| | | 210plus | 2.1 | GAM | 47.0 | 199 | | 1597 | 125 |
| | SYNTRA 聚醚砜膜 | 120 | 1.2 | GAM | 58.0 | 185 | 238 | 709 | 87 |
| | | 160 | 1.6 | GAM | 73.0 | 190 | 253 | 839 | 117 |
| BELL CO-SORIN | BLS 聚醚砜膜 | 512 | 1.3 | GAM 或 HEAT | 10.0 | | 226 | 599 | 77 |
| | | 514 | 1.4 | GAM 或 HEAT | 12.0 | | 229 | 621 | 85 |
| | | 517 | 1.7 | GAM 或 HEAT | 17.0 | | 234 | 662 | 99 |
| | | 812 | 1.2 | GAM 或 HEAT | 51.0 | | 241 | 726 | 73 |
| | | 814 | 1.4 | GAM 或 HEAT | 61.0 | | 246 | 778 | 85 |
| | | 816 | 1.6 | GAM 或 HEAT | 68.0 | | 250 | 824 | 94 |
| | | 819 | 1.9 | GAM 或 HEAT | 80.0 | | 255 | 888 | 109 |
| FRESE NIUS | F 聚砜膜 | 4HPS | 0.8 | STM | 8.0 | 170 | 190 | 494 | 51 |
| | | 5HPS | 1.0 | STM | 10.0 | 179 | 217 | 604 | 63 |
| | | 6HPS | 1.3 | STM | 13.0 | 186 | 237 | 731 | 78 |
| | | 7HPS | 1.6 | STM | 16.0 | 188 | 240 | 781 | 96 |
| | | 8HPS | 1.8 | STM | 18.0 | | 252 | 849 | 113 |
| | | 10HPS | 2.1 | STM | 21.0 | | 259 | 945 | 132 |
| | optiflux F | 160NR | 1.5 | e-Beam | 45.0 | | 266 | 1064 | 84 |
| | | 180A | 1.8 | e-Beam | 55.0 | | 274 | 1239 | 105 |
| | | 200A | 2.0 | e-Beam | 56.0 | | 277 | 1321 | 113 |

续表

| 厂商 | 型号及膜材料 | 类型 | 表面积（m²） | 消毒 | Kuf [ml/（h·mmHg）] | 尿素清除率（$Q_B$=200ml/min） | 尿素清除率（$Q_B$=300ml/min） | 体外尿素KoA（ml/min） | 预充量（m²） |
|---|---|---|---|---|---|---|---|---|---|
| GAMB RO | | 200NR | 2.0 | e-Beam | 56.0 | | 277 | 1321 | 113 |
| | | 250NR | 2.5 | e-Beam | 107.0 | 198 | 286 | 1662 | 135 |
| | F 聚砜膜 | 50S | 1.0 | STM | 30.0 | 178 | | 589 | 63 |
| | | 60S | 1.3 | STM | 40.0 | 185 | | 709 | 82 |
| | | 70S | 1.6 | STM | 50.0 | 190 | | 839 | 98 |
| | FX 聚砜膜 | 40 | 0.6 | STM | 20.0 | 170 | | 494 | 32 |
| | | 50 | 1.0 | STM | 33.0 | 189 | | 809 | 53 |
| | | 60 | 1.4 | STM | 46.0 | 193 | | 955 | 74 |
| | | 80 | 1.8 | STM | 59.0 | | 276 | 1292 | 95 |
| | | 100 | 2.2 | STM | 73.0 | | 278 | 1351 | 116 |
| | polyflux 聚酰胺膜 | 14S | 1.4 | STM | 62.0 | 186 | 242 | 731 | 102 |
| | | 17S | 1.7 | STM | 71.0 | 191 | 254 | 873 | 121 |
| | | 21S | 2.1 | STM | 83.0 | | 267 | 1083 | 152 |
| | | 24S | 2.4 | STM | 60.0 | | 274 | 1239 | 165 |
| | | 140H | 1.4 | STM | 52.0 | 193 | 261 | 955 | 75 |
| | | 170H | 1.7 | STM | 65.0 | 195 | 268 | 1065 | 94 |
| | | 210H | 2.1 | STM | 78.0 | | 282 | 1487 | 120 |
| | | 17R | 1.7 | STM | 71.0 | | 254 | 874 | 121 |
| | | 21R | 2.1 | STM | 83.0 | | 267 | 1083 | 152 |
| | | 24R | 2.4 | STM | 77.0 | | 274 | 1239 | 165 |
| | | 14L | 1.4 | STM | 10.0 | | 252 | 849 | 81 |
| | | 17L | 1.7 | STM | 12.5 | | 264 | 1027 | 104 |
| | | 21L | 2.1 | STM | 15.0 | | 275 | 1265 | 123 |
| | | 6L/6LR | 1.4 | STM | 8.6 | | 242 | 736 | 115 |
| | | 8L/8LR | 1.7 | STM | 11.3 | | 253 | 861 | 125 |
| | | 10L/10LR | 2.1 | STM | 14.0 | | 263 | 1010 | 156 |
| HOSP AL | Nephral ST 聚丙烯腈膜 | 200 | 1.1 | GAM | 33.0 | 173 | 216 | 526 | 64 |
| | | 300 | 1.3 | GAM | 40.0 | 181 | 231 | 635 | 81 |
| | | 400 | 1.7 | GAM | 50.0 | 189 | 250 | 809 | 98 |
| | | 500 | 2.2 | GAM | 65.0 | 195 | | 1065 | 126 |

续表

| 厂商 | 型号及膜材料 | 类型 | 表面积（m²） | 消毒 | Kuf [ml/(h·mmHg)] | 尿素清除率（$Q_B$=200ml/min） | 尿素清除率（$Q_B$=300ml/min） | 体外尿素KoA（ml/min） | 预充量（m²） |
|---|---|---|---|---|---|---|---|---|---|
| IDEM SA | MHP<br>聚醚砜膜 | 120 | 1.2 | GAM | 29.0 | 180 | 220 | 619 | 71 |
| | | 140 | 1.4 | GAM | 33.0 | 182 | 224 | 652 | 81 |
| | | 160 | 1.6 | GAM | 37.0 | 186 | 233 | 731 | 88 |
| | | 180 | 1.8 | GAM | 44.0 | 193 | 245 | 955 | 104 |
| | | 200 | 2.0 | GAM | 50.0 | 195 | 251 | 1065 | 112 |
| NIPRO | surelyzer PES<br>聚醚砜膜 | 110DH | 1.1 | GAM | 32.0 | 187 | | 755 | 68 |
| | | 150DH | 1.5 | GAM | 43.0 | 195 | 249 | 1065 | 93 |
| | | 190DH | 1.9 | GAM | 55.0 | 198 | | 1367 | 118 |
| | sureflux<br>三醋酸纤维膜 | 150L | 1.5 | GAM | 12.8 | | 249 | 812 | 90 |
| | | 150E | 1.5 | GAM | 20.5 | | 250 | 824 | 90 |
| | FB<br>三醋酸纤维膜 | 150U | 1.5 | GAM | 29.8 | | 263 | 1010 | 90 |
| | | 150UH | 1.5 | GAM | 50.1 | | 270 | 1145 | 90 |
| | surelyze PES<br>聚醚砜膜 | 150DL | 1.5 | GAM | 16.0 | | 231 | 637 | 90 |
| NIKK SO | FLX<br>聚酯多聚体合塑体 | 15GW | 1.5 | GAM | 39.0 | 193 | | 955 | 92 |
| | | 18GW | 1.8 | GAM | 47.0 | 197 | | 1233 | 108 |
| | FDX<br>聚酯多聚体合塑体 | 150GW | 1.5 | GAM | 50.0 | 190 | | 839 | 91 |
| | | 180GW | 1.8 | GAM | 57.0 | 192 | | 911 | 108 |
| | FDY<br>聚酯多聚体合塑体 | 150GW | 1.5 | GAM | 52.0 | 191 | | 873 | 91 |
| | | 180GW | 1.8 | GAM | 59.0 | 193 | | 955 | 108 |
| NEPH ROS | OLpur MD<br>聚醚砜膜 | 190 | 1.9 | E-beam | 90.0 | 283 | | 1527 | 140 |
| | | 220 | 2.2 | E-beam | 105 | 291 | | 1976 | 155 |
| TORA Y | B1-H<br>PMMA | | 1.0 | GAM | 9.0 | 169 | | 484 | 73 |
| | | | 1.3 | GAM | 12.0 | 180 | | 619 | 86 |
| | | | 1.6 | GAM | 14.0 | 187 | | 755 | 98 |
| | B3<br>PMMA | | 1.0 | GAM | 7.0 | 175 | | 550 | 61 |
| | | | 1.3 | GAM | 8.8 | 184 | | 689 | 76 |
| | | | 1.6 | GAM | 8.7 | 188 | | 781 | 95 |
| | | | 2.0 | GAM | 11.0 | 193 | | 955 | 118 |

续表

| 厂商 | 型号及膜材料 | 类型 | 表面积（m²） | 消毒 | Kuf [ml/(h·mmHg)] | 尿素清除率（$Q_B$=200ml/min） | 尿素清除率（$Q_B$=300ml/min） | 体外尿素KoA（ml/min） | 预充量（m²） |
|------|------|------|------|------|------|------|------|------|------|
| | BK-P PMMA | | 1.3 | GAM | 26 | 182 | | 652 | 76 |
| | | | 1.6 | GAM | 33 | 189 | | 809 | 94 |
| | | | 2.1 | GAM | 41 | 194 | | 1005 | 126 |
| | BS 聚砜膜 | | 1.3 | GAM | 47 | 192 | | 911 | 81 |
| | | | 1.6 | GAM | 50 | 194 | | 1005 | 102 |
| | | | 1.8 | GAM | 52 | 197 | | 1223 | 116 |

注：PMMA：聚甲基丙烯酸甲酯；ETO：环氧乙烷；STM：蒸汽灭菌；GAM：γ射线；E-beam：电子束；Kuf：超滤系数；KoA：尿素总转运面积系数；$Q_B$：血流量

## 【透析器的选择】

除透析器的清除率和超滤系数之外，选择透析器通常还需参考以下几个方面。

### 一、透析膜面积

可有大（1.8m²以上）、中（1.0至1.8m²之间）、小（1.0m²以下）之分。通常认为膜面积大的透析器尿素清除率更高。既往认为非替代纤维素的透析膜面积和生物相容性密切相关，鉴于目前多使用合成膜，孤立地通过透析膜面积来比较透析器性能已无太大意义。随着制造工艺的提高，单位膜面积上的清除能力也越来越高。

### 二、血室预充量

透析器血室的预充量为60~120ml，与膜面积有关。透析器血室预充量通常只占总体外循环血量的一小部分，透析血液管道的预充约为100~150ml，故体外循环总容量为160~270ml。儿童及身材娇小的成年人宜选用预充量小的透析器，以减轻对血流动力学的影响。

### 三、生物相容性

血液流经透析器时，纤维素膜表面的游离羟基团激活血中的补体系统。首次使用后膜表面被蛋白覆盖，如不使用漂白剂，纤维素膜对补体的激活降低。替代纤维素膜、纤维素合成膜和合成膜的补体激活程度明显减轻。过敏体质者，使用生物相容性好的透析器能减少透析反应。

### 四、透析器消毒方式

可分为电子束照射、γ射线照射、高压蒸汽灭菌和环氧乙烷熏蒸四种。目前环氧乙烷消毒因可导致罕见但严重的致敏反应，及可能造成的环境污染，逐渐被淘汰。越来越多的透析器制造商推出了电子束、γ射线照射、高压蒸汽灭菌的透析器。需要注意的是，不同的膜材料可能会限制消毒方式的选择,比如 PMMA 透析膜不适合环氧乙烷消毒,而醋酸纤维素膜和 PAN 膜由于熔点的限制不适合热消毒。

### 五、抗凝

几何结构合理的透析器,可以使血流更为平滑,不易发生凝结。血仿膜透析器由于膜表面电荷能够结合肝素,通过用含肝素的生理盐水预充循环管路,可以在血仿膜表面形成"抗凝层",能减少透析时所需的肝素量,这对于出血风险大的患者尤为重要。

### 六、可湿性

透析膜遇水膨胀后可增加中空纤维内径和壁厚,继而可能改变透析时透析膜的通透特性,此现象的临床意义有限。有制造商提供预湿的透析器,这些透析器通常经蒸汽消毒,其实际价值并不明确。

### 七、价格

通常而言,合成膜透析器的价格高于纤维素膜和改良纤维素膜,尽管纤维素膜透析器的生产成本可能比某些合成膜还高;同时市场供应以及规模购买等因素对透析器的价格产生极大的影响。由于目前市场供应的各型透析器之间性能差异越来越小,价格因素往往成为透析器选择时的一个重要参考指标。

## 【透析器的复用】

透析器复用(通常仅限于标明复用的中空纤维透析器)主要基于经济原因的考虑,少数患者为减少首次使用综合征而复用。透析器复用在世界各地历时较长,规范的透析器复用也已证实是安全和有效的。随着高通量及生物相容性更好的透析器费用的下降,透析器复用呈现下降趋势。据美国 USRDS 数据显示,20 世纪 90 年代中期全美有 78% 的透析中心进行透析器复用,而 2013 年这个比率下降到 50% 左右。目前国内各地卫生主管部门对透析器的复用指征和收费标准等出台了详尽的相关规定,本章节仅从专业角度探讨透析器复用问题。

### 一、复用透析器的优、缺点

见表 9-2,下面介绍几点透析器复用的优势。

表 9-2 透析器复用的优缺点

**优点**
能够更多地使用优质但昂贵的透析器,如高 KoA、高通量、合成膜等
减少暴露于新透析器残余消毒剂的机会
减少透析症状的发生率(有争议)
提高透析器生物相容性/减少免疫系统的激活(非替代纤维膜不使用漂白剂的情况下)
减少医疗废物,降低透析中心运营成本
**缺点**
增加患者和医务人员接触化学制剂的机会
增加透析器污染细菌和内毒素的机会
透析器溶质清除率和超滤系数可能下降
复用过程中感染源在透析器之间播散
某些复用技术会降低 $\beta_2$ 微球蛋白的清除率

（一）**增加优质透析器的使用**　透析患者的死亡率随透析充分性的提高而降低,体重大或不愿意延长透析时间的患者只能使用高效透析器(高 KoA),以增加透析量;且应用高通量透析器可提高患者生存率。透析器的复用可使患者花费较低的透析费用,获得良好的透析效果。在目前国内经济条件及血液透析患者的数目增高的情况下,这些透析器只有在复用的条件下才能广泛应用。

（二）**减少"首次使用综合征"**　透析器反应主要表现为烦躁不安、胸痛、咳嗽、呼吸困难、低氧血症、低血压等。尽管仍有部分患者对复用的透析器敏感,但整体上其不良反应有明显下降趋势。部分患者对透析器消毒后残留的环氧乙烷发生 IgE 介导的过敏反应,其他原因考虑为来源于透析器或血液通路中的不明物质。在透析器制作加工及复用处理过程中,环氧乙烷及其他化学物质应在制造工艺中被清除,避免经透析器暴露于患者。目前,非取代纤维膜的弃用,使用环氧乙烷消毒,以及较高生物相容性合成膜的制备可显著减少"首次使用综合征"的发生。

（三）**减轻补体激活**　透析器复用使血液与纤维膜的相互作用减弱,从而减轻体循环中补体介导的白细胞激活。透析器首次使用后蛋白覆盖于膜表面,使得纤维膜更具生物相容性。若使用漂白剂洗脱纤维膜上的蛋白,该优点将消失。

（四）**医疗废物处理**　透析中心通常需要承担医疗废物处理产生的费用。透析器的复用不仅减少了透析中心的运营成本,同时减轻了环境的负担。透析器复用中能量的消耗、水资源的利用,以及其他用于清洁、消毒的化学药物使用,需要送至废物通道,并做处理。

## 二、透析器复用的方法

复用可采用手工操作或自动复用机完成。两种方法的一般步骤相同,包括透析器识别、水冲洗、化学清洗、测试、消毒、保存、透析前冲洗以及质量监控。

（一）**识别**　透析器使用后必须标上易于辨认的标签,标签内容包括患者姓名、使用时间、使用次数、透析器容量、处理人员姓名等信息。

（二）**水冲洗和反超滤**　透析结束,血液回输给患者后,在透析机上立即开始用生理盐水冲洗透析器,肝素生理盐水冲洗效果更好,同时用透析液反超滤,尽量清除残余血,这样可保持纤维通畅性,减少凝血。

透析器从机器上卸下后应立即送复用室,无法做到立即处理,应在透析结束 2 小时内将透析器冲洗后冷藏保存。在 24 小时内必须完成血液透析器的消毒和灭菌过程。若保存的时间过长则应废弃透析器。用水冲洗血室和透析液室。透析器冲洗包括正冲和反冲:正冲是水源接透析器血路,冲洗血室,水压为 $1.45kg/cm^2$,冲洗至清洁为止;反冲是水源接透析器的透析液入口,塞紧透析液出口,水压 $1.45kg/cm^2$,使水从血室两端口流出。冲洗 20～30 分钟。冲洗的目的是洗去残余血,保持纤维的有效性及减少滋生细菌的有机物质。

用于冲洗透析器和制备消毒剂的水须符合透析用水标准(推荐美国 AAMI RD62 标准)。可在血液透析器与复用系统连接处或尽可能接近此处进行水质监测。细菌水平不得超过200CFU/ml,干预限度为 50CFU/ml;内毒素含量不得超过 2EU/ml,干预限度为 1EU/ml。当达到干预限度时,可继续使用水处理系统,但应采取措施(如消毒水处理系统),以防止系统污染进一步加重。

（三）**化学清洗**　化学清洗剂用于清除水冲洗未能除净的血凝块和蛋白沉淀,注意透析器两端盖处是否清洗干净。常用的有次氯酸钠、过氧乙酸及 Renalin 等。

1. 次氯酸钠 将次氯酸钠稀释至 0.6% 以下浓度,可溶解透析器中蛋白沉积物,这些沉积物可能会造成中空纤维阻塞。次氯酸溶液会使透析器超滤系数升高,尤其在高温、高浓度(>2%)长时间(>10 分钟)作用下,纤维素透析膜容易受损伤。对高通量的三醋酸纤维膜(CT 190)和聚砜-聚乙烯吡咯酮膜(F80B),次氯酸钠清洗后会增加白蛋白丢失,但无临床意义,除非该膜对水的通透性极高。

2. 过氧乙酸 是乙酸和过氧化氢的混合物。过氧乙酸使用于各种类型的透析器。但过氧乙酸无法彻底清除透析膜上的蛋白沉淀,因此其超滤系数会降低。

3. Renalin 是过氧乙酸、过氧化氢和乙酸的混合物,单用过氧乙酸(浓度 3% 以下)或用 Renalin 均无法彻底清除透析膜上的蛋白沉淀,故其超滤系数会降低。

(四) 测试 透析器清洗后应测试膜的完整性、清除率和超滤性能,可手工测试亦可机器自动测试。

1. 破膜测试(leak test) 在膜两侧生成跨膜压梯度,可以在血室用空气或氮气产生正压,或在透析液侧产生负压,观察两侧压力下降速度。对于完整的湿透析膜,只有极少量空气能透过;有损伤的纤维加压后会破裂,压力梯度迅速下降。破膜测试还能探测透析器外壳、垫圈和端盖有无破损。

2. 血室容量(total cell volume,TCV) 间接测试膜对小分子物质如尿素的清除率变化。用空气将充满血室的液体驱出,测定所得容量,该容量包括纤维容量和两端腔容量。任何透析器首次使用前均应测定 TCV,作为此类透析器的 TCV 基础值。每次复用后均需测定 TCV,评估 TCV 的变化,若 TCV 下降 20%,相当于尿素清除率下降 10%,则透析器不应继续使用。如果某一患者的透析器反复发生因 TCV 测试失败而无法复用,提示透析中有大量凝血,应检查肝素用量。

3. 体外超滤系数(Kuf)测试 透析器的超滤系数可评估水的通透性,同时也是膜对某些大分子物质转运能力的间接指标。体外 Kuf 可用水在给定压力和温度下通过膜的容量来测试。鉴于目前自动超滤控制系统的存在,一旦水通透性下降,转膜压力将进行适当调整,使得 Kuf 的改变不致于影响水的滤过。但 Kuf 的下降通常伴有 $\beta_2$ 微球蛋白清除能力的下降。

4. 临床证据 传导性决定钠和其他离子的清除能力,可与尿素清除能力相比较。与尿素清除力同等的其他指标也可监测透析器的滤过作用。随着透析器复用的次数增加及 TCV 的改变,需要在透析过程中检测各物质的滤过率并做好相应记录。

(五) 消毒 透析器清洗后必须用物理或化学方法消毒灭菌。消毒与灭菌不同,即使高效消毒剂也无法杀死芽孢。但目前均常规应用高效消毒,透析设备的灭菌在实践中难以做到。

1. 消毒剂 清洗及测试完毕后,往血室及透析室灌注消毒液,消毒液的浓度至少应达到规定浓度的 90%,一般需维持 24 小时。过氧乙酸是最常见的消毒剂。目前甲醛及戊二醛已不再常规使用,原因有二:一是透析器的处理无法自动使用上述两种消毒剂进行消毒;其二是人工使用甲醛或戊二醛消毒可能导致职业病的发生,必须关注其暴露剂量,同时加强工作人员健康监测。注意,不能在透析器内混合次氯酸钠和甲醛溶液等发生相互反应的物质,以免影响透析膜的完整性。

2. 加热灭菌　1.5%枸橼酸溶液,加热至95℃,或105℃的热水是无害的化学灭菌方法,可破坏孢子。加用柠檬酸不影响热力的灭菌作用。但热力灭菌不适用于自动设备,同时其影响多种透析器的使用寿命。透析中心需仔细评估热力的灭菌效果,并制定完备的质量控制标准及检测流程后再决定是否使用热力方法灭菌。

（六）检查　透析器加工处理后及使用前,工作人员及透析护士需对透析器进行整体检查,包括透析器外部有无血迹及其他污物,外壳、血室和透析室端口有无裂隙,中空纤维表面有无发黑,透析器纤维两端有无凝血块及四个出入口加盖后是否渗漏等。一旦外观出现损害,则该透析器不可使用。

（七）保存　必须保证消毒剂浓度准确和消毒时间充分。

1. 不同种类的消毒剂保存条件不同,如甲醛可在室温下保存,而过氧乙酸需在低温(<4℃)下保存。保存室的温度决定了消毒剂发挥作用的时间。

2. 保存期限应根据消毒剂浓度的测定结果而定,如超过期限或测定浓度低于有效浓度,应重新灌注消毒液。如过氧乙酸的半衰期是14~21天,因透析器内残留了部分血液,使过氧乙酸的作用时间缩短。一般经过氧乙酸消毒的透析器保存满14天必须重新消毒。

3. 保存期间如有气泡应重新消毒。

（八）透析前清除消毒剂　透析器应用前必须彻底清除消毒剂,可用手工或机器自动清除。先将透析器中消毒剂排出,冲洗血室和透析液室,然后上机使37℃透析液单向流过透析器,用生理盐水在血室中循环15分钟。空气进入血室或透析液室会影响消毒剂清除效果,故循环前管路中的空气需排出,以免进入血室,轻拍或不时旋转透析器以利透析液室的空气排出。血液循环中的消毒剂残余量必须低于允许标准,应在透析器即将使用前由2人进行测试。过氧乙酸浓度主要通过测试试纸监测。若使用甲醛消毒,可将溶于37%甲醛溶液中的蓝色染料注入透析器,如甲醛已清除,溶液呈淡蓝色。消毒剂残余量检测后15分钟内应开始透析,防止可能的消毒剂浓度反跳。若等待透析时间过长,应重新清洁、冲洗、消毒、测定消毒剂残余量,使其在安全浓度内使用。在人工处理透析器系统中,每个透析器复用前必须测定消毒剂的浓度,而自动化加工处理系统仅需每天测定样本透析器。

（九）复用次数　应根据透析器TCV、膜的完整性测试和外观检查来决定可否复用,三项中任意一项不符合要求,则废弃该透析器。采用半自动复用方法,低通量透析器复用次数应不超过5次,高通量透析器不超过10次。采用全自动复用方法,低通量透析器推荐复用次数不超过10次,高通量透析器不超过20次。

## 三、复用方式

半自动手工复用指操作人员用手动方式完成透析器的清洗、消毒等过程。而全自动复用机复用是复用机自动完成对透析器的冲洗、清洁、测试、灌注消毒液等过程。全自动复用机主要由水路部分、电路部分、数据测试系统和控制软件等组成。

半自动手工复用的优缺点:优点:①经专业培训的操作人员可根据透析器的凝血、堵塞情况选择冲洗消毒的方式,对透析器内残留物质进行彻底清除,从而保证复用质量;②半自动手工复用中,正冲及反冲时水流始终朝一个方向冲洗,水流没有交叉,可控制感染;③操作人员需要对每批次配制的消毒液和灌注后的透析器进行消毒液浓度测试,可保证消毒质量,减少细菌及致热原的感染;④手工复用成本低,安全性较高。缺点:①半自动手工复用效率低,时间长,劳动强度大;②对操作人员的培训及正确掌握有关操作程序要求比较高;③耗材上,水及消毒液的耗损较大。

全自动复用机复用的优缺点:优点:①全自动复用机降低工作人员的劳动强度,提高工作效率,操作简便;②全自动复用机可自动进行测试,并进行数据统计与整理,对透析器复用后的能效及性能做出准确的判断;③复用机购机成本较高,但耗材相对较少。缺点:①全自动复用机在复用时需严格按照设定程序运行,操作失误可能导致复用机不能正常工作;②当透析器内有较多凝血时,可能导致凝血块的残留,使得对血室容量和膜完整性测试数据不准确,影响透析效果,甚至因不能通过测试造成损失;③采用电磁阀转换来完成冲洗过程的复用机,因为部分供水通道及排水通道的共用,存在发生交叉感染的风险。

由于经济原因,目前国内仍多数使用半自动手工复用机。半自动手工复用应遵循表9-3所示的步骤。

**表9-3 半自动手工复用空心纤维透析器的步骤**

1. 结束血液透析,首次使用前贴上透析器复用标签
2. 使用反渗水冲洗血室 8~10 分钟,冲洗中可间断夹闭透析液出口
3. 肉眼观察血液透析器有无严重凝血块。若凝血块超过 15 个或血液透析器头部存在凝血块,或血液透析器外壳、出入口有裂隙,则该透析器应废弃
4. 标记血液透析器使用次数及复用日期和时间,尽快开始下一步程序
5. 冲洗
   (1) 血液透析器动脉端朝下
   (2) 由动脉至静脉方向,以 1.5~2.0kg/m² (或 3~4L/min) 压力冲洗血室
   (3) 透析液侧注满水,不要有气泡,夹闭透析液处理 15 分钟
   (4) 放开透析液出口,同时以 2.0kg/m² 压力冲洗血室 2 分钟,此期间短时间夹闭血室出路 3 次
   (5) 重复过程 5(3) 及 (4) 共 4 次,每次变换透析液侧注水方向
6. 清洁(血液透析器如无凝血,可省略此步骤)
   根据透析膜性质选用不同的清洁剂。可选用 1% 次氯酸钠(清洁时间应<2 分钟)、3% 过氧化氢或 2.5% Renalin。清洁液充满血液透析器血室,用反渗水冲洗
7. 检测
   (1) TCV 检测:血液透析器 TCV 应大于或等于初始 TCV 的 80%
   (2) 压力检测:血室 250mmHg 正压,等待 30 秒,压力下降应<0.83mmHg/s;对高通量膜,压力下降应< 1.25mmHg/s
8. 消毒
   (1) 常用消毒剂有过氧乙酸、甲醛溶液等
   (2) 将消毒液灌入血液透析器血室和透析液室,至少应有 3 个血室容量的消毒液经过血液透析器,以保证消毒液不被水稀释,并维持原有浓度的 90% 以上,血液透析器四个出口均应消毒,然后盖上新的或已消毒的盖
9. 准备下一次透析
   (1) 检查血液透析器
   (2) 核对患者资料
   (3) 冲洗消毒液:血液透析器使用前用生理盐水冲洗所有出口
   (4) 消毒剂残余量检测:血液透析器中参与消毒剂水平要求:甲醛<5ppm(5μg/L)、过氧乙酸<1ppm (1μg/L)、Renalin<3ppm(3μg/L)

## 四、临床问题

（一）感染　病毒血症及致热原反应主要由透析器处理不当导致。致热原反应多发生于复用透析器的单位。革兰阴性水生细菌的感染很少在使用一次性透析器的中心见到，而在复用透析器的中心呈暴发态势，其具体发生率仍不清楚。一般来说，问题的根源来自冲洗、清洗透析器和配制消毒剂的水，故应重视水的处理。透析器处理过程中任何步骤，一旦引入外源性物质或使用带菌水可导致交叉感染。同时纤维凝结块的存在使杀菌剂与细菌隔离，杀菌剂直接从透析器滤过。透析相关感染性疾病主要包括乙肝病毒（HBV）、丙肝病毒（HCV）、人类免疫缺陷病毒（HIV）感染。复用时血液的无意溅出，在理论上有导致工作人员和其他患者感染病毒的危险，但次氯酸钠和杀菌剂可灭活乙型肝炎病毒和 HIV。为保证安全，乙型肝炎表面抗原阳性的患者需专用复用机或在隔离区手工复用；而对于 HIV 病毒感染者，根据疾病预防与控制中心（CDC）的建议可继续使用。对于 HIV、HCV 感染者，注意避免医务人员的职业暴露及病人间感染。

（二）过敏反应　在使用铜氨纤维素膜、醋酸纤维素膜和聚砜膜的透析患者中，如用过氧乙酸、过氧化氢及乙酸混合物复用，则这些氧化剂能在蛋白膜上产生很强的负电荷，从而激活Ⅻ因子、激肽原、激肽释放酶，最终生成缓激肽；由于大多数透析患者接受血管紧张素转换酶抑制剂（ACEI）治疗，ACEI 可抑制缓激肽的降解，从而发生透析器过敏反应的暴发。类似的反应可见于聚丙烯腈膜，与该膜诱导的缓激肽生成有关。另有报道服用 ACEI 的患者，当使用次氯酸钠复用的透析器时有过敏反应发生，停用次氯酸钠后反应消失。

（三）甲醛溶液　透析器的残余甲醛溶液浓度过高，导致患者产生抗 N 样抗体，与血液透析和肾移植的早期失败有关。但在目前所允许的残余甲醛溶液浓度下，这些抗体很少产生，尽管有报道称冲洗透析器至流出液的残余甲醛溶液浓度低于 2~3ppm，仍然会产生抗 N 样抗体。

1. 急性反应　瘘管部位即刻出现的灼烧感提示透析器的甲醛溶液冲洗不净，此时应立即停止透析，夹住静脉管路，检测透析器中消毒剂含量，换用新透析器继续透析。

2. 瘙痒　有些研究表明，将甲醛改为其他消毒剂后，透析中的瘙痒症状改善。

3. 发病率和死亡率　目前仍无大规模前瞻性随机对照试验来比较透析器一次性使用及复用对死亡率的影响。根据早期研究，使用甲醛消毒较过氧乙酸有更好的透析效果。但随后根据医疗保险资料库的观察结果显示，两者之间并无明显差异。同时随着透析时间的延长，使用过氧乙酸的血透中心透析器的复用效果可能更好。

（四）透析器性能

1. 尿素清除率　由于上次透析后蛋白或凝血阻塞部分纤维，复用空心纤维透析器的溶质清除效果最终将逐渐降低。但当血室容量保持在基础值的 80% 以上时，其尿素清除率>90%，可继续使用。透析中需予充分抗凝方能保证复用透析器性能不会快速下降：①肝素剂量；合适剂量肝素抗凝可减缓透析器复用导致的透析效果下降。肝素对一次性透析器无影响；②透析液含少量枸橼酸可增加复用透析器的尿素清除率，其机制可能是枸橼酸盐螯合钙覆盖于膜表面，减少凝血活性或蛋白沉淀。此抗凝作用对一次性使用透析器也有一定效果。

2. $\beta_2$ 微球蛋白清除率　蛋白沉淀于膜表面，复用时不被清除，降低了透析器的超滤率和较大分子的清除率。低通量透析器一般不考虑 $\beta_2$ 微球蛋白的清除率，复用与否无临床意义;高通量透析器则不然,复用对 $\beta_2$ 微球蛋白清除率影响大,取决于膜的种类和复用方法。用过氧乙酸、过氧化氢及乙酸混合物(无次氯酸钠)复用三醋酸纤维膜透析器(CT190),15次后 $\beta_2$ 微球蛋白清除率比第一次降低 65%,而聚砜膜透析器(F80B)则未见相同现象;次氯酸钠与甲醛或戊二醛复用透析器 20 次后 $\beta_2$ 微球蛋白清除率增加 10%,过氧乙酸、过氧化氢及乙酸混合物也能增加 CT190 的 $\beta_2$ 微球蛋白清除率;用热枸橼酸复用聚砜膜透析器(F80B),$\beta_2$ 微球蛋白清除率增加 41%。总之,在不用次氯酸钠情况下,用过氧乙酸、过氧化氢及乙酸混合物复用高通透性的纤维膜透析器,$\beta_2$ 微球蛋白清除率明显下降。

(五) 白蛋白丢失 用次氯酸钠复用的透析器对白蛋白的通透性随复用次数增多而增加。低通量膜白蛋白丢失量的增加无临床意义;高超滤系数[ $>60ml/(h \cdot mmHg)$ ]的聚砜膜经次氯酸钠复用后白蛋白丢失量很大,尤其在复用 20 次后;高通量、低超滤系数的透析膜(如 F80B,CT190)经次氯酸钠复用后白蛋白丢失量有限,复用 20 次后每次透析丢失 1~2g;高通量聚砜膜经过氧乙酸或加热复用后白蛋白丢失量可忽略。因此,复用透析器的蛋白丢失和 $\beta_2$ 微球蛋白一样,与膜的种类和复用方法有关。

## 五、其他问题

(一) 医疗法律 美国规定允许复用透析器,但需遵循 2002 年制定的 AAMI 透析器复用标准。临床实践也需遵循 NKF 制定的 DOQI 指南。透析器厂商虽然标明透析器为一次性使用,但由于临床上透析器广泛复用,故美国 FDA 允许厂商选择改用多次使用标签或继用一次性使用标签。如为前者,应给出适当的复用方法,并提供透析器复用 15 次以上的性能参数。目前 Althin、Baxter、Fresenius 和 Terumo 等厂商已采用多次使用标签。美国未规定透析器复用是否需要患者的知情同意书,但一般都征得患者的同意。患者应了解复用透析器的所有优缺点,一旦同意复用,应建议患者参与透析前对复用透析器标签的最后检查。国内上海地方规定透析器为一次性使用,如要复用需经患者签字同意。传感器保护器不允许复用。透析管路在美国虽有复用指南出台,但必须遵循由厂商提供、FDA 批准的专用方法才被允许复用。

(二) 费用 不同类型复用透析器的总体费用接近。对开展血液透析的单位而言,复用透析器的初期投入明显多于同类的一次性透析器,但其平均费用随着复用次数的增加而下降。同时其还需要承担人员薪资、培训费用,考虑透析器的更新,此外复用过程中的各种材料和设备也应包括在运营成本内。

(三) 工作人员及工作环境 复用透析器的工作人员应接受培训,并考核其工作能力。操作时戴防护镜和防护衣,以防消毒剂溅出。工作环境需保证通风,应有强制进风和天花板附加排气管道。根据美国的标准,暴露于甲醛的允许最大浓度为 1ppm,短时间暴露为 3ppm;过氧化氢为 1ppm;戊二醛为 0.2ppm;过氧乙酸浓度尚未制定。

(四) 复用质量保证 为了安全有效地复用透析器,必须制定复用质量保证体系,并制定相关的政策和流程。

1. 应定期由非复用操作者进行检查。

2. 标签应标明患者唯一的识别码和复用次数,能识别每一复用步骤的操作者,记录每个透析器过去及现在使用的信息。

3. 保存所有复用材料的进货日志。

4. 记录每周对所贮存的消毒剂进行浓度测试的结果。

5. 如复用透析器的清除率未常规测定,则应经常抽查。

6. 每周对一定比例的复用透析器进行细菌培养、测试消毒剂浓度。

7. 定期检查所有复用设备的性能,制定预防性维护措施,减少设备的故障。

8. 透析器在消毒期间需要保持一定温度,需用仪器 24 小时监测,保证温度恒定。

9. 详细记录与复用透析器有关的临床副作用。

10. 患者监测　仔细评估患者治疗效果是评价透析器复用质量的重要依据。治疗中计算实际超滤系数,观察其变化;定期测定尿素清除率,如有条件可在线式测定,即时观察透析器的溶质清除效果。

（毛志国　阮梦娜）

## 参 考 文 献

［1］ Upadhyay A,Sosa MA,Jaber BL. Single-use versus reusable dialyzers:the known unknowns. Clin J Am Soc Nephrol,2007,2(5):1079-1086.

［2］ Neumann ME. Moderate growth for dialysis providers. Nephrol News and Issues,2013,27(8):18.

［3］ Association for the Advancement of Medical Instrumentation. Reuse of Hemodialyzers. Washington,DC:American National Standards Institute;2002. ANSI/AAMI RD47.

［4］ HICPAC Guideline for disinfection and sterilization in healthcare facilities. 2008. http://www. cdc. gov/hicpac/disinfection_strilization/13_06peraceticacidstrilization. html. Acessed March 3,2014.

［5］ Collins AJ,Liu J,Ebben JP. Dialyzer reuse-associated mortality and hospitalization risk in incident Medicare haemodialysis patients,1998-1999. Nephrol Dial Transplant,2004,19(5):1245-1251.

［6］ Sands JJ,Kotanko P,Segal JH,et al. Effects of citrate acid concentrate on heparin requirements and hemodialysis adequacy:a multicenter,prospective noninferiority trial. Blood Purif,2012,33(1-3):199-204.

［7］ 汤锋,董万平. 透析器半自动手工复用与全自动复用的安全比较. 中国医学装备,2012,3(9):38-40.

［8］ 中华人民共和国卫生部. 血液透析器复用操作规范. 北京,2010.

# 第 10 章
## 深静脉置管建立血管通路及并发症处理

深静脉导管是血液透析的血管通路之一,尤其在急性血液透析患者或慢性血液透析患者的急诊透析中十分常用。深静脉导管因为容易产生感染、血栓和深静脉狭窄等并发症,通常不作为长期血液透析的理想通路。文献报道和 DOPPs 研究等表明使用深静脉导管的患者 C-反应蛋白升高,死亡率升高,患者贫血发生率或使用促红素比例增加;但许多患者由于内瘘反复失败,又不得不插管。在这些研究中可能由于插管患者的条件本身较差、年龄较大,心血管死亡率高。

1963 年开始应用锁骨下静脉插管,因其缺点较多,使用越来越少;颈内静脉插管在 1965年开始应用于临床,由于此方法简便易行,插管后血流量充分,可以解决患者急诊透析通路,至今仍是公认的深静脉插管首选方法。20 世纪 80 年代后期,有皮下隧道带涤纶套的留置导管被用于血透通路,明显减少感染率。近几年来,这种导管在大多数透析单位正发挥越来越重要的作用。许多单位以这种方式作为患者短期或长期透析血管通路,占 10%。但大量使用后,也发现它们存在许多缺点,诸如血流量不足、反复感染以及中心静脉狭窄和血栓等。因此,合理、正确使用深静脉导管十分重要。

## 【导管类别】

由于目前市面上导管种类很多,质地和硬度差别较大,需要根据患者的病情、使用的时间、留置部位进行合理选择;各个单位所用的导管不一样,不同的医生根据自己的习惯选择,常用的临时留置导管有 12cm 的颈静脉导管和 15cm 的股静脉留置导管;颈静脉一般采用弯头导管,股静脉通常采用直头导管;长期留置必须采用带涤纶套导管,而导管的顶端开口已经有许多设计,导管的材质也有差别。不管哪种导管,都可以采用单腔或者双腔导管。见表10-1 和文末彩图 10-1 至文末彩图 10-5。

1. 有涤纶套和无涤纶套导管 有涤纶套导管留置时需要制作隧道,国际上通称为 TCC(tunnel cuffed catheter,TCC),通常用于长期透析;无隧道无涤纶套导管都用于临时透析,称为 NCC(non-cuffed catheter)。

2. 导管腔和顶端不同设计 双腔导管的管腔有双 D 型、圆形或者共轴心型;导管顶端开口有端-端开口、端侧开口、端侧-端侧共开口、激光切槽等;顶端可以采用阶梯型开口、分叉型开口、S 型螺旋对称开口;顶端还有采用弧形或半圆形设计等。

3. 抗菌导管表面涂层 一般导管无抗菌特性,有些导管表面或者导管尖端部位有抗菌物质涂层,包括银离子涂层、磺胺药物涂层等。

4. 导管制作采用不同材料 导管材料常用硅胶制作,也有采用聚氨酯,或者硅胶与聚

表 10-1　常用几种留置导管规格、型号一览表

| 类　　型 | 规格/商号 | 长度（cm） | 内径（mm） | 外径（mm） | 腔内容量 A 端(ml)/ V 端(ml) |
|---|---|---|---|---|---|
| 临时单腔导管（弯头） | 8Fr Mahurkar® | 12 | 1.8 | 2.7 | /1.5 |
| 临时单腔导管（直头） | 8Fr Mahurkar® | 15 | 1.8 | 2.7 | /1.5 |
| 临时单腔导管 | 8.5Fr, Arrow® | 13 | 1.82 | 2.7 | /1.6 |
| 临时双腔导管 | 12Fr×6, Arrow® | 16 | 1.8 和 1.3 | 3.7 | 1.5/1.6 |
| 儿童用双腔导管 | 5Fr×2, Arrow® | 8 | — | — | |
| | 4Fr×3, Arrow® | 8 | — | — | |
| | 5.5Fr×4, Arrow® | 8 | — | — | |
| 临时双腔导管 | 11.5Fr, Mahurkar® | 13.5 | 2.9×1.3 | 3.69 | 1.0/1.1 |
| | Mahurkar® | 16 | 2.9×1.3 | 3.69 | 1.1/1.2 |
| | | 19.5 | 2.9×1.3 | 3.69 | 1.2/1.3 |
| 临时双腔导管（顶端阶梯式） | Bard® | 15 | | | |
| 临时单腔导管（弯头） | 8Fr, Gambro | 12.5 | 1.9 | 2.4 | 1.16/1.22 |
| 临时单腔导管（直头） | 8Fr, Gambro | 15 | 2.1 | 2.5 | 1.06 |
| 临时双腔导管（弯头） | 11Fr, Gambro | 12.5 | 1.6×1.2 | 3.0 | 1.16/1.22 |
| 临时双腔导管（直头） | 11Fr, Gambro | 15 | 1.6×1.2 | 3.0 | 1.25/1.4 |
| 临时双腔导管（高流量导管） | Bard® | 15 | 1.8×1.7 | 5.0 | 1.4/1.5 |
| 临时双腔导管（海豚型导管） | 14Fr, Gambro® | 15 | — | — | 1.4/1.5 |
| 永久双腔导管 | Permcath® | 36 | 3.4×1.4 | 5.65 | 1.4/1.5 |
| （顶端阶梯式） | | 36 | 3.3×2.0 | 5.9 | 1.3/1.4 |
| | | 40 | 3.3×2.0 | 5.9 | 1.3/1.4 |
| 永久双腔导管 | Arrow® | 40 | 3.3×2.0 | 5.9 | 1.4/1.5 |
| 永久双腔导管 | Hemosplit®, Bard® | 36 | — | 14Fr | 1.6/1.8 |
| （顶端分叉式） | | 40 | — | 14Fr | 1.7/1.9 |
| | | 46 | — | 14Fr | 2.0/2.2 |
| | | 46 | — | 16Fr | 2.3/2.5 |
| 永久双腔导管 | Arrow® | 40 | 3.3×2.0 | 5.9 | 1.4/1.5 |
| 永久单腔导管（双根） | Tesio, Medcomp® | 52 | 3.5 | 4.0 | 看刻度标记 |
| 永久双腔导管（分离导管、内芯支撑） | Arrow® | 46 | 3.3×2.0 | 3.6 | 1.6/1.8 |
| 永久双腔导管（涤纶套可移动） | Arrow® | 40 | 3.3×2.0 | 5.9 | 1.4/1.5 |

氨酯混合,少数增加聚四氟乙烯材料。

## 【临时性留置深静脉导管】

理想的血管通路,应该是使用安全、建立快速、可靠并且手术容易实施。尽管临时性血管通路可继发导管内凝血和感染,在临床上也出现一些问题,但对于许多患者仍是最常用的通路之一。临时性留置导管通路常常是多数患者的第一条血管通路。

### 临时性留置导管通路

#### (一)适应证

1. **急性肾损伤** 急性肾损伤患者通常需要留置临时性血管通路。如果患者仅需要几次血透的话,那么可采用股静脉留置导管,否则最好采用颈内静脉留置导管。如果患者透析需要 3~4 周或更长的话,建议采用皮下隧道带涤纶套的静脉导管。因为这种类型的留置导管并发症发生率明显减少。这类患者尽量避免使用锁骨下静脉留置导管,以便减少静脉血栓的发生率。

2. **初次透析的慢性尿毒症患者无瘘管,长期透析患者瘘管失功** 当维持性血透患者内瘘新制作等待成熟过程、或者透析过程中不能从其动静脉吻合内瘘获得充足的血流量时,需要建立临时血管通路,这是临床上最常见原因之一。

3. **原留置导管感染** 如需拔出感染的原留置血透导管,就要在非感染部位建立临时深静脉置管。

4. **中毒抢救** 在一些服用过大剂量药物或毒物的中毒者,需要血液透析或血液灌流清除毒物或药物时,这类患者通常需要留置临时静脉插管。由于只需要短时间的留置导管,因此可考虑采用股静脉插管,股静脉插管穿刺并发症发生率低,也不需要作胸部 X 线检查就可以立即开始血透治疗。

5. **血浆置换** 吉兰-巴雷综合征、重症肌无力、Good-pasture 综合征、血栓性血小板减少性紫癜和系统性红斑狼疮等患者需要清除自身抗体,接受血浆置换治疗时,通常需要建立临时血管通路。需要注意的是,由于这种治疗需要静脉回路,故通常采用双腔留置导管。

6. 腹透患者由于腹部外科情况,漏液、感染或疝气而必须停止腹透时,也可能需要临时性血液透析而留置临时导管。

#### (二)穿刺方法

1. 颈内静脉穿刺的解剖学要点

(1)部位选择:从理论上讲颈内静脉各段均可穿刺,但其上段与颈总动脉、颈内动脉距离较近,且有部分重叠,尤其颈动脉窦位于该段,故不宜穿刺。下段位置较深,穿刺有一定难度,但表面标志清楚,其位置在胸锁乳突肌二头与锁骨上缘形成的锁骨上小凹内。中段位置较表浅,操作视野暴露充分,穿刺时可避开一些重要的毗邻器官,操作较安全,实际操作大多选此段穿刺。

(2)体位:患者多取仰卧位,肩部垫枕使之仰头,头偏向左侧(因多选右侧穿刺),操作者站于患者头端。

(3)进针技术:在选定的进针处,针头对准胸锁关节后下方,针与皮肤角度为 30°~45°,在局麻下缓慢进针,防止穿透静脉后壁。要求边进针边抽吸,有落空感并回血示已进入颈内静脉内,再向下进针安全幅度较大。进针插管深度应考虑到个体的身长及体型。另一种定位方法是:针朝向同侧乳头方向,针与皮肤成 35°~40°,向后向下、外侧方向,边进针边抽吸,进入颈内静脉时常有突破感,如进针较深可边退针边抽吸,一旦有回血即确定位置。

(4) 留置导管:穿刺采用 21G 穿刺针头,卸下针管,送入 0.018″ 导丝,退出穿刺针,送入 3F 扩张管,扩张皮下组织和筋膜等,退出扩张管,再通过引导钢丝送入导管(以下不同穿刺部位留置导管方法相同)。

(5) 注意点:①颈内静脉是上腔静脉系的主要属支之一,离心较近,当右心房舒张时管腔压力较低,故穿刺插管时要防止空气进入形成气栓;②穿刺针进入方向不可过于偏外,因静脉角处有淋巴导管(右侧)或胸导管(左侧)进入,以免损伤;③穿刺针不可向后过深,以免损伤静脉后外侧的胸膜顶造成气胸;④选右侧颈内静脉比左侧安全幅度大,且易于成功,因右侧颈内静脉与右头臂静脉、上腔静脉几乎呈垂直位,插管插入颈内静脉后继续向下垂直推进就可避免失误;⑤根据临床工作体会,大约有 5%~10% 的患者存在解剖变异,有些人颈内静脉较细或位置较靠外,穿刺时应注意,探查几次没有成功后应改变位置,推荐在超声波引导下或超声波定位穿刺。

2. 锁骨下静脉上入路穿刺

(1) 部位选择:穿刺点选在胸锁乳突肌锁骨头的外侧缘与锁骨上缘相交角的尖部向外 0.5~1.0cm 处。从解剖角度讲,以右侧锁骨下静脉穿刺为宜。

(2) 体位:一般情况较好的病人取仰卧位,肩部垫枕,头后仰 15° 并偏向对侧。穿刺侧肩部略上提外展,锁骨突出并使锁骨与第 1 肋骨之间的间隙扩大,静脉充盈,以利于穿刺。大出血、休克病入应采用头低脚高位,心功能不全者可采用半卧位。

(3) 进针注意点:①针尖应指向胸锁关节方向,进针的深度通常为 2.5~4.0cm,应随患者胖瘦而定。操作者要边进针边抽吸,见回血后再稍插入少许即可;②穿刺方向始终朝向胸锁关节,不可指向后下方,以免损伤胸膜及肺;③锁骨下静脉离心较近,当右心房舒张时,其压力较低,操作与输液时要严防空气进入静脉发生气栓。

3. 锁骨下静脉下入路操作方法

(1) 部位选择:在锁骨下方,锁骨中点内侧 1~2cm 处为穿刺点(相当于锁骨内、中 1/3 交点的稍外侧),也有在锁骨上入路穿刺点向下作垂线与锁骨下缘相交,其交点处作为穿刺点,多选择右侧。

(2) 体位:采取仰卧肩垫枕,头后垂位,头偏向对侧,也可将床尾抬高,以利于穿刺时血液向针内回流,避免空气进入静脉发生气栓。穿刺侧的上肢外展 45°,后伸 30°,以向后牵拉锁骨。据解剖所见锁骨上入路易损伤胸膜,而锁骨下入路一般不易损伤胸膜,操作方便,易穿刺,故锁骨下入路较上入路安全,临床上大多采用锁骨下入路。

(3) 进针注意点:①锁骨下静脉与锁骨下面所形成的角度平均 38°,提示穿刺时针刺角度约为 35°~40°,针头与胸壁皮肤的交角以贴近皮肤不超过 15° 为宜,依此角度,则针尖正对锁骨下静脉与颈内静脉交界处(相当于胸锁关节的体表投影),可以获取较大范围的穿刺目标,提高穿刺的成功率,避免并发症。导管欲达上腔静脉,在左侧需插入 15cm,右侧则插入 12cm。②针尖不可过度向上向后,以免伤及胸膜。③锁骨下静脉与颈内静脉相汇合处恰为针尖所对,继续进针的安全幅度不如锁骨上入路大,故不可大幅度进针。④防止空气进入。

4. 股静脉穿刺

（1）部位选择：穿刺点选在髂前上棘与耻骨结节连线的中、内 1/3 段交界点下方 2～3cm 处，股动脉搏动处的内侧 0.5～1.0cm。

（2）体位：患者取仰卧位，膝关节微屈，臀部稍垫高，髋关节伸直并稍外展外旋。

（3）进针注意点：在腹股沟韧带中点稍下方摸到搏动的股动脉，其内侧即为股静脉，以左手固定好股静脉后，穿刺针垂直刺入或与皮肤角度呈 30°～40°刺入。要注意刺入的方向和深度，穿刺针朝向心脏方向，稍向后，以免穿入股动脉或穿透股静脉。要边穿刺边回抽活塞，如无回血，可慢慢回退针头，稍改变进针方向及深度。穿刺点不可过低，以免穿透大隐静脉根部。

上述三种经皮深静脉穿刺插管方法优缺点比较参见表 10-2。

表 10-2　三种经皮深静脉穿刺插管方法优缺点比较

| 股 静 脉 | 锁骨下静脉 | 颈 内 静 脉 |
|---|---|---|
| 容易插管 | 需要较高的技术和经验 | 比锁骨下静脉插管容易 |
| 并发症少，而且轻 | 可能发生威胁生命的并发症，如血气胸 | 并发症发生率较低，较少威胁生命 |
| 一般 72 小时拔除，否则感染率很高 | 可保留 3～4 周 | 可保留 3～4 周 |
| 在心力衰竭呼吸困难者不能平卧时采用 | 需要头后仰体位 | 需要头后仰体位 |
| 置管后，患者常卧床，不方便行走 | 患者可以自由活动，可做门诊透析 | 头颈部运动可受限，用弯头导管可以改善 |
| 可以获得较好血流，常与大腿位置有明显关系 | 可获得很好血流 | 可以获得很好血流 |
| 缺少长期保留导管的临床观察经验（通常很短就拔管），血栓发生率和不畅率很高 | 锁骨下静脉血栓和狭窄发生率高 | 狭窄发生率很低，血栓发生率同锁骨下 |

5. 颈外静脉　颈外静脉是颈部最大的浅静脉，收集颅外大部分静脉血和部分面部深层的静脉血。颈外静脉的体表投影相当于同侧下颌角与锁骨中点的连线。由于颈外静脉仅被皮肤、浅筋膜及颈阔肌覆盖，位置表浅，管径较大，压迫该静脉近心端时，静脉怒张明显，容易穿刺。由于导管不易固定，常不能保证有效透析血流量，在临床上采用较少。

（三）穿刺部位选择次序

1. 慢性血透患者　2006 NKF/K-DOQI 指南以及中国血管通路专家共识均建议首先选择右侧颈内静脉；因为右侧颈内静脉较粗且与头臂静脉、上腔静脉几乎成一直线，插管较易成功，导管贴壁机会少，透析血流量有保障，故首选右颈内静脉为宜。有心衰、急诊重危透析患者可优先选择股静脉穿刺，准备肾移植患者选择左侧股静脉穿刺插管；左侧颈内静脉插管是否作为次选部位存在新的争议，因为左侧颈内静脉、锁骨下静脉和无名静脉汇合走行的弯曲问题，大多数患者左侧留置临时导管容易贴壁，绝大多数患者左侧上肢需要制作永久内瘘，为避免今后内瘘肿胀手，左侧锁骨下静脉尽可能不插管。

2. 急性肾损伤患者　根据 2012 年 AKI 的 KDIGO 指南和文献报道,急性肾损伤留置导管选择次序如下:

（1）右颈内静脉:重危卧床患者和体重指数大于 28 的患者。

（2）股静脉:重危卧床患者体重指数小于 24;气管切开或近期考虑气管切开;很可能或者计划长时间透析者;急诊透析穿刺者经验少或者无超声波定位。

（3）左颈内静脉:右侧颈内静脉和股静脉有禁忌证。

（4）锁骨下静脉:颈内静脉有禁忌证或者无法穿刺,优先考虑右侧锁骨下静脉。

## 【长期留置深静脉导管】

（一）主要适应证

1. 永久性内瘘尚处于成熟期而急需血透的患者。

2. 肾移植前过渡期的患者。

3. 对于一小部分生命期有限的尿毒症患者。

4. 建立瘘管困难并不能进行腹膜透析或者肾移植的患者。

5. 患有严重的动脉血管病的患者。

6. 低血压而不能维持瘘管血流量的患者。

7. 慢性难治性心衰(如肥厚型心肌病)等心脏射血分数小于 30% 的患者。

（二）材料和类型　外源性材料进入血液可导致血小板黏附与聚集于其表面,从而激活凝血机制形成纤维蛋白鞘和凝血块。其中导管的材料和其硬度是两个重要因素。导管僵硬和表面不规则性可促使血栓形成。僵硬不可弯曲的导管可致血管内皮损伤。目前认为最佳的导管材料是聚氨酯,尤其是聚矽氧烷生物材料较好。

聚矽氧烷具有热固性,常温下是柔软的。聚氨酯具有热塑性,在体温下变软。目前最常用是带涤纶毡套的双腔导管。也有使用两根单腔导管进行双泵透析的。导管通常是不透 X 线的或者是导管外表带有不透 X 线线条。

导管"动脉端"在导管近端的一个开口,或动脉端还带有侧孔,而"静脉端"则是导管顶端(远端)的开口。出口部位(静脉端)应在入口部位(动脉端)下端数厘米,这可以减少血液的再循环并防止导管头在负压情况下吸附在血管壁上。

长期留置导管是用更软的硅胶材料、特夫龙或硅胶塑料制成的。长期导管的顶端分几种不同类型:如顶端阶梯型双腔导管(如 Permcath™,Softcell™),顶端分叉型(如 Arrow、Bard 导管)和双根单腔导管(如 Tesio™)带有涤纶套(见文末彩图 10-3 及彩图 10-4),需要专用的扩张器才能把导管放入血管腔内,可用于更长时间的透析。涤纶套可确保导管长期留置皮下,不需要长期缝合,有经验的肾科医生可以在病房内专门设计的房间施行此手术。当然,也可求助麻醉科、放射科或血管外科医生协助完成手术。

（三）留置方法　长期留置导管的选择留置部位与临时导管相同。

插管可以在手术室、放射介入室或透析操作室中进行,无菌操作最主要。可用静脉切开插管法或经皮穿刺插管法。采用静脉切开法时,静脉必须是可游离的,静脉切开后可以直接插入导管,也可通过导丝引导送入导管。经皮穿刺法则是利用 Seldinger 技术,通过引导钢丝(0.035″)将导管插入,必须使用两种不同的扩张器,3F 小扩张器与临时性留置导管穿刺相同,5F 的大扩张器带有撕脱型外套,先通过导丝送入 5F 带撕脱鞘的扩张器,取出内芯和导丝,将导管通过撕脱型外鞘送入血管,在送入导管的同时,撕开外套管并拉出。此法的优点是可允许重复使用该部位。超声进行颈内静脉定位大大增加了首次插管的成功率,两种方法中,皮下隧道是使用细探条或者隧道器打通的,带有轻微弧形的隧道可以减少扭折的发生,隧道应尽量短些以避免导管的端子(即动静脉两端接头部位)进入出口部位,但也需有足够长度使涤纶毡套距皮肤切开处约 2~3cm,必要时用透视或胸片检查以帮助纠正位置。

目前,有一种新的置管方法,由于长期导管比较软,而且顶端是钝的,在长期导管内置一根细的支撑管,先用扩皮器扩张皮下组织和血管入口,再将有内支撑的长期导管沿引导钢丝缓慢的送入中央静脉,而没有采用撕脱套。近几年多采用一种带"阀门"的撕脱鞘,在送导管时可以防止或减少血液的丢失,同时可以防止空气进入血液。

## 【穿刺留置深静脉导管的并发症】

临时性深静脉穿刺插管的并发症可分成两类:即深静脉穿刺的一般并发症和静脉插管的特殊并发症。

**(一) 一般并发症**

1. 血肿形成 在穿刺过程中,如果意外伤及动脉系统,很可能产生局部血肿,对穿刺过程伤及的动脉充分压迫是十分重要的,压迫动脉的时间长短完全取决于病人是否有凝血功能障碍,如果病人的凝血功能正常,直接压迫 10 分钟一般就可以了,如果血肿形成,病人可能会出现明显疼痛,特别是在插管过程中。如果偶尔把导管留置在动脉内,必须做出明确的决定是否立即拔除导管,有无必要请外科医生来处理或需进手术室手术而不是在透析室内。不管何时穿刺伤及动脉,都应避免使用抗凝剂,即使是在透析过程也是如此。当临时性留置导管被拔除时,也需要对拔出导管的静脉穿刺部位作足够的压迫,以免血肿形成。

2. 穿刺失败 如果几次试穿刺,都不能找到穿刺静脉或不能留置静脉,可有几种选择:①如果没有采用超声显像引导的话,此时可以考虑采用超声引导定位,如前所述,超声定位可帮助你确认所穿静脉是否开放,或静脉走行是否有解剖异常。②在做颈内静脉或锁骨下静脉穿刺时,在没有胸部 X 线检查确认排除气胸或血胸时,最好不要做对侧颈内静脉或锁骨下静脉穿刺。如果不做检查,万一存在气胸或血胸,可能会造成潜在致命的双侧气胸危险。

3. 留置导管血栓形成。

4. 静脉留置导管相关性感染 如没有其他可用血管通路,在确认不是皮下隧道或出口部位感染情况下,可以行原位更换导管,反之,应当在拔除感染的临时导管后,在其他中心静脉重新放置导管行血透。

**(二) 特殊并发症**

1. 股静脉插管时,可出现:

(1) 腹膜后血肿:这是与操作有关的最有危险性的严重并发症,如果穿刺插管在腹股沟韧带上方,很可能发生此并发症。此并发症的最初临床怀疑点是无法解释的心动过缓或低血压。这些症候应当引起操作者警觉这种并发症的可能性,必须进行超声波检查以便明确。与腹膜后血肿有关的其他危险因素包括:凝血功能障碍或血小板减少症。在放置深静脉导管时,凡有这些问题的病人都应给以关注。如果认为已发生腹膜后血肿,如果有可能,应慎重考虑延缓透析至少 24 小时,如果病人必须透析的话,应当避免肝素或其他抗凝剂,以便防止进一步出血,在透析过程应严密观察病人情况。

(2) 再循环:当留置股静脉导管时,我们应当采用最长的导管,尽量减少无效循环,股静脉插管最好不要使用短于 19cm 长度的导管,透析过的静脉回路血没有很好地返回体内,就会使这部分血再抽回到透析器进行重新透析,显然,这就使得病人得不到很好的充分透析治疗。

2. 锁骨下静脉和/或颈内静脉插管的特殊并发症:

(1) 气胸:这是中心静脉插管最重要的并发症之一,锁骨下静脉插管后气胸的发生率报道为 1% ~12.4%。也有人报道,在一组 312 个病人的 460 次留置导管穿刺过程中,未见发生气胸。如果发生气胸,通常需要放置闭式引流瓶,所以,在中央静脉穿刺插管之后都应当做 X 线胸部检查。但是,国内各单位条件参差不齐,又涉及病人再消毒与费用问题,因此,笔者建议颈部血管穿刺不成功的话,最好改为股静脉穿刺插管更为安全稳妥。

(2) 血胸:当锁骨下动脉偶尔被损伤时,可发生血胸,如果病人有凝血功能障碍,可能发生大量出血,尿毒症病人血小板功能异常(可通过出血时间延长判定)也可能加重这种并发症。一旦发生这种严重并发症,最好的处理办法是在患侧放置一根大口径的胸腔闭式引流管。必须注意引流导管的位置要低于胸腔,口径要够粗,以确保血胸的充分引流。同时,要做好心胸外科手术的准备,如果出血不止或出血量大,必须开胸止血。如果病人存在凝血功能障碍,必须马上予以纠正,可以输注新鲜冻干血浆或新鲜血液,必要时可根据病人需要输入凝血因子。当然,由于尿毒症病人少尿或无尿,要防止补液过多,因为此时很容易造成心衰、肺水肿。如果病人血小板功能异常,应用精氨酸加压素(DDAVP)可以抵抗出血倾向,同时,维持病人血细胞比容(Hct)在 30% 以上,可以改善血小板流进伤口部位血管壁时的血液凝固性。

(3) 气管胸膜损伤:当操作者在做锁骨下静脉穿刺时,如果位置太靠内,则可能发生这种并发症,如果病人主诉他(她)的胳臂在穿刺过程中出现刺痛感,必须停止穿刺,并拔除穿刺针,颈内静脉穿刺极少出现这种并发症。

(4) 胸导管损伤:左侧颈内或左侧锁骨下静脉穿刺可能出现。

(5) 锁骨下静脉狭窄和/或血栓形成:这是一个重要的、保留静脉留置导管较长时期的并发症,这类并发症可导致血流量不足无法维持长期血透治疗。有作者观察到,锁骨下静脉留置导管的这类并发症发生率明显高于其他血管,锁骨下静脉血栓形成可以导致同侧上肢静脉回流障碍,一般情况下不会发生,但若是同侧上肢制作动静脉内瘘或人造血管搭桥,则会有重要的临床意义,如果发生回流障碍,则可引起同侧上肢水肿,上肢水肿又会影响瘘管的打针穿刺,同时也可导致血透时静脉压增高和再循环增加。血透病人一侧肢体一旦出现锁骨下静脉血栓形成,对于肾科医生无疑提出了一个挑战。对此,我们可以采用漂浮导管和血管成形术。临床实际工作中,如果了解病人存在一些影响锁骨下静脉血栓形成或狭窄的重要因素,应当尽量避免透析病人(或者可能要做血透的病人)采用这种插管,除非别无其他办法可选择。

(6) 喉部血肿和喉返神经损伤:这是颈内静脉穿刺少见的并发症。在一组 460 例颈内静脉穿刺插管的观察中,仅见一例病人出现这种并发症。但是,这种并发症很危险,可能危及病人的生命,可以出现声音嘶哑或音调变高。这种并发症开始并不突出,由于病人在透析中加用肝素抗凝,往往在血透开始后才缓慢出现。如果病人出现喉部血肿,必须立即请五官科和普外科会诊,清除血肿,必要时气管插管或气管切开,以保持呼吸道通畅或改善呼吸,如果已用过肝素,可以用鱼精蛋白中和。个别病人,由于麻醉剂注射量较大或解剖变异,出现麻醉剂对喉返神经影响,可以出现短暂的声音嘶哑或发音困难,应密切注意观察,此种情况多发生于穿刺过程位置太靠内侧。

(7) 留置导管位置不良:放置中央静脉导管后做 X 线胸部检查的理由之一就是检查留置导管的位置。有时导管尖部并非朝向心脏右心房方向,而是朝向颈部方向,如果出现这种情况,最好拔除导管重新再插,如果第二次还是这样的话,那就应该采用超声引导穿刺,并检查一下静脉内有无血栓形成,如果留置导管放到对侧锁骨下静脉里面去,可以采用介入放射方法进行调整。

(8) 空气栓塞:应避免穿刺针头的接头开放于空气中,应该用手指按住接头或插入导丝。放入导管后也要防止导管开放于空气中,此时应嘱病人不要深呼吸,或把导管夹子夹上,最好在导管内保留肝素盐水,或者立即接上透析管路进行透析,因为放置导管后固定缝合需要一些时间,特别是操作不熟练的医生,尤应注意这一点。如果病人突发低血压、发绀、咳嗽等急性缺氧症状,必须怀疑空气栓塞。如果发生空气栓塞,病人必须立即左侧卧位,头低脚高体位(Durant 体位)这样才能防止空气从心脏右心房排出,避免重要脏器空气栓塞,高纯度氧或 100% 氧气治疗可加速空气中氮气吸收入血液和周围组织。

(9) 其他:个别作者报道深静脉穿刺可以发生心包积气和心脏压塞等。

深静脉穿刺插管可能出现的主要急性并发症参见表 10-3。

**表 10-3　深静脉穿刺插管可能出现的主要急性并发症**

| 颈静脉或锁骨下静脉穿刺: | 臂丛神经损伤 |
|---|---|
| 动脉损伤 4.4%(0～12%) | 胸导管损伤(左侧锁骨下静脉穿刺) |
| 局部出血 4%(0～16%) | 霍纳综合征 |
| 气胸或血气胸 | 股静脉穿刺: |
| 纵隔气肿或积血 | 股部、腹膜后或盆腔血肿 |
| 右心瓣膜穿孔 | 腹膜穿孔 |
| 胸膜损伤 | 股神经损伤 |
| 颈部血肿 | |

## 【使用留置深静脉导管的并发症】

透析深静脉导管使用过程,检查导管固定是否牢靠,局部有无渗血,尤其对穿刺经过欠顺利者,在使用抗凝剂后,尤其是刚行插管手术后不久的患者更易发生出血,故应随时观察局部渗血情况,同时,应检查管路是否通畅,血流量是否满意。

正确使用留置导管:规定每次血透开始前,护士应拆除包扎敷料,卸下肝素帽,将其浸泡于消毒液中备用或者一次性使用肝素帽,再用安尔碘消毒导管口及周围皮肤,用无菌注射器抽出导管内肝素生理盐水及血凝块,连接血路管开始治疗。患者在血透结束时,应常规消毒导管,并用无菌注射器快速注入生理盐水 10～20ml,以冲净管内血液,根据导管腔容量再注入 1.2～3ml 含 1000～1250U/ml 的肝素钠生理盐水以防管腔内血栓形成,高凝者必须加大肝素量,甚至使用肝素原液,以确保管路通畅,最后用已消毒的肝素帽封闭管口,并将导管用无菌敷料包扎。

## 一、使用中心静脉隧道式涤纶套的常见并发症

中心静脉隧道式涤纶套导管(长期导管)通常使用数月或者数年,上海长征医院最长已经使用 16 年,在漫长使用过程,最常见的并发症是血流不畅(导管贴壁、血栓和纤维蛋白鞘形成)和感染(各种类型后述),后期可能形成中心静脉狭窄和/或中心静脉血栓,个别患者可能导致上腔静脉阻塞综合征,少数患者出现空气栓塞、导管破裂、淋巴管瘘、导管隧道血肿等。

## 二、并发症的处理

**(一) 感染** 为常见的并发症。

1. 导管感染分类 导管感染可分为:导管细菌定植、导管出口部感染、隧道感染、导管相关性菌血症/败血症、导管相关性心内膜炎及导管相关性迁移性感染(诸如骨髓炎、关节炎、脑膜炎和皮下脓肿等)。导管出口局部感染时,导管口周围皮肤或隧道表面皮肤呈红、肿、热,并有脓性分泌物溢出,应予局部定时消毒,更换敷料,或口服抗生素,一般炎症即可消退。隧道感染时,皮下隧道肿胀,出口处可见脓性分泌物,临床上必须使用有效抗生素 2 周以上,严重者需要拔管。而临床上常见的是患者血透开始 15 分钟~1 小时左右,出现畏寒、重者全身颤抖,随之发热,应首先考虑留置导管内感染,即导管感染细菌繁殖致菌血症或败血症的可能。少数患者可以出现延迟发热,即血透结束后低热,这与感染的细菌数量和毒力有关。临时导管一般予以拔管,并将留置导管前端剪下做细菌培养,合理应用抗生素。如果是使用长期留置导管,必须同时做血常规、血培养,同时先用广谱抗生素治疗,待细菌培养结果回报后再调整敏感抗生素的使用,使用抗生素疗程至少 2 周,患者体温正常后,血透无不适反应可以改用抗生素导管内封管,抗菌治疗一周无效(K-DOQI 2006 update 指南要求导管感染治疗 3 天无效)或不稳定性导管感染,应当拔管,必要时拔管后继续使用抗生素一周。

(1) 出口感染:导管距离出口 2cm 以内的感染。一般无发热等全身症状,可以采用出口局部消毒,使用抗生素软膏,或口服抗生素治疗。

(2) 隧道感染:导管皮下隧道内距离出口 2cm 以上的感染。通常是涤纶套以上的向心性感染。导管出口部位的日常维护很重要。涤纶套以上近心端感染的导管,积极抗感染后 72 小时仍不能控制者,必须拔管。隧道感染一般不在原位更换导管,除非排除静脉入口部位感染,此时可以使用相同的静脉入口点,重新做隧道,更换新的隧道式导管。同时使用有效抗生素治疗 1~2 周。

(3) 导管相关血流感染(CRBSI):包括导管相关性菌血症/败血症、导管相关性心内膜炎、导管相关性迁移性感染(诸如骨髓炎、关节炎、脑膜炎和皮下脓肿等)。导管感染或高度怀疑导管感染时:①立即采血培养,通常导管动、静脉腔内和外周血各采血标本进行培养;②血常规检查,严重革兰细菌感染可以导致白细胞严重减少,甚至粒细胞缺乏症;③立即静脉使用抗生素治疗,初始经验性使用抗生素,后根据培养结果调整抗生素。外周静脉使用抗生素必须同时采用抗生素封管。

处理流程见图 10-6。

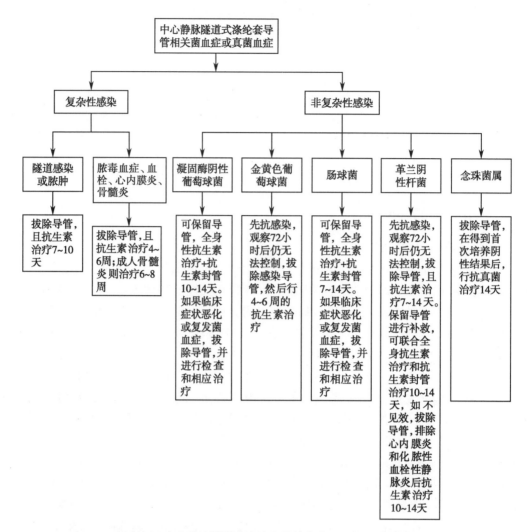

图 10-6　中心静脉隧道式涤纶套导管发生 CRBSI 处理流程

2. 导管细菌培养方法

（1）皮肤出口处消毒后,切断取出的导管尖端 5cm,将切下的导管在含有 6% 羊血的琼脂平板上滚动接种。

（2）腔内冲洗接种法（>100CFU/ml）。

（3）改良导管顶端擦洗接种法（>100CFU/ml）。

（4）导管冲洗,细胞甩片,革兰染色或其他特殊染色法,可能查见细胞内微生物。

上述方法都有相同的敏感性,但第一种方法特异性最差。

3. 导管感染的防治　根据文献以及美国 CDC 以及国家保健安全网登记,国内急救医学专家共识,对中心静脉导管感染的防治需要采用规范的策略和措施。

（1）通过透析登记网络和疾控中心监测登记中心静脉导管使用和导管相关血流播散性感染（CRBSI）感染发生率;各个医院感染办都会每月监控感染情况,每个透析中心都应该有网络连接汇报。

（2）观察手卫生;每月检查手卫生,与临床医生分享手卫生报告。

（3）导管（血管通路）的护理观察：每季度观察血管通路护理情况；在拆卸导管和更换敷料的过程中，导管通路的操作人员坚持无菌操作技术，并与临床医生分享结果。

（4）透析室医护人员教育与能力检查：包括培训工作人员的感染控制内容、通路护理和无菌操作技术；完成技术能力评估；根据雇用人员情况，每 6～12 个月评估导管操作和通路护理情况。

（5）患者教育和参与：给所有患者提供预防感染标准的教育，包括血管通路护理、手卫生、导管使用的风险、认识导管感染的症状；以及离开透析中心后导管的处理等。

（6）减少导管使用：通路明确和强调建立长期血管通路的障碍和拔除导管，（包括患者教育和通路协调人员）共同努力减少长期使用导管。

（7）氯己定消毒皮肤：在导管插入部位皮肤和导管接头更换敷料时，使用含有酒精的氯己定（>0.5%）溶液作为一线的皮肤消毒剂（注意：Palindrom 导管不耐酒精，容易破损，防止酒精消毒剂擦拭聚氨酯材料的导管体外段）。

（8）导管接头部位消毒：在导管肝素帽卸下时和接通血路管时，用合适的消毒剂擦拭导管接头，每次导管接卸过程都要注意消毒。

（9）抗生素软膏使用：在怀疑或者确定导管出口感染时，更换敷料时，可以采用抗生素软膏。

（10）抗生素封管的应用：除了细菌定植和出口感染不需要静脉滴注抗生素，其他导管感染在静脉有效使用抗生素情况下，必须采用抗生素封管。封管抗生素的选择和配制十分重要，临床上需要认真采用。表 10-4 是常用的抗生素与抗凝剂配制方案，供临床借鉴，相同种类的药物可以采用类似的药物浓度，庆大霉素和万古霉素最好采用枸橼酸作为抗凝剂配制封管。

**表 10-4　封管抗生素溶液配制方法**

| 细菌类别 | 抗生素浓度（mg/ml） | 肝素浓度（U/ml） | 最长保留时间（持续稳定性） |
|---|---|---|---|
| G⁺细菌 | 头孢唑林 5 | 1000 | 24 小时 |
| | 万古霉素 5 | 1000 | 72 小时 |
| G⁻细菌 | 头孢他啶 10 | 1000 | 72 小时 |
| | 庆大霉素 1 | 1000 | 72 小时 |
| G⁺和 G⁻细菌复合感染 | 头孢唑林 10+庆大霉素 5 | 1000 | 48 小时 |
| | 万古霉素 10+庆大霉素 5 | 1000 | 48 小时 |

（11）预防性使用抗生素：一般原则，带涤纶套隧道导管常规手术置管后不需要全身使用抗生素预防感染，也不需要采用抗生素封管预防感染。有研究表明出口部位预防可以采用莫匹罗星，使用后可以减少金葡菌定植，从而减少导管感染，延长导管使用。但也有报道增加抗药性。欧洲最佳实践指南建议莫匹若星软膏仅在导管出口愈合后短期使用，而且必须注意防止抗生素软膏与导管的材质发生不良损害。鼻腔抗生素预防：研究表明鼻腔畅游金葡菌定植，鼻腔内涂抹抗生素软膏可以减少导管感染，但也增加抗菌耐药性，只能用于特定人群。

**（二）导管功能不良——纤维蛋白鞘/血栓形成**　国外指南认为导管流量小于 300ml/

min,或者当血泵流速 300ml/min 时,动脉压小于−250mmHg、或者静脉压大于 250mmHg 时,认为导管功能不良。鉴于国内患者体重普遍低于国外患者,中国血管通路专家组认为导管血流量小于 200ml/min,或血泵流速 200ml/min 时,动脉压小于−250mmHg、或者静脉压大于 250mmHg 时,导管再循环大于 10% 时,或者特别低体重的患者或儿童患者,流量低于体重 4 倍,无法达到充分性透析,确定为导管失功能。

纤维蛋白鞘和血栓是导管失功能拔管的主要原因之一,良好的置管技术和理想位置可以大大减少其发生率。采用标准的封管技术,根据导管容量正确使用封管肝素浓度和容量也可防止纤维蛋白鞘和血栓的形成。

1. 合理使用封管液

(1) 肝素封管:每次透析后,导管腔通常需要采用肝素封管,每种导管的长度和直径不同,导管腔的容量也有差别。大多数研究报道采用封管的肝素是 1000 ~ 5000U/ml;但是任何导管封管后,肝素都会从导管顶端漏出,特别是导管顶端有侧孔,在导管侧孔水平封管肝素最容易漏出。大多数研究报道,高浓度肝素封管(5000U/ml)比低浓度肝素(1000U/ml)封管的出血发生率高。所以,中国血管通路专家共识推荐常规透析的导管封管肝素采用 10mg/ml(1250U/ml);但高浓度肝素封管的患者可能使用尿激酶或 t-PA 溶栓的次数少。

(2) 低分子肝素封管:普通肝素有不良反应患者可以采用低分子肝素封管;常规推荐:1000 ~ 1250U/ml。

(3) 枸橼酸封管:枸橼酸可以结合钙离子,具有抗凝血功能,可以用于封管。荟萃分析采用枸橼酸封管液或者联合抗生素封管比肝素或肝素+抗生素封管减少导管的感染率。一些研究报道低浓度枸橼酸封管和肝素封管无差别,但高浓度(30% 或更高)可以降低导管感染率。活动性出血、严重出血倾向、肝素过敏或有肝素诱导的血栓性血小板减少症患者可以采用4% ~46%的枸橼酸钠或 10% 生理盐水封管。

2. 尿激酶溶栓　导管发生流量不畅或上机时导管抽吸困难,需要采用尿激酶溶栓。建议采用至少 5000U/ml 的尿激酶。尿激酶溶栓时在导管内保持 25 ~ 30 分钟。也可以保留 10 分钟后每隔 3 ~ 5 分钟推注尿激酶溶液 0.3ml。还可以采用 t-PA 溶栓,根据药品或器械产家的说明书处理。尿激酶使用方案见表 10-5。反复发生血栓和流量不畅通常需要尿激酶持续滴注。建议方案为尿激酶 25 000 ~ 50 000U/48ml 生理盐水浓度以 2 ~ 4ml/h 流量经每只透析导管缓慢注入,持续时间至少 6 小时以上。

表 10-5　使用尿激酶溶栓方案

NKF-DOQI 尿激酶使用方案:

1. 尝试抽吸堵塞的导管腔,去除肝素

2. 用 3ml 注射器或其他小型注射器平稳地把尿激酶(1ml 或足够充盈导管腔的量)注入堵塞的导管腔(尿激酶 5000U/ml)

3. 如有必要,用生理盐水充填导管腔的剩余部分(比如导管腔 1.3ml,用尿激酶 1.0ml,盐水 0.3ml)

4. 每隔 10 分钟,追加 0.3ml 盐水,共 2 次,把有活性的尿激酶推向导管远端

5. 抽吸导管

6. 如有必要,重复上述步骤

尿激酶生产厂商的使用方案:

第 1、第 2 条同上

3. 用尿激酶充满整个导管腔(5000U/ml)

4. 30 分钟后抽吸导管腔,如果需要重复进行

文献报道尿激酶的使用方法很多,此处仅介绍两种

3. 更换失功能导管　如果多次溶栓无效或导管异位,可以更换新导管。可供选择的处理手术方法有:①通过导丝更换导管,换新导管时,导管顶端应当比原导管深入约 1cm;②更换部位穿刺,放置新导管;③球囊破坏纤维蛋白鞘重新放置新导管。

导管失功能建议采用处理流程见图 10-7。

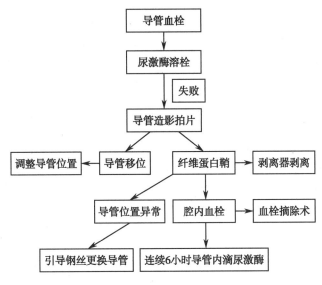

图 10-7　导管失功能建议处理流程

（三）**导管隧道血肿**　罕见。个别患者因为导管顶端部位接触的中心静脉狭窄,导管外有纤维蛋白鞘形成,血液可以通过皮下隧道流出至涤纶套以上部位,出现皮下血肿。一般需要拔管重新置管。

（四）**导管脱落或剪断**　深静脉留置导管因保留时间较长,缝线易断裂,或者人体皮肤对异物(缝线)的排斥作用,使缝线脱离皮肤,致使导管逐渐移出,一旦外力拉扯可导致导管滑脱,导管脱出可引起出血,特别是股静脉留置导管;一般情况应予拔除导管并局部压迫止血。如果导管脱出部分很短,而患者又无其他血管通路,可在严格消毒情况下,重新固定留置导管。对于股静脉留置导管的患者,规劝患者尽量少活动。有留置导管的患者,脱衣服时要特别注意,以免把导管拉出。

（五）**空气栓塞**　曾有报道颈部导管拔出时可能出现致命的空气栓塞,需要引起重视,也可能发生在导管使用过程,如透析回血后没有及时夹闭导管导致空气入血。空气栓塞需要紧急救治。拔管时预防措施如下:

1. 计划拔出导管的当天采用无肝素透析,如果已经使用肝素可以采用鱼精蛋白中和。

2. 在导管拔除过程,采用头低位,拔管过程禁止咳嗽和深吸气。

3. 可以采用阻气敷料,敷料上涂抹少量无菌医用软膏。

4. 患者离开透析室前观察 30 分钟。

5. 阻气敷料留置伤口部位 24 小时。

（六）**淋巴管瘘**　锁骨下部位通过隧道或者穿刺留置导管时,可能损伤附近淋巴管导致澄清或微乳白色液体流出,需要重新更换置管部位。

（七）**肩部疼痛**　长期留置导管手术后,个别患者出现手术侧肩部疼痛,可能与附近皮下神经分布受损有关。

## 【卫生宣教】

1. 养成良好的个人卫生习惯,保持局部干燥、清洁。如局部一旦出现红、肿、热、痛等现象,应立即就诊,以防感染扩散。

2. 除股静脉留置导管不宜过多起床活动外,其余活动均不受限制,但也不宜剧烈运动,以防留置导管滑脱,一旦滑脱,应压迫止血,并立即到医院就诊。

3. 血透患者的深静脉留置导管,一般情况不宜另作他用,如抽血,输液等,如果一定要用(如患者需大量补液或无其他输液通路等),使用后必须按血透后导管的处理要求封管,以防堵塞。

4. 带导管患者的洗浴问题。任何导管的出口部位禁止浸水,禁止盆浴,禁止带管游泳。如果导管已经留置3个月以上,出口部位愈合良好,可以淋浴。在淋浴时必须采用伤口贴膜,或者导管接头采用塑料袋包扎,防止水分渗入导管接头。淋浴后必须更换伤口敷料,最好加用抗生素软膏涂抹伤口。最近一项研究(Lawrence,2014)显示,部分卫生习惯好的患者,即使不用敷料淋浴,也不增加感染机会。

(叶朝阳)

## 参 考 文 献

[1] 叶朝阳.血液透析血管通路的技术与临床应用.第2版.上海:复旦大学出版社,2010.9.

[2] 中国血液透析血管通路专家共识.中国血液净化杂志,2014,8(13):548-558.

[3] John T. Daugirdas,Peter G. Blake,Todd S. Ing. Venous catheter access for hemodialysis. In:Handbook of dialysis. 5th edition. Philadelphia:Wolters Kluwer Health,2015.

[4] Vascular Access Society guidelines:http:www. vascularaccesssociety. com/guidelines/index. htm.

[5] Frankel A. Temporary access and central venous catheters. Eur J Vasc Endovasc Surg,2006,31(4):417-422.

[6] Centers for Disease Control. Guidelines of the prevention of intravascular catheter-related infections. 2011. http://www. cdc. gov/hicpac/pdf/guidelines/bsi-guidelines-2011. pdf.

[7] Centers for Disease Control. Training video and print resources for preventing bloodstream and other infections in outpatient hemodialysis patients. Best practices for dialysis staff.

[8] Dixon JJ,Steele M,Makanjuola AD. Antimicrobial locks increase the prevalence of Staphylococcus aureus and antibiotic-resistant Enterobacter:observational retrospective cohort study. Nephrol Dial Transplant,2012,27(9):3575-3581.

[9] Drew DA,Lok CE. Strategies for planning the optimal dialysis access for an individual patient. Curr Opin Nephrol Hypertens,2014,23(3):314-320.

[10] Dugué AE,Levesque SP,Fischer MO,et al. for the Cathedia Study Group. Vascular access sites for acute renal replacement in intensive care units. Clin J Am Soc Nephrol,2012,7(1):70-77.

[11] Hebert C,Robicsek A. Decolonization therapy in infection control. Curr Opin Infect Dis. 2010,23:340-345.

[12] Hingwala J,Bhola C,Lok CE. Using tunneled femoral vein catheters for "urgent start" dialysis patients:a preliminary report. J Vasc Access,2014,15(suppl 7):101-108.

[13] Liu H,Liu H,Deng J,et al. Preventing catheter-related bacteremia with taurolidine-citrate catheter locks. A systemic review and meta-analysis. Blood Purif,2014,37(3):179-187.

[14] Maya ID,Smith T,Allon M. Does the heparin lock concentration affect hemodialysis catheter patency? Clin J Am Soc Nephrol,2010,5(8):1458-1462.

［15］ Murea M,James KM,Russell GB,et al. Risk of catheter-related bloodstream infection in elderly patients on hemodialysis. Clin J Am Soc Nephrol,2014,9(4):764-770.

［16］ Onder AM,Chandar J,Billings A,et al. Chlorhexidine-based antiseptic solutions effectively reduce catheter-related bacteremia. Pediatr Nephrol,2009,224(9):1741-1747.

［17］ Patel PR,Yi SH,Booth S,et al. Bloodstream infection rates in outpatient hemodialysis facilities participating in a collaborative prevention effort:a quality improvement report. Am J Kidney Dis,2013,62(2):322-330.

［18］ Schilcher G,Schneditz D,Ribitsch W,et al. Loss of antimicrobial effect of trisodium citrate due to 'lock' spillage from haemodialysis catheters. Nephrol Dial Transplant,2014,29(4):914-919.

［19］ Silva TN,de Marchi D,Mendes ML,et al. Approach to prophylactic measures for central venous catheter-related infections in hemodialysis. A critical review. Hemodial Int,2014,18(1):15-23.

［20］ Teo BW,Low SJ,Ding Y,et al. High prevalence of mupirocin-resistant staphylococci in a dialysis unit where mupirocin and chlorhexidine are routinely used for prevention of catheter-related infections. J Med Microbiol,2011,60(pt 6):865-867.

［21］ Zhao Y,Li Z,Zhang L,et al. Citrate versus heparin lock for hemodialysis catheters:a systematic review and meta-analysis of randomized controlled trials. Am J Kidney Dis,2014,63(3):479-490.

# 第 11 章

## 动静脉内瘘及人造血管通路

众所周知,血液透析的血管通路是患者的生命线,血管通路包括中心静脉导管、自体动静脉内瘘(arteriovenous fistula,AVF)和移植动静脉内瘘(arteriovenous graft,AVG)。血液透析之所以能广泛用于慢性肾衰竭的治疗,也与血管通路技术进步有关。一个良好的血管通路是保证患者充分透析的基础,也是提高透析患者生存率的有力保障。据流行病学调查显示血管通路血栓、狭窄或感染等原因占血液透析患者住院病因的第二位。

1960 年 Scribner 首先建立了动静脉外瘘管,初步解决了血管通路问题,使血液透析能用于急慢性肾衰竭的治疗。由于外瘘管易于形成血栓,几周或几个月后就失去功能;另一缺点是易于感染,最终必须拔除外瘘管。Cimino 和 Brescia 于 1962 年建立了一种自身动静脉内瘘。此种内瘘将桡动脉和邻近的头静脉吻合,经一段时间成熟后,用于建立体外血液循环,基本满足了血管通路的要求。近 50 年来,动静脉内瘘以通畅时间长、并发症少等优点而广泛应用。聚四氟乙烯(PTFE)移植血管于 1973 年研发成功。PTFE 最初用于动脉重建的连接物,后将 PTFE 血管连接于上肢动脉和静脉之间,建立一种透析所需的长期血管通路。这种血管通路对于缺乏通畅静脉,难以建立自体动静脉内瘘患者,是一种很好的替代。PTFE第二个优点是建立瘘管后 2 ~ 4 周就可以使用。但是,PTFE 移植物与静脉吻合部位容易发生血栓或狭窄,平均使用期限只有 2 ~ 3 年,这是限制移植血管使用的最主要因素。此外,异种动物的血管移植和同种异体血管移植也用来建立血管通路,这些血管需要经过冻干辐射处理,消除抗原性,在部分人群中使用也取得良好效果。

根据近 10 年上海透析移植登记统计数据,在我国自体动静脉内瘘占血管通路 80% ~85%以上,2006 年美国 K-DOQI 指南中明确提出必须提高自体内瘘使用率。而根据 DOPPsⅣ研究报告,自体内瘘使用率在欧洲占 70% ~80%,而美国从最初的不到 28%(DOPPⅠ研究)上升到 65%。这与美国大力倡导内瘘第一(fistula first breakthrough Iinitiative,FFBI 计划)有密切关系。尽管如此,首次透析患者的自体动静脉内瘘比例仍然不高,根据 2014 年美国肾脏病透析登记数据库(USRDS)的资料,首次透析的血管通路仍然以中心静脉导管为主,非肾脏科医生随访的患者首次进入透析近 80% 采用导管,肾脏科医生随访的患者进入透析采用中心静脉导管也达到 40% 以上。然而,动静脉内瘘也有不足:一是糖尿病、老年人和肥胖患者,很难找到理想的静脉建立成功的内瘘,而这些患者在透析人群中将愈来愈多;二是自体动静脉内瘘需要较长时间的"成熟"期才能使用。

### 【建立血管通路前的患者评价】

对于任何慢性肾脏病患者,保护其上肢血管十分重要,特别是前臂头静脉和肘正中静脉的保护。应该尽可能避免头静脉系统和肘正中静脉留置输液针,避免 PICC 留置管,心脏介入手术穿刺避免采用桡动脉,最好使用股动脉;如有可能也尽量避免在慢性肾衰竭患者在上腔静脉系统留置起搏器,充分评价采用经皮心外膜起搏器可能性。

## 一、建立动静脉内瘘的时机

根据 2006NKF/K-DOQI 指南以及 2014 年首版的中国血管通路专家共识,合适时机建立动静脉内瘘十分重要,特别需要教育随访的慢性肾衰竭患者。使得患者在进入血透时有一个功能良好的成熟内瘘。

1. GFR 小于 30ml/(min·1.73m²)(CKD4 期,MDRD 公式)患者应接受各种肾脏替代治疗方式(包括肾移植)的宣教,以便及时确定合理的治疗安排,必要时建立永久性透析通路。

2. 如果患者选择血液透析作为肾脏替代治疗方式,当预计半年内需进入血液透析治疗,或者 GFR 小于 15ml/(min·1.73m²)、血清肌酐>6mg/dl(528μmol/L)[糖尿病患者 GFR 小于 25ml/(min·1.73m²)、血清肌酐>4mg/dl(352μmol/L)],建议将患者转诊至血管通路医师接受相关评估,首选建立自体动静脉内瘘。若患者需建立移植物内瘘,则推迟到需要接受透析治疗前 3~6 周。

3. 尿毒症症状明显,支持治疗难以控制者应尽早实施动静脉内瘘手术,残余肾功能可不作为必需的界定指标。

## 二、建立血管通路前的患者评价

建立血管通路前,应了解相关病史,体格检查动静脉通畅及心功能,见表 11-1。

表 11-1　建立血管通路前的患者评价

| 内　　容 | 相　关　性 |
| --- | --- |
| 既往中心静脉插管史 | 既往有中心静脉留置导管史的患者与中心静脉狭窄有关 |
| 优势手 | 为了减少对生活的不利影响,造瘘选择非优势手 |
| 有否使用起搏器 | 起搏器使用与中心静脉狭窄有一定关系 |
| 严重充血性心衰 | 瘘管可以改变血流动力学和心排血量 |
| 外周动脉或静脉穿刺插管史 | 既往外周动脉或静脉穿刺插管可能损害造瘘血管的血管床(回流) |
| 糖尿病 | 糖尿病常损坏内瘘所需的血管床结构 |
| 抗凝治疗或任何凝血系统疾病 | 异常的凝血功能可能造成瘘管凝血或血流不畅 |
| 影响患者生存期的相关致病因素,如恶性肿瘤或冠心病 | 在某些患者,血管通路建立和维护相关的并发症发病率不能正确评价瘘管的使用情况 |
| 血管通路史 | 既往失败的血管通路会限制用于建立通路的部位;以往失败的原因如果仍然存在的话,可能影响重新建立的瘘管 |
| 心瓣膜疾病或植入假体 | 应考虑与特殊通路相关的感染率 |
| 上臂、颈部或胸部外伤/手术史 | 与外科手术或创伤有关的血管损伤可能限制可用的血管通路部位 |
| 接受活体供肾的肾移植 | 临时性血管通路即可 |

续表

| 内　　容 | 相　关　性 |
|---|---|
| **动脉系统的体检** | |
| 外周血管搏动征<br>如有必要,采用手提式多普勒超声检查 | 完好的动脉系统对制作瘘管非常重要,动脉通畅情况会影响瘘管部位的选择 |
| Allen 试验的结果 | 手部如有异常的动脉血流类型(Allen 试验阳性),禁止制作桡动脉-头静脉内瘘 |
| 双侧上肢血压 | 可以决定是否采取上臂动静脉瘘管 |
| **静脉系统的体检** | |
| 有无水肿的评价 | 水肿提示静脉回流问题,可能限制采用相关部位或肢体瘘管的制作 |
| 手臂粗细比较 | 手臂粗细不同可能提示一侧肢体静脉功能不良或静脉梗阻,可能影响造瘘部位的选择 |
| 上止血带检查静脉走行 | 此法触诊和静脉走行定位有利于选择理想的造瘘静脉 |
| 检查既往中心静脉或外周静脉穿刺插管的证据 | 中心静脉插管可能引起狭窄,影响相关肢体侧的静脉回流,损伤需要造瘘的肢体血管床 |
| 检查手臂、颈部、胸部外科手术/创伤的证据 | 与外科手术或创伤有关的血管损伤可能限制血管通路部位的使用 |
| **心血管功能评价** | |
| 检查心衰的证据 | 血管通路可以加重心力衰竭 |

# 【永久性血管通路选择前的诊断性评估】

制作动静脉内瘘必须选择直径和长度合适的动脉和静脉进行吻合,内瘘如果没有足够的血流量和穿刺长度,即使血管吻合成功也不能成功地用于透析治疗。选择动静脉标准见表 11-2。

**表 11-2　制作上肢动静脉内瘘的动静脉选择标准**

| 静脉检查:<br>(1) 制作自体内瘘的静脉腔直径≥2.5mm<br>(2) 用于移植血管内瘘的静脉直径≥3mm<br>(3) 静脉通路没有节段性狭窄或梗阻<br>(4) 上肢深静脉系统通畅 | (5) 没有同侧中心静脉狭窄或梗阻<br>动脉检查:<br>(1) 两上肢的动脉压差不得超过 20mmHg<br>(2) 动脉腔直径大于 2.0mm<br>(3) 有掌动脉弓 |
|---|---|

下列患者在制作血管通路前应该进行静脉造影。

1. 计划造瘘部位的肢体有水肿。

2. 为了明确造瘘部位的静脉走行。

3. 肢体大小不一,而又必须在该侧肢体造瘘。

4. 在计划造瘘的肢体侧,目前或既往有过锁骨下静脉插管。

5. 在计划造瘘侧的回流静脉内,目前或既往有起搏器。

6. 在计划造瘘的回流静脉,该侧既往有胳臂、颈部或胸部创伤或外科手术。

7. 在计划造瘘的肢体,既往有多次内瘘手术。

## 【建立永久性血管通路的选择次序】

慢性透析患者建立动静脉瘘管部位的选择次序如下。

### 一、腕部桡动脉-头静脉内瘘

见文末彩图 11-1。

### 二、肘部肱动脉-头静脉内瘘

腕部桡动脉-头静脉和肘部肱动脉-头静脉建立的动静脉内瘘是较理想的通路,主要优点有:①一旦建立瘘管,具有很好的通畅率;②与其他类型的通路比较,管路狭窄、感染和窃血现象等并发症发生率低;③血流量随时间推移越来越能满足治疗的需要;④狭窄和血栓形成的手术或者介入治疗比较方便,而且成功率高。但是,以上瘘管也有一些缺点:①静脉不能充分扩张,血流量不能达到理想水平;②成熟期比较长,在制作瘘管后 1 ~ 3 个月,才能使用,因此,瘘管必须在需要透析前几个月制作,或在瘘管成熟期内,采用临时性血管通路;③在一些患者静脉穿刺要比移植血管难度大;④扩张的静脉在前臂很易看见,感觉不美观;⑤发生窃血综合征,主要在上臂内瘘。

### 三、如果无法建立上述两种内瘘,可采用下列方式建立内瘘

1. 贵要静脉移位建立内瘘。

2. 使用聚四氟乙烯人造血管建立动静脉内瘘或下肢大隐静脉移植内瘘。

3. 肱动脉浅表化,与贵要静脉吻合建立内瘘。

## 【常见内瘘及吻合术式】

### 一、自体血管内瘘

（一）**腕部**　桡动脉-头静脉、桡动脉-贵要静脉、尺动脉-贵要静脉和尺动脉-头静脉之间建立内瘘;此外,还可以采用鼻烟窝内瘘。

（二）**肘部**　肱动脉-贵要静脉、肱动脉-头静脉、肱动脉-肘正中静脉建立内瘘(见文末彩图 11-2)。

（三）**其他部位内瘘**　如踝部、大腿部内瘘、腋静脉内瘘等,很少采用。

自体动静脉内瘘吻合方式有端侧吻合、侧侧吻合及端端吻合三种,目前以端侧吻合最常用。

### 二、移植血管内瘘

（一）**移植血管材料**

1. **人尸动脉**　具有管壁厚、弹性好、支架作用强、组织相容性佳、来源容易、价格低廉等优点,其处理方法有化学法(酒精乙醚法)和物理法(冷冻辐射法)两种,经物理法处理的血

管还有保存时间长、携带方便等特点,但选择人尸动脉作移植材料其长度和管径受一定限制,特别是作袢式血管移植时,常需两条人尸动脉,长期通畅率及穿刺使用时间均不如人造血管,血管瘤发生率较高。

2. 人造血管(E-PTFE) 具有生物相容性好、长期通畅率高、血流量大、口径和长度可任选、能反复穿刺及使用时间长等优点,缺点是价格昂贵、手术难度高及术后易发生血清性水肿。

3. 同种异体和自体大隐静脉或脐静脉 具有共同的缺点,血管壁薄易塌陷、穿刺部位内膜增生硬化,狭窄发生率高、长期通畅率低。自体大隐静脉移植手术复杂,破坏了大隐静脉的连续性,临床上多用来作短距离移植血管搭桥。

4. 异种血管 如牛颈动脉。

**(二) 移植血管术式**

1. 直桥式(J 形)吻合 配对动静脉相距远或远端静脉纤细,可采用该术式,移植血管两端与动静脉通常作端侧吻合或端端吻合,应根据所选血管的血供情况而定,移植的血管可供透析穿刺使用,移植血管材料可选用人尸动脉、静脉、人造血管。

2. 袢式(U 形)吻合 在前臂、上臂或大腿处移植血管通过 U 形皮下隧道,将其两端分别与所选的动静脉端侧或端端吻合(见文末彩图 11-3),透析穿刺选在移植血管袢上进行,主要选用人造血管和人尸动脉作移植血管材料。

3. 间插式吻合 是指原移植血管上的某一部分因血栓形成、狭窄、堵塞、感染及动脉瘤形成作节段性切除后,选用相应长度的移植血管在两个断端间插入搭桥,可选用自体大隐静脉、同种异体大隐静脉、人尸动静脉及人造血管。

4. 跨越式吻合 利用适当长度的移植血管跨越原动静脉病变部位在其两端正常血管部分之间搭桥。

# 【内瘘的穿刺使用】

1. AVF 成熟的定义及判断标准

(1) AVF 成熟的定义:指内瘘透析时易于穿刺,穿刺时渗血风险最小,在整个过程中均能提供充足的血流,能满足每周 3 次以上的血液透析治疗。血流量不足定义为:透析时泵控血流量小于 200ml/min。

(2) AVF 成熟判断:①物理检查:吻合口震颤良好,无异常增强、减弱或消失;瘘体段静脉走行平直、表浅、易穿刺,粗细均匀,有足够可供穿刺的区域,瘘体血管壁弹性良好,可触及震颤,无搏动增强或减弱、消失。②测定自然血流量超过 500ml/min,内直径大于等于 5mm,深度小于 5~6mm,即国内专家共识的"5 原则"。

2. AVF 穿刺时机及方法

(1) 建议手术 8~12 周以后,至少 1 个月内瘘成熟后开始穿刺。适当延长内瘘的首次穿刺时间,可减少内瘘功能不良的发生率。

(2) "周中穿刺"原则:首次穿刺血肿发生率高,为便于发生并发症的观察和处理,在一周当中做首次穿刺最安全。

(3) "湿针"技术:采用充满生理盐水的穿刺针穿刺,不用干针穿刺,穿刺后通过注射盐水检查穿刺部位有无渗出肿胀,无渗出再接血路管,避免回血渗出皮下,形成血肿损害。

（4）穿刺针选择：内瘘使用最初阶段，建议使用小号（17G）穿刺针，较低的血流量（180～200ml/min）。

（5）穿刺顺序与方法：近心端到远心端进行阶梯式或纽扣式穿刺，不推荐定点穿刺，避免吻合口附近穿刺。穿刺针与皮肤呈20°～30°，动脉针推荐向心穿刺。

（6）穿刺时注意严格无菌原则。

（7）首次穿刺透析后护士拔针后压迫20～30分钟。

## 【血管内瘘的并发症】

### 一、出血

出血并发症易发生在术后24小时内，常发生在麻醉穿刺点及手术切口处，这些皆由手术操作所致，而全身出血常与尿毒症血小板功能紊乱及肝功能受损有关，术前应加以纠正，如改善贫血及充分透析，合成的血管加压素（DDAVP）可在术前及术后应用。DDAVP可刺激内皮细胞释放贮存的第Ⅷ（Willebrand）因子进入循环，使出血时间恢复正常，并增加血小板的黏附力及聚集，常在术前1小时静脉应用0.3μg/kg，未见严重副作用，8小时后出血时间恢复至治疗前的水平。

迟发性出血见于动脉瘤形成及感染，急诊处理对出血点进行压迫并适时手术。

### 二、血栓

血栓形成是内瘘失败的常见原因，常发生在血管狭窄处，应告知患者对血管进行自我监测，透析时观察静脉压上升情况及尿素的再循环，用多普勒超声可准确测定血栓部位，可使用经皮血管成形术或血管内扩张术进行治疗。血栓形成的其他因素为过度脱水及低血压等。

血栓部位及血管类型与预后相关，当桡动脉-头静脉吻合或肱动脉-头静脉吻合瘘口形成血栓时，在血栓部位可行手术治疗，应尽可能在血栓尚未机化前行取栓术。

采用侵入性血管内溶栓术逐渐增多，即在X线下将导管插入血栓部位灌注溶栓剂，如链激酶或重组组织纤维蛋白溶酶原激活物（t-PA）；还可用带气囊的导管取栓，手术成功率近90%。

### 三、感染

终末期肾衰竭患者易发生感染，特别是术后感染，贫血可使单核吞噬细胞、中性粒细胞及T、B淋巴细胞介导的免疫反应下降，肾衰竭患者发生咽部，皮肤链球菌感染的概率为70%，而正常人仅为15%，另外血管手术应严格无菌，术后应用抗生素，尤其在糖尿病等易感患者更需如此。

术后伤口感染应引起足够重视以免引起继发性出血，患者须住院治疗直到完全康复，治疗应在病原微生物监测的基础上进行，化脓性伤口应行清创，尽量引流脓液用生理盐水冲洗，如果血管发生感染应将血管结扎，如为特殊菌感染应每日换药，视情况结扎瘘口。

移植血管的早期感染应静脉应用大剂量抗生素，治疗无效者应将血管切除，术后血管周围因有纤维包绕使手术难度增大，移植血管切除术后动、静脉残端应仔细修复，避免前臂水肿,感染及出血。

移植血管穿刺部位也易发生感染,在抗感染措施下可绕过感染部位建立血管旁路,暴露感染部位,据报道该法可使 50%~60% 的患者得以恢复,在伴有局部脓肿形成或有全身感染时或革兰阴性菌感染时,治愈率降低。

## 四、窃血综合征

瘘口的动脉远端往往有低灌注,其发生率为 1.6%~20%,全身性动脉硬化及糖尿病患者更易发生,术后患者常感手部发冷或无力,较重者感手部疼痛及麻木、检查时发现手背水肿或发绀。

术中对动静脉进行仔细的吻合可减少窃血综合征的发生率,瘘口的血流量与动脉端血流量和瘘口大小有关,一般使吻合口口径控制在 5mm,但应仔细操作以免血流量低于 200ml/min,精确的方法应在术中及术后用多普勒测定。

当术前存在动脉损伤时也易发生窃血综合征,血管造影常显示有血管狭窄。

轻度窃血在术后一个月左右可自行改善,较重者应重新手术以减少瘘口血流量,桡动脉-头静脉吻合口发生窃血的概率较低,因为有尺动脉形成掌弓改善手部血供。

## 五、血管狭窄

血管狭窄易发生在瘘口,尤其在静脉端数厘米内或反复穿刺部位,与手术操作不当或局部纤维增生有关,狭窄时可用 PTFE 血管绕过狭窄部位进行吻合,或用血管扩张术进行治疗,并可反复扩张,但该方法再狭窄的发生率较高,最终需外科手术。

血管狭窄可以采用腔内血管成形术(PTCA)处理,PTCA 可使 30%~40% 的患者瘘管保持通畅 90 天,尽管可重复使用 PTCA 手术治疗狭窄,有些弹性狭窄还可以放支架,但由于再狭窄发生率高,价格比较贵,故国内大多直接采用手术修复。

## 六、血管瘤

在瘘口及穿刺部位易形成假性血管瘤(见文末彩图 11-4),PTFE 血管发生血管瘤概率为 10%,自体血管为 2%,在血管瘤部位易发生感染。可用手术切除血管瘤,PTFE 血管作旁路搭桥手术。

## 七、肿胀手综合征

由于回流静脉被阻断或者动脉血流压力的影响,造成肢体远端静脉回流障碍,如果血管吻合后静脉流出道梗阻,动脉血流通过侧支循环流经手部静脉或尺侧静脉(贵要静脉)或深静脉,严重影响手部静脉的回流,出现肿胀手。早期可以通过握拳增加回流,减轻水肿,长期肿胀必须重新制作内瘘(见文末彩图 11-5)。

## 八、心力衰竭

一个成熟内瘘血流量可达 400~2000ml/min,上臂内瘘和大腿部位内瘘由于血流量大,较易引起心力衰竭,前臂内瘘发生心力衰竭比较少见,一旦发生,可采用内瘘包扎压迫,必要时采取外科手术缩小瘘口。

## 【血管通路的评价】

血管通路相关并发症是慢性透析患者入院治疗的主要原因。美国肾脏病数据系统1995~1997年度报告指出,血管通路功能衰竭(通常由于血栓形成)是血液透析患者住院最常见的原因,大幅增加了总体费用。在一些治疗中心,由于通路并发症的住院天数占了终末期肾病(ESRD)患者总住院天数的大部分。通过预期监测发现永久性血管通路的最主要问题是狭窄和血流量不足,两者都是通路血栓形成的重要因素。同时,瘘管狭窄和动脉端血流量不足常是再循环增加的重要原因,结果引起患者透析不充分。

### 一、血管通路狭窄的临床评估

经常性凝血(定义为每月发作一次以上)、穿刺后止血困难(发生在拔针后20分钟以上,常常是由于通路内压力过高所致)以及手臂持续肿胀,都提示通路狭窄的存在。然而,这些现象和透析不充分参数(URR 和 Kt/V 减少)一样,常是通路功能衰竭晚期表现。

中心静脉狭窄是使用导管较严重的并发症,据报道锁骨下静脉导管置入的患者20%~50%可发生静脉狭窄(图 11-6)。颈内静脉置管后狭窄发生率相对低一些。导管相关性感染可使狭窄率增加3倍。通路建成后狭窄形成时,同侧肢体水肿的发展是缓慢的,但却是进行性的。连续地测量手臂的周径可发现中心静脉狭窄,手臂周径渐进性增加是进行超声或血管造影术检查的指征。

拔除透析针后出血时间延长(大于20分钟)提示通路内压力增高。

对于有足够流量的通路,在血泵运转时对两个穿刺针之间的血管加压,泵前负压和静脉壶正压稍微或没有任何变化。如果透

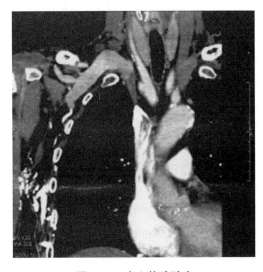

图 11-6　中心静脉狭窄

析时轻轻按压两个穿刺针之间的血管,结果导致静脉壶压力明显升高,说明在静脉段输出口出现狭窄,并出现明显再循环。阻断后出现泵前动脉负压升高时,常是动脉针前动脉段出现狭窄,往往同时有动脉流入量不足。此试验在移植血管的阳性率比自体动静脉内瘘低。

### 二、血管通路血栓形成危险性的监测方法

血流量是预警瘘管开放或血栓形成的最好指标,这一参数的测量需要投入大量的时间和精力。目前使用的所有方法都是通过直接或间接地评估通路流量来评估瘘管通畅情况,常用方法列于表 11-3。迄今为止,大多数用于筛选通路狭窄的有效临床技术仍是测定再循环、低血流量时透析器后静脉壶压力(PDC)和无流量条件下瘘管内压力(PLA)。目前联机血流量测定技术的应用在递增,有可能成为一种标准方法。

在采用瘘管狭窄评估方法时,以下建议必须考虑:第一,检测方法能发现狭窄的存在,并

具有相当的正确性及可重复性。由于移植血管内发生狭窄较常见，对发现狭窄的灵敏度和特异性低于 75% 的试验是不可取的。第二，检测方法应在血栓形成之前就能发现损伤的存在。即通路管腔缩小 50% ~70% 之间就能被检测到。

表 11-3　通路功能的评估

| 物理检查 | 通路流量 |
|---|---|
| 　通路再循环 | 　稀释法 |
| 　以尿素为基础 | 　多普勒流量超声 |
| 　稀释技术 | 　磁共振血管摄影术（MRA） |
| 　Kt/V 不可解释的降低 | 　通路解剖 |
| 压力 | 　多普勒超声（灰阶） |
| 　动态的静脉和泵前压力 | 　通路内超声 |
| 　静态的动脉和静脉压力 | 　血管造影 |

（一）**再循环**　测定方法前已述及。通路再循环只有在通路流量降至小于或等于血泵所设置的流量才会发生，结果是透后血液返回到动脉穿刺针头，稀释进入透析器的血液溶质浓度，导致透析不充分。清除率虽然不受影响，但被清除的溶质量下降。

使用外周静脉血作为样本计算再循环，可能高估再循环量，这是由于心肺再循环及瘘管再循环使外周静脉 BUN 明显高于动脉血之故。另外在用尿素稀释法测量再循环量时，在无瘘管患者测定值由于心肺再循环及尿素本身对测定值的影响，可高达 10% 或更高。心力衰竭患者再循环值高达 25% ~40%。

采集血样方法，将血泵流量减至 120ml/min 10 秒时采外周血样本，用这个方法计时准确是决定性因素。

在通路流量低于通常的处方流量（即血泵流量在 300~500ml/min 范围内）、瘘管的开放难以维持的情况下，再循环对于检测移植血管功能衰竭不如对自体内瘘有价值。移植血管通路血流量低于 600~700ml/min 时就已处于血栓形成的危险中，但当流量超过透析器处方血流量（350~500ml/min），其危险性通常不能用测量再循环方法来发现。移植血管已有再循环时应全面检查移植血管，因为流量在 300~500ml/min 时血栓形成的危险性非常高。

（二）**动态压力的测量**　静脉壶压力（PDC）持续升高是静脉狭窄的一个征象。血流量 200ml/min 状态下测量出的静脉压，比通路内实际压力高四倍，这主要是穿刺针头阻力的结果。在同样血流量状态下，血细胞比容在 20% ~36% 之间的变化，使动态压产生 5~15mmHg 的变化。动态压的测量对静脉针孔部位阻塞非常敏感，即使在低血泵流量的情况下针孔阻塞亦可产生较高的 PDC 值。

动态压力需要连续性的测量，应在通路第一次使用时确定基线值。应在每次透析开始后 2~5 分钟内测量动态压，静脉穿刺针必须在静脉内，针头通畅而不被管壁阻挡。压力阈值必须是三次连续透析治疗中的平均数。PDC 的逐步升高提示有静脉吻合口狭窄。

（三）**通路内静压**　通路内压力（PIA）反映通路异常灵敏度和特异性优于静脉壶的压力。PIA 的测量去除了流量和穿刺针头被部分阻塞的影响。由于系统血压影响通路内压力，使用通路内压力与系统血压的比值，而不是单独应用通路内压，会使通路内压力测量的应用更加精确。PIA/MAP（平均动脉压）的测量优于静脉压，更有利于证实聚四氟乙烯（PTFE）移植血管内压力的升高和静脉输出口狭窄。

检测通路内压力比(EQPIA/MAP)是在血泵关闭时测量的静脉壶压力和瘘管与静脉传感器间的高度差(ΔH)来决定的,下面举例说明 EQPIA/MAP 的计算方法:

测量 MAP:如果患者血压为 190mmHg/100mmHg,MAP = 1/3 脉压+舒张压 = 30+100 = 130mmHg。

测量静态瘘管内压:

(1) 关闭血泵,夹住连接静脉壶上游的血路管,测得静脉壶压力为 60mmHg(图 11-7)。

(2) 应用公式计算压力补偿值:压力补偿值=3.4+0.35×H(高度 cm)(此公式为经验公式),高度指手臂到静脉壶中央的垂直距离,如果高度为 35cm,那么,补偿值 = 3.4+35×0.35 ≈15mmHg。

(3) 加上补偿值,计算实际的瘘管内压 = 60+15 = 75mmHg。

(4) 计算瘘管内压与平均动脉压比值(EQPIA/MAP),本例 = 75/130 = 0.58

本例根据计算结果大于 0.5,说明瘘管存在狭窄的风险。

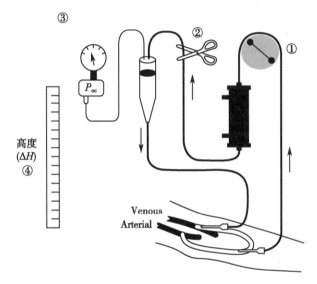

**图 11-7　测量通路内压力的简易方法**

**(四) 流量的测定**　由于移植血管流量小于 600～800ml/min 与血栓形成相关,所以流量的测定是监测通路的首选方法。通路流量和再循环测量和压力测量一样,应成为常规。

**(五) 通路流量直接测量法**　透析中直接测定通路流量的方法大多采用稀释法原理,血流量 Q(ml/min)用以下公式测量:

$$Q = M/S$$

这里 M(mg)是指示剂注射量,S(min·mg/ml)是指示剂的时间-浓度曲线下面积。

超声稀释法测量血流速率精确而又简便,目前大多数采用 HD02 型测定仪。根据上海长征医院血透室测定结果,普通维持性血液透析患者中,瘘管狭窄发生率达 20%～25%,需要提前干预保证瘘管的有效血流量。

## 三、血管通路流量和解剖的评估方法

**(一) 多普勒超声**　这是一项无创性检查技术,可以使流经动静脉瘘管和移植血管的血液在屏幕上显像。应用 Phillips 700 多普勒超声仪测定通路流量与超声稀释法测定结果相关性好。此外,多普勒超声还有评估狭窄程度和动脉瘤的作用。

**(二) 磁共振血管摄影术** 用这项技术测量通路流量非常准确,但因价格昂贵而无法常规应用。

**(三) 血管内超声** 该技术处于研究阶段,主要应用于血管成形术后对形态学和通畅程度的评估。

**(四) 数字减影血管造影术(DSA)** 血管造影术(瘘管造影)是评估通路腔以及通路静脉系统解剖的金标准。瘘管造影术发现静脉狭窄应立即经皮腔内血管成形术加以纠正。

血管内瘘的监测处理可采用下列步骤,见图 11-8。

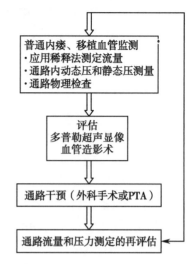

图 11-8 血管内瘘的监测处理

(叶朝阳)

# 参 考 文 献

[1] National Kidney Foundation. 2006 NKF-K/DOQI clinical practice guidelines for vascular access:update 2006. Am J Kidney Dis. 2006,48(suppl 1):S177-S277.

[2] 叶朝阳. 血液透析血管通路的技术与临床应用. 第 2 版. 上海:复旦大学出版社,2010.9.

[3] 中国血液透析血管通路专家共识. 中国血液净化杂志,2014,8(13):548-558.

[4] Caroli A,Manini S,Antiga L,et al. for the ARCH project Consortium. Validation of a patient-specific hemodynamic computational model for surgical planning of vascular access in hemodialysis patients. Kidney Int,2013, 84(6):1237-1245.

[5] Dember LM,Beck GJ,Allon M,et al. Dialysis Access Consortium(DAC)Study Group. Effect of clopidrogrel on early failure of arteriovenous fistulas for hemodialysis:a randomized controlled trial. JAMA,2008,299(18): 2164-2171.

[6] Jaberi A,Muradali D,Marticorena RM,et al. Arteriovenous fistulas for hemodialysis:application of high-frequency US to assess vein wall morphology for cannulation readiness. Radiology,2011,261(2):616-624.

[7] Lin CC,Yang WC,Chen MC,et al. Effect of far infrared therapy on arteriovenous fistula maturation:an open-label randomized controlled trial. Am J Kidney Dis,2013,62(2):304-311.

[8] Lok CE,Davidson I. Optimal choice for dialysis access for chronic kidney disease patients:developing a life plan for dialysis access. Semin Nephrol,2012,32(6):530-537.

[9] Lok CE,Sontrop JM,Tomlinson G,et al. Cumulative patency of cotemporary fistulas versus grafts(2000-2010). Clin J Am Soc Nephrol,2013,8(5):810-818

[10] MacRae JM,Ahmed SB,Hemmelgarn BR. Alberta Kidney Disease Network. Arteriovenous fistula survival and needling technique:long-term results from a randomized buttonhole trial. Am J Kidney Dis,2014,63(4): 636-642.

[11] Muir CA,Kotwal SS,Hawley CM,et al. Buttonhole cannulation and clinical outcomes in a home hemodialysis cohort and systematic review. Clin J Am Soc Nephrol,2014,9(1):110-119.

[12] Murea M,James KM,Russell GB,et al. Risk of catheter-related bloodstream infection in elderly patients on

hemodialysis. Clin J Am Soc Nephrol,2014,9(4):764-770.

[13] Okada S,Shenoy S. Arteriovenous access for hemodialysis:preoperative assessment and planning. J Vasc Access,2014,15(suppl 7):1-5.

[14] Palmes D,Kebschull L,Schaefer RM,et al. Perforating vein fistula is superior to forearm fistula in elderly haemodialysis patients with diabetes and arterial hypertension. Nephrol Dial Transplant,2011,26(10):3309-3314.

[15] Pirozzi N,Apponi F,Napoletano AM,et al. Microsurgery and preventive haemostasis for autogenous radial-cephalic direct wrist access in adult patients with radial artery internal diameter below 1.6 mm. Nephrol Dial Transplant,2010,25(2):520-525.

[16] Rothera C,McCallum C,Huang S,et al. The influence of between-needle cannulation distance on the efficacy of hemodialysis treatments. Hemodial Int,2011,15(4):546-552.

[17] Tangri N,Stevens LA,Griffith J,et al. A predictive model for progression of chronic kidney disease to kidney failure. JAMA,2011,305(15):1553-1559.

[18] Vachharajani TJ,Moossavi S,Jordan JR,et al. Reevaluating the fistula first initiative in octogenarians on hemodialysis. Clin J Am Soc Nephrol,2011,6(7):1663-1667.

[19] Vaux E,King J,Lloyd S,et al. Effect of buttonhole cannulation with a polycarbonate peg on in-center hemodialysis fistula outcomes:a randomized controlled trial. Am J Kidney Dis,2013,62(1):81-88.

[20] American Society of Diagnostic and Interventional Radiology. http://www. asdin. org/.

[21] Atlas of Dialysis V ascular Access. http://www. theisn. org/hemodialysis/education-by-topic.

[22] Fistula First initiative:http://www. fistulafirst. org. Physical examination of arteriovenous fistula. http://www. youtube. com/watch? v=m1-C61AOY3Q.

# 第 12 章

## 透析抗凝

透析抗凝是血液透析技术的重要组成部分。适当的抗凝不仅能减少透析器凝血和患者失血,还能保证透析的充分性。

## 【体外循环与凝血】

在透析过程中,患者血液与穿刺针、静脉内插管、导管及透析膜等体外循环装置的内表面相接触,这些表面均有不同程度的致凝血性,可引起透析凝血。尤其在动静脉壶内血液接触空气,更易发生凝血。体外循环的凝血开始于白细胞和血小板的活化,导致其膜泡形成,细胞表面富含脂类的微粒脱落,引发凝血酶形成,从而激活凝血级联反应,进一步促进凝血酶形成和纤维蛋白沉积。严重的凝血会阻塞透析管路,妨碍体外循环继续进行。促进凝血的因素列于表 12-1。

表 12-1　体外循环促进凝血的因素

| | |
|---|---|
| 低血流量 | 透析中输注血液或血液制品 |
| 高血细胞比容 | 透析中输注脂肪制剂 |
| 高超滤率 | 使用动静脉壶(空气暴露,气泡形成,血液振荡) |
| 透析通路再循环 | |

理想的抗凝目标是在使用最小量抗凝剂情况下,能保证血液透析正常进行,并且不影响透析膜的生物相容性,不影响全身凝血系统,避免出血并发症的发生。理想的抗凝剂应具备以下特点:①抗血栓形成作用较强;②出血危险性较小;③抗凝作用最好只局限于透析器中;④药物监测简便易行;⑤长期使用无全身不良反应;⑥使用过量应有相应的拮抗药物。

## 【透析中凝血的监测】

### 一、目视检查

体外循环凝血征象列于表 12-2。透析中用生理盐水冲洗管路有助于观察循环凝血情况,但在冲洗时已形成的血凝块有可能被冲入透析器导致中空纤维凝血。尤其在连续性肾脏替代治疗中,由于治疗时间长,如反复冲洗管路,血块不断进入透析器可导致严重凝血,降低滤过率。因此观察中要特别注意透析器动脉端口血凝块阻塞情况,并以此作为调整肝素用量和盐水冲洗频率的参考指标。

表 12-2　体外循环凝血征象

血液发黑
透析器中有阴影或黑色条纹
动静脉壶中出现泡沫,继之血凝块形成
血液迅速冲入传感监测器
透析器后静脉管路中的血液不能继续进入静脉壶而倒灌入管路
透析器动脉端口出现血凝块

## 二、体外循环压力

根据血栓形成的位置不同,体外循环凝血时动静脉压力改变不同。使用带有泵后动脉压力监测器的管路可根据泵后压和静脉压差来判定凝血部位。此差值增加见于动脉壶凝血或透析器本身凝血(泵后压升高,静脉压降低)。若凝血发生于静脉壶或其远端,则泵后压和静脉压先后均增高。若凝血广泛,则压力增加更显著。静脉穿刺针凝血或位置不良也可使压力增加。

## 三、透析后透析器外观

通常可有少量纤维发生凝血,透析器端口常有小血凝块或白色沉积物(尤其在高脂血症患者)聚集。必须记录透析器凝血情况作为下次透析抗凝剂用量调整的参考,可通过估计凝血纤维所占比例来进行凝血程度分类,一般少于 10% 的纤维凝血为 1 级凝血;少于 50% 为 2 级凝血;多于 50% 为 3 级凝血。

## 四、透析器残余容量测定

透析器复用的透析中心,应在每次治疗后采用自动或人工的方法测定凝血引起的血室容量降低情况。可通过比较透析前和透析后纤维束容量来测定。在 5~10 次复用中每次透析后血室容积降低少于 1% 的透析器方适于下次复用。

## 五、凝血时间测定

作凝血检测的血样应从动脉管路上肝素注入处前采取,以反映患者而非体外循环的凝血状态。不可从应用抗凝剂封管的深静脉导管抽血检测凝血时间。

(一) 活化部分凝血活酶时间(activated partial thromboplastin time, APTT)　APTT 用于评价内源性凝血途径(前激肽释放酶,高分子量激肽原,因子Ⅻ、Ⅺ、Ⅸ、Ⅷ)和最终共同途径(因子Ⅱ、Ⅴ、Ⅹ,纤维蛋白原)的活性,仅适用于监测肝素,但肝素抵抗状态时由于因子Ⅷ水平升高会导致检测误差。狼疮患者体内的抗凝物质也会使基础值升高。APTT 检测结果个体差异很大,因此许多透析中心建立自己的正常值范围作为对照,采用 APTT 与对照组的比值(APTTr)调整抗凝目标。

(二) 全血部分凝血活酶时间(whole-blood thromboplastin time, WBPTT)　与 APTT 类似,但可进行床边检测。WBPTT 试验方法如下:向 0.4ml 血样中加入 0.2ml 肌动蛋白 FS 试剂(thrombofax)以加速凝血过程。将此混合物置入 37℃ 保温器中 30 秒,然后每 5 秒钟倾斜一次试管直至血液凝集。WBPTT 的延长程度与血液中肝素浓度(在透析适用的范围内)

呈线性相关。不可用于低分子肝素治疗的监测。

（三）**活化凝血时间（activated clotting time，ACT）** ACT 试验操作与 WBPTT 试验相似，但使用硅藻土来加速凝血过程。在血肝素水平较低时 ACT 可重复性低于 APTT。ACT 仅适用于肝素监测。应用可自动倾斜试管和监测血凝块形成的设备，则可提高 WBPTT 和 ACT 的标准化和可重复性。

（四）**Lee-White 凝血时间（Lee-White clotting time，LWCT）** 此试验通常在室温下进行，将 0.4ml 血液加入玻璃试管内，每 30 秒反转一次试管直至血液凝集。其缺点是需时较长、标准化和可重复性相对较差，现已很少使用。

（五）**活化的因子Ⅹa** Ⅹa 因子可以通过显色或功能性凝血检测法进行测定。检测抗Ⅹa 活性有各种不同的实验室方法，并且采用这些方法测定的抗Ⅹa 因子活性可能不一定与其生物效应有必然的相关。Ⅹa 因子活性可用于监测普通肝素，但通常用于监测低分子量肝素及类肝素用量，抗凝目标峰值为 0.4～0.6IU/ml，透析结束时<0.2IU/ml。

（六）**因子Ⅹa 活化 ACT（factor Ⅹa-activated ACT）** 是监测低分子肝素使用较为敏感的试验，但尚未广泛开展。

## 【抗凝技术】

不使用抗凝剂的情况下，在 3～4 小时的透析过程中透析器凝血率很高（5%～10%），导致透析器和管路的损失，并使患者丧失约 100～180ml 的血液（体外循环中透析器和管路容量之和）。对于多数存在中到高度出血风险的患者这是可以接受的，因为此类患者若发生出血可能会导致严重后果，故而比较适合采用无抗凝剂透析。但对于绝大多数无显著出血风险的患者，必须采用某种形式的抗凝治疗。尤其是复用透析器时，合理的抗凝是获得理想复用次数的关键。

世界上不同国家、地区甚至不同透析中心之间，血液透析采用的抗凝方式有相当大的差异。虽然有应用前景的新型抗凝剂不断出现，但肝素仍然是最常用的抗凝剂。在美国，最常用的是普通肝素；而在欧洲，低分子肝素（LMWH）是欧洲最佳实践指南（2002）推荐的抗凝选择；还有一部分血液透析中心采用枸橼酸钠抗凝；在特殊情况下，凝血酶直接抑制剂如阿加曲班，类肝素（达那肝素、磺达肝癸钠）、前列腺素、马来酸萘莫司他可以作为替代抗凝剂。

### 一、普通肝素抗凝

肝素是一种分子量不定的阴离子硫酸黏多糖，可从牛肺或猪肠中提取。肝素在血液中能改变循环抗凝血酶（AT）的构象，导致多种凝血因子，尤其是因子Ⅱa 迅速失活。肝素可刺激血小板聚集和活化，但肝素也可干预血小板表面凝血因子的结合及活化，从而对抗前一作用。

肝素的不良反应有瘙痒、过敏、脱发、骨质疏松、高脂血症、血小板减少及出血等。肝素敏感性在患者之间及同一患者在不同时间的差异很大。对使用肝素引起严重不良反应的患者，可改用其他抗凝方法或使用无肝素抗凝法。

（一）**目标凝血时间** 对于无出血倾向的患者可常规使用全身肝素化法，两种常规肝素法对凝血时间的影响见图 12-1。目标是维持 WBPTT 或 ACT 在绝大部分透析时间延长至基础值的 180%（表 12-3）。但在透析结束时必须缩短凝血时间（WBPTT 或 ACT 延长为基础值的 140%），以减少拔针后穿刺点的出血。

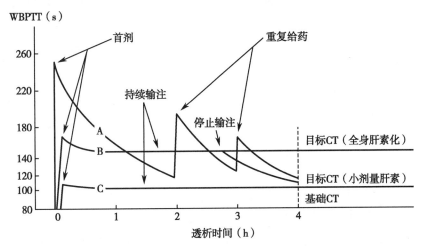

**图 12-1 不同肝素抗凝方法对凝血时间（以 WBPTT 为例）的作用**

CT：凝血时间，以 WBPTT 为例；A：全身肝素化，重复弹丸式给药法；B：全身肝素化，持续输注法；C：小剂量肝素，持续输注法

**表 12-3 透析中目标凝血时间**

| 试验 | 试剂 | 基础值 | 常规肝素 | | 小剂量肝素 | |
|---|---|---|---|---|---|---|
| | | | 应达目标 | | 应达目标 | |
| | | | 透析中 | 透析结束时 | 透析中 | 透析结束时 |
| APTTr | | 1.0 | 2.0～2.5 | 1.5～2.0 | 1.5～2.0 | 1.5～2.0 |
| WBPTT | 肌动蛋白 FS | 60～85s | +80%<br>（120～140） | +40%<br>（85～105） | +40%<br>（85～105） | +40%<br>（85～105） |
| ACT[a] | 硅藻土 | 120～150s | +80%<br>（200～250） | +40%<br>（170～190） | +40%<br>（170～190） | +40%<br>（170～190） |
| LWCT[b] | 无 | 4～8min | 20～30min | 9～16min | 9～16min | 9～16min |

注：APTTr：活化部分凝血活酶时间比值；WBPTT：全血部分凝血活酶时间；ACT：活化凝血时间；LWCT：Lee-White 凝血时间；[a] 测 ACT 有多种方法，部分方法基础值更低，如 90～120 秒；[b] LWCT 的基础值根据试验操作方法不同变化很大

如用 Lee-White 凝血时间，透析中 LWCT 延长至基础值的 180%，透析结束时延长为基础值的 140%。

对于已有 WBPTT 或 ACT 基础值延长超过正常范围的患者，透析中不可将凝血时间进一步延长至基础值的 180%，否则可能引起出血，一般不能超过该透析中心患者平均基础值的 180%。

透析凝血时间列于表 12-3。

**（二）全身肝素化技术** 全身肝素化有两种基本技术。第一种是给肝素首剂量后，继以持续肝素输注。第二种是给肝素首剂量后，必要时间歇重复给药。以下给出这两种方式的标准方案。两种全身肝素给药方案对凝血时间的作用见图 12-1。

1. 肝素持续输注法

（1）给予首剂肝素量（如 2000U），最好通过静脉针给药，并随后用生理盐水将肝素冲入体内,而不要通过动脉端给药,这样可较快达到全身肝素化。

（2）在开始透析前等待 3~5 分钟以使全身肝素化,然后持续向动脉管路内输注肝素（如 1200U/h）。

（3）透析结束前 1 小时停止肝素输注。

2. 肝素间歇给药法

（1）给予首剂肝素量（如 4000U）。

（2）必要时追加 1000~2000U 肝素。

不同的透析中心肝素使用的方法和剂量有很大不同,如有些复用透析器的单位倾向于使用较大剂量的肝素,有些单位只给首剂不给维持量,目前尚缺乏探讨肝素抗凝最佳方案的研究。

持续输注法首剂肝素量少于间歇给药法,这是由于持续输注法凝血时间变化波动小,首剂肝素量只需将 WBPTT 或 ACT 延长至基础值的 180%（见图 12-1 曲线 B）,而间歇给药法凝血时间变化波动大,首剂肝素量必须将 WBPTT 或 ACT 延长至超过基础值的 180%（见图 12-1 曲线 A）。

3. 肝素剂量的调整

（1）体重与肝素剂量的关系:有药代动力学研究表明肝素分布容积随体重增长而增加,但多数透析中心对于体重在 50~90kg 之间的患者不常规按照体重调整剂量。

（2）口服抗凝剂与肝素剂量的关系:越来越多的老年患者口服香豆素类抗凝药治疗,这类患者如 INR<2.5 时透析仍需抗凝,但人工心脏瓣膜置换术后 INR 值>3 的患者透析时通常不需要应用肝素。与此类似,服用阿司匹林和其他抗血小板药物的患者也需要标准的肝素剂量抗凝,但在血小板减少症（<500×10^9/L）患者中,应减少肝素剂量或不用肝素。较新的口服抗 Xa 因子抑制剂（阿哌沙班、利伐沙班）和直接凝血酶抑制剂（达比加群）也已进入临床使用。此类新型药物主要经肾脏排泄,因此有可能在透析患者体内蓄积,从而增加出血风险,如何调整肝素用量目前临床上还缺乏经验,宜小心使用。

4. 停止肝素输注时机 透析患者肝素半衰期平均为 50 分钟（30 分钟~2 小时）。对平均半衰期 1 小时的患者,透析中输注肝素使 WBPTT 或 ACT 延长至基础值的 180%,若在透析结束前 1 小时左右停止应用肝素,则透析结束时 WBPTT 或 ACT 为基础值的 140%。对于使用深静脉导管血管通路的患者,由于不存在透析结束时血管穿刺点压迫止血的问题,肝素可一直使用至透析结束。

**（三）全身肝素化发生的凝血** 全身肝素化中体外循环凝血发生率较低,通常不须改变肝素用量。凝血发生时需分析其可能原因。多数原因是可以消除的。操作过程中引起凝血的原因如表 12-4 所示。若反复出现凝血,则要进行个体化原因分析并调整肝素剂量。

**（四）全身肝素化的出血并发症** 全身肝素化后,在伴出血性胃肠道病变（胃炎、消化性溃疡或血管发育不良）、近期手术、心包炎或糖尿病视网膜病变的高危患者中出血并发症的发生率为 25%~50%。再次出血可波及中枢神经系统、腹膜后及纵隔。尿毒症相关的血小板功能缺陷可加重出血倾向,血管内皮细胞功能异常也可加重出血。

如发生穿刺部位的出血,除了重新确定肝素剂量,还必须评价是否因血管通路狭窄造成血管通路内压力增加而导致穿刺点出血,另外还要排除有无穿刺技术方面的问题。

**（五）肝素相关并发症** 除了出血,常见的并发症有血脂升高、血小板减少、低醛固酮血症和加重高钾血症,尤其易发生于有一定残肾功能的患者。部分患者还可能出现脱发。

**表 12-4 操作过程中引起凝血的因素**

透析器预冲
    透析器中留有气泡(由于预冲不充分或预冲技术不合格)
    肝素输注管路未预冲或预冲不充分
肝素应用
    持续输注时肝素泵设置不正确
    首剂量不足
    肝素泵启动延迟
    肝素管路上的夹子未打开
    给予首剂量后全身肝素化时间不足
透析管路
    透析管路扭结
血管通路
    由于穿刺针或导管位置不佳或凝血引起的血流量不足
    由于穿刺针或止血带位置不佳引起的管路过度再循环
    由于血流量不足或机器报警而频繁中断血流

1. 肝素诱导的血小板减少 肝素诱导的血小板减少(heparin-induced thrombocytopenia, HIT)有两种类型。1 型 HIT,血小板数量减少的发生为时间和剂量依赖方式,减少肝素量可缓解。2 型 HIT,是抗肝素-血小板因子 4 复合物 IgG 或 IgM 抗体形成所致,多由来自牛的肝素引起,来自猪的肝素较少引起,低分子肝素极少发生。2 型 HIT 的诊断依靠使用绑定的血小板因子 4 肝素复合物的酶联免疫吸附测定(ELISA)阳性及血小板聚集试验的异常发现。与非透析患者 HIT 发生率相比,透析患者发生率并无明显增加。

由于 LMWH 和普通肝素间存在肝素-血小板因子 4 抗体交叉反应,故发生 HIT 后不宜换用低分子肝素抗凝。

2. 血脂异常 肝素激活脂蛋白脂酶,使血液三酰甘油浓度增加。HDL 胆固醇水平降低也与肝素使用有关。

3. 瘙痒 肝素皮下注射时可导致局部瘙痒,据推测肝素可能是透析中瘙痒和其他变态反应的原因。而低分子肝素可用来治疗扁平苔藓相关的瘙痒,其机制是抑制 T 淋巴细胞肝素酶活性。但没有证据表明停用肝素可有效地改善尿毒症性瘙痒。

4. 高血钾 肝素相关的高钾血症,是由肝素引起的醛固酮合成抑制引起的。在少尿的透析患者,据推测醛固酮可能通过胃肠道机制继续促进排钾。

5. 骨质疏松 肝素长期使用可导致骨质疏松。

6. 过敏样反应 见第 15 章。

## 二、有出血风险血透患者的抗凝

(一) 小剂量肝素抗凝法 对于有轻度出血风险的患者推荐应用小剂量肝素抗凝。若监测指标为 WBPTT 或 ACT,则目标凝血时间(见表 12-3 和图 12-1 曲线 C)为基础值的 140%。Lee-White 法目标凝血时间列于表 12-3。另外,部分患者基础 WBPTT 或 ACT 已超过正常范围,目标 WBPTT 或 ACT 值不可超过该透析中心患者平均基础值的 140%;如基础值已超过透析中心平均基础值的140%,则应改用无肝素或局部枸橼酸抗凝。

小剂量肝素化技术最佳方式是给首剂肝素量后,继之持续静脉输注,因持续输注可避免凝血时间大起大落,从而避免重复间歇用药。经典小剂量肝素化技术如下。

1. 测定基础凝血时间(WBPTT或ACT)。

2. 给予首剂肝素750U。

3. 3分钟后复查WBPTT或ACT。

4. 如WBPTT或ACT尚未延长至基础值140%,重复给予肝素一次。

5. 开始透析,肝素输注速度为600U/h。

6. 每30分钟检测一次凝血时间。

7. 调整肝素输注速度以维持WBPTT或ACT在基础值140%,但不要超过该透析中心患者平均基础值的140%。

8. 持续肝素输注直至透析结束。

**(二)局部肝素化** 局部肝素化是使透析器及动静脉管路肝素化,在血液回入患者体内之前,用硫酸鱼精蛋白中和肝素,以减少出血危险的方法。鱼精蛋白为小分子富含精氨酸的蛋白,呈强碱性,可与富含酸性基团的肝素结合形成稳定的盐,使肝素失去抗凝活性。此方法虽然简单且易于监测,但存在肝素反跳、鱼精蛋白的不良反应及需不断调整剂量等缺点,故使用并不广泛。

1. 局部肝素化技术

(1)透析开始不给首剂肝素。

(2)动脉端用肝素泵持续注入肝素,每小时肝素量(U)= $0.15 \times Q_B \times 60$($Q_B$为每分钟血流量),维持透析器内LWCT在30分钟左右,ACT 250秒,而体内抗凝指标维持不变。

(3)静脉端用注射泵持续注入鱼精蛋白,鱼精蛋白用量根据中和试验结果而定。一般情况下,肝素与鱼精蛋白的比例在急性肾衰竭时为1:1,在慢性肾衰竭时为1:(1.2~1.5)。透析中需反复测定管路动脉端和静脉端的凝血时间以调节剂量。

2. 反跳现象 肝素—鱼精蛋白复合物不稳定,在血浆蛋白酶的作用下,鱼精蛋白的分解速度较肝素快,使得游离出的肝素抗凝作用再现,引起出血,此称为反跳现象。多发生于透析3~4小时后,甚至长达18小时后出现。故当透析结束时,若患者凝血时间较正常人延长,应追加小剂量鱼精蛋白。透析结束8小时内应每小时复查凝血时间,若延长,需补充适量鱼精蛋白。

3. 鱼精蛋白的不良反应 过量的鱼精蛋白也有抗凝作用,可引起出血。另外,有时可出现过敏反应,引起心动过缓、呼吸困难、血压下降、颜面潮红及皮疹等表现。

**(三)无肝素透析** 无肝素透析是有活动性出血、中~重度出血风险或有肝素使用禁忌证(如肝素过敏)患者的抗凝选择。其适应证列于表12-5。由于其简单安全,许多透析单位对多数ICU患者常规应用无抗凝剂透析。操作中为防止体外循环凝血,一定要仔细预冲以减少气泡产生,应选择较短的体外循环管路,避免易引起血液淤滞和湍流的设计如管腔内径和三向阀等,降低透析液温度可减少血小板活化。

无肝素透析方案有多种方法,要点如下。

(1)肝素预冲:此步骤为可选项,存在HIT则不用肝素预冲。用含肝素3000U/L的生理盐水冲洗体外循环管路,这样肝素可覆盖于管路和透析膜表面以减轻血栓形成反应。为防止患者全身肝素化,透析开始时要将含肝素的预冲液放掉或在透析前再用不含肝素的生理盐水冲洗管路。

表 12-5　无肝素透析适应证

| | |
|---|---|
| 心包炎 | 甲状旁腺手术 |
| 近期外科手术,有出血并发症或风险。特别是: | 凝血系统疾病 |
| 　血管和心脏手术 | 血小板减少 |
| 　眼部手术(视网膜和白内障) | 颅内出血 |
| 　肾移植 | 活动性出血 |
| 　脑部手术 | 需透析的危重症 |

（2）高血流量:尽量开大血流量,在患者能耐受的情况下设置 250～350ml/min。对于发生失衡综合征风险大的患者,如身材小、透析前血尿素氮浓度很高而不能应用高血流量透析时,可考虑缩短透析时间、应用膜面积小的透析器和/或减低透析液流速。

（3）定时生理盐水冲洗:每 15～30 分钟关闭管路动脉端口用 100～250ml 生理盐水迅速冲洗透析器一次。冲洗频率可按需要增减。用于冲洗而进入患者体内的生理盐水总量要计算到超滤量中加以清除。定时冲洗的目的是检测中空纤维透析器是否凝血,以便及时终止透析或更换透析器。对于定时冲洗是否能减少透析器凝血的发生目前有争议,多数学者认为定时冲洗可减少透析器凝血,但有研究提示定时冲洗可能会把微小气泡冲入空心纤维,反而会促进透析器凝血。

（4）透析器膜材料:肝素分子带有大量负电荷,可吸附于透析器膜表面,据报道肝素包被的膜材料可用于无肝素或小剂量肝素透析。

（5）透析器膜面积:理论上大面积透析器可能凝血风险更大,尤其是血流缓慢的外层纤维。小面积透析器可提供较快的外层纤维内血流速,较适合无肝素透析。

（6）超滤量和置换量:过高的超滤量导致血液浓缩,增加血小板与膜的反应,易引起凝血。

（7）输注血制品或脂肪制剂:据报道经动脉管路输注此类制剂会增加凝血风险。

**（四）局部高浓度枸橼酸抗凝**　由于钙离子是重要的凝血因子之一,故可在体外循环中降低血离子钙浓度达到抗凝目的,以替代无抗凝剂透析。可通过经动脉管路输注枸橼酸钠（可与钙结合）并使用无钙透析液来降低体外循环中离子钙,为避免低离子钙浓度的血液回输入患者体内,要从静脉管路输注氯化钙以补充丢失的离子钙。输注的枸橼酸约 1/3 可经透析清除,剩余 2/3 可很快被机体代谢清除。

数据表明与标准肝素抗凝方法比较,局部枸橼酸抗凝可减少出血发生率,预防血小板活化/脱颗粒因而对血小板影响较小。局部枸橼酸抗凝优于无抗凝剂透析之处:①不需要很高的血流量;②几乎无凝血发生。其主要缺点为需要两路液体输注(枸橼酸和氯化钙)及监测血钙浓度。由于枸橼酸代谢可产生碳酸氢盐,此抗凝方法可导致血浆碳酸氢盐含量增加。因此,对易于发生碱血症的患者局部枸橼酸抗凝的使用应十分小心。若长期应用枸橼酸抗凝,则为避免代谢性碱中毒,透析液碳酸氢盐浓度必须降低(可低至 25mmol/L)。长期应用枸橼酸可导致铝负荷增加。研究表明在密切监测的情况下,并发症的发生率较低。增加透析液流量、使用枸橼酸葡萄糖形式可减少碱中毒的发生,对流可增加枸橼酸的清除。

此方法目前已得到多种改进,包括枸橼酸浓度、钙剂补充方式等的改变。报道所使用的枸橼酸浓度从2%到46.7%不等,低浓度枸橼酸使用相对比较安全,但增加了液体输注量,从而会增加患者的超滤量。使用含钙透析液,对于多数无基础低钙血症的患者完成4~5小时的透析可以不用或减少钙剂的输注。该方法是高危出血风险透析患者较为理想的透析方式。

(五) 低浓度枸橼酸碳酸氢盐透析液 此种透析液中用枸橼酸代替乙酸作为酸化剂,浓度为0.8mmol/L,可以通过结合钙离子在透析膜表面起到抑制凝血和血小板激活的作用,从而延长透析器使用寿命。这种透析液可减少肝素用量,也可作为无肝素透析的辅助手段。由于枸橼酸浓度很低,故不需监测患者血液离子钙水平,而且枸橼酸不同于枸橼酸钠,体内代谢后仅产生$CO_2$和水,不会增加透析液碱负荷。

(六) 低分子肝素 低分子肝素(LMWH)相对分子质量4000~6000,是普通肝素(相对分子质量2000~25 000)经化学降解、酶解或筛选后获得的。低分子肝素抑制因子Ⅹa、Ⅻa和舒血管素,但对凝血酶、因子Ⅸ和因子Ⅺ几乎无抑制作用,故部分凝血活酶时间和凝血酶原时间在用药后1小时内仅延长35%,随后也仅有轻度增加,从而降低出血的风险。

其半衰期较长,因此在透析开始一次用药即可,对于一次4小时的透析治疗,透析前一次给予2500~6000IU或50~100IU/kg可提供有效的抗凝作用;对于延时透析分次给药可能效果更好。与普通肝素相比,低分子肝素有较高的生物利用度,可减少与内皮细胞、血浆蛋白和血小板的非特异性结合。因此,低分子量肝素比普通肝素起效更快速,更少引起血小板和白细胞的活化及透析器表面纤维蛋白的沉积。但由于低分子肝素的分子较小,一次给药有可能被透析清除,特别是血液透析滤过治疗。LMWH不能被鱼精蛋白充分中和。

由于那屈肝素(fraxiparin)是法国Choay研究所开发的,低分子肝素的剂量通常用抗因子Ⅹa Choay研究所单位(aⅩaICU)。目前市场上有多种低分子肝素,其分子量、半衰期、抗Ⅹa和Ⅱa因子活性比不同。常见的低分子肝素和常用的初始剂量列于表12-6。低剂量适用于有轻度出血风险的患者。常规的凝血实验不能精确监测LMWH的使用,而应监测血浆的抗因子Ⅹa活性,但抗因子Ⅹa活性检测方法复杂昂贵,目前难以在临床开展。近期有一项初步研究报道称用床边抗Ⅹa因子活性检测的方法来评估亭扎肝素抗凝水平,检测效果较佳。低分子肝素的优势是使用方便、效果确实,可降低长期使用普通肝素诱导的骨质疏松症的风险。欧洲最佳实践指南推荐较之普通肝素,优先使用LMWH。

表12-6 常用的低分子肝素

| 名称 | 分子量(Da) | 抗Ⅹa和Ⅱa因子活性比 | 平均首剂量 |
| --- | --- | --- | --- |
| 达肝素 | 6000 | 2.7 | 5000IU |
| 那曲肝素 | 4200 | 3.6 | 70IU/kg |
| 瑞维肝素 | 4000 | 3.5 | 85IU/kg |
| 亭扎肝素 | 4500 | 1.9 | 1500~3500IU |
| 依诺肝素 | 4200 | 3.8 | 0.5~0.8mg/kg |

1. 过敏反应 报道称"首次使用综合征"不仅与普通肝素也和低分子肝素有关。发生此种反应后,患者似乎对所有类型的肝素均会发生反应。因为肝素带较多负电荷,肝素化的血液通过透析器时可以产生缓激肽和过敏毒素(C3a和C5a),导致低血压。

2. 出血并发症　有报道称慢性肾脏病患者同时使用低分子肝素和氯吡格雷及阿司匹林治疗会发生出血并发症。

（七）前列腺素　天然和合成的血管扩张性前列腺素[前列腺素 $I_2$（$PGI_2$），前列腺素 $E_2$（$PGE_2$）;依前列醇,伊洛前列素]可升高腺苷酸环化酶活性使血小板内环磷酸腺苷（cAMP）浓度增加,从而抑制血小板黏附、聚集,防止血栓形成。可被内皮平滑肌细胞迅速代谢,半衰期为 3~5 分钟。已成功应用于短期和长期透析患者,可用于高危出血患者局部抗凝。前列腺素局部抗凝方法为以 4~8ng/（kg·min）速度向体外循环输注。在使用剂量范围内,这类药物效果稍逊于全身肝素化。前列环素是一种强效的血管扩张剂,不良反应主要包括低血压、潮红、恶心、呕吐、头痛和头晕等。为减少低血压的风险,透析开始前可按 0.5ng/（kg·min）的速度全身用药,再稳步增加至 5ng/（kg·min）,在透析开始时转为透析管路内注射,大约 40% 的剂量可被透析液清除。由于半衰期很短,停药后低血压通常可迅速改善。

（八）重组水蛭素　水蛭素是一种不可逆的多肽凝血酶抑制剂,由水蛭的唾液腺分泌。水蛭素阻断凝血酶引起的纤维蛋白凝结和血小板聚集,是目前发现的最强的凝血酶特异性抑制剂。重组水蛭素除在 63-酪氨酸上缺少一磺基,其结构和氨基酸排列顺序均与天然水蛭素完全相同,故运用重组 DNA 技术,可合成大量水蛭素供临床使用。与肝素不同的是,水蛭素不需要内源性辅助因子如抗凝血酶Ⅲ,也不会引起血小板激活或聚集,因而不导致血小板减少或栓塞。重组水蛭素可以在透析开始时给予一次剂量,也可持续给药。间断性血液透析的负荷剂量范围为 0.2~0.5mg/kg（5~30mg）。可通过测定透析前的 APTTr 来调整首剂量,目标值为 APTTr<1.5 以防止药物蓄积。但由于 APTTr 与血浆水蛭素浓度无关,因此血浆水蛭素检测已得到开展,抗凝目标值为 0.5~0.8μg/ml。水蛭素在肾脏清除,血液透析滤过和大多数高通量透析器可清除水蛭素。其在透析患者体内半衰期延长。据报道约 1/3 的患者产生水蛭素抗体,可增强抗凝作用。出血是主要并发症,没有单纯的对抗剂,所以可能需要备用新鲜冰冻血浆或凝血因子Ⅶa 浓缩物。水蛭素偶尔会引起过敏反应。

（九）比伐卢定　是一种可逆的直接凝血酶抑制剂,半衰期比水蛭素更短。标准输注速率是 1~2.5mg/h[0.009~0.023mg/（kg·min）],调整剂量以达到目标 APTTr 1.5~2。

## 三、其他抗凝方法

（一）类肝素（达那肝素和磺达肝癸钠）　达那肝素含有 84% 硫酸乙酰肝素、12% 硫酸皮肤素和 4% 硫酸软骨素,主要作用于因子 Xa,故使用时应监测抗因子 Xa 活性。在肾衰竭患者半衰期可能延长,透析前应检测抗 Xa 因子活性。对于体重 55kg 以上的患者,推荐首先给予 750IU 负荷剂量;体重 55kg 以下的患者,负荷剂量为 500IU。再予维持量保持抗因子 Xa 活性为 0.4~0.6IU/ml。10% 的患者会发生与 HIT 肝素-血小板因子 4 抗体的交叉反应。近年来发现了一系列戊多糖如磺达肝癸钠,与 HIT 抗体无交叉反应。常用首剂量是 2.5~5.0mg。磺达肝癸钠也有较长的半衰期。应监测抗 Xa 因子,防止类肝素蓄积,透析前抗因子 Xa 活性应≤0.2IU/ml。达那肝素和磺达肝癸钠应用于血液透析滤过时清除率会增加,因此可能需要较高剂量。

（二）其他凝血酶抑制剂　阿加曲班是来源于精氨酸的合成肽,是直接的凝血酶抑制剂,主要在肝脏代谢,已被批准用于 HIT。标准用法为首剂 250μg/kg,维持量 2μg/（kg·

min),或 6~15mg/h,使 APTTr 达到 2~2.5,透析结束前 20~30 分钟停用。阿加曲班由于可与蛋白结合,因此不会被高通量血液透析或血液透析滤过大量清除,但对于肝病患者剂量要更低。美拉加群也是凝血酶抑制剂,可加入至透析液中起到抗凝作用,但尚处于实验阶段。

（三）**马来酸萘莫司他** 甲磺酸萘莫司他是一个半衰期短、可用于局部抗凝的蛋白酶抑制剂。大部分的临床经验来自日本,首剂量 20mg,之后以 40mg/h 的速度输注,并不断调整以维持目标 APTTr 1.5~2,或 ACT140~180 秒。

## 四、连续性肾脏替代治疗的抗凝技术

上述方法均适用于连续性肾脏替代治疗(CRRT),要注意的是此类患者由于通常有多器官功能障碍而更易发生出血。应根据病情特点选择合适的抗凝方法,并须做到抗凝个体化,必须考虑的因素有:①血管通路、体外循环管路的选择及是否使用血泵;②透析膜的特性;③超滤量的设定及前或后稀释的选择;④患者临床情况及是否存在凝血异常。由于 CRRT 抗凝持续时间比间歇血液透析长,抗凝剂的选择和监测对防止其并发症非常重要。

一般小剂量肝素法较适合 CRRT 治疗。由于血流量低,不适合使用无抗凝剂法。前列腺素和局部肝素法使用的鱼精蛋白在此类患者体内副作用可能增加,故也不宜应用。

（一）**肝素** 标准方法是首剂 1000~2000U,继以 300~400U/h 维持。抗凝目标是体内 APTT 延长至基础值的 1.5~2 倍。对于 DIC、血小板减少的患者要大幅减量。有出血风险者不适用。

（二）**局部枸橼酸抗凝** 枸橼酸溶液有望成为较好的 CRRT 抗凝方式。研究表明与肝素相比局部枸橼酸钠抗凝可延长滤器寿命,减少出血发生。适用于活动性出血或 HIT 患者。肝功能不全、低氧血症及外周循环不良患者应慎用枸橼酸钠抗凝。枸橼酸钠输注速度保持动脉端 ACT>200 秒,静脉端 5% 氯化钙速度为 0.5ml/min。治疗过程中定时监测体内和体外循环 ACT 以及血钙浓度以调整输注速率。

目前 CRRT 中枸橼酸钠抗凝的使用方法有两种。一种是将枸橼酸钠与置换液分开输入,根据实际情况调整置换液成分。这种方法的缺点在于难以确定合适的置换液钠及碱基浓度,较易出现电解质紊乱如高钠血症、碱中毒等。第二种方法是将枸橼酸钠加入置换液中,使其成为置换液中的一种成分。这样可保证置换液中总的钠及碱基浓度在生理水平,从而长期使用不会出现电解质紊乱。此种方法的缺点是停止输入置换液后就没有抗凝,因此更换置换液袋时要及时迅速,另外由于枸橼酸钠浓度固定,故无法在很大范围内调节置换液速度。临床上可根据实际情况选用。

（三）**LMWH 抗凝** 推荐在 CRRT 使用低分子肝素(LMWH)时,抗 Xa 目标值为 0.25~0.35U/ml。无论是普通肝素还是 LMWH 都不能通过透析膜。但有研究显示,使用高通量膜比低通量膜需要更多的伊诺肝素。

鱼精蛋白不能完全中和 LMWH 的抗凝作用。但在需要时可以使用。如果是在 8 小时内给予的 LMWH,可以按每 100 抗 Xa 单位给予 1mg 鱼精蛋白的剂量给药。必要时,可按照每 100 抗 Xa 单位应用 0.5mg 鱼精蛋白给予第二个剂量。如果 LMWH 的应用超过了 8 小时,可以考虑给予小剂量的鱼精蛋白。

LMWH 优势在于与普通肝素相比可以减少出血事件的发生,较普通肝素延长了通路的存活时间。但是费用(包括凝血方面的检测)可能会增加。

**（四）前列腺素** 前列腺素可作为 CRRT 的辅助抗凝方法。通常与肝素或 LMWH 联合应用,比单用效果更优越。

（戎 殳）

## 参 考 文 献

［1］ John T. Daugirdas, Peter G. Blake, Todd S. Ing. Anticoagulation. 5th edition. Philadelphia: Wolters Kluwer Health, 2015.

［2］ Apsner R, Buchmayer H, Gruber D, et al. Citrate for long-term hemodialysis: prospective study of 1,009 consecutive high-flux treatments in 59 patients. Am J Kidney Dis, 2005, 45(3): 557-564.

［3］ Brunet P, Simon N, Opris A, et al. Pharmacodynamics of unfractionated heparin during and after a haemodialysis session. Am J Kidney Dis, 2008, 51(5): 789-795.

［4］ Evenepoel P, Dejagere T, Verhamme P, et al. Heparin-coated polyacrylonitrile membrane versus regional citrate anticoagulation: a prospective randomized study of 2 anticoagulation strategies in patients at risk of bleeding. Am J Kidney Dis, 2007, 49(5): 642-649.

［5］ Gritters M, Grooteman MP, Schoorl M, et al. Citrate anticoagulation abolishes degranulation of polymorphonuclear cells and platelets and reduces oxidative stress during haemodialysis. Nephrol Dial Transplant, 2006, 21(1): 153-159.

［6］ Kishimoto TK, Viswanathan K, Ganguly T, et al. Contaminated heparin associated with adverse clinical events and activation of the contact system. N Engl J Med, 2008, 358(23): 2457-2467.

［7］ Greinacher A, Warkentin TE. The direct thrombin inhibitor hirudin. Thromb Haemost, 2008, 99(5): 819-829.

［8］ Ho G, Leblanc K, Selby R, et al. Use of fondaparinux for circuit patency in hemodialysis patients. Am J Kidney Dis, 2013, 61(3): 525-526.

［9］ Krummel T, Scheidt E, Borni-Duval C, et al. Haemodialysis in patients treated with oral anticoagulant: should we heparinize? Nephrol Dial Transplant, 2014, 29(4): 906-913.

［10］ Zhang W, Chen X, Chen Y, et al. Clinical experience with nadroparin in patients undergoing dialysis for renal impairment. Hemodial Int, 2011, 15(3): 379-394.

［11］ Pauwels R, Devreese K, Van Biesen W, et al. Bedside monitoring of anticoagulation in chronic haemodialysis patients treated with tinzaparin. Nephrol Dial Transplant, 2014, 29(5): 1092-1096.

［12］ Wright S, Steinwandel U, Ferrari P. Citrate anticoagulation during long term haemodialysis. Nephrology(Carlton), 2011, 16(4): 396-402.

［13］ 戎殳,叶朝阳,孙丽君,等. 46.7%枸橼酸钠溶液在血液透析患者长期留置导管封管的应用. 中华肾脏病杂志, 2007, 23(2): 110-112.

# 第 13 章

## 急性血液透析

急、慢性肾衰竭符合紧急透析指征的患者,需要进行急性血液透析。急性血液透析技术包括间断血液透析(IHD)、连续性肾脏替代治疗(CRRT)及持续低效透析(SLED)等,本文主要介绍 IHD 的技术要点及处方要求,CRRT 与 SLED 见有关章节。

## 【血液透析处方】

不同患者病情各异,对于急性血液透析的依赖程度也有不同。透析处方应因人而异。

## 一、处方示范

为阐述方便,以 70kg 成年人为例,说明急性血液透析处方。

**急性血液透析(非首次诱导透析)**

**透析时间:4 小时　血液流速:300ml/min**

**透析器:**

透析膜:自行选择

透析器超滤系数(Kuf):自行选择

透析器效率:KoA 800 ~ 1200

**透析液配方(可调整):**

碱基:碳酸氢盐 25mmol/L

钠:145mmol/L

钾:3.5mmol/L

钙:1.5mmol/L(3.0mEq/L)

镁:0.375mmol/L(0.75mEq/L)

葡萄糖:1.11mmol/L(100mg/dl)

磷酸盐:无

**透析液流量:500ml/min**

**透析液温度:35 ~ 36℃**

**超滤:**

总超滤 2.2L,使用容量超滤控制装置,超滤率 0.55L/h

**抗凝:**

见第 12 章。

## 二、透析持续时间和血流量

透析持续时间和血流量是透析处方中最重要的部分。

**（一）缩短首次透析及第二次透析时间**　首次透析,尤其是透析前血尿素氮水平较高>44mmol/L(125mg/dl),应缩短透析持续时间和降低血流量。尿素清除率靶目标应<40%。这就意味成年患者首次透析,通常血流量设为200ml/min(体型瘦小者为150ml/min),透析时间2小时。首次透析时间过长、血流量过高常会导致失衡综合征。这是一种发生在透析中或透析后,与溶质大量快速清除相关的,表现为迟钝、甚至癫痫、昏迷的一组神经系统综合征。透析前血中尿素氮水平越高,发生失衡综合征的风险越大。首次透析后,应对患者进行重新评价,并在第二天继续透析治疗。如果透前血中尿素氮<36mmol/L(100mg/dl),第二次透析时间可增至3小时。此后透析时间可按需延长。但单次透析时间一般不超过6小时,除非透析目的是治疗药物过量。

**（二）序贯透析的频率和剂量与透析充分性**　在急诊状况下,很难给病人大剂量透析。绝大部分重症监护病房(intensive care unit,ICU)患者都存在体液负荷过度,并且尿素分布容积常大于体重50%～60%。静脉留置导管达到的血流量很少超过350ml/min,且存在再循环,尤其股静脉留置导管,其管周血流慢,再循环率高。ICU患者经常发生低血压而被迫中断透析。而且,此类患者常接受缩血管药物治疗,肌肉和皮肤的血流量降低,导致尿素氮和其他代谢产物滞留在组织中。大量静脉输液稀释血中尿素水平,进一步降低透析的效率。

3～4小时急性血液透析的单室尿素清除指数(spKt/V)只有0.9,平衡后Kt/V(eKt/V)为0.7,透析液侧尿素清除可能更低。慢性维持性血液透析患者,每周3次透析,eKt/V只有0.7与死亡率增高密切相关。在急性肾损伤患者,可行每日透析(每周6～7次),每次3～4小时。Schiffl等报道每周6次透析的急性肾损伤患者死亡率低于隔日透析患者。如必须隔日透析,那么透析时间应为4～6小时,单室spKt/V至少达到1.2～1.3,这与慢性患者的推荐标准一致。VA/NIH对比研究每周3次透析和6次透析的急性肾损伤患者死亡率,两者并无差异。相较于Schiffl研究,每周3次组的透析强度更高(Kt/V≥1.3)。因此,KDIGO发布的急性肾损伤指南(2012)推荐每周3次透析的急性肾损伤患者应保证每次透析Kt/V≥1.3。

高分解代谢患者,应增加透析剂量。除非患者还有残余肾功能,低透前尿素氮水平不能作为减低透析剂量的标准。许多急性肾损伤患者由于蛋白摄入减少和/或肝脏合成尿素功能受损,尿素产生减少,因此血中低尿素水平并不能反映其他尿毒症毒素也处于较低水平。

## 三、透析器的选择

**（一）膜材料**　2006年循证医学结果表明,在急性透析或慢性透析,使用何种膜材料透析器更为有利尚无定论。因此,急性透析究竟选择何种膜材料透析器,至今未有定论。由于尚无研究急性透析的随机对照研究将膜通量作为单一因素纳入研究分析,故尚无指南推荐支持在急性透析中使用高通量膜。

类过敏样反应:是否发生该反应取决于膜材料和灭菌模式,将在其他章节中详细阐述。

**（二）超滤系数(Kuf)**　绝大多数透析机具备容量控制超滤功能,采用特殊的泵和回路,精确控制超滤率。大多数具有容量控制超滤功能的透析机是为使用水通透性高的透析器(Kuf>6.0)而设计的,如果使用水通透性相对较低的透析器,超滤量设置过高,常会导致超滤不准。

如果透析机不具有容量控制超滤功能,应使用水通透性(Kuf)低的透析器,跨膜压(TMP)应设置在较高水平,以达到设定的超滤量。这样,为维持跨膜压而产生的必然误差不会对超滤率造成太多影响。如果必须严密监测液体清除率,但透析机又不具备容量控制超滤功能,可将患者安置于具有电子秤功能的病床或椅子上持续监测患者的体重来获得清除量的精确控制。

**(三) 透析器的尿素清除率**

最初的几次透析最好避免使用高效或高通量透析器。首次透析推荐使用体外尿素清除率(KoA)为 $500\sim600ml/min$ 透析器,可减少过度透析和失衡综合征发生的风险。即使使用低通量透析器,为了防止过度透析,仍需要强调缩短透析时间。如果行无肝素低血流量透析,使用低 KoA 透析器,血液快速流经透析器中空纤维,发生凝血的概率大大降低。在最初 $1\sim2$ 次透析后,尽可能选择 KoA 大的透析器。

# 四、透析液的选择

先举一种透析液配方:$HCO_3^-$ 25mmol/L,$Na^+$ 145mmol/L,$K^+$ 3.5mmol/L,$Ca^{2+}$ 1.5mmol/L(3.0mEq/L),$Mg^{2+}$ 0.375mmol/L(0.75mEq/L),葡萄糖 5.5mmol/L(100mg/dl),无磷酸盐。透析液配方应根据患者病情而调整,如针对酸中毒、高磷酸血症、高钾血症等,配制不同的透析液。慢性血液透析的各种"标准"透析液配方是不适用于急诊透析的。

**(一) 透析液碳酸氢根浓度** 先前举例透析液配方中 $HCO_3^-$ 浓度为25mmol/L。ICU 患者常存在相对性碱中毒,因此,必须认真评价患者的酸碱平衡,不能一概使用 $HCO_3^-$ 35~38mmol/L 的"标准"透析液。如果透前血 $HCO_3^-\geq28mmol/L$,或患者存在呼吸性碱中毒,应使用低 $HCO_3^-$ 浓度的透析液(20~28mmol/L)。

1. 代谢性碱中毒的危险 即使轻度代谢性碱中毒,如血中 $HCO_3^-$ 为 30mmol/L,轻度过度通气就可将血 pH 增至一个危险水平。在许多情况下,碱中毒(血 pH>7.50)比酸中毒危害更大,包括软组织钙化和心律失常,有时可引起猝死。同样也可引起恶心、嗜睡和头痛等不良反应。透析患者碱中毒主要原因是蛋白质摄入减少、因各种原因频繁透析(如每日透析)、呕吐、鼻饲饮食等。另一个常见原因是全胃肠外营养(TPN)摄入乳酸盐或醋酸盐过多,或因枸橼酸抗凝所致。

2. 透前呼吸性碱中毒 急性透析患者多存在透前呼吸性碱中毒,其原因与肾功能正常的患者相同,包括肺部疾病(如肺炎、肺水肿、肺栓塞等),肝功能衰竭和中枢神经系统疾病。正常情况下,呼吸性碱中毒代偿是双重的,急性相代偿期,体液缓冲对中 $OH^-$ 释放,导致碳酸氢根减少。肾功能正常病人还有迟发的(2~3 天)代偿反应,尿中碳酸氢根排泄增多,血中碳酸氢根减少。而透析患者是不能进行这种代偿的。

治疗目的是纠正 pH,而不仅仅纠正碳酸氢根水平。呼吸性碱中毒患者,血 pH 正常时,血 $HCO_3^-$ 可低至 17~20mmol/L,这时应调低透析液 $HCO_3^-$,使透后血浆 $HCO_3^-$ 浓度略低于正常。

3. 合适的透析液碳酸氢根浓度 一些透析机稀释透析液的倍数是固定的,只有改变浓缩透析液 $HCO_3^-$ 浓度,才能调低透析液 $HCO_3^-$ 浓度。这些透析机的碳酸氢根浓度无法调至

32mmol/L 以下。在透析液稀释倍数可调的透析机上,透析液 $HCO_3^-$ 浓度最低可调至 20mmol/L。

**4. 透前严重酸中毒患者**

(1) 过度纠正代谢性酸中毒的危险:过度纠正严重代谢性酸中毒(血 $HCO_3^-$ <10mmol/L),会产生脑脊液异常酸化及组织乳酸产生增加等副作用。首次治疗目的是部分纠正血 $HCO_3^-$ 水平,透后 $HCO_3^-$ 靶目标值为 15 ~ 20mmol/L;对于严重酸中毒患者,应使用 $HCO_3^-$ 20 ~ 25mmol/L 的透析液。

(2) 呼吸性酸中毒:呼吸性酸中毒代偿首先是急性缓冲反应,增加血 $HCO_3^-$ 2 ~ 4mmol/L,然后是 3 ~ 4 天的迟发的肾脏产生 $HCO_3^-$ 增加。透析患者肾脏代偿受损,呼吸性酸中毒对血 pH 的影响比肾功能正常者大。这时应尽量调高透析液 $HCO_3^-$ 浓度,以确保血 pH 在正常范围。

**(二) 透析液钠浓度**　常规透析液 $Na^+$ 浓度为 145mmol/L,适用于透前血钠水平正常或轻度降低的患者。如透前存在显著高钠血症或低钠血症,就必须调整透析液 $Na^+$ 浓度。

**1. 低钠血症**　低钠血症在急性透析 ICU 患者中非常常见,主要原因是由于给药或胃肠外营养输注了大量低钠液体。在糖尿病患者低钠血症常伴有严重的高血糖症。血糖每增加 100mg/dl(5.5mmol/L),水从细胞内向细胞外移动,血钠相应降低 1.6mmol/L。由于肾衰竭,渗透性利尿不能发挥作用,无法排除过剩的液体负荷,低钠血症持续存在。使用胰岛素纠正高血糖可以改变细胞内外水的移动方向,进而纠正低钠血症。

(1) 透前血钠>130mmol/L:应保持患者血钠浓度高于 140mmol/L,透析液中钠浓度应保持在 140 ~ 145mmol/L。Davenport 等报道透析液钠浓度高于血钠浓度(差值<10mmol/L)可减少患者脑水肿和低血压的发生的风险。

(2) 透前血钠<130mmol/L:如果透前存在持续较久的中度或严重低钠血症,尤其是在长时血液透析中发生低钠血症时,过快纠正钠浓度存在风险,可导致致命的神经系统综合征,如失衡综合征等。纠正严重低钠血症的安全幅度目前仍有争议,一般在持续时间较久的严重低钠血症患者,透析液 $Na^+$ 浓度 =(现有血钠水平+15 ~ 20mmol/L)。目前认为安全范围可能为 24 小时内纠正 6 ~ 8mmol/L。因此,处理严重低钠血症患者需慎重,尽可能将透析液钠浓度调低(多数透析机下限为 130mmol/L, B. Braun Dialog Plus 最低可调至 123mmol/L),控制透析速度(50 ~ 100ml/min),且与单纯超滤交替使用以控制容量。透析时每 30 ~ 60min 需检测血钠浓度,防止钠浓度纠正过快。Wendland 等在个案中报道以 50ml/min 透析3h,使患者血钠浓度增加 6mmol/L。若条件允许,另一种方式则是延迟几天后再行透析,利用高渗盐水来纠正低钠血症,利用单纯超滤移去多余的水。若有条件行连续性血液透析或血液滤过,可使用低钠透析液或置换液来更好地控制血钠纠正速度。

**2. 高钠血症**　高钠血症较低钠血症少见,常发生于脱水、渗透性利尿、自由水摄入不足等。采用低钠透析液纠正高钠血症也存在一定风险。如果透析液钠低于血钠 3 ~ 5mmol/L 以上,可发生 3 种透析相关并发症。

(1) 水从相对低渗的血液向相对高渗的组织间隙移动,造成有效循环容量下降,发生低血压。

(2) 发生肌肉痉挛。

(3) 水从相对低渗的血液向细胞内移动,造成中枢系统水肿,引起失衡综合征。

发生失衡综合征的危险是最重要的。透前血 BUN 较高(比如>36mmol/L),也应避免使用低钠透析液。安全方法是首次透析使用与透前血钠相差不超过 2mmol/L 的透析液,后续透析逐步纠正高钠血症。

(三) **透析液钾浓度**　急性血液透析常用透析液钾浓度为 2.0 ~ 4.5mmol/L。多数急性透析患者血钾正常甚至低于正常,尤其是急性非少尿型肾衰竭患者以及饮食摄入较差的少尿型肾衰竭患者。低钾血症也是全胃肠外营养的并发症之一。透析中纠正严重酸中毒,会引起钾向细胞内转运,血钾水平降低,可导致低血钾,甚至心律失常。透前血钾低于 4.0mmol/L,透析液钾浓度应设为 4.0mmol/L 或更高。透前血钾高于 5.5mmol/L,应使用钾浓度为 2.0mmol/L 的透析液,但在有心律失常风险或接受洋地黄治疗的患者,应使用钾浓度为 2.5 或 3.0mmol/L 的透析液。血钾高于 7.0mmol/L,使用钾浓度低于 2.0mmol/L 的透析液,但必须每小时监测血钾浓度一次,血钾下降过快,会发生突发性心律失常。

1. 血钾反弹　透析后 1 ~ 2 小时内,血钾常会发生显著性反弹升高。所以,透后短时出现低血钾,不应积极补钾。

2. 急性高钾血症　非常严重的高血钾会发生心电图改变,如 P 波低平、T 波高尖、QRS 增宽,伴有疲乏、无力。应立即静脉注射 10% 葡萄糖酸钙 10ml,和/或静注 50% 葡萄糖及胰岛素,紧急血液透析。透析患者静脉滴注碳酸氢钠效果不佳。另一种处理方法是静脉注射或吸入沙丁胺醇。

3. 亚急性高钾血症　首先应注意患者是否摄入高钾食物。大多数患者在减少含钾食物摄入后,血钾均会下降。如果效果不佳,可给予聚磺苯乙烯,与山梨醇同服,以防便秘,或用山梨醇灌肠。然而有部分报道表明山梨醇和聚磺苯乙烯与小肠坏死有关。

4. 钾的清除和透析液含糖量　使用无糖透析液比含糖量 200mg/dl(11mmol/L)的透析液能多清除 30% 的血钾。因为无糖透析液可减少钾向细胞内移动。使用含糖量 100mg/dl(5.5mmol/L)是最好的选择。

(四) **透析液钙浓度**　急性透析的透析液钙浓度为 1.5 ~ 1.75mmol/L(3.0 ~ 3.5mEq/L)。证据显示透析液钙低于 1.5mmol/L(3mEq/L)易引发低血压。透析前存在低钙血症,应使用高钙透析液,否则随着酸中毒的纠正,血中离子钙水平下降,甚至诱发癫痫发作。有报道使用低钙透析液,会引起 QT 间期延长,甚至诱发心律失常。使用慢性维持性血液透析使用的含钙 1.25mmol/L(2.5mEq/L)标准透析液治疗急性透析并不少见,然而暂时没有证据表明此项措施对病人有害。

急性高钙血症的透析处理　血透可以有效降低高钙血症患者的血钙水平。绝大多数市售透析液钙浓度为 1.25 ~ 1.75mmol/L(2.5 ~ 3.5mEq/L),急性透析应在此基础上增加 1.25mmol/L(2.5mEq/L),以免血中离子钙水平下降过快,诱发手足抽搐或癫痫发作。此外,应反复监测血钙及多次访视患者,预防此类并发症发生。

(五) **透析液镁浓度**　常规透析液镁浓度为 0.25 ~ 0.75mmol/L(0.5 ~ 1.5mEq/L)。镁具有扩血管作用,有人报道含镁 0.375mmol/L(0.75mEq/L)的透析液比含镁 0.75mmol/L(1.5mEq/L)更有利于控制血压。另有人则报道低镁浓度的透析液(0.25mmol/L)与透析相关性血压有关,且与低钙透析液合用时更为明显。故此,急性透析使用何种镁浓度的透析液最利于控制血压尚无定论。

1. 低镁血症　多见于营养不良和全胃肠外营养的透析患者,与合成代谢时镁向细胞内移动有关。低镁血症可诱发心律失常,影响甲状旁腺激素的释放和功能。故应注意口服或静脉途径补充镁,必要时增加透析液的镁浓度。同时应密切监测全胃肠外营养透析患者的血镁水平,除非患者已有高镁血症,均应常规在全胃肠外营养液中补充镁。

2. 高镁血症　多与使用含镁缓泻剂、灌肠剂、抑酸剂有关。临床表现包括低血压、无力和缓慢性心律失常。治疗包括停止使用含镁药物,血液透析可有效降低血镁。

**(六) 透析液葡萄糖浓度**　急性透析的透析液葡萄糖浓度为 100～200mg/dl(5.5～11mmol/L)。脓毒症、糖尿病和接受 β-受体阻滞剂治疗的患者透析过程中容易发生低血糖。增加透析液葡萄糖浓度可防止低血糖及其他透析相关副作用的发生。有关透析液葡萄糖和钾的相互作用已在上文阐述。

**(七) 透析液磷酸盐水平**　肾衰竭患者存在高血磷,因此常规透析液是不含磷的。使用大面积透析器、透析时间过久会增加磷酸盐的丢失。

1. 低磷血症　营养不良及静脉输入营养液患者透析前可出现低磷血症。低磷血症也可发生在强化透析的患者。由于透析液无磷,血液透析可加剧此类患者的低磷血症。严重低磷血症可导致呼吸肌乏力、血红蛋白氧亲和力改变,在血液透析过程中引发呼吸骤停。在高危患者,可把磷加在透析液中,也可以通过静脉补磷,但须防止矫枉过正,发生低钙血症。

2. 碳酸氢盐透析液中添加磷　为防止低磷血症,透析液最终磷浓度应为 1.3mmol/L(4mg/dl)。由于 $Ca-Mg-PO_4$ 不能溶解,所以在醋酸盐透析液中不能添加磷,而在无钙无镁的碳酸氢盐透析液原液中可添加磷。

(1) 磷的添加量与透析液稀释倍数有关:大多数透析机碳酸氢盐稀释倍数为 1：20,在9.5L 透析液原液中应添加 60ml Fleet-Phosphosoda 水剂,这样可生成 190L 透析液,透析液磷的最终浓度为 1.3mmol/L。

(2) 另一种选择是使用磷酸盐注射液。

## 五、透析液流速

急性血液透析的透析液流速一般设为 500ml/min。

## 六、透析液温度

一般为 35～37℃,若患者有低血压倾向,温度范围应调至更低。

## 七、超滤量

每次透析的超滤量一般为 0～5kg。

**(一) 超滤量设置**

1. 患者存在严重水肿或肺水肿,首次透析超滤量不超过 4L。剩余液体负荷应在第二天透析时清除。

2. 患者无下肢水肿、全身水肿及肺淤血,每次透析超滤量一般不超过 2～3L。在轻度水肿或无颈静脉怒张的患者可不进行超滤。

3. 计算超滤量时,需考虑透析结束时回血生理盐水量 0.2L。

4. 首次透析时间一般限定为 2 小时,但如果必须去除大量液体负荷(如 4L 液体),这时在 2 小时内超滤大量液体既不可能又相当危险。遇到这种情况,可先行 1～2 小时单纯超滤,超滤 2 ~ 3kg。接着再行 2 小时透析,超滤剩余的液体。如患者存在严重电解质紊乱,如高钾血症,必须在单纯超滤前先行血液透析。

5. 透析中应以恒速进行超滤。当设定透析液钠浓度低于血钠,如治疗高钠血症时,随着血钠降低,血容量收缩,故初始超滤率不宜大,以免发生低血压。整个透析过程中,应随时预防急性肾损伤患者发生低血压。

**（二）透析频率对超滤的作用**　急性肾损伤患者每日液体摄入量一般在 2L 以上,全胃肠外营养者常达 3L。每日透析可减少每次透析的超滤量,因此可降低透析过程中发生低血压的风险,以免对已经受损的肾脏造成进一步的缺血损伤。

## 【血液透析流程】

### 一、透析器的冲洗和循环

彻底冲洗透析器和血液管路并进行循环是十分重要的,可清除过敏原,减少透析器过敏反应的发生率和减轻过敏程度。

### 二、血管通路

**（一）经皮深静脉导管**　首先抽出导管腔内的血凝块或残留肝素,用含生理盐水的注射器检查导管是否通畅。越来越多的透析中心在急性透析选用无肝素透析。如应用肝素,用生理盐水稀释肝素后从静脉端导管注入,3 分钟后开始血液循环。

**（二）动静脉内瘘**　内瘘针应在吻合口后的静脉段穿刺入血管,穿刺注意事项如下。

1. 静脉段扩张不佳的患者,可用止血带帮助定位,透析时去除止血带,以免发生再循环。

2. 应使用 16G 或 15G 的内瘘穿刺针。

3. 穿刺部位用吡咯烷酮碘消毒需满 10 分钟。

4. 动脉针,距动静脉内瘘吻合口 3cm 以上处,斜面向上,45°进针,朝向吻合口穿刺。

5. 静脉针,斜面向上,45°进针,朝向心脏方向。穿刺点应在动脉针的近心端,至少相隔 3 ~ 5cm,以减少再循环。

**（三）移植血管**　应了解移植血管的解剖位置,并在病历上予以图示。穿刺要点与动静脉内瘘相同,禁止使用止血带。穿刺后,如使用肝素,肝素负荷量用生理盐水稀释后从静脉针注入,3 分钟后开始血液循环。

### 三、开始透析

血流量最初设为 50ml/min,渐增为 100ml/min,直到血液充满整个血路。透析器和管路中的预充液可以输给患者,也可废弃。在后一种情况下,应在排出预充液时保持管路静脉出口开放,直至血液流过透析器进入静脉壶;对于状态不稳定的患者,预充液通常用来维持血容量。

血容量稳定后,血流量应及时增加到所需水平(急性透析通常为 350ml/min)。动脉压在动脉针和血泵之间测定,静脉压在透析器和静脉空气陷阱之间测定,设置压力报警极限在稍高于和低于工作压力水平,以便管路脱离时血泵能停止运行并报警。如发生管路脱离,血路内压力迅速降为零,触发设置好的压力报警开关。静脉压的低限应设置在工作压力的

10 ~ 20mmHg 内,若差距太大,在管道脱离时无法报警。不幸的是,静脉针移位后,即便先前已经设置好静脉压报警阈值,血泵也未必会停止,因为大部分回路血液还残留在管路内,静脉压改变不会太大。因此,管路需安全连接固定,且始终保持看护者可见,此时方可启动透析。在具备容量超滤控制功能的血透机,只要简单设置所需的液体清除量即可。

## 四、信号音,蜂鸣器和报警

透析机监测装置包括:血路有动脉端压力、静脉端压力及空气探测器;透析液路有电导、温度及漏血监测器。

**(一) 血路**

1. 动脉压(泵前)监测器　通常动脉压(血泵前)为 –80 ~ –200mmHg,不能超过 –250mmHg。

如果血管通路无法为血泵提供足够的血流,泵前血路负压增大,产生报警,关闭血泵。血泵关闭后,负压缓解,报警消除,血泵恢复运转直到再次产生负压报警,如此反复循环。

(1) 负压过大的原因:

1) 深静脉导管:尖端位置不当、活瓣栓子形成或纤维阻塞。

2) 动静脉内瘘:①动脉针位置不当(穿刺针不在血管内或紧贴血管壁);②患者血压降低(累及通路血流);③通路血管痉挛(仅见于动静脉内瘘);④移植血管动脉吻合口狭窄;⑤动脉针或血液通路凝血;⑥动脉管道打结;⑦抬高手臂后通路塌陷(如怀疑,可让患者坐起,使血管通路低于心脏水平);⑧穿刺针口径太小,血流量太大。当需要血流量>350ml/min,一般使用 15G 的穿刺针。

(2) 处理:

1) 深静脉导管:检查导管是否扭结。有时,改变手臂或头颈位置、轻微移动导管,可以恢复导管通畅。如无效,应逐步采取下列措施:注射尿激酶或组织血浆酶原激活剂;放射学检查导管位置;纤维鞘套剥离。

2) 动静脉内瘘:①降低血流量,动脉负压减低,使报警消除;②测量患者血压有无异常降低,如降低,给予补液、减少超滤率;③如血压无异常降低则松开动脉针胶布,稍做上下移动或转动;④提高血流量到原先水平,如动脉压仍低,重复前一步骤;⑤若无改善,在低血流量下继续透析,延长透析时间,或另打一根动脉针透析(原针保留,肝素盐水冲洗,透析结束时拔除);⑥如换针后动脉负压过高仍持续存在,说明血管输入通路可能有狭窄。可短暂加压阻断动脉针和静脉针之间的血流,如泵前负压明显加大,说明动脉血流部分来自下游,而上游通道的血流量不足。

2. 静脉压监测　通常压力为+50 ~ +250mmHg,可随穿刺针的大小、血流量和血细胞比容而变化。

(1) 静脉压增高的原因:

1) 移植血管的静脉压可高达 200mmHg,因为移植血管的高动脉压常可传到静脉血管。

2) 静脉穿刺针口径相对较小(16G),高血流量。

3) 静脉血路上的滤网凝血,这是肝素化不充分和透析器开始凝血的最早表现。

4) 血管通路静脉端狭窄(或痉挛)。

5) 静脉针位置不当或静脉血路扭结。

6）静脉针或血管通路静脉端凝血。

（2）静脉压增高的处理：

1）如果静脉滤器凝血,(打开输液管路,临时阻断近端的血管通路),用生理盐水冲洗透析器。如透析器无凝血(盐水冲洗时透析器纤维干净),立即更换凝血的静脉管道,调整肝素剂量后重新开始透析。

2）静脉针或血管通路静脉端是否阻塞可以通过下列方法来判定:关闭血泵,迅速夹闭静脉血路,与静脉针断开,用生理盐水注入静脉针,观察阻力大小。

3）用两手指轻轻加压阻断动脉针和静脉针之间的血流,如果是因为下游狭窄引起静脉流出道梗阻,静脉压会进一步增高。

（3）静脉压增高对超滤的影响:在无容量超滤控制的透析机上,血室压力增高会使超滤增大,使用高通透性透析器尤为严重。为限制超滤量,透析液室的压力需提高到接近血室压力。应仔细监测患者体重和血压,必要时静脉补液。

3. 空气探测　空气最容易进入血管通路的部位在动脉针和血泵之间,因为这部分为负压。空气常在动脉针周围、管道连接处、泵段血管破裂及输液管进入体内。透析结束时用空气回血操作不当也会引起空气进入体内。许多空气栓塞是在因假报警而关闭空气探测器后发生的,应注意避免。空气栓塞可致命。

4. 血管路扭结和溶血　血泵和透析器之间的管路扭结会造成严重溶血,这是血透机/管路故障造成患者损伤的相对常见原因。因为动脉压监测器通常设在泵前,通常无法测出血泵和透析器之间管路内的高压,即使泵后有压力监测器,如果扭结发生在探测器之前,此处的高压也无法被测出。

**（二）透析液路监测**

1. 电导度　电导度增高的最常见原因是净化水进入透析机的管道扭结或低水压造成供水不足;电导度降低的最常见原因是透析液原液用空;比例泵故障也是导致电导度异常的常见原因。电导度异常时,透析液旁路阀打开,异常透析液不经过透析器,直接排出。

2. 温度　温度异常的常见原因为加热器故障。同样,旁路阀在温度异常时也对患者起到保护作用。

3. 漏血　气泡、黄疸患者的胆红素或污物进入透析液均会引起假漏血报警。肉眼可能无法分辨透析液颜色改变,需用测定血红蛋白尿的试纸检测流出透析液来判断漏血报警的真伪。

如果确定漏血,透析液室压力应设置在-50mmHg 以下,以免细菌或细菌产物从透析液侧进入体外循环的血液侧。虽然空心纤维透析器轻微漏血有时会自行封闭,可继续透析,但一般情况下应回血,停止透析,更换透析器。

## 五、患者的监护和并发症

急性透析患者应尽密切监测血压,在血流动力学不稳定患者至少每15分钟测量一次。

## 六、透析结束

体外循环的血液可用盐水或空气回血。如用盐水,一般予 100～300ml 冲洗,设置超滤量应考虑这部分液体量。透析结束时如有低血压,输入液体有助于使血压快速回升。如用空气回血,先关血泵,夹闭动脉管道,拔除动脉针使之开放于空气中,开血泵,开放动脉管路,血流量减至 20～50ml/min,空气到达静脉空气陷阱或静脉管道时,静脉夹自动关闭,关血泵,停止回血。空气回血增加空气栓塞的危险,应格外小心。

## 七、透析后评价

（一）**体重降低**　透析后患者应测体重,并与透析前体重比较。体重降低与预期值不一致并不少见,常见原因如下。

1. 使用容量超滤控制的血透机　在需要高超滤率的患者使用了低通透性的透析器。

2. 使用无容量超滤控制的血透机　透析器膜因蛋白或凝血覆盖,或者透析器批号不同,对水的通透性被高估;透析过程中由于静脉阻力的变化无法维持所需的跨膜压（TMP）;使用高超滤系数的透析器,较小的 TMP 变化即可引起超滤量的很大误差。

3. 其他偏差　未计算透析中的输液、给药、静脉输入营养液及饮水。

（二）**透析后血液检查**　透析后立即采血检测以判断清除尿素氮和纠正酸中毒的效果。尿素氮、钠和钙的透析后血样可在透析后 20～30 秒至 2 分钟采取。透析后血浆尿素浓度在 30 分钟内会因体内各室之间尿素再平衡而增加 10%～20%。透析后采集血标本的方法十分重要,如有再循环,透析后血液混入透析前的血液中,血浆尿素浓度会产生偏低的误差。

1. 尿素氮　计算 Kt/V 值和尿素下降率,如果血浆尿素值低于预计值,可能原因有透析器部分凝血、血流量设置错误和血管通路再循环。

2. 血钾　由于酸中毒纠正或葡萄糖摄取使钾被转移到细胞内,故透析后血钾的变化较难预计。在急性透析患者,最好在透析结束 1 小时以后测定血钾。

（吴俊　黄麒霖）

## 参 考 文 献

[1] Agarwal B,Walecka A,Shaw S,et al. Is parenteral phosphate replacement in the intensive care unit safe. Ther Apher Dial,2014,18（1）:31-36.

[2] Casino FG,Marshall MR. Simple and accurate quantification of dialysis in acute renal failure patients during either urea non-steady state or treatment with irregular or continuous schedules. Nephrol Dial Transplant,2004,19（6）:1454-1466.

[3] Davenport A. Practical guidance for dialyzing a hemodialysis patient following acute brain injury. Hemodial Int,2008,12（3）:307-312.

[4] Emmett M,Hootkins RE,Fine KD,et al. Effect of three laxatives and a cation exchange resin on fecal sodium and potassium excretion. Gastroenterology,1995,108（3）:752-760.

[5] Evanson JA,Ikizler TA,Wingard R,et al. Measurement of the delivery of dialysis in acute renal failure. Kidney Int,1999,55（4）:1501-1508.

[6] Gardiner GW. Kayexalate（sodium polystyrene sulphonate）in sorbitol associated with intestinal necrosis in uremic patients. Can J Gastroenterol,1997,11（7）:573-577.

[7] Huang WY,Weng WC,Peng TI,et al. Central pontine and extrapontine myelinolysis after rapid correction of hyponatremia by hemodialysis in a uremic patient. Ren Fail,2007,29（5）:635-638.

[8] Hussain S,Savin V,Piering W,et al. Phosphorus-enriched hemodialysis during pregnancy:Two case reports. Hemodial Int,2005,9（2）:147-152.

[9] Jörres A,John S,Lewington A,et al. A European Renal Best Practice（ERBP）position statement on the Kidney

Disease Improving Global Outcomes (KDIGO) Clinical Practice Guidelines on Acute Kidney Injury: part 2: renal replacement therapy. Nephrol Dial Transplant,2013,28(12):2940-2945.

[10] Kanagasundaram NS,Greene T,Larive AB,et al. Prescribing an equilibrated intermittent hemodialysis dose in intensive care unit acute renal failure. Kidney Int,2003,64(6):2298-2310.

[11] Khwaja A. KDIGO clinical practice guidelines for acute kidney injury. Nephron Clin Pract,2012,120(4): c179-184.

[12] Kyriazis J,Kalogeropoulou K,Bilirakis L,et al. Dialysate magnesium level and blood pressure. Kidney Int, 2004,66(3):1221-1231.

[13] Macleod AM,Campbell M,Cody JD,et al. Cellulose,modified cellulose and synthetic membranes in the haemodialysis of patients with end-stage renal disease. Cochrane Database Syst Rev,2005,(3):CD003234.

[14] Palevsky PM,Liu KD,Brophy PD,et al. KDOQI US commentary on the 2012 KDIGO clinical practice guideline for acute kidney injury. Am J Kidney Dis,2013,61(5):649-672.

[15] Ribitsch W,Schilcher G,Hafner-Giessauf H,et al. Prevalence of detectable venous pressure drops expected with venous needle dislodgement. Semin Dial,2014,27(5):507-511.

[16] Schiffl H,Lang SM,Fischer R. Daily hemodialysis and the outcome of acute renal failure. N Engl J Med, 2002,346(5):305-310.

[17] Van Waeleghem JP,Chamney M,Lindley EJ,et al. Venous needle dislodgement:how to minimise the risks. J Ren Care,2008,34(4):163-168.

[18] Palevsky PM,Zhang JH,O' Connor TZ,et al. Intensity of renal support in critically ill patients with acute kidney injury. N Engl J Med,2008,359(1):7-20.

[19] Wendland EM,Kaplan AA. A proposed approach to the dialysis prescription in severely hyponatremic patients with end-stage renal disease. Semin Dial,2012,25(1):82-85.

[20] Yessayan L,Yee J,Frinak S,et al. Treatment of severe hyponatremia in patients with kidney failure:role of continuous venovenous hemofiltration with low-sodium replacement fluid. Am J Kidney Dis,2014,64(2): 305-310.

# 第 14 章

## 维持性血液透析

维持性血液透析是慢性肾衰竭最主要的替代治疗方法,根据美国 USRDS 统计数据,2013 年底,美国维持性血液透析人数已经超过 60 万人,而中国的肾脏病透析登记数据(CNRDS)显示,2015 年底血液透析人数已经超过 42 万人。随着卫生保健政策的改善,我国透析设备的不断更新和透析经验的日益积累,今后 10 年仍然是血液透析患者不断积累增加的年代。肾脏科医生和透析护士面临艰巨的治疗任务。我们已度过了凭借经验进行治疗的阶段,当前的主要任务是结合我国国情,探索最恰当的透析时机和透析剂量,以达到充分透析,最大限度地延长患者的存活时间,提高生活质量。目前评价透析效果的指标仍然是尿素下降率(urea reduction ratio,URR)和单池尿素清除率(single pool Kt/V,spKt/V)或平衡尿素清除率(equilibrated Kt/V,eKt/V)。欧洲最佳临床实践指南和美国肾脏病基金会制定的评估透析充分性指南得到较广泛应用。透析指征、维持性血液透析通路、透析并发症和透析充分性评价等参见有关章节。本章就维持性血液透析患者的一些日常工作问题结合我们的经验进行讨论。

## 【透析前准备】

### 一、开始透析的指征

大部分学者认为在没有并发症的终末期肾衰竭,Ccr>10ml/min 时开始透析,不利于残余肾功能的保留,增加患者身体和精神痛苦,还造成经济上的浪费。Piazolo 1985 年提出血清肌酐达 1060～1414mmol/L(12～16mg/dl)、Ccr<3ml/min 开始透析,由于患者长期接受低蛋白饮食,并发症明显增多,也不利于病人的生活质量和长期存活。有学者发表在新英格兰杂志研究表明 Ccr<7ml/min,和 Ccr>15ml/min 两组比较,患者心血管并发症和长期存活没有显著性差别。

二十多年前,我国尿毒症患者开始透析的时间太晚,患者病情严重,诱导透析前常因高血钾或心力衰竭死亡;诱导期常因透析失衡或心力衰竭而丧命。即使渡过诱导期,患者一般状况差,并发症多。显然,尿毒症晚期伴有严重并发症作为透析指征为时太晚。根据上海长征医院多年的临床实践,透析指征应根据原发病、临床表现、实验室检查结果以及经济条件综合决定。一般情况下,血清肌酐>707μmol/L,肾小球滤过率(GFR)<10ml/min,即可开始透析。糖尿病、老年、儿童患者及妊娠妇女以及伴有肝衰竭患者需要早期透析,药物不能控制的高血钾、酸中毒及心力衰竭需要急诊透析。

## 二、确定慢性肾衰竭的原发病

慢性肾小球肾炎和慢性间质性肾炎是终末期肾衰竭最常见的原因。但当发展到萎缩肾阶段时，病因诊断往往很困难，下列临床实验结果可供参考，见表14-1。

**表 14-1　肾小球肾炎和间质性肾炎的鉴别**

| 临床特征 | 肾小球肾炎 | 间质性肾炎 |
|---|---|---|
| 尿蛋白 | >3g | <1.5g |
| 尿沉渣 | 细胞和红细胞管型较多 | 较少 |
| 钠处理 | 后期正常 | 失钠 |
| 贫血 | 早期呈中度 | 严重程度与肾衰不成比例 |
| 高血压 | 常见 | 少见 |
| 酸中毒 | 正常血氯性 | 高氯性酸中毒 |
| 尿酸 | 轻度升高 | 显著增高 |

明确原发病对开始透析的时机、透析适应证和透析方法的选择至关重要。例如继发性肾小球肾炎（如糖尿病肾病等）透析开始时期比原发性肾小球疾病要早，早期透析可防止心血管并发症的恶化，预后较好；间质性肾病、多囊肾等在肾小球滤过率已明显降低时，还保持相当的尿量，往往可以延迟开始透析的时间。

## 三、去除加剧慢性肾衰竭进展的可逆因素

慢性肾衰竭一般是不可逆的，血肌酐逐渐升高，出现明显的尿毒症症状，最终不得不依靠透析维持生命。但是，对双肾大小形态、分肾功能、肾小球滤过率和肾小管功能全面检查，客观地评定残余肾功能和代偿情况，通过治疗消除可逆因素，部分肾功能是可以恢复的。由于某些原因，如肾前性脱水、失盐、低血压、感染、电解质和酸碱平衡紊乱、心力衰竭、尿路梗阻及大量进食蛋白质等，可能短时间内使肾功能恶化，这些可逆因素纠正后或临时数次透析后，肾功能可恢复到以前的水平。这些情况，通常称为在慢性肾衰竭基础上发生的急性肾衰竭或急性加重（acute on chronic renal failure，A on C）。

## 四、制作动静脉内瘘的合适时机

2006 年更新的 NKF/K-DOQI 指南建议，如果病人 Ccr<25ml/min，血肌酐高于 4mg/dl（354μmol/L），或者预计病人 1 年内就要透析的，应该给患者制作动静脉内瘘。结合我国实际情况，不主张太早透析，我们认为对于无并发症的青壮年，血肌酐达到 700μmol/L，或者估计 3~6 个月后需要透析的患者，给予制作内瘘；但是对于老年人或者女性患者，特别是血管条件差的患者，可以适当提前制作内瘘，以保证充分的内瘘成熟时间，因为老年人和部分女性尿毒症患者，特别是体型消瘦的患者，血肌酐值不会很高，需要综合评价其他指标。

## 五、患者的心理准备

在决定尿毒症患者透析时间和透析方式时，往往都经过多位肾病专家的诊治。不同医

院、不同医生对患者的宣教或者治疗模式的选择常有差异,患者的经济条件、社会地位、家庭关系和工作环境也显著影响患者的心理状态。由于透析的长期性、费用高,对医院的依赖性强,必须结合每个患者的具体情况进行透析前的心理咨询教育。

（一）告知患者血液透析的适应证、血液透析的功能及其局限性　要让患者知道维持性血液透析不能根治尿毒症,有些患者以为透析几次就可以治好尿毒症,期望值过高;要告知透析过程的并发症,尤其是透析早期的一些并发症。

（二）告知患者血液透析前必须建立血管通路　不同患者的血管条件差异很大,特别是肥胖女性患者的内瘘制作和穿刺透析,难度较大,需要预先说明;要强调内瘘的重要性,告知患者内瘘的保护方法。

（三）血液透析作为一种体外循环的治疗方式,透析连接管路和透析器的任何环节,患者在治疗过程中,都可能由于意外因素造成血液丢失,工作人员除积极预防以外,应向患者说明。

（四）透析过程的感染问题　由于目前还无法做到一人一机,一些患者的病毒标志物不能及时准确地检出,比如抢救危重患者,不能及时了解有无肝炎病毒感染,或者一些单位不能详细检查一些病毒的血清标志物,都存在感染的危险。

## 【尿素清除指标评估】

### 一、尿素清除与血清尿素水平

在检查透析充分性的时候,血尿素和尿素清除率都需要进行检测,监测尿素清除率十分重要,如果清除率不足,不论血清尿素水平如何,透析就是不充分;另一方面,低血清尿素水平并不一定反映透析充分性,因为血尿素水平不仅取决于清除速率,也取决于产生速度,产生水平与蛋白质摄入量密切相关,大多数蛋白质的分解代谢是以尿素氮衡量的,因此,由于蛋白质摄入不足,即使透析清除率不足,也可以表现血清低尿素氮。

### 二、尿毒清除的测定

主要指标有尿素减少率 URR,单池 Kt/V(spKt/V),平衡 Kt/V(eKt/V),每周标准 Kt/V(stdKt/V),参见相关章节。

### 三、透析剂量

根据美国一项研究(NCDS)的二次分析,每周三次透析,每次透析的 spKt/V 低于 0.8,则治疗失败的比例明显增加,根据 HEMO 研究,spKt/V1.7 患者与 spKt/V1.3 比较,前者预后更好。

1. 性别问题　HEMO 研究表明,女性患者高剂量透析比普通剂量透析生存率高。

2. 低体重患者　低体重患者在同样透析剂量情况下,可以获得更高的 spKt/V。理由如下:小体重患者体积小(小 V),按照体表面积计算,则获得相对高的 spKt/V;KDOQI 指南目标剂量是 spKt/V,而不是平衡 eKt/V,透析后的尿素反跳会更加明显;在较短的透析时间(如2.5 小时),可以对低体重患者给予较大的透析剂量(女性也如此),但短时间透析对于中分子物质清除不足,对于过量液体清除也不足,因此过多液体需要相对高的超滤率,高超滤率与不良预后相关。

3. 营养不良患者  如果患者体重明显低于患病前,或者短期内体重减轻明显,需要评估患者的合适"健康体重",不是患者当下减少的体重,一般认为,增加透析剂量可能恢复患者的原始体重或者患病前状态。

4. 残余肾功能的尿素清除(Kru)  具有潜在残余肾功能的患者是否可以给予低剂量的透析仍然是个不明确的问题,在一个大规模研究,当患者尿量每天大于100ml,所给予的透析剂量对患者生存率无显著影响。根据残肾功能调整透析剂量完全是基于专家个人的意见。有许多基于计算模型调整的方法可以采用,也可以采用KDOQI的透析充分性指南。

## 【诱导期透析】

诱导期透析指患者开始血液透析的最初一段时期的透析,即患者从未经血液透析的明显尿毒症状态过渡到平稳的透析阶段。透析前,患者血液中、组织液中和细胞内都有很高浓度的毒素,而在透析中这些不同部位的尿毒症毒素清除速率是不同的,尿素从细胞内弥散到细胞外受到细胞膜屏障的影响,可导致细胞内外和血管内外的不平衡。因此,诱导期透析需要循序渐进,一般而言,诱导期透析可以每周三次,也可以隔天或每日透析,主要取决于患者的病情严重程度,血尿素浓度越高,透析间隔应该越短。

### 一、诱导期透析一般要求

透析时间短,开始每次透析时间2~3小时;血流量小,以150ml/min左右为宜;首次透析病人不超滤,即使超滤脱水不超过0.5kg;通常对毒素比较高的患者采用连续3天的诱导透析。如果患者有严重心力衰竭,可以先行单纯超滤,再进行透析。

### 二、干体重的确定

理论上,确立干体重有许多方法:①X线评估:可以摄胸片了解心胸比率(正常小于0.5)和肺淤血情况;②超声波评估:超声波检查下腔静脉直径,计算下腔静脉直径和体表面积比,如果比值大于11.5mm/m²,提示水负荷过多;如比值小于8mm/m²则提示容量不足;③电导测定评估法:利用人体电导计算总体液量和细胞外液量,对比透析前后指标,评估细胞外液量是否达到干体重;④同位素测定和心钠素值评估;⑤临床评估法:根据患者临床表现,皮肤水肿或干燥,有无直立性低血压等;透析过程患者有无低血压反应,是否出现肌肉抽搐,如小腿抽搐、腹痛等。这些方法虽然各有利弊,但在实际工作中,大多采用临床评估方法。

### 三、失衡综合征的防治

参见血液透析的急性并发症章节。主要见于透析早期、尿毒症毒素高或者间断透析时间长的患者,只要遵循诱导透析原则,定期透析,该并发症可以大大减少。

## 【维持性透析】

### 一、每周一次

适合于有一定残余肾功能患者,或者腹膜透析不够充分的患者。有些病人每日尿量正常,肾脏可以排除一定量的代谢废物,贫血较轻,病人自觉良好;或者病人年龄较大,基础代谢率较低;腹膜透析病人小分子物质清除不够理想,或者腹膜透析功能已经下降,不能清除代谢废物,每周 KT/V 达不到 2.0,可以增加一次血液透析。在日本,CAPD 病人加做血液透析的病人较多,可以明显改善病人的透析充分性。

## 二、每周 2 次或 3 次

这是目前国内外最常用的透析频率。每周透析 2 次者,一般延长每次透析时间至 5～6 小时;每周透析 3 次者,每次透析 4 小时,使得每周透析时间达到 10～12 小时。一般地讲,患者年龄较大、还有一些残余肾功能,每日有 500ml 以上的尿量,可以考虑每周 2 次透析;如果患者是青壮年,少尿或无尿应每周 3 次透析。以免透析间期体重增加过多,增加心衰的发生率。

## 三、每日透析

(一) **每日夜间透析**　一般在患者夜间休息时进行缓慢的透析,每周透析 6 天(周日停止),每晚可以透析 6～8 小时,适合日间工作患者。这种间隔时间短的长时间透析,URR 较低,病人尿素产生量对尿素清除率的计算有很大影响,不能用 URR 估 Kt/V 值。

(二) 每日短时透析,每天透析 1.5～2 小时,此时需要重新评估 Kt/V 值。

1. 治疗的目标 Kt/V 值　原先充分透析的标准是基于每周三次透析,每次透析 Kt/V 值达 1.2 以上即可。按照单室模型,根据列线图计算,每周六天透析 Kt/V 值在 0.53 以上就可以达到充分透析,但这种病人的平均时间尿素浓度(TACUrea)高于每周 3 次透析者,要使 TACUrea 和每周透析 3 次一样,Kt/V 值应达到 0.65。

2. 尿素反跳　由于透析时间短,可以预测有反跳,但目前没有正式文献发表,有人估计反跳值在 0.15Kt/V 单位。

## 四、高效透析

过去受到推荐,但由于透析液流速达不到要求,患者的心血管承受能力等问题,目前较少使用。采用高效透析,需要注意如下问题。

(一) **穿刺针和血路管**　一般穿刺针为 16G,血流可达到 350ml/min,如果要更高的血流量,需要采用 15G 或 14G 的超薄壁穿刺针,管路应当短一些,多数医生喜欢采用短穿刺针,特别是瘘管不良或瘘管没有完全成熟的患者。

(二) **泵前动脉负压增高**　流速快,尤其采用直径小的穿刺针,血路管内负压高,造成实际血流量不足。当泵前动脉负压超过 -200mmHg 时,管路可能发生塌陷,泵的血流速实际上低于显示值。通常负压在 -200mmHg 时,血流下降约 5%,负压在 -300mmHg 时,血流下降约 12%,某些管路可能更高。

(三) **静脉压高**　静脉压增高通常不影响血泵功能,但如果不是使用容量超滤的机器,高压力会造成强迫超滤,有可能造成病人过度脱水、低血压。

(四) **瘘管再循环增加**　正常情况下,外周瘘管血流可达到 600ml/min 以上,但如果瘘管狭窄,血流达不到 300ml/min,就会造成明显的再循环,降低透析效果。

一般而言,透析器 KoA 小于 700,透析液流量 500ml/min,不能采用高流量透析;KoA 大于700,血流量大于400ml/min,透析液流量800ml/min,才适合高效透析。透析液流量从500ml/min增加至800ml/min,可增加清除率约10%。

（五）**高通量透析** 近几年许多单位采用高通量血滤器做透析,增加中分子毒素的清除率,减少淀粉样变和肾性骨病的发生率,还可以减轻皮肤瘙痒、关节肌肉酸痛等症状,有些单位甚至有三分之二的患者采用高通量透析。但每次透析后也增加蛋白质、氨基酸等营养物质的丢失。这些患者可能需要更多的蛋白质营养摄入。

关于高通量透析器是否可改善患者预后,HEMO研究显示,虽然高通量膜可能增加8%的生存率,但没有达到统计学上的显著差别意义,生存率方面的显著益处表现在亚组分析中那些透析时间长于3.7年的患者(HEMO研究患者的平均透析时间),此外,高通量透析患者的心血管死亡率似乎降低。这些资料总的说来与欧洲MPO研究一致,根据这些研究结果,2015年更新的KDOQI透析充分性工作组和欧洲EBPG推荐采用高通量透析,需要采用更好的水处理。

（六）**体重过重患者的透析** 国内体重超过90kg的病人极少,体重过重病人应该采用大面积透析器($1.6 \sim 1.8m^2$)进行透析。

## 【维持性透析患者的实验室评价】

### 一、患者监测

#### （一）**透析前**

1. **体重** 患者的透析前体重必须与上次透析后的体重比较,并与最佳透析体重比较,以便获得最理想的透析间期体重。透析间期体重过分增加,尤其是伴有喉头水肿和呼吸困难,必须立即进行心功能检查和目标体重的再评估(可能原来体重太高),患者的体重在透析间期必须每天增加不超过1.0kg。患者需要限制钠的摄入。过分口渴也可能是透析液钠离子浓度过高,患者主诉透析后有虚弱感或持续性肌肉痉挛提示透析后目标体重太低,采用低温透析液透析后恢复时间可能缩短。

2. **血压** 最合适的血压值仍有争议。与透前血压相比,平均透析中血压或者透析后血压可能更具有预测容量负荷的价值。有些患者尽管透析中液体被清除,但仍可以出现血压升高,原因不明,常常导致生存率减低。容量无关性高血压患者有时可以从进一步液体清除中获益,血压也可以减低,但通常有几个月的后滞期。

高血压患者通常被建议在透析的当天减少降压药物的使用,以减少透析低血压的发生率。这一观点并不一定正确,尤其是对于下午透析的患者。治疗的基本焦点还是限制钠盐的摄入,强化每周透析时间,如果可能的话增加透析频次。使用整体的生物电阻抗仪器指导体液清除已证明可以降低血压。控制透前高血压,可以减少透析中因过分超滤而致低血压和瘘管失功的发生率。

3. **温度** 患者体温必须测量,透析患者的感染表现可能不典型。另一方面,透析中体温升高0.5度可能是正常表现,不一定是感染或致热原反应。

4. **血管通路部位** 不论有无发热,透析前应认真检查血管通路部位有无感染表现。

（二）**透析中** 透析过程中通常需要每30～60分钟监测血压、脉搏,患者主述有头晕或虚弱感觉都可能提示低血压发生,应当立即测量血压。低血压症状可能非常隐匿,甚至血压下降至非常低的程度仍然无症状。

## 二、实验室检查(透析前数值)

（一）**血尿素氮** 需要每月测定以便评价 URR。有些透析中心的机器可以通过电导率监测体内透析器的清除率，或者通过透析液紫外吸收法监测患者的 Kt/V，这些患者是否需要每月测定透析后 BUN 仍存争议，但透析前的尿素氮仍需要测定，其可以用于计算 nPNA。

（二）**血清白蛋白** 透前血清白蛋白应当每三个月测定一次，血清白蛋白是营养状态的重要指标，血清白蛋白降低是血液透析患者发生疾病和死亡的重要预测因素。当患者白蛋白水平低于 30g/L 时，死亡事件增加，应当查找低白蛋白血症的原因，并予以纠正。

（三）**血清肌酐** 每月监测透前血肌酐水平，透析患者的透前血肌酐平均值大约为 884μmol/L（10mg/dl），变动范围是 440~1330μmol/L（5~15mg/dl）。透析患者肌酐水平高却与低死亡率相关，可能与血清肌酐水平代表患者的肌肉组织和营养状态有关。

血清肌酐和尿素氮应该同时检查，如果两者变化平行，就要考虑透析处方变化和残余肾功能改变，如果血肌酐水平恒定，尿素氮水平变化明显，后者的变化可能是食物蛋白质摄入变化或者患者体内蛋白质代谢率变化的结果。

（四）**血清总胆固醇** 血清总胆固醇水平是营养状态一个指标，透前浓度是 200~250mg/dl（5.2~6.5μmol/L），与患者低死亡率相关；胆固醇浓度下降，特别是低于 150mg/dl（<3.9μmol/L），则与透析患者死亡率增加相关，反映了患者的营养状态差。

（五）**血钾** 患者透析前血钾低于 5.0~5.5，死亡率降低；如果高于 6.5 或者低于 4.0，则死亡率明显增加。

（六）**血磷** 应每月监测。透前数值低于 5.5mg/dl（1.8μmol/L），与患者低死亡率有关；高于 9.0mg/dl（2.9μmol/L）或者低于 3.0mg/dl（1.0μmol/L），则死亡率明显增加。一周 3 次透析的患者，周一和周二检测血磷水平可能稍高，与间隔了 3 天血透有关。

（七）**血钙** 应每月监测。当改变活性维生素剂量时，监测应更为频繁。血钙水平在 9~12mg/dl（2.25~3.0μmol/L）死亡率降低；高于 12mg/dl（3.0μmol/L），或者低于 7mg/dl（1.75μmol/L），死亡率明显增加。血钙水平应该维持在正常范围，不推荐正常高限，以免增加血管钙化。

（八）**血清甲状旁腺素** 每 3~6 个月检测一次。详见相关章节。最好能够检测全段甲状旁腺素（iPTH）。透析时间比较长的患者、或者已经出现明显继发性甲状旁腺功能亢进和肾性骨病的患者，增加检查次数，特别是在活性维生素 D3 冲击治疗、手术治疗或局部注射治疗，需要观察治疗效果时，每 1~2 周检查一次。

（九）**血清碱性磷酸酶** 每三个月测定一次。继发性甲旁亢和肝脏疾病时升高，与死亡率增加有关。

（十）**碳酸氢根** 每个月测定，数值 20~22.5mmol/L 与患者死亡率低相关，过高或者过低都会增加死亡率。当透析前低于 15 时，患者死亡率显著增加。

（十一）**血镁** 不需常规监测。在接受质子泵抑制剂治疗的血透患者低血镁常见，常与心房纤颤有关，许多患者预后不佳。测定血镁的性价比目前缺乏研究。

（十二）**血红蛋白** 至少每个月测定一次。许多患者每 2 周测定一次，采用光敏感应器机器测定已经十分普遍，慢性肾脏病相关贫血在有关章节详细讨论。每月检查一次，作为贫血治疗的观察指标,以便调整促红素和铁剂使用剂量。同时了解白细胞和血小板数量。对于血小板减少的患者可调整肝素使用类型。

自发性高血红蛋白患者(未用促红素)可见于多囊肾、获得性肾囊肿疾病、肾积水或者肾癌患者。血清铁蛋白水平、铁浓度和总铁结合力需要每三个月检查一次。

**(十三) 病毒血清学指标** 一般要求,透析前患者常规检查肝炎病毒血清学标志,以便对肝炎病毒感染或携带者进行分区或分室透析,维持性血透患者需要每 3~6 个月检查一次肝炎病毒血清学指标,包括乙型肝炎病毒抗原及抗体、丙型肝炎病毒抗体,必要时增加检查乙型肝炎病毒 DNA 和丙型肝炎病毒 RNA,既可以了解患者有无肝炎病毒感染,也可以了解透析单位的消毒隔离质量。目前许多透析质控中心已经要求增加检查 HIV 血清学指标。

**(十四) 血清转氨酶** 通常每月检查,增高或者正常高限提示隐匿性肝病可能,尤其是肝炎病毒感染者或血吸虫感染者。通常需要筛查乙肝和丙肝抗原标志物。

**(十五) 其他** 根据不同患者临床病情变化,可以定期观察心脏超声、骨密度、甲状腺功能和心电图等。胸片每 6 个月检查一次,出现肺部情况及时复查,可以作为干体重的评价参考指标。

# 【维持性透析患者的生活指导】

由于尿毒症患者的累计发病率逐年增加,给政府、社会和家庭都增加了许多经济负担。因此,治疗晚期尿毒症患者,维持生命只是一个目的,让患者回归社会和单位,给社会作贡献,同时也可以减少家庭的经济负担,减轻患者的心理和精神压力,都是我们治疗的目的。

在维持性血透治疗过程中,需要根据患者的年龄、心血管功能、工作负荷等情况,评价患者有无贫血、营养状况、心功能/高血压、精神状态/睡眠能力、食欲和消化功能等,有无其他伴发疾病,指导患者合理用药,定期到专科医生门诊随访。在维持性血透过程中,定期使用促红素、活性维生素 $D_3$、钙片、合理应用肝素等,减少高血脂及骨病的发生。有高血压患者,需要控制水盐的摄入,控制干体重,调整好降压药的配伍,尽可能减少呼吸系统感染等,从而减少患者的住院率,降低总费用。

2007 年发表的最新营养治疗指南要求,维持性血液透析(MHD)患者的蛋白质摄入:每日蛋白质摄入量为 1.2g/(kg·d);其中 50% 为高生物价蛋白;MHD 患者的能量消耗与健康正常人相似,<60 岁每日摄入推荐 35kcal/(kg·d),60 岁以上活动量较小,30~35kcal/(kg·d);MHD 患者合并急性疾病,蛋白质至少摄入 1.2~1.3g/(kg·d);<60 岁推荐的能量摄入至少 35kcal/(kg·d),或 60 岁以上 30~35kcal/(kg·d)。只有保证患者有足够营养,才能保证患者的生活质量。

(叶朝阳)

## 参 考 文 献

[1] John T. Daugirdas, Peter G. Blake, Todd S. Ing. chronic hemodialysis prescription: In: Handbook of dialysis. 5th edition. Philadelphia: Wolters Kluwer Health, 2015.

[2] Hecking M, Karaboyas A, Saran R, et al. Predialysis serum sodium level, dialysate sodium, and mortality in maintenance hemodialysis patients: the Dialysis Outcomes and Practice Patterns Study (DOPPS). Am J Kidney Dis, 2012, 59(2): 238-248.

[3] Hecking M, Karaboyas A, Antlanger M, et al. Significance of interdialytic weight gain vs. chronic volume over-

load:consensus opinion. Am J Nephrol,2013,38(1):78-90.

[4] Hsu HJ,Yen CH,Hsu KH,et al. Association between cold dialysis and cardiovascular survival in hemodialysis patients. Nephrol Dial Transplant,2012,27(6):2457-2464.

[5] Jadoul M,Thumma J,Fuller DS,et al. Modifiable practices associated with sudden death among hemodialysis patients in the Dialysis Outcomes and Practice Patterns Study. Clin J Am Soc Nephrol,2012,7(5):765-774.

[6] Kalantar-Zadeh K, Unruh M, Zager PG, et al. Twice-weekly and incremental hemodialysis treatment for initiation of kidney replacement therapy. Am J Kidney Dis,2014,64(2):181-186.

[7] Locatelli F,Martin-Malo A,Hannedouche T, et al. Membrane Permeability Outcome(MPO)Study Group. Effect of membrane permeability on survival of hemodialysis patients. J Am Soc Nephrol, 2009, 20(3): 645-654.

[8] Movilli E,Gaggia P,Zubani R,et al. Association between high ultrafiltration rates and mortality in uraemic patients on regular haemodialysis:a 5-year prospective observational multicentre study. Nephrol Dial Transplant, 2007,22(12):3547-3552.

[9] NKF-KDOQI clinical practice guidelines;update 2006. Am J Kidney Dis. 2006;48(suppl 1):S2-S90.

[10] Pun PH,Horton JR,Middleton JP. et al. Dialysate calcium concentration and the risk of sudden cardiac arrest in hemodialysis patients. Clin J Am Soc Nephrol,2013,8(5):797-803.

[11] Saran R, Bragg-Gresham JL, Levin NW, et al. Longer treatment time and slower ultrafiltration in hemodialysis:associations with reduced mortality in the DOPPS. Kidney Int. ,2006,69(7):1222-1228.

[12] Tentori F,Karaboyas A,Robinson BM,et al. Association of dialysate bicarbonate concentration with mortality in the Dialysis Outcomes and Practice Patterns Study(DOPPS). Am J Kidney Dis,2013,62(4):738-746.

[13] Tentori F,Zhang J,Li Y,et al. Longer dialysis session length is associated with better intermediate outcomes and survival among patients on incenter three times per week hemodialysis:results from the Dialysis Outcomes and Practice Patterns Study(DOPPS). Nephrol Dial Transplant,2012,27(11):4180-4188.

[14] Ward RA, Idoux JW, Hamdan H, et al. Dialysate flow rate and delivered Kt/Vurea for dialyzers with enhanced dialysate flow distribution. Clin J Am Soc Nephrol,2011,6(9):2235-2239.

# 第 15 章

## 血液透析即刻并发症

血液透析常见即刻并发症有：低血压、肌痉挛、恶心呕吐、头痛、胸背痛、瘙痒、发热和寒战。不常见但严重的并发症有：失衡综合征、过敏反应、心律失常、心肌梗死、颅内出血、空气栓塞及溶血等。

## 【低血压】

透析中低血压(intradialysis hypertension, IDH)是指患者在血液透析过程中收缩压低于90mmHg，或者收缩压下降20mmHg，或平均动脉压下降10mmHg，且伴有临床症状。低血压是血液透析过程中常见的急性并发症之一。低血压时会出现各种自觉症状使患者感到不适，并可造成透析不充分、超滤困难、诱发心脑血管并发症及动静脉瘘闭塞等。因此，临床医护人员必须高度重视，对低血压采取及时的防治措施。

### 一、病因及发病机制

系统血压的维持主要依靠外周血管阻力及心排血量。当血容量迅速下降，血管扩张，心脏代偿功能不全时易发生低血压。引起透析中低血压的常见病因见表 15-1。

表 15-1　血液透析时低血压的原因

| |
|---|
| 常见原因 |
| 　血容量过度减少 |
| 　　超滤率的波动 |
| 　　超滤率过高(治疗透析间期体重过度增加) |
| 　　目标干体重设置过低 |
| 　　透析液钠离子浓度过低 |
| 　　失血(如：消化道出血，围术期出血) |
| 　　腹泻 |
| 　血管收缩功能障碍 |
| 　　使用醋酸盐透析液 |
| 　　透析液温度偏高 |
| 　　透析过程中进食(内脏血管扩张) |
| 　　贫血 |
| 　　自主神经病变(如：糖尿病) |
| 　　使用降压药 |
| 　心脏因素 |
| 　　心脏再充盈障碍 |
| 　　　左心室肥厚、缺血性心脏病及其他病因导致舒张功能障碍 |

续表

> 　心率升高功能障碍
> 　β-受体阻滞剂的使用
> 　尿毒症自主神经病变
> 　高龄
> 　其他原因引起的增加心排血量功能障碍（由于老年、高血压、动脉粥样硬化、心肌钙化、瓣膜病变
> 　　及淀粉样变等引起）
> 非常见原因
> 　心脏压塞
> 　心肌梗死
> 　心律失常
> 　隐性出血
> 　败血症
> 　透析器反应
> 　溶血
> 　空气栓塞

**（一）有效循环血量不足**

1. 体外循环　透析诱导期患者、年老体弱及透析前有低血压倾向的患者，如透析开始血泵转速较快，体外循环血量突然增加，而血管反应低下，引起回心血量减少，心搏出量降低，容易发生透析早期低血压。

2. 除水过多过快或低于干体重的脱水　这是透析低血压最常见的原因。常由于透析间期患者体重增加过多或干体重评估不准确，超滤速度过快过多，有效循环血浆量减少，导致血压下降。

**（二）渗透压降低**

1. 溶质清除过快　在透析中由于清除尿素、肌酐等溶质，血浆渗透压迅速下降，并与血管外液形成渗透压梯度，驱使水分移向组织间或细胞内，有效血容量减少，导致血压下降。

2. 透析液钠浓度过低　使用低于血浆钠浓度的透析液，会导致血浆渗透压明显降低，血管再充盈障碍，有效循环血容量减少，引起血压下降。

**（三）血管调节功能**

1. 自主神经功能失调　尿毒症患者常有自主神经功能不全，使心血管系统对透析引起的循环血浆量减少不能适当地发生反应。在老年及糖尿病患者尤为突出。

2. 透析前服用降压药　透析前服用降压药，可抑制血管收缩，容易发生透析低血压。

3. 组织缺氧　组织缺氧会释放腺苷，一方面减少交感神经节释放去甲肾上腺素，另一方面腺苷本身就可以扩张血管，这两者共同造成血压下降。严重的低血压可形成恶性循环：低血压→组织缺血→腺苷释放→去甲肾上腺素的释放受阻→血管舒张→更加严重的低血压。

**（四）透析相关的因素**

1. 透析膜生物相容性　血透时尤其使用生物相容性差的透析膜时，血液与透析膜接触，产生一系列反应。如激活补体，单个核细胞释放多种细胞因子和酶类，激活的补体片段（C3a、C5a）及溶酶体酶可使肺毛细血管通透性增加，肺通气功能降低，出现低氧血症，前列

腺素 $E_2$、前列腺素 $I_2$ 释放增加,引起血管扩张,诱发低血压。

2. **透析液成分** 对血压造成影响的主要有钠、钙离子浓度和碱基醋酸盐。钠离子是决定透析液晶体渗透压高低的主要因素。透析液中的钠过低( <135mmol/L ),可使血浆渗透压降低,为了维持渗透压的平衡,水分就会从血管内移向组织间隙,引起急性血容量下降和低血压。透析液常用钙离子浓度为 1.25 ~ 1.5mmol/L,研究表明使用钙离子 1.25mmol/L 透析液时,平均动脉血压及心脏指数降低,提高透析液钙离子浓度可减少低血压的发生。透析液中醋酸盐有扩张血管,降低外周阻力作用,其代谢产物腺苷有抑制心肌收缩作用,减少心排血量,引起低血压。

3. **透析液温度** 若温度过高可导致皮肤血管反射性扩张,皮肤静脉容量增加,中心静脉压及心排血量降低,外周血管阻力下降,引起低血压。将透析液温度调至 35℃,此称为低温透析,可减少透析中低血压的发生。个体化的低温透析能够缩短透后恢复时间,更好地维持血压,减少心肌顿抑的发生,缺血相关性脑白质损伤发生的概率更低。

4. **透析过程中进餐** 进餐可使迷走神经兴奋,分泌大量消化液,胃肠血管扩张,血液分布于消化系统,导致有效循环血量减少,产生低血压。"进餐效应"通常可持续最少 2 个小时,对于易发透析中低血压患者应避免透析前及透析过程中进餐。

**(五)营养不良及贫血** 透析患者营养不良对血液透析耐受性差,易发生低血压,血红蛋白水平与外周血管阻力有直接的相关性,贫血可引起血管扩张,严重贫血的病人更容易发生低血压。

**(六)心脏病变** 由于水钠潴留、高血压、贫血及尿毒症作用,透析患者常存在不同程度的左室肥厚及收缩或舒张功能不全。当血容量减少或外周阻力下降时,心室肥厚和心功能不全参与了透析中低血压的发生。心包积液使心脏灌注及搏出量降低,也容易诱发透析中低血压。

**(七)血管活性物质改变** 体内存在着血管舒张因子如一氧化氮(NO),前列腺素 $E_2$ 和 $I_2$(PGE$_2$、PGI$_2$),同时也存在血管收缩因子,如内皮素-1,精氨酸加压素(AVP)等。正常情况下,血管舒张因子与血管收缩因子之间保持平衡,维持正常血管张力和血压。尿毒症时,血管内皮细胞功能异常,引起血管舒张因子产生增多,缩血管物质减少,导致低血压。如血透病人发生低血压,其血中 NO 水平比未发生低血压高 3 倍,而 AVP 在低血压者不能有效地升高。

**(八)不常见原因** 透析期间低血压有时是一些严重疾病的征象,这种情况较罕见(如心脏压塞等)。

## 二、低血压临床表现

许多患者在低血压时主诉头晕、轻微头痛、恶心、肌肉痉挛。部分患者症状十分轻微,细心观察才能发现,如黑蒙、反应迟钝等。部分患者发生低血压时无任何症状,直到血压降至低限,甚至危险水平时才发觉。因此,在整个透析过程中需常规监测血压,至于是每小时一次,亦或半小时一次,甚至是更短时间测一次,视个体差异决定。

## 三、应急处理

1. 如果呼吸功能允许,立即置患者于 Trendelenburg 体位,即头低脚高位。

2. 快速静脉输入生理盐水 100ml,暂停超滤,生命体征平稳后,再重新设定超滤率。

3. 鼻导管吸氧,有助于改善心肌功能,减少组织缺血和腺嘌呤核苷的释放。

4. 降低血流量目前已不是首选措施,除非使用平板透析器及醋酸盐透析液或低血压非常严重,其他措施(停止超滤,和/或扩容)仍不能纠正低血压时才使用。

5. 高糖、高渗盐水以及白蛋白都可作为生理盐水的代用品治疗低血压,尤其是伴有抽搐症状时。一般而言,快速静注高渗性盐水(2 分钟内)比缓慢注射(5 分钟)等渗盐水效果更好,原因可能是高渗透压引起抗利尿激素的释放,但在使用高渗盐水的过程中要更加小心。

6. 严密观察病情变化。

## 四、预防措施

防治透析期间低血压的有效措施见表 15-2。

**表 15-2　血透低血压的预防措施**

1. 采用具有超滤控制器的透析机
2. 建议患者限制盐的摄入,使透析间期体重增加控制在<1kg/d
3. 超滤后体重避免低于干体重
4. 保持透析液钠离子浓度等于或高于血钠离子浓度,或采用钠梯度透析(尚有争论)
5. 避免在透析前服用降压药
6. 使用碳酸氢盐透析液
7. 改善营养,纠正贫血,使 Hct 透析前在 33% 以上
8. 有低血压倾向的患者避免透析期间进食或口服葡萄糖
9. 在透析前使用肾上腺素能激动剂(盐酸米多君)
10. 使用血容量监测器
11. 积极控制并发症,如败血症,心律失常,消化道出血等
12. 透析液温度设定为 35.5℃ 或者因人而异,保证透析液的温度比透析膜的平均温度低 0.5℃
13. 如果仍有残肾功能,可以考虑使用利尿剂增加尿量
14. 如果超滤率>13ml/(kg·h),延长每周透析时间

（一）**防止低血容量**　对透析诱导期患者、年老体弱及有低血压倾向的患者,开始透析要缓慢调节血泵转速,并选择预充量小的透析器和动静脉血路,或预充加入白蛋白的生理盐水等。同时选择合适的“目标体重”,对于很多患者,保持一定水平的容量超负荷能够预防透析中低血压。这是因为当达到“干体重”时,血管再充盈的能力减弱,随着在透析过程中血管再充盈的速度越来越慢,超滤的病人可能在达到真正的“干体重”之前就已经出现低血容量,引起一系列低血压症状。

（二）**防止超滤过多过快**　避免缩短透析时间。K/DOQI 已明确指出,尽管选择高通量透析,无尿患者透析时间不应少于 3 小时(每周 3 次)。加强健康教育,提高患者依从性和自觉性,严格限制钠水摄入量,限制透析间期体重增加,是避免透析中超滤过多的首要措施;加强超滤监护,缓慢适当的超滤是防止血压下降的重要环节;及时修正干体重,准确设定超滤量,避免过度超滤也是防止血压下降的关键。

（三）**促进血浆再充盈**

1. 改变血液净化方法　对需要超滤且有低血压倾向的患者可采用序贯透析、血液滤

过、血液透析滤过、连续性动静脉血液滤过。这四种方法治疗时血浆渗透压下降少而缓慢，不引起血容量和心排血量急剧降低，患者对超滤的耐受性较好。

2. 提高透析液钠浓度配合超滤曲线透析　透析液钠浓度设定在 145mmol/L 左右开始透析，钠浓度阶梯状调低(135mmol/L 以上)在高钠时再灌注效果比较好，可增加超滤量，随着钠浓度的降低将水量减少到最低程度，这样既能维持血压持续稳定，又可避免透析后的口渴症状。随着监控软件的改进，目前已经可以在线监测血容量并反馈控制超滤量，避免低血压的发生。

**（四）维持或增加周围血管阻力**

1. 低温透析　低温(35℃)透析时，外周血管阻力增加，肾上腺素水平提高，心肌收缩力增强，血压稳定。

2. 合理应用降压药　选用降压平稳的降压药物，如氨氯地平。对伴有自主神经功能障碍的患者，应选择性使用外周血管受体激动剂盐酸米多君 5mg，透析前 30 分钟服用，尤其适用于外周血管阻力降低引起的透析相关性低血压。

# 【失衡综合征】

## 一、概念

失衡综合征是在透析中或透析结束后不久(一般在 24 小时内)出现，有脑电图特征性改变，以神经系统症状为主的综合征。发生率约 3.4% ~20%，失衡综合征常发生于急性肾衰竭，透前血尿素氮和肌酐较高，初次或诱导血液透析或透析间期过长的慢性肾衰竭患者，由于使用大面积透析器，血流速度大，透析时间过长及超滤太快所致。其病理生理改变为脑实质和脑脊液中代谢产物蓄积，酸中毒而引发脑水肿。临床表现为头痛，恶心，呕吐，血压升高，肌肉痉挛，嗜睡，行为异常，严重者可出现惊厥，癫痫样发作，甚至昏迷死亡。

## 二、病因

造成失衡综合征的病因目前尚存在争议。大多数人认为这与脑脊液容量的突然增加有关，透析过程中血液的溶质迅速减少，与脑细胞相比，血浆处于低渗状态，大量水从血浆转移到脑组织中。另一个原因是透析过程中脑脊液 pH 的迅速变化。

1. 维持性血液透析患者有不同程度的代谢性酸中毒和阴离子间隙增加，起缓冲作用的碳酸氢根减少。在正常情况下，脑脊液 pH 值略高，由于二氧化碳比碳酸氢根较易透过血脑屏障，使脑脊液 pH 值下降，脑细胞内酸中毒加剧，导致细胞内渗透压上升而引发脑水肿。

2. 透析时血中尿素迅速下降，由于血脑屏障的存在，脑实质和脑脊液中尿素下降较慢，从而导致脑内渗透压升高，引发脑水肿和脑脊液压力升高。

3. 血液透析时酸中毒迅速纠正，使血红蛋白对氧的亲和力增加，导致脑组织缺氧。

4. 一些特发性渗透物质(idiogenic osmoles)、低钠血症、透析中低血糖、纠正酸中毒后氧离曲线左移引起脑缺氧、甲状旁腺功能亢进症等也是可能病因。

## 三、诊断

结合诱因及上述临床表现，诊断并不困难。需鉴别的疾病有脑血管意外、高血压脑病、低血糖、尿毒症脑病、低钠血症、癫痫发作等。

### 四、防治措施

1. 限制钠盐和水的摄入,使患者在两次透析期间体重增加在 1～2kg 以内,防止透析中体液急剧变动而发生失衡综合征。

2. 合理控制蛋白质摄入,以免血中毒素增长过多、过快。

3. 首次透析避免毒素清除过快,时间不应超过 3 小时,对血中 BUN 和 Scr 水平较高者,增加透析频度,使血液透析前后血尿素氮下降控制在 40% 左右。

4. 适当提高透析液钠浓度(140～145mmol/L)和葡萄糖浓度(2g/L),不宜用大面积透析器和高效透析器。

5. 出现失衡综合征时,轻者可吸氧,给予 50% 葡萄糖静注或 3% 盐水静注,严重者应立即停止血液透析,快速静滴 20% 甘露醇,抽搐或昏迷者注意保持呼吸道通畅,给予相应处理,24 小时后症状可逐渐消失。

## 【肌肉痉挛】

### 一、病因

透析期间肌肉痉挛的原因目前未明,可能的主要原因包括:低血压、低血容量(低于干体重)、过度超滤、使用低钠透析液。这些因素都可能造成血管收缩,肌肉灌注不足,继而导致肌肉松弛障碍。其他可能的原因还有电解质紊乱:透析过程中低血镁可能会导致难治性的肌肉痉挛;低血钙也是可能的因素,尤其是使用低钙透析液或者无钙透析液患者;普通透析液钾离子水平会加重低血钾,进而造成痉挛。

(一) **低血压**　肌肉痉挛的发生常与低血压有关,但极少数患者肌肉痉挛时,先前无低血压倾向。

(二) **过度超滤,透后体重低于干体重**　有报道,痛性痉挛与超滤量密切相关,超滤量分别占体重 2%、4% 和 6%,其痛性痉挛发生率分别为 2%、26% 和 49%。严重而持续的痉挛始于透析后期,透后可持续一段较长时间。

(三) **使用低钠透析液**　血浆钠浓度急性下降导致血管收缩,肌肉痉挛。此外,一些患者肌肉痉挛呈慢性,发生在透析中,有时也发生在非透析状态,原因不明。

### 二、治疗

低血压与肌肉痉挛同时发生时,可输注生理盐水等纠正低血压,肌肉痉挛症状可同时消失。如不消失,静脉输注高渗盐水或高渗葡萄糖使肌肉血管扩张,能有效治疗肌肉痉挛,这些高渗液体同时也使周围组织间液向血管内转移,维持血压稳定。但因高钠使患者透析后有口渴感觉,所以在非糖尿病患者,防治急性肌肉痛性痉挛以输注高渗葡萄糖为佳。对于血流动力学稳定的透析患者,也可以使用尼非地平(10mg)。此外,患者还可以拉伸抽搐的肌肉,例如腓肠肌抽搐时可以弯曲踝部。

### 三、预防

(一) **预防透析低血压**　采用可调钠透析。透析开始时透析液钠离子浓度为 145～

150mmol/L,然后缓慢降低钠浓度,透析结束时钠浓度为 135 ~ 140mmol/L。在高钠透析时清除大部分液体。

**（二）维生素 E 和奎宁** 维生素 E 400IU,睡前服用对慢性腿痉挛有效。透析前使用奎宁可以有效预防痉挛,但现在已不推荐使用,因为奎宁可能造成血小板减少、超敏反应以及 QT 间期延长。

**（三）左旋卡尼汀** 有研究表明,透析患者补充左旋卡尼汀后,透析期间极少发生肌肉痉挛。

**（四）其他药物** 去甲羟安定 5 ~ 10mg 透析前 2 小时服用,疗效颇佳,但作用机制不明确。肌松药环丙二氮草亦有良效,但需注意低血压倾向。

**（五）牵拉受累肌肉群** 可能有一定的益处。有报道采用专用按压装置亦取得一定效果。

**（六）预防透析中电解质紊乱** 一项初步研究表明,使用镁离子浓度 0.5mM(1mEq/L) 的透析液发生肌痉挛的概率比 0.375mM(0.75mEq/L) 要低,但是对非尿毒症患者补充镁是否有效并不清楚,是否给透析病人补充镁要慎重。

## 【发热】

### 一、病因

血液透析相关性发热有两种原因。

**（一）致热原反应** 由于透析管道、透析器、内瘘针等复用过程中处理不严,致热原进入体内而发热。

**（二）感染** 透析时无菌操作不严,病原体感染或原有感染透析后扩散。

### 二、临床表现与处理

致热原反应引起的发热一般透前体温正常,透析开始后 1 ~ 2 小时出现发热、畏寒、寒战、体温 38℃ 左右,也有超过 39℃,持续 2 ~ 4 小时消退。血常规检查一般白细胞与中性粒细胞均不增高,血培养阴性。一般无须治疗,只需改进透析器和透析管道的清洗、消毒方法,或小剂量服用退热剂和糖皮质激素。感染所致发热在透析后第 2 ~ 3 天体温升高,可以达到 39℃ 以上,白细胞及中性粒细胞明显增高,血培养有时阳性。严格消毒透析器和透析管道,选用有效抗生素。

### 三、防治措施

**（一）预防** 发生感染及时抗感染治疗,高温发热患者予以低温透析。透析开始时用生理盐水冲洗干净透析器中的消毒液或使用一次性透析器,结束时洗净透析器中残留纤维蛋白,水处理系统定期反冲和消毒。

**（二）治疗** 予以地塞米松 5mg 静脉注射或异丙嗪 25mg 肌内注射,寒战时可调高透析液温度。寒战后易出现低血压,需及时发现及处理。

## 【透析器反应】

包括过敏型(A 型)和非特异型(B 型)两种,见表15-3。过去,这些反应常出现于使用新透析器时,故称为"首次使用综合征"。然而,相似的反应在复用的透析器也时有发生,故目前统称为透析器反应。在过去的几十年里,B 型反应的发生率显著降低。

表 15-3　透析器反应

| 因素 | A 型 | B 型 |
|---|---|---|
| 发病率 | 5/100 000 透析器 | 3～5/100 透析患者,目前不常见 |
| 发病时间 | 透析开始后 20～30min 内,通常 5min 内 | 透析开始后 60min 内 |
| 临床表现 | 呼吸困难<br>灼热<br>血管神经性水肿<br>荨麻疹,瘙痒<br>鼻漏溢液<br>腹肌痉挛 | 背痛或胸痛 |
| 严重性 | 较重或严重 | 通常较温和 |
| 病因 | 环氧乙烷<br>ACEI 药物<br>AN69<br>醋酸盐<br>肝素<br>透析污染<br>叠氮化物<br>乳胶过敏<br>补体激活?<br>某些未知因素(与复用有关) | 补体激活? |
| 治疗 | 立即终止透析<br>严禁回血<br>肾上腺素,抗组胺药物,类固醇 | 继续透析,无特殊治疗 |
| 预防 | 根据不同病因相应处理<br>透析前严格冲洗透析器<br>疑有环氧乙烷过敏的患者改用 α 射线<br>和蒸汽消毒透析器<br>对有影响的患者停用 ACEI<br>用其他膜替换 AN69 膜 | 如使用非替代性纤维素膜(膜表面包被蛋白,减少补体激活)<br>复用时避免漂白剂 |

# 一、A 型透析器反应

## (一)病因

1. 环氧乙烷　过去制造商普遍使用环氧乙烷消毒透析器,销售之前的排气措施并不能彻底消除机器中残余的环氧乙烷,造成了一部分患者出现 A 型反应。大约 2/3 A 型反应患者血清抗环氧乙烷修饰蛋白的 IgE 滴度升高。提示与 IgE 介导的免疫反应有关。目前制造商改进消毒方法,环氧乙烷反应已经很少出现。

2. 与 AN69 膜相关的反应　常见于使用 AN69 膜透析器的透析患者合并使用 ACEI 类

药物。这些反应被认为是由缓激肽系统介导的。

3. 透析液污染 使用碳酸氢盐透析液行高通量透析时,往往发生 A 型透析反应。处理方法是清除和杀灭透析液中的细菌,以减少透析液中的细菌数量。

4. 透析器复用 透析器的重复使用可引起过敏型透析器反应。这与复用水被细菌或内毒素污染所致有关,但目前原因仍未十分明确。

5. 肝素 肝素偶尔与过敏反应有关,当患者过敏反应与上述常见原因无关时,无肝素透析或用枸橼酸钠抗凝值得一试。

6. 补体激活 使用未替代型纤维素膜透析器透析时,因激活补体导致 A 型透析反应。

7. 嗜酸性粒细胞增多 轻度或中毒嗜酸性粒细胞增多的患者更易发生 A 型反应;嗜酸性粒细胞计数特别高的患者发生的反应也比较严重,可能是因为大量嗜酸性粒细胞脱颗粒并释放一系列介质。

（二）临床表现 各种症状通常在第一次透析刚开始时(5 分钟内)发生,但某些病例也可于 30 分钟或更久后发生。较轻的病例可能只表现为瘙痒、荨麻疹、咳嗽、流涕、瘘管局部或全身发热等症状。胃肠道过敏如腹部痉挛,腹泻也可发生。严重者呼吸困难、心脏骤停,甚至死亡。

（三）治疗 最安全有效的方法是立即停止透析,弃用污染的透析器,严禁回血。病情严重时心、肺功能支持,并根据病情静脉注射肾上腺素、抗组胺药物及类固醇等药物。

（四）预防 对所有患者来说,透析前严格冲洗透析器以消除残余乙烯氧化物和其他过敏原。对使用乙烯氧化物透析器过敏的患者,尽量避免使用这种透析器,改用 γ 射线和蒸汽消毒透析器。使用无乙烯氧化物消毒但仍有弱 A 型过敏症状的患者,在透析前使用抗组胺药物可能有好处。避免给服用 ACEI 患者使用 AN69 透析器。

## 二、B 型透析器反应

（一）病因 迄今未明。补体激活曾被认为是病因,但其在症状发展过程中所起的作用至今从未被证实。

（二）症状 B 型过敏反应最主要表现是胸痛,伴或不伴有背部疼痛,症状可发生于透析开始后数分钟,也可于 1 小时或更长时间后出现,典型的 B 型过敏反应较 A 型轻,通常情况下,可不中断透析治疗。

（三）治疗 吸氧,并预防心肌缺血、心绞痛发生,症状通常在 1 小时后减轻,所以可不终止透析。

（四）预防 重复冲洗新透析器可能有好处。可试用不同的透析器。复用时避免漂白剂。

## 【心律失常】

### 一、病因

1. 与尿毒症本身所引起的电解质紊乱、酸碱失衡及自主神经功能损害有关,电解质紊乱中以血钾、钙和镁的异常所致心律失常多见,特别是低血钾易引起心律失常,合并心力衰竭服用洋地黄类药物者更易引起室性心律失常。

2. 血透患者存在自主神经功能受损,尤以心迷走神经受损最严重,各种心律失常发生的阈值降低。

3. 心血管疾病,如冠心病、心力衰竭可致心肌电生理异常,从而引起心律失常。

4. 透析本身原因　透析引起心律失常一方面与电解质特别是钾、镁、钙的迅速变化有关;另一方面与透析时超滤量过大,血流动力学不稳定,各种血管活性物质的产生从而导致心律失常有关。透析 3 小时左右是血液循环最不稳定的阶段,心律失常也大多发生于此时。

## 二、临床表现

高钾血症引起心律失常多表现为高度窦房阻滞、房室交界性心律、室性心律或严重房室传导阻滞伴束支传导阻滞等。低血钾可引起严重的快速室性心律失常,如室性心动过速,甚至心室颤动。

## 三、防治措施

1. 去除病因,纠正电解质紊乱和酸碱平衡失调,改善贫血和营养不良以加强冠状动脉供血及心肌营养。

2. 血液透析中避免过快、过量超滤,防止血流动力学变化太大造成低血压;发生严重心律失常应终止血液透析,反复发生者改行腹膜透析。

3. 应用抗心律失常药物,快速性心律失常选用 β 受体阻断药、利多卡因、胺碘酮等;缓慢性心律失常选用阿托品、异丙肾上腺素等。

(1) 高血钾引起的心律失常应紧急透析,给予 5% 碳酸氢钠或乳酸钠、氯化钙、胰岛素加葡萄糖等。

(2) 严重心律失常如室上性心动过速、心室颤动可应用利多卡因或胺碘酮、普罗帕酮(心律平)等。

(3) 药物治疗无效者可采用电转复或安装心内起搏器。

透析患者使用洋地黄类药物应严格掌握适应证,剂量要小,最好进行血浆药物浓度监测以调整剂量,透析液钾离子浓度以 3.0mmol/L 或 3.5mmol/L 为宜,在透析过程中应严密监测心律。

## 【心脏填塞】

### 一、概述

心脏压塞是指心包腔内液体迅速大量增加,以致腔内压力迅速上升,心脏受压导致回心血量下降,心排血量减少,甚至血压下降。是极为危险的并发症。透析中发生者心包积液呈血性,常在原有尿毒症性心包炎基础上,由于肝素应用而引起心包腔出血。

### 二、症状与体征

透析中突然出现低血压和心力衰竭征象,血压进行性下降,心率加快、烦躁不安,皮肤湿冷、脸色苍白或意识丧失;中心静脉压升高,可达 2 ~ 2.8kPa(15 ~ 20mmHg),伴颈静脉怒张、肝脏肿大和奇脉;心脏增大,搏动不明显,心音低而快;超声心动图可见右心室舒张期凹陷。

## 三、治疗

透析中发生者,及时停止透析,用鱼精蛋白中和肝素。渗出液较多、有呼吸困难及低血压症状者,应行心包穿刺引流以减少心脏压迫症状,亦可外科引流。

## 【颅内出血】

透析相关的颅内出血包括脑出血及硬膜下出血,以下分别讨论。

### 一、脑出血

维持性血透患者脑出血的发生率明显高于正常人,主要由于高血压和抗凝所致。糖尿病患者脑血管意外发生率高于非糖尿病患者,在多囊肾病患者中其发生率亦较高,此与这类患者存在脑动脉瘤有关。脑出血已成为维持性血透患者死亡最主要原因之一。脑出血常突然发生并迅速进展,CT 扫描可确定诊断及确定出血部位。治疗同非透析患者。局限性出血可考虑手术治疗,但成功率较低。

### 二、硬膜下出血

(一)**病因** 硬膜下血肿发生于 3% 血液透析患者,易患因素包括头部外伤、抗凝、超滤过度、高血压和透析引起脑脊液压力升高或脑水肿。

(二)**临床表现** 其症状和体征不具特征性,易与失衡综合征相混淆。鉴别点在于失衡综合征一般发生于初次接受透析者而较少见于维持性血透患者,头痛在透析后不久即消失,硬膜下血肿引起的头痛较为剧烈,呈持续性。

(三)**诊断** 临床上凡有头痛或类似于失衡综合征表现,但又不能用失衡综合征或其他原因解释的神经系统症状和体征者,都应考虑到硬膜下血肿的存在。最有诊断意义的检查为脑血管造影或头颅 CT。神经系统体征对确定颅内出血部位无太大价值,腰穿和脑电图的诊断意义很小。

(四)**治疗** 诊断明确者或高度怀疑有硬膜下血肿时,最好改为腹透。无法腹透者,可仍采用血透治疗,但应至少在出血后 7～10 天之内不用肝素抗凝。

## 【溶血】

透析时发生急性溶血是严重的急症并发症之一。

### 一、病因学

急性溶血主要发生在四种情况下:血路、导管或针阻塞、狭窄;透析机控制温度失常;透析液配制失误;另外还有异型输血。

1. 管道内表面对红细胞的机械破坏。另外在血流速率高而导管针孔相对小时也可出现(一般常为亚临床)。

2. 透析液的有关问题

(1)透析液温度过高:透析液温度在 47～51℃ 之间,溶血可在数小时内或 48 小时内发生,超过 51℃,可立即发生严重溶血。一般发生在恒温器失灵情况下。

（2）透析液低渗：红细胞在低渗环境下可破裂溶血。主要是配方或比例泵失误所致。透析液受下列物质污染，如甲醛、漂白剂、氯胺（城市供水）、游离铜、硝酸盐等也可引起溶血。

## 二、临床表现

（一）**症状**　胸闷、心悸、心绞痛、气急、烦躁、腰痛、腹痛、发冷、寒战、低血压、心律失常等，有时甚至昏迷，检查可发现皮肤色素沉着加重，静脉管路颜色变深变黑。

（二）**溶血的后果**　如果大量的溶血不能被早期发现，那么从溶解的红细胞中释放出的钾将引起高钾血症，并导致肌无力，心电图异常，最终导致心律失常死亡。透析液低渗除引起溶血外，还引起脑水肿、水中毒。少量溶血不易发现，但贫血会逐渐加重。急性溶血还将引起残余肾功能进一步恶化。

## 三、处理

必须立即停止血泵，夹住血路导管。溶解的血中有很高的钾含量，不能再回输。对症治疗高钾血症、低血压、脑水肿等，明确溶血原因后应尽快开始透析。并应注意吸氧等支持治疗，如贫血较重，还应输新鲜血液。

## 四、预防

除了血路阻塞或"泵"的误操作导致大量血细胞受损及异型输血外，透析液失误是主要原因，因此应严格保证透析液质量，定期检测血透机和水处理系统。

## 【空气栓塞】

在血液透析过程中可能发生多种人为事故，其中空气栓塞是较为严重的透析事故之一。空气栓塞，指空气进入人体内引起血管栓塞。虽然其发生率较低，但如果发现不及时，常引起死亡等严重后果。

## 一、病因

空气栓塞大多数是技术操作与机械装置失误。

1. 管路或静脉穿刺针连接不良或有破损，使气体从连接部或破损处进入人体。

2. 动脉穿刺针斜面未完全进入血管或双腔导管部分脱出。

3. 没有预冲管路，而将管路与静脉穿刺针直接相连接。

4. 在透析管路上补液，液体输完未及时关闭输液器，空气被吸入管路进入人体。

5. 透析液内的气体在温度改变时，溶解度会发生变化，如给透析用水加温时，空气会释放出来，通过透析器进入人体。

6. 静脉检测器污染或与静脉壶接触不紧密。

7. 透析结束时，操作者不认真，使空气随血液进入体内。

## 二、临床表现

空气栓塞的临床表现与进入人体内空气的量、速度及栓塞的部位有关。如果小量气体缓慢进入人体,不致引起症状;反之,如果大量气体快速进入体内,或阻塞心、脑等重要脏器的主要血管,影响心脏的排血功能和脑细胞的血供时,患者会突然出现大声喊叫、呼吸困难、咳嗽、胸闷、胸痛、气喘、面色苍白、发绀等症状,重者可出现抽搐、昏迷甚至死亡。这些情况在某种程度上与患者的体位有关,对于坐着的患者,进入体内的空气倾向于聚集在颈静脉系统,造成颈静脉回流障碍,患者可能意识丧失、抽搐甚至死亡;对于躺着的患者,空气更容易进入心脏,在右心室内形成泡沫,进而可能进入肺循环,造成呼吸困难、咳嗽、胸闷以及心律失常,更有甚者穿过肺毛细血管床进入左心室,造成脑和心的动脉栓塞,引起急性神经系统和心血管系统功能障碍。

### 三、处理

当发现空气进入人体时,应立即关闭血泵,将透析治疗转入旁路,将透析器静脉端朝上固定,夹住静脉管路,使患者处于头低脚高左侧卧位。必要时,医护人员可以将患者双脚高高举起,目的是使进入体内的空气积存于右心房的顶端,不致产生栓塞的症状,同时通知医生。发生空气栓塞时,禁忌心脏按压,以避免空气进入肺血管和左心室。应给患者吸入纯氧或施行高压氧舱治疗。用血液灌注方法治疗空气栓塞,其原理为:①碳肾能吸附过滤进入体循环的空气,避免微小气泡融合成大气泡造成更严重的栓塞;②碳肾灌注前需要肝素化,它能降低血液黏度,改善局部微循环,纠正微小气泡栓塞造成的局部缺氧。

### 四、预防

透析管路连接要紧密;尽量避免在透析管路上输液,如需输液,则派专人看护;回血时,按照要求规范操作,回血完毕后方可将管路卸下;做好对新工作人员的教育,工作人员要认真学习,及时总结急救措施,透析过程中按时巡视,防患于未然。

## 【透析相关性低氧血症】

在血透时,动脉血氧分压下降 5~30mmHg,并持续到血透结束后 2 小时。对于一般的患者,这样的血氧分压下降通常不会引起临床症状,但对于原有严重的心、肺疾病的患者,这样的改变是有害的。

### 一、病因

透析相关性低氧血症的发生机制至今尚不完全明了,可能与以下因素相关。

**(一) 肺通气功能下降**

1. 血中二氧化碳($CO_2$)从透析液中丢失  醋酸盐透析时血中 $CO_2$ 与 $HCO_3^-$ 向透析液中弥散,引起低碳酸血症,由于代偿作用而引起肺通气量减低以维持 $PCO_2$ 接近正常,因而导致 $PO_2$ 因通气不足而下降。

2. 醋酸盐代谢的影响  醋酸在体内代谢,耗氧量增加而 $CO_2$ 产生不足,以致呼吸商减低($RQ = VCO_2/VO_2$)使肺通气功能下降而产生低氧血症。

3. 碱血症使肺通气量减低  用碳酸氢盐进行血透(HBD)时如果透析液中碳酸氢盐浓度过高(超过 35mmol/L)时,血 $HCO_3^-$ 提高过快,以致发生碱中毒,可引起呼吸抑制肺通气量减低而发生低氧血症。

（二）肺内弥散障碍

1. 肺内白细胞滞留　使用以铜仿膜及醋酸纤维膜做透析器时,透析膜所含 $OH^-$ 基团能激活补体,引起白细胞在肺毛细血管积聚及通气和换气功能失调,使肺泡及动脉氧含量减低。使用生物相容性好的高分子合成膜及复用透析器时,可避免透析中低氧血症发生。

2. 肺内微小栓塞　血透时有纤维蛋白、血小板、白细胞可聚集形成潜在的微小栓子。微小栓子嵌塞在肺毛细血管内可能引起肺循环障碍。

（三）醋酸盐　对心肌及呼吸中枢有直接抑制作用,可导致低氧血症。

## 二、临床表现

透析中的低氧血症一般无重要临床意义,但对原有心肺功能障碍的患者则可引起明显临床症状,甚至发生危及生命的心肺功能不全。老年人因有心肺储备功能不足,易在低氧血症时出现症状。低氧血症常引起低血压,醋酸盐不耐受及心肺功能不全等相关症状。

## 三、治疗

吸氧治疗对大多数患者来说是有效的,对于 $CO_2$ 潴留的患者,应给予面罩吸氧。

## 四、预防

原有心肺功能不良的患者透析时吸氧;供给葡萄糖(在做醋酸盐血液透析时供给葡萄糖可增加醋酸池和脂肪酸合成,防止醋酸盐灌注引起的呼吸商减低及低氧血症);使用碳酸氢盐透析液;提高透析膜生物相容性等是较好的预防措施。

# 【恶心与呕吐】

## 一、病因

常规透析患者中约 10% 以上的患者并发恶心、呕吐,病因是多因素的,病情稳定的透析患者出现上述症状可能原因是低血压,也可能是失衡综合征的早期表现或首次使用综合征、电解质紊乱、急性溶血、硬水综合征等表现。

## 二、处理

严格透析用水处理,严密检测浓缩液及稀释后透析液的电解质含量;适当超滤;及时处理引起恶心呕吐的原发病因;必要时补充生理盐水或高渗盐水,如果恶心持续存在,可使用止吐剂。

## 三、预防

避免透析中低血压发生,必要时降低血流量延长透析时间。

# 【头痛】

## 一、病因

头痛是透析期间常见症状,约 70% 患者出现过头痛。头痛的病因未明,可能与失衡综合征有关。如果患者喜饮咖啡，那么可能是血液中咖啡浓度的急剧下降所致。如果头痛明显或剧烈，应注意鉴别有无中枢系统病变，如脑出血等。

## 二、处理

不能耐受者，给服止痛剂。

## 三、预防

透析早期降低血流速度以及降低透析液钠浓度。

## 【胸、背痛】

轻微胸痛（常伴轻微背痛）见于1%～4%的透析患者，病因不明。目前常用的处理方法是换用不同类型透析膜的透析器。透析期间咽峡炎以及溶血等也是胸痛的潜在因素。应给予相应处理。

## 【瘙痒】

瘙痒是透析患者常见的并发症，病因很多。多由透析诱发或加重，可以是由于对透析器或其他透析材料过敏，但更多与长时间透析所处的强迫体位诱发有关。尿毒症毒素及钙磷盐沉积以及精神因素也是引起瘙痒的原因。

抗组胺药物有一定疗效，也有报道采用针刺方法取得良好效果，除此之外还可以用加巴喷丁（或者普瑞巴林）治疗，UVB灯照射治疗，局部皮肤外用涂剂治疗，高通量透析疗法以及抗焦虑药物治疗等方法。

（张玉强）

## 参 考 文 献

[1] John T. Daugirdas, Peter G. Blake, Todd S. Ing. Complications during Hemodialysis. 5th edition. Philadelphia: Wolters Kluwer Health, 2015.

[2] Benaroia M, Iliescu EA. Oral intake during hemodialysis: is there an association with intradialytic hypotension? Hemodial Int, 2008, 12(1):62-65.

[3] Henrich WL. Intradialytic hypotension: a new insight to an old problem. Am J Kidney Dis, 2008, 52(2): 209-210.

[4] Chang TI, Paik J, Greene T, et al. Intradialytic hypotension and vascular access thrombosis. J Am Soc Nephrol, 2011, 22(8):1526-1533.

[5] Davenport A. Using dialysis machine technology to reduce intradialytic hypotension. Hemodial Int, 2011, 15 Suppl 1:S37-S42.

[6] Evans EC. Hemodialysis-related cramps and nocturnal leg cramps—what is best practice? Nephrol Nurs J, 2013, 40(6):549-553.

[7] Noordzij M, Boeschoten EW, Bos WJ, et al. Disturbed mineral metabolism is associated with muscle and skin complaints in a prospective cohort of dialysis patients. Nephrol Dial Transplant, 2007, 22(10):2944-2949.

[8] Hung AM, Hakim RM. Dialysate and serum potassium in hemodialysis. Am J Kidney Dis, 2015, 66(1): 125-132.

[9] Flythe JE, Xue H, Lynch KE, et al. Association of mortality risk with various definitions of intradialytic hypo-

tension. J Am Soc Nephrol,2015,26(3):724-734.

[10] Goksel BK,Torun D,Karaca S,et al. Is low blood magnesium level associated with hemodialysis headache? Headache,2006,46(1):40-45.

[11] Mettang T,Kremer AE. Uremic pruritus. Kidney Int,2015,87(4):685-691.

[12] Rayner H,Baharani J,Smith S,et al. Uraemic pruritus:relief of itching by gabapentin and pregabalin. Nephron Clin Pract,2012,122(3-4):75-79.

[13] Hur E,Usta M,Toz H,et al. Effect of fluid management guided by bioimpedance spectroscopy on cardiovascular parameters in hemodialysis patients:a randomized controlled trial. Am J Kidney Dis,2013,61(6): 957-965.

[14] Kimata N,Fuller DS,Saito A,et al. Pruritus in hemodialysis patients:Results from the Japanese Dialysis Outcomes and Practice Patterns Study(JDOPPS). Hemodial Int,2014,18(3):657-667.

# 第 16 章
## 尿素动力学模型及血液透析充分性

自从开展透析以来,尿毒症患者长期生存成为可能。为了提高维持性血液透析(hemo-dialysis,HD)患者的生存质量,必须做到透析充分。如何判断 HD 充分与否,是近来研究的热门课题。在 20 世纪 60 ~ 70 年代,判断 HD 的充分性全凭临床经验,即若 HD 能够保证患者体内毒素的有效清除和水、电解质平衡,并减少长期并发症,可判为充分透析。但在临床实践中很快发现这一观念存在较大局限性,透析工作人员对于透析充分性的临床评价和病人转归之间相关性往往较差,并且无法进行透析质量的评价及指导透析处方的调整。20 世纪 80 年代初期,美国透析研究协作组(NCDS)提出尿素动力学模型(UKM),并开始用尿素清除指数(Kt/V)来量化透析剂量,制定 HD 治疗方案。1993 年美国肾脏医师协会(RPA)制定了第一个血液透析充分性的临床指南。随着透析技术的发展和研究不断深入,1997 年、2000 年、2006 年和 2015 年美国肾脏病基金会在其透析质量倡议(DOQI)中对血液透析充分性的临床指南进行了修正和补充。欧洲和澳大利亚分别在 2002 年和 2005 年也推出血透充分性的临床实践指南。我国在 2015 年由中国医师协会肾脏病医师分会起草及发布了中国血液透析充分性临床实践指南。

国际性、多中心血液透析研究(HEMO study)的数据显示:终末期肾脏病(ESRD)病人接受充分的血液透析治疗可使并发症的发病率和死亡率下降,但临床症状和体征并不是判断血液透析充分性的可靠指标。为了确保 ESRD 病人得到充分的血透治疗和最佳的转归,应该使用精确的透析充分性测定方法定期监测并及时调整血液透析剂量。本节将就这一重要问题进行阐述。

### 【概念】

血液透析充分性是指将透析相关并发症的发病率和死亡率降至最低水平所给予的透析量,称为最理想透析或广义透析充分性。即患者通过透析治疗达到并维持较好的临床状态,包括血压和容量状态、营养、心功能、贫血、食欲、体力、电解质和酸碱平衡、生活质量等。狭义透析充分性是指建立一个反映尿毒症毒素的清除率的量化指标和最低目标值,低于此目标值患者死亡率会增加,超过此目标值患者也不会进一步降低死亡率。目前临床上常以小分子溶质尿素为代表,即尿素清除指数 $Kt/V$,包括单室 $Kt/V$($spKt/V$),平衡 $Kt/V$($eKt/V$)和每周标准 $Kt/V$($std-Kt/V$)等。该指标由于无法反映其他尿毒症毒素特别是中分子毒素以及许多临床变量对预后的影响近年来受到越来越多的质疑。

### 【尿毒症毒素及测定的标志物】

尿毒症出现全身各系统症状与体内一些代谢物质的潴留密切相关,这种尿毒症患者体内异常升高的对机体正常生理功能有确定或潜在危害的物质可定义为尿毒症毒素。要合理制订透析量,必须了解尿毒症的毒素组成。目前已知的尿毒症毒素组成分类见表 16-1 和表 16-2。透析的目的就是清除体内毒素,使其维持在一定水平,保持身体最佳状态。那么清除多少才是最佳? 由于不可能常规测定所有尿毒症毒素,所以,目前公认以测定尿素(UN)及 $\beta_2$ 微球蛋白($\beta_2$-MG)变化来反映体内毒素清除情况。尿素是一种小分子毒素,分子量 60,占含氮产物 90%,具有在体内分布均匀、转运迅速、易于透析清除及测定方便等特点,故 NCDS 和 DOQI 指南均将其作为衡量透析充分与否的溶质清除指标;而 $\beta_2$-MG 是一种中分子毒素,分子量 11 818,测定方便,可以反映大、中分子清除情况。

**表 16-1　肾衰竭时在体内积蓄的物质**

| 物　　质 | 尿毒症毒素 |
|---|---|
| 蛋白质代谢物质 | 尿素、肌酐、胍类 |
| 多肽和蛋白质 | $\beta_2$-微球蛋白($\beta_2$-MG) |
| 核酸代谢产物 | 尿酸、环磷酸腺苷(cAMP)、嘧啶 |
| 碳水化合物缩合产物 | 糖化终产物、戊糖苷 |
| 无机物和化合物 | 铝、磷、磷酸根 |
| 激素 | 甲状旁腺素(PTH)、肾素、利钠激素 |
| 氨基酸等 | 酚、酚酸、吲哚、呋喃、胺 |

**表 16-2　尿毒症毒素的分类及其理化特性**

| 分　　类 | 物理化学特性 | | | | 提高清除的方法 |
|---|---|---|---|---|---|
| | 相对分子质量 | 水溶性 | 蛋白结合率 | 分布 | |
| 小分子毒素 | <300 | + | − | 单室 | 透析器表面积血流量 透析液流量 |
| 中分子毒素 | 300 ~ 12 000 | + | − | 多室 | 透析时间、超滤 |
| 新定义中分子毒素 | <300 中分子行为 | ± | ± | 多室 | 特异性吸附系统 |
| 大分子毒素 | >12 000 | + | − | 多室 | 特异性吸附系统 |

# 【血液透析充分性测定方法】

## 一、尿素清除率测定

### (一) 血液侧

1. UKM 法　HD 治疗过程中,患者与透析器构成一个质量平衡体系,通过建立这一单室、可变容积的动力学模型,可以监测透析剂量,从而保证充分透析及提高患者的生存质量。Gotch 和 Sargent 提出的单室 Kt/V(spKt/V)可以通过正规的血液侧 UKM 技术精确测知。

UKM 主要用于制定慢性 HD 治疗方案,具有能够制定个体血液透析治疗方案,检查透析量的错误,考虑残余肾功能,允许计算标准蛋白代谢率(nPCR)等优点。缺点是其计算公式复杂,需要计算机和软件的协助。另外,一些机体参数如 K 和 V 都难于测量和监测,实际治疗时间也难于确定。并且,在透析单位特别是规模大的单位准确采集和处理计算所需的病人数据很耗时。尽管存在这些局限性,UKM 仍是目前制定并实施透析方案最准确和全面的方法。

2. Kt/V 的自然对数公式　为了避免应用计算机来测定 Kt/V,目前已有一系列相对简单的公式来计算 Kt/V。在所有这些公式中,由 Daugirdas 提供的方式是较为精确而广泛使用,其公式如下:

$$Kt/V = -\ln(R - 0.008t) + (4 - 3.5R) \times UF/W$$

式中 ln:自然对数;R 为透析后 BUN 浓度/透析前 BUN 浓度;t:透析时间(h);0.008t:透析过程中尿素生成量对 Kt/V 的影响;UF:超滤量(L);W:透析后体重(kg)。

3. 尿素下降率(urea reduction ratio,URR)　URR 与 Kt/V 之间存在密切关系,由 URR 可以直接推导计算 Kt/V 的简便公式。

URR 计算公式:$URR = 100 \times (1 - C1/C0)$

式中 C1 为透析后 BUN 浓度,C0 为透析前 BUN 浓度。但是,不容忽视的是 URR 推导的 Kt/V 均存在一定的区间限制,究其原因是 Kt/V 与 URR 之间并非严格直线关系,在允许区间以外,由 URR 推算 Kt/V 的误差相当大。并且 URR 未考虑超滤量(UF)的影响,导致针对每一个 URR,其对应的 Kt/V 并非是一个特定的值,而是一个较宽的范围,这完全由于 UF 的变化所致。目前,国际上普遍认为 URR 无法确切测量 HD 剂量。

**(二) 透析液侧**

1. 透析液收集法　评估一次透析是否充分,可由透析液中所能回收的尿素(BUN)量推测人体清除 UN 的确切量。建立透析液侧的尿素动力学模型(UKM)有多种方法,包括测量总透析液中 UN 含量,部分透析液中或一系列透析液标本中的 UN 量。该法可以通过尿素清除指数(Kt/V)和溶质清除指数(SRI)两个动力学参数来监测 HD 效果。尽管收集透析液是最好的尿素动力学检测方法,具有双室模型的特性,但是由于透析液的收集及处理均困难,也没有指导监测临床应用的标准,至今该法在临床上没有常规应用。

2. 在线电导测定及紫外线吸光度监测法　现代血透机具备在线电导度监测计算尿素清除率的功能。其原理为透析过程中透析液电导度的改变是由小分子电解质(主要为 $Na^+$)跨膜运动产生的,尿素的跨膜转运的特征及清除率与 $Na^+$ 基本一致,因此通过透析过程中短时间脉冲式先升高后降低透析液中 $Na^+$ 并监测透析液中电导度的数值改变可在线计算尿素清除率。近年来新出现的另一种技术是以 Adimea(贝朗)血透机为代表的联机检测尿素清除率法,其原理是在血透机加入紫外线分光光度计监测透析废液吸光度,并以此在线计算尿素清除率。以上两种方法具有多次在线监测、不需采集血样等优点,不足之处是尿素清除率非人体数据直接计算而得,存在一定的个体差异。两种计算的尿素清除率与实际值相关性如何,仍需进一步研究证实,目前尚未获得广泛推广。

## 二、$\beta_2$-MG 下降率测定

$\beta_2$-MG 相对分子质量为 11 818,对流清除大于弥散清除,$\beta_2$-MG 下降率测定反映中、大分子物质的清除效率。

$$\beta_2\text{-MG 下降率}(\%) = \frac{Pre\beta_2MG - Post\beta_2MG}{Pre\beta_2MG}$$

# 【影响血液透析充分性的因素】

## 一、蛋白分解率(PCR)

20 世纪 80 年代,NCDS 推荐应用 UN 的时间平均浓度(TACurea)及校正的蛋白分解率(nPCR)两个指标估计透析效果。研究证实 TACurea 和 nPCR 与预后关系密切,提出将 nPCR 超过 1.0g/(kg·d)和 TACurea 低于 50mg/dl 者作为 HD 充分的指标。但是 Laird 等认为由于研究过程中每日蛋白摄入量(DPI)限制于 0.8~1.4g/(kg·d)的狭窄范围,nPCR 与死亡率的关系很可能并不确切。并且 Teta 等发现在反复测定 nPCR 均低于或等于 0.8g/(kg·d)的慢性 HD 患者中,约有 50% 在 1 年的随访过程中无任何临床或生物学方面的营养不良征象,因而对 nPCR 能否可靠地评估 HD 效果提出了质疑。

Lindsay 等研究证实慢性 HD 患者 nPCR 随 Kt/V 的改变而改变,两者存在明显的线性关系($r=0.73$,$P<0.001$),当 Kt/V 不足时,即使人为增加患者饮食中的蛋白质,患者食欲仍差,nPCR 仍低下。Lindsay 等把多次检测 nPCR 均低于 1.0g/(kg·d)的慢性 HD 患者随机分成实验组和对照组,控制实验组的 Kt/V 由 0.82±0.19 增至 1.32±0.21($P=0.002$),增加幅度超过或等于 0.3,而保持对照组 Kt/V 基本不变,3 个月后实验组 nPCR 由原来的 0.81±0.08 升至 1.02±1.05($P=0.005$),而对照组 nPCR 由原来的 0.87±0.14 降至 0.86±0.087,差异不显著($P<0.05$),该研究再次验证:HD 患者 nPCR 变化依赖于 Kt/V 的变化,Kt/V 的增加将更为有效地清除内毒素,从而改善食欲,提高 DPI 和 nPCR,减少并发症及死亡率,并提高患者的生存质量。

## 二、残余肾功能(RKF)

几乎所有慢性肾衰竭(CRF)患者,开始透析时都存在一定的 RKF。在腹膜透析(PD)病人中发现 RKF 对提高患者生存期和生活质量有重要意义,并且 PD 可以较好地保护 RKF。传统观念认为 ESRD 病人接受 HD 治疗后 RKF 会很快丧失,所以 2000 年 DOQI 建议计算 HD 病人 Kt/V 时不考虑 RKF,只为每周三次透析制订充分性指标。但近年来研究发现 RKF 对于 HD 病人同样具有重要意义,通过合理的预防和干预可保护 HD 病人 RKF,下降速率与 PD 相当,见表16-3。

表 16-3　残余肾功能的损害因素和保护措施

| 损 害 因 素 | 保 护 措 施 |
| --- | --- |
| • 静脉和动脉注射造影剂 | • 避免肾毒性药物(氨基糖苷类抗生素、非甾体类消炎药、COX2 抑制剂、造影剂) |
| • 氨基糖苷类抗生素 | |
| • 非甾体类消炎药,包括 COX2 抑制剂 | • 避免透析治疗中过度超滤和低血压 |
| • 细胞外容量减少 | • 使用生物相容性好的透析器 |
| • 泌尿系梗阻 | • 使用碳酸氢盐透析液 |
| • 高钙血症 | • 积极治疗严重高血压 |
| • 未控制好的严重高血压 | • 应用 ACEI 和 ARB |
| • 肾移植免疫抑制药物停用 | • 超纯水透析 |

HEMO 研究发现将 spKt/V 由 1.3 增加至 1.7 后未改善住院率、死亡率、营养学指标及生活质量。Hanson 等研究发现在一组 HD 病人给予每周 2 次透析生存率不仅没有下降,反而较每周 3 次透析更高,表明 RKF 消失的患者死亡风险显著增加。因此,渐增式透析的概念越来越受到推荐,即对于有 RKF 患者可以选择每周 2 次透析,并监测透析充分性,待 RKF 下降透析充分性不达标后再改为每周 3 次透析。每周 2 次透析时充分性评价指标不同于每周 3 次透析,应以 stdKt/V 来量化,stdKt/V 是将间歇性透析清除效率转化为每周连续性透析清除效率。主要根据每周尿素氮产生总量(G)、平均透析前 BUN 值(Cav)计算的每周尿素清除率(Kce)获得。若患者的平均残肾尿素清除率(Kru)为 3ml/min(相当于 stdKt/V 值接近 1.0),患者即具有较好的容量控制能力,包含 Kru 的尿素动力学模型使尿素生成率的测定更加准确。DOQI 指南规定每周 2 次的透析最低透析剂量应保证 stdKt/V 不低于 2.1(相当于每周 3 次透析 spKt/V 1.2)。当 RKF 尿素清除率(Kru)$< 2ml/(min \cdot 1.73m^2)$,每周 3 次透析最低透析剂量为 spKt/V$\geqslant 1.2$,URR$\geqslant 65\%$,目标剂量 spKt/V$\geqslant 1.4$,URR$\geqslant 70\%$;Kru$\geqslant 2ml/(min \cdot 1.73m^2)$,最低透析剂量 spKt/V 可下调但不低于 60%,目标剂量应高于最低剂量 15%,见表 16-4。

**表 16-4 透析频率所对应最低 spKt/V 值(stdKt/V=2.1)**

| 透析频率 | Kr$<2ml/(min \cdot 1.73m^2)$ | Kr$>2ml/(min \cdot 1.73m^2)$ |
| --- | --- | --- |
| 2/周 | 不推荐 | 2.1 |
| 3/周 | 1.2 | 0.9 |
| 4/周 | 0.8 | 0.6 |
| 6/周 | 0.5 | 0.4 |

### 三、透析器的复用(dialyzer reuse)

透析器复用可以节省透析费用、减少透析器过敏反应,但同时也带来交叉感染、致热原反应、消毒剂毒性和透析效率下降等问题。研究发现透析器的残血随复用次数的增多而增加,有效透析膜面积亦随之减少,因此水和溶质的清除率会有一定程度降低。透析器复用对透析效率影响的幅度各中心报道不一。Garred 等研究证实,用过氧乙酸消毒的聚砜膜透析器,每复用 15 次,残血量只增加 1%,溶质清除率也仅下降 3%,透析器复用对 HD 效果的影响可以忽略不计。但是此研究只针对一种消毒液和透析膜,而且研究对象局限于一个 HD 中心,代表性不足。Sherman 和 Cody 进行了大样本($n = 860$)多中心协作研究,得到相反的结论:当透析器复用次数为 3.8 时,Kt/V 为 1.10,复用次数增至 13.8 时,Kt/V 下降至 1.05,两者差异有显著性($P = 0.002$),并且透析器复用造成的 Kt/V 下降程度与各 HD 中心的复用技术有关。基于以上事实,个别透析器生产商(Fresenius)和部分学者提出既然使用一次性透析器对提高病人生存更有益,而且透析器成本也日益下降,应停止复用透析器。但是多项大样本回顾性研究均未发现使用一次性透析器与复用透析器相比患者生存率、死亡率与住院风险存在明显差异。

2006 年 DOQI 指南规定:透析器复用应按照美国医疗器械进展协会(AAMI)的标准和推荐方法执行。空心纤维透析器应用前应测定总血室容积(TCV),根据生产商提供的和同一批号透析器计算平均 TCV 也是不可取的。透析器 TCV 少于基础值 80% 时(清除率会下降

10%），应不再复用。复用透析器除常规测定 TCV 外，还可以通过血透机在线电导度测定法计算尿素清除率。此外还需要监测患者 Kt/V 和 URR，以便及时发现和处理透析剂量不足。

## 四、血管通路再循环(access recirculation,AR)

AR 是指静脉端已透析过的血液沿血管通路逆流至动脉端，再次进入体外循环的过程。由于存在 AR，已透析过的血液未经体循环而进入透析器，造成无效透析，降低 HD 效果。一般的血管通路没有 AR，只有当透析器血流速度(Qb)超过血管通路血流速(Qa)时，才会产生 AR。近年来高效短时透析应用日益增加，但较高的血液流速要求在血管通路条件不好的患者往往难以达到，20% 患者会出现 AR，降低透析效率。Windus 等发现当 AR 达20%时，可导致 Kd 从 244ml/min 下降至 197ml/min，并推导出校正 AR 的公式。

$$FRC = R\% (BUNa-BUNv)/[R\% +(1-R\%) \cdot BUNa]$$

式中 FRC：Kd 下降的分数；R%：再循环百分率；BUNa：动脉端 BUN 浓度；BUNv：静脉端 BUN 浓度。

由于缺乏金标准，至今 AR 的测定仍有争议。既往国际上普遍应用尿素法，但是每确定一个 AR 值需要测定三个 BUN 浓度，而实验室检测 BUN 的重复性和准确性不一，因此尿素法测定 AR 值的可信度不高。非尿素法包括超声多普勒法、热稀释法和传感器法，检测精确，但是价格相对昂贵，其中超声稀释法已广泛用于临床上血管通路的流量和再循环测定。

## 五、透析后尿素反跳(PDUR)及双室模型效应

Kt/V 和 R 值的计算均是根据透析前、后的 BUN 浓度比值求得的，特别是透析后的 BUN 值应力求准确，否则会使 Kt/V 和 R 值明显偏离实际值，导致错误的判断。由于存在 PDUR，透析结束后 BUN 很快回升，这使透析结束时采血检测的 BUN 浓度偏低，计算出的 Kt/V 值偏高。

PDUR 主要有三个阶段：①透析结束至透析结束后 20 秒，主要是 AR 所致的含低 BUN 血液的反跳，若不存在 AR，则无该阶段；②心肺再循环(CPR)指从透析器出口流出、进入体内、未与组织进行交换，又进入透析器入口进行透析。在 HD 治疗过程中造成动静脉 BUN 浓度差异，透析结束后，高浓度的 BUN 由静脉向动脉弥散，这种弥散形成透析结束后 20 秒至 2 分钟的快速尿素反跳。不过这种再循环因素在 PDUR 仅是次要原因；③UKM 的单室可变容积模型没有考虑尿素在不同液体空间的转移（即通常定义的双室效应）。事实上透析患者体内尿素从细胞内向细胞外转移存在阻抗，如果透析器对细胞外室尿素的清除超过从细胞内室向细胞外室的弥散，就会引起细胞内室和外室尿素分布的不平衡。同时机体各组织器官血流灌注不一，血液透析会较多清除血液灌注好的器官血管床中的尿素，而血流量较低的器官如皮肤、骨骼和肌肉尿素往往清除较少，也会导致房室间尿素分布的不平衡。因此，透析结束后 2 分钟，房室间不平衡分布的 UN 开始由高浓度房室向低浓度房室缓慢弥散。该过程是 PDUR 的主要原因。

PDUR 约需 30 分钟才能达到平衡状态，因而透析结束时立即采血检测 BUN 浓度所计算的非平衡状态 Kt/V(spKt/V)值偏高；然而透析后等待 30 分钟再采血检测 BUN 浓度，明显给医师和患者带来极大不便。为了准确评估透析剂量，目前应用三种方法将 spKt/V 校正为平衡后的 eKt/V(Kt/Veq)：

（一）Smye 法 Ceq=C0×(Ct/Cint)t/(t-tint)，式中 Ceq：平衡状态的 BUN 浓度；C0：透析前 BUN 浓度；Ct：透析结束时 BUN 浓度；Cint：透析中 BUN 浓度；t：透析时间；tint：透析中采血测

BUN 浓度的时间。Smye 等推荐在 HD 进行早期(70 分钟)采第三个血样本来计算消除 PDUR 影响的 BUN 浓度,已证明该法准确可信,但由于需要采集三个血样本,限制了该法的临床应用。

（二）**Daugirdas 法** art eKt/V = art spKt/V - (0.6×art spKt/V/T) + 0.03;

ven eKt/V = ven spKt/V - (0.47×ven spKt/V/T) + 0.02。

公式中 artKt/V 从动静脉血管通路动脉端采取 BUN 血样计算的 Kt/V,venKt/V 从静脉血管通路采取的混合静脉血样计算的 Kt/V,T 是以小时计算的透析时间,t 是以分钟计算的透析时间。本法被证实能够有效清除 PDUR 对 Kt/V 的影响,较 Smye 公式更为准确并且仅需要两个血样,目前已普遍运用。

（三）**透析结束前 30 分钟法** 近来,持续监测 HD 过程中尿素浓度的变化发现,透析结束前 30 分钟与结束后 30 分钟采血所测的 BUN 浓度密切相关(r=0.996),其分别计算的 Kt/V 值也高度相关(r=0.93)。

## 六、透析处方

（一）**血流量及透析液流量** 血流量不足将影响充分性,一般要求每分钟血流量至少达体重的 4 倍。血流量从 200ml/min 升至 300ml/min,可增加溶质清除率 15% 以上。透析液流量一般常规为 500ml/min,透析液流量增加,清除率也相应升高,高通量透析时将透析液流量增加至 800ml/min,清除率可增加 10%。

（二）**透析器的效率** 尿素的清除量与透析器的尿素转运面积系数(Mass transfer urea coefficient,KoA)有关,如应用高 KoA 透析器能在 2.5 ~ 3.0 小时内清除与低 KoA 透析器透析 4.0 ~ 6.0 小时等量的尿素量。

（三）**透析器的生物相容性** 未经修饰的纤维素膜透析器和部分修饰后纤维素膜可引起补体活化,诱发过敏反应,抑制粒细胞,并促进外周血单核细胞释放细胞因子。合成膜透析器生物相容性好,引起补体活化少,可以吸附内毒素和 $\beta_2$-MG。尽管尚没有足够的证据证明合成膜透析器在减少透析患者不良反应发生率和死亡率方面优于纤维素膜透析器,但考虑到对透析患者潜在的不良作用,2015 年 DOQI 指南建议血透患者应使用生物相容性好的低通或高通透析器。

（四）**透析方式** HEMO 研究、MPO 研究及 EGE 研究等 3 项随机对照研究结果虽均未显示高通透析比低通透析有更大的生存获益,但研究表明某些特定人群如血清白蛋白≤4g/dl,透析龄>3.7 年,以及糖尿病患者,高通透析可显著降低该类患者的全因死亡率。另一项荟萃分析表明,高通透析可降低患者的心血管死亡率。至今共有 6 项随机对照研究针对血液透析滤过,其中 3 项比较血液透析滤过和高通透析,3 项比较血液透析滤过和低通透析。除了 ESHOL 研究显示,与高通透析相比,血液透析滤过可显著降低患者的全因死亡率和心血管死亡率。其他研究均未发现血液透析滤过与高通、低通透析在降低患者死亡率,改善患者生活质量方面存在统计学差异。另有两项近期发表的荟萃分析也未得出血液透析滤过是否更有益的结论。因此,2015 年 DOQI 更新版指南建议可优先选择高通透析膜,同时也需考虑治疗成本。在限制治疗费用的地区,建议合并糖尿病、低白蛋白血症或长透析龄的患者首先考虑选择高通透析膜。血液透析滤过是否比传统透析有更好的临床获益仍需进一步研究。

（五）**超滤率(UFR)** 血液透析过程中超滤率过高若超过血管再充盈率的时候容易导致透析低血压、痉挛等不适反应。此外,超滤率过高会加重心肌供血不足,导致心肌顿抑,甚至出现心源性猝死,观察性研究显示透析高超滤率[>13ml/(kg·h)]较低超滤率[<13ml/(kg·h)]患者心搏骤停风险和死亡率明显增加。因此,有学者提出将每周平均UFR<13ml/(kg·h)列入透析充分性评价标准,但由于在透析初期容量负荷过重和心功能不全普遍存在,所以短期内改善容量负荷势必会导致UFR超出范围,究竟改善容量负荷和UFR达标谁更有利,有待更多的临床研究加以证实。

(六) **透析时间** 尿素的清除总量与透析时间长短有关,当RKF(Kru)尿素清除率小于2ml/min,必需每周透析3次,每次透析时间不低于3小时。透析预后与实践模式研究(DOPPS)发现延长透析时间可以提高患者的生存率,法国Tassin透析中心长期以来一直采用每次透析6~8小时,结果发现该方法可以很好地控制高血压、高血磷,使得大多数患者停用降压药物和磷结合剂。上海长征医院血透中心自2009年以来率先在国内开展长时夜间透析,每次透析7.5小时,也得到了类似的结论,同时发现长时夜间透析患者营养状况明显改善,左心室质量指数下降。但延长每次治疗的时间也会影响部分患者对治疗的依从性。

(七) **透析频率** 近年来已出现多种频率超过每周3次的透析方案,包括增加透析频率(2.5~5小时/次,4~6次/周),每日短时透析(1.5~3小时/次,4~6次/周),夜间透析(7~10小时/次,3~6次/周)。近年来有3项有关高频次透析的随机对照研究,高频次血液透析网络(FHN)研究表明,中心短时高频次血液透析可显著改善患者健康相关生存质量和多个替代终点(包括RAND-36健康评分增加,左室质量指数、透析间期收缩压和血磷水平降低以及磷结合剂使用减少等)。此外,高频次血液透析组与常规血液透析组相比,血红蛋白水平更稳定,但高频血液透析可能导致更多的血管通路修复手术和透析低血压发生。FHN居家长时高频次血液透析研究及阿尔伯塔居家夜间长时高频次血液透析研究比较了常规居家血液透析和每周5~6晚居家长时高频次血液透析的效果,由于样本数量小,上述研究也未能获得明确结论。两项试验均表明,患者血磷水平显著下降,但贫血状况并未改善,残余肾功能丧失加速,夜间透析患者肾功能下降程度明显快于常规透析患者,且居家长时高频次透析的患者依从性也较低。虽然上述研究在硬终点设定方面存在争议,但考虑到生存质量方面的获益,2015年DOQI更新版指南仍推荐中心短时高频透析为终末期肾病患者血液透析的备选方案。但也需考虑患者的依从性,对于愿意接受长时透析且对透析方式有要求的患者,可考虑给予每周3~6晚,每晚6~8小时的居家长时血液透析。怀孕的终末期肾病患者应该接受高频次长时间血液透析治疗,在血透中心或家中均可。其透析充分性也以stdKt/V来量化,2015年DOQI更新指南规定频率超过每周3次的透析最低透析剂量应保证stdKt/V≥2.1,见表16-4。

## 七、容量及血压控制

血液透析充分性除了评价小分子毒素和中分子毒素的清除外,近年来越来越重视以容量为中心的理念。HD患者随RKF丢失都会发生体内水分潴留,容量负荷增加,这是引起透析高血压的最主要原因。容量负荷过重和高血压可以加重心血管系统的损害,提高了HD患者的死亡率。

2006年DOQI指南建议从以下方面加强容量及血压控制。

(一) **优化超滤,寻找合适的干体重** 除了急性和严重容量负荷增加(如心功能不全)外,都应选择缓慢平稳的超滤以减小血容量,增加耐受性,逐步达到正常容量状态和血压水平。尤其对于糖尿病和心肌病变血管内再充盈缓慢的患者,应防止超滤过快引起透析低血压。应注意监测细胞外液量(ECF)和血压变化,定期评估干体重。

**(二) 限制水钠摄入** 每日钠盐摄入量应限制氯化钠≤5.0g(钠≤2.0g或85mmol),无尿患者每日摄入氯化钠5.0g带来的透析间期体重增加为1.5kg,可被常规每周3次透析清除,高血压透析病人应更加严格限制氯化钠摄入,可限制在2.5~3.8g(钠1~1.5g,43~64.5mmol)。严格限制钠盐可降低细胞外液渗透压和口渴感,水摄入也会随之减少,但应注意高血糖、高血管紧张素水平以及一些药物如可乐定等也会刺激水的摄入。

**(三) 使用利尿剂** 当RKF存在,每日尿量超过100ml,可使用大剂量袢利尿剂如呋塞米、布美他尼、托拉塞米促进透析患者水钠排泄。使用时应注意利尿剂的耳毒性,呋塞米的耳毒性较大。

**(四) 调整透析处方** 如传统每周3次,每次4小时透析超滤仍不能达到理想的容量和血压水平,应增加透析时间和频率,改为延长每次透析时间、每日短时透析、夜间透析,这些治疗都可以很好地控制血压。此外,高钠透析和梯度钠透析虽然可减少透析低血压的发生,但提高了透析液中钠的浓度可使得透析和超滤过程中钠的清除减少,在容量负荷过重和高血压患者应避免使用。根据患者透析前血钠水平个体化下调透析液钠离子浓度可降低血压,减少透析间期体重增加。

## 八、其他因素

**(一) 透析时机** 从广义的角度考虑,透析前的准备和透析时机的选择对于降低透析患者并发症的发病率和死亡率也非常重要。2006年DOQI指南提出在CKD4期应给予透析前准备和教育,定期评价GFR水平,注意肌酐的产生和分泌容易受到多种因素影响,从而造成肌酐清除率评估肾功能不够准确。IDEAL研究是首个比较透析时机的RCT研究。这项临床试验在澳大利亚和新西兰的32个中心进行,828名肌酐清除率在10~15ml/(min·1.73m$^2$)的成年患者随机至早透析组[10~14ml/(min·1.73m$^2$)]或晚透析组[5~7ml/(min·1.73m$^2$)]。早透析组和晚透析组进入透析时的实际平均肌酐清除率分别为12.0ml/min和9.8ml/min,两组进入透析的中位时间相差5.6个月。两组的死亡率、心血管或感染事件、透析并发症间没有显著性的差异。因此,2015年DOQI更新指南不推荐单纯依据特定的肾功能水平决定透析时机,而是将尿毒症相关临床表现作为开始透析治疗的指征。尿毒症性心包炎或浆膜炎、尿毒症脑病、蛋白质能量消耗、持续或难治性水负荷过重、难以纠正的电解质紊乱和酸中毒均提示患者需要应尽早透析。

**(二) 透析间隔** 研究表明接受每周3次透析患者在经历长周末后每周第一次(周一或周二)透析时死亡率最高,其主要原因可能是较长的透析间隔(2天)较短间隔(1天)导致更加严重的毒素蓄积、酸中毒、高血钾,以及更高的透析间期体重增加和超滤率。

**(三) 治疗依从性** 充分血液透析的另一大障碍是病人治疗依从性差。病人可能会不来透析、迟到、暂时中断治疗或早退,使本应充分的治疗失败。一个大型观察性研究发现病人不依从原因中,55%早退是由于医疗原因,70%是由于肌肉痉挛,48%由于恶心,15%由于有症状低血压。因此,医护人员应加强宣教,调整透析方案以防止透析中发生不适,从而保证病人的舒适度和依从性,减少不来透析及提前终止透析的发生。

**(四) 透析质控体系** 严格的透析质量控制可大大改善ESRD患者的预后,质控体系应对每个透析中心Kt/V、透析器复用等实施监测,负责对医护人员进行培训,并且计算所有透析患者的临床转归,包括住院率、病人满意度、移植率和死亡率。良好的质控体系组成人员应包括医护人员、社会工作者、营养师和管理人员。

（五）特殊人群　HEMO 研究发现:女性患者高透析剂量组（平均 URR＝75%）较低透析剂量组（平均 URR＝63%）生存期明显延长;营养不良患者提高透析剂量将 spKt/V 由 1.3 增加至 1.7,给予延长透析时间（8 小时,3 次/周）、每日短时透析及夜间透析患者往往会使食欲增加,血清白蛋白水平和干体重上升。因此,2006 年 DOQI 指南推荐在女性患者提高最低透析剂量以改善预后;营养不良或不明原因体重下降患者可提高最低透析剂量,增加透析频率。此外,体格矮小的患者可能也会从提高透析剂量中受益。2015 年 DOQI 更新版指南推荐此类患者采用体表面积标化 Kt/V 评价透析充分性。

## 【血标本采集方法】

### 一、透前

以自体内瘘和移植血管作为血管通路可在患者穿刺后立即从瘘管针采血样本,针不要预冲,一旦透析已开始则不能采集血样。如以留置导管为血管通路进行透析,应先用一个 5ml 注射器从动脉端和静脉端抽出封管的肝素盐水和血液共 5ml,弃之,再换上一个新的注射器采集血样本。

### 二、透后

（一）减慢/停止血泵采样技术　为避免透析后样本受再循环或回血生理盐水影响而过高估计透析剂量,应按如下步骤采样:透析结束时关掉透析液流速（无法关闭调至最小值）,将超滤率（UFR）减至 50ml/h,使 TMP/UFR 调至最低或关闭。血流量减至 100ml/min,15 秒钟后,从动脉端瘘管针、血路动脉端采样口或留置导管的动脉端采集透析后血样,采样时可以维持血流量 100ml/min 也可关闭血泵。为防止血流速降低时血泵关闭,可能需要人工调节静脉压低限。

（二）关闭透析液后采样技术　近年来 Geddes 等提出的一种新的采样方法,2006 年 DOQI 指南已将其作为减慢/停止血泵采样技术的一种替代方法。操作步骤如下:透析结束时关掉透析液流速（或透析液旁路）,待 3 分钟后透析液出口端 BUN 浓度与血液入口端 BUN 浓度基本平衡后采集透析后血样。使用该方法务必注意不能减慢血流,以保证透析液侧和血液侧 BUN 水平尽快达到平衡。由于透析后 3 分钟已完成心肺再循环,按此方法采集的透析后血样计算的 Kt/V 值常较第一种方法稍低。

### 三、测定

所有标本一起送检,同批测定。

## 【血液透析充分性评价频率】

1. 至少每月一次。

2. 出现下列情况,应增加评价次数。

（1）患者对血液透析治疗顺应性差（迟到、早退或不来透析）。

（2）透析中不断出现问题（如血流量不足或低血压、心绞痛发作提前中断透析）而原血液透析剂量未改变。

（3）透析方案未变时,尿素动力学模型的结果出现较大变化。

（4）调整了血液透析方案。

## 【血液透析充分性的标准】

1. 患者自我感觉良好。

2. 适当的肌肉组织[肌酐产生率至少125mmol/(kg·d)]。

3. 血压得到良好控制(<140/90mmHg)。

4. 没有明显的液体负荷(<3%体重)。

5. 轻微酸中毒(血 $HCO_3^-$ ≥22mmol/L)。

6. 血清白蛋白≥40g/L。

7. 血红蛋白>110g/L,但<130g/L。

8. 轻微肾性骨病。

9. 周围神经传导速度和脑电图正常。

10. Kt/V≥1.4,URR≥70%,nPCR >1.0g/(kg·d)。

## 【血液透析不充分检查步骤】

当实际透析剂量降到最低剂量(Kt/V=1.2 或 URR=65%)以下时,应立即开始全面调查实际剂量降低的原因。调查原因时应注意实际 Kt/V 时有 4 个基本的治疗要素。它们是透析器清除率、治疗时间、血液和透析液流速。在每次血液透析中任何一个因素都可能不同,因此,实际 Kt/V 出现小的变化是很常见的,应该迅速做出评价。一旦出现严重的透析剂量下降(低于设定值20%以上),应开始寻找原因。当实际透析剂量远远大于设定剂量时,也应寻找原因。不应急于减少血液透析剂量,因为可能存在对透析剂量过高估计的潜在危险。具体检查步骤见图16-1。

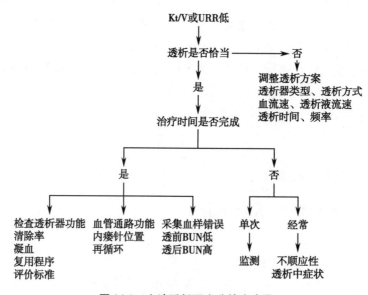

图16-1　血液透析不充分检查步骤

## 【现有血透充分性评价方法的不足之处】

首先,血透充分性的评价均选择小分子毒素尿素氮 Kt/V 作为主要衡量指标,事实上中、大分子毒素、血磷水平以及水分清除对于评价透析充分性和提高长期生存率同样非常重要。尽管 2006 年 DOQI 指南已开始重视非小分子毒素在透析充分性评价的地位,但由于尿毒症毒素的分布及代谢特性不同,目前尚未找到可以量化的理想指标。尿素氮 Kt/V 仍将作为透析充分性最低标准继续发挥重要作用。其次,传统血液透析充分性评价都是建立在稳态的尿素动力学模型上,即尿素氮的产生和清除相平衡。但是对于急性肾损伤和出现合并症(感染、高分解代谢、消化道出血)的患者,这一稳态尿素动力学模型被打破,需要更为复杂的动力学模型加以计算评估,依赖传统剂量评价指标会导致透析不充分。此外,虽然一些新的透析技术如高通量透析、血液透析滤过、每日短时透析和夜间长时透析在 RCT 研究中对改善生存率仍存在争议,但其可明确改善患者的临床后果,代表了血液透析技术发展未来,因此经济条件许可情况下仍应着力推广,并开展更多高质量的国际大样本、多中心的随机对照试验(RCT)验证其长期疗效和安全性。最后,一些新的简便的透析充分性评价方法比如Adimea 联机检测尿素清除率、生物电阻抗评价干体重已经开始应用于临床,广大透析工作者还需要更多简便易行的新技术、新方法,以使得他们对血透充分性的评价更为科学全面。

我国的血液透析质量有待提高,除了社会经济因素外,医护人员透析实际水平也是影响透析充分性和患者生活质量的重要因素,我们必须重视血液透析充分性的评价,掌握新技术,新方法,提高血液透析质量,实现最佳预后。

(刘亚伟　戴兵)

## 参 考 文 献

[1] Hemodialysis Adequacy 2006 Work Group. Clinical practice guidelines for hemodialysis adequacy, update 2006. Am J Kidney Dis,2006,48 Suppl 1:S2-S90.

[2] European Best Practice Guidelines Expert Group on Hemodialysis, European Renal Association. Section II. Haemodialysis adequacy. Nephrol Dial Transplant,2002,17(Suppl)7:16-31.

[3] Kerr P,Perkovic V,Petrie J,et al. Caring for Australians with Renal Impairment(CARI). The CARI guidelines. Dialysis adequacy(HD) guidelines. Nephrology,2005,10(Suppl)4:S61-S80.

[4] Daugirdas JT. Simplified equations for monitoring Kt/V, PCRn, eKt/V and ePCRn. Adv Ren Replace Ther, 1995,2:295-304.

[5] Spalding EM,Chandna SM,Darenport A,et al. Kt/V underestimates the hemodialysis dose in women and small men. Kidney Int,2008,74(3):348-355.

[6] Lowrie EG,et al. The online measurement of hemodialysis dose(Kt):clinical outcome as a function of body surface area. Kidney Int,2005,68:1344-1354.

[7] McIntyre CW,Lambie SH,Taal MW,et al. Assessment of haemodialysis adequacy by ionic dialysance:intra-patient variability of delivered treatment. Nephrol Dial Transplant,2003,18:559-563.

[8] Geddes CC,Traynor J,Walbaum D,et al. A new method of post-dialysis blood urea sampling:the 'stop dialysate flow' method. Nephrol Dial Transplant,2000,15:517-523.

[9] Meijers B,Vanholder R. HEMO Revisited:Why Kt/Vurea Only Tells Part of the Story. J Am Soc Nephrol, 2016,27(11):3235-3237

[10] Daugirdas JT. Kt/V(and especially its modifications)remains a useful measure of hemodialysis dose. Kidney

Int,2015,88(3):466-473.

[11] National Kidney F. KDOQI Clinical Practice Guideline for Hemodialysis Adequacy:2015 update. Am J Kidney Dis,2015,66(5):884-930.

[12] Meyer TW,Sirich TL,Fong KD,et al. Kt/Vurea and Nonurea Small Solute Levels in the Hemodialysis Study. J Am Soc Nephrol,2016,27(11):3469-3478.

[13] Vanholder R,Glorieux G,Eloot S. Once upon a time in dialysis:the last days of Kt/V? Kidney Int,2015,88 (3):460-465.

[14] Kramer H,Yee J,Weiner DE,et al. Ultrafiltration Rate Thresholds in Maintenance Hemodialysis:An NKF-KDOQI Controversies Report. Am J Kidney Dis,2016,68(4):522-532.

[15] Internet references:Hemodialysis Adequacy guidelines. http://www. kidney. org/professionals/KDOQI/

第三篇

# 特殊血液净化技术

# 第 17 章

## 每日透析及夜间长时透析

随着透析技术和透析设备的不断进步和发展,使得我们在探索新的透析策略上有了更多的尝试和选择。有研究显示,传统每周三次的血液透析模式中 2 天的透析间期会增加死亡风险,因此更长时间、更加频繁的血液透析策略即"强化血液透析"越来越受到关注。这种个体化的血液透析策略可显著增加透析的充分性,提高患者的生存率和生活质量。主要包括两个方面,即增加血液透析的频率和延长血液透析的时间,具体模式包括每日透析(daily HD,DHD)和夜间透析(nocturnal hemodialysis,NHD),其中每日透析包括短时每日血液透析(short daily hemodialysis,SDHD),常规每日血液透析;夜间透析包括频繁夜间长时透析和每周 3 次或隔日 1 次的夜间长时间透析。SDHD 每次治疗 1.5 ~ 3 小时,常规每日血液透析每次治疗 3 ~ 5 小时,两者每周透析 5 ~ 7 次。NHD 每次治疗 6 ~ 10 小时,每周透析 3 ~ 6 次。既可以在家透析治疗,也可以在透析中心进行。

## 【患者的选择】

据报道,在国外进行居家血液透析患者的比例大约在 5% ~ 15% ,患者选择日间透析和夜间透析无绝对禁忌证。一般不能使用肝素抗凝的患者避免 NHD 但可考虑 SDHD;严重心力衰竭、营养不良、高磷血症或顽固性高血压患者更适合每周三次以上血液透析或夜间透析治疗。

### 一、居家血液透析

居家进行 NHD 或 SDHD 最根本要求是透析患者或其家属有能力并愿意主动去学习如何安全的完成整个血液透析过程。居家血液透析患者的筛选标准包括操作技能、体能、视力、听力、阅读能力、积极性和依从性。当患者出现明显的功能障碍时,在可能情况下,可考虑付费的护理人员。此外,需要为血透机、水处理设备以及相关电力设施的安置提供足够的空间。

### 二、透析中心透析

每周三次以上的血液透析亦可在血透中心进行。选择在血透中心而不选择居家血液透析主要出于以下几方面的考虑:①患者的安全;②血管通路或插管问题;③患者本身或其同伴无能力或不愿在家中进行血液透析;④家庭环境不合适(空间,电力,卫生或管道的限制);⑤患者的偏好。DHD 在国外具有较宽的适应证,包括:①难以纠正的容量超负荷;②难以纠正的高磷血症和/或钙化防御;③发育停滞;④妊娠。NHD 一般不在透析中心完成。而交通的便利性,距离透析中心的距离,患者的生活方式以及患者家庭的要求也是影响患者是否在透析中心进行治疗的重要因素。在透析中心进行 NHD 或 SDHD 治疗也增加了对空间、设备、护理和技术人员的需求。

# 【标准透析方案】

## 一、SDHD 和 NHD

多数情况下,透析方案取决于患者个人的意愿以及对毒素清除和超滤的需要。一旦开始了一种透析方案,并不代表不可以转换为另一种透析方案。开始 SDHD 或 NHD 治疗后,两种透析方式在任何时间都可以相互转换。国外已经有许多患者在使用 NHD 和 SDHD 相结合的透析方式以适应工作和生活的需要。

从患者角度出发,主要考虑因素有便利性,对工作,睡眠和社交活动的影响。高磷血症和液体摄入多的患者更适合 NHD 治疗。透析间期体重明显增加的患者能从 NHD 提供的长时间超滤中获益,0.5 ~ 0.8L/h 的超滤率较易耐受。SDHD 提供 1.5L/h 超滤率也能耐受,因为在透析开始时大部分液体存在于血管腔内及其周围。

## 二、每周 3 ~ 4 次 NHD

有研究表明,频繁夜间长时间透析(每周 6 次,每次 ≥6 小时)与传统每周 3 次血液透析相比,一年内导致残余肾功能完全丢失的风险增加,且死亡风险有增加的可能,因此目前NHD 透析方案主要为每周 3 次或隔日一次。国内目前中心长时间夜间透析(in-center nocturnal hemodialysis,INHD)具体方案如下:血透 3 次/周,7.5 小时/次,透析开始时间为晚间 22:00 ~ 22:30,结束时间为次日清晨 5:30 ~ 6:00。血流量 190 ~ 220ml/min,透析液流量300ml/min,肝素或低分子肝素抗凝,超滤设置 0 ~ 6L。透析液钠 135 ~ 143mmol/L,钾3.0mmol/L,钙 1.5mmol/L,碳酸氢根 35mmol/L。

# 【技术操作】

## 一、居家透析患者培训

培训时间的长短取决于既往患者血液透析的经验。缺乏透析经验的患者,需要有经验的护士一对一培训至少 6 周时间,才能安全和熟练地掌握透析方法,而有血透经验的患者,培训时间可相对缩短。应每年定期对患者进行评估,以明确其是否能够正确地完成透析操作及故障排查。

## 二、血管通路

自体动静脉内瘘,人造血管和长期中心静脉导管都是常用的血管通路。血流量低于150ml/min 细针穿刺适用于 NHD。对于动静脉内瘘患者,使用钝针的"扣眼式"穿刺技术更方便易学,操作相对简单。对于人造血管,可交替使用穿刺部位,即标准的"绳梯"穿刺技术。NHD 还可使用单针穿刺技术进行血液透析。

### 三、透析器选择

目前尚无统一标准,近年来一般认为使用高通量透析器效果较好,长时间血液透析也可以使用表面积相对较小的透析器。随着透析器价格下降,大部分患者不再复用透析器。

### 四、居家透析安全及预防措施

患者在经过充分培训和持续监控下,可以在家中安全地进行 SDHD 和 NHD。

**(一)报警器和通讯设备**　患者必须能够听到血透机报警声,并且知道如何处理。患者应在手能触及范围内准备一部手机或者有线座机,以便紧急情况下呼叫急救中心,同时也方便远程监控中心与患者取得联系。

**(二)管路脱落的预防**　能够恰当的连接透析管路是居家血液透析的先决条件。可通过使用塑料螺旋帽,防止导管和管路的意外分离。

**(三)预防导管和管路意外分离的措施**

1. 含有裂孔膜的导管帽　适用于睡眠期间进行血液透析的患者,可以防止导管和管路意外分离时空气血栓和出血的发生。此外"InterLink 系统"只适用于长时血液透析,TEGO 连接器适用于较高血流量的透析患者,也可以使用 Swan-Lock 连接器。

2. 湿度检测器　可在导管入口处连接报警器,检测出血;也可以使用一次性泄漏探测器;此外也可在血透机和供水设备周围安装湿度检测器以检测血液、透析液和水的渗漏。

3. 双泵、单针系统　单针透析可以降低透析管路意外分离所导致的出血风险,因为出血受到瘘管或导管血流量的严格限制,而不是依赖于血泵,因此单针透析对于居家 NHD 患者更安全。

4. 实时监测　使用调解器或高速网络将血透机与特殊设备相连接,通过软件实现对透析过程的实时监测以及透析相关数据的记录,通常适用于 NHD,居家透析前三个月患者,以后如有必要可继续使用。

## 【基础设施要求】

### 一、保障人员

需要受过专门训练的护士、技师和内科医师。他们负责透析患者的评价、训练、随访、血透机以及水处理系统维护等工作。

### 二、足够空间

要留有足够治疗空间,合适的水管设施,以便患者的训练、评估以及临床复诊随访。

### 三、水源供应

无论水源如何,都必须对水质进行评估。内毒素,矿物质含量以及氯胺应量化,此外还必须检测大肠埃希菌。水压要根据水净化系统和血透机要求而定。

在居家透析中,水处理系统包括反渗系统和去离子系统。水处理系统已经变得越来越灵巧、噪声越来越轻,甚至可安装在患者卧室里。患者必须在指导下维护水处理系统,包括过滤器更换和管路消毒。通常每月进行一次消毒和采集水样进行水质测定。

## 四、血透机

目前尚无数据表明哪种类型的血透机更好，但是任何在透析中心可以使用的血透机都可以在居家透析中使用。在进行 NHD 治疗时，血流量控制在 200ml/min、透析液流量控制在 300ml/min 较合适。新型居家血透机的发展趋势为体积更小，噪声更轻，使用更简单，界面更清晰，操控更容易，以及维护和消毒更简单。

例如 NxStage 系统，这个系统非常轻便、灵巧并且可携带，它使用一次性透析器和管路，很容易装配，乳酸透析液可由小处理机配制或者厂家成品透析液。一般采用较低透析液流量（200ml/min），总容量大约在 15~60L 之间。

## 五、远程夜间监测

装置和软件如前述，可以选择自己独立的中心监控站，也可以共用以降低成本，在整个夜间监测过程中，工作人员必须在岗在位，对报警立即做出应答，并尽快通知患者。

# 【透析处方】

## 一、基本原理

（一）**增加每周透析时间对溶质清除的优势**　对于透析不易清除的溶质毒素，例如中分子毒素，决定其清除的主要因素就是总的每周透析时间，此外，每周对于磷的清除也同样取决于总的每周透析时间。

（二）**增加透析频率对溶质清除的优势**　对于尿素氮、磷等溶质毒素来说，透析过程的前 4 小时内，其血浆浓度持续下降，而延长透析时间超过 4 小时，对这类毒素的清除获益有限。因此，将每周相同的总透析时间分布给更高频率的透析次数是有获益的。

增加每周透析时间或者透析频率，对于不同溶质的清除各有所长，因此应根据具体情况进行选择，例如对于磷的清除，当每周透析时间超过 20 小时时，总的透析时间就是磷清除的主要决定因素，而当每周透析时间小于 12 小时时，将透析频率定为每周 6 次通常可以降低透析前血清磷水平。

（三）**增加每周透析时间对超滤的优势**　每周总的液体清除量为每周液体的总摄入量减去每周残余尿量。因此如果将每周透析时间增加一倍，而液体摄入量不变，超滤率则会减半，从而显著降低液体清除对患者血流动力学的影响。

（四）**增加透析频率对超滤的优势**　即使每周透析时间没有增加，而增加透析频率对于液体的清除及降低透析低血压的发生也是有好处的。因为透析开始清除的液体主要与中央室容积相关。但是每周过于频繁的透析治疗，则会增加透析低血压的发生。

（五）**缩短透析间期的益处**　有研究发现，进行常规每周三次透析，"1-3-5"透析的患者，其周一的死亡率最高，而"2-4-6"透析的患者则为周二最高，因此不建议在家庭透析中使用常规每周三次的透析方案，每日透析获益更佳。

（六）**频繁透析、夜间长时间透析方案对残余肾功能的潜在不良影响**　夜间透析试验发现，每周透析超过 4.5 次，且每周总透析时间超过 28 小时会加速残余肾功能的丢失。因此具有相当残余肾功能的患者并不适合每周频繁的长时程透析,除非有难以纠正的容量超负荷以及高磷血症。

## 二、透析充分性和尿素清除

（一）标准 **Kt/V（stdKt/V）**　stdKt/V 通常用来评价 DHD 和 NHD 对尿素氮的清除。stdKt/V 是一种不依赖透析频率对透析剂量进行测定的方法,代表尿素总复合清除率。不同透析次数和不同单室 Kt/V（SpKt/V）时的 stdKt/V 近似值见表 17-1。

表 17-1　不同透析次数和不同 SpKt/V 时 std-Kt/V 的近似值

| SpKt/V | 透析时间（min） | std-Kt/V 透析次数（次/周） | | | | | |
|---|---|---|---|---|---|---|---|
| | | 2 | 3 | 4 | 5 | 6 | 7 |
| 0.4 | 120 | 0.54 | 0.81 | 1.08 | 1.36 | 1.64 | 1.92 |
| 0.5 | 120 | 0.65 | 0.98 | 1.31 | 1.64 | 1.98 | 2.32 |
| 0.6 | 120 | 0.75 | 1.13 | 1.51 | 1.90 | 2.29 | 2.69 |
| 0.7 | 120 | 0.85 | 1.27 | 1.71 | 2.14 | 2.58 | 3.03 |
| 0.8 | 120 | 0.93 | 1.41 | 1.88 | 2.37 | 2.86 | 3.35 |
| 0.9 | 135 | 1.03 | 1.56 | 2.09 | 2.63 | 3.17 | 3.73 |
| 1.0 | 150 | 1.13 | 1.70 | 2.28 | 2.87 | 3.47 | 4.08 |
| 1.1 | 165 | 1.21 | 1.83 | 2.46 | 3.10 | 3.75 | 4.41 |
| 1.2 | 180 | 1.29 | 1.95 | 2.62 | 3.31 | 4.00 | 4.71 |
| 1.3 | 195 | 1.36 | 2.06 | 2.78 | 3.50 | 4.25 | 5.00 |
| 1.4 | 210 | 1.43 | 2.16 | 2.92 | 3.69 | 4.47 | 5.28 |
| 1.5 | 225 | 1.49 | 2.26 | 3.05 | 3.86 | 4.69 | 5.53 |
| 1.6 | 240 | 1.54 | 2.35 | 3.17 | 4.02 | 4.89 | 5.78 |
| 1.7 | 255 | 1.60 | 2.43 | 3.28 | 4.16 | 5.07 | 6.01 |
| 1.8 | 270 | 1.64 | 2.50 | 3.39 | 4.30 | 5.25 | 6.23 |
| 1.9 | 285 | 1.69 | 2.57 | 3.49 | 4.44 | 5.42 | 6.44 |
| 2.0 | 300 | 1.73 | 2.64 | 3.58 | 4.57 | 5.58 | 6.64 |
| 2.1 | 315 | 1.76 | 2.70 | 3.67 | 4.68 | 5.73 | 6.83 |
| 2.2 | 330 | 1.80 | 2.75 | 3.75 | 4.79 | 5.88 | 7.02 |
| 2.3 | 345 | 1.83 | 2.81 | 3.83 | 4.90 | 6.02 | 7.20 |
| 2.4 | 360 | 1.86 | 2.86 | 3.90 | 5.00 | 6.16 | 7.38 |
| 2.5 | 375 | 1.89 | 2.90 | 3.97 | 5.10 | 6.29 | 7.55 |

（二）推荐处方

1. DHD　每周透析 6 次,每次 1.5～3 小时,相当于每周透析时间为 9～18 小时,通常血流量和透析液流速与常规透析相似。每日透析研究发现,进行 DHD 的患者,其每周 stdKt/V 为 3.6,这与每周进行 5 次透析、平均平衡 stdKt/V 为 1.06 的清除效果是一致的,因此从每次透析时间为 2 小时,每周总透析时间为 12 小时开始是合理的。但是这并不是一成不变的,可以根据已完成的剂量和患者的满意程度进行调整,而且每次透析时间不一定需要相同。每次 1.5 小时的 DHD 对于有足够残余肾功能的患者来说已经足够,但是需要每周监测 stdKt/V。标准的 SDHD 处方见表 17-2。

2. NHD 每周透析 3 次或 3 次以上,每次 6~10 小时,假设 SpKt/V 至少为 1.2,那么 stdKt/V 将会在 2.0 以上。10 小时的透析本身就可以在一定程度上增加每周 3 次透析的 stdKt/V,即使 SpKt/V 没有变化。由于 NHD 对溶质毒素的清除显著增加,因此出于安全性考虑,可以使用亚最大血流量和单针透析,使用较低的透析液流量可以节约用水。标准的 NHD 处方见表 17-2。

表 17-2 标准 SDHD 和 NHD 处方

| | SDHD | NHD |
|---|---|---|
| 每周透析次数 | 6~7 | 3~7 |
| 每次持续时间(h) | 1.5~3.0 | 6~10 |
| 透析器(首选高通量) | 不限 | 不限(较低) |
| $Q_B$(ml/min) | 400~500 | 200~300 |
| $Q_D$(ml/min) | 500~800 | 100~300 |
| 通路 | 不限 | 不限 |
| 远程监测 | 不需要 | 建议采用 |
| 透析器复用 | 建议采用 | 建议采用 |

（三）**透析液成分** 目前尚没有证据表明哪种透析液成分最适合 SDHD 或 NHD。当从常规透析转为 SDHD 或 NHD 时,透析液成分通常没有变化。但是特殊情况下可能需要降低碳酸氢盐浓度和增加磷酸盐浓度。透析液的成分应该实现"个体化",通常透析液成分包括:$Na^+$ 135~140mM,$K^+$ 2.0~3.5mM,$HCO_3^-$ 28~34mM,$Ca^{2+}$ 1.25~1.75mM(2.5~3.5mEq/L),$Mg^{2+}$ 0.5mM(1mEq/L)。

1. 碳酸氢盐 $HCO_3^-$ 的浓度应该调整至透析前碳酸氢盐浓度为 22~24mmol/L。对于 SDHD 或者 NHD 通常起始碳酸氢盐浓度为 28~33mmol/L。需要注意的是,大多数透析机在读出碳酸氢盐浓度时并没有考虑到醋酸钠或柠檬酸钠在碳酸氢盐溶液中的碱化作用,因此进行 SDHD 或者 NHD 时,透析液碳酸氢盐的浓度应该设置到接近最低值,以防止透析后碱血症的发生。

2. 磷 在正常蛋白摄入的情况下,如果没有使用磷结合剂,则需要每周 24~28 小时的透析时间以清除磷。增加每周透析频率如 SDHD 而不增加每周透析时间,对于血清磷的清除几乎没有影响。而进行每周三次或隔夜一次的夜间长时透析可以显著降低血清磷的水平,部分患者甚至可以不使用磷结合剂。每周进行 5~6 次长时间透析治疗的患者会出现血清磷的负平衡,在透析结束后出现低磷血症是很常见的,此时则需要在透析液中加入磷酸盐。因为透析前的低磷血症与死亡风险增加有关。通常使用准备好的磷酸钠增加透析液中的磷,透析液中磷的浓度一般为 0.32~0.65mM(1~2mg/dl),个别患者可能需要更高的磷浓度。

3. 钙　理想透析液钙的浓度取决于该患者饮食钙的摄入,补充钙剂的吸收(包括含钙磷结合剂),维生素 D 类似物的使用,超滤量,以及甲状旁腺功能的水平。测定透析前后血清钙离子水平可确定一个比较理想的透析液钙浓度。接受 NHD 治疗的患者钙的丢失较明显,除非使用高于常规钙浓度的透析液。进行 NHD 治疗时,使用钙浓度为 1.25mM 的透析液会导致维生素 D 类似物治疗难以纠正的甲状旁腺功能亢进,尤其是患者不再使用含钙的磷结合剂时。目前推荐 NHD 治疗使用透析液钙浓度为 1.5mM 或者更高。SDHD 治疗时,由于钙离子水平并没有明显变化,故使用常规透析液钙离子浓度(1.25mM)即可。

（四）抗凝　由于相对较慢的血流速度,因此 NHD 治疗通常都需要进行抗凝。可以使用标准肝素抗凝方案,也可以使用起始足量低分子肝素,透析中追加或不追加半量低分子肝素的抗凝方案。SDHD 治疗时的抗凝方案则根据具体情况而定。

（五）超滤、干体重调整以及高血压药物　通常开始 SDHD 或 NHD 治疗后,最早可在透析后的 1 周观察到血压控制的改善,且在最初的几个月里改善最显著,并可持续数月,甚至部分患者可以不再需要使用降压药物。在需要的前提下,心脏保护药物如血管紧张素转化酶抑制剂或者 β 受体阻滞剂可以继续使用,但是应该降至患者可以耐受的剂量。

SDHD 或 NHD 治疗的目标干体重与常规透析一致,目标为达到临床容量平衡以及透析前后的血压正常,同时避免透析过程中的低血压及相关症状。由于 SDHD 或 NHD 治疗过程中,患者自由摄入膳食钠和液体,因此体重增加会比较明显,可以通过训练患者根据体重的增长和血压情况自助调整超滤量,每次小范围的调整(0.3~0.5kg)直至达到理想体重。

（六）随访

1. 诊所随访　大部分患者在开始家庭透析后的 2~4 周应该去诊所随访一次,随后每月随访一次并持续三个月,最后每 3~4 个月随访一次。使用透析记录单,记录体重,血压以及透析过程中相关并发症,随访时一并带齐。

2. 血液检测　家庭透析患者和中心透析患者一样应定期检测各项化验指标,可为家庭透析患者提供血液离心机,在指导下正确的处理和准备血液标本。

# 【与常规血液透析的比较】

## 一、SDHD 与常规每日血液透析

目前尚无研究对 DHD 和其他透析模式进行对比。有研究发现,接受 DHD 治疗的患者与常规血液透析患者之间没有死亡差异;另有研究发现进行 SDHD 治疗患者的死亡率较高,但是这一研究倾向于残余偏倚,因为 SDHD 治疗患者组很可能混有统计学模型无法校正的高基线风险。而 FHN 每日透析试验在评价治疗效果时其偏倚最小,试验发现与常规血液透析相比,在透析中心接受 SDHD 治疗的患者,无论是在统计学上还是临床上,SF-36 评分以及心室肥厚显著改善,磷酸盐和血压的控制更佳,但是在营养改善,贫血管理,心理健康或者认知功能方面并没有显著变化。此外尚有其他研究提供了进行 DHD 治疗患者生存获益的证据。

### 二、频繁夜间长时透析

一项加拿大的研究表明,进行频繁 NHD 治疗的患者,其左心室肥厚显著逆转,但是更大规模的夜间透析研究却没有相同发现,两项研究都发现频繁 NHD 可以改善血压和血磷的控制。与常规血液透析相比,进行频繁 NHD 治疗时,维护血管通路的程序更加复杂,同样会加重护理人员的负担,此外患者在治疗后的 12 个月内残余肾功能完全丢失的风险显著增高。另有研究表明,进行每周 6 次夜间长时间透析患者的长期死亡风险增加,但是显著的患者交替率和较小的样本量使得这一结果很难明确。

### 三、每周 3 次或隔日一次的夜间长时透析

法国 Tassin 透析中心在数十年的临床实践经验表明,在透析中心接受每周 3 次,每次 8 小时的 NHD 时,患者在生存率、血压和血磷控制方面显著改善。近期美国大型透析组织已经开始提供透析中心每周 3 次的 NHD,并且报道 NHD 治疗患者的生存率和生理状态显著优于常规血液透析。

## 【潜在优势】

### 一、生活质量

SDHD 和 NHD 可以改善患者的生理和心理,包括减轻透析中症状、透析后疲劳感和抑郁感。这些优势正吸引越来越多的患者接受 SDHD 或 NHD 治疗。

### 二、心血管方面

如前所述,进行 NHD 和 SDHD 治疗的患者血压可以得到明显的改善,而且对抗高血压药物的需要明显减少甚至停药。当患者由传统透析转换为 NHD 治疗时,其血管总外周阻力明显下降。SDHD 治疗和 NHD 治疗都能明显逆转左心室肥厚,增加心脏的射血分数。

### 三、营养

许多研究显示 SDHD 和 NHD 可以明显改善患者的营养状况。每周进行 5~6 次 NHD 治疗的患者不需要限制磷和钾的摄入。一些研究显示 NHD 治疗可以升高高密度脂蛋白胆固醇,降低低密度脂蛋白胆固醇和同型半胱氨酸。NHD 治疗可清除水溶性维生素,所以进行 NHD 治疗的患者需要在每次透析结束后补充水溶性维生素。

### 四、钙磷平衡

与 SDHD 治疗相比,NHD 治疗更易控制患者的高磷血症。SDHD 治疗对于磷清除的调节主要依赖于透析时间的长短,只有相对较长的透析时间(2.5~3 小时)才能使血磷得到有效的控制。如上所述,NHD 可能导致患者磷的缺乏,低磷血症可引起严重的后果。长期低磷血症可导致骨软化症。是否在透析液中加入磷,主要依赖于患者每周总透析时间以及血液和透析液的流速。每周进行 5~6 次 NHD 治疗是唯一一种体外逆转透析患者正磷平衡的方法,而且还可以缓解患者的骨病以及血管钙化。

## 五、贫血的治疗

有研究显示增加透析频率和透析时间，可以增强患者 EPO 的敏感性，促进骨髓造血干细胞的增殖，从而促进骨髓造血。

## 六、睡眠

对于梗阻性睡眠呼吸暂停综合征患者，NHD 治疗可以降低睡眠中呼吸暂停/呼吸减弱的发生频率，改善睡眠及睡眠呼吸暂停，此外，还可以升高血氧饱和度，改善白天嗜睡。关于 SDHD 治疗对于睡眠呼吸暂停综合征的作用，目前尚无报道。

## 七、住院率

一些研究显示 NHD 和 SDHD 可以降低患者的住院率。但这些研究缺乏随机对照，所以结论有待于进一步讨论。

## 八、生存率

越来越多的研究和数据表明，SDHD 和 NHD 显著逆转左心室肥厚，改善血压和磷的控制，进而提高患者的生存率。

## 九、经济问题

有数据显示，与常规透析中心血液透析相比，家庭血液透析的花费更低。

（赵伟　杨明　梅长林）

## 参 考 文 献

［1］Hodge MH. Longer and better lives for patients and their centers：a strategy for building a home hemodialysis program. Hemodial Int. 2008，12（1）：1-5.

［2］FHN Trial Group，Chertow GM，Levin NW et al.（for the FHN Trial group）. In-center hemodialysis six times per week versus three times per week. N Engl J Med，2010，363：2287-2300.

［3］Chertow GM，the FHN Group. Effects of randomization to frequent in-center hemodialysis on long-term mortality：frequent hemodialysis daily trial. 2013，24：442A.

［4］Culleton BF，Walsh M，Klarenbach SW，et al. Effect of frequent nocturnal hemodialysis vs conventional hemodialysis on left ventricular mass and quality of life：a randomized controlled trial. JAMA，2007，298：1291-1299.

［5］Trinh E，Chan CT. Intensive Home Hemodialysis Results in Regression of Left Ventricular Hypertrophy and Better Clinical Outcomes. Am J Nephrol，2016，44（4）：300-307.

［6］Chazot C，Ok E，Lacson E Jr，et al. Thrice-weekly nocturnal hemodialysis：the overlooked alternative to improve patient outcomes. Nephrol Dial Transplant，2013，28：2447-2455.

［7］Daugirdas JT，Greene T，Rocco MV，et al. the FHN Trial Group. Effect of frequent hemodialysis on residual kidney function. Kidney Int，2013，83：949-958.

［8］Muir CA，Kotwal SS，Hawley CM，et al. Buttonhole cannulation and clinical outcomes in a home hemodialysis cohort and systematic review. Clin J Am SocNephrol，2014，9：110-119.

［9］Marshall MR，Hawley CM，Kerr PG，et al. Home hemodialysis and mortality risk in Australian and New

Zealand populations. Am J Kidney Dis,2011,58(5):782-793.

[10] Mustafa RA,Zimmerman D,Rioux JP,et al. Vascular access for intensive maintenance hemodialysis:a systematic review for a Canadian Society of Nephrology clinical practice guideline. Am J Kidney Dis,2013,62:112-131.

[11] Nesrallah GE,Mustafa RA,MacRae J,et al. Canadian Society of Nephrology guidelines for the management of patients with end stage renal disease treated with intensive hemodialysis. Am J Kidney Dis,2013,62:187-198.

[12] Rocco MV,Lockridge RS Jr,Beck GJ,et al.(for the FHN Trial Group). The effects of frequent nocturnal home hemodialysis:the frequent hemodialysis network nocturnal trial. Kidney Int,2011,80:1080-1091.

[13] Rocco MV,et al. the FHN Group. Effects of randomization to frequent nocturnal hemodialysis on long-term mortality:Frequent Hemodialysis Nocturnal Trial [abstract FR-PO345]. J Am Soc Nephrol,2013,24:443A.

[14] Rocco MV,Daugirdas JT,Greene T,et al. Long-term effects of frequent nocturnal hemodialysis on mortality:The frequent hemodialysis Network(FHN)Nocturnal Trial. Am J Kidney Dis,2015,66(3):459-468.

[15] Sam R,Kjellstrand CM,Doherty C,et al. Using disodium monohydrogen phosphate to prepare a phosphate-enriched hemodialysate. Hemodial Int,2013,17:667-668.

[16] Bakris GL,Burkart JM,Weinhandl ED,et al. Intensive hemodialysis,blood pressure,and antihypertensive medication use. Am J Kidney Dis,2016,68(5S1):S15-23.

[17] Copland M,Komenda P,Weinhandl ED,et al. Intensive hemodialysis,mineral and bone disorder,and phosphate binder use. Am J Kidney Dis,2016,68(5S1):S24-32.

[18] Diaz-Buxo JA,White SA,Himmele R. Frequent hemodialysis:A critical review. Semin Dial,2013,26(5):578-589.

[19] Suri RS,Larive B,Sherer S,et al. Risk of vascular access complications with frequent hemodialysis. J Am Soc Nephrol,2013,24:498-505.

[20] Suri RS,Lindsay RM,Bieber BA,et al. A multinational cohort study of in-center daily hemodialysis and patient survival. Kidney Int,2013,83:300-307.

[21] Pauly RP. Survival comparison between intensive hemodialysis and transplantation in the context of the existing literature surrounding nocturnal and short-daily hemodialysis. Nephrol Dial Transplant,2013,28:44-47.

[22] McCullough PA,Chan CT,Weinhandl ED,et al. Intensive hemodialysis,left ventricular hypertrophy,and cardiovascular disease. Am J Kidney Dis,2016,68(5S1):S5-14.

[23] 戎殳,许晶,戴兵,等.透析中心夜间血液透析治疗尿毒症患者的疗效及安全性.中华肾脏病杂志,2010,26(9):657-661.

[24] 孙丽君,梅长林,戎殳,等.夜间长时间血液透析对尿毒症患者营养状态的影响.中华肾脏病杂志,2012,28(1):16-20.

# 第18章
## 居家血液透析

居家血液透析(home hemodialysis,HHD)治疗诞生于1963年的美国波士顿,并一度成为美国最常见的透析模式,后因医保政策等问题,只有为数不多的患者进行居家血液透析治疗,但是随着透析技术和血透机的发展及新的医保政策出台,其更低的治疗费用,更人性化的操作界面和更易掌握的操作技术,使得这一透析模式再次受到患者的欢迎和接受。更重要的是,与常规中心血液透析模式相比,居家血液透析模式,更容易实现长时间,高频率的血液透析,进而提高患者的生活质量和生存率。

### 【居家血液透析的优缺点】

与常规中心血液透析相比,居家血液透析具有如下优势:

1. 生活质量更高。
2. 方便患者,省去外出交通时间,可以灵活安排透析时间。
3. 自主性强,自由度高,方便外出旅游。
4. 可以延长透析时间和增加透析频率,是选择长时及高频透析的最佳方式。
5. 无交叉感染风险,相关并发症更少,住院率更低。
6. 治疗相关费用降低。

尽管研究显示增加中心血液透析频率可提高患者生存率,但由于时间安排和交通等方面的限制,高频或每日中心血液透析治疗接受程度不高。居家血液透析恰恰可以提高频繁透析的接受程度。目前为止,尚没有临床研究将居家血液透析和常规中心血液透析进行对比,但是部分观察性研究显示居家血液透析患者的生存率更高,而这些研究并没有测定患者的其他参数指标如健康素养,心理健康,社会支持体系及经济因素等,这些有可能解释居家血液透析的生存获益。此外居家血液透析还可改善睡眠障碍,增强促红素敏感性和骨髓造血,逆转心肌肥厚,改善血液和血磷的控制等。

虽然居家血液透析模式有上述诸多优势,但其尚未得到普及,其制约因素主要包括:

1. 肾内专科医生缺乏居家血液透析相关知识和训练,对患者介绍及推荐不够。
2. 患者对独立完成透析操作缺乏信心。
3. 透析患者老龄化,较难掌握并独立完成透析过程。
4. 经济因素,包括家庭收入和医保问题。
5. 环境卫生不达标。
6. 对房屋空间、水管和供电线路有特定要求。

## 【居家血液透析的模式】

1. 常规 HHD　每周三次,每次 3 ~ 5 小时,与中心血液透析相似。
2. 每日短时 HHD(SDHHD)　6 ~ 7 次/周,每次 1.5 ~ 3 小时。
3. 夜间 HHD(NHHD)　3 ~ 6 次/周,每次夜间 6 ~ 10 小时。

## 【患者的选择】

有数据报道,国外进行居家血液透析患者的比例最高可达 15%。进行家居血液透析的前提条件为患者或其家属有能力并有意愿主动去学习如何安全的完成整个透析过程。其他条件如下(可用英文单词"SUITABLE"记忆)。

S(stable):要求病人病情稳定

U(utility):患者住所有水电供应,水质和水量应有保障,水电系统易于改装

I(independence):病人或其家属有能力学习并能安全的进行血液透析操作

T(turmoil):无严重妨碍居家血液透析的并发症和合并症

A(access):血管通路良好,有动静脉内瘘或移植物内瘘

B(bookkeeping):应对患者的书写、阅读能力、口头表达能力、理解能力、操作能力,听力和视力进行综合评估,可制订评估表格

L(location):家庭环境适宜,干净清洁,有充足贮放空间

E(emotion):患者情绪稳定,积极性和依从性良好

## 【居家血液透析的禁忌证】

进行居家血液透析没有绝对的禁忌证。难以控制的癫痫,低血糖症,依从性差以及透析过程中血流动力学不稳定如透析过程中低血压需要护理人员频繁干预以及色盲是居家血液透析的相对禁忌证,不能使用肝素抗凝的患者避免 NHHD 但可考虑 SDHHD。有多个或严重并发症亦不是居家血液透析的绝对禁忌证。但是意志薄弱且无法自助完成血液透析的患者,在没有帮助的情况下,较难进行居家血液透析。其他相对禁忌证同常规中心血液透析。

## 【家庭环境评估】

选择进行居家血液透析前需要肾脏病专科医生对家庭环境的多个方面进行评估。

### 一、水量和水质评估

内容包括水源,供水公司,水压,水处理前后水质测试和排水情况。如果使用家庭用水配制透析液,自来水压力至少要达到 30psi,水流量至少 8L/min 以满足反渗机处理的要求。在寒冷地区,如果室内自来水水温低于 10℃,应安装温度混合阀以提高水温。自来水供水水压要满足居家透析水处理机的厂家要求。

### 二、电力供应评估

包括电流强度,水处理机专用电路,透析机专用电路,网络信息传送设备及固定电话。家庭供电系统须有两个固定的电源插座专供血液透析设备使用。

### 三、空间分布评估

包括水处理机区,治疗区,和医疗污物区。

### 四、排水系统评估

下水管道引流容量至少应超过 8L/min 以满足水处理要求。

此外,还需对清洁卫生情况,相关器械配备情况,治疗区整洁度及照明情况等方面进行评估。与中心血液透析一样,透析用水水质要符合 YY 0572-2015 建议的标准。

## 【基础设施的要求】

### 一、支持团队的建立

一个成功的居家血液透析团队包括:熟知并热衷开展居家血液透析的肾脏内科医生,经过专业训练的培训护士,热心的社会工作者,合格的专业营养师和经验丰富的设备技师等。居家血液透析培训中心应详细规定家庭血液透析团队各成员的相应职责。

### 二、居家血液透析培训中心设置

居家血液透析培训中心要具有足够的空间及合理的水管设施,以保证患者和医护人员有宽敞舒适的培训室、检查评估室以及随访复诊室。

### 三、治疗流程制订

流程包括筛选病人、家访和培训等一系列步骤。要定期评估居家血液透析项目,以保证居家血液透析项目在临床终点上不亚于中心血液透析。要为患者制定详细综合同时又简洁易懂的治疗方案以指导患者达到中心血液透析的治疗标准。

### 四、水的供应

无论水源如何,都必须对水质进行评估。内毒素,矿物质含量以及氯胺应该量化,此外还必须检测大肠埃希菌。水压要根据水净化系统和透析机的要求而定。

在居家血液透析中,水处理系统包括反渗系统和去离子系统。水处理系统已经变得越来越小巧、噪声越来越轻,甚至可安装在患者的卧室里,例如 PureFlow 水处理机,其水纯化机制是离子交换,产水量为 10L/h。体积仅床头柜大小,对自来水水压要求低,而且因是离子交换水处理机,对水温无特殊要求,无需安装冷热水混合阀。患者必须在指导下维护水处理系统,包括过滤器的更换和管路的消毒。通常每月一次进行消毒和采集水样进行水质测定。

### 五、血液透析机

目前尚无数据表明哪种类型的透析机更好,但是任何在透析中心可以使用的透析机都可以在家庭血液透析中使用。新型家庭血液透析机的发展趋势为体积更小,噪声更轻,使用更简单,界面更清晰,操控更容易,以及维护和消毒更简单。目前在家庭血液透析治疗中最广泛使用的是 NxStage 血液透析机。NxStage 基本上符合上述理想血液透析机的标准,有如下特点：

1. 重量轻,仅 32kg,是迄今为止 FDA 批准的唯一便携式家用透析机,搬运携带方便,无论是居家还是旅行均可使用。

2. 透析液流速低,最大仅为 200ml/min,每日短时血液透析仅仅耗用 4~8 袋 5L 装超纯乳酸盐透析液。无需水电系统改造。

3. 两种透析液供给方式。第一种是 NxStage 公司预制的袋装超纯乳酸盐透析液,每袋 5L,每次血液透析治疗消耗 4~8 袋;第二种是用 NxStage 公司自制的 PureFlow 小型水机产生的透析水与乳酸盐透析粉混合而成。

4. 专用透析器,为 NxStage 公司生产的滚筒透析器。

目前除了 NxStage 血液透析机外,另外还有 Fresenius 生产的"Baby KNxStage"家用血液透析机和 B Braun 生产的家用血液透析机。

## 【技术问题】

### 一、患者的培训

培训时间的长短取决于既往患者血液透析的经验。缺乏透析经验的患者,需要有经验的护士,一对一培训至少 6 周时间,才能安全和熟练地掌握透析方法,而有透析经验的患者,培训时间可相对缩短。具体分为以下 3 个阶段：

（一）中心见习阶段 中心见习阶段 4 周。在此期间,培训中心提供病人详细而且通俗易懂的教材和手册,培训护士对病人一对一培训,培训内容包括：

1. 肾衰竭的病因和治疗。

2. 血液透析的理论和操作的全部过程,尤其是安全操作注意事项。

3. 培养患者自信心,提供精神支持,以帮助患者及家属处理家庭血液透析带来的各种压力。

4. 有效地利用透析耗材和设备以达到充分透析目标。

5. 储存和使用促红细胞生成素、静脉铁剂、肝素和维生素 D。静脉铁剂最好在培训中心注射。

6. 自我检查身体状况,并记录和汇报培训中心。

7. 发现和处理急性透析并发症,并记录汇报至培训中心,发现记录水处理过程中产生的问题。

8. 处理应急情况,如断电、断水等。

9. 感染预防和控制措施。

10. 透析医疗污物的储存和处理。

11. 内瘘穿刺技术。

12. 安装连接血液透析设备,包括水处理机。

13. 启动和终止血液透析。

14. 血液透析设备维护保养。

15. 用表格精确记录血液透析过程。

16. 监测血液透析过程中生命体征。

17. 完整记录任何发生事件。

18. 教会使用生理盐水快速补液。

19. 采集和邮寄血样作实验室检查。

20. 购买、存放和管理耗材。

**（二）中心实习阶段**　病人经过以上 4 周培训以后，在培训护士与患者达成共识的情况下，病人可以过渡到中心实习阶段，时间为 1~2 周。在此期间，病人在培训中心完全独立地进行透析治疗。虽然透析治疗是在培训中心进行，但病人与培训护士只通过电话联系，以模拟未来居家血液透析的情形。

上述两阶段结束后，培训中心应给患者颁发居家血液透析资格证书。

**（三）家庭独立阶段**　当患者取得家庭血液透析资格证书后，第一次居家血液透析应有培训护士在场以帮助患者顺利过渡到独立居家血液透析。病人及其家属必须知道如何处理紧急情况以及向培训中心联系求助。培训中心应配置 24 小时热线电话，以便帮助患者处理在居家血液透析中碰到的有关问题。

病人注意事项：

1. 每天透析结束后，应及时将透析治疗单通过传真、扫描、手机拍照或电子邮件等传送给培训中心。

2. 每月随访时，患者应将完整的透析治疗单交给培训中心存档。

3. 病人应遵循有关超滤量的治疗指南。

4. 病人应遵循有关血流速的治疗指南。

5. 病人应遵循采血化验的指南。

6. 病人任何情况下有疑问或出现问题及时联系培训护士。

7. 病人应遵循指定的时间和频率去培训中心复诊。

## 二、血管通路

加拿大肾病学会（CSN）指南推荐居家血液透析治疗使用自体内瘘或者移植内瘘。在内瘘穿刺技术上，与标准的"绳梯穿刺法"相比，使用钝针的"扣眼穿刺法"更简单易学，更适合居家血液透析。其优点包括：

1. 穿刺时间短　穿刺部位固定、穿刺隧道已形成，使得穿刺时间缩短。

2. 并发症少　血肿和动脉瘤发生率低。

有研究发现使用"扣眼穿刺法"发生葡萄球菌菌血症的概率较高，因此 CSN 指南推荐局部使用莫匹罗星软膏预防感染。另外穿刺前利用无菌器物移去针眼处结痂并记录也是预防菌血症发生的关键步骤。人造血管的穿刺方法同常规血液透析。

## 三、透析器

目前尚无统一标准，近年来一般认为使用高通量透析器效果较好，长时间血液透析也可以使用表面积相对较小的透析器。

## 四、患者安全及预防措施

患者在经过充分的培训且在持续的监控下，可以在家中安全的进行血液透析治疗。

1. 操作屏幕的位置应便于患者观察。

2. 透析机控制键板在患者手臂距离内。

3. 透析机警报音量足够患者或家属听见并作相应处理。

4. 病人手臂距离内须备有手机或固定电话以便紧急情况下呼救,或远程监控中心与患者取得联系。

5. 采用预防措施防止管路脱落,可以通过使用塑料螺旋帽防止导管和管路的意外分离。

6. 采用含裂孔膜的导管帽,双泵、单针系统等防止管路意外脱落时空气血栓和出血的发生。

7. 配置出血警报器和湿度检测器便于及时发现和处理管道出血及透析液和水的渗漏。

8. 出于安全上的考虑,除非有夜间远程监控系统,一般不建议夜间家庭血液透析。

9. 血液透析前要慎用降压药。

## 【透析处方】

具体参见第 17 章。

## 【随访和评估】

### 一、培训中心应定期家访患者

首次家访应在患者第一次回家透析时,以后每 6～12 个月一次。通过家访,培训护士可以实地观察评估患者的操作,以便针对性地提供帮助。

### 二、随访频率

大部分患者在开始居家血液透析后的 2～4 周应该去培训中心随访一次,随后每月随访一次并持续 3 个月,最后每 3～4 个月随访一次。使用透析记录单,记录体重,血压以及透析过程中相关并发症,随访时一并带齐。

### 三、评估

家庭血液透析患者每年回中心进行透析一次,以重新观察患者是否能正确完成血液透析治疗,检查纠正后,给病人重新颁发新的资格证书。

### 四、综合评估

每年一次,内容应包括:

1. 耗材管理及供应。

2. 营养和肾性骨病情况。

3. 血管通路护理和病人穿刺技术。

4. 血液透析记录保管。

5. 服药情况。

6. 旅行注意事项。

7. 生活质量、治疗模式选择、肾移植、生活自理、体育锻炼。

8. 贫血治疗。

9. 透析处方以及透析充分性。

10. 临床化验安排。

11. 废物处理。

12. 血压控制和体液失衡处理。

13. 血糖控制。

## 五、特殊问题

下列问题每 3 个月评估一次,内容包括:医疗和非医疗突发事件的应急处理。

## 【其他】

家庭血液透析培训中心要提供以下的服务:

1. 二十四小时的在线电话服务。

2. 家庭血液透析适应证的年度再评估。

3. 配套化验服务安排。

4. 耗材安排。

5. 应急处理方案。

6. 提供短暂中心血液透析治疗服务,以便患者及家属休整。

7. 培训中心负责纠正所有水和透析液的质量问题,如有必要,在问题得到解决前应安排好备用的中心血液透析方案。

（杨明　赵伟　梅长林）

## 参 考 文 献

[1] Suri RS, Larive B, Hall Y, et al. Daily hemodialysis: a systemic review. Clin J Am Soc Nephrol, 2006, 1(1): 33-42.

[2] Andrew Davenport. Selecting Patients for Home Hemodialysis Modality. Contrib Nephrol, 2017, 189:46-53.

[3] Mitsides N, Mitra S, Cornelis T. Clinical, patient-related, and economic outcomes of home-based high-dose hemodialysis versus conventional in-center hemodialysis. International Journal of Nephrology and Renovascular Disease, 2016, 9:151-159.

[4] The FHN Trial Group. In-center hemodialysis six times per week versus three times per week. N Engl J Med, 2010, 363(24):2287-2300.

[5] Rocco MV, Lockridge RS Jr, Beck GJ, et al. (for the FHN Trial Group). The effects of frequent nocturnal home hemodialysis: the frequent hemodialysis network nocturnal trial. Kidney Int, 2011, 80:1080-1091.

[6] Trinh E, Chan CT. Intensive home hemodialysis results in regression of left ventricular hypertrophy and better clinical outcomes. Am J Nephrol, 2016, 44:300-307.

[7] Rocco MV, Daugirdas JT, Greene T, et al. the FHN Group. Effects of randomization to frequent nocturnal hemodialysis on long-term mortality: Frequent Hemodialysis Nocturnal Trial [abstract FR-PO345]. J Am Soc Nephrol, 2013, 24:443A.

[8] Pauly RP. Nocturnal home hemodialysis and short daily hemodialysis compared with kidney transplantation: emerging data in a new era. Adv Chronic Kidney Dis, 2009, 16(3):169-172.

[9] Marshall MR, Hawley CM, Kerr PG, et al. Home hemodialysis and mortality risk in Australian and New

Zealand populations. Am J Kidney Dis,2011,58(5):782-793

［10］ Rydell H,Clyne N,Segelmark M,et al. Home-or institutional hemodialysis? - a matched pair-cohort study comparing survival and some modifable factors related to survival. Kidney Blood Press Res, 2016, 41: 392-401.

［11］ AAMI. ANSI/AAMI RD52:2004/A1:2007. Dialysate for hemodialysis,Amendment 1-Annex C:Special considerations for home dialysis. 2008. American Association for Medical Instrumentation,Arlington,VA.

［12］ Clark WR,Turk JE. The NxStage system one. Semin Dial. 2004,17:167-170.

［13］ Mustafa RA,Zimmerman D,Rioux JP,et al. Vascular access for intensive maintenance hemodialysis:a systematic review for a Canadian Society of Nephrology clinical practice guideline. Am J Kidney Dis,2013,62: 112-131.

［14］ Suri RS,Larive B,Sherer S,et al. Risk of vascular access complications with frequent hemodialysis. J Am Soc Nephrol,2013,24:498-505.

［15］ Nesrallah GE,Mustafa RA,MacRae J,et al. Canadian Society of Nephrology guidelines for the management of patients with end stage renal disease treated with intensive hemodialysis. Am J Kidney Dis, 2013, 62: 187-198.

［16］ Muir CA,Kotwal SS,Hawley CM,et al. Buttonhole cannulation and clinical outcomes in a home hemodialysis cohort and systemic review. Clin J Am Soc Nephrol,2014,9:110-119.

［17］ Nesrallah GE,Cuerden M,Wong JH,et al. Staphylococcus aureus bacteremia and buttonhole cannulation: long-term safety and efficacy of mupirocin prophylaxis. Clin J Am Soc Nephrol,2015,5:1047-1053.

［18］ Marshall MR,Chan CT. Chan. The evolution of home HD - meeting modern patient needs. Contrib Nephrol, 2017,189:36-45.

# 第 19 章

## 血 液 滤 过

血液透析主要是通过弥散原理清除尿毒症患者的毒素,而血液滤过(hemofiltration,HF)是一种不同于血液透析的血液净化技术。它模拟正常人肾小球的滤过原理,以对流的方式滤过清除血液中的水分和尿毒症毒素。血液滤过是一种比血液透析更接近正常肾小球滤过生理的肾脏替代疗法。

早在 1928 年 Brull 就已经设计了超滤器并在狗身上进行实验研究,证明利用超滤的原理可以清除氮质及水分。1952 年 Alwall 首次将 HF 用于巴比妥中毒的家兔,并称为置换超滤(exchange ultrafiltration)。直到 1967 年 Henderson 介绍了一种非对称性膜制成的滤器获得高流量的滤过率之后,HF 才真正作为慢性肾衰竭患者的替代治疗,后来将这一技术正式命名为 HF。1979 年在前西德 Braunlage 举行首次专题会议,许多国家介绍了应用 HF 治疗的临床经验,引起学者们的广泛重视。与会者认为 HF 对改善患者症状、控制血压、纠正和稳定心血管功能、清除过多的体液、中分子物质及血清磷酸根等方面,均优于血液透析(HD),且副作用少。近年来,随着 HF 设备及技术的不断改进,费用大大降低、并发症也进一步减少。因此,HF 治疗的患者人数有逐年增加的趋势。

## 【原理】

### 一、基本原理

HF 是模仿正常人肾小球滤过及肾小管重吸收原理,以对流的方式清除血液中的中小分子毒素及水分。当患者血液被引入血液滤过器,血液内除蛋白质及细胞等有形成分外,水分和大部分中小分子溶质均被滤出(类似肾小球滤过功能),以达到清除潴留于血中过多的水分和溶质的治疗目的。由于仅有 $200 \sim 300\text{ml/min}$ 血液流经滤器(相当于肾血流量 $1/6 \sim 1/4$),因此需在动脉端用血泵加压增加血流量。滤器膜外由负压泵造成负压,使流入滤器的水分有 $35\% \sim 45\%$ 被滤出。凡是小于滤过膜截留分子量(通常为 $40\,000 \sim 60\,000$)的溶质伴随水分以对流的方式滤出而被废弃。滤过率达到 $60 \sim 90\text{ml/min}$ 时,约为肾小球滤过率的 $1/2 \sim 3/4$,滤过率取决于血流量、膜的面积、滤过系数及跨膜压(TMP)。为了补偿滤出液和电解质,保持机体内环境的平衡,必须在滤器后(或前)补充相应的置换液(模仿肾小管重吸收功能)。

### 二、溶质清除方式

HF 与 HD 的主要区别是:HD 主要是依靠半透膜两侧的溶质浓度差所产生的弥散作用清除溶质,对尿素氮、肌酐等小分子物质有较好的清除率,而对中分子物质的清除效果则较差。而 HF 模仿正常人肾小球清除溶质,溶质的清除与膜的性质(膜孔的大小、多孔性及膜孔长度)有关。不同性质的膜对各种溶质的清除不尽相同,对某些溶质清除还与该物质的筛选系数有关系。

## 三、血流动力学

HF 较 HD 更近似生理状态,因此 HF 者有更稳定的血流动力学状态。超滤会引起血浆容量下降,同时由于血浆胶体渗透压上升,间质水分向血管内移动,使血容量回升,当超滤速度超过了血管再充盈的速度,则有效循环血流量下降,可导致血压下降。血容量变化并不是血压变化的唯一因素,血压与外周血管阻力的大小有关。有人认为,HF 时心排血量下降,周围阻力(TPR)增加,去甲肾上腺素(PNA)水平升高,心率无变化,血压稳定;HD 时则心排血量不变,TPR 不增加(碳酸氢盐透析)或下降(醋酸盐透析),PNA 无变化,心率增加。研究结果表明 HD 时血容量下降的生理反应能力受损,而 HF 时这种反应能力依然存在。

Boldamus 等人比较同一患者分别进行 HD 与 HF $Na^+$ 丢失时 TPR 与平均动脉压(MAP)的关系。在同等条件下,HD 随着 $Na^+$ 丢失的增加,TPR 下降,MAP 下降,而 HF TPR 明显升高,MAP 保持不变。由于 HD 时可产生一些能干扰交感神经 TPR 活性物质,而 HF 时不能产生,某些血管活性物质可在 HF 时被清除,因此 HD 与 HF 时血管活性物质的血浓度不尽相同。

## 【血液滤过装置】

### 一、HF 机器

早年生产单纯血液滤过机器,仅做 HF,HF 不用透析液,没有透析液装置,而增加了超滤和输入置换液的装置。通过提高血液输入端的正压和滤出端的负压以扩大跨膜压力。通过在动脉管路上加一血泵,静脉管路上装一夹钳以调节血流侧的正压。压力的大小决定于血流速度和夹钳的阻力。滤液侧的负压依靠滤液管道上的负压泵来调节,此泵紧接于滤器之后,以利在最短时间内建立有效的负压。在超滤液与置换液中可配备反馈调节系统,并设置各种报警装置。20 世纪 90 年代以后,单纯血液滤过机器逐渐被血液透析滤过(HDF)机器代替,目前各单位都是用 HDF 机器,基本没有单纯的 HF 机器了。HDF 机器相对比较复杂,除了常规的透析机功能配置,还要增加血滤的功能配置,或者说 HDF 是一种杂合式治疗模式,即在一个相同的透析滤器中同时进行 2 种溶质转运模式"弥散和对流"。

### 二、HF 滤过器

HF 膜具备以下特点:①必须由在生物学上与血液相容的物质制作;②其截流分子量有一明确的界限,使水电解质及代谢产物能顺利地通过,而大分子物质如蛋白质等仍留在血液内;③具有高水分通透性和高溶质滤过率,有足够的滤液流量,保证小分子代谢产物被有效地清除;④不易吸收蛋白,以避免形成覆盖膜,影响滤过率;⑤物理性能高度稳定。

### 三、HF 置换液

HF 与 HD 不同,HF 每次治疗的水和电解质平衡主要取决于置换液的补偿。置换液的成分应与细胞外液一致,这样才能避免电解质的负平衡。目前多使用乳酸盐作为缓冲碱。

根据一些研究,认为醋酸盐对血液循环和脂质代谢有不良作用,使用碳酸氢盐最好,符合生理要求,但由于碳酸氢盐不易保存,许多单位采用 Gambro Ultra-200 或 Gambro Ultra-100 联机生产的碳酸氢盐置换液,或者采用上述机器做血液透析滤过。如果采用挂袋式血滤,推荐几种置换液的配方和成分见表 19-1。

表 19-1 常用置换液配方和成分

| 作者 | $Na^+$ | $K^+$ | $Cl^-$ | $Ca^{2+}$ | $Mg^{2+}$ | 乳酸 | 醋酸 | 葡萄糖 | 渗量浓度 |
|------|--------|-------|--------|-----------|-----------|------|------|--------|----------|
| | （mmol/L） | | | | | | | （g/L） | mOsm/（kg·$H_2O$） |
| Henderson | 140 | 4.0 | 101 | 1.75 | 0.75 | 44.5 | | 1.5 | |
| Quellhorst | 143 | 2.0 | 117 | 1.87 | 0.75 | 33.75 | | | |
| Screicher | 140 | | 111 | 2.0 | 1.00 | | 35.0 | | |
| Gambro Ⅰ | 140 | 2.0 | 101 | 1.62 | 0.75 | 45.0 | | 1.5 | 300 |
| Gambro Ⅱ | 135 | 2.0 | 109 | 1.87 | 0.75 | 33.75 | | 1.5 | 290 |
| Gambro Ⅲ | 135 | | 106 | 1.87 | 0.47 | 33.75 | | 1.5 | 286 |

HF 置换液直接进入血流,因此,必须是无菌、无致热原。国外制成 4500ml 的双层聚氯乙烯(PVC)袋装置换液。

## 【置换液补充途径】

HF 补充置换液的方式有 2 种,一种在滤器前输入,称为前稀释法,另一种在滤器后输入,称为后稀释法,两者各有利弊。

### 一、前稀释法

1967 年 Henderson 首先使用。其优点是血流阻力小、滤过率稳定,残余血量少和不易形成蛋白覆盖层。缺点是清除率低、所需的置换液量大(50~70L/次)、价格昂贵。

### 二、后稀释法

1976 年 Quellhorst 改良前稀释法,创用后稀释法。这一方法大大减少置换液的用量(20~30L/次),同时增加了 HF 的清除率,因为 HF 时血液未被稀释,滤液中溶质的浓度与血浆水平相同。后稀释法是一种标准方法,但易发生凝血。不同稀释法的优缺点见表 19-2。

表 19-2 不同稀释法的 HF 优缺点

| | 后稀释法 | 前稀释法 | 混合稀释法 |
|------|----------|----------|------------|
| 优点 | 高溶质清除率<br>清除中大分子溶质<br>减少置换液容量 | 血液稀释<br>减少蛋白质和血红蛋白浓度<br>减少黏滞性和渗透压<br>减少滤器纤维和透析膜的堵塞<br>可以在不太理想血流量或者出血倾向患者进行治疗<br>有利于蛋白结合溶质的清除<br>保持静水和溶质的膜通透性 | 克服了单纯前稀释或者后稀释的缺点<br>允许在血流量不佳或者出血倾向情况下使用 |

续表

| | 后稀释法 | 前稀释法 | 混合稀释法 |
|---|---|---|---|
| 缺点 | 血液浓缩<br>增加血细胞比容和蛋白质<br> 浓度<br>增加血液黏度和渗透压<br>潜在膜饱和<br>减少静水和溶质的通透性<br>增加跨膜压力<br>减少筛系数<br>中空纤维凝血<br>潜在报警<br>增加膜张力<br>增加白蛋白丢失 | 减少溶质清除率和大中小分子<br> 物质的排除<br>增加置换液的需求量 | 需要特殊的硬件设备<br>2 个输入泵<br>特殊的血路管套件<br>需要特殊的软件和计算(计算<br> 血细胞比容和蛋白质浓度变<br> 化;调整后稀释、前稀释比<br> 值,保持跨膜压力在目标范<br> 围)<br>增加置换液容量(仅 1.3 倍) |

## 三、置换液补充量

关于每次 HF 治疗时所交换的液体总量有争论。目前后稀释法基本上是每周 3 次,每次置换液量为 20L,可以达到治疗目的。但是为了更好地改善症状,补充置换液量应个体化。目前采用下列几种计算方法。

**(一)根据残余肾功能计算法** 有人认为应使患者的总清除率维持在 5ml/min 以上,因为 1ml 的置换液量基本上等于 1ml 滤过的尿素清除率。如果患者的残余肾功能是零,每天需要 7.2L 的置换液量才能维持清除率在 5ml/min。如果每周置换液量为 60~90L,相当于清除率 6~9ml/min。如果患者残余肾功能是 5ml/min,清除率可达 10ml/min 以上。

**(二)Baldmus 公式法** Baldmus 等提出要把血清尿素氮浓度从原来的数值降低一半。缺点是未将患者的饮食蛋白质摄入和残余肾功能计算在内。计算公式如下。

$$V1/2 = 0.47 \times BW - 3.03$$

V1/2:为了把血清尿素氮浓度降低至治疗前的 50%,每次治疗所必要的超滤液量。
BW:体重(kg)

**(三)尿素动力学计算法** 根据尿素动力学来计算 HF 的置换液量对于残余肾功能,蛋白质的摄入量及体重不同的患者,可使清除率达理想水平。计算公式如下:

$$L = \frac{蛋白摄入量(g)/d \times 0.12 \times 7}{0.7(g/L)}$$

L:置换液量(L)/周
0.12:1g 蛋白质所产生尿素氮的克数
7:每周 7 天
0.7:滤过液中尿素氮水平

**(四)根据透析血流量计算法** 根据患者在血滤或透析滤过全过程的血流量,计算置换液量,此法适用于后置换法。容量控制超滤的机器可以设置每分钟的置换液流量。

$$置换量 = 每分钟血流量 × 透析时间 × 30\% - 超滤量$$

## 【影响血液滤过的因素】

### 一、滤过膜

不同滤过膜制作的滤过器其滤过率也不尽相同,主要取决于膜的厚度、几何结构及其滤过系数与有效面积。

### 二、跨膜压(TMP)

跨膜压是 HF 的驱动力。对水溶液来说,TMP 与滤过率呈直线正相关,也即 TMP 越高,滤过率越大;但对全血和血浆来说,这一现象仅发生在 TMP < 400 ~ 500mmHg(53.4 ~ 66.6kPa)的情况下,当 TMP>400 ~ 500mmHg 时,其滤过率并不增加,而仅仅是小分子量溶质的清除率增加。

### 三、血流量

血流量的大小与滤过率成正比。在相同 TMP 的情况下,血流量越大,滤过率越高,但血流量常受患者的血管径路与心血管状态的限制。通常 HF 时的血流量不应低于 250ml/min,否则将影响清除率和增加治疗时间。

### 四、血浆蛋白浓度与血细胞比容

当血浆蛋白浓度和血细胞比容降低时,血流阻力降低,不易在滤过膜上形成蛋白覆盖层,故而滤过率增加。但另一方面,过低浓度的血浆蛋白其血浆胶体渗透压亦低,从而影响细胞外间隙的水分向毛细血管内的转移。

## 【血液透析技术问题】

### 一、血管通路

要求血管通路能够提供良好血流量,理想血流量 350 ~ 400ml/min。

### 二、高通量滤器

血滤器的半透膜应当具有高静水通透性[KUF>50ml/(h·mmHg)],高溶质通透性($\beta_2$-微球蛋白的筛系数>0.6)以及合适的膜交换面积(1.6 ~ 1.8m²);而且,比较低的膜内血流阻力(中空纤维直径>200μm,足够的纤维数,纤维束长度<30cm),以便达到减少血液浓缩,促进超滤。

### 三、在线置换液生成

目前,国内基本都是在线配制置换液的机器,可以直接利用透析液制作置换液进行静脉回输。这种在线技术可以比较低价格地提供无限量的消毒的无致热原的置换液。所有研究表明,这种在线置换液供应是安全可靠的。

## 四、水质量

## 五、质量保证与卫生原则

## 【血液滤过适应证和益处】

### 一、减少 β₂-微球蛋白和淀粉样变

几项大样本连续观察研究表明,使用高通量透析膜和血液滤过对流治疗,对治疗 $\beta_2$ 微球蛋白淀粉样变有益处,减少腕管综合征的发病率,这种好处可能与规律使用超纯水和生物相容性好的膜有关,结合对流治疗可以防止炎症产生,加强 $\beta_2$ 微球蛋白的清除。

### 二、保护残余肾功能

小样本研究表明,HD 联合 HF 与常规 HD 比较,可以更好并且更长地保护残余肾功能,可能原因是 HF 减少了微炎症反应,预防反复由于低血压导致的肾缺血损害。

### 三、低血压

Ritz 等发现 HD 期低血压的发病率为 22% ~ 44% ,但是 HF 治疗时,低血压的发生率可降至 5% 。Quellhorst 等采用相同钠浓度(138mmol/L)透析液和置换液进行对比观察,结果 HF 患者可耐受脱水 3.5kg,而 HD 脱水 2.5kg 就发生低血压。血流动力学研究也表明,HF 可在不影响细胞外液钠浓度的前提下等渗地转移钠和氯。这对于保持细胞外液的高渗状态,使细胞内液向细胞外间隙移动是十分重要的。这样尽管 HF 时总体水减少,但细胞外容量却保持稳定。另一方面,HF 期间总外周血管阻力和血浆去甲肾上腺素水平增高,这也是 HF 时的低血压发生率低的一个重要因素。

### 四、心力衰竭、肺水肿与顽固性高血压

Quellhorst 等认为,对利尿剂耐药的低钠性心功能不全患者,HF 是一个有效的治疗方法。Kopp 报道用 HF 治疗 6 例急性肺水肿和心力衰竭患者,平均脱水 3.7kg 后,所有血流动力学指标转为正常。他认为 HF 可通过减少心脏的前后负荷而改善心功能。从 77 例常规 HD 治疗中选 22 例高血压患者进行 HF-HD-HF3 个疗程的对比治疗研究,每个疗程为半年,当第 3 个疗程结束后,22 例中仅有 2 例高血压。Jahn 发现长期 HF 治疗可使全身血管阻力降低和低压系统的顺应性增加。Bosch 认为 HF 不仅对容量依赖型高血压有效,而且对肾素依赖型高血压也有效。HF 治疗高血压的机制尚不清楚,可能和大量液体及钠的清除有关,或者因肾素滤出增多或分泌减少而使血浆肾素浓度下降所致。Henderson 和 Jahn 等均观察到用 HF 治疗后血压降至正常者,血浆多巴胺 β 羟化酶降低,但肾素依赖型与容量依赖型之间无区别。

### 五、纠正贫血,减少促红素用量

虽然逻辑上 HF 清除了红细胞生长刺激剂(ESA)抑制物质,或者减少炎症反应,可能具

有积极作用,但各种荟萃分析表明,HF 对 ESA 应用无显著影响。少数研究报道可以减少 ESA 用量,这种获益与加强对症治疗和先进的设备、超纯水质有关。

## 六、高脂血症和氧化应激

HF 治疗的高脂血症患者,其胆固醇水平不变,但血清三酰甘油值下降。Quellhost 等认为,这是由于一种中分子量的脂肪蛋白酶抑制因子可在 HF 时被清除所致,但有些作者未能观察到类似结果。

## 七、神经病变

Streicher 等测定了 7 例尿毒症患者左下肢腓神经的运动神经传导速度(MNCV),发现所有患者的 MNCV 降低,其中 4 例有严重的多发性神经病变,HF 治疗 1 个月后,6 例患者的 MNCV 改善,临床症状消失,而另 1 例无变化者,其临床症状也未缓解。Beckman 等报道 6 例患者行 1.5 ~ 2 年的血液滤过前后测定振动觉阈和神经传导速度,发现均有不同程度的改善。

## 八、高磷血症

Quellhorst 和 Fuchs 等报告,HF 治疗后大部分患者血磷降至正常,停用磷结合剂,血甲状旁腺素(PTH)也降至正常,在超滤液中有 PTH 的免疫碎片。但也有些作者观察到 HF 和 HD 时磷的清除量基本相似。

## 九、代谢性酸中毒

HF 对酸中毒的效果取决于置换液中所含的碱基种类。Streicher 等比较了 3 种不同碱基的置换液对酸碱平衡的影响,发现碳酸氢盐比乳酸盐和醋酸盐优越。当采用乳酸盐置换液时,血清乳酸值自 HF 开始即升高,并一直持续至下次 HF 之前,而醋酸盐由于其代谢快,对纠正酸中毒效果满意,血清醋酸盐值仅轻度升高,治疗结束后 15 分钟内即消失。在 HF 过程中 $PaO_2$ 无明显降低。总之,HF 时血气的变化较小,有利于维持心血管的稳定性。

## 十、肝衰竭

许多学者主张肝性脑病的最佳治疗方法是 HF,其机制尚不清楚。

## 【血液滤过并发症】

### 一、技术并发症

目前 HF 机具有高度精确的自动化容量平衡装置,可控制超滤量的平衡,除去预先编入程序的液体量。但是如果没有这种装置,全部靠人工操作,由于超滤和补液的速度都很快,很难做到持续稳定的平衡,不是血容量不足产生低血压,就是血容量过多增加心脏负荷。

### 二、发热反应和败血症

HF 时需输入大量置换液,如果置换液被致热原或细菌污染,可发生发热和败血症。防治措施：①严格置换液配制过程的无菌操作；②置换液的储存与搬运过程须小心谨慎，防止破损；③使用前必须严格检查置换液、血滤器及管道的包装与有效使用日期，检查置换液的颜色与透明度。严禁使用破损过期的 HF 用品和变色混浊的置换液；④在置换液的输入通道上连接一微滤器过滤；⑤血滤器及其管道通常不宜重复使用；⑥出现发热者，应同时做血液和置换液的培养；⑦抗生素治疗。

## 三、营养不良或耗减综合征

HF 由于使用高通透析膜增加了白蛋白等蛋白质的丢失；高分子物质的滤过可引起耗减综合征。高截留量膜可能导致白蛋白丢失更多，不适合 HF。但也有学者认为，白蛋白丢失增加可能增加白蛋白结合的毒素清除。Streicher 和 Quellhorst 报告每次 HF 治疗平均丢失 6.5g 氨基酸。也有人报道 HF 每次血浆蛋白丢失量为 3 ~ 14g 之间。Ktamer 等发现，滤过液中有促胃液素、胰岛素、抑促胃液素多肽、生长激素刺激素和 PTH，血浆 PTH 和生长激素刺激素值下降，其他血浆激素水平仍保持不变。Pierids 等的研究表明置换液中的钙浓度应为 2mmol/L，长期治疗者，低于这一钙浓度易发生甲旁亢。

## 四、血液滤过对药物的影响

详见连续性肾脏替代治疗章节。

（叶朝阳）

## 参 考 文 献

［1］ Blankestijn PJ, Ledebo I, Canaud B. Hemodiafiltration：clinical evidence and remaining questions. Kidney Int, 2010,77(7)：581-587.

［2］ Bowry SK, Canaud B. Achieving high convective volumes in on-line hemodiafiltration. Blood Purif,2013,35 (suppl 1)：23-28.

［3］ Canaud B, Bragg-Gresham JL, Marshall MR, et al. Mortality risk for patients receiving hemodiafiltration versus hemodialysis：European results from the DOPPS. Kidney Int,2006,69(11)：2087-2093.

［4］ Cheung AK, Rocco MV, Yan G, et al. Serum beta-2 microglobulin levels predict mortality in dialysis patients：results of the HEMO study. J Am Soc Nephrol,2006,17(2)：546-555.

［5］ Grooteman MP, van den Dorpel MA, Bots ML, et al. CONTRAST Investigators. Effect of online hemodiafiltration on all-cause mortality and cardiovascular outcomes. J Am Soc Nephrol, 2012, 23 (6)：1087-1096.

［6］ Kumar S, Khosravi M, Massart A, et al. Haemodiafiltration results in similar changes in intracellular water and extracellular water compared to cooled haemodialysis. Am J Nephrol,2013,37(4)：320-324.

［7］ Locatelli F, Canaud B. Dialysis adequacy today：a European perspective. Nephrol Dial Transplant,2012,27 (8)：3043-3048.

［8］ Maduell F, Moreso F, Pons M, et al. ESHOL Study Group. High-efficiency postdilution online hemodiafiltration reduces all-cause mortality in hemodialysis patients. J Am Soc Nephrol,2013,24(3)：487-497.

［9］ Mostovaya IM, Blankestijn PJ, Bots ML, et al. EUDIAL-an official ERA-EDTA Working Group. Clinical evidence on hemodiafiltration：a systematic review and a meta-analysis. Semin Dial,2014,27(2)：119-127

［10］ Nistor I, Palmer SC, Craig JC, et al. Convective versus diffusive dialysis therapies for chronic kidney failure：an updated systematic review of randomized controlled trials. Am J Kidney Dis,2014,63(6)：954-967.

[11] Niwa T. Removal of protein-bound uraemic toxins by haemodialysis. Blood Purif,2013,35 Suppl 2:20-25.

[12] Ohtake T,Oka M,Ishioka K,et al. Cardiovascular protective effects of on-line hemodiafiltration:comparison with conventional hemodialysis. Ther Apher Dial,2012,16(2):181-188.

[13] Pedrini LA,De Cristofaro V,Comelli M,et al. Long-term effects of high-efficiency on-line haemodiafiltration on uraemic toxicity:a multicentre prospective randomized study. Nephrol Dial Transplant,2011,26(8): 2617-2624.

[14] Penne EL,van der Weerd NC,van den Dorpel MA,et al. CONTRAST Investigators. Short-term effects of on-line hemodiafiltration on phosphate control:a result from the randomized controlled Convective Transport Study(CONTRAST). Am J Kidney Dis,2010,55(1):77-87.

[15] Schiffl H. Impact of advanced dialysis technology on the prevalence of dialysis-related amyloidosis in long-term maintenance dialysis patients. Hemodial Int,2014,18(1):136-141.

[16] Susantitaphong P, Siribamrungwong M, Jaber BL. Convective therapies versus low-flux hemodialysis for chronic kidney failure:a meta-analysis of randomized controlled trials. Nephrol Dial Transplant,2013,28 (11):2859-2874.

[17] Tattersall JE,Ward RA,EUDIAL group. Online haemodiafiltration:definition,dose quantification and safety revisited. Nephrol Dial Transplant,2013,28(3):542-550.

[18] Wang AY,Ninomiya T,AI-Kahwa A,et al. Effect of hemodiafiltration or hemofiltration compared with hemodialysis on mortality and cardiovascular disease in chronic kidney failure:a systematic review and meta-analysis of randomized trials. Am J Kidney Dis,2014,63(6):968-978.

# 第 20 章

## 血液透析滤过

血液透析滤过(hemodiafiltration,HDF)是一种特殊的血液净化技术,它是血液透析和血液滤过的结合,具有两种透析模式的优点,可以同时通过弥散和对流两种机制清除溶质,在单位时间内比单独的血液透析(HD)或血液滤过(HF)清除更多的中小分子物质。目前由于血液透析机的改进,机器可以联机制备置换液,操作简便,比单纯血液滤过更为常用。

## 【原理】

### 一、基本原理

HDF 是 HD 和 HF 的结合,它既有 HD 依靠半透膜两侧的溶质浓度差所产生的弥散作用清除溶质,对尿素氮、肌酐等小分子物质有较好的清除率,又兼有 HF 以对流方式清除血液中的中小分子毒素及水分。

### 二、溶质清除方式

同时以弥散和对流两种方式清除溶质。总清除率等于弥散与对流的清除率之和,具体公式见表 20-1。溶质的对流清除率取决于总超滤量和透析膜的溶质筛选系数,总超滤量为治疗时纠正细胞外多余的液体与补充置换液(治疗过程中为提高对流的液体)的体积之和。

**表 20-1　HDF 的溶质清除率公式**

**估算弥散清除率($K_D$):**

$$K_D = \frac{1 - e^{KoA \times \left[\frac{Qb - Qd}{Qb \times Qd}\right]}}{\left(\frac{1}{Qb}\right) - \left(\frac{1}{Qd}\right) \times e^{KoA \times \left[\frac{Qb - Qd}{Qb \times Qd}\right]}}$$

Qb 是血流速率;Qd 是透析液流量;KoA 是特定溶质透析器的转运系数。

**估算对流清除率($K_C$):**

$$K_C = \frac{Qb - K_D}{Qb} \times Qf \times S$$

Qf 是对流流量;S 是筛选系数。

**估算总清除率 $K_T$:**

$$K_T = (K_D + K_C) \times DF$$

DF 代表稀释因子,取决于治疗过程中补充置换液注入的方式(前稀释置换法、后稀释置换法或混合稀释置换法)。

### 三、血流动力学

HDF 与 HF 类似,比单纯 HD 更近似生理状态,因此 HDF 有更稳定的血流动力学状态。

## 【血液透析滤过装置】

### 一、机器

HDF 是血液透析和血液滤过两者的结合,因此既需要血液透析系统装置,还需要输入置换液的装置。机器具有联机生产置换液的功能,并配有容量控制和液体平衡系统,设置各种报警装置。

### 二、透析滤过器

HDF 透析滤过膜与 HF 膜类似,是一种高通量、高效透析膜。透析膜应该具备以下条件:①高水分通透性[ Kuf≥50ml/(h·mmHg)];②高溶质清除率( KoA 尿素>600 ,β$_2$ 微球蛋白清除率>60ml/min);③大的表面积(1. 50～2. 10m$^2$)。

### 三、置换液

HDF 除了具有透析液系统外,还有与 HF 类似的置换液系统,每次治疗的水和电解质平衡取决于透析液弥散和置换液补偿两者的平衡。置换液是 HDF 机器联机生产的,必须是无菌、无致热原和无内毒素。置换液的成分与细胞外液一致,联机生产的置换液安全、可靠,成本也较低。常采用 Gambro Ultra-200 或 Gambro Ultra-100 机器联机生产碳酸氢盐置换液,进行血液透析滤过治疗。

## 【置换液补充途径】

HDF 补充置换液的常用方式与 HF 一样,有 2 种方式:一种是在透析滤过器前输入,称为前稀释置换法,另一种是在透析滤过器后输入,称为后稀释置换法。此外,还有一种方式是同时在透析滤过器前后输入,称为混合稀释置换法(图 20-1)。进行 HDF 时,用前稀释置换法及混合稀释置换法补充置换液,由于置换液稀释了血液,对中小分子溶质的清除有明显影响,应增加超滤和置换液的量。

## 【透析处方】

经典的 HDF 治疗为每周 3 次,每次 4 小时(共 12 小时/周)。HDF 治疗常需要较快的血流速(350～400ml/min)和透析液流速(1000ml/min),以清除适量的溶质。如果想得到更好的治疗效果,可以增加 HDF 的次数或延长透析滤过的治疗时间。

普通透析液的流速常为 500ml/min,HDF 治疗时透析液的流速最好能增至 1000ml/min。典型的置换液补充量为后稀释置换法 20～24L/次[85～90ml/(kg·h)],前稀释置换法为获得相同的对流剂量,其置换量要为后稀释法的 2 倍,混合稀释置换法为 1. 3 倍。为了防止跨膜压的报警,置换量的设定需根据血流速进行调节。简单的计算方法是:前稀释置换法时,置换液流速是血流速的一半,而用后稀释置换法时,置换液的流速是血流速的 1/3。

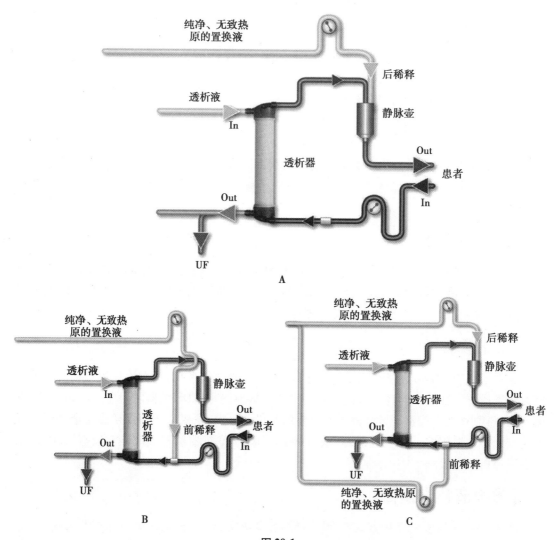

**图 20-1**
A. 后稀释置换法；B. 前稀释置换法；C. 混合稀释置换法

## 【电解质含量】

电解质处方非常重要，尤其当置换液的需要量较大时。透析液中的电解质含量需根据患者的临床情况进行调整。透析液中的钠离子浓度要根据患者透析前血浆钠离子浓度，通过降低渗透梯度从而促进清除多余的钠。透析液中的钾离子浓度最好维持在 2~4mM。而钙离子浓度应根据目标钙平衡维持在 1.25~1.50mM(2.5~3.0mEq/L)之间，高钙透析液(1.75mM,3.5mEq/L)仅限用于严重低钙血症和特殊的适应证中，如甲状旁腺功能减退或者服用西那卡塞。通常透析液中镁离子浓度为 0.50mM(1.0mEq/L)。考虑到透析过程最后以及置换液中使用的醋酸盐(4~8mM)和枸橼酸(0.8~1.0mM,2.4~3.0mEq/L)有额外的碱化作用，碳酸氢盐浓度应维持在 28~30mM 之间。

## 【抗凝】

进行 HDF 治疗时,如在动脉端给予首剂普通肝素或小分子肝素,由于高通量的透析膜能增加清除中小分子物质,所以肝素和小分子肝素会大量丢失(普通肝素>50%,小分子肝素>80%)。因此,最好在静脉端给予首剂肝素,与患者血液混合循环约 3 ~ 5 分钟后再开始进行透析。

## 【适应证】

血液透析滤过适应证与血液滤过类似,主要是急性肾损伤和慢性肾衰竭伴有高血容量、严重心力衰竭、肺水肿以及代谢性酸中毒;尿毒症伴有顽固性高血压、低血压、高脂血症、神经病变和高磷血症等。

## 【临床益处】

### 一、总的益处

近年来有三项随机对照研究对 HDF 和其他高通量或者低通量透析患者的生存和住院率进行比较,每项研究有约 700 ~ 900 例患者。其中一项研究未能发现不同透析方式在生存率、住院评估和透析中低血压发生率有差异,该研究的平均超滤量(置换液体积加上多余液体清除体积)约为 19.5L,分析结果显示置换液容量使用越多的患者生存率越高。随后两项前瞻性随机对照试验(CONTRAST 和 ESHOL 研究)的平均超滤量略高,却得出了不同的结论。CONTRAST 研究的平均超滤量为 21L,与低通量透析的对照组相比,HDF 组血清 $\beta_2$ 微球蛋白明显降低,但是生存率和住院率无差异。ESHOL 研究平均超滤量为 23 ~ 24L,与高通量透析组进行比较,HDF 组全因死亡率减少 30%。HDF对生存率的影响目前仍不确定。在这三项研究中,HDF 治疗组患者心血管死亡率有下降趋势。

### 二、溶质清除

1. 清除中分子物质　许多前瞻性对照研究已证实 HDF 具有高 $\beta_2$ 微球蛋白清除率(较高通量血液透析高 30% ~ 40%)。

2. 清除磷酸盐　HDF 的磷酸盐清除率比血液透析高 15% ~ 20%。一项大型研究中,HDF 治疗患者的磷酸盐水平较术前下降 6%,且血清磷酸达标人数从 64% 上升至 74%。

3. 其他物质　HDF 对许多其他尿毒症毒素具有高清除率,包括补体 D 因子(促炎因子)、瘦素(16kD,有效清除瘦素可以提高患者的营养状态)、FGF23(30kD,与骨代谢疾病和血管钙化有关)、多种细胞因子、红细胞生成抑制因子如 3-羧基-4-甲基-5-丙基-2-呋喃丙酸(CMPF)、免疫球蛋白轻链(κ、λ)、晚期糖基化终末产物(AGEs)及 AGE 前体细胞。

### 三、其他益处

1. 透析症状　患者对 HDF 的耐受性比常规透析好,特别是心血管功能受损和/或低血压的患者。这些益处可能来自于血管重塑作用,包括低温(由于置换液的补充)、置换液的高钠和血管扩张物质的清除等。HDF 能够减少心脏反复缺血,具有心脏保护作用。

2. 残余肾功能 残余肾功能对维持透析患者的液体平衡、减轻透析间期的体重增加、减少 β₂ 微球蛋白相关的淀粉样变和维持良好的生活质量有重要作用。研究表明,高通量透析和常规透析相比,可以更好地保护残余肾功能,特别是非糖尿病肾病引起的肾衰竭,其保护残余肾功能的效果与持续性不卧床腹膜透析相当。可能是由于高通量透析膜的生物相容性好,从而减轻了肾脏的炎症反应;也可能与高通量透析减轻了因常规透析频繁低血压导致的肾脏损伤有关。

3. 血液炎症因子水平 高通量透析合成膜或改良后的纤维素三醋酸膜具有很好的生物相容性,与血液接触后,能减少补体和细胞因子的激活,氧自由基的产生也减少。另外,高通量透析清除了激活的补体和细胞因子,大大改善了透析患者的慢性炎症状态。研究表明,应用铜仿膜或低通量透析的患者,其血 C 反应蛋白(CRP)、sIL-6R、外周血单核细胞(PBMC)释放增加;而高通量透析时则能降低血 CRP、sIL-6R 水平,减少 PBMC 的释放。低通量透析时,应激性 INF-γ 产生减少,但可以被高通量透析所逆转。

4. 纠正贫血 此方面还存在争论。有研究证实,患者从低通量透析转换至高通量透析或 HDF 时,高通量透析或 HDF 能改善患者的贫血,降低红细胞生成素的抵抗,减少透析患者 EPO 的需要量,其原因可能是清除了一些蛋白结合的促红素抑制物质或者是改善了炎症状态。

5. 营养不良 此方面也还存在争论。营养不良是血液透析患者死亡率和发病率的独立危险因素。高通量透析或 HDF 通过减轻炎症反应,增加中分子物质的清除、降低瘦素水平来改善透析患者的营养状况。

6. 血脂异常和氧化应激 高通量透析或 HDF 能够改善血液透析患者的脂代谢异常,减少血中的氧化应激物质,降低血清 AGE 水平。有学者研究发现接受高通量透析的患者,其三酰甘油和胆固醇水平较低,还能增加高密度脂蛋白以及脂蛋白脂酶的活性。高通量透析对脂代谢的影响不仅与透析器的通透性有关,还与膜的生物相容性有关。其原因可能是高通量透析清除了血液循环中抑制脂蛋白脂酶的物质,另外良好的生物相容性使得抑制脂蛋白脂酶的细胞因子产生减少。

高通量透析或 HDF 增加了天然抗氧化物质,如维生素 C、维生素 E 等的丢失,因此建议在进行 HDF 治疗时,每周需补充 300~500mg 的维生素 C。

7. β₂ 微球蛋白淀粉变性 β₂ 微球蛋白是一种中分子质量的蛋白,在透析患者体内的积聚是导致透析相关性淀粉样变性(DRA)的主要原因。常规的血液透析清除 β₂ 微球蛋白能力差,而 HDF 应用了大孔径的高通量透析器,除对流清除 β₂ 微球蛋白外,其膜表面的疏水特性也能增强 β₂ 微球蛋白和大分子物质的清除。

## 【风险和危害】

### 一、与透析液或水污染相关

HDF 治疗时,存在透析液或置换液污染所引起的潜在危险,按照反应类型,可分为急性临床反应和慢性亚临床反应。

（一）**急性反应**　主要是透析时大量的致热原物质进入血液所致。表现为发热、低血压、心动过速、呼吸困难，发绀，也可能出现心绞痛或腹痛。发热可在数小时内消退，血培养阴性。进行 HDF 治疗时，这种急性反应较少见，可能是使用了超纯透析液和联机生产置换液的原因，增加了其安全性。

（二）**慢性反应**　当小量和/或反复细菌来源的物质进入患者的血液，此时在临床上无任何症状，但可能会导致慢性微炎症状态而引起长期、透析相关的并发症，但与常规血液透析相比，HDF 常表现为较轻的炎症状态。

（三）**处理方法**　为防止细菌污染，推荐常规使用超纯水，利用血液透析机器配备的滤过器来过滤透析液，经常对透析系统进行消毒。

## 二、反超滤

低静脉压、低超滤率或采用高超滤系数透析器时，在透析器的出口处，血液侧的压力可能低于透析液侧，从而出现反超滤，严重可致患者肺水肿。预防反超滤可以采用以下措施：调整好跨膜压、提高血流量、补液同时增加超滤。

## 三、蛋白丢失

高通量透析膜的应用，使得白蛋白很容易丢失，在进行 HDF 治疗时，白蛋白丢失增多，尤其是后置换模式。

## 四、缺失综合征

高通量透析膜能增加可溶性维生素、蛋白、微量元素和小分子多肽等物质的丢失，当应用后置换模式时，丢失更加严重。长期的血液透析患者，特别是老年人可能会导致严重的营养不良。因此在进行高通量 HDF 治疗时，应及时补充相关营养素。

# 【其他技术】

## 一、中间稀释置换法

中间稀释置换法是利用一种具有高 $\beta_2$ 微球蛋白清除率特性的新型透析器。两个高通量纤维束置于一个透析器中。血液流入道和流出道位于透析器的同一侧，血液首先从血液侧进入透析器的周围纤维束，这时的治疗模式和普通血液透析滤过的后稀释置换法类似。当血液到达透析器的另一侧后，补充置换液稀释血液。接着，稀释的血液通过中间纤维束，返回到透析器的血液侧。从补充置换液后血液回流至透析器血液侧的治疗模式相当于 HDF 的前稀释置换。因为补充置换液的位置位于两束纤维的中间，所以称之为中间稀释置换法。最后血液通过中间纤维束由血液侧流出透析器。

## 二、其他的方法

其他的血液透析滤过方法包括两倍高通量、双透析器透析等。

（郁胜强　申媛文）

# 参 考 文 献

［1］ Canaud B,Chenine L,Henriet D,et al. Online hemodiafiltration:a multipurpose therapy for improving quality of renal replacement therapy. Contrib Nephrol,2008,161:191-198.

［2］ Canaud B,Bragg-gresham JL,Marshall MR,et al. Mortality risk for patients receiving hemodiafiltration versus hemodialysis:European results from the DOPPS. Kidney Int,2006,69(11):2087-2093.

［3］ McKane W,Chandna SM,Tattersall JE,et al. Identical decline of residual renal function in high-flux biocompatible hemodialysis and CAPD. Kidney Int,2002,61(1):256-265.

［4］ Morena M,Cristol JP,Bosc JY,et al. Convective and diffusive losses of vitamin C during haemodiafiltration session:a contributive factor to oxidative stress in haemodialysis patients. Nephrol Dial Transplant,2002,17 (3):422-427.

［5］ Canaud B,Morena M,Cristol JP,et al. Beta2-microglobulin,a uremic toxin with a double meaning. Kidney Int, 2006,69(8):1297-1299.

［6］ Canaud B,Morena M,Leray-Moragues H,et al. Overview of clinical studies in hemodiafiltration:what do we need now? Hemodial Int,2006,10(Suppl 1):S5-S12.

［7］ Pedrini LA,DeCristofaro V. On-line mixed hemodiafiltration with a feedback for ultrafiltration control:effect on middle-molecule removal. Kidney Int,2003,64(4):1505-1513.

［8］ Filiopoulos V,Hadjiyannakos D,Metaxaki P,et al. Inflammation and Oxidative Stress in Patients on Hemodiafiltration. Am J Nephrol,2008,28(6):949-957.

［9］ Mostovaya IM,Blankestijn PJ,Bots ML,et al. Clinical evidence on hemodiafiltration:a systematic review and a meta-analysis. Semin Dial,2014,27(2):119-127

［10］ Pedrini LA,DeCristofaro V,Comelli M,et al. Long-term effects of high-efficiency on-line haemodiafiltration on uraemic toxicity:a multicentre prospective randomized study. Nephrol Dial Transplant,2011,26(8): 2617-2624.

［11］ Penne EL,van der Weerd NC,van den Dorpel MA,et al. Short-term effects of online hemodiafiltration on phosphate control:a result from the randomized controlled Convective Transport Study(CONTRAST). Am J Kidney Dis,2010,55(1):77-87.

［12］ Ohtake T,Oka M,Ishioka K,et al. Cardiovascular protective effects of on-line hemodiafiltration:comparison with conventional hemodialysis. Ther Apher Dial,2012,16(2):181-188.

［13］ Kumar S,Khosravi M,Massart A,et al. Haemodiafiltration results in similar changes in intracellular water and extracellular water compared to cooled haemodialysis. Am J Nephrol,2013,37(4):320-324.

［14］ Schiffl H. Impact of advanced dialysis technology on the prevalence of dialysis-related amyloidosis in longterm maintenance dialysis patients. Hemodial Int,2014,18(1):136-141.

［15］ Schiffl H,Lang SM,Fischer R. Effects of high efficiency postdilution on-line hemodiafiltration or conventional hemodialysis on residual renal function and left ventricular hypertrophy. Int Urol Nephrol,2013,45(5): 1389-1396.

［16］ Susantitaphong P,Siribamrungwong M,Jaber BL. Convective therapies versus low-flux hemodialysis for chronic kidney failure:a meta-analysis of randomized controlled trials. Nephrol Dial Transplant,2013,28 (11):2859-2874.

［17］ Ok E,Asci G,Toz H,et al. Turkish Online Haemodiafiltration Study. Mortality and cardiovascular events in online haemodiafiltration(OL-HDF) compared with high-flux dialysis:results from the Turkish OL-HDF Study. Nephrol Dial Transplant,2013,28(1):192-202.

［18］ Grooteman MP,van den Dorpel MA,Bots ML,et al. CONTRAST Investigators. Effect of online hemodiafiltration on all-cause mortality and cardiovascular outcomes. J Am Soc Nephrol,2012,23(6):1087-1096.

[19] Maduell F,Moreso F,Pons M,et al. ESHOL Study Group. High-efficiency postdilution online hemodiafiltration reduces all-cause mortality in hemodialysis patients. J Am Soc Nephrol,2013,24(3):487-497.

[20] Mostovaya IM,Blankestijn PJ,Bots ML,et al. on behalf of EUDIAL—an official ERA-EDTA Working Group. Clinical evidence on hemodiafiltration:a systematic review and a meta-analysis. Semin Dial,2014,27(2): 119-127.

# 第21章

## 血液灌流

血液灌流(hemoperfusion)是指将患者的血液引出体外并经过具有广谱解毒效应的血液灌流器,通过吸附的方法来清除体内有害的代谢产物或外源性毒物,最后将净化后的血液回输患者体内的一种血液净化疗法。在临床上被广泛地用于药物和化学毒物的解毒、尿毒症、肝性脑病等治疗。

## 【血液灌流的设备】

### 一、吸附剂

理想的血液灌流吸附剂必须符合以下标准:①与血液接触无毒无过敏反应;②在血液灌流过程中不发生任何化学反应和物理变化;③具有良好的机械强度,耐磨损,不发生微粒脱落,不发生变形;④具有较高的血液相容性;⑤易消毒清洗。经典的吸附剂包括活性炭、离子交换树脂和非离子型多孔树脂。

(一) **活性炭**　活性炭是一种由动植物物质经高温炭化、活化制备而成的颗粒或粉状吸附剂,根据需要可加工成圆柱状、纤维状或球状。活性炭的特点是大面积($1000m^2/g$ 以上)、高孔隙和孔径分布宽,孔径的大小决定了其吸收效率,相对分子质量越大者吸附容量越高,用作血液灌流时多采用 $10\sim20$ 目大小。多孔及大的内表面是其吸附力的基础。其孔径可分为微孔区(孔径<2nm)、过渡孔区(孔径 $2\sim50nm$)和大孔区(孔径>50nm),活性炭是一种广谱吸附剂,能吸附多种化合物,特别是极难溶于水的化合物,对肌酐、尿酸和巴比妥类药物具有良好的吸附性能。活性炭的吸附速度快、吸附容量高,但吸附选择性低,机械强度差,在血液灌流过程中微粒易脱落形成微血管栓塞,故临床应用受到一定限制。1969 年 Chang 等人采用微囊化技术解决炭颗粒脱落和血液相容性差的问题。在颗粒的表面涂以半透膜,既保存了活性炭的吸附效能,又减少了颗粒脱落,明显提高了血液相容性。

(二) **树脂**　树脂是一类具有网状立体结构的高分子聚合物,根据合成的单体及交联剂的不同分为不同种类。合成树脂是由苯乙烯(或丙烯酸酯)与二乙烯苯通过悬浮聚合制成的环球共聚体,在苯乙烯骨架上带有交换基团的称为离子交换树脂,不带有交换基团的称为吸附树脂。吸附树脂又分为极性吸附树脂(骨架上带有极性基团)和非极性吸附树脂。前者容易吸附极性大的水溶性物质,而后者易吸附脂溶性物质。根据需要,通过改善合成技术条件,制备出不同物理结构的吸附树脂,使其具有不同孔径尺寸和不同表面积,孔径和表面积是影响吸附树脂吸附性能的两个重要因素。树脂同血液直接接触后常易导致血小板的减少。在抢救急性药物或毒物中毒时,因患者往往无重要脏器及凝血异常,一般尚可进行,但若用于其他方面如急性重型肝功能衰竭、肾衰竭则显得有困难。因此不少学者设法用生物相容性材料使树脂微囊化或采用血浆分离法使血液有形成分避免同吸附剂接触以达到改善树脂血液相容性或避免血液有形成分被破坏的目的。但血浆分离法因操作、价格等原因,临床使用不如微囊化那么普遍。Dekoning 应用醛酸纤维素和具有抗凝活性的聚电解物(polyelectrolyte)包囊 XAD-4;Brumer 及 Falkehane 分别用琼脂糖和白蛋白包裹物 SAD-4 及 Y56(非离子交换树脂);Hughes 和 Williams 用白蛋白包裹 XAD-7,这些技术均使树脂的血液相容性大为改善,同时又保持了吸附体内同蛋白结合物质(胆红素、胆酸和中分子物质等)的能力。

## 二、血液灌流器

血液灌流器有圆柱形、腰鼓形、梭形等造型。材料采用不锈钢或塑料,前者可复用,后者为一次性,这两种装置国内均有生产。灌流器设计符合流体力学特点,能使罐的死腔最小、阻力最低。容量一般为 100～300 炭量体积。国内外常用的血液灌流器见表 21-1。

**表 21-1 常用血液灌流器**

| 厂家 | 装置 | 吸附剂类型 | 吸附剂量 | 微囊材料 |
| --- | --- | --- | --- | --- |
| Gambro | Adsorba 300c | 活性炭 | 300g | 纤维素 |
| | Adsorba 150c | 活性炭 | 150g | 纤维素 |
| Fresenius | Hemochol | 活性炭 | 300g | 丙烯酸水凝胶 |
| Asahi | Hemocho | 活性炭 | 200g | 火棉胶 |
| Bioencapsulator | Diakart | 石油炭 | 70g | 珂罗胶 |
| Organon-Teknika | Hemopar260 | 活性炭 | 250g | 醋酸纤维膜 |
| Glark | Biocomapatible System | 活性炭 | 50、100g 或 250g | 肝素化聚合物 |
| Exteracorporeal | Hemoresin | XAD-4 树脂 | 350g | 火棉胶 |
| 宁波亚泰 | YT hemo-adsorba | 球状活性炭 | 160g | TM-6 改良聚乙烯醇 |
| 上海 | Deboxifier | Ⅰ 型 | 250g | 交联明胶 |
| 天津 | NK-107 | NK-107 树脂 | 250g | 无包膜 |

## 三、机器

**(一) 血液灌流机** 专用血液灌流机内有加温装置,可根据需要设定温度。

**(二) 血液透析机** 应用血液透析机进行血液灌流治疗时不使用透析系统,在静脉血路中需附加加温装置或浸在 40℃ 水浴中,以补偿血液温度丧失。也可采用灯光照明加热,如进行血液透析(HD)与血液灌流联合应用时,灌流器应置于 HD 前,利用 HD 加温系统,不需要附加加温装置。

## 【血液灌流技术】

### 一、血管通路

血液灌流应用临时血管通路,首选股静脉、颈内静脉及锁骨下静脉。利用 Seldinger 技术建立血管通路,方法简便、迅速,利于及时抢救。也有采用桡动脉-贵要静脉,足背动脉-大隐静脉。HD、血液灌流联合治疗尿毒症患者,可采用其原有的动静脉内瘘。

## 二、血液灌流前准备

1. 使用灌流器前应检查其包装是否有损坏或过期,否则不能使用。

2. 灌流器垂直放置固定在支架上,位置高度相当于患者右心房水平。血液入口在灌流器底部,血流方向与灌流器一致。

3. 动脉血路上的空气捕捉器应垂直放置,以防止空气进入灌流器而减少吸附剂的表面积。

4. 将静脉血路与灌流器静脉端相连接。启动血泵使动脉血路内充满5%葡萄糖液,然后关闭血泵,将动脉血路与灌流器动脉端连接,开动血泵,使葡萄糖液由下而上进入灌流器,再进入静脉血路。

5. 将血泵速度升至200～300ml/min,用2000ml生理盐水冲洗灌流器,清除脱落的微粒,并使炭颗粒吸水膨胀,同时排尽气泡。

6. 冲洗过程中,可在静脉端用止血钳反复钳夹血路以增加血路阻力,使冲洗液在灌流器内分布更均匀。

7. 灌入肝素生理盐水(每1000ml生理盐水加入肝素25mg)500ml,动静脉血路充满肝素盐水后,关闭血泵备用。

## 三、肝素化

因为吸附剂表面较透析膜粗糙,而且表面积($1000m^2/g$)比一般透析膜面积($0.9～1.5m^2$)大,故血液灌流时肝素的需要量与血液透析不同。又因原发病各不相同,个体差异较大,故最好根据试管法凝血时间及白陶土部分凝血活酶时间(KPTT)调节肝素剂量,以避免灌流器凝血和贻误抢救时机。

## 四、血流量

血流量一般在100～200ml/min。流速越快,吸附率越低,灌流时间越长;反之,流速越慢,吸附率越高,灌流时间越短。国外一般血流速度在150～200ml/min。血流速度太慢,凝血机会相对增加,应适当提高肝素剂量。

## 五、血液灌流的时间及间隔

一般认为单次灌流治疗3小时能显著降低大多数有毒物质的血浆浓度。由于3小时后活性炭吸附剂接近饱和(特别是吸附剂量<150g的),所以若有必要继续血液灌流治疗,则可在4小时后换用第二个灌流器,但第一次灌流时间不得超过6小时。有些患者由于药物或毒物为高脂溶性而在脂肪组织中蓄积,或者洗胃不彻底,消化道仍有吸收,常常在灌流后一段时间,药物或毒物的血浓度又可回升导致再次昏迷,可在十余小时后或第二天再次作血液灌流治疗,一般经过2～3次治疗,药物或毒物即可全部清除。

## 六、血液灌流的副作用

微粒栓塞,是早期不易清洗装置的一个特征性副作用,在广泛使用多孔包裹吸附剂及商业化清洗过程后已大大改善。早期未包裹活性炭血液灌流装置的主要副作用是血小板减少,在采用微囊化技术后其发生率明显降低。类似于血透过程中所见到的一过性白细胞下降在血液灌流时也可发生,可能是与血透过程中所见的由于表面接触引起补体系统激活这一相似方式所致。在临床上,血液灌流过程中也可见到凝血因子的吸附与激活。最显著的改变是纤维蛋白原(及纤维连接蛋白)浓度的轻微降低,甚至在使用多孔包裹活性炭时也可见到。在尿毒症行活性炭血液灌流时未见凝血因子Ⅱ~Ⅻ有明显反应性改变。尽管上述副作用较少见,但这足以要求我们对生物相容性更佳的活性炭吸附剂展开更深入的研究。其他副作用包括钙离子和葡萄糖的清除、体温的下降、血液的丢失等。

## 【血液灌流的临床应用】

### 一、药物中毒

血液灌流能清除的药物如下。①安眠药:巴比妥类、苯妥英钠、氨鲁米特、甲喹酮、地西泮、氯丙嗪、乙氯维诺;②解热镇痛药:阿司匹林、对乙酰氨基酚;③抗抑郁药:阿米替林、丙米嗪、三环类抗抑郁药;④心血管类药:地高辛、地尔硫䓬、美托洛尔、乙酰卡尼、普鲁卡因胺、奎尼丁、西苯唑啉、可乐定、氟卡尼;⑤抗生素、抗癌药:庆大霉素、异烟肼、氨苄西林、多柔比星、克林霉素、甲氨蝶呤等;⑥茶碱类;⑦驱虫、杀虫、除草剂:百草枯、有机磷、乐果、敌草快、甲基对硫磷、多氯联苯化合物、对硫磷、羟化四甲胺、硫丹、草铵膦;⑧有机溶剂和气体:四氯化碳、氧化乙烯、环氧乙烷、二甲苯、三氯乙烷;⑨醇类。

药物中毒病人进行血液灌流的指征如下:①血浆药物浓度已高达致死浓度者;②药物或毒物有继续吸收的可能;③严重中毒伴有中枢功能不良,导致低换气、低体温、低血压;④尽管经积极抢救,病情仍继续恶化,或内科治疗无效者;⑤长时间昏迷伴有肺炎或已有严重的慢性肺部疾患者;⑥由于肝脏、心脏、肾功能不全导致排泄正常药物能力降低;⑦具有代谢和/或延迟效应的毒物中毒:如甲醇、乙二醇和百草枯;⑧血液灌流清除速率远快于内源性代谢清除速率的药物中毒。

药物中毒治疗中,血液灌流对清除脂溶性药物及蛋白结合药物更为有效。在选择不同吸附剂时,XAD-4 树脂类吸附剂对吸附脂溶性药物较为特异,而活性炭吸附特异性较差,因此被广泛用于临床上各种类型的药物中毒的治疗。对于具有较慢组织间转移速率及较大组织分布容积的药物中毒如氨鲁米特、乙氯维诺等,可能需要重复血液灌流,重金属及其盐类单用透析或血液灌流不能有效清除,合用相应的螯合剂例如 N-乙酰半胱氨酸或半胱氨酸等可大大增强清除效率。

血液灌流治疗药物中毒时首先应注意药物在体内的再分布、代谢产物毒性和/或延迟效应。病人在血液灌流治疗期间或治疗后症状及生命体征可有不同程度的好转,但数小时后,药物通过肠道、组织间隙、肌肉、脂肪等弥散入血,或产生一系列有毒代谢产物,又可再次引起中毒反应;其次,血液灌流仅清除药物本身,对于药物中毒引起的病理生理改变无法纠正,因此尚需相应解毒药物联合应用;同时对于药物中毒引起的呼吸功能抑制,心血管功能不全,水电解质酸碱平衡紊乱等均应相应对症治疗。

2012 年来自全球的相关专家成立了"中毒体外技术治疗协作组"[EXTRIP(EXtracorporeal TReatments In Poisoning)workgroup],基于并发症,可选择的治疗方法和费用等对每种毒物的治疗方案进行了系统地文献研究,制订了体外血液净化技术治疗中毒的首个国际专家共识。部分内容如下:

1. 巴比妥类　①血液灌流与血液透析仅用于严重中毒的长效巴比妥类药物;②体外血

液净化技术的适应证包括:昏迷时间延长,呼吸抑制需要机械通气,休克和持续存在的中毒症状或经多次活性炭口服治疗,血清巴比妥水平仍持续升高;③间歇性血液透析作为首选,应同时给予多次口服活性炭的治疗;如 HD 无法开展,可选择 HP 或 CRRT 技术;④当临床症状显著改善应停止血液净化治疗。

2. 苯妥英钠  EXTRIP 专家组认为血液净化技术应该应用于严重苯妥英钠中毒。其适应证、终止条件和体外血液治疗技术选择见表 21-2。

表 21-2  苯妥英中毒体外治疗技术(EXTRIP)专家共识

| 项目 | 苯妥英中毒 |
| --- | --- |
| 总原则 | ECTR 技术应用于重度中毒患者 |
| 适应证 | ECTR 技术推荐以下患者 |
| | 1)预计或存在昏迷延长 |
| | 2)预计或存在无自主性共济失调 |
| | 3)推荐不要仅从估计中毒量采用 ECTR 技术治疗 |
| | 4)推荐不要仅从中毒患者血清水平采用 ECTR 技术治疗 |
| 终止条件 | 临床中毒症状明显改善 |
| 体外血液透析技术选择 | 优选间歇性血液透析 |
| | 间歇性血液灌流或连续性血液净化(CRRT)备选 |

注:ECTR:体外治疗技术

3. 三环类抗焦虑药物  EXTRIP 专家组认为不适合采用体外血液净化技术治疗三环类抗焦虑药物中毒。

4. 卡马西平(表 21-3)

表 21-3  卡马西平中毒体外治疗技术(EXTRIP)专家共识

| 项目 | 卡马西平中毒 |
| --- | --- |
| 总原则 | ECTR 技术建议用于重度中毒患者 |
| 适应证 | ECTR 技术推荐以下患者 |
| | 1)难治性抽搐 |
| | 2)有致死性心律失常 |
| | ECTR 技术建议用于以下患者 |
| | 1)昏迷持续或呼吸抑制需要机械通气支持 |
| | 2)估计昏迷将延长或呼吸抑制需要机械通气支持 |
| | 3)采用活性炭口服和支持治疗患者中毒症状仍明显存在,尤其卡马西平血液浓度增高和保持较高水平 |
| 终止条件 | 1)临床中毒症状明显改善 |
| | 2)卡马西平血液浓度低于 10mg/L(42 μmol/L) |
| 体外血液透析技术选择 | 优选间歇性血液透析 |
| | 间歇性血液灌流或连续性血液净化(CRRT) |
| 其他 | 在血液净化技术治疗时应进行多剂量活性炭治疗 |

注:ECTR:体外治疗技术

## 二、尿毒症

1964 年,Yatzidis 首先将未包裹的活性炭血液灌流用于治疗尿毒症,证实活性炭可吸附肌酐、尿酸、胍类、吲哚、酚类、有机酸及中分子物质,且较常规血液透析更为充分有效。患者的意识及消化道症状可获得明显改善。副作用包括面部潮红、呼吸困难和烧心样感觉,同时可见血小板减少和纤维蛋白原浓度的降低。1966 年,Chang 用白蛋白火棉胶包裹活性炭后克服了上述缺点,并证明与同等时间常规血液透析相比,血液灌流肌酐或尿酸的清除率较高。综合各研究结果提示活性炭血液灌流治疗可使尿毒症病人的主观感受、神经传导速率、心包炎、周围神经病变、高凝血症得到明显改善。但血液灌流对尿素的清除却很差,且对电解质、酸碱紊乱和水负荷亦无作用,故有作者将其与血液透析或血液滤过联合应用,以取长补短。这一理论上的混合装置尚未研制成功。目前血液灌流联合血液透析在铁、铝等重金属中毒患者治疗中取得一定疗效。Stefoni 等研究证实血液透析联合血液灌流可减少病人每周所需的透析时间。目前所面临的主要相关问题是患者除常规血液透析外,血液灌流所增加的额外治疗费用及如何获得用于高效或高通量透析的、能增加清除溶质谱的高效透析膜。

## 三、肝性脑病

肝性脑病的确切发病机制同尿毒症一样尚未完全阐明,因此治疗手段有限,主要针对特异性毒性物质的清除。当前对于其病因假说包括如下几方面:羟苯乙醇胺、血氨、假性神经递质的产生过多;循环中支链氨基酸与芳香族氨基酸的比例失调;中枢抑制性递质 γ-氨基丁酸产生过多等。研究证实活性炭血液灌流可清除与肝性脑病相关的物质包括:氨、假性神经传导介质如羟苯乙醇胺、游离脂肪酸、酚、硫醇、胆汁酸、胆红素、凝血因子、多巴胺、芳香族氨基酸,并可提高支链与芳香族氨基酸的比例,使脑脊液中 c-AMP 的含量增加,因而用来治疗肝性脑病。1972 年 Chang 首次报道使用 ACAC(活性炭 300g)治疗一例因急性重型肝功能衰竭而意识丧失的 50 岁女性获得成功。此后许多研究者报道了使用血液灌流治疗Ⅲ期或Ⅳ期肝性脑病,但结果各异,目前为止仍缺乏有对照的资料来证实血液灌流对逆转肝性脑病或提高生存率有效。

近来,更多的注意力转向研制带有肝组织的混合装置、高通量血液透析,体外肝灌注及为患者作肝脏移植准备。另外,血液灌流治疗肝性脑病时应特别注意血液相容性,因肝衰竭患者已有血小板减少及凝血因子缺乏,故有人主张在每次血液灌流后输新鲜血浆或血小板以减少出血性并发症。

## 四、免疫性疾病

使用抗原包被或抗体包被的颗粒载体吸附剂来特异性吸附免疫蛋白,以去除血液中的免疫物质而达到治疗目的。已报道的可清除的抗体蛋白或多肽有:小牛血清白蛋白、DNA、抗中性粒细胞胞质抗体(ANCA)、抗肾小球基底膜抗体等。有人用 DNA 胶棉包被的活性炭装置可明显清除系统性红斑狼疮病人血液中的单链抗 DNA 抗体及其免疫复合物,甚至从治疗前后肾活检病理学证实内皮下沉积的免疫复合物明显减少。有人用含蛋白-A 吸附剂可明显去除肾移植受者体内的 IgG 抗体及群体反应抗体而降低超急性排异的发生。

### 五、感染性疾病

目前多数作者认为血液灌流对血浆内毒素有一定程度的吸附作用。有人将多黏菌素 B 结合在碳或其他载体上，体外试验证明其有选择性的内毒素结合作用。或用阳离子基团从血浆中清除细菌内毒素。活性炭及非离子性树脂（XAD-7）均可清除血浆中各种细胞因子及内毒素。活性炭、树脂可吸附碘标记内毒素、TNF、IL-1、IL-6，并被认为今后可能有临床应用前景。用于治疗烧伤产生的高、中分子肽症，国内外多已进行研究，结果发现可使病人中毒症状显著改善、神志清晰、中分子物质、血液中蛋白分解活性成分减少，有的报道甚至可使皮肤提前愈合。

### 六、高脂血症

全血灌注脂蛋白吸附法（direct adsorption of lipoprotein from whole blood，DALI）是一种改良的全血灌流技术，可直接从全血中清除 LDL 和 Lp(a)，而无需先将血细胞和血浆分离。其灌流器由聚丙烯酸盐配体包裹的聚丙烯酰胺珠构成，带阴电荷的聚丙烯酸盐配体与表面带阳电荷的 LDL 和 Lp(a)结合，选择性吸附这些脂质成分，而对血细胞、HDL 几乎没有影响。有使用简单、治疗所需时间短、安全、耐受性好等优点。

### 七、其他疾病

Maeda 等报道 6 例银屑病患者应用血液灌流后，4 例痊愈，2 例病情获得改善，临床效果堪称满意。Herrman 等将血液灌流用于抢救 3 例甲状腺危象病人，血液灌流 4 小时后，3 例患者血 $T_4$ 和 $T_3$ 浓度均明显下降，其中 2 例病情明显好转，12 小时内恢复了神志。血液灌流应用于治疗精神病患者历时已久，治疗后精神症状得以改善，机制未尽阐明，可能和内啡肽（β-endorphin）等被清除有关。吴氏等人报道了药物过量和有毒物中毒的精神病患者，经血液灌流治疗后，部分病人的精神症状也有明显好转。

（彭 艾）

## 参 考 文 献

[1] Daugirdas JT，Blake PG，Ing TS. Use of dialysis and hemoperfusion in the treatment of poisoning//Handbook of dialysis. 5th edition. Philadelphia：Wolters Kluwer Health，2015.

[2] 王质刚. 血液净化学. 第 2 版. 北京：北京科学技术出版社，2003.

[3] Holubek WJ，Hoffman RS，Goldfarb DS，et al. Use of hemodialysis and hemoperfusion in poisoned patients. Kidney Int，2008，17.

[4] Lavergne V，Nolin TD，Hoffman RS，et al. The EXTRIP( EXtracorporeal TReatments In Poisoning)workgroup：guideline methodology. Clin Toxicol( Phila)，2012，50(5)：403-413.

[5] Mactier R，Laliberté M，Mardini J，et al. EXTRIP Workgroup. Extracorporeal treatment for barbiturate poisoning：recommendations from the EXTRIP Workgroup. Am J Kidney Dis，2014，64(3)：347-358.

[6] Anseeuw K，Mowry JB，Burdmann EA，et al. EXTRIP Workgroup. Extracorporeal treatment in phenytoin poisoning：Systematic review and recommendations from the EXTRIP( Extracorporeal Treatments in Poisoning)workgroup. Am J Kidney Dis，2016，67(2)：187-197.

[7] Juurlink DN，Gosselin S，Kielstein JT，et al. EXTRIP Workgroup. Extracorporeal Treatment for Salicylate Poi-

soning:Systematic Review and Recommendations From the EXTRIP Workgroup. Ann Emerg Med,2015,66 (2):165-181.

[8] Ghannoum M,Yates C,Galvao TF,et al. EXTRIP workgroup. Extracorporeal treatment for carbamazepine poisoning:systematic review and recommendations from the EXTRIP workgroup. Clin Toxicol(Phila),2014,52 (10):993-1004.

# 第 22 章

## 血 浆 置 换

血浆置换(plasma exchange,PE)是一种常见的血液净化疗法。自 1914 年 Abel 等首次开展血浆置换疗法以来,血浆置换术的临床应用已扩大至内科的各个领域,尤其是对神经系统疾病、肾脏疾病、免疫性疾病及其他一些急危重疾病的治疗取得了比较满意的疗效,能迅速缓解症状,为疾病的病因治疗创造时机。其基本过程是将患者的血液经血泵引出,经过血浆分离器,分离血浆和细胞成分,弃去血浆,把细胞成分及所需补充的白蛋白、新鲜血浆及平衡液等输回体内,达到清除致病物质的目的。现代技术尚能选择性去除病理性血浆成分,进一步提高疗效,减少并发症。

### 【血浆置换的基本原理】

血浆置换的基本原理是通过有效的分离置换方法迅速地选择性地从循环血液中去除病理血浆或血浆中的某些致病因子。血浆置换的主要机制如下:

1. 可以及时迅速有效地清除疾病相关性因子,如抗体、免疫复合物、同种异体抗原或改变抗原、抗体之间量的比例。这是 PE 治疗的主要机制。PE 对致病因子的清除要较口服或静脉使用免疫抑制剂迅速而有效。

2. 非特异性的治疗作用,可降低血浆中炎性介质如补体产物、纤维蛋白原的浓度,改善相关症状。

3. 增加吞噬细胞的吞噬功能和网状内皮系统清除功能。

4. 可从置换液中补充机体所需物质。

### 【血浆置换的原则】

血浆置换治疗不属于病因治疗,因而不影响疾病的基本病理过程。针对病因的处理不可忽视。

#### 一、需同时合用免疫抑制治疗

对于大部分疾病来说,血浆置换不能作为单独的治疗方案,而是需要合并使用大剂量的皮质激素和细胞毒药物以抑制病理性抗体的产生和调节细胞免疫。

#### 二、早期治疗

早期进行血浆置换治疗能有效地阻断引起疾病进展的免疫应答。

## 【血浆置换的主要适应证】

据文献报道,血浆置换的诊疗范畴已扩展至神经系统疾病、结缔组织病、血液病、肾脏病、代谢性疾病、肝脏疾病、急性中毒及移植等领域,大约有 200 多种疾病,其主要适应证见表 22-1。一些需紧急进行血浆置换治疗的情况如高黏滞综合征发生卒中和丧失视力已迫在眉睫;血小板减少性紫癜伴有中枢神经系统和肾脏侵犯可能威胁到患者生命等情况均需尽快安排血浆置换治疗。

表 22-1　血浆置换的主要适应证

| 疾病或综合征名称 | 清除的物质 |
|---|---|
| 血浆置换可作为首选治疗方法的疾病或综合征 | |
| 　冷球蛋白血症 | 冷球蛋白 |
| 　抗肾小球基底膜病 | 抗肾小球基底膜抗体 |
| 　吉兰-巴雷综合征 | 抗髓鞘质抗体 |
| 　高黏滞综合征 | IgM |
| 　微血管病性血小板减少症(TTP/HUS) | 不明,可能为抗内皮细胞抗体 |
| 　纯合子家族性高胆固醇血症 | 低密度脂蛋白胆固醇 |
| 　重症肌无力危象 | 抗乙酰胆碱受体抗体 |
| 　药物过量(如洋地黄中毒) | 过量的药物(如洋地黄) |
| 　与蛋白结合的毒物中毒 | 毒素 |
| 　自身免疫性血友病甲 | 凝血因子Ⅷ抑制物 |
| 　新生儿溶血 | IgM |
| 血浆置换可作为辅助治疗方法的疾病或综合征 | |
| 　急进性肾小球肾炎 | 不明 |
| 　抗中性粒细胞质抗体阳性的系统性血管炎 | 抗中性粒细胞胞质抗体 |
| 　累及肾脏的多发性骨髓瘤 | IgG/轻链 |
| 　系统性红斑狼疮(尤其是狼疮脑病) | 抗 DNA 抗体 |

## 【血浆置换的基本方法】

20 世纪 60 年代封闭的离心式血浆分离器应用于临床,成为早期常用的血浆分离方法。20 世纪 70 年代起,大多采用膜式分离法进行血浆置换治疗。

### 一、离心式血浆分离法

基本原理是通过体外循环和抗凝,把血液抽到特制的离心槽内,在离心力作用下,各种血液成分由于比重不同而分层沉积下来。离心式血浆分离又可分为间断性离心分离和持续性分离两种。

## 二、膜式血浆分离法

1978 年由 Millward 等提出,随后逐渐改进,现已成为主要的血浆置换疗法(图 22-1)。该方法的关键部件是膜式血浆分离器——由高分子聚合物制成的空心纤维型或平板型滤器,现大多运用空心纤维型血浆分离器。其滤过膜孔径为 0.2~0.6μm,该孔可允许血浆滤过,但能阻挡所有细胞成分。血浆分离的速度与下列因素有关:

**(一) 滤过膜面积**　分离速度随着膜面积的增大而增加,空心纤维型膜面积为 0.12~0.8m²,临床上常用的分离速度为 1.0~1.5L/h。

**(二) 滤过膜特性**　包括膜孔大小、膜的理化性质等。

**(三) 血液速度**　与血浆分离速度呈正相关。理想的血流速度为 100~150ml/min。

**(四) 跨膜压(TMP)**　在一定范围内,血浆分离速度与 TMP 呈直线正相关。临床中一般将 TMP 控制在 6.7kPa(50mmHg)左右。

**(五) 其他**　血浆中溶质分子大小、立体结构、电荷性质与电荷量、血细胞比容、血液黏滞度等均会影响分离速度。

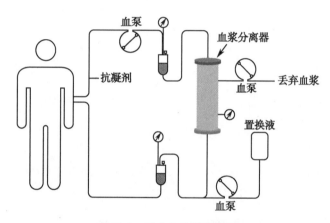

**图 22-1　膜式血浆分离流程**

在膜式血浆分离中,大多滤过膜能允许通过的最大相对分子质量为 3 000 000,而免疫复合物的相对分子质量一般仅在 1 000 000 左右。滤过膜对血浆溶质的分离能力用筛选系数 (Sieving Coefficient,SC) 来表示,其定义为某物质在滤出液和血浆中的浓度比,即 SC = 2Cf/Cin+Cout(Cf:滤出血浆中的物质浓度;Cin:滤器进口处血浆中该物质浓度;Cout:滤器出口处血浆中该物质浓度),蛋白质等血浆中的大分子物质的 SC 一般在 0.8~0.95 之间。SC 一般与膜特性、滤过压、溶质大小、滤过时间等因素有关。

## 【血浆置换的处方要点】

## 一、血浆容量(Plasma Volume,PV)的估算

$$PV = (1-Hct)(b+cW)$$

Hct:血细胞比容;W:体重(kg);b:常数,男性为 1530,女性为 864;c:常数,男性为 41,女性为 47.2。

一个血细胞比容为 0.45,粗略估计血浆容量为 40ml/kg,这样对于一个 70kg 体重的人,PV 应当是 70×40＝2800ml。血细胞比容低的患者 PV 将会相对高一些,这是因为其血容量并不和血细胞比容成比例地减少。

## 二、每次血浆置换量及置换频度

（一）每次血浆交换量  尚未标准化,文献报道不一致,大多学者主张每次交换 2 ~ 4L。一般来说,若该物质仅分布于血管内,则置换第一个血浆容量可清除总量的 55%,如继续置换第二个血浆容量,却只能使其浓度再下降 15%,因此,每次血浆置换通常仅需置换一个血浆容量,最多不超过两个。

（二）置换频度  要根据基础疾病和临床反应来决定。每次血浆交换后,未置换的蛋白浓度重新升高,通过两个途径:①从血管外返回血管内;②再合成。血浆交换后血管内外蛋白浓度达到平衡约需 1 ~ 2 天。因此,绝大多数血浆置换疗法的频度是间隔 1 ~ 2 天,连续3 ~ 5 次。

## 三、置换液

为了保持机体内环境的稳定,维持有效血容量和胶体渗透压,置换液的补充应考虑以下原则:①等量置换;②保持血浆胶体渗透压正常;③维持水、电解质平衡;④适当补充凝血因子和免疫蛋白;⑤减少病毒污染机会;⑥无毒性,没有组织蓄积。

（一）置换液种类

1. 晶体液  生理盐水、葡萄糖生理盐水、林格液,用于补充血浆中各种电解质的丢失。晶体液的补充一般为丢失血浆的 1/3 ~ 1/2,大约为 500 ~ 1000ml。

2. 胶体液

（1）血浆代用品:主要有中分子右旋糖苷、低分子右旋糖酐、羟乙基淀粉,三者均为多糖,能短时有效的扩充和维持血容量。低分子右旋糖酐可以降低全血黏度,改善微循环,更适合于骨髓瘤和巨球蛋白血症等引起的高黏滞血症。每次血浆置换中血浆代用品可为丢失血浆量的 1/3 左右。

（2）血浆制品:最常用的有 5% 白蛋白、新鲜冰冻血浆,后者是唯一含枸橼酸盐的置换液,一般每 100ml 血浆需给 10% 葡萄糖酸钙 0.5 ~ 1.0ml。

（二）置换液的选择

1. 蛋白溶液与非蛋白溶液的比例  一般含有血浆或血浆蛋白成分的液体约占所有补充液的 40% ~ 50%。

2. 各种置换液的使用顺序  原则上先给电解质溶液或血浆代用品,最后给予蛋白溶液,目的在于补充的蛋白能大多保留在体内。

3. 肝功能衰竭  最好给予新鲜血浆或新鲜冰冻血浆,因这种替换液含有多种凝血因子、补体、免疫球蛋白。

4. 高黏滞综合征  治疗骨髓瘤、巨球蛋白血症、冷球蛋白血症等高黏滞综合征,应增加晶体和低分子右旋糖酐的补充量。

5. 免疫复合物疾病  给予新鲜血浆或新鲜冰冻血浆(FFP),含有补体蛋白,有利于体内抗原-抗体复合物的清除。

## 四、抗凝剂

（一）**肝素** 用量大约为常规血透的 2 倍,因为其中大部分随分离的血液弃去。对无出血倾向的患者,推荐首次剂量为 40～60U/kg,维持剂量为 1000U/h。由于肝素的个体差异很大,因此要灵活掌握剂量,根据凝血时间来调整。

（二）**枸橼酸盐（acid citrate dextrose,ACD）** 常用于膜式血浆分离的是 ACD-A 配方,即含 22g/L 枸橼酸钠和 0.73g/L 枸橼酸,其用量约为血流速度（单位:ml/min）的 1/15～1/25,为防止低钙血症,建议每 30 分钟嚼入 500mg 碳酸钙。

## 【血浆置换的并发症及处理方法】

血浆置换是一种比较安全的治疗方法,主要并发症分为以下几类:

### 一、枸橼酸所致的并发症

低钙血症:主要表现为口唇与远端肢体皮肤麻木,严重者有肌肉痉挛及心律失常。预防和治疗措施为在开始治疗后 15～20 分钟静脉注射 10% 葡萄糖酸钙或氯化钙 10～20ml（注射时间超过 15 分钟）,每 1 小时可重复 1 次。

代谢性碱中毒:因枸橼酸代谢物碳酸氢盐不能从肾功能不全患者肾脏排出所致。

### 二、出血倾向

白蛋白置换液消耗凝血因子,置换 1 个血浆量后,凝血时间延长 30%,而部分凝血时间延长 1 倍,这些改变通常在置换后 4 小时恢复正常。但是短期内多次置换,往往加重凝血机制的减退,因此对于有高危出血倾向的患者（如肺出血、即刻肾穿刺后）,补充 1000～2000ml FFP 是必需的。

### 三、感染

多次血浆置换,尤其是采用白蛋白作为置换液时,低免疫球蛋白血症总是存在,而且会持续几周时间,如果在此阶段同时合用免疫抑制剂,特别是出现白细胞减少时,感染机会大大提高,大剂量免疫球蛋白（100～400mg/kg）静脉注射可能有利于感染的控制。

FFP 有潜在传染肝炎病毒和人类免疫缺陷病毒（HIV）的危险,每置换 1 个血浆量大约需要 10～15 个单位 FFP,因而病毒感染不容忽视。目前无有效的预防措施,必须严格掌握应用 FFP 的指征。对于需要大量 FFP 置换的患者（如 TTP）,注射乙肝病毒疫苗可能对于预防乙型肝炎病毒感染有益。

### 四、其他

1. 过敏反应 通常出现在新鲜冷冻血浆输注过程中,主要表现为寒战、皮疹、发热和低血压,喉头水肿与心肺功能衰竭少见。在血浆置换之前,应用抗过敏药物如皮质类固醇、异丙嗪、肾上腺素等,可降低严重程度和发生率。

2. 低钾血症 白蛋白溶液中不含钾离子,因此每升白蛋白溶液中加入 4mmol 的钾将有助于减少此类并发症。

3. 药物同时被清除 血浆置换理论上能够降低血药浓度,如环磷酰胺、泼尼松、地高辛及万古霉素等,所以对使用这些药物的患者,须监测血药浓度,并作相应的剂量调整。

# 【血浆置换的技术进展】

## 一、双重滤过(DFPP)技术

DFPP(double filtration plasmapheresis)是一项称之为双重滤过的血浆置换新技术。双重滤过是指血液滤过和血浆滤过。将两个不同特定孔径的中空纤维膜分离装置串连起来。第一个分离器允许滤过白蛋白和球蛋白,即允许通过全部血浆成分;第二个分离器只允许通过血浆中的白蛋白和分子量小的转运蛋白等,与血浆中的大分子免疫球蛋白分开。这种方法的优点是可以从滤液中保存白蛋白,然后将其输回患者体内,因而明显减少置换液中白蛋白的需要,甚至可以不回输白蛋白和血浆,大大节约了医疗资源。DFPP的适应证包括冷球蛋白血症、免疫介导疾病、家族性高胆固醇血症等。

## 二、体外免疫吸附

利用抗原-抗体的生物化学反应原理,将抗原或抗体固定在特定的载体上制成吸附柱,当分离后的血浆流经吸附柱时,血浆中的抗原或抗体可被吸附柱吸附、清除。如葡萄球菌蛋白A(Staphylococcal protin A,SPA)吸附柱和其他特异性免疫吸附柱。

(彭 艾)

## 参 考 文 献

[1] Pérez-Sáez MJ, Toledo K, Ojeda R, et al. Tandem plasmapheresis and hemodialysis:efficacy and safety. Ren Fail,2011,33(8):765-769.

[2] 王质刚. 血液净化学. 第3版. 北京:北京科学技术出版社,2010,1662.

[3] JT Guptill, D Oakley, M Kuchibhatla, et al. A retrospective study of complications of therapeutic plasma exchange in myasthenia. Muscle & Nerve,2013,47(2):170-176.

[4] 陈香美. 血液净化标准操作规程2010版. 北京:人民军医出版社,2010.

[5] Aydin Z, Gursu M, Karadag S, et al. Role of plasmapheresis performed in hemodialysis units for the treatment of anti-neutrophilic cytoplasmic antibody-associated systemic vasculitides. Ther Apher Dial, 2011, 15(5): 493-498.

[6] Zeniya M, Nakano M, Saeki C, et al. Usefulness of combined application of double-filtration plasmapheresis and twice-daily injections of interferon-β in hemodialysis patients with hepatitis C virus genotype 1b infection and a high viral load. Hepatol Res,2014,44(10):E257-E260.

[7] 陈海燕,邬步云,徐斌,等. 双重血浆置换治疗中血清致病抗体清除效率与疗效的关系. 肾脏病与透析肾移植,2014,23(3):235-239.

# 第23章

## 免疫吸附

免疫吸附（immunoadsorption，IA）于1979年首次应用于临床治疗，它是将高度特异性的抗原、抗体或有特定物理化学亲和力的物质（配体）与吸附材料（载体）结合制成吸附剂（柱），利用抗原-抗体的生物化学反应理论，选择性或特异地清除血液中的致病因子，从而达到净化血液、缓解病情的目的。免疫吸附疗法是在血浆置换的基础上发展起来的新技术，其优点是对血浆中致病因子清除的选择性更高，而血浆中有用成分的丢失范围与数量更小，同时避免了血浆输入所带来的各种不良影响。

### 【免疫吸附装置】

免疫吸附系统通常由三大部分组成（图23-1）：①动力系统；②血浆分离器；③免疫吸附装置。另外尚需各类压力、空气、温度、血液监测报警设置。有些免疫吸附系统尚有吸附再生设备。

**（一）动力系统**

1. 血泵　用于引出血液。为避免破膜，泵速不宜过大，一般为20～150ml/min。

2. 血浆泵　将血浆从血浆分离器中引出，泵速一般为15～35ml/min。一般根据吸附柱饱和情况，以及预计要清除的物质的量来设定血浆循环量。

**（二）血浆分离器**　用于分离出血浆，使之能与吸附柱作用，这样可以避免血细胞与吸附柱直接接触，降低不良反应发生率，提高吸附效能。

**（三）吸附柱**　是免疫吸附系统中的关键装置，由载体、配基组成。载体是指有吸附功

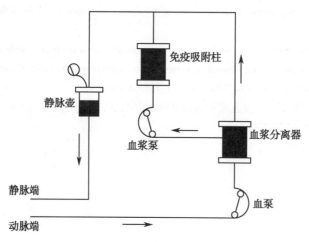

图23-1　免疫吸附系统血路图

能的材料,如琼脂糖凝胶、聚乙烯醇珠等;配基是指高选择性、特异性的抗原、抗体或特定亲和力的物质。

配基可按其生物反应特性分作三大类。

1. 抗原性物质 如 DNA,血型抗原,Ⅷ因子等,分别可清除血中的抗 DNA 抗体、抗血型物质抗体、抗Ⅷ因子抗体。

2. 抗体 如抗低密度脂蛋白(LDL)抗体、抗乙肝病毒表面抗原(HBs)抗体等,分别可清除血中的 LDL、乙肝病毒表面抗原。

3. 能与抗体 FC 段结合的物质 如补体 Clq、葡萄球菌蛋白 A(Staphylococcal protin A, SPA)。SPA 耐热,同载体的结合很稳定,且与 IgG 的结合可被多种洗脱液解离,从而可实现吸附再生,是目前主要的临床应用热点。

## 【免疫吸附应用】

(一) 适应证 免疫吸附疗法主要用于去除体内某些特定的物质,清除对象依赖于吸附剂的特性。

1. 肾小球肾炎和血管炎 多个研究发现,免疫吸附在局灶节段硬化性肾小球肾炎、重症狼疮性肾炎、ANCA 相关性血管炎、Goodpasture 综合征中均有良好的效果。

2. 肾移植 移植前使用免疫吸附治疗处于高敏免疫状态的患者或 ABO 血型不符的患者,可减少急性排斥反应的发生率。移植后,当移植物出现功能恶化,活检发现发生急性排斥反应时,使用强化免疫吸附并联用抗排斥药物,可使排斥反应逆转。

3. 血液系统疾病 如免疫性溶血性贫血、血友病、特发性血小板减少性紫癜等。

4. 神经系统疾病 如重症肌无力、吉兰-巴雷综合征等。

5. 其他 如家族性高胆固醇血症、激素治疗无效的自身免疫性疾病等。

(二) 治疗频率 一般来说,起始治疗时,高抗体滴定度的严重病例需要每天做 1~2.5 倍血浆量的免疫吸附治疗,病变较轻的病例可以隔天进行一次治疗;在维持治疗阶段,每 4~6 周进行 2 次治疗一般就可以满足需求。另外,免疫吸附需要与其他的免疫抑制治疗相结合,从而对致病抗体有一个长期的抑制作用。

(三) 并发症

1. 吸附柱上的载体、配基脱落进入血液循环引起的并发症,如致热原反应、过敏反应、中毒反应等。抗原型吸附剂脱落,可刺激机体产生相应抗体,引起抗体滴度反跳。

2. 常见的体外循环并发症,如低血压、呕吐、出血等。

(庄峰 丁峰)

## 参 考 文 献

[1] Schwenger V,Morath C. Immunoadsorption in nephrology and kidney transplantation. Nephrol Dial Transplant, 2010,25(8):2407-2413.

[2] Ulinski T,Davourie-Salandre A,Brocheriou I,et al. Immunoadsorption:a new strategy to induce remission in membranous lupus nephritis. Case Rep Nephrol Urol,2014,4(1):37-41.

[3] Maggioni S,Hermelin M,Faubel E,et al. How to implement immunoadsorption in a polyvalent dialysis unit:a review. J Ren Care,2014,40(3):164-171.

［4］ Stummvoll GH. Immunoadsorption(IAS)for systemic lupus erythematosus. Lupus,2011,20(2):115-119.

［5］ Klingel R,Heibges A,Fassbender C. Plasma exchange and immunoadsorption for autoimmune neurologic diseases -current guidelines and future perspectives. Atheroscler Suppl,2009,10(5):129-132.

［6］ Maggioni S,Allal A,Kamar N,et al. Immunoadsorption and hemodialysis as a tandem procedure:a single-center experience of more than 60 procedures. Int J Artif Organs,2015,38(6):304-310.

# 第 24 章

## 血 脂 分 离

脂质代谢紊乱在人群中占据的比例越来越高,高脂血症已成为心脑血管疾病高发的危险因素。尤其是低密度脂蛋白(LDL)、脂蛋白(a)[Lp(a)]已被明确是动脉硬化危险因子,它能损伤内皮细胞、促进动脉粥样斑块形成,引起血管狭窄;而血浆中纤维蛋白原能影响血液黏稠度,促进血小板黏附、刺激血栓形成,从而造成心脑血管不良事件。目前高脂血症的主要治疗手段是饮食控制、运动及药物治疗,但许多患者治疗效果并不确切,尤其是随着医疗技术的不断进步,越来越多的家族性高胆固醇血症患者被发现。血脂分离技术是一种选择性清除血浆中 ApoB 脂蛋白[LDL、VLDL、Lp(a)]的体外物理治疗方法,不仅使血脂在短期内下降到药物无法达到的水平,而且能改善微循环,阻断动脉粥样硬化的发展,降低高危病人的心脑血管事件发生率。

## 【血脂分离的方法】

Turnberg 在 1972 年首次将血浆置换应用于高胆固醇血症。早期的技术主要是非选择性的血浆置换,该方法可去除 LDL,但同时也将高密度脂蛋白(HDL)、白蛋白、免疫球蛋白等血浆有益成分去除,且耗用血浆置换液过多,目前已很少应用。随着医疗技术的不断发展,目前主要应用的高选择性血脂分离技术主要有以下几种:

（一）阴离子吸附柱　　主要是硫酸葡聚糖化学吸附柱(dextran sulfate absorption,DSA),如美国 Kaneka 公司的 Liposober LA-15® 系统。血浆通过血浆分离器与血细胞分离,然后通过一个由葡聚糖纤维素珠包裹的吸附柱后再回到体内。由于葡聚糖表面带负电荷,可以与表面带正电荷的 LDL、LP(a)结合,且葡聚糖结构类似于 LDL 受体,可在体外与 LDL 结合,从而达到吸附作用。该系统有 2 个吸附柱轮流工作,以防止吸附柱饱和,适用于需要持续较大剂量的治疗。

（二）肝素诱导低密度脂蛋白沉淀法(heparin-induced extracorporeal LDL precipitation,HELP)　　血液经过血浆分离器后,加入肝素-醋酸盐置换液使之酸化至 pH 5.1,ApoB 脂蛋白及纤维蛋白原能在低 pH 环境下发生沉淀,并经过滤器清除;剩下的血浆清除多余肝素并加入碳酸盐置换液恢复 pH,并与血细胞结合回输体内。如 B. Braun 公司的 Plasmat® Futurea 系统。经过 HELP 治疗后,不仅降低了 LDL、LP(a)和纤维蛋白原,血浆黏度、红细胞聚集性及脆性也得以明显改善。其缺点是操作繁琐,价格昂贵。

（三）二重滤过(double filtration plasmapheresis)　　血液经过血浆分离器后,再通过一个膜孔径较小的血浆成分分离器,将分子量小的白蛋白等小分子物质滤过并返回体内,而保留了分子量大的低密度脂蛋白成分并排出废弃,再输入等量的血浆或白蛋白液体。尽管

LDL、LP(a)的清除率与 DSA、HELP 相似,但选择性相对较差,其他一些大分子物质也会部分丢失(如 HDL 35%~50%,IgM 35%)。

**(四) 免疫吸附(immuno-adsorption)** 主要根据抗原抗体特异性结合的原理进行治疗,如德国 Miltenyi Biotec 公司的 TheraSorb™-LD 系统。将羊抗人 ApoB 抗体共价结合于琼糖脂珠上,并包裹于吸附柱,经过分离的血浆经过吸附柱时,排除脂蛋白。该方法对脂蛋白分离具有较高的特异性,且吸附柱可循环使用,但异源性抗体易脱落进入体内,易造成致热原及过敏反应。

## 【血脂分离的临床应用】

### (一) 治疗适应证

1. 顽固性高脂血症 部分患者即便通过饮食及大剂量药物治疗也无法使血脂水平恢复至理想范围,尤其是家族性高胆固醇血症患者。通过血脂分离治疗,可有效降低血脂,同时延缓动脉粥样硬化的发展,减少并发症发生。目前美国 FDA 推荐若饮食及药物治疗 6 个月以上仍无效并存在:①LDL>500mg/dl 的纯合子高胆固醇血症患者;②LDL>300mg/dl 的杂合子高胆固醇血症患者;③LDL>200mg/dl 的纯合子高胆固醇血症合并心血管疾病患者,可考虑进行血脂分离治疗。

2. 肾病综合征患者合并局灶节段硬化性病变,药物治疗无效 高脂血症是肾病综合征的主要临床表现之一,应用血脂分离治疗,不仅使胆固醇、Lp(a)得以明显下降,同时使尿蛋白减少,血白蛋白浓度升高,改善了临床症状,延缓肾脏病的进展,减少心脑血管并发症的发生。

3. 心脑血管疾病的治疗及预防 血脂分离合并药物治疗在显著降低血脂的同时,使患者的心脑血管不良事件发生率降低,动脉粥样硬化病变稳定或逆转。Sachais 的研究发现,长期的血脂分离治疗使不良心脑血管事件发生率减少了 1/3(包括心肌梗死、脑卒中、一过性脑缺血发作、主动脉瘤破裂)、心脑血管干预治疗减少了 20%(包括 CABG、冠脉支架植入、主动脉内膜剥离等)。

4. 外周血管性疾病,如急性闭塞性动脉硬化症。

5. 突发性感觉神经性耳聋。

6. 遗传性共济失调多发性神经炎。

7. 急性重症胰腺炎伴严重脂质代谢紊乱。

**(二) 治疗疗程及目标** 一次血脂分离治疗 2~3 周血脂水平可恢复至治疗前水平,故需连续治疗,以胆固醇水平及动脉粥样硬化症状缓解为目标。目前还没有统一标准来评判血脂分离的目标值及疗效,需根据病人个体化血脂水平及临床表现做相应调整。一般至少 2 周需进行一次血脂分离治疗,使得胆固醇及 LDL 水平下降 50% 及 60% 以上。

**(三) 并发症** 多年的临床经验证实,血脂分离治疗临床耐受好,严重的并发症如休克、肺水肿非常罕见,不良反应主要与体外循环有关,另外尚与抗凝剂及使用的置换液有关。一项回顾性研究分析了过去 20 年间 10 906 例进行血脂分离的患者的并发症,包括 DFPP、IA、HELP、DSA 等各种治疗方法,其中不良反应发生率为 5.5%,严重不良反应为 0.06%;最常见的并发症为低血压(0.67%)、高血压(0.62%)、头昏(1.97%)、疼痛(0.82%)及呕吐(0.25%)。大部分不良反应都是短暂、自限的,应用抗组胺药物、止吐药或 NSAID 药物可缓解。

在应用 DSA 进行血脂分离治疗中,应用 ACEI 药物会加重低血压反应的发生。这可能跟 ACEI 药物抑制了 ACE 对过度激活缓激肽的分解有关。故应用 DSA 治疗时,至少要停用 ACEI 药物 48～72 小时。

随着血脂分离技术的不断开展,除了其直接降低 LDL、vLDL、Lp(a)等水平外,越来越多的研究关注到血脂水平下降以外的益处。研究发现,血脂分离可以调节炎症反应,降低炎症因子和促凝因子水平,如 CRP、MCP-1、p-selectin、氧化 LDL、纤维蛋白原等。另外,血脂分离能降低氧化 LDL 水平,清除多种大分子蛋白,如 IgM、纤维蛋白原、von Willebrand 因子,从而降低血液黏滞性,改善血液流变学。

(庄峰 丁峰)

## 参 考 文 献

[1] Bhoj VG,Sachais BS. Lipoprotein apheresis. Curr Atheroscler Rep,2015,17(7):39.

[2] McLeod BC,Szczepiorkowski ZM,Weinstein R,et al. Apheresis:principles and practice. Bethesda,MD:AABB Press,2010.

[3] Thompson GR,HEART-UK LDL Apheresis Working Group. Recommendations for the use of LDL apheresis. Atherosclerosis,2008,198(2):247-255.

[4] Grundy SM,Cleeman JI,Merz CN,et al. Implications of recent clinical trials for the national cholesterol education program adult treatment panel Ⅲ guidelines. Circulation,2004,110(2):227-239.

[5] Sachais BS,Katz J,Ross J,et al. Long-term effects of LDL apheresis in patients with severe hypercholesterolemia. J Clin Apher,2005,20(4):252-255.

[6] Koziolek MJ,Hennig U,Zapf A,et al. Retrospective analysis of long-term lipid apheresis at a single center. Ther Apher Dial,2010,14(2):143-152.

[7] Hovland A,Lappegard KT,Mollnes TE. LDL apheresis and inflammation—implications for atherosclerosis. Scand J Immunol,2012,76(3):229-236.

[8] Ramunni A,Burzo M,Verno L,et al. Pleiotropic effects of LDL apheresis. Atheroscler Suppl,2009,10(5):53-55.

# 第25章

# 腹水回输

腹水浓缩回输主要用于治疗顽固性腹水,利用血液净化技术将患者的腹水引出体外,通过特殊的滤过装置分离出多余水分、小分子物质如尿素等,将有用的大分子物质如白蛋白等收集后回输体内。腹水回输一方面清除了顽固性腹水、减轻患者症状;另一方面,保留蛋白质,提高胶体渗透压,改善有效循环血量及肾脏血流动力学,减少并发症,并且具有良好的治疗经济学。

## 【腹水回输技术】

(一) **腹水引出** 一般采取常规腹腔穿刺法,穿刺点应满足下列条件:①避开重要组织,血管;②便于持续引流。常取左髂前上棘与脐连线中、外 1/3 交界处为穿刺点。穿刺针内径不宜过小,进针不宜过深。

(二) **腹水体外浓缩后回输体内** 一般有三种方法:

1. **腹水浓缩后经腹回输法** 一般采用专用的腹水超滤浓缩回输系统,采用一个中通的纤维型半透膜,具有高通透性、高滤过率,能让中小分子物质、代谢产物通过,而分子量大的物质则留在腹水中。患者取平卧位,自左下腹穿刺后引出腹水至动脉导管中,经过半透膜滤器时在负压泵的作用下形成超滤,将水及中、小分子物质滤除,浓缩后的腹水经静脉导管自右中腹回输入腹腔。

2. **腹水浓缩后经静脉回输法** 抽取腹水 5000～8000ml 后,将腹水采集于无菌收集袋中,将腹水袋与透析循环管路、透析器连接,进行连续循环超滤,将腹水浓缩 10～20 倍(500～1000ml)后统一收集于无菌袋中,直接从静脉回输体内。该方法直接放腹水量较大,需严密监测血压、脉搏变化。另外腹水置于收集袋中时需加入肝素防止发生凝固,输入体内时需用输血滤网。

3. **腹水经血液透析静脉回输法** 该方法通常与血液透析同时进行,多适用于肾衰患者进行血液透析治疗中并发的顽固性腹水。患者经腹腔穿刺顺利引出腹水后通过泵连接在透析循环管路的动脉壶(透析器前),将腹水经透析超滤进行浓缩后回输体内(图 25-1)。一般腹水的流量为 15～20ml/min,每次透析 4 小时可回输 3500～4500ml。该方法需严格计算透析脱水量,注意血压、容量平稳,同时需加大抗凝剂用量。

## 【腹水回输的应用】

腹水浓缩回输主要适用于肝硬化、肾脏疾病、顽固性心力衰竭引起的难治性腹水伴低蛋白血症,并经积极内科保守治疗无效。既往肿瘤性腹水列为腹水回输的禁忌证,但近年来新

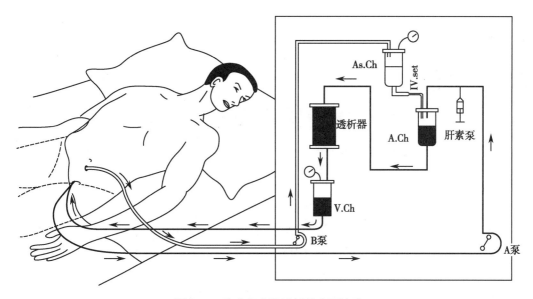

**图 25-1　腹水经血液透析静脉回输法**

的去细胞后腹水浓缩回输疗法(novel cell-free and concentrated ascites reinfusion therapy,KM-CART)在恶性肿瘤性腹水的应用研究越来越多,其安全性及有效性得到了良好的验证,腹水回输将有更加广阔的临床应用前景。

一般来说,严重心功能不全、严重凝血功能障碍或血小板异常减低,感染性或血性腹水、腹腔内分隔带形成的患者不建议做腹水回输。

另外,腹水回输操作需注意以下并发症:穿刺处出血,或腹水减少时穿刺针损伤腹腔内组织;致热原反应;腹水输入过快诱发心衰;感染;肝性脑病等。

（庄峰　丁峰）

## 参 考 文 献

［1］ Narwan H,Demes M,et al. Treatment of ascites with reinfusion of ascitic fluid concentrate. Bratisl Lek Listy, 2000,101(5):306-309.

［2］ McGill RL,Bakos JR,Marcus RJ. Ascites reinfusion dialysis(ARD)for renal failure with refractory ascites. Clin Nephrol,2004,62(5):374-379.

［3］ Kuiper JJ,van Buuren HR,de Man RA. Ascites in cirrhosis:a review of management and complications. Neth J Med,2007,65(8):283-288.

［4］ Hsu TW,Chen YC,Wu MJ,et al. Reinfusion of ascites during hemodialysis as a treatment of massive refractory ascites and acute renal failure. Int J Nephrol Renovasc Dis,2011,4:29-33.

［5］ Yoshizawa A,Gyouda Y,Ishiguro T,et al. Cell-free and concentrated ascites reinfusion therapy(CART). Gan To Kagaku Ryoho,2012,39 Suppl 1:33-35.

［6］ Maeda O,Ando T,Ishiguro K,et al. Safety of repeated cell-free and concentrated ascites reinfusion therapy for malignant ascites from gastrointestinal cancer. Mol Clin Oncol,2014,2(6):1103-1106.

［7］ Wang L,Okubo T,Shinsaka M,et al. Efficacy and safety of cell-free and concentrated ascites reinfusion therapy(CART)in gynecologic cancer patients with a large volume of ascites. J Obstet Gynaecol Res,2015,41(10):1614-1620.

# 第 26 章

## 持续缓慢低效透析

血液净化技术用于治疗各种原因所致急性肾损伤(AKI)、顽固性心力衰竭、多器官功能衰竭、急性坏死性胰腺炎等重症患者已有数十年历史,常用模式有间歇性血液透析(intermittent hemodialysis,IHD)和连续性肾脏替代治疗(continuous renal replacement,CRRT)。近年来,兴起了一种介于 IHD 和 CRRT 之间的透析模式,称为持续缓慢低效透析(sustained low efficiency dialysis,SLED)。SLED 既可避免 IHD 时血流动力学的波动,又能缓解CRRT 资源不足造成的困境。因此,该模式越来越多的用于血流动力学不稳定的 AKI 和危重患者。

### 【SLED 的提出】

CRRT 有众多优点,主要包括血流动力学稳定性好、超滤多和利于肾功能恢复。间断的肾脏替代治疗具有实用、灵活以及高性价比的优势。在相同治疗时间内,IHD 清除小分子物质的效率(如钾)更高,并且由于治疗时间短,抗凝剂用量少,出血概率降低。SLED 模式的出现正是基于 IHD 和 CRRT 优势互补的理念。

SLED 由美国阿肯萨斯大学医学院 Marshall 教授在 1998 年首先提出,是使用传统透析机,通过减慢透析液和血液流速持续治疗 12 小时的一种透析方式。

### 【特点】

使用传统血液透析机,透析液流速一般控制在 100 ~ 300ml/min。

1. 治疗时间较 IHD 长,一般为 6 ~ 18 小时。根据需要可安排日间或夜间治疗。
2. 一般使用合成膜,低通量或高通量均有报道。
3. 根据血流动力学参数,一般血流量为 70 ~ 350ml/min。
4. 溶质和液体清除速度介于 IHD 和 CRRT 之间。
5. 溶质清除主要通过弥散方式。
6. 液体清除根据临床需要。
7. 费用相对 CRRT 低。

### 【适应证及禁忌证】

目前尚缺乏 SLED 临床治疗指南。SLED 适应证与禁忌证和 CRRT 基本相似,尤其适用于重症患者并发肾功能损害;以及重症患者器官功能不全支持、内环境稳定和免疫调节等情况。

## 【抗凝】

SLED 治疗时间较 CRRT 短,所需使用抗凝剂较 CRRT 少,故出血风险小。如无出血风险的重症患者可采用全身抗凝;对高出血风险的患者,如存在活动性出血、血小板$<60×10^9/$L、INR>2、APTT>60 秒或 24 小时内曾发生出血者,应首先考虑局部抗凝。如无相关技术和条件,则可采取无抗凝剂方法。

### (一) 普通肝素抗凝

普通肝素的分子量在 5 ~ 30kD,半衰期在 1 ~ 1.5 小时,不能被滤器清除,可被鱼精蛋白拮抗。普通肝素抗凝有较高出血风险、诱导血小板减少的风险(heparin-induced thrombocytopenia,HIT),且 AT Ⅲ 缺乏的患者不适用,使全身抗凝的临床应用受到一定限制;但肝素易获得、抗凝效果容易监测、价格低廉,且鱼精蛋白的拮抗作用可靠,因此临床应用较多。

1. 全身抗凝方案　肝素全身抗凝由于出血风险高于局部抗凝,故仅适用于无出血风险(无活动性出血且基线凝血指标基本正常)的患者。一般首次负荷剂量 1000 ~ 2000IU 静注,维持剂量 500 ~ 1000IU/h。需每 4 ~ 6 小时监测 APTT,据此调整普通肝素用量,以保证 APTT维持在正常值的 1.5 倍。

2. 局部抗凝　对有出血风险的患者可采用局部抗凝,一般以 1000 ~ 1666IU/h 滤器前持续输注,并在滤器后按 1mg:100IU(鱼精蛋白:肝素)比例持续输注鱼精蛋白,使滤器前 ACT>250 秒和患者外周血 ACT<180 秒。

### (二) 低分子肝素

低分子肝素由普通肝素水解得到,平均分子量为 4 ~ 6kD,主要由肾脏代谢,静脉注射的半衰期 3 ~ 4 小时,出血风险较低,常用于全身抗凝。与肝素抗凝效果相比,低分子量肝素的滤器寿命与安全性都没有显著差别,但费用较高。低分子量肝素全身抗凝的检测指标推荐应用抗Ⅹa 活性,目标维持在 0.25 ~ 0.35IU/ml。低分子量肝素也可诱发HIT,因此对普通肝素诱发的 HIT,同样不能应用低分子肝素。

### (三) 枸橼酸钠

枸橼酸钠用于局部抗凝时,一般采用 4% 枸橼酸钠溶液,将其输注入体外管路动脉端,根据血流量调整剂量 100 ~ 200ml/h 不等,在血液回流到体内前加入钙离子,为充分拮抗其抗凝活性,应使滤器后血液的离子钙浓度保持在 0.25 ~ 0.4mmol/L。有出血风险患者采用枸橼酸钠局部抗凝较为安全。

### (四) 其他抗凝剂

其他抗凝剂,如磺达肝癸钠、达那肝素、水蛭素、阿加曲班和萘莫司他等,主要用于 HIT 患者的抗凝。

### (五) 无抗凝剂

高出血风险的患者进行无抗凝剂 RRT 治疗应注意肝素生理盐水预冲管路和高血流量(200 ~ 300ml/min),以减少凝血可能。采用无抗凝策略与低剂量肝素相比,既不影响管路寿命,又不增加出血风险。在 APTT 延长和/或血小板缺乏的高危出血患者中,采用无抗凝策略可获得与 LMWH、肝素和鱼精蛋白局部抗凝相同的管路寿命。

## 【药物剂量调整】

SLED 主要通过弥散方式清除体内的小分子药物(<500D)。药物剂量的调整应综合考

虑患者病情(低血容量、低白蛋白血症和肝功能)、药物特性(分子量、蛋白结合率和药物容积分布)以及 SLED 具体治疗参数。推荐根据血药浓度调整药物剂量。

## 【临床应用】

（一）**AKI** 临床研究发现 SLED 治疗外科术后 AKI、肿瘤合并重症 AKI 可获得和 CRRT 同样的治疗效果及安全性;在 ICU 中多器官功能障碍合并 AKI 的患者,SLED 和 CRRT 治疗已被普遍采用;SLED 治疗重症 AKI 比 CVVH 具有较好的临床预后,且治疗费用较低。SLED 和 CRRT 均为 AKI 安全有效的治疗措施。

（二）**难治性心力衰竭** SLED 可通过降低超滤率维持血流动力学稳定,充分清除小分子物质并持续治疗而最大化透析剂量,且能通过清除水负荷改善临床预后,能有效地治疗顽固性心力衰竭。

（三）**中毒** 目前有 SLED 治疗杨桃中毒、水杨酸中毒和丙戊酸钠中毒的临床报道,但其疗效尚缺乏大样本和 RCT 研究证实。

（四）**透析顽固性低血压** SLED 通过降低血流量、透析液流量、延长透析时间,改善患者的血流动力学状态,有利于防治透析患者顽固性低血压的发生。

（五）**严重全身性水肿** SLED 模式具有类似 CRRT 的血流动力学稳定的优势,可以用于治疗有较高脱水量要求的患者,对糖尿病肾病高度水肿的患者亦有较高治疗价值。

（余 晨）

## 参 考 文 献

［1］ Morgera S,Scholle C,Melzer C,et al. A simple,safe and effective citrate anticoagulation protocol for the genius dialysis system in acute renal failure. Nephron Clin Pract,2004,98(1):c35-40.

［2］ Clark JA,Schulman G,Golper TA. Safety and efficacy of regional citrate anticoagulation during 8-hour sustained low-efficiency dialysis. Clin J Am Soc Nephrol,2008,3(3):736-742.

［3］ Fiaccadori E,Regolisti G,Cademartiri C,et al. Efficacy and safety of a citrate-based protocol for sustained low-efficiency dialysis in AKI using standard dialysis equipment. Clin J Am Soc Nephrol, 2013, 8 (10): 1670-1678.

［4］ Morabito S,Pistolesi V,Tritapepe L,et al. Regional citrate anticoagulation for RRTs in critically ill patients with AKI. Clin J Am Soc Nephrol,2014,12(5):2173-2188.

［5］ Jones CH,Richardson D,Goutcher E,et al. Continuous venovenous hish-flux dialysis in multiorgan failure:a 5-year single-center experience. Am J Kidney Dis,1998,31(2):227-233.

［6］ Marshall MR,Ma T,Galler D,et al. Sustained low-efficiency daily diafiltration(SLEDD-f)for critically ill patients requiring renal replacement therapy:towards an adequate therapy. Nephrol Dial Transplant,2004,19(4):877-884.

［7］ Marshall MR,Golper TA,Shaver MJ,et al. Cost comparison between sustained low efficiency hemodialysis(SLED)and continuous venovenous hemofiltration(CVVH)for ICU patients with ARF(Abstreet). Am J Kidney Dis,2000,35:A9.

［8］ Wu CL,Chiu PF,Yang Y,et al. Sustained low-efficiency daily diafiltration with hemoperfusion as a therapy for severe star fruit intoxication:a report of two cases. Ren Fail,2011,33(8):837-841.

[9] Khan E,Huggan P,Celi L,et al. Sustained low-efficiency dailysis with filtration(SLEDD-f)in the management of acute sodium valproate intoxication. Hemodial Int,2008,12(2):211-214.

[10] Lund B,Seifert SA,Mayersohn M. Efficacy of sustained low-efficiency diaiysis in the treatment of salicylate toxicity. Nephrol Dial Transplant,2005,20(7):1483-1484.

# 第 27 章

## 连续性肾脏替代治疗

连续性肾脏替代治疗(continuous renal replacement therapy,CRRT)是持续、缓慢清除体内过多溶质和水分的血液净化治疗技术总称,持续治疗时间≥24 小时。1977 年,Krammer 等首次将连续性动静脉血液滤过(continuous arterio-venous hemofilitration,CAVH)应用于临床,此后派生出一系列基于 CAVH 的治疗模式。随着技术不断发展,CRRT 已不仅局限于重症急性肾损伤(acute kidney injury,AKI)患者的治疗,而是越来越多地用于全身过度炎症反应(如严重创伤、重症急性胰腺炎等)、脓毒血症、中毒和多脏器功能衰竭等危重症的救治。因此,CRRT 已成为治疗重症 AKI 及非肾脏疾病危重患者的重要手段。

### 【专业术语】

经过数十年的发展,CAVH 已派生出一系列治疗方式。如连续性静-静脉血液滤过(continuous veno-venous hemofilitration,CVVH);连续性动-静脉血液透析(continuous arterio-venous hemodialysis,CAVHD)及连续性动-静脉血液透析滤过(continuous arterio-venous hemodiafilitration,CAVHDF)及连续性静-静脉血液透析滤过(continuous veno-venous hemodiafilitration,CVVHDF);缓慢连续性超滤(slow continuous ulrafiltration,SCUF);连续性高流量透析(continuous high flux dialysis,CHFD);高容量血液滤过(high volume hemofilitration,HVHF);连续性血浆滤过吸附(continuous plasma filitration absorption,CPFA)。不同形式 CRRT 的应用,主要取决于患者的临床情况、医师的技术水平和习惯以及医院具备的设备条件。

### 【CRRT 的特点】

1. 缓慢、等渗地清除水和溶质,几乎不改变血浆渗透压。由于 CRRT 时净超滤率低,血容量波动小,故患者血流动力学耐受性好。

2. 更高效清除小分子物质,故能更好地控制氮质血症和酸碱、电解质平衡;快速清除过多液体。

3. CRRT 滤器使用高生物相容性和高通透性滤器,能更好地清除炎性介质。

4. 容易实行深静脉营养和静脉给药,通过连续性超滤可调节的余地很大。更好地满足大量液体摄入,有利于营养支持的开展。

5. CRRT 亦会出现一些血液净化的相关并发症,如低血压、过敏和空气栓塞等。对于高分解代谢伴高钾血症患者,单纯超滤或血滤的效果不能完全满足机体的要求,可能会出现高钾血症。

# 【CRRT 主要模式】

## 一、连续性动-静脉血液滤过（CAVH）

1977 年 Kramer 首先将 CAVH 应用于临床。CAVH 是利用动和静脉之间（如股动、静脉或前臂动、静脉）的正常血压梯度，将血液引入一通透性很高的小型血液滤过器，血液不断滤出，以对流的方式清除体内水分及大、中和小分子化学物质。治疗中，可根据病情需要，补充一部分置换液。CAVH 主要用于紧急的肾脏替代治疗。由于不需要特殊设备及专职人员，CAVH 可在一般医院开展。但 CAVH 对溶质的清除能力有限。另一方面，CAVH 在严重低血压，血流动力学不稳定患者中的应用常受限制，常被迫终止治疗或因超滤率减少而导致治疗失败。

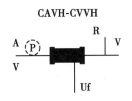

图 27-1　CAVH 和 CVVH 连接示意图

CAVH 连接示意图，见图 27-1。

## 二、连续性静-静脉血液滤过（CVVH）

CVVH 清除溶质的原理与 CAVH 相同。不同之处是 CVVH 采用中心静脉留置单针双腔导管建立血管通路，通过血泵驱动体外血液循环，应用高通量血液滤过器。一般情况下，血流量（Qb）：50～200ml/min；超滤率（Qf）：10～20ml/min。置换液可通过前稀释或后稀释的方式补充。随着具有液体平衡控制系统和安全报警系统的新一代 CRRT 机的不断问世，CVVH 已成为 CRRT 的标准治疗模式。CVVH 连接示意图，见图 27-1。

## 三、连续性动-静脉（静-静脉）血液透析（CAVHD 及 CVVHD）

CAVHD 溶质转运主要依赖于弥散和少量的对流。CVVHD 原理与 CAVHD 相同，但 CVVHD 采用中心静脉留置单针双腔导管建立血管通路，血泵驱动体外血液循环，应用低通量或高通量血液滤过器。一般情况下，Qb：50～200ml/min；Qf：1～5ml/min；透析液流量（Qd）10～20ml/min。CAVHD 和 CVVHD 连接示意图，见图 27-2。

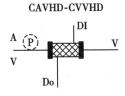

图 27-2　CAVHD 和 CVVHD 连接示意图

## 四、连续性动-静脉（静-静脉）血液透析滤过（CAVHDF 与 CVVHDF）

CAVHDF 是在 CAVH 基础上发展起来的。通过透析成分弥补 CAVH 对氮质清除不足的缺点。其原理是对流加弥散，不仅增加小分子物质的清除，还能有效清除中大分子物质。CVVHDF 原理与 CAVHD 相同，不同之处在于 CVVHDF 采用静脉-静脉建立血管通路，血泵驱动血液循环。一般情况下，Qb：100～200ml/min；Qf：8～12ml/min；透析液流量（Qd）20～

40ml/min。CAVHDF 和 CVVHDF 连接示意图,见图 27-3。

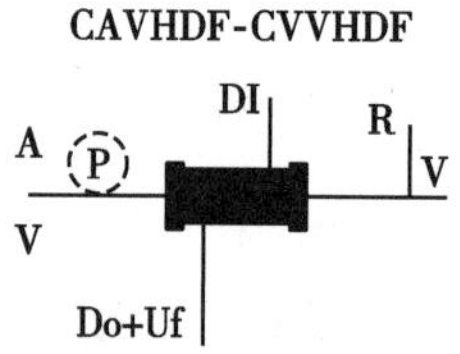

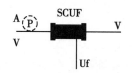

图 27-3　CAVHDF 和 CVVHDF 连接示意图

## 五、缓慢连续超滤(SCUF)

SCUF 主要原理是以对流的方式清除溶质,既不补充置换液,也不用透析液。SCUF 对溶质清除不理想,不能保证肌酐在可接受的水平,有时需要加用透析治疗。SCUF 分为 2 种类型:一种是采用动-静脉建立血管通路,利用动静脉压力差建立血液循环成为动-静脉缓慢连续性超滤(A-VSCUF);另一种采用静脉留置单针双腔导管建立血管通路,借助血泵驱动血液循环成为静脉-静脉缓慢连续性超滤(V-VSCUF)。V-VSCUF 应用低通量滤器,Qb:50 ~ 200ml/min;Qf:2 ~ 8ml/min。SCUF 连接示意图,见图 27-4。

图 27-4　SCUF 连接示意图

## 六、间歇性或日间 CRRT

20 世纪 90 年代初,国外提出间歇性 CRRT,南京军区总医院提出日间 CRRT。日间 CRRT 主要在日间进行,各种药物及营养液也主要集中在日间输入,在日间清除过多水分,使患者在夜间可获得足够的休息,并减少人力消耗,更重要的是,日间 CRRT 使滤器和管路可以同普通透析器一样重复使用,减少滤器凝血,通过清除膜上蛋白层和吸附物,增加吸附和对流清除溶质的效能,延长使用时间,减少费用,特别适合我国国情。一般白天连续透析和/或超滤 6 ~ 8 小时,晚间暂停,血滤器可以冲洗后复用。

## 【其他几种连续性血液净化方法】

### 一、连续性高通量透析(continuous high flux dialysis,CHFD)

AKI 伴高分解代谢患者,尿素清除率需达 20 ~ 30L/d 以上时才能控制氮质血症。对流清除溶质的基础上加弥散透析,可增加对小分子物质的清除,但对中分子物质清除仍不理想。CHFD 采用高通量、筛选系数大的合成膜血滤器进行血液净化治疗,可通过对流增加溶质的清除。

标准 CAVHFD(CVVHFD)的条件:①应用高通量滤器;②透析液逆向输入,两个泵控制超滤率,不用置换液;③Qb:50 ~ 200ml/min;Qf:2 ~ 8ml/min,Qd:50 ~ 200ml/min。

## 二、连续性高容量血液滤过(high volume hemofiltration,HVHF)

通过增加置换液输入量,可进一步提高对大中分子溶质的对流清除。HVHF 正是基于该原理在 CVVH 的基础上发展起来的。超滤率>42.8ml/(kg·h)或超滤量>60L/d 被认为是 HVHF。HVHF 主要有两种模式:①标准 CVVH 治疗,超滤率为 3~6L/h,持续 24 小时;②夜间进行标准 CVVH,而日间超滤率增加为 6L/h。HVHF 一般要求应用高通量滤器,面积 1.6~2.0m$^2$。

## 三、连续性血浆滤过吸附(continuous plasma filtration adsorption,CPFA)

1998 年,Tetta 首次提出 CPFA。CPFA 是血液引出后首先进入血浆分离器将血液的有形成分(血细胞、血小板)和血浆分开,有形成分输回患者体内,血浆再进入吸附器进行吸附清除其中某些特定的物质,吸附后血浆回输至患者体内(不需要置换液)。血浆吸附根据吸附剂的特性主要分为两大类,一类是分子筛吸附,即利用分子筛原理通过吸附剂携带的电荷和孔隙,非特异性地吸附在电荷和分子大小与之相对应的物质,如活性炭、树脂、碳化树脂和阳离子型吸附剂等;另一类是免疫吸附,即利用高度特异性的抗原-抗体反应或有特定物理化学亲和力的物质(配基)结合在吸附材料(载体)上,用于清除血浆或全血中特定物质(配体)的治疗方法,如蛋白 A 吸附、胆红素吸附等。CPFA 也可与 HF 或 HD 组合应用。

## 四、人工肝装置

人工肝脏是借助体外机械,化学或生物性装置,暂时或部分替代肝脏功能,从而协助治疗肝脏功能不全或相关疾病。传统上按照人工肝组成及性质分为非生物型人工肝、生物型人工肝及组合型生物人工肝。生物型人工肝指将同种或异种动物的全肝、肝组织片、培养肝细胞、肝细胞微粒体、肝细胞酶等与生物合成材料相结合而成的体外装置,包括离体肝灌流、人-哺乳动物交叉循环、体外生物反应器(内含肝酶、肝细胞成分、肝组织片或培养的肝细胞等)。国外 20 世纪 90 年代以后,生物型人工肝一般专指以人工培养的肝细胞为基础构建的体外生物反应装置。生物型人工肝需要培养的肝细胞以及中空纤维生物反应器。这种装有葡聚糖微小载体结构可以让培养的干细胞附着于空心纤维反应器上,当血液通过

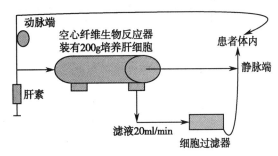

图 27-5　生物人工肝(体外人工肝 ELAD)

反应器时,人工肝脏可以发挥部分肝脏功能,代谢体内毒素。经过人工肝处理后血液,再通过滤器输回体内。人工肝装置连接示意图,见图 27-5。

## 【CRRT 适应证】

CRRT 的目的主要有两大类,一是重症患者并发肾功能损害;二是非肾脏疾病或肾功损害的重症状态,主要用于器官功能不全支持、稳定内环境、免疫调节等。

### 一、肾脏疾患

1. 重症急性肾损伤(AKI) 伴血流动力学不稳定和需要持续清除过多水分或毒性物质,如 AKI 合并严重电解质紊乱、酸碱代谢失衡、心力衰竭、肺水肿、脑水肿、急性呼吸窘迫综合征(ARDS)、外科术后和严重感染等。

2. 慢性肾衰竭(CRF) 合并急性肺水肿、尿毒症脑病、心力衰竭和血流动力学不稳定者。

### 二、非肾脏疾病

包括多器官功能障碍综合征(MODS)、脓毒血症或败血症休克、ARDS、挤压综合征、乳酸酸中毒、急性重症胰腺炎、心肺体外循环手术、慢性心力衰竭、肝性脑病、药物或毒物中毒、严重液体潴留、需要大量补液、严重电解质和酸碱代谢紊乱、肿瘤溶解综合征和过高热等。

## 【CRRT 禁忌证】

CRRT 无绝对禁忌证,但严重凝血功能障碍和严重的活动性出血,特别是颅内出血应慎行 CRRT 治疗。

## 【CRRT 治疗时机】

1. 单纯 AKI 患者血清肌酐>354μmol/L,或尿量<0.3ml/(kg·h),持续 24 小时以上,或无尿达 12 小时。

2. 重症 AKI 患者血清肌酐增至基线水平 2~3 倍,或尿量<0.5ml/(kg·h),时间达 12 小时,即可行 CRRT 治疗。

3. 对于 MODS、脓毒血症、ARDS 和急性重症胰腺炎应及早开始 CRRT。

4. 严重并发症或经药物不能有效控制的急性心力衰竭、电解质和酸碱代谢紊乱。

## 【治疗模式和处方】

### 一、治疗模式的选择

临床上应根据病情严重程度以及不同病因采取相应的 CRRT 模式及设定参数(表 27-1)。SCUF 和 CVVH 用于清除过多液体为主的治疗。CVVHD 用于高分解代谢需要清除大量小分子溶质的患者;CHFD 适用于急性肾衰竭伴高分解代谢者;CVVHDF 适用于脓毒症患者;CPFA 主要用于去除内毒素及炎症介质。

### 二、治疗剂量

推荐采用体重标化的超滤率作为剂量单位。对于 CRRT 的治疗剂量存在争议,目前的 RCT 研究,并没有得出高治疗剂量更获益的结论。但是,大多数学者认为:CRRT 治疗剂量建议达到 35ml/(kg·h);在脓毒症、SIRS、MODS 等以清除炎症介质为主的情况下,推荐采用高容量模式。

表 27-1　各种 CRRT 模式的要点和主要特点

| | 治疗原理 | | 滤器超滤系数 | 血流量 | 置换(透析)液速率 | | 主要特点 |
| | 对流 | 弥散 | | Qb (ml/min) | Qf [ml/(kg·h)] | Qd (ml/min) | |
| --- | --- | --- | --- | --- | --- | --- | --- |
| CAVH | 高 | 低 | 高通量 | 50~100 | 8~20 | 无 | 血流动力学稳定,可连续清除水分和溶质,但溶质清除效率低,动脉护理困难 |
| CVVH | 高 | 低 | 高通量 | 100~200 | >35 | 无 | 血流动力学稳定,可连续有效清除水分和溶质 |
| CAVHD | 低 | 高 | 高或低通量 | 50~100 | 无 | 10~20 | 设备简单,溶质清除率低 |
| CVVHD | 低 | 高 | 高或低通量 | 100~200 | 无 | 10~20 | 中分子溶质清除效率低 |
| CAVHDF | 高 | 高 | 高通量 | 50~100 | 35 | 10~20 | 利于中小分子溶质清除 |
| CVVHDF | 高 | 高 | 高通量 | 100~200 | 35 | 20~40 | 中小分子物质清除效率高 |
| A-V SCUF | 低 | 低 | 高或低通量 | 50~100 | 无 | 无 | 溶质清除效率低 |
| V-V SCUF | 低 | 低 | 高或低通量 | 50~200 | 无 | 无 | 溶质清除效率低 |

注:①高通量滤器(Lp>20);低通量滤器(Lp<10),Lp 系单位面积膜超滤系数,单位为 ml/(h·mmHg·m$^2$);②置换(透析)液速率和血流速率可根据实际情况调整

**（一）CVVH 治疗剂量**　重症患者合并 AKI 时,CVVH 的治疗剂量建议不应低于 35ml/(kg·h)。在 Ronco 等一项多中心、大样本(425 例 AKI 患者)的 RCT 研究中,按 CVVH 的剂量将患者分为 20ml/(kg·h)、35ml/(kg·h)、45ml/(kg·h)三组,采用后稀释法,结果发现 20ml/(kg·h)组的患者存活率显著低于后 2 组,提示 AKI 患者的 CVVH 治疗剂量不低于 35ml/(kg·h)。另一项 RCT 交叉研究比较了 11 例感染性休克并发 AKI 的患者,也发现高剂量 CVVH(6L/h)可以降低去甲肾上腺素的用量,也更容易维持平均动脉压在目标水平。但是近期的研究并未证实这点。

**（二）CVVHDF 治疗剂量**　高治疗剂量的 CVVHDF 是否有利存在争议。CVVHDF 系利用对流与弥散清除溶质,其治疗剂量与单纯 CVVH 的治疗剂量不能等同。206 例 AKI 重症患者的 RCT 研究显示,在 CVVH[1~2.5L/h,25ml/(kg·h)]基础上加 1~1.5L/h 透析剂量的 CVVHDF[42ml/(kg·h)],其 28 天、90 天生存率显著高于单纯 CVVH。2008 年的一项 RCT(1124 例)研究探讨了治疗剂量对预后的影响,结果显示,接受加强治疗剂量[35.8ml/(kg·h)]患者的 60 天死亡率与标准治疗剂量[22ml/(kg·h)]的患者无显著差异(51.2% vs 48%)。然而,这些患者接受的 RRT 模式不同,难以比较,其结果受到争议。总之,不同模式进行比较治疗剂量,不恰当;同一模式比较剂量对存活率无差异。

## 【血管通路】

### 一、临时导管

为满足 RRT 血流量的要求,置管部位可选择股静脉、锁骨下静脉或颈内静脉。

### 二、带涤纶套长期留置导管

若预计治疗时间超过 3 周,首选右颈内静脉带涤纶套长期留置导管。

## 【抗凝剂的应用】

治疗前患者凝血状态评估和抗凝药物的选择参照血液净化的抗凝治疗。但由于 CRRT 患者常为多脏器衰竭,凝血功能差,或者刚刚经过手术治疗,故在 CRRT 早期实践中,出血并发症相当常见。虽然目前有多种抗凝方法可供选择,但仍无一种理想的抗凝方法。

- 全身肝素化抗凝法

普通肝素的分子量在 5 ~ 30kU,半衰期在 1 ~ 1.5 小时,不能被滤器清除,可被鱼精蛋白拮抗。普通肝素抗凝有较高出血风险、诱导血小板减少的风险(heparin-induced thrombocytopenia,HIT),且 ATⅢ 缺乏的患者不适用,使全身抗凝的临床应用受到一定限制;但肝素易获得、抗凝效果容易监测、价格低廉,且鱼精蛋白的拮抗作用可靠,因此临床应用较多。采用肝素抗凝,应该定时监测患者凝血功能,以便及时合理调整肝素用量。表 27-2 是常用方法的抗凝情况。

**表 27-2　常用肝素的抗凝标准**

| |
|---|
| 1. 治疗初始　首量 2000 ~ 3000U,维持量 500 ~ 1000U/h,持续输入 |
| 2. 监测　在动脉端和静脉端每 6 小时监测 1 次 PTT |
| 　动脉端　维持 PTT 40 ~ 50 秒 |
| 　静脉端:维持 PTT>60 秒 |
| 　如果动脉端 PTT>45 秒,每小时减少肝素用量 100U |
| 　如果静脉端 PTT<65 秒,而且动脉端 PTT<40 秒,增加肝素 100U/h |
| 　如果动脉端 PTT<40 秒,增加肝素 200U/h |
| 　PTT:部分凝血活酶时间 |

- 低分子肝素抗凝法

低分子量肝素由普通肝素水解得到,分子量为 2 ~ 9ku,主要由肾脏代谢,静脉注射的半衰期 3 ~ 4 小时,出血风险较低,常用于全身抗凝。与肝素抗凝效果相比,低分子量肝素的滤器寿命与安全性并没有显著差别,但费用较高。低分子量肝素全身抗凝的检测指标推荐应用抗 Xa 活性,目标维持在 0.25 ~ 0.35IU/ml。首剂 15 ~ 20IU/kg,追加 7.5 ~ 10IU/(kg·h)。

低分子量肝素也可诱发 HIT,因此对普通肝素诱发的 HIT,同样不能应用低分子肝素。鱼精蛋白不能充分对抗中和低分子量肝素。

- 枸橼酸钠局部抗凝法

一般采用 4% 枸橼酸钠溶液,将其输注入体外管路动脉端,在血液回流到体内前加入钙离子,为充分拮抗其抗凝活性,应使滤器后血液的离子钙浓度保持在 0.25 ~ 0.4mmol/L。文献报道,枸橼酸钠局部抗凝可降低危及生命大出血的发生率。因此,有出血风险患者采用枸橼酸钠局部抗凝较为安全。大多数作者推荐从动脉端输入枸橼酸钠,从静脉端用氯化钙中和,为了避免代谢性碱中毒和高钠血症须同时使用低钠、无碱基和无钙透析液。该技术具有较高的尿素清除率和滤器有效时间长,缺点是代谢性碱中毒发生率高达 26%,须监测血钙和血气等。由于需通过弥散作用清除枸橼酸,故该技术仅适用于 CAVHD、CVVHD、CAVHDF和 CVVHDF。参见图 27-6。

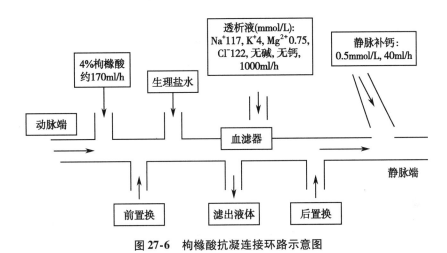

图 27-6　枸橼酸抗凝连接环路示意图

- 体外肝素化法

由于在 CRRT 的患者常为多发伤或者外科手术后,尤其是心脏外科手术后伴 AKI 患者,给 CRRT 的治疗增加了很多麻烦和不可控性。严重肝功能不全和心脏病对于枸橼酸抗凝有禁忌,所以,在临床上在没有更好抗凝剂的情况下,采用体外肝素化是一种较好选择。一般以 1000 ~ 1666IU/h 滤器前持续输注,并在滤器后按 1mg：100IU（鱼精蛋白：肝素）比例持续输注鱼精蛋白,使滤器前 ACT>250 秒和患者外周血 ACT<180 秒。

- 无肝素抗凝法

高出血风险的患者进行无抗凝剂 CRRT 应注意肝素生理盐水预冲管路、置换液前稀释和高血流量(200 ~ 300ml/min),以减少凝血可能。采用无抗凝策略与低剂量肝素相比,既不影响管路寿命,又不增加出血风险。在 APTT 延长和/或血小板缺乏的高危出血患者中,采用无抗凝策略可获得与 LMWH、肝素和鱼精蛋白局部抗凝相同的管路寿命。

- 前列腺素抗凝法

通过阻止血小板黏附和聚集,从而发挥抗凝作用。因其具有扩张血管而致低血压的作用,故一般不单独用于重症患者 RRT 的抗凝。其与肝素联合应用可延长滤器寿命和缓解血小板降低。为提高抗凝效果,可与肝素联合应用于高凝患者,但不适用于血流动力学不稳定的患者。

## 【透析器(血滤器)选择】

滤膜的材料是决定滤器的性能。滤膜分为未修饰纤维素膜、修饰纤维素膜和合成膜等三大类型。纤维素膜的价格低廉,但通量低、生物相容性较差,经修饰的纤维素膜生物相容性略有改善。合成膜具有高通量、筛选系数高、生物相容性良好的优点。高通透性合成膜滤器有利于炎症介质清除,成为目前重症患者CRRT治疗中应用最多的膜材料。临床上常用的几种滤器,见表27-3。

表27-3　临床上常用的几种滤器

| 厂商 | 商品名 | 膜材料 | 面积(m²) | Kuf[ml/(mmHg)] | 预冲量(ml) |
|---|---|---|---|---|---|
| Renal System | Renaflo IIHF-700 | 聚砜膜 | 0.71 | 15 | 53 |
| Renal System | Renaflo IIHF-400 | 聚砜膜 | 0.30 | 4.8 | 28 |
| Fresenius | Ultraflux AV400 | 聚砜膜 | 0.7 | 48 | |
| Fresenius | Ultraflux AV600 | 聚砜膜 | 1.35 | 90 | |
| Fresenius | F-5 | 聚砜膜 | 0.90 | 4.2 | 63 |
| Fresenius | F-6 | 聚砜膜 | 1.2 | 5.5 | 63 |
| Fresenius | F-8 | 聚砜膜 | 1.8 | 7.5 | 120 |
| Fresenius | F-40 | 聚砜膜 | 0.65 | 20 | 44 |
| Hospital | Multiflow | AN69 | 0.60 | 15 | 47 |
| Hospital | Hemospal | AN69 | 0.43 | 13 | 60 |
| Gambro | FH66 | 聚胺膜 | 0.60 | 14~15 | 43 |
| Gambro | FH88 | 聚胺膜 | 2.0 | 137 | |
| Gambro | Lundia | 铜仿膜 | 1.1 | 7.4 | 120 |
| Baxter | CA210 | 醋酸膜 | 2.1 | 10.1 | 133 |
| Asahi | PAN-50 | 聚丙烯腈 | 0.5 | 15.0 | 50 |
| Amicon | D10 | 聚砜膜 | 0.2 | 15 | |
| Amicon | D20 | 聚砜膜 | 0.25 | 7.2 | 38 |
| Amicon | D30 | 聚砜膜 | 0.60 | 8.5 | 58 |

# 【置换液】

## 一、置换液配制原则

目前,多数国家尚无商品化的置换液。置换液原则上应满足以下条件:①无致热原;②电解质浓度应保持在生理水平;③渗透压要保持在生理范围内,一般不采用低渗或高渗配方;④为纠正患者原有的电解质紊乱,可根据治疗目标作个体化调节。缓冲系统主要包括碳酸氢盐、乳酸盐、醋酸盐或枸橼酸盐。

## 二、置换液配方

- 林格乳酸盐配方:该溶液含钠135mmol/L,乳酸盐25mmol/L,钙1.5~3mmol/L。并可根据需要补充钙、镁和钾离子。

- Kaolan 配方:第一组为等渗盐水 1000ml+10% 氯化钙 20ml;第二组为 0.45% 盐水 1000ml+NaHCO₃ 50mmol,交替输入。
- Port 配方:第一组为等渗盐水 1000ml+10% 氯化钙 10ml;第二组为等渗盐水 1000ml+50% 硫酸镁 1.6ml;第三组为等渗盐水 1000ml;第四组为 5% 葡萄糖 1000ml+NaHCO₃ 150mmol,此配方含钠量较高,是考虑到全静脉营养液中钠离子含量偏低的缘故。必要时可将 1000ml 等渗盐水换成 0.45% 盐水,钠可降低 19mmol/L。
- 其他配方:

1. 将等渗盐水 3000ml/5% 葡萄糖 1000ml+10% 氯化钙 10ml+50% 硫酸镁 1.6ml 装入输液袋中(A 液部分)与 5% 碳酸氢钠 250ml(B 液部分)用同一通道同步输入,但 B 液不能直接加入 A 液,以免离子沉淀。最终的离子浓度分别为:$Na^+$:143mmol/L,$Cl^-$:112mmoL/L,$HCO_3^-$:34.8mmol/L,$Ca^{2+}$:2.1mmol/L,$Mg^{2+}$:1.5mmol/L,葡萄糖 65mmol/L,根据需要加入 10% KCl。碳酸氢钠在整个治疗过程中均衡补充使酸中毒逐渐纠正。超滤液以用过的输液袋(无菌)收集,置换液和超滤液量均以婴儿秤进行计量,以保证出入平衡。

2. 改良 Port 配方　A 液:0.9% 盐水 3000ml+5% 葡萄糖注射液 170ml+50% 硫酸镁注射液 1.6ml+10% 氯化钙注射液 6.4ml+注射用水 820ml B 液:5% 碳酸氢钠注射液 250ml A 液与 B 液不混合,B 液单独输入。最终的离子浓度分别为:$Na^+$:140mmol/L,$HCO_3^-$:35mmol/L,Glu:10.5mmol/L,$Ca^{2+}$:1.5mmol/L,$Mg^{2+}$:0.94mmol/L,$Cl^-$:110mmol/L。

- 枸橼酸盐溶液:枸橼酸盐溶液经肝脏代谢产生 $HCO_3^-$,间接补充 CRRT 过程中丢失的 $HCO_3^-$,可作为置换液用于高出血风险患者的 CRRT 治疗。
- 联机(on-line)生产置换液:目前许多能够做联机血液透析滤过的机器,能够自动调配生产置换液。这些置换液可直接用于 CRRT 的治疗。临床工作中,采用 3L 深静脉营养袋装配制换液,制备时注意无菌操作,现配现用。
- 国外配方:可以在液体中加入少量的钙(单袋),或者配成双袋,同时使用。

单袋装:1L 0.45% 盐水+35ml 8.4% NaHCO₃(35mmol)+10ml 23% NaCl(40mmol)+2ml 10% $CaCl_2$(1.4mmol),可以用作透析液或置换液。

双袋装:A 袋:1L 生理盐水+5ml 10% $CaCl_2$(3.5mmol);B 袋:1L 0.45% 盐水+75ml 8.4% NaHCO₃(75mmol);只能用作置换液,而且需要交替使用,避免两种液体混合,否则产生碳酸钙沉淀。上述液体的电解质含量如表 27-4。

表 27-4　单袋及双袋液体的电解质含量(单位:mmol/L)

| 成分 | 单袋 | 双袋 |
| --- | --- | --- |
| 容量 | 1.05 | 2.08 |
| $Na^+$ | 145 | 147 |
| $Cl^-$ | 114 | 114 |
| $HCO_3^-$ | 33 | 36 |
| $Ca^{2+}$ | 1.35 | 1.7 |
| $Mg^{2+}$ | 0 | 0 |

国内通常使用乳酸林格液作为置换液,常用腹膜透析液作为 CRRT 的透析液,市面上还有 Baxter 公司生产的置换液。这些液体的电解质含量参见表 27-5。

表 27-5 常用乳酸盐置换液的电解质含量

| 成分 | 乳酸林格液 | 1.5%腹膜透析液 | 百特置换液 |
|---|---|---|---|
| 葡萄糖 | $0 \sim 100 mg/dl$ | $1.36 mg/dl$ | $100 mg/dl$ |
| $Na^+$ | $130 mmol/L$ | $132 mmol/L$ | $140 mmol/L$ |
| $K^+$ | $4 mmol/L$ | 0 | $2 mmol/L$ |
| $Cl^-$ | $109 mmol/L$ | $96 mmol/L$ | $117 mmol/L$ |
| $Ca^{2+}$ | $1.35 mmol/L$ | $1.75 mmol/L$ | $1.75 mmol/L$ |
| $Mg^{2+}$ | 0 | $0.25 mmol/L$ | $0.75 mmol/L$ |
| 乳酸 | $28 mmol/L$ | $40 mmol/L$ | $30 mmol/L$ |

### 三、置换液配方选择

重症患者 RRT 的置换液首选碳酸氢盐配方。乳酸盐配方经肝脏代谢产生 $HCO_3^-$,间接补充 RRT 过程丢失的 $HCO_3^-$,乳酸盐配方仅适用于肝功能正常患者。枸橼酸盐溶液经肝脏代谢产生 $HCO_3^-$,间接补充 RRT 过程中丢失的 $HCO_3^-$,可作为置换液用于高出血风险患者的 RRT 治疗。

- 置换液输注方式

置换液输注方式有两种:前稀释(置换液和动脉端血液混合后再进入滤器)和后稀释(置换液和经滤器净化过的血液混合后回流到体内)。后稀释法是一种标准方法,但临床上更推荐使用前稀释法。后稀释法节省置换液用量、血液和滤过液溶质浓度相同,但易凝血,特别是血细胞比积大于 35%,或超滤量达到 25L/d 以上时,血滤器的血液容易发生浓缩而导致凝血。所以在实施后稀释法的情况下,超滤量不要大于血流量的 20%;或者血流量增加到 150～200ml/min;前稀释法使用置换液多,滤过溶质浓度低,但超滤量大,滤器不容易凝血,具有使用肝素量少、滤器使用时间长等优点。前稀释法清除的溶质浓度仍然可以达到血浆浓度的 80%～90%。

- 置换液的温度

在夏天,所补充置换液的温度不是一个大问题,但在冬天或夏季空调房内,若补充大量未经加温的置换液可能造成患者的不良反应。如果体外循环管路较长,血液温度可能在房间中散失。这种低温反应会对患者产生潜在的不良影响。有时会使病情加重。但目前还缺乏足够的证据证明。总之,注意患者的保暖和置换液的加温很有必要。目前所有的 CRRT 机器都配有置换液和透析液加温系统可供选用。

### 【连续性肾脏替代治疗时药物的调整】

RRT 过程中,药物清除率与肾脏、CRRT、其他器官代谢等三个因素相关。在 CRRT 开始给予负荷剂量后,药物剂量需要根据血清浓度和临床判断进行调整。药物的筛选系数

（Sieving coefficient, SC）在不同 RRT 模式下各异，而药物的清除效率与渗漏系数相关。SC =〔UF〕÷（〔A〕+〔V〕）÷2，UF 代表超滤液内的药物浓度，A 是动脉内药物浓度，V 是静脉内药物浓度。RRT 过程中，动脉和静脉内的药物浓度不同，为更加精确计算 SC，取动脉和静脉浓度的平均值。

抗生素是重症患者治疗中最常用的药物。接受 CRRT 治疗的重症患者，其药代动力学非常复杂，有多个因素影响清除率，而根据这些参数推荐一个统一的抗生素治疗剂量也非常困难。蛋白结合率低的抗生素容易被 CRRT 清除。同样，容易穿透组织且与组织结合的抗生素具有较大容积分布，CRRT 清除也较少；另外，全身感染本身也可以增加抗生素的容积分布而半衰期延长，从而改变多种抗生素的蛋白结合。CRRT 的机械因素也可影响药物清除率。血流速率和透析液速率的升高可改变跨膜压而增加药物的清除率。滤膜孔径大小与 CRRT 药物清除率成正比。因此，疾病状态、药物和 CRRT 的机械因素显著降低了常规药代动力学计算公式决定抗生素剂量应用的可能性。一些常用药物的调整参加表 27-6。

**表 27-6　常用抗生素的调整剂量（成人，体重 70kg）**

| 药品名 | 用　　法 | 药品名 | 用　　法 |
|---|---|---|---|
| 头孢呋肟 | 500～700mg，q12h | 庆大霉素 | 首剂负荷量，随后 80～100mg/24h |
| 头孢他啶 | 1g，q24h | 环丙沙星 | 200mg，q8h |
| 妥布霉素 | 首剂负荷量，随后 60～80mg/24h | 万古霉素 | 1g，q48h |

如果可能，最好做药物浓度监测。

表 27-7 是通常剂量和连续性肾脏替代治疗时的剂量变化。此资料来源于超滤率 20～30ml/min，患者体重为 70kg。

**表 27-7　通常剂量和连续性肾脏替代治疗时的剂量变化（超滤率 20～30ml/min，体重 70kg）**

| 药物名称 | 正常剂量（mg/dl） | 药代动力学需要剂量（mg/d） | 预测需要剂量（mg/d） | 实际剂量（mg） |
|---|---|---|---|---|
| 丁胺卡那 | 1050 | 280 | 273 | 250qd～bid |
| 奈替米星 | 420 | 139 | 136 | 100～150qd |
| 妥布霉素 | 350 | 115 | 107 | 100qd |
| 万古霉素 | 2000 | 645 | 653 | 500qd～bid |
| 替考拉宁 | 400 | 300 | 290 | 300qd |
| 头孢唑肟 | 4000 | 1357 | 1457 | 2000qd |
| 环丙沙星 | 400 | 98 | 167 | 200qd |
| 泰能 | 4000 | 1754 | 1614 | 500tid～qid |
| 甲硝唑 | 2100 | 1376 | 1860 | 500tid～qid |
| 哌拉西林 | 24 000 | 10 271 | 9737 | 4000tid |
| 洋地黄 | 0.065 | 0.05 | 0.06 | 0.05qd |

续表

| 药物名称 | 正常剂量<br>（mg/dl） | 药代动力学需要剂量<br>（mg/d） | 预测需要剂量<br>（mg/d） | 实际剂量<br>（mg） |
| --- | --- | --- | --- | --- |
| 地高辛 | 0.29 | 0.07 | 0.1 | 0.1qd |
| 苯巴比妥 | 233 | 330 | 480 | 100bid～qid |
| 苯妥英钠 | 524 | 453 | 364 | 250qd～bid |
| 茶碱 | 720 | 889 | 754 | 600～900qd |

（余　晨）

## 参 考 文 献

［1］ Daugirdas JT,Blake PG,Ing TS. Continuous Renal Replacement Therapies. 5th edition. Philadelphia：Wolters Kluwer Health,2015.

［2］ Baek NN,Jang HR,Huh W,et al. The role of nafamostat mesylate in continuous renal replacement therapy among patients at high risk of bleeding. Ren Fail,2012,34(3):279-285.

［3］ Huang Z,Letteri JJ,Clark WR,et al. Ultrafiltration rate as a dose surrogate in pre-dilution hemofiltration. Int J Artif Organs,2007,30(2):124-132.

［4］ Aucella F,Di Paolo S,Gesualdo L. Dialysate and replacement fluid composition for CRRT. Contrib Nephrol, 2007,156:287-296.

［5］ Bart BA, Goldsmith SR, Lee KL, et al. Ultrafiltration in decompensated heart failure with cardiorenal syndrome. N Engl J Med,2012,367(24):2296-2304.

［6］ Chua HR,Baldwin I,Ho L,et al. Biochemical effects of phosphate-containing replacement fluid for continuous venovenous haemofiltration. Blood Purif,2012,34(3-4):306-312.

［7］ Claure-Del Granado R,Macedo E,Chertow GM,et al. Effluent volume in continuous renal replacement therapy overestimates the delivered dose of dialysis. Clin J Am Soc Nephrol,2011,6(3):467-475.

［8］ Haase M,Silvester W,Uchino S,et al. A pilot study of high-adsorption hemofiltration in human septic shock. Int J Artif Organs,2007,30(2):108-117.

［9］ Nakada TA,Oda S,Matsuda K,et al. Continuous hemodiafiltration with PMMA Hemofilter in the treatment of patients with septic shock. Mol Med,2008,14(5-6):257-263

［10］ Davies H,Leslie G. Maintaining the CRRT circuit：non-anticoagulant alternatives. Aust Crit Care,2006,19 (4):133-138.

［11］ Fiaccadori E,Regolisti G,Cademartiri C,et al. Efficacy and safety of a citrate-based protocol for sustained low-efficiency dialysis in AKI using standard dialysis equipment. Clin J Am Soc Nephrol,2013,8(10): 1670-1678.

［12］ Schilder L,Nurmohamed SA,ter Wee PM,et al. Citrate confers less filter-induced complement activation and neutrophil degranulation than heparin when used for anticoagulation during continuous venovenous haemofiltration in critically ill patients. BMC Nephrol,2014,15:19.

［13］ Morgan D,Ho K,Murray C,et al. A randomized trial of catheters of different lengths to achieve right atrium versus superior vena cava placement for continuous renal replacement therapy. Am J Kidney Dis,2012,60 (2):272-279.

［14］ Tolwani AJ,Campbell RC,Stofan BS,et al. Standard versus high-dose CVVHDF for ICU-related acute renal failure. J Am Soc Nephrol,2008,19(6):1233-1238.

［15］ Saudan P, Niederberger M, De Seigneux S, et al. Adding a dialysis dose to continuous hemofiltration increases survival in patients with acute renal failure. Kidney Int, 2006, 70(7): 1312-1317.

［16］ Yessayan L, Yee J, Frinak S, et al. Treatment of severe hyponatremia in patients with kidney failure: role of continuous venovenous hemofiltration with low-sodium replacement fluid. Am J Kidney Dis, 2014, 64(2): 305-310.

# 第 28 章

## 人工肝支持系统

### 【概述】

体外肝脏支持系统(extracorporeal liver support systems,ECLS)又称为人工肝支持系统(artificial liver support system,ALS)简称人工肝(artificial liver,AL),是为肝衰竭患者提供体外肝功能支持的技术方法。

肝脏功能衰竭,可以是既往无肝脏疾病的患者出现的急性肝功能衰竭(acute liver failure,ALF),也可以是慢性肝脏疾病患者发生急性代偿失调,即慢性肝脏功能衰竭急性加重(acute-on-chronic liver failure,ACLF)。ALF 通常是指在首次出现肝脏疾病表现的 1~4 周之内发生的肝性脑病和肝脏合成功能障碍。在北美和欧洲 ALF 最常见的原因是对乙酰氨基酚(N-acetyl-p-aminophenol,APAP)的使用。ACLF 通常是指慢性肝病患者发生的持续 2~4 周以上的急性代偿失调和肝脏功能衰竭。

在 ALF 和 ACLF 患者中,肝脏功能衰竭的结果是体内毒素的蓄积,包括胆红素、胆汁酸、氨、蛋白质降解产物(芳香类氨基酸、苯酚、硫醇)、乳酸、谷氨酰胺、氧化应激因子、游离脂肪酸、内源性苯二氮䓬类、炎性细胞因子等。这些毒素在肝衰竭的发生和血清白蛋白表达失调中发挥重要作用,可以增加感染机会、导致内环境紊乱,诱发和加重肝性脑病(hepatic encephalopathy,HE)、脑水肿和终末器官功能衰竭。后续的肝脏损害激发恶性循环,释放炎症因子、加重氧化应激反应、肝窦的内皮细胞损伤。

目前,通常认为 ALF 和 ACLF 患者仅有的有效治疗方案是肝脏移植(liver transplantation,LT)。但是,在获得匹配的移植物之前,很多患者因为进展为多器官功能衰竭而死亡。因此支持治疗和 ECLS 能够提供促进肝脏功能修复的环境,为肝脏移植的实施和自身肝脏的再生延长一定的时间窗。特别是 APAP-ALF 的患者,支持治疗和 ECLS 能够避免脑水肿和多器官功能衰竭的发生,为自身肝脏的再生提供时间。

理论上,理想的 ECLS 应该能够取代肝脏的 3 个主要功能:解毒、合成和调节。主要目的是清除毒素,阻止肝衰竭的恶化,刺激肝脏再生,改善肝衰竭的病理生理状态。目前可以获得的 ECLS 尚不能完成上述的全部功能。

### 【适应证】

1. 重型病毒性肝炎　包括急性重型、亚急性重型和慢性重型,原则上以早、中期为好。
2. 其他原因引起的肝功能衰竭(包括药物、毒物、手术、创伤、过敏等)。
3. 晚期肝病肝移植围术期治疗。
4. 各种原因引起的高胆红素血症(肝内胆汁淤积、术后高胆红素血症),内科治疗无效者。

5. 肝硬化并发肝性脑病、肝肾综合征、难治性腹水。

## 【分类】

ECLS 的类型通常分为三大类:①非生物型人工肝:指不包括生物部分构成的人工肝支持系统。常用的方法包括血液透析、全血/血浆灌流、血液滤过、血浆置换、免疫吸附、分子吸附再循环系统(molecular absorbent recirculating System,MARS)等。主要原理是使用不同孔径的膜和各种吸附柱,利用吸附和滤过的原理移除循环内的毒素。其中 MARS 建立在常规的肾替代治疗和白蛋白透析的基础上,同时清除水溶性的和与白蛋白结合的毒素。非生物型人工肝的功能以解毒为主,部分非生物人工肝还兼有补充体内需要物质和调节机体内环境紊乱的作用。②生物型人工肝(bioartificial extracorporeal liver support systems,B-ECLS):以人工培养的肝细胞为基础构建的体外生物反应装置,由培养的肝细胞与特殊材料和装置结合构成。③混合生物型人工肝:由生物及非生物部分共同构成的人工肝支持系统(表 28-1)。

表 28-1　主要的人工肝支持系统

| 类　型 | 机　制 |
| --- | --- |
| **基于常规体外循环的 ALS** | |
| 血液透析 | 半透膜实现弥散交换 |
| 血液滤过 | 半透膜实现对流清除 |
| 血液透析滤过 | 半透膜实现对流(大分子)和弥散小分子(清除) |
| 血浆分离和高容量血浆分离(血浆置换) | 交换可变数量的血浆 |
| 血液(血浆)灌流 | 活性炭和离子交换树脂非特异性吸附 |
| 胆红素特异性吸附 | 血浆分离连接特异性胆红素吸附柱 |
| **使用白蛋白透析液的 ALS** | |
| MARS | 含白蛋白透析液在特殊膜的逆向流动,清除蛋白结合的以及水溶性的毒素,白蛋白在中间回路再循环 |
| 单次白蛋白透析(SPAD) | 含白蛋白的透析液,清除水溶性的和与蛋白结合物质 |
| 分次血浆分离与吸附(FPSA,Prometheus) | 白蛋白透析液的血液透析滤过 |
| **生物人工肝支持系统** | |
| 体外肝脏辅助设备(ELAD) | 大量聚集的 C3a 肝细胞瘤细胞系,无额外的解毒装置 |
| Hepat Assist | 纯化的猪肝细胞,冷藏保存,与炭柱预先组装 |
| 生物人工肝脏支持系统 | 胶原加入新鲜分离的猪肝细胞,无额外的解毒装置 |
| TECA 杂合式生物人工肝脏支持系统 | 新鲜分离的猪肝细胞与炭柱预先组装 |

## 【禁忌证】

1. 疾病晚期,出现难以逆转的呼吸衰竭、重度脑水肿伴有脑疝等危重症状者;有严重活动性出血情况、出现 DIC 者。

2. 对治疗过程中所用药品如血浆、肝素、鱼精蛋白等过敏者。

3. 循环功能衰竭者。

4. 心脑梗死非稳定期者。

5. 严重全身感染者。

## 【设备及器材】

### 一、非生物型人工肝

1. 血液透析、全血/血浆灌流、血液滤过、血浆置换及免疫吸附的设备及器材见相关章节。

2. MARS

（1）恒温治疗室。

（2）MARS 人工肝机器。

（3）透析器、透析管路和血管穿刺针。

（4）20% 人体白蛋白、浓缩透析液、生理盐水和肝素。

（5）无菌操作用品。

### 二、生物型人工肝

尚处于临床研究阶段。目前处于临床评估阶段的装置有 ELAD( Vital Therapies Inc, San Diego, USA) 和 Hepat Assist( Arbios, USA)。理论上，生物肝脏支持系统( bioartificial extracorporeal liver support, B-ECLS) 平台提供肝脏的合成和解毒功能，其性能优于传统的 ECLS。B-ECLS 的细胞来源为人和猪的肝脏细胞，需要复杂的设备、有生物活性的试剂、复杂的技术手段，限制了 B-ECLS 的广泛临床应用。

## 【操作步骤】

可将多种方法进行联合包括非生物型人工肝方法的联合应用和将非生物人工肝和生物人工肝结合起来的混合型生物人工肝支持系统。目前临床应用较多的是血浆置换或血液灌流与连续性血液净化( CVVHDF、CVVHF 等) 的联合治疗，此外，血浆置换 + 血液灌流，血液滤过 + 血液灌流，血浆置换 + MARS 等方法也是常用方法。

### 一、血浆置换法

治疗开始 2 周，每周 2 ~ 3 次，以后 3 周，每周 1 次，每次血浆置换 3000 ~ 4000ml，补入血浆及代用品 3000 ~ 4500ml，白蛋白 20 ~ 40g，每次治疗时间 4 ~ 6 小时。

### 二、血液( 血浆) 灌流法

根据病情间隔 2 ~ 3 天进行一次，药物或毒物中毒可在 10 余小时或 1 天后再次灌流。每次治疗时间 2 ~ 3 小时。

### 三、特异性胆红素吸附

根据黄疸回升的速度 3 ~ 5 天治疗一次，每次 2 ~ 3 小时。

### 四、连续性血液净化

连续不间断治疗以保持血中各种细胞因子、炎症介质及中小分子毒素处于最低水平，保持内环境稳定,同时可以保证大量药物、营养物质不间断地输入体内。

## 五、MARS

MARS 包括三个循环:血液循环、白蛋白循环(albumin intermediate circuit)和透析循环。将病人的血液引出,进入透析器,使用白蛋白透析液进行透析,清除血液里和血浆白蛋白结合的毒素。之后再进行普通的血液透析,清除小分子以及不与白蛋白结合的毒素。治疗前应用生理盐水 5000ml 预冲管路,一般采用深静脉置双腔导管建立血管通路,血流速为 120~200ml/min,治疗中采用 20% 人白蛋白 600ml 透析液,流速保持与血流速度一致,标准透析液流量 500~700ml/min,根据患者凝血状态选择合理的抗凝方式,监测 PT 和 APTT,治疗过程中根据实际情况超滤体内液体,适当予静脉补钾,治疗时间每次 6~8 小时,伴心力衰竭、肾衰竭及脑水肿者一次可连续治疗 24 小时。

# 【并发症及防治】

## 一、出血

患者多有凝血功能障碍,予抗凝药后,部分患者可以出现插管处、消化道、皮肤黏膜、颅内出血等。治疗前应常规给予预防性制酸剂治疗,出血倾向明显或大便潜血阳性患者应尽量少用或不用肝素,也可采用体外肝素化。

## 二、凝血

若抗凝剂用量不足,表现灌流器凝血和留置管凝血。前者表现为跨膜压(TMP)上升,动脉压也逐步升高,后者表现为治疗时血流不畅,封管时肝素量可以浓一些,并根据留置管长度给足剂量。

## 三、低血压

治疗中需密切观察血压、心率变化。低蛋白血症患者在人工肝治疗术前或术中输血浆、白蛋白或其他胶体溶液,维持患者血浆渗透压。严重贫血患者在人工肝治疗前要预充血液。药物或血浆过敏者预先给予抗过敏治疗。维持酸碱平衡、纠正水电解质紊乱。治疗心律失常。一旦发现血压较低或临床症状明显(面色苍白、出汗),如非心源性原因所致则立刻输入生理盐水以补充血容量,但补液量不宜过多,酌情控制,经补液治疗后血压仍不上升者,应立刻使用升压药物。如有心律失常则按心律失常处理。

## 四、血液灌流综合征

可预先服用抗血小板聚集药物如双嘧达莫、阿司匹林,可防止血小板与活性炭的黏附。前列腺素作为肝素的辅助抗凝剂,对行血液灌流治疗的肝性脑病患者特别适用,可以减少灌流时低血压、血小板减少等并发症的发生,或改用血浆灌流可减少其发生概率。

## 五、过敏反应

血浆代用品的过敏反应、鱼精蛋白过敏反应、新鲜冰冻血浆过敏等。过敏反应大多发生在输血后期或将结束时,一般表现荨麻疹、眼面部血管神经水肿,常在数小时后消退。荨麻疹可单用抗组胺类药,中重度者用肾上腺素和皮质激素。有输血过敏史的患者应改用其他代用品。

## 【常见人工肝技术】

### 一、MARS

1993 年,Stange 和他的同事开发了 MARS。1998 年 MARS 开始应用到临床。MARS 系统包括三个循环:血液循环、白蛋白循环和透析循环。白蛋白循环内的 20% 的人白蛋白作为透析液,血液透析通过白蛋白浸泡的高通量透析膜完成。白蛋白透析液的净化依靠连续的活性炭吸附(ion exchange resin)和离子交换树脂吸附(activated charcoal)完成。吸附柱完成大多数水溶性和白蛋白结合的毒素清除。MARS 的截留分子量为 50kD,因此分子量大于 50kD、与白蛋白结合的主要激素和生长因子不能被移除。实施 MARS 治疗时,可以清除水溶性的和与白蛋白结合的药物。因此在 MARS 治疗期间,需要调整药物治疗方案,必要时监测治疗药物浓度(图 28-1 ～ 图 28-3,表 28-2)。

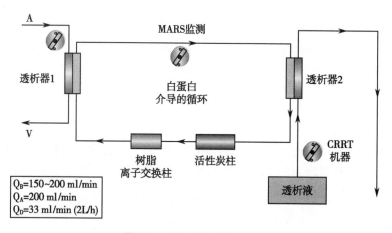

图 28-1　MARS 环路示意图

A:透析导管动脉端;V:透析导管静脉端;$Q_A$:白蛋白流量;$Q_B$:血流量;$Q_D$:透析液流量

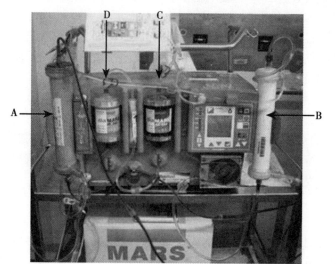

图 28-2　体外和白蛋白环路(MARS 监测)

A:滤器;B:标准高通量血液透析器;C:活性炭;D:离子交换柱

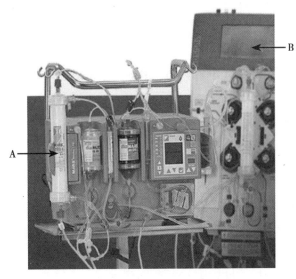

**图 28-3　MARS 与 Prisma CRRT 治疗机器**

A:MARS 单元;B:Prisma CRRT 机器

**表 28-2　MARS 人工肝治疗要点**

| MARS 应用的建议 | MARS 应用的建议 |
| --- | --- |
| **开始治疗时机**<br>总胆红素升高超过 300μmol/L,伴有下列其中一项:<br>①肝性脑病Ⅱ期及以上<br>②肝肾综合征<br>**间断的 MARS 治疗**<br>①血流动力学稳定,无脑水肿<br>②6~8 小时与间断血液透析的联合治疗<br>③抗凝:无抗凝剂,肝素,或枸橼酸(枸橼酸蓄积风险)<br>④血流速($Q_B$)250ml/min<br>⑤白蛋白流速($Q_A$)250ml/min | **持续的 MARS 治疗**<br>①血流动力学不稳定或有脑水肿证据<br>②24 小时与 CVVHD 的联合治疗<br>③抗凝:无抗凝剂,肝素,或枸橼酸(枸橼酸蓄积风险)<br>④血流速($Q_B$)180~200ml/min<br>⑤白蛋白流速($Q_A$)180~200ml/min<br>**停止治疗时机**<br>计划 MARS 的治疗至少 3 天<br>下列情况可以停机:<br>总胆红素低于 200μmol/L 或者肝性脑病治愈 |

## 二、单次白蛋白透析(single pass albumin dialysis,SPAD)

与 MARS 不同,SPAD 使用标准 CRRT,无额外的吸附柱和环路,其透析液为加入 4.4% 白蛋白的标准透析液。SPAD 目前已进行 APAP-ALF 治疗效果的评估,目前在改善生化指标和降低死亡率方面没有显著效果。

## 三、分次血浆分离与吸附(fractionated plasma separation and adsorption, FPSA)

Prometheus 是在 1999 年开始应用的。在 Prometheus 的环路中,患者的血浆通过白蛋白浸泡的滤过膜,膜的分子截留量为250kDa。白蛋白和其他的血浆蛋白通过滤过膜和后续的2个串联柱:阴离子交换柱和中性树脂吸附柱。被净化的白蛋白或血浆返回到标准的血液循环回路中,在血液循环回路中进行传统的高通量血液透析。

## 四、高容量血浆分离(high-volume plasmapheresis,HVP)

HVP 使用新鲜冰冻血浆,既往应用于免疫性疾病。病例报道显示,ALF 的患者应用 HVP 是安全的,可以减轻肝性脑病,减少血管活性药物的使用。

## 【前景】

ECLS 具有很大的潜能和临床价值。目前,尚无循证医学资料推荐支持 ECLS。MARS 是临床研究白蛋白透析技术在 ALF 和 ACLF 应用最多的 ECLS。目前的大型随机对照研究,RELIEF(ACLF)和 FULMAR(ALF)已经表明,MARS 可以改善生化指标,减轻肝性脑病,但不能提高生存率。检验 Prometheus 在 ACLF 中治疗效果的 HELIOS 研究,以及 ELAD(人类来源的肝细胞)和 Hepat Assist(猪肝细胞)研究,同样没有令人满意的效果。但是,ECLS 在帮助患者成功向肝移植进行过渡方面取得了成功。在未来的研究中,我们期待设备和材料学上的突破大力推动人工肝技术的发展。目前针对其他可利用的功能细胞的研究正在进行中,如基因修饰的肝细胞系、人源化的猪肝细胞、球状化的肝细胞。未来的人工肝支持系统必然会更加关注肝脏的其他复杂功能,而不是单纯的解毒功能。

(刘冬梅 戴兵)

## 参 考 文 献

[1] Karvellas CJ,Subramanian RM. Current evidence for extracorporeal liver support systems in acute liver failure and acute-on-chronic liver failure. Crit Care Clin,2016,32(3):439-451.

[2] Slack AJ,Auzinger G,Willars C,et al. Ammonia clearance with haemofiltration in adults with liver disease. Liver Int,2014,34(1):42-48.

[3] Moreau R,Jalan R,Gines P,et al. Acute-on-chronic liver failure is a distinct syndrome that develops in patients with acute decompensation of cirrhosis. Gastroenterology, 2013, 144(7):1426-1437, 1437, e1421-e1429.

[4] Glorioso JM,Mao SA,Rodysill B,et al. Pivotal preclinical trial of the spheroid reservoir bioartificial liver. J Hepatol,2015,63(2):388-398.

[5] Lee KC,Baker LA,Stanzani G,et al. Extracorporeal liver assist device to exchange albumin and remove endotoxin in acute liver failure:Results of a pivotal pre-clinical study. J Hepatol,2015,63(3):634-642.

[6] Boyle M, Kurtovic J, Bihari D, et al. Equipment review:the molecular adsorbents recirculating system (MARS). Crit Care,2004,8(4):280-286.

[7] Malchesky PS. Artificial organs 2014:a year in review. Artif Organs,2015,39(3):260-287.

[8] John A. Kellum, Rinaldo Bellomo, Claudio Ronco. Continuous renal replacement therapy. 2$^{nd}$ Edition. Webcom:Oxford University Press,2016.

# 第 29 章

## 体外膜肺氧合

体外膜肺氧合（extracorporeal membrane oxygenation，ECMO）技术源于心脏外科的体外循环支持技术，主要是为使用传统治疗策略效果不佳，已无康复可能，且不能接受器官移植及其他针对性治疗的心力衰竭或呼吸衰竭患者提供心肺支持。与传统的心肺旁路技术相比，ICU 中的 ECMO 可以持续数天至数周。近年来，随着设备技术的改进，ECMO 在心肺移植手术和心室辅助装置植入中为患者提供桥梁支持，此外，ECMO 在急性呼吸衰竭的支持治疗中应用也越来越多。这意味着在 ICU 尤其是心血管专科 ICU 病房中，需要进行肾脏替代治疗（renal replacement therapy，RRT）的 ECMO 患者也会越来越多。

### 【ECMO 的组成】

ECMO 主要由基本设备（机器部分）与耗材两部分组成，机器部分包括控制、驱动和监测系统，耗材部分则由血液的变温、气体交换及体内外血液循环系统组成。ECMO 循环系统主要由氧合器（包括血液变温器）、离心泵及管路组成；管路将氧合器及离心泵连接在一起，并通过动脉、静脉插管与体内血管连接。

### 【ECMO 的临床应用】

ECMO 主要有两种方式：V-A 转流（VA ECMO）与 V-V 转流（VV ECMO）。VA ECMO 与传统的体外循环支持类似，都有大动脉和大静脉的血管内插管，可同时支持心肺功能。VV ECMO 只适合单纯的呼吸衰竭患者，不能提供循环支持。VV ECMO 去氧合血经大静脉导管泵出，流经氧合器转化成氧合血，再返回至静脉系统，在血液流经肺脏之前便已完成气体交换。

心力衰竭或休克的患者首选 VA ECMO，静脉插管经股静脉置入下腔静脉邻近右心房处，动脉插管置入股动脉（见文末彩图 29-1）。呼吸衰竭的患者（包括等待肺移植和肺移植后发生原发性移植物功能障碍引起的呼吸衰竭的患者）VV ECMO 和 VA ECMO 均可选用。VV ECMO 通常选择股静脉引出，右侧颈内静脉泵入，一根静脉插管经股静脉置入下腔静脉，另一根静脉插管经右侧颈内静脉置入上腔静脉，将氧合血液引入右心房（见文末彩图 29-2）。由于 ECMO 血流没有经过动脉系统，故 VV ECMO 发生系统性栓塞的风险较小。但两根插管位置邻近会导致血液在 ECMO 环路中的再循环。

### 【ECMO 的适应证及禁忌证】

可能需要行 ECMO 的临床情况：

1. Ⅰ型呼吸衰竭。

2. Ⅱ型呼吸衰竭,动脉 pH<7.20。

3. 难治性心源性休克。

4. 心搏骤停。

5. 心脏手术后不能脱离心肺旁路支持。

6. 心脏移植或心室辅助装置植入前的桥梁作用。

对于呼吸衰竭使用机械通气超过 7 天的患者,不建议再进行 ECMO;对于心力衰竭的患者,如果存在心脏移植或者心室辅助装置植入的禁忌证,例如先前存在的肾衰竭、肝衰竭以及严重的主动脉瓣关闭不全等情况,不建议行 ECMO。

## 【ECMO 的临床评估】

对于呼吸衰竭的 VV ECMO 患者,循环的排气量和血流量是最重要的评估参数。氧合作用很大程度上取决于通过膜氧合器的血流量,其决定了 VV ECMO 在纠正严重低氧血症中的效率。排气量和每分通气量的改变都会影响到酸碱平衡,因此都要进行评估。VA ECMO 患者除了评估通气对 ECMO 循环的影响外,还需要评估血流动力学参数。泵流量(每分转数)最直接用来调整目标血流量。全身血管阻力也会直接影响泵流量,随着患者心功能的改善,阻力增加,血流量会下降。ECMO 治疗需要保持血流量和平均动脉压恒定,泵速和血管加压药/血管舒张药可用来滴定维持两者的稳定。动脉插管的尺寸和压力同样会影响血流量,但对于绝大多数成年患者来说,均可达到 3～5L/min 的最低治疗血流量。

管理和评估 ECMO 的体液状态极具挑战性。ECMO 环路对血管内血容量的减少非常敏感,血管内血容量减少使静脉插管周围的腔静脉塌陷,导致 ECMO 的流量波动。静脉血流量的间歇性减少也会导致循环流量的快速波动。患者病情趋向稳定后,应该采用连续性血液透析的方式或者逐渐增加利尿剂剂量和使用频率来去除部分液体,以便心肺功能恢复到最佳状态。

患者的肺脏和 ECMO 循环都可以清除二氧化碳,在评价 ECMO 的酸碱平衡时应注意,两者均可影响 pH 改变。ECMO 酸碱平衡的评估比 RRT 更加复杂,除了深入了解临床治疗相关因素之外,反复多次进行系统参数评估是避免并发症发生的关键。

## 【ECMO 与肾脏替代治疗】

ECMO 患者通常会发生急性肾损伤(acute kidney injury,AKI),常常需要进行 RRT。一项单中心研究和注册数据发现,ECMO 发生 AKI 的概率为 60%～70%。进行 RRT 最常见的指征包括体液超负荷、AKI 以及预防体液超负荷发生。与呼吸衰竭患者相比,心力衰竭患者行 ECMO 支持治疗更易发生 AKI。在 ECMO 过程中进行 CRRT 已成为一种常规治疗,但各中心的操作方式差别很大,尚未形成统一的操作方案。目前进行 CRRT 的方式主要是以下 2 种:独立的 CRRT 通路,以及在 ECMO 环路中引入 CRRT 装置。究竟哪种方式更好现在还没有定论,各有各的优势。

1. 独立的 CRRT 通路　CRRT 可不与 ECMO 连接,通过一个专门的透析导管进行。两者采用不同的血管通路,可简称为"并联"。从减少 ECMO 环路中栓塞事件发生的角度来看,这可能是最安全的方式。如果患者之前没有中心静脉置管,在建立独立的 RRT 通路时应注意,正接受抗凝治疗的患者置管时出血风险及空气进入静脉循环的风险均明显增加。因此,在静脉插管过程中应暂时减少 ECMO 的流量,使静脉插管中静脉负压降低,将空气栓塞风险降至最低。该模式由于 ECMO 循环血流量高,CRRT 过程中还可能出现置管血流量欠佳的情况。

2. ECMO 环路中引入 CRRT 装置　在 ECMO 环路中连接一个 CRRT 装置是应用最广泛的方式。两者使用同一条血管通路,可简称为"串联",这种形式对于临床操作有很高要求,因为在实践中可能出现的各种报警都会影响到治疗的安全及效率。CRRT 装置可连接在泵之前,血液在净化后于泵前回流至 ECMO 环路中。如果使用的是离心泵,则 CRRT 装置需要连接在离心泵之后以防止负压引起的空气进入,净化后的血流重新回流至 ECMO 环路最好在氧合器之前,以防止空气或血凝块进入患者体内,同时可以避免未氧合的静脉血直接回到体内。临床应用过程中,无论连接于泵前还是泵后都经常会遇到 CRRT 压力报警的问题,必须通过调节压力报警范围、心排血量、血流量及连接方式才能保证 CRRT 的顺利进行。

# 【ECMO 并发症】

ECMO 支持时间较长,患者需要用肝素抗凝,因此常会发生各种并发症。

1. 出血　大约 30% ~ 40% 的 ECMO 会发生致命的出血,主要是由持续的肝素输注和血小板功能不良造成的。通过严谨手术操作,维持血小板计数在 100 000/mm³ 以上,以及维持目标活化凝血时间(activated clotting time,ACT)180 ~ 210 秒可以降低出血的风险。大出血一旦发生,及时止血非常重要,手术部位的出血可使用电凝止血;体腔内的出血(如胸腔和腹腔的出血)可能需要手术探查止血,推荐使用真空负压法关闭体腔,有利于清除出血并测量出血量。此外,还可输注纤溶酶原抑制剂及暂时停用肝素数小时,但这些处理可能会增加通路中形成血栓的风险。在发生威胁生命的大出血且其他所有止血措施都无效时,可尝试输注活性Ⅶ因子,但治疗效果尚无统一结论。出血发生后,目标 ACT 通常需要下调以降低风险。

2. 血栓栓塞　在体外循环管路中形成的栓子进入体循环发生栓塞是一种罕见的严重并发症,多发生在 VA ECMO 中。通过控制肝素用量达到目标 ACT 以及密切观察管路中血栓形成的征象可避免大部分血栓栓塞的发生。ECMO 过程中应常规对所有管路进行例行检查及监测氧合器的压力梯度。压力梯度突然改变常提示有血栓形成,如果有大的或者移动的血栓形成,则需要立即更换管路或配件。

3. 置管相关并发症　在置管过程中会发生多种并发症,包括血管破裂和出血、动脉夹层、肢体末端缺血以及误穿(如静脉管插入动脉)。这些并发症相对少见(<5%)。

4. 肝素诱导性血小板减少症　当发生肝素诱导性血小板减少症(heparin-induced thrombocytopenia,HIT)时,需停用肝素,改用非肝素抗凝剂,建议使用阿加曲班,其半衰期短,控制的目标 ACT 范围与肝素类似。

5. VA ECMO 特异性并发症

(1)肺出血:VA ECMO 患者可出现肺出血的并发症。

(2)心脏内血栓形成:当 VA ECMO 通过股动脉和股静脉穿刺时,升主动脉内血液逆流,如果不能维持左心室排血量稳定,血液停滞可能会导致血栓形成。

(3)冠脉或脑缺氧:在 VA ECMO 过程中,ECMO 环路中的饱和血液注入股动脉后会优先分布于双下肢及腹腔器官。心脏排出的血液会选择性的灌注心脏、脑和上肢。因此,灌注下肢和腹腔脏器的血氧饱和度实质上高于灌注在心脏、脑和上肢的血氧饱和度。如果只用下肢的血液检测氧合作用,可能会存在心脑缺血但又不能被发现的情况。为了杜绝该现象,应该同时监测上肢(如桡动脉血气和手指脉搏血氧测量)和下肢(如股动脉血气)的血氧饱和度。

(陈美含　戴兵)

## 参 考 文 献

[1] 黄伟明. ECMO 实用手册. 北京:人民卫生出版社,2014.

[2] 龙村. ECMO 手册. 北京:人民卫生出版社,2007.

[3] Razo-VazquezAO,Thornton K. Extracorporeal membrane oxygenation-what the nephrologist needs to know. Adv Chronic Kidney Dis,2016,23(3):146-151.

[4] Chen H,Yu RG,Yin NN,et al. Combination of extracorporeal membrane oxygenation and continuous renal replacement therapy in critically ill patients:a systematic review. Crit Care,2014,18(6):675.

# 第30章

## 现代人工肾技术

血液透析和腹膜透析是终末期肾衰竭患者肾脏替代治疗的主要手段,显著延长了患者生存,但透析仪器和透析器材沿革至今依然无法使患者达到近似正常的生活质量。自20世纪70年代起,人工肾的概念即被提出,但由于装备体积庞大、效率低下,一直无法投入实际的运用。随着纳米技术和微型化材料和工艺技术的出现,人工肾得以向小型化、便携化以及更优质的生物相容性的方向发展,研发真正意义上的佩戴式/植入式以及相容性更好的生物人工肾已非遥不可及,这些装置的成功研制将会在达到理想的肾脏替代治疗效果的同时,实现患者真正意义地正常生活,回归社会。

### 【佩戴式人工肾】

与传统的血液透析相比,个体化每日透析可显著改善患者营养状况,更有利于控制稳定的容量、血压,纠正代谢性酸中毒和电解质紊乱,减少透析并发症的发生;然而它的实际应用存在着许多困难,在此治疗理念的基础上进一步拓展,佩戴式人工肾系统(wearable artificial kidney,WAK)应运而生。WAK模拟人类的肾脏更近似生理,每时每刻地进行工作,同时不影响佩戴者的行动和正常的社会活动,治疗时间也更自由。目前较成熟的WAK主要分为腹膜透析和血液透析两大类。

#### 一、佩戴式人工肾腹膜透析装置

相对血液透析而言,尽管每天3~4次的透析液更换仍然部分限制了患者的活动,腹膜透析本身的可携带性更佳,转化为WAK装置更简单。目前主要分为两种新的PD WAK装置。第一种是Vicenza佩戴式人工肾(ViWAK),可在轻型电池泵的驱动下通过双腔导管实现液体的持续性交换。ViWAK系统采用吸附剂不断更新腹透液,患者每天只需要更换两次腹透液。吸附系统由包括微孔炭、锆和聚苯乙烯树脂等成分的系列吸附柱组成。其中微孔炭能吸附大量的氮质毒素、有机复合物、重金属,中分子物质(如$\beta_2$微球蛋白)、蛋白结合溶质等。吸附剂还包括尿素酶,将尿素代谢为铵盐和二氧化碳,前者被磷酸锆吸附,后者在透气性高分子聚合物除气室中去除。但吸附系统不能维持透析液中电解质、碳酸氢盐和葡萄糖水平。ViWAK系统通过夜间留置的7.5%艾考糊精腹透液实现超滤,也可以在白天治疗的最后2小时加入葡萄糖增加超滤。目前ViWAK还未进入动物实验或人体临床试验阶段。

第二种佩戴式腹透装置是自动佩戴式人工肾(AWAK)。与ViWAK不同,该装置在电池泵驱动下,通过单腔导管进行非持续性的潮式腹透。AWAK系统设计了每天和每月更换两种一次性容器,内含电解质、乳酸和葡萄糖,持续更新腹透液,因此腹透液可以循环使用一个月甚至更长时间。在毒素清除方面,设计了吸附 3.5g 尿素氮和吸附 10g 尿素氮的两种吸附柱。电池可供电 18 小时,之后需要过夜充电。AWAK 装置目前正在进行临床试验,结果令人期待。

## 二、佩戴式人工肾血液透析装置

（一）设计理念及要素　由于需要建立血液透析管路,持续佩戴式血液透析装置的开发更为复杂。血液透析 WAK 的开发着眼于临床应用的可行性,要求一个完整的透析系统的基本组成部分能与可佩戴的装置完美结合,从而实现移动性、小型化和最重要的以患者为中心的个体化管理。装置理想的预计透析清除靶目标值应达到 30ml/min,同时达到超滤 30ml/min。血液透析 WAK 组件必需的技术要求可归纳为以下几类:透析膜、透析液再生、血管通路、监测系统、电源以及最为重要的泵系统。

1. 透析膜　由于 WAK 的治疗时间延长、至少达到 12 小时,且进行透析治疗时的血流量低(<100ml/min),所以对透析膜性能要求更高。血液和膜接触时间延长增加了血液-膜反应、膜污染以及透析膜表面"蛋糕"层形成等诸多问题,均可降低透析治疗的效率。此外,患者的步行状态、内源性对膜的抵抗以及孔分布的非均一性也可限制溶质的转运能力。因此 WAK 的透析膜除满足传统要求以外,还需满足以下技术要求:①透析膜的结构与一次性组件如管路或泵相匹配;②针对长治疗时间优化滤过膜孔的结构以及膜形态的持久性(即:有效膜面积和孔分布);③在行走状态下对血细胞无破坏;④模拟肾单位的生理功能。

目前针对上述要求不少学者已经对 WAK 膜进行了一些技术革新。例如:设计重量轻的整合式血滤/泵单元,应用机械振动诱导膜表面的高切应力保护膜的形态、延长膜的功能,其他改良膜功能的进展还包括硅基膜技术、微流控技术和纳米技术的应用等。

2. 透析液再生　理想 WAK 的透析液系统一般需满足以下四点:①透析液供给系统占地小、重量轻;②对尿毒症毒素具有高度结合能力的可更换的高效吸附材料;③输注端最小化或者精确的透析液成分调节系统;④多种透析液监控传感器(例如:温度、体积、pH、组成和细菌污染)。

通过吸附技术的应用,上述要求大部分已经得到了实现。REDY 盒简单整合了活性炭,脲酶,阳离子交换剂和阴离子交换剂几种组分,可实现每个透析周期 6L 透析液量的再生,同时有效地克服了以往铝毒性、溢出性酸中毒和锆泄漏的问题;可为 WAK 的透析液供给系统提供切实的保障。

3. 血管通路　由于血液透析 WAK 是治疗时间延长和频率增加的肾脏替代模式,相比传统的血液透析需要一套改良的血管通路系统以满足以下技术需要:首先,在患者的日常活动时,系统可以简易安全地进行连接和解连接;其次,血管通路能够实施无创监测及管理,预防生物被膜形成和感染;最后,通路应采用生物相容性好的新型材料制作,便于有效抗凝。目前正在尝试的方法包括"扣眼式"动静脉瘘穿刺技术、采用阀系统控制的穿刺针或颈内静脉放置硅腔长期导管等。此外,应用紫杉醇处理的移植血管诱导组织重塑以及新型的直接 Xa 因子或凝血酶抑制因子也可提高患者血管通路的长期通畅率。

4. WAK 泵系统　由于 WAK 小型化和移动化的特点,WAK 泵系统需体积小、重量轻且能耗低。此外,还需保证足够的血流量、准确的液体交换以及药物输注。

(1)血泵:目前应用的血泵主要可分为以下两类:动力泵通过产生高液体流速,在扩散的管道内将速度转化为压力;正排量泵通过循环充盈以及排空一定的容积产生压力的升高。由于泵的驱动部件会与血液直接接触可能产生感染或栓塞的风险,因此不推荐使用动力泵作为血泵。正排量泵更适用于这种特定的用途,包括蠕动泵、穿梭泵、旋转泵、指泵和隔膜泵等多种类型。

(2)液泵:液泵主要用于控制输入或排出患者体内的液体。置换和透析液泵将无菌和无致热原的液体送入血流回路或透析器的透析液侧;流出泵驱动血浆的水分从患者血流跨过滤器;药物泵通过可控方式将药物输注入回路中。动力学离心泵依靠液体内部的叶轮提供一个压力增幅,将液体的输入功率转化为动力能;涡轮泵驱动液体沿着套管的管状路径从入口到出口。上述两者均是液泵的良好选择。

5. 监测系统　除以上要素外,佩戴式血透装置需要解决电池、抗凝、电解质监控、超滤调控等一系列难题。持续佩戴式血透装置采用节能双腔泵进行精确的流速控制,维持足够的血流量。血泵配备安全反馈环路,能根据凝血、电解质等即时检测结果进行控制。一旦动脉端血路脱落或气泡检测器检测到气泡后,装置将立即停止血泵和超滤泵运转。

(二)临床应用　2005 年,Gura 等在猪的体内通过佩戴式血透装置治疗 168 小时,成功实现了持续超滤。2007 年,Davenport 等在 8 名维持性间断透析的 ESRD 患者开展了一项微型化佩戴式血液透析装置的先导研究。入选患者血管通路采用了常规 HD 的通路,标准剂量肝素作为抗凝剂。回路包含两部分,血液侧由动脉端提供血液进入透析器然后由静脉端返回体内;透析液侧有新鲜的透析液从相反方向进入透析器,随后排出到一系列吸附罐内进行再生,包括脲酶、活性炭、羟基氧化锆和磷酸锆。透析器采用了市售德国金宝公司的 0.6m² 高通量透析器。两个传感器分别用于监测血路内的空气和凝血。装置重约 5kg,因而患者在 HD 期间可进行日常活动(见文末彩图 30-1)。在平均 6.4 小时的治疗时间内,入选患者的平均体重和细胞外液与总体重比值显著下降,同时无任何心血管副作用,例如:心律失常、血压或心率异常发生,心电图未见明显改变,也没有发生显著的电解质和酸碱平衡紊乱。尽管尿素和肌酐的清除率显著低于传统 HD,但如果治疗以每日进行,可媲美甚至超越传统 HD 的治疗效果。两名患者由于使用的肝素量较小发生了凝血,但提高肝素浓度后上述问题即圆满解决。此项研究的顺利开展初步证实了新型血液透析 WAK 装置的有效性和安全性。随后,Gura 等在 2008 年发表了一项研究结果,使用佩戴式血滤器在 6 名需要 HD 治疗的慢性肾脏病患者进行了动态的持续超滤。在整个治疗过程中患者无需卧床、可自由行走,血管通路采用双腔静脉导管。治疗全程无技术并发症或不良反应发生,仅有一名患者在治疗 4 小时因导管凝血终止治疗。当然,血液透析 WAK 装置仍需收集更多临床试验的证据。

## 【肾小管细胞辅助装置和佩戴式生物人工肾】

传统的透析治疗仅能替代肾脏部分的滤过和清除功能,却无法实现肾小管的多种调节代谢和内分泌功能。肾小管细胞辅助装置(renal tubule cell assist device,RAD)就是在此理念上演化出来的将活细胞种植在合成支架上的组织工程人工肾小管。

1997 年 Humes 等将猪肾小管细胞种植在聚砜免疫隔离中空纤维的内表面,并将这些中空纤维打包在生物反应盒内,得到膜面积 $0.7m^2$,内含 $10^8$ 细胞数的装置。他们对肾小管细胞采用流动式培养,证实其具有对水、钠、碳酸氢盐、葡萄糖和有机离子的转运功能;在这些装置中还证实了可以进行肾脏重要的分化代谢过程即氨合成以及谷胱甘肽的代谢;并观察到了 $1,25$-二羟维生素 $D_3$ 的合成。此外,尿毒症狗模型实验也证明 RAD 具有良好的物质转运功能。

体外生物人工肾(biological artificial kidney,BAK)的首次尝试是在体外血液净化通路中将传统的合成血滤器与 RAD 进行组合,在急性肾损伤合并脓毒症的多种动物模型中该治疗都获得了良好的疗效结果。RAD 联合 CVVH 治疗多器官功能不全合并急性肾损伤的重症患者的短期(24～72 小时)Ⅰ期和Ⅱ期临床试验结果也显示,RAD 在体外治疗期间可保持持续的功能活性,该治疗模式可有效延长患者的生存时间,并促进肾功能的恢复。

当然在 RAD 用于治疗更多患者时,细胞来源是亟待解决的问题。此前临床研究的细胞大多从不适合作为肾移植供体的捐赠肾脏中分离获得;而在细胞为基础的生物治疗中需要扩增并获得大量无病原同时保持均匀活性的细胞。生物人工肾上皮细胞系统(bioartificial renal epithelial cell system,BRECS)是通过体外培养具有干细胞活性的肾祖细胞扩增获得的生物反应器,细胞总数可达到 $10^8$。

佩戴式生物人工肾(wearable biological artificial kidney,WEBAK)是一种结合了 CVVH 或腹膜透析与 BRECS 的体外 BAK 系统。WEBAK 综合了以弥散、超滤和吸附为基础的技术替代了肾脏的排泄功能,同时组合了生物人工肾上皮细胞系统(bioartificial renal epithelial cell system,BRECS)替代了肾脏的代谢功能。目前上述装置的临床测试正在进行中。

## 【植入性人工肾】

目前的家庭透析相对占用空间大、昂贵、操作复杂,未来的佩戴式透析也不可能用于所有患者。植入性人工肾(implantable bioartificial kidney,IBAK)无需体外血路,大大降低了并发症,对患者有更强的适用性。

植入性人工肾设计主要需解决三个问题:使用寿命、能量供应和废物清除。血管通路采用表面聚乙二醇涂层可防止附壁血栓的形成延长装置的使用寿命。人工肾主要由过滤器和生物反应器构成。过滤器的滤过膜采用硅纳米技术微机电系统(MEMS),在带有聚乙二醇涂层的硅板上蚀刻出 5～10nm 的细长狭缝,阻挡大分子物质的同时不影响液体和小分子溶质的滤过。因此,人工肾无需血泵,仅靠 80～100mmHg 的自身血压即可产生 30ml/min 的小分子溶质清除率;生物反应器用以模拟肾小管的重吸收及分泌等功能。将肾小管细胞接种于生物反应器上进行器官培养,定植的小管上皮细胞不仅具有正常表型,而且可进行溶质转运。面积不到 $1m^2$ 的生物反应器就能匹配过滤器 30ml/min 的滤过功能,达到球管平衡。经髂血管手术植入的 IBAK 不仅可以实现超滤,还具有部分小管代谢功能(见文末彩图 30-1)。当然,患者仍需要接受一定药物治疗。

不同种类现代人工肾技术比较见表 30-1。

表 30-1 不同种类现代人工肾技术比较

| 名称 | 治疗方式 | 技术突破 | 优势 | 缺点 |
|---|---|---|---|---|
| The WAK | HD | 搏动泵、透析液再生 | 系统轻便、低能耗 | 透析液成分异质性大 |
| ViWAK | PD | 远程控制/双腔 PD 导管 | 透析液容量小 | 透析液成分异质性大、葡萄糖输注、小分子毒素清除率低 |
| AWAK | PD | 透析液再生、蛋白再生 | 透析液容量小、蛋白丢失少 | 透析液成分异质性大、葡萄糖输注 |
| WHF | HF | 搏动泵 | 轻 | 小分子毒素清除率低 |
| WAKMAN | HF | 泵-血滤单位、远程控制 | 轻且操作简便 | 小分子毒素清除率低 |
| iNephron | FPSA | 纳米吸附剂、ICT 整合 | 高吸附能力、无透析液 | 透析液成分异质性大 |
| IAK | HFR | 纳米滤器、细胞功能、植入 | 高分离效率、代谢功能 | 低表面面积、更换困难 |
| SCIP | HF | 腔内治疗 | 持续治疗且无体外系统 | 小分子毒素清除率低临床应用需体外滤器 |

注：ViWAK = Vicenza 佩戴式人工肾，AWAK = 自动化佩戴式人工肾，WHF = 佩戴式血滤器，IAK = 植入式人工肾，SCIP = 缓慢和持续体内血浆置换，FPSA = 分次血浆分离和吸附，HFR = 带回输的 HDF

## 【生物工程肾脏】

同源性的生物工程肾脏也是近年来的研究热点，若能成功研制并用于人体也有望缓解捐献器官短缺的难题。近期，美国麻省总医院和哈佛大学医学院的 Song 等利用生物工程技术，首次在体外生成了有功能的肾脏，移植入大鼠体内能成功滤过血液并产生尿液（见文末彩图 30-2）。

该项研究首先采用"洗脱剂"（1% 十二烷基硫酸钠）进行肾动脉恒压灌注，使肾脏脱细胞，构建具有肾小球、肾小管、集合管及输尿管等正常结构的无细胞肾脏"支架"。与原供肾相比，脱细胞肾脏的肾小球总数、肾小球直径、鲍曼氏囊腔以及小球毛细血管面积没有变化。通过这一方法，作者已经成功构建了大鼠、猪和人类的肾脏支架。再将人脐静脉内皮细胞和大鼠新生肾脏细胞（主要成分为上皮细胞）分别通过肾动脉和输尿管灌入。将再次细胞化的肾脏移至一个生物反应器内进行全器官培养。培养第 4 天就可以检测到新生的上皮细胞和内皮细胞，且细胞分布与供肾的解剖结构和极性一致。培养 12 天后再生的肾小球数量达到了供肾的 70%，而肾小球平均直径、鲍曼氏囊腔及毛细血管面积较供肾减小。

体外检测发现灌注后脱细胞肾较供肾产生的尿液更多，肌酐清除率更高，而再生肾脏产生的尿液较供肾显著降低，肌酐清除率也只有供肾的 10%。然而增加灌注压力后，再生肾脏产生的尿液及肌酐清除率可增加到供肾的 23%；在血管阻力方面，脱细胞肾脏的血管阻力增加，而再生肾脏有所降低，但是仍高于供肾；脱细胞后肾脏的白蛋白截留由供肾的 89.9% 降至 23%，而再生肾脏恢复至 46.9%，显著改善白蛋白尿；供肾的葡萄糖重吸收率为 91.7%，脱细胞后降至 2.8%。再生后恢复至 47.38%，尿糖的降低提示近端小管上皮细胞上的膜转运子功能的恢复。而提高灌注压后，再生肾脏的白蛋白或葡萄糖丢失并没有增加；再生肾脏重吸收电解质能力修复至生理水平的 50%,进一步证实了定植在近端及远端小管的上皮细胞发挥了正常功能;再生肾脏分泌尿素的功能恢复到近似生理水平,表明具有尿素转运子的集合管上皮细胞成功再生。

体内实验中,研究者切除大鼠左肾后进行了异体再生肾的原位移植。血管开放后再生肾灌注良好,迅速产生了尿液,且没有肾实质出血或微血栓形成。与体外研究一致,脱细胞肾产生的尿液中葡萄糖和白蛋白的含量较高,尿素和肌酐含量较低。而再生肾与自体肾相比产生尿量较少,尿素和肌酐含量也较低,但较脱细胞肾糖尿和蛋白尿明显改善。

上述研究成功构建了动物源性的生物工程肾脏:采用灌注脱细胞方法构建具有三维结构的无细胞肾脏支架,植入内皮细胞和上皮细胞,体外培养成为再生肾,原位肾移植后具有排泄功能。当然,这一成果的转化还存在肾脏支架来源以及人源性细胞的选择、分离、分化及扩增等许多难题。首例可供移植的具有泌尿功能的生物工程肾的成功诞生,是肾脏移植领域的重要里程碑,为人类最终治愈终末期肾病带来新的希望。

## 【小结】

过去的五十多年里,学者们一直致力于研发真正意义上的人工肾用于终末期肾病的治疗。这些装置成功与否不仅取决于其清除溶质能力,还取决于其维持电解质、酸碱和容量平衡的能力及其实用性和费用等。尽管目前成功开发出的几种人工肾原型还有待进一步临床研究进行验证,毋庸置疑的是我们将进入一个终末期肾脏病治疗的新纪元——采用便携式/植入性或生物人工装置治疗的时代,将能为患者提供更为频繁、长时和优质的透析治疗,不仅延长患者寿命,更有望真正实现终末期肾衰竭患者的正常生活。

(许晶　戴兵)

## 参 考 文 献

[1] 季大玺,蒋松. 便携式人工肾:进展及未来. 中国血液净化,2009,8(12):643-644.

[2] Kim JC,Ronco C. Personal daily dialysis:the evolution of the artificial kidney. Blood Purif,2013,36(1):47-51.

[3] Humes HD,Buffington D,Westover AJ,et al. The bioartificial kidney:current status and future promise. Pediatr Nephrol,2014,29(3):343-351.

[4] Armignacco P,Lorenzin A,Neri M,et al. Wearable devices for blood purification:principles,miniaturization,and technical challenges. Semin Dial,2015,28(2):125-130.

[5] Fissell WH,Roy S,Davenport A. Achieving more frequent and longer dialysis for the majority:wearable dialysis and implantable artificial kidney devices. Kidney Int,2013,84(2):256-264.

[6] Song JJ,Guyette JP,Gilpin SE,et al. Regeneration and experimental orthotopic transplantation of a bioengineered kidney. Nat Med,2013,19(5):646-651.

# 第四篇

## 腹膜透析

# 第31章

## 腹膜透析原理

近年来,国内腹膜透析的患者人数迅速增加。在发达国家,腹膜透析的人数约占透析总人数的 1/3,目前全球腹膜透析患者估计已达 200 000 人。随着持续非卧床腹膜透析治疗(continuous ambulatory peritoneal dialysis,CAPD)的推广,以及更简便的自动腹膜透析(automated peritoneal dialysis,APD)的使用,腹膜透析因其简单、方便、能有效保护残余肾功能和相对价廉等优点,获得越来越广泛的临床应用。为了在临床工作中更好地应用腹膜透析,尽量避免其并发症,深刻了解腹膜透析的原理非常必要。

### 【腹膜透析的定义】

腹膜透析是指腹腔中的腹透液与腹膜毛细血管内的血液,通过腹膜这层天然的半透膜,进行水和溶质的转运与交换的过程。腹透液中通常含有钠、氯、乳酸盐或碳酸氢盐以及提供渗透压所需的高浓度葡萄糖等;而 ESRD 患者血液中含有大量的肌酐、尿素、钾及其他代谢废物。利用腹膜的半透膜特性进行物质交换,可达到清除体内代谢产物、毒性物质及纠正水、电解质紊乱的目的。

腹膜透析治疗中,有三个过程同时进行:弥散、超滤和吸收。透析治疗最终所能达到的液体清除总量与灌注的腹透液体积、交换频率及腹透液晶体渗透压和胶体渗透压相关。

### 【腹膜的解剖】

(一) **基本解剖** 腹膜为覆盖腹腔的一层浆膜,总面积相当于体表面积,成人约 1 ~ 2m²。腹膜可分为脏层和壁层,脏层覆盖在肠和其他脏器表面,壁层则覆盖在腹壁上。

脏腹膜占腹膜总表面积的 80%,其血供来自肠系膜上动脉,通过门静脉系统回流。壁腹膜在腹膜透析中具有更重要的作用,其血供来自腰动脉、肋间动脉和胃上动脉,回流入下腔静脉。腹膜总体血流量难以直接测量,间接估计约为 50 ~ 100ml/min。腹膜和腹腔的淋巴回流主要是通过横膈腹膜上的裂孔,经由大收集导管,引入右淋巴导管。此外,脏腹膜和壁腹膜上还有额外的淋巴引流。

腹膜表面被覆单层间皮细胞,细胞表面存在许多微绒毛,可以产生一薄层润滑液。间皮下是细胞间质,包括胶原和其他纤维基质、腹膜毛细血管和淋巴管。

(二) **腹膜转运的模型** 溶质分子和水分子经腹膜在腹透液和血液中进行交换需通过"六个阻力":①腹膜毛细血管液体层;②血管内皮细胞;③内皮基底膜;④间质;⑤间皮细胞;⑥腹膜表面液体层。其中,腹膜毛细血管液体层、间皮细胞及腹膜表面液体层的阻隔作用被认为十分微弱。

目前被普遍接受的腹膜转运模型有"三孔模型"和"分布模型",两者相互补充、互不冲突,并且都强调了腹膜血管结构和间质在腹膜转运中的重要作用。

1. 三孔模型  传统的"三孔模型"概念认为腹膜毛细血管是腹膜转运中的重要屏障,其通过三种孔径介导溶质和水的转运(见文末彩图31-1),包括:①大孔:半径为 20～40nm,被认为是内皮上的大裂缝,介导蛋白质等大分子物质转运;②小孔:半径为 4～6nm,可能是内皮细胞间较小的裂孔,数量较多,负责小溶质的转运,如尿素、肌酐、钠、钾等;③微孔:半径< 0.8nm,可能是内皮细胞表面的水通道蛋白,仅能转运水分子,又称为"筛孔"。

2. 分布模型  强调了腹膜表面毛细血管的分布及其与间皮细胞的距离。腹膜的转运更多地取决于腹膜毛细血管的表面积,而非腹膜总面积。并且,不同毛细血管与间皮细胞间的距离不同,每根毛细血管与间皮细胞间的距离决定其在转运中发挥的相对作用,所有毛细血管的累积作用决定了腹膜有效表面积和阻抗特性。于是就提出了"有效腹膜表面积"的概念。

有效腹膜表面积指距离毛细血管足够近,能起到转运作用的腹膜区域。因此,两位腹膜表面积相同、而血管分布不同的患者,其有效腹膜表面积可能相差很大。同一个患者在不同情况下,有效腹膜表面积也不同,腹膜炎症可增加腹膜血管化,从而增加有效腹膜表面积。在个体中,腹膜血管分布的增加比腹膜总表面积更能影响腹膜的转运特性。

## 【腹膜透析的生理学】

腹膜透析原理有:弥散、超滤和液体吸收。分别简述如下。

（一）弥散  尿毒症毒素和钾离子顺着浓度梯度从腹膜毛细血管弥散到腹透液中,而透析液中的葡萄糖、乳酸盐或碳酸氢盐则向相反的方向弥散。弥散主要受下列因素影响。

1. 浓度梯度  对于尿毒症毒素等溶质,腹透液刚开始留置时血液与透析液之间的浓度梯度最大;随着留置时间的延长,透析液中毒素浓度逐渐上升,浓度梯度随之减小。通过频繁交换腹透液,如 APD,或增加腹透液留置的量,可以在较长的时间内维持较高的浓度梯度。

2. 有效腹膜表面积  可通过加大腹透液留置的量来动员更多的腹膜参与透析,但当单次留置量达到 2.5～3.0L 时这个作用就有限了。

3. 腹膜内在的阻抗性  这项指标定义并不非常明确,可能反映了具有转运功能毛细血管单位表面积的孔隙的数目,以及从间皮到毛细血管之间的间质的厚度。

4. 溶质的相对分子质量  分子量较小的物质,如尿素(MW 60),比分子量较大的物质,如肌酐(MW 133)、尿酸(MW 168),更易于转运。

5. 质量转运面积系数  常常将 2～4 的联合效应用质量转运面积系数(MTAC)来衡量。假定在理想情况下腹透液流量无限大,溶质浓度梯度始终保持最大,则患者体内某种溶质的MTAC 等同于单位时间内该溶质的弥散清除量。一般情况下,尿素和肌酐的 MTAC 值分别为 17ml/min 和 10ml/min。此项指标主要用于研究,临床工作中较少使用。

6. 腹膜血流  与血透不同,腹透的弥散更依赖透析液流量而非血流量,因为与 MTAC值相比,50～100ml/min 的血流量对绝大多数溶质弥散已经足够。血管活性物质影响腹膜转运并非因为增加了腹膜的血流量,而是因为腹膜上毛细血管数目的增加,提高了有效腹膜表面积。这与腹膜炎时,腹膜血管化增加,引起腹膜弥散作用增强的原理相同。

（二）超滤  由于腹透液中具有较高浓度葡萄糖,腹透液渗透压高于血液渗透压,血液

中的水可在渗透压的作用下转移到腹腔,这一过程称为超滤。影响超滤的因素包括:

1. 渗透性物质的浓度梯度　目前腹透液中的渗透性物质多为葡萄糖,在腹透液刚开始留置时腹透液与血液间葡萄糖浓度梯度最高,随着超滤液稀释、葡萄糖的吸收等,浓度梯度逐渐下降。在显著高血糖时,浓度梯度也会降低。可以通过使用更高渗的右旋糖苷腹透液,以及加大腹透交换的频率,如 APD,可提高渗透物质的浓度梯度。

2. 有效腹膜表面积　同前所述。

3. 腹膜的水压传导性　不同的患者间水压传导性存在差异,可能与腹膜毛细血管上小孔和微孔的密度相关,以及毛细血管和间皮之间的距离分布。

4. 渗透性物质的折射系数　反映了渗透性物质从透析液进入到血液的效率,折射数值从 0 到 1。数值愈小,渗透梯度丧失愈快,维持超滤愈短。葡萄糖的折射系数很小,约为0.03,因此其并不是最理想的渗透性物质。多聚葡萄糖制剂艾考糊精的折射系数接近 1.0,可提高长留置期超滤。

5. 流体静水压梯度　正常情况下,毛细血管内压(约 20mmHg)比腹膜内压(约 7mmHg)要高,利于超滤。这种效应在容量负荷情况下更为明显,而在脱水时相应减弱。当腹内留置的透析液过多,或病人处于坐或站的体位时,可因腹内压增高减少超滤。

6. 血液渗透压　血液渗透压可以把液体留在血液内,因此具有对抗超滤的作用。对于低白蛋白血症的患者,血液渗透压降低,其超滤高于正常情况。

7. 筛滤　溶质分子可随着水的超滤发生对流转运,但部分溶质分子却并不发生对流,这一现象称为筛滤。筛滤减弱了超滤对溶质清除的作用。筛滤系数因溶质分子量、电荷等不同而有所差别;不同患者之间,筛滤系数也有差异。筛滤效应是由微孔造成的,有一半水分子的超滤是通过微孔,但微孔仅能转运水分子,溶质分子不能通过。而另外一半超滤由小孔介导,研究发现,在这一部分超滤液的溶质浓度与血浆中相等。

8. 其他渗透性物质　艾考糊精是一种大分子的胶体物质,且具有较高的折射系数,在较长的留置间期中能维持恒定的超滤率。艾考糊精腹膜透析液在国内已经完成了临床验证,有望在国内上市。

(三) **液体吸收**　通过淋巴系统以相对恒定的速率进行,筛滤很少或根本没有筛滤,因此,它的效应就是对抗溶质和水的清除。近年逐渐认识到仅有一小部分液体直接通过膈下淋巴吸收,大部分先由壁腹膜吸收入腹壁组织中,然后再由淋巴或毛细血管吸收。一般腹膜液体吸收速率为 1.0~2.0ml/min。液体吸收的影响因素包括:

1. 腹腔内静水压　液体吸收的量随着腹腔内静水压升高而增多。当超滤增加或腹透留置液多时,腹腔内容量增多,引起腹腔静水压增高。体位对腹腔静水压也有影响,患者坐位时腹腔静水压较站立时高,平卧时腹腔静水压最低。

2. 淋巴系统的有效性　淋巴系统从腹腔内吸收液体的有效性个体差异很大,但目前机制尚不明确。

## 【腹膜转运的临床评价】

(一) **腹膜平衡试验(PET)**　临床工作中 MTAC 和腹膜水压传导性等指标应用起来过于复杂,因此常用尿素(Urea)、肌酐(Cr)、钠(Na)在透析液和血浆的浓度比值(D/P),也称为平衡率来评价腹膜的转运功能。平衡率是弥散和超滤的综合作用,在溶质相当的情况下,平衡率主要与 MTAC 值相关。溶质分子量以及腹膜通透性、有效表面积等都很大地影响了各种溶质的平衡率。尽管体格大小被认为可提示腹膜表面积,但体格大小与平衡率并不相关,说明有效腹膜表面积与实际腹膜表面积之间相关性较差。

标准的腹膜平衡试验(PET)通过留置 2L 2.5% 的葡萄糖腹透液,分别在 0、2、4 小时留取透析液样本,在 2 小时抽取血液样本来计算平衡率。PET 也用于衡量净超滤(4 小时的液体引流量与累计透析液入量的比值),同时可计算腹透液中葡萄糖浓度在 4 小时与 0 小时的比值($D/D_0\ G$)。根据 4 小时 $D/P\ Cr$ 值将 PET 分为四类:高转运、高平均转运、低平均转运和低转运。

1. 高转运  可能因为腹膜通透性或有效腹膜表面积较大,其肌酐与尿素的平衡最快,也最完全。但因为透析液中的葡萄糖很快通过高通透性的腹膜吸收入血,超滤的渗透压梯度维持较短。因此,高转运患者 $D/P\ Cr$、$D/P\ Ur$ 和 $D/P\ Na$ 值较高而净超滤和 $D/D_0\ G$ 较低。经腹透丢失的蛋白也较多,易出现低白蛋白血症。

2. 低转运   与高转运相反,由于腹膜通透性较差或有效腹膜表面积小,尿素与肌酐平衡较慢,也较不完全。$D/P\ Cr$、$D/P\ Ur$ 和 $D/P\ Na$ 较低,而净超滤和 $D/D_0\ G$ 较高。白蛋白丢失较少。

3. 高平均转运和低平均转运  转运率、超滤量和蛋白丢失量都处于中等。

高转运患者透析效果相对较好,但超滤欠佳,而低转运患者超滤较好,而透析效果不良,但这些表现往往因为病人的残余肾功能尚可而被掩盖。理论上说,高转运患者适合于交换频率高、留置时间短的透析方案(如,APD 方案),以加大超滤。低转运患者则倾向于留置时间长、容量大的透析方案,以加大弥散量。实际临床工作中,透析方案的制订除了参考腹膜的转运功能,还需结合患者的生活方式及实际情况。

(二) 净水清除量  前面已提及,腹透的净水清除取决于腹膜超滤和腹膜吸收之间的平衡。因为淋巴回流和腹膜转运特性难以改变,临床上可通过以下途径增加净水清除量。

1. 加大渗透压梯度  包括:①应用高张透析液(如用 4.25% 的葡萄糖透析液);②缩短留置时间(如用 APD 方案);③加大腹透留置液的容量。

2. 用高折射系数的渗透物质  如多聚葡萄糖。

3. 增加尿量  可用利尿剂。

如图 31-2 所示,用 2L 1.5% 葡萄糖腹透液在第 1 个小时内净水清除率最快,90 分钟后腹腔内液体量最大。此后,超滤量小于吸收量,经过 6~10 小时后腹腔内液体量低于 2L,患者呈液体正平衡。若使用 4.25% 的葡萄糖透析液,开始的净水清除率更大,维持时间也更长,在留置约 3 小时后腹腔内液体量最大,即使经过若干小时后液体总量也不会低于 2L。

增大腹透液量对于净水清除的影响较为复杂。一方面,腹腔内留置液体增多,由于葡萄糖含量的增加使渗透梯度保持的时间延长,以及有效腹膜表面积增大可以使液体清除增加。另一方面,腹内压增高,降低了超滤的静水压梯度,促进液体吸收入组织和淋巴中。这些因素的综合效应难以判断。

(三) 腹膜清除作用  溶质清除率是指单位时间内清除某种溶质的血浆的容积,腹膜溶质清除率由腹膜对该溶质的弥散、超滤和吸收作用共同决定。腹膜溶质清除率等于单位时间内清除的溶质的量除以此时血浆中的溶质浓度。

在腹透液刚开始留置时,弥散和超滤作用最强,溶质清除率最大,随着留置时间延长,尿

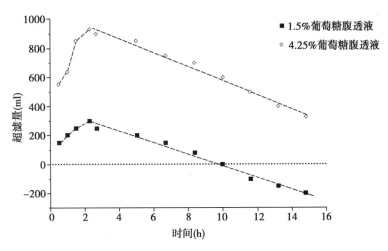

图 31-2　使用不同浓度葡萄糖腹膜透析液超滤量与留置时间的关系

素和葡萄糖浓度梯度减小,溶质清除率减小。临床上,通常使用每天或每周的清除率来衡量腹膜透析的充分性。

任何可影响弥散、超滤和吸收的因素都可以影响腹膜透析的清除率。通常,可以用以下方法增加腹透清除率:

1. 延长腹透时间。

2. 加大浓度梯度　如增加交换频率、加大留置液容量等。

3. 增大有效腹膜表面积　如加大留置液容量。

4. 增加液体的清除。

增加留置液量来提高腹透清除率的机制较为复杂。留置的腹透液量大可以使渗透压梯度保持更长的时间,从而促进尿素和肌酐从血中向腹透液中弥散,但这也会引起 D/P 值降低。同时可增加有效腹膜表面积,加大液体的清除,同时也增加了 MTAC 值。但在成人,若留置的腹透液容积超过 2.5L,有效腹膜表面积难以继续增大,上述效应就会逐渐减弱。通过上述两种效应,尽管 D/P 值轻度降低,腹透的溶质弥散清除作用仍增加。但同时,大容量腹透液留置可减少超滤。D/P 值降低和超滤减少限制了增加留置液量对清除率的提高。例如,将腹透留置液量由 2.0L 增加到 2.5L 可增加 25% 的弥散,但减少了 3% 的 D/P 比值和5% 的超滤,总计净增加约 20% 的清除率。

还应注意,腹透处方的改变对尿素和肌酐清除影响的程度是不一样的,肌酐的清除对交换时间的依赖性更明显。因此,将 CAPD 改成白天不留腹的 APD 后,肌酐清除的减少比尿素清除的减少要显著得多;而将白天不留腹的 APD 改成白天长留腹 APD 后,肌酐清除增加的幅度比尿素清除又要大得多。低转运状态的患者肌酐的清除更依赖于时间的延长,因而这种效应尤为显著。

腹膜每天的清除率等于每天放出腹透液的总量乘以腹透液中溶质的浓度,再除以当时血浆中同一种溶质的浓度,或者说,清除量等于放出的腹透液量乘以此种溶质的 D/P 值。

CAPD 透析是连续进行的,一天中血浆尿素的波动不大,可以在任何方便的时候采取血浆标本。在 APD 时,由于夜间透析作用显著高于日间,一天中血浆尿素变化较大,因此推荐在非透析期的中点(通常是下午 3 点左右)采取血浆样本,此时血浆尿素浓度刚好处于最低点(上午透析结束后)和最高点(晚上透析开始前)的中点。

腹透清除率需每天测量,但一般都用每周清除量来表示,并常规用全身水量标化,表示为 Kt/V(K 为尿素清除率 ml/min,t 为治疗时间 min,V 为全身水量 ml)。

$$每周 Kt/V = 7 \times (每天腹膜 Kt/V + 每天残余肾脏 Kt/V)$$

其中,每天腹膜 Kt/V = 24 小时腹透液中尿素含量除以血清尿素浓度

每天残余肾脏 Kt/V = 24 小时尿中尿素含量除以血清尿素浓度

V 多通过 Watson 估算:

V(男性) = 2.447 − 0.09516 × 年龄(岁) + 0.1704 × 身高(cm) + 0.3362 × 体重(kg)

V(女性) = −2.097 − 0.1069 × 身高(cm) + 0.02466 × 体重(kg)

肌酐的清除率通常用 1.73m² 体表面积标准化。

**(四) 钠的清除** 腹透时,水和钠的清除应该分别考虑。前面已经提及,腹透超滤时由于筛滤作用,水的清除比钠的清除更多。使用 132mmol/L 腹膜透析液留置 4 小时后,透析液中钠离子水平降至约 128mmol/L。留置的最初阶段,透析液中的钠浓度下降更多,因为被超滤的水分(仅含 65mmol/L 的钠)迅速稀释。钠离子自血中向腹透液中弥散可抵消部分稀释效应。这样,到了留置的后期,超滤减少,弥散的钠离子逐渐使透析液中的钠离子浓度回升到 128mmol/L 左右。一般情况下,2L 1.5% 的葡萄糖腹透液留置 4 小时总钠清除量最小,2L 4.25% 的葡萄糖腹透液留置 4 小时,总钠清除量可超过 70mmol。降低透析液中钠离子浓度,使钠弥散增加从而提高钠清除,但需要更高的葡萄糖浓度以获得相同的渗透压。低钠腹透液可以制备,但临床资料尚不充分,因而缺乏商业价值。

**(五) 蛋白质的丢失** 腹透每天平均丢失 5~10g 蛋白质,其中一半为白蛋白。高转运患者丢失更多。腹透过程中蛋白质的丢失可能是腹透患者白蛋白水平低于血透患者的主要原因。透析过程中腹膜对大分子蛋白质(如白蛋白)的清除(或丢失)是相对恒定的,而低分子蛋白质(如溶解酶)的清除则类似肌酐,在留置初期具有很高的清除率,随着留置时间延长,清除率逐渐降低。

前面已提到,蛋白质通过内皮细胞间相对数目较少的裂孔溢出。腹膜对水、蛋白和其他溶质的重吸收可减少腹膜蛋白质的丢失量。

腹膜炎期间,由于腹膜血管化程度增加、有效腹膜表面积加大,蛋白质的丢失显著增加。此效应部分由前列腺素介导。间断性透析疗法蛋白质的丢失比连续性透析疗法相对减少,可能因为在透析间期的"干腹期"蛋白质的丢失减少。

目前一部分学者认为腹膜透析过程中的蛋白丢失并不完全是一件坏事,相反,随着蛋白和白蛋白的丢失,机体可有效排出难以通过其他方法清除的蛋白结合毒素。但这种"获益"的程度仍需进一步研究阐明。在血液透析中,采用高通透性、可通过蛋白的透析器以清除蛋白结合毒素,并未观察到直接的临床获益。

# 【残余肾功能】

有证据显示,腹透患者的残余肾功能较血透患者维持时间更长,保留也更多。残余肾功能有助于水、钠的排泄和小、中分子溶质的清除。由于肾小管对肌酐的分泌作用,残余肾功能对肌酐的清除不成比例地升高;相反地,由于肾小管对尿素的重吸收作用,残余肾功能对

尿素的清除相对较低。已证实,使用尿素和肌酐清除率的平均值,可有效地估算肾衰时真实的肾小球滤过率,同时可用来评估腹膜透析病人肾脏在总的肌酐清除率中起到的作用。残余肾功能较多的患者肾脏内分泌、代谢功能保留较多,对小、大分子物质清除较彻底,内环境稳定,容量平衡更佳,因而残余肾功能的情况能帮助预测腹透患者的预后。

(毛志国 陈思秀)

## 参 考 文 献

［1］ Daugirdas JT,Blake PG,Ing TS. . Physiology of Peritoneal Dialysis. 5th edition. Philadelphia:Wolters Kluwer Health,2015.

［2］ Cnossen TT,Smit W,Konings CJ,et al. Quantification of free water transport during the peritoneal equilibration test. Perit Dial Int,2009,29(5):523-527.

［3］ Devuyst O,Rippe B. Water transport across the peritoneal membrane. Kidney Int,2014,85(4):750-758.

［4］ Durand PY. Measurement of intraperitoneal pressure in PD patients. Perit Dial Int,2005,25(4):333-337.

［5］ Flessner M. Water-only pores and peritoneal dialysis. Kidney Int,2006,69(9):1494-1495.

［6］ Heimburger O. Peritoneal transport with icodextrin solution. Contrib Nephrol,2006,150:97-103.

［7］ Krediet RT,Struijk DG. Peritoneal dialysis membrane evaluation in clinical practice. Contrib Nephrol,2012,178:232-237.

［8］ La Milia V,Virga G,Amici G,et al. Functional assessment of the peritoneal membrane. J Nephrol,2013,26 Suppl 21:120-139.

［9］ Ni J,Verbavatz JM,Rippe A,et al. Aquaporin-1 plays an essential role in water permeability and ultrafiltration during peritoneal dialysis. Kidney Int,2006,69(9):1518-1525.

［10］ Devuyst O,Margetts PJ,Topley N. The pathophysiology of the peritoneal membrane. J Am Soc Nephrol,2010,21(7):1077-1085.

［11］ Stachowska-Pietka J,Waniewski J,Flessner MF,et al. Computer simulations of osmotic ultrafiltration and small-solute transport in peritoneal dialysis:a spatially distributed approach. Am J Physiol Renal Physiol,2012,302(10):F1331-1341.

［12］ Waniewski J,Stachowska-Pietka J,Flessner MF. Distributed modeling of osmotically driven fluid transport in peritoneal dialysis:theoretical and computational investigations. Am J Physiol Heart Circ Physiol,2009,296(6):H1960-1968.

# 第 32 章

## 腹膜透析装置

腹膜透析装置是指患者完成腹膜透析操作所需要的设备、材料。装置的好坏对于患者是否能成功地进行腹膜透析起了重要作用。腹膜透析的装置主要包括腹透液、连接系统和腹透管,不同的腹透模式所需要的装置有所不同。本章主要介绍维持性腹膜透析中最常见的两种透析模式——连续非卧床性腹膜透析(CAPD)和自动化腹膜透析(APD)的连接系统和腹透管。

### 【连接系统】

(一) **CAPD** CAPD 由人工进行操作,利用重力的原理使透析液流入腹腔并从腹腔中引流出来。透析液袋借助于一段称为"连接短管"的塑料管与患者的腹透管相连。连接系统主要有三种类型:直导管系统、Y 型导管系统和双联系统。

1. 直导管系统(图 32-1) 直导管本质上是一根简单的塑料管。通过穿刺法或路厄(Luer)连接法,一端连接病人的腹透管,另一端连接透析液袋。所有的交换都是通过连通或分离导管和透析液袋之间的连接来进行。

连接导管每 6 个月更换一次。由于这种连接导管的腹膜炎的发生率高,因此目前已很少使用。

2. Y 型导管系统(图 32-2) 连接导管呈"Y"形。在每次交换时与腹透管相连的是 Y 型导管的主管,另两支称为流入支管和流出支管,分别与新鲜透析液袋和引流液袋相连。

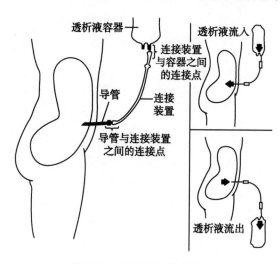

**图 32-1 直导管系统示意图**

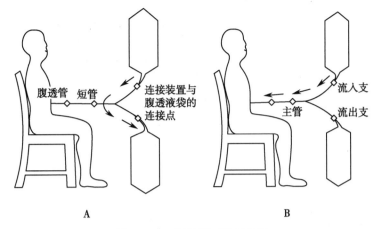

**图 32-2 Y 型导管系统示意图**

A. 在腹透液灌入腹腔之前先有少量新鲜透析液直接冲洗入流袋,将连接过程中可能进入导管的细菌冲入引流袋;B. 冲洗后新鲜腹透液灌入腹腔

在 Y 型导管系统和腹透管之间是一根长 15~24cm 的连接短管,这种设计避免反复钳夹损伤腹透管。使用 Y 型导管系统进行腹膜透析时在透析液灌入腹腔之前有一个冲洗过程,将连接过程中可能进入管中的细菌和空气冲入引流袋中。Y 型导管系统与直导管系统相比,其腹膜炎的发生率明显下降,有利于患者长期腹透。其次,在透析液留腹期间,Y 型导管可以与短管脱离,患者无需带着连接导管和空袋。不仅便利了病人,而且减少了腹透管和出口的机械刺激,因而导管出口和隧道轻度创伤的发生率少,出口和隧道感染的发生率也减少。

由于上述的优点,从 20 世纪 80 年代中期开始,Y 型导管迅速取代了直连接导管。拆卸下来的 Y 型导管在交换间期灌满次氯酸钠灭菌。但由于其操作相对复杂,腹透时如不慎将次氯酸钠灌入腹腔会引起剧烈腹痛,因此随着新的连接系统出现后,Y 型导管系统也已逐渐成为历史。

3. 双联系统

(1) 设计:由 Y 型导管系统演变而来,厂家在生产过程中已经将新鲜透析液袋与"Y"的流入支管相连,同时将引流袋与"Y"的流出支管相连,因而不需要任何穿刺或锁扣连接,保证了连接过程的无菌性(图 32-3)。患者仅需要将主管和腹透管相连接即完成操作。透析液灌入前仍有冲洗步骤,但目的仅是冲出残余的气体,而不是预防感染。与 Y 型导管比较,双联系统的缺点是无法重复使用,所需的费用较高,但由于双联系统使用方便,腹膜炎的发生率低,已成为目前使用的主要连接系统。

(2) 透析时的腹透液交换过程:

1) 连接:患者将双联系统的导管与腹透管相连。

2) 引流:连接导管的主管和流出支管开放,使留腹一段时间的透析液从腹腔进入引流袋中。

3) 冲洗:关闭主管,通过折断流入支管管子的"易折处"开放流入支管。100ml 透析液冲洗以排出管中残存的气体。

4) 灌入:夹闭流出支管,开放主管,使新鲜的透析液进入腹腔。

5) 分离:待透析液完全进入腹腔后,关闭所有的通路,将双联系统与腹透管分离。

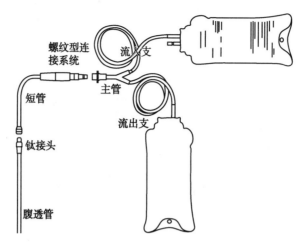

**图 32-3 双联系统**
出厂时流入支管路和流出支管路已经和腹透液袋相连,避免
穿刺或连接,保证无菌。操作时仅需要将主管和腹透管相连
接即完成

**(二) APD** APD 是增长迅速的腹透模式。与 CAPD 显著不同的是 APD 用机器代替人工进行操作,对患者的生活方式影响小,使腹膜透析更容易被接受。某些国家和地区包括美国,APD 已成为主要的腹膜透析模式。根据透析方案的不同,APD 通常可分为持续循环腹膜透析(CCPD)和夜间间歇性腹膜透析(NIPD)。CCPD 时,晚上患者与自动循环机相连,整个夜间交换数次,早晨在腹腔中灌入透析液后与机器分开,患者白天腹腔中留有透析液,但不与机器相连,可以自由活动。NIPD 是在夜间循环结束后早晨放出腹腔内所有的透析液,整个白天腹部保持"干"的状态。由于缺乏白天的留腹,通常 NIPD 的清除率低于 CCPD,但对于有残肾功能或对"湿腹"活动有反指征(如渗漏、疝、背痛)的患者来说比较适合。除了 CCPD 和 NIPD,夜间使用自动循环机交换,白天人工交换数次的透析模式也是常用的 APD 方案(图 32-4)。

1. 自动循环机 是自动地完成将腹透液灌入腹腔及引流出来这一循环的机器。腹透液进出腹腔以及通过加温装置不是依赖于重力,而是通过泵的作用来实现。机器工作时,将腹透液泵入位于机器加温板上的透析液袋内,加温至 37℃后,再将透析液灌入腹腔。透析液在腹腔内保留一定时间后,机器打开放液旋钮,透析液即流出腹腔,进入位于低位的废液容器。利用夹子和计时器原理调节透析液流入、留置和流出的时间。该机器的另一重要特点是可将最后一袋透析液与其他的分开。因为最后一袋灌入腹腔后,通常会在腹腔内放一整天,通常需较高浓度的葡萄糖以保证足够的超滤量。该特点也适用于艾考糊精透析液和氨基酸透析液白天长留腹。

自动循环机经历了许多改进。早期的循环机体积较大(见文末彩图 32-5A),以后设计的机器更轻、更小、更易于携带(见文末彩图 32-5B)。不仅如此,先进的设计和计算机技术使其特别易于安装和操作。患者只需在透析开始时设置总透析液容量、留腹容量和透析时间,机器会测定进出腹腔的透析液量,从而计算两者之间的差值(超滤量);同时会测量流速,根据流速计算理想的灌入和引流的时间从而确定每次交换的时间。

典型的 APD 是晚间透析 8~10 小时,留腹容量为 1.5~3.0L,每晚循环次数 3~10 次。

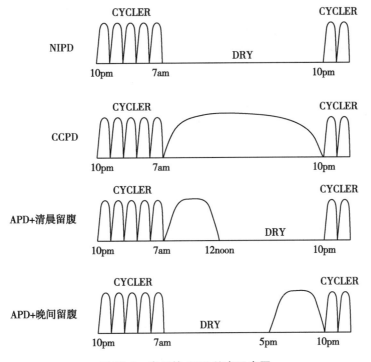

图 32-4　常用的 APD 处方示意图

与 CAPD 相比,通常 APD 可使用较大的留腹容量,因为卧位时腹腔内压最低,而较大的留腹容量有利于提高溶质清除和超滤。所用的透析液总量通常为 8 ~ 18L。

2. APD 的连接导管　连接导管一方面用于连接各个透析液袋和循环机,另一方面连接循环机和患者。其结构复杂,不能复用。

(三) 腹透的各种连接器　多年来,为了降低腹透管与连接导管或连接导管与透析液袋连接处细菌污染的机会,已研制出多种连接接头和相关的装置,并已有市售。

1. 腹透管与连接导管之间的连接插头　在开展腹透的早期,导管与腹透管之间是用塑料连接器连接的。塑料连接器破裂和意外脱落经常发生,常导致腹膜炎。现在使用的钛制连接插头抗腐性强、耐磨、与导管及腹透管连接紧,可有效防止破裂及意外脱落,是一种功能良好的连接器。

2. 连接导管与透析液袋之间的连接器

(1) 穿刺插入:这是导管与透析液袋之间的最古老、最简单的连接方式。操作时,只要将连接导管末端的针插入透析袋的入口即可。但这项操作技术需要病人有良好的视力、手部力量和敏锐的感觉。操作不慎就会导致细菌污染和继发性腹膜炎。

(2) 易锁定的连接器:包括路厄连接法或螺纹型的系统。由于其插入更容易而取代穿刺法,是目前使用的主流产品。

(四) 特殊的连接装置　特殊的连接装置可以减少腹膜炎的发生。但大多数装置体积大,使用复杂,未能广泛使用。

1. 助穿刺插入的机械装置　该设备是利用杠杆和齿轮原理帮助无法使用穿刺插入方法的病人(失明或关节炎等)将连接导管末端的针插入透析液袋。

2. 紫外线灭菌装置　辅助穿刺插入的机械装置和紫外线消毒相结合。连接导管末端的针和透析液袋在连接之前经过紫外线消毒。

（五）**辅助装置**　为了提高标准 CAPD 和 APD 的清除率和超滤,同时又不过多影响其生活方式,在 CAPD 和 APD 的操作中有许多辅助设施。

1. **夜间交换装置**　该装置是为 CAPD 患者进行额外的单次交换而设计,多用于晚上患者入睡后仍需进行腹透交换的时候(见文末彩图 32-6)。根据事先设定,由机器自动进行。本质上它仅能提供一次交换,因此对透析液长时间留置在腹腔中或液体重吸收增加的高转运病人来说尤为有用。

外型与自动循环交换机有相似之处,但该设备仅能容纳并加热一个透析袋,连接的导管无需特殊的管路。如果用自动循环交换机设置单次交换也可达到同样效果,但自动交换机需要特殊的管路,这将会使操作变得更为复杂,同时增加费用。该装置没有电脑系统,无法记录患者引流液量,不能自动计算超滤量,需要称量后获得超滤信息,但对晚上仅需增加一次交换的患者来说,该装置简便易行。

2. **白天交换的 APD**　对于一些残肾功能丧失的 APD 病人,即使行 CCPD 也不能提供足够的液体清除率,这时需要在白天进行透析液交换。如果用 CAPD 连接导管人工增加一次交换费用相对较高。一种变通方法是应用循环交换机的管路进行白天额外的交换。患者可在中午或晚上回到循环机,重新接上连接导管,引流早上放入的腹透液,然后将准备晚上做的大容量透析液袋中的部分液体灌入腹腔后卸去连接导管,用"帽子"保护连接导管的末端,使该管路晚上还能用,这样既不增加连接导管,同时又可使用大容量的透析袋,较为经济。

## 【腹透管】

慢性腹膜透析成功的第一步是要有永久的、安全的腹透管与腹腔相连接。目前,与管路相关的并发症并不少见,严重的甚至需拔除腹透管。随着连接技术的改进,腹透相关性腹膜炎的发生率已明显降低,而导管相关并发症的重要性日益突出。这些并发症的发生相当一部分与腹透管的放置密切相关。

（一）**腹透管的类型**　一根好的腹膜透析导管要符合以下条件:能够提供足够的透析液流入和流出的速度;能够被安全置入对人体无害;某些设计使出口感染的发生率最低等。图 32-7 列举了各种腹透管。

1. **急性导管**　直的、相对较硬的导管,直径 3mm,长 25～30mm。可在床边置入,但保留时间小于 3 天,如长久应用,则腹膜炎的发生、导管失功、肠穿孔的危险性大大增加。对于大多数急性肾衰竭患者,治疗所需的时间是无法预测的,这些患者通常治疗的时间大于 3 天,所以这种急性导管的使用越来越少,即使在急性肾衰竭的患者中,通常也使用慢性导管。

2. **慢性导管**　标准的慢性导管由柔软材料制成,如硅胶或聚氨基甲酸乙酯等,是目前应用最多的腹透管材料。导管有 1～2 个涤纶袖套(cuff)便于成纤维细胞的长入以帮助导管固定,从而构成屏障防止微生物沿管壁入侵。根据袖套的数量分为单 cuff 导管和双 cuff 导管。大量证据表明单 cuff 的导管与双 cuff 导管相比,腹膜炎的发生率高、出口并发症多,使用寿命短,因此双 cuff 导管使用广泛。双 cuff 腹透管分为三部分:腹外段、皮下隧道段和腹内段,腹内段末端有开口,侧面含有 60～110 个直径为 1mm 的侧孔以利于液体引流。

（1）Tenckhoff 导管:目前使用的最典型的导管是双 cuff 的 Tenckhoff 直管(标准Tenckhoff 管)。

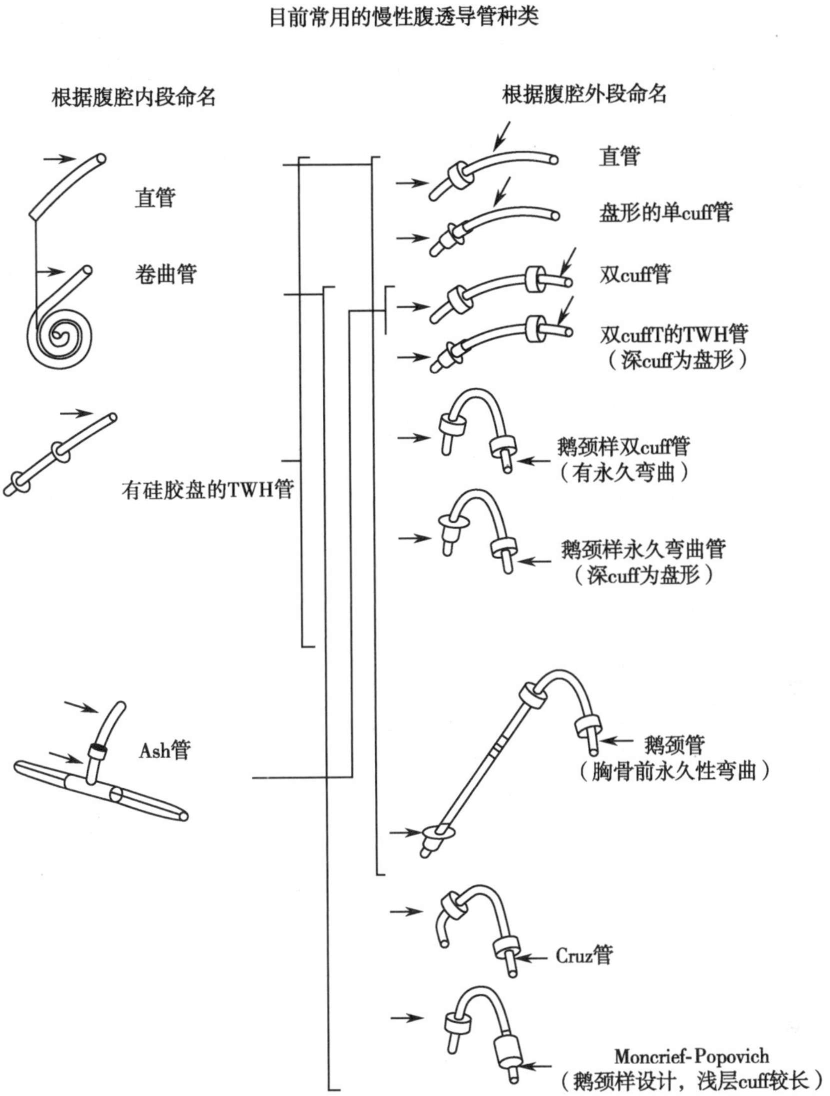

目前常用的慢性腹透导管种类

图 32-7　各种类型常见的腹透管

（2）更新设计：更新设计的主要目的是使病人更舒适并便于腹透管更长久的放置。

1）加快透析液的引流：尽管标准 Tenckhoff 管能够提供足够的引流量，但在引流后阶段由于虹吸现象使网膜或肠管靠近导管的尖端和侧孔而导致有效引流量的下降。为此在标准 Tenckhoff 管末端加以卷曲制成 Coiled Tenckhoff 管，既增加了侧孔的数量，又使脏腹膜和壁腹膜分开，因而减少了网膜和肠管堵塞导管的情况并可减少进液时对腹壁刺激引起的疼痛。Toronto 西部医院导管（TWH）有 2 个硅胶盘垂直于腹透管，使网膜和肠管远离出液孔。T 型-笛状导管避免腹透管向外移行等。

2）深 cuff 的改良：Toronto 西部医院导管除腹腔段改良外，还将深 cuff 改为涤纶盘，紧接盘下设计一个硅胶珠使腹膜和后鞘紧密地扎在涤纶盘硅胶珠之间，更利于减少渗漏和固定导管。Missouri 导管的深 cuff 也是盘-珠结构，但盘和珠之间呈 45°，这样当盘固定后，导管的腹腔内部分就自然地下垂到盆腔，很少移位到上腹部。

3）Swan-neck 导管：Twardowski 等在分析了导管的感染率与袖套的数量、隧道的方向、形状、位置的关系后，设计了 Missouri Swan neck 管，即在 Missouri 直管的基础上深 cuff 和浅 cuff 之间有"V"形的 150°的弯曲。置入人体后皮下部分的永久性弯曲使管子的两端均朝向下方，避免袖套外露、导管漂移并减少出口感染。继而还进一步加长导管的长度使出口位于前胸部，因为前胸部外伤和污染的机会较腹部少，更适合于肥胖或腹部造瘘的病人。胸骨前的鹅颈样导管与标准 Missouri 鹅颈样导管的区别在于皮下隧道的长度，它由 2 根硅胶管组成，置入时端-端相连。

4）Pail-handle(Cruz)导管：由聚氨基甲酸乙酯制成，壁薄，管腔大。导管有两个右角度弯曲：一个是指引腹腔内部分与壁腹膜平行，另一个是指引导管皮下部分出口方向向下。其透析液流出的速度比一般的硅胶管大，更适合于肥胖患者。

5）Moncrief-Popovich 导管：导管与标准的 Swan-neck Tenckhoff 管很相似，只是浅层 cuff 更长一些。当导管被置入后先用 1000U 肝素灌注，然后将腹外段埋在皮下，使袖套在无菌条件下愈合 2~8 周或更长时间，最后在距皮下袖套远端 2cm 处切开小口子，引出导管（图 32-8）。

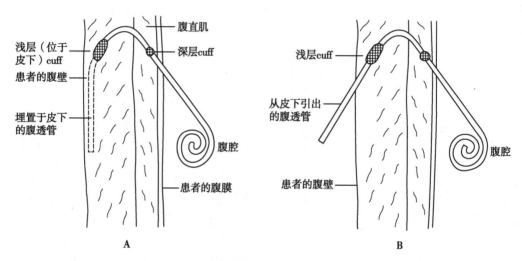

**图 32-8　Moncrief-Popovich 导管**

A. 植入后将腹外段埋在皮下，使导管在无菌环境中愈合；B. 植入 2~8 周后在距皮下 cuff 远端 2cm 处切开小口子，引出导管

（方　炜）

# 参 考 文 献

［1］Kiernan L，Kliger A，Gorban-Brennan N，et al. Comparison of continuous ambulatory peritoneal dialysis-related infections with different "Y-tubing" exchange systems. J Am Soc Nephrol，1995，5(10)：1835-1838.

［2］Li PK，Szeto CC，Law MC，et al. Comparison of double-bag and Y-set disconnect systems in continuous ambulatory peritoneal dialysis：a randomized prospective multicenter study. Am J Kidney Dis，1999，33(3)：535-540.

［3］Brown EA，Davies SJ，Rutherford P，et al. Survival of functionally anuric patients on automated peritoneal dialysis：the European APD Outcome Study. J Am Soc Nephrol，2003，14(11)：2948-2957.

［4］Davies SJ，Brown EA，Frandsen NE，et al. Longitudinal membrane function in functionally anuric patients treated with automated peritoneal dialysis：data from EAPOS on the effects of glucose and icodextrin prescription.

Kidney Int,2005,67(4):1609-1615.

［5］ Strippoli GF,Tong A,Johnson D,et al. Catheter-related interventions to prevent peritonitis in peritoneal dialysis:a systematic review of randomized,controlled trials. J Am Soc Nephrol,2004,15(10):2735-2746.

［6］ Flanigan M,Gokal R. Peritoneal catheters and exit-site practices toward optimum peritoneal access:a review of current developments. Perit Dial Int,2005,25(2):132-139.

［7］ Cizman B,Lindo S,Bilionis B,et al. The occurence of increased intraperitoneal volume events in automated peritoneal dialysis in the US:role of programming,patient user actions and ultrafiltration. Perit Dial Int,2014,34(4):434-442.

# 第33章

## 腹透液成分及选择

腹透液是腹膜透析治疗所必需的,装在透明、有弹性的无菌塑料袋中。有些新型腹透液的不同成分分别装在透析液袋的两个或三个分隔的腔室中,在灌注入腹腔之前混合。本章主要介绍腹透液的成分及选择。

### 【腹透液容量】

成人使用的 CAPD 腹透液容量有 1.5L、2.0L、2.25L、3.5L 和 3.0L,透析液袋中的容量通常会多约 100ml 用于操作时冲洗管路。标准容量通常为 2.0L,但国外 2.5L 袋的使用也很广泛。一般来说,较大容量透析有利于增加溶质清除,但有的患者可能不能耐受较大容量透析带来的腹内压增高的症状。

APD 的透析液成分与 CAPD 相同,但容量有 2L 的,也有大容量的(如 5L)。使用大容量的袋装透析液,可减少连接透析液的袋数。

### 【腹透液葡萄糖浓度、pH 值及葡萄糖降解产物】

葡萄糖是腹透液最常用的渗透剂,其浓度分别为 1.5%、2.5% 和 4.25%。这些溶液中含有的无水葡萄糖浓度分别为 1.36%、2.27% 和 3.86%,其渗透压分别约为 345mOsm/L、395mOsm/L 和 484mOsm/L。

腹透液加热消毒过程中会产生葡萄糖降解产物(glucose degradation products,GDPs),而 GDPs 对腹膜和全身均可能存在毒性作用。低 pH 下加热消毒产生的 GDPs 很少,所以标准的乳酸盐腹透液的 pH 值在 5.5 左右以减少加热消毒过程中产生的 GDPs。更低的 pH 值可以进一步减少 GDPs 的产生,但可能会引起患者出现灌注疼痛。注入腹腔后随着碳酸氢盐扩散进入腹腔腹透液的 pH 值快速上升,所以 pH 值 5.5 的腹透液在灌注时通常患者可以很好地耐受。对出现灌注疼痛的患者,在腹透液注入腹腔前加入碱提高其 pH 值可以缓解疼痛。

腹透液的低 pH 会降低白细胞的吞噬、杀菌的能力,并可能损害腹膜。除了在腹透液的加热上特别注意之外,透析液成分分隔放置也是减少 GDPs 的重要方法。将葡萄糖装在透析液袋的一个腔室内,该腔室的 pH 值很低(约 3.2),低 pH 下加热消毒产生的 GDPs 很少;其余成分装在另一个 pH 值较高的腔室中。在使用的时候,将两个腔室内的液体混合,混匀后的 pH 值接近中性(图 33-1)。这种腹透液 GDPs 的含量很低,又有较高的 pH 值,是生物相容性较好的腹透液。

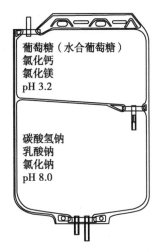

葡萄糖（水合葡萄糖）
氯化钙
氯化镁
pH 3.2

碳酸氢钠
乳酸钠
氯化钠
pH 8.0

图33-1 双腔室腹透液示意图

## 【腹透液的缓冲碱和 pH 值】

大多数市场上出售的腹透液使用乳酸盐作为缓冲碱,通常其浓度是 40mM,偶尔是 35mM。乳酸盐通过腹膜扩散进入血流并快速代谢成碳酸氢盐。也可直接采用碳酸氢盐作为缓冲碱,但碳酸氢盐腹透液的 pH 值很高,会引起钙和镁沉淀,因此碳酸氢盐腹透液不能放置在单腔室的透析液袋中。碳酸氢盐腹透液设计由两个分隔的腔室组成,一个腔室放置钙、磷、一小部分酸及其他电解质,另一个腔室放置碳酸氢盐液体,以保证碳酸氢盐和钙、镁是分隔开的,使用时进行混合。最终这种腹透液的 pH 值保持在生理范围。

目前至少有三种市售的双腔室腹透液。费森尤斯公司的 Balance 腹透液使用乳酸盐作为缓冲碱,葡萄糖放置在低 pH 腔室,双腔室设计是用来减少加热消毒过程中 GDP 的产生。百特公司的 Physioneal 腹透液同时含有乳酸盐和碳酸氢盐,双腔室设计用来减少 GDP 产生和使用碳酸氢盐缓冲碱。费森尤斯公司的 Bicavera 腹透液含碳酸氢盐,双腔室设计也是用于使用碳酸氢盐作为缓冲碱和显著减少 GDP 产生。这些双腔室腹透液在混合后其 pH 值是生理性或接近生理性的,并且可显著减少 GDPs 的产生,理论上比标准的单腔室腹透液具有更好的生物相容性。因此这些生物相容性腹透液可能可以更好地保护腹膜溶质转运和超滤功能,加强腹腔防御功能并降低腹膜炎发生率,更好地保护残肾功能,最终改善腹透患者的生存率和技术生存率。已有的研究发现这三种双腔室腹透液均可改善患者的灌注疼痛,但对其他重要预后指标的影响仍不肯定。BalANZ 研究发现 Balance 腹透液可以明显降低患者的腹膜炎发生率,但该结果未能在其他研究中得到证实,荟萃分析结果阴性;有的临床研究报道新型腹透液可以更好地保护残肾功能,但同时超滤量也少,所以残肾功能的保护可能是由于超滤减少引起容量过多而导致的;新型腹透液对于腹透患者长期的患者生存率和技术生存率的影响仍有待大样本的临床研究。

## 【腹透液的电解质浓度】

不同的厂商所生产的腹透液的电解质浓度略有不同。标准配方见表33-1。腹透液不含钾,钠浓度在 132~134mM。更高的钠浓度会引起钠的扩散清除减少,更低的钠浓度有利于钠的清除,但需要更多的葡萄糖来维持渗透压。

随着磷结合剂碳酸钙或醋酸钙的广泛使用,以及活性维生素 D 的使用,腹透患者高钙血症的发生增多,临床上 2.0~2.5mEq/L(1.0~1.25mM) 钙浓度的腹透液越来越多地取代了钙浓度为 3.5mEq/L(1.75mmol/L) 的腹透液以减少高钙血症的发生。较低钙浓度的腹透液还有利于预防腹透患者较多见的无动力性骨病。但需注意,使用较低钙浓度的腹透液可能引起甲状旁腺激素水平升高。腹透液的镁浓度通常在 1.0 或 0.5mEq/L(0.5 或 0.25mM)。

271

表 33-1 标准腹透液的配方

| | 厂商 | pH | 渗透剂 | Na（mM） | Ca（mM） | Mg（mM） | 乳酸盐（mM） | 碳酸氢盐（mM） | 腔室 |
|---|---|---|---|---|---|---|---|---|---|
| Dianeal PD2 | 百特 | 5.5 | 葡萄糖 | 132 | 1.75 | 0.75 | 35 | 0 | 1 |
| Dianeal PD4 | 百特 | 5.5 | 葡萄糖 | 132 | 1,25 | 0.25 | 40 | 0 | 1 |
| Stay safe 2/4/3 | 费森尤斯 | 5.5 | 葡萄糖 | 134 | 1.75 | 0.5 | 35 | 0 | 1 |
| Stay safe 17/19/18 | 费森尤斯 | 5.5 | 葡萄糖 | 134 | 1.25 | 0.5 | 35 | 0 | 1 |
| Nutrineal | 百特 | 6.5 | 氨基酸 | 132 | 1.25 | 0.25 | 40 | 0 | 1 |
| Extraneal | 百特 | 5.5 | 艾考糊精 | 132 | 1.75 | 0.25 | 40 | 0 | 1 |
| Physioneal 35 | 百特 | 7.4 | 葡萄糖 | 132 | 1.75 | 0.25 | 10 | 25 | 2 |
| Physioneal 40 | 百特 | 7.4 | 葡萄糖 | 132 | 1.25 | 0.25 | 15 | 25 | 2 |
| Balance | 费森尤斯 | 7.4 | 葡萄糖 | 134 | 1.25 1.75 | 0.5 | 35 | 2.5 | 2 |
| Bicavera | 费森尤斯 | 7.4 | 葡萄糖 | 134 | 1.25 1.75 | 0.5 | 0 | 34 | 2 |

## 【非葡萄糖腹透液】

使用葡萄糖作为渗透剂的优点是安全、价廉并可作为能量的来源。但同时也存在不利影响,如高糖、脂质紊乱、肥胖、对有些患者尤其是腹膜高转运患者效果差,长期使用可引起腹膜损伤。因此,使用新型渗透剂的腹透液不断面市。

（一）艾考糊精腹透液 艾考糊精腹透液（icodextrin）是以多聚葡萄糖作为渗透剂,由于其分子量大,腹腔保留后很少被人体吸收,长时间留腹仍能保持恒定的超滤量,主要用于那些 CAPD 夜间长时间留腹或 APD 白天需长时间留腹的患者,尤其适用于超滤衰竭的患者。艾考糊精腹透液通常每天使用一次。该腹透液会引起血液中的麦芽糖和麦芽三糖水平非生理性升高,但未发现有相关的毒性作用。升高的麦芽糖水平会干扰葡萄糖脱氢酶法测定的血糖,因此使用艾考糊精腹透液的患者应采用其他方法检测血糖。此外,艾考糊精会引起轻度的转移性低钠血症（由于低钠的液体从细胞内转移到细胞外液）。艾考糊精的代谢产物和常用的淀粉酶检测方法存在干扰,因此检测的淀粉酶水平会偏低。

随机对照临床研究已经证实艾考糊精腹透液能增加腹透患者超滤量,改善容量状态;并且有利于血糖的控制,降低体重,改善脂代谢紊乱。有些证据显示艾考糊精腹透液能长期保护腹膜功能。缺点是较昂贵、偶有皮肤反应、罕见无菌性腹膜炎。

（二）氨基酸腹透液 氨基酸腹透液采用氨基酸作为渗透剂,1.1% 的氨基酸腹透液产生的超滤相当于 1.5% 的葡萄糖腹透液。研究表明,氨基酸腹透液在腹腔内保留 4~6 小时后大部分的氨基酸被吸收,有利于营养的补充,对于营养不良的患者起了良好的支持作用。推荐每天使用一袋氨基酸透析液,过多使用可能引起酸中毒和尿素氮的升高。这些副作用可通过口服碱剂及增加透析解决。

## 【无菌】

腹透液直接进入患者腹腔,因此在生产腹透液的过程中应严格掌握无菌标准,从而保证最终产品无菌。

## 【腹透液温度】

　　腹透液在灌入患者体内前应进行加温,否则会由于温度过低而使患者寒战或感到不适。最好的加温办法是用加热垫或特制的烘箱。微波炉也可用,但普通微波炉在加热过程中会产生"热斑","热斑"处的高温会使腹透液中的 GDPs 产生增多。因此加热时务必注意避免过度加热透析液。另外,也不推荐将腹透液完全浸没在水中加热,这样容易导致污染。

（方　炜）

## 参 考 文 献

[1] Blake PG. Drain pain,overfill,and how they areconnected. Perit Dial Int,2014,34(4):342-344.

[2] Rippe B,Simonsen O,Heimbürger O,et al. Long-term clinical effects of a peritoneal dialysis fluid with less glucose degradation products. Kidney Int,2001,59(1):348-357.

[3] Cho Y,Johnson DW,Badve S,et al. Impact of icodextrin on clinical outcomes in peritoneal dialysis:a systematic review of randomized controlled trials. Nephrol Dial Transplant,2013,28(7):1899-1907.

[4] Cho Y,Johnson DW,Craig JC,et al. Biocompatible dialysis fluids for peritoneal dialysis. Cochrane Database Syst Rev,2014,3:CD007554.

[5] Tranaeus A. A long-term study of a bicarbonate/lactate-based peritoneal dialysis solution -clinical benefits. The Bicarbonate/Lactate Study Group. Perit Dial Int,2000,20(5):516-523.

[6] Williams JD,Topley N,Craig KJ,et al. The Euro-Balance Trial:the effect of a new biocompatible peritoneal dialysis fluid(balance)on the peritoneal membrane. Kidney Int,2004,66(1):408-418.

[7] Johnson DW,Brown FG,Clarke M,et al. Effects of biocompatible versus standard fluid on peritoneal dialysis outcomes. J Am Soc Nephrol,2012,23(6):1097-1107.

[8] 艾考糊精腹透液全国多中心临床试验组。艾考糊精腹透液单袋长时间留腹治疗连续性非卧床腹膜透析患者的安全性和有效性。中华肾脏病杂志 2008,24(2):80-85.

[9] Davies SJ,Woodrow G,Donovan K,et al. Icodextrin improves the fluid status of peritoneal dialysis patients:results of a double-blind randomized controlled trial. J Am Soc Nephrol,2003,14(9):2338-2344.

[10] Davies SJ. What has balANZ taught us about balancing ultrafiltration with membrane preservation? Nephrol Dial Transplant,2013,28(8):1971-1974.

[11] Jones M,Hagen T,Boyle CA,et al. Treatment of malnutrition with 1.1% amino acid peritoneal dialysis solution:results of a multicenter outpatient study. Am J Kidney Dis,1998,32(5):761-9.

[12] Li PK,Culleton BF,Ariza A,et al. Randomized,controlled trial of glucose-sparing peritoneal dialysis in diabetic patients. J Am Soc Nephrol,2013,24(11):1889-1900.

[13] Li FK,Chan LY,Woo JC,et al. A 3-year,prospective,randomized,controlled study on amino acid dialysate in patients on CAPD. Am J Kidney Dis,2003,42(1):173-183.

# 第 34 章

## 腹透管置入及拔除

腹膜透析导管的置入和拔除在国内大多数单位都由肾内科医生来完成,一些腹腔镜和X线下的腹透导管操作则需要在微创外科和影像科医生的协助下共同实施。对于肾内科医生而言,了解和掌握各种腹透管置入、拔除技术以及相关并发症的处理都是非常必要的。

## 【腹透管置管程序】

### 一、临时导管

临时导管有两种,一种为无 cuff 硬管,一种为带 cuff 软管。临时硬管的设计使之可用来盲插入预充满液体的腹腔。插入通常在一个尖锐的套管针或者柔软的导丝引导下进行,因腹透相关性感染风险较大,临时腹透硬管的保留时间常不超过 3 天。带 cuff 软管与长期导管不同,为单 cuff 管,操作较长期导管简单,保留时间比无 cuff 硬管长,但仍不建议长期使用。在肠梗阻、有多次腹部手术史或多次临时导管插入致腹腔粘连的患者并发症发生率增高。在那些昏迷、不配合、在插入导管或预充针时不能绷紧腹壁的患者,也很难置入临时导管。对这些患者,以及预期腹膜透析使用较长时间(>10 天)的患者,应当考虑进行长期腹透管置入。

(一) **程序** 选择腹正中或腹旁切口入路。腹正中切口在脐下 3cm;侧切口在腹直肌侧缘,脐和髂前上棘连线中点,左侧切口避开了盲肠,被认为更为适合。切口位点选择时,要避开以前插管部位或瘢痕处至少 2 ~ 3cm。在插入前需要排空膀胱,因为当膀胱充盈时,套管针插入过程中有穿透膀胱的风险。应该详细检查腹部,排除肝、脾、膀胱等器官的增大,排除其他明显病理情况(例如腹部肿瘤)。在插入导管前手提超声检查腹腔也很有价值。

1. 消毒、麻醉 仔细穿戴口罩、帽子、手术衣及无菌手套。预定插入位点附近皮肤清洗、消毒、铺巾。用 10ml 左右局麻药充分麻醉预定插入部位及切口附近腹壁全层,要有足够深度。

2. 切开 在预定插入部位切开皮肤 1 ~ 2cm(一些人倾向于更小的切口,例如 3mm),用止血钳钝性分离筋膜层。要求患者绷紧腹壁,将细针头或塑料管插入腹腔(如 16 ~ 18G 的 Angiocath 或 14G 的 Verhees 针),针或管至少长 6 ~ 8cm,以便进入腹腔。如果使用 Angiocath,此时应移除针头,留下塑料管在位。在重力作用下,灌入 1 ~ 2L 1.5% 葡萄糖腹膜透析液进入腹腔,足以使腹腔轻度绷紧。在充盈腹腔时,仔细观察患者有无呼吸困难体征。

3. 套管针或导丝来引导导管插入

(1) 套管针方式(Stylocath 或 Trocath 导管适用):

1）移走用于腹腔充液的塑料管或针。一手手指放于导管上，以限制最初插入深度（如果患者处于通气中的肺充气状态，而患者又绷紧腹壁，此时从导管顶端计算通常有 6～8cm）。将套管针-导管穿过腹壁，与患者尾骨垂线呈 20°进入。当导管在位后立刻移除套管针。腹腔液体可以通过导管流出。

2）重新部分插入套管针，比全部插入短 1cm。将套管针和导管对准左侧腹股沟韧带，使套管针和腹壁在一个平面且尽可能靠近。使导管沿着套管针方向前进，套管针不动，直到导管遇到阻力，或者导管翼或缝合点降至皮肤表面。如果导管进入腹腔少于 10cm，则重新调整导管方向插入。

（2）导丝方式（Cook 腹透管适用）：

1）通过预充腹腔的针或塑料管插入导丝，然后移除针或塑料管。

2）沿着导丝将导管插入腹腔，方向与套管针方式中描述的相同。当导管顶端通过腹直肌和筋膜时能感觉到阻力。如果需要重新定位导管，重新插入导丝并沿着导丝重新插入导管。

**（二）临时导管插入的并发症**

1. 置入腹膜前间隙

（1）充液管或针：腹腔腹透液灌入速度缓慢，同时伴有局部膨隆和腹部疼痛。出现这些情况时不应继续在此位置插入。应尽可能排空液体，移除塑料管或针，在另外的位置重新插入。

（2）导管本身：透析液进入腹腔速度缓慢，经常伴有疼痛。流出液少，回流液体很快变成血性。此时应尽可能排空液体，移除导管并在另外位置插入。

2. 血性透析液回流　除了导管置入腹膜前间隙，血性液体流出还见于腹壁或肠系膜血管损伤。这些情况下，血性引流液常会随着腹透的流出而逐渐变清。使用室温腹透液有助于减轻或停止毛细血管出血。

3. 严重并发症　腹腔内大血管损伤可导致大量出血，甚至出现休克，此时通常需要开腹手术紧急处理。不能解释的多尿或糖尿，提示可能出现膀胱穿孔。流出液带有粪渣或气体，或者高糖浓度的水样泻提示肠穿孔。发生肠穿孔时，有时可能仅仅需要移除导管，仔细观察患者，静脉使用抗生素。若发生严重的腹腔污染，需要外科手术修补。如果计划进行外科手术，应保留腹透管在位，以便手术时定位损伤位点。发生肠穿孔后，即便进行了外科修补，也应该将腹透推迟一段时间。

# 二、长期导管

长期导管置入方法主要有四种：外科切开置入、腹腔镜外科手术置入、通过导丝盲插和腹腔镜引导下套管针置入，除此之外还有其他一些特殊腹透管置入术。带腹膜面盘-珠结构的导管（如 Toronto-Western 和 Missouri 型导管）必须外科开放手术置入，而直/卷曲的 Tenckhoff 管（无论有无鹅颈）和 Advantage 腹透管可以用任何以上技术置入。

**（一）外科切开置入法**　是四种置入方法中使用最普遍的方法。

1. Tenckhoff 直管或卷曲管的置入步骤

（1）定位：术前一天在皮肤上标明腹透管入口的位置。入口的选择很重要，应使病人舒适并便于操作。标记时，让病人保持坐位，避开腰带、瘢痕和皮肤皱褶。部位可以是侧切口，也可以是旁正中切口。

（2）如有便秘,及时纠正,并于术前排空膀胱避免手术插管时损伤。抗生素预防感染,如术前1小时静注1g第一代头孢菌素。

（3）逐层切开皮肤、皮下脂肪、腹直肌鞘,找到腹膜后提起腹膜,切开1~2cm。

（4）如果网膜很多,可行局部网膜切除术。有作者提倡在植管时常规进行网膜切除以提高导管的生存率,但这一看法并未得到普遍认可。

（5）将腹透管放入生理盐水中浸泡数分钟,并用拇指和示指挤压袖套将袖套内气泡挤出,以利于周围组织长入袖套中。用20ml无菌生理盐水冲洗以去除管中的小微粒。在导管中插入内芯紧贴腹壁慢慢将导管放在脏腹膜和壁腹膜间并指向膀胱直肠陷凹(女性为子宫直肠陷凹)。导管最好位于前腹壁和网膜、肠段之间,末端位于腹股沟韧带下,这样可以最大限度地减少由于网膜或肠管缠绕引起的功能性导管堵塞。但有时会引起患者腹腔放入透析液时疼痛。

（6）导管妥善放置后荷包缝合封闭腹膜,这是防止术后渗漏的关键步骤。深层cuff应放在腹膜外、腹直肌内(不能放在腹腔中),因为肌肉组织内血管丰富,可促使导管周围组织更好地长入袖套以固定导管。

（7）观察腹透液进出通畅且无渗漏后间断缝合腹直肌前鞘。

（8）在侧腹壁引出腹透管,导管出口方向向下。如果是鹅颈管,只要顺着"V"形弯曲向下引出腹透管;如果是直管,可用隧道器在皮下建立一个角度较大的弯曲以使出口方向向下,浅层cuff距皮肤出口约2cm。

2. 盘-珠式导管的插入顺序　其他步骤一样,只是皮肤切开的距离大(4cm以上),腹膜切开的口子更大(2cm左右)以利于顺利放入体积较大的盘和珠。

**（二）用Tenckhoff套针盲穿置入法**　Tenckhoff套针有三部分组成:直径6mm的内芯、外套,以及内芯和外套之间的两个半圆柱体。这种套针由Tenckhoff最早利用,只适用于放置Tenckhoff直管或末端弯曲管。

步骤:

1. 在皮肤上作一2~3cm的切口,钝性分离至筋膜,将一塑料管插入腹腔并注入2L腹透液,然后拔出塑料管。

2. 嘱患者紧绷腹壁,与腹壁呈垂直方向将Tenckhoff套针插入腹腔。移去针芯,将2个半圆体留在其中组成一个圆形的空腔,空腔的方向指向腹部的左下象限。

3. 在腹透管中插入内芯以加强管子的硬度,避免损伤内脏,导丝终止在导管末端2~3cm处。沿套针方向将导管插入腹腔直至深cuff到达半圆柱体口。

4. 仔细拔除环绕导管和cuff周围的半圆形结构,深cuff留在腹直肌鞘中。

5. 皮下隧道和出口的步骤同外科置入法。

**（三）用导引钢丝盲穿插入法**　用于放置Tenckhoff直管或末端卷曲管。步骤:

1. 在腹腔中预充腹透液。

2. 从灌液的塑料管中插入导引钢丝。

3. 将裹有外鞘的扩张器插入腹腔。

4. 扩张器和外鞘进入腹腔后,拔出扩张器,将外鞘留在原处。

5. 在Tenckhoff管内插入一内芯,沿外鞘插入腹腔并拔除外鞘。

6. 皮下隧道和出口的步骤同外科置入法。

**（四）用微套针和腹腔镜置入方法**　可用于放置Tenckhoff直管或末端弯曲管以及某些

改良的导管,如 T 形笛状管。具体步骤如下:

1. 腹腔不预充腹透液。将一裹有金属外套的直径 2.2mm 的微套针穿入腹腔。

2. 腹壁穿刺后,拔除内芯,插入 2.2mm 的腹腔镜,观察套管的位置。

3. 拔除腹腔镜,从套管内注入经过微孔过滤的空气 600 ~ 1000ml。

4. 重新插入腹腔镜,腹腔镜和套管在直视下一同向下,边推进边观察,可以识别肠段、网膜及有无粘连并避开。腹腔镜和套管一直推进到 Tenckhoff 管末端停留的位置。

5. 拔除腹腔镜和套管,仅将塑料引导管留在腹腔。

6. 在 Tenckhoff 管内插一内芯,然后将导管沿外套插入腹腔,直至 cuff 固定在腹肌内。对于末端卷曲的导管,内芯保持在原位,继续将导管推进腹腔。

7. 拔出导管外套,将导管和内芯留在原位。深 cuff 埋在肌肉内。

8. 皮下隧道和出口的步骤同外科置入法。

（五）　四种腹透管置入术的优缺点比较

1. 外科切开法　安全,不使用尖锐的套针或导针,肠穿孔或出血的危险性小;如腹膜荷包结扎牢固,可很大程度减少术后渗漏等。缺点是相对于其他方法较大的切口,需使用较多的麻醉药。

2. Tenckhoff 套针放置法　肾科医生可在床边操作。减少了搬动。所需器械便宜。缺点是早期渗漏发生率高,常因导管位置不良而引起腹膜透析液流出受阻。

3. 导丝放置腹透管法　插管时腹壁洞较小,故早期渗漏发生率低于外科手术及 Tenckhoff 套针放置。缺点是如导针进腹方向不当,可引起导丝穿破肠袢,植管后引流不畅。另外导针如刺破血管和肠管,引起大出血和肠穿孔(大概有 1% 的风险)。

4. 腹腔镜放置法　可直接看到腹透管末端位置,导管周围的腹壁贴合较紧,渗漏机会少,肾科医生或外科医生均可掌握使用。主要缺点是器械设备价格昂贵。

（六）　其他一些特殊腹透管置入术　长期导管的计划置入(Moncried-Popvich 方法),此项技术在置管时把腹透管腹外段埋藏在患者皮下以减少导管感染的风险,并便于维护。置管时,在完成腹腔部分操作后,确定出口部位,和通常一样打皮下隧道,但不把腹外段导管引出皮肤,而是密封埋入皮下。埋藏腹透管前将 1000U 肝素注入导管中,导管可保持埋藏状态 2 ~ 8 周或更长。此技术可使纤维组织在一个无菌环境中严密地长进外 cuff。

等到准备使用时,在原定出口部位的皮肤上打开一个小的切口,将导管外段取出,连接钛接头和外接短管即可开始使用。普通 Tenckhoff 管即可应用此项埋藏技术;Moncried-Popvich 设计了一种外 cuff 更长的导管(其他部分类似标准鹅颈 Tenckhoff 管)可以进一步增加 cuff 的稳定性。

（七）　预防性应用抗生素　应该在置入长期导管之前 1 ~ 2 小时口服或 30 分钟前非肠道使用头孢菌素,之后不必继续使用。对头孢菌素过敏的患者可以使用万古霉素或喹诺酮类抗生素。若未预防性应用抗微生物药,只要足够注意,腹透管早期感染的风险仍然较低。

# 【腹透管适应过程】

## 一、临时导管

临时导管一般不需要适应。一些医生在过渡到标准的 2000 ~ 2500ml 交换前,会使用少量腹透液(500～1000ml)来进行最初的4～8个交换。

## 二、长期导管

（一）原则　许多适应方法用于新的长期导管,它们包括:

1. 若情况允许,足量的腹透交换可以延迟到2～4周后。

2. 在适应期每周3次(至少每周1次)用肝素化盐水或1.5%腹透液灌入腹腔并放出。第一次交换可以在置入术后第一天,以减少纤维蛋白或血凝块引起的导管闭塞。

3. 当腹透必须在腹透管置入后一周内开始时,每天须有部分时间排空腹透液,处于干腹状态。

4. 腹腔内有腹透液时,尤其是液体量大时,应限制患者活动以减少腹内压。

5. 在适应期应指导患者避免过度紧张和用力咳嗽。

步骤2的目的是清理导管内的血和纤维蛋白,减少网膜粘连的发生率。步骤1、3、4、5的目的是通过降低腹腔内压,减少腹透液渗漏的发生率;当腹腔内含有透析液时,腹内压在走动或紧张时最高。

6. 通过Moncried-Popvich方法埋藏的腹透管在使用时无需此适应技术。若没有网膜阻塞,埋藏的腹透管取出后大都功能良好,这可能与此法避免了腹膜透析液成分对腹膜的刺激有关。

（二）实践　是否实施适应程序取决于患者是否需要开始腹膜透析治疗和腹透管置入时患者所受处的状态。

1. 需要紧急、加强透析的患者,如急性肾衰竭病人　这种情况下,适应技术是不可行的,除非有临时血透支持。此外,这种患者通常是卧床休息的,腹透期间腹压升高有限,也不存在液体渗漏和年龄等问题。一些肾内科医生将最初4个交换设置成500ml,之后的4个交换设成1000ml,若能耐受,之后可设为需要的交换量。另一些医生将卧床、不活动的患者每次交换量直接设为2000ml。若腹透引流液为血性,需要在每袋腹透液中加入肝素(500U/L)。

2. 需要持续透析,并已培训拟行持续不卧床腹膜透析(CAPD)或自动腹膜透析的患者。

（1）最初24小时:在腹透管插入后,立刻用2L含有500U/L肝素的1.5%葡萄糖腹膜透析液灌入腹腔随即引出,以进行冲洗;或用100ml生理盐水注入导管(特别当导管是采用腹腔镜或导丝技术置入时)。在重力作用下快速从导管末端引出小量液体,通过观察导管内气-液柱随呼吸运动的变化,来确定导管位置及功能是否恰当。

（2）第2～14天:人工或自动夜间间断腹膜透析(NIPD)通常在开始时使用如下的交换时间——每24小时交换3次,每次2L体积。下午5点灌入液体,晚上8点交换一次,晚上11点再交换一次,次日早晨引出腹透液,白天干腹。当腹腔有透析液时禁止活动。NIPD使用一个能完成2L交换量的腹膜透析机,在夜间完成5～8个交换。腹腔在早上被排空,白天干腹。根据情况选用肝素。

3. 需要维持性透析,但还没培训成CAPD的患者

（1）最初24小时:和2(1)中描述的一样。

（2）第2到14天:有三种选择:a. 使用自动腹膜透析机的NIPD:对住院病人可以选择使用。b. 间断腹膜透析:在一个透析单元使用自动腹膜透析机在8～12小时内快速交换,每

周 3 次。c. 血液透析——必要时可以通过临时血管通路进行。至少每周要完成一个进出交换,使用 1L 含有 500U/L 肝素的生理盐水。

4. 对于不需要维持透析的患者

(1) 最初 24 小时:同本章节 2(1)。

(2) 从第 2 天至进入维持透析:每周至少完成一次进出交换(零停留时间),使用 1L 含有 500U/L 肝素的生理盐水。

## 【腹透管并发症】

腹透相关并发症一般可分为机械相关并发症与感染相关并发症两大类。值得注意的是:虽然导管有很多更新设计,但减少导管手术相关并发症的关键还是在于医生丰富的手术经验以及严格按照手术规范的操作。

### 一、机械相关并发症

(一) **管周渗漏**　此并发症通常出现在插管后第一周内,但也可能到开始 CAPD 后才变得明显。除了从皮肤出口部位渗漏出,也表现为不对称的皮下隆起和水肿,体重增长,液体外流量减少。如果适应期很短或者没有适应期,渗漏的风险会增加。

超声检查深 cuff 及周围皮下组织有助于诊断。由于渗漏常常是晚期或早期 cuff 感染的一个并发症,因此腹透液常规检查和培养,腹透管局部发红和触痛的详细体检非常重要。超声检查还可以发现 cuff 和隧道周围的积液,这通常是感染的一个征象。渗漏的处理会在相应章节讨论。

(二) **引流不畅**　若引流液明显少于灌入液体,又没有管周渗漏证据时考虑引流不畅。引流不畅可以发生在腹膜透析的任何时候,但常见于腹透管置管后或腹膜炎发生时和发生后。引流不畅通常由不规律引流、腹透液中纤维蛋白增加或便秘引起。处理策略包含以下几点:

1. 检查腹透管有无扭曲　揭开出口部位的敷料可以更清楚地观察出口部位的腹透管是否发生扭曲。皮下隧道的腹透管扭曲有时出现在双 cuff 导管中,常因两个 cuff 离得太近,或者导管在通过隧道时被旋转而导致扭曲。扭曲所导致的腹透管堵塞通常在腹透管置入后很快出现。腹透管扭曲所致的阻塞在进液和出液时都存在。阻塞程度可随着患者的体位而改变,按压皮下隧道可以增加流量。

处理措施包括重新置管,皮下导管重新定位,去除浅 cuff(可使腹透管向出口部位以外延伸,纠正屈曲)。

2. 治疗便秘　肠蠕动减少导致的便秘是腹透液引流受阻的常见原因,因此在处理引流受阻时可适量给予轻泻剂。必要时,可以重复给药或者给予盐水灌肠。在肠蠕动活跃后,再尝试放液可以解决近 50% 的腹透管出液阻塞。应注意避免对肾衰竭患者使用含有镁和磷酸盐灌肠剂的轻泻剂。

3. 肝素　一旦在引流液中看到纤维蛋白栓、纤维蛋白条或者血液,必须将肝素加入到腹透液中(250 ~ 500U/L)。预防性使用肝素比治疗性使用更有效;一旦发生引流受阻,再应用肝素冲洗导管通常不能成功缓解阻塞。

4. 溶栓药物　如果肝素无效,下一步可以试用溶栓试剂。组织纤溶酶原激活物、尿激酶和链激酶都可以用。链激酶最便宜，但可能引起过敏，这些试剂的使用方法见表34-1。

**表 34-1　链激酶、尿激酶、纤溶酶原激活物治疗腹透管引流不畅的用法**

**A. 链激酶**

1. 检测是否链激酶过敏　有案例报道出现过链激酶过敏反应，因此在腹腔注射之前需要进行划痕测试和皮试。准备 100IU/ml 的溶液，用 25G 针头划破皮肤，划痕上留一滴溶液。如果 15 分钟内没有风团和潮红出现，将 0.1ml 同样溶液注入皮下。如果没有风团和潮红出现，就不太可能有 IgE 介导的过敏反应。

2. 注射方法　链激酶是冻干粉末，将 750 000IU 链激酶溶于 30～100ml 0.9% 生理盐水中，注射入腹透管，夹住导管，等待 2 小时，评估流出情况。如果流出仍然不畅，可重复以上步骤一次。

**B. 尿激酶**

1. 将 75 000IU 或 5000IU 尿激酶溶入 40ml 0.9% 生理盐水，以如前所述的链激酶使用方法注入腹透管，都曾被成功使用。对链激酶使用患者，如果最初治疗不成功，可以用大剂量尿激酶重复治疗。

**C. 组织纤溶酶原激活物**

1mg/ml 溶液注入导管腔保留 1 小时或更久是有效的。注射含有 0.1mg/ml 组织纤溶酶原激活物的 10ml 生理盐水也是有效的。

---

5. 导管重定位　如果导管阻塞不能被以上任何方法解决，可能是因为网膜包裹或其他组织进入到导管顶端。成功使用过一段时间的腹透管发生漂移或者流出很差，通常是因为被网膜紧密包裹、牵拉。实际工作中，腹透管网膜包裹（而非腹透管移位）常是导致腹透管引流受阻的原因。

Tenckhoff 导管末端位置可以用腹部平片确定，在一个月内变化应该小于 4cm。目前常见的人造导管都混有不透 X 光的条纹。如果导管没有这样的条纹，当导管注射放射造影剂（渗透压<300mOsm/kg）时，极低剂量的 X 线通常可以看出平的硅胶导管。

不管导管有无漂移，解决阻塞的下一步是将导管移到腹腔中不同的位置，或者把导管从网膜包裹中游离出来。有 3 种方法重新定位导管末端：①盲技术（最好有 X 线监测，但不是必需的）；②腹腔镜技术；③外科手术剥离。

（1）盲法或者荧光镜技术：此技术对所有类型 Tenckhoff 导管都适用，但对没有明显皮下弯曲的导管（非预制弯曲的导管）更适合。如果腹部没有膨胀，先用腹透液充满腹腔。由于导管腹腔内操作常常带来痛苦，应当术前给予患者药物镇痛。将一个无菌的、有延展性的细金属杆弯曲成一定角度后通过导管，前进到离导管末端 4cm 处，然后以皮肤出口处作为支点，轻柔地旋转腹透管直到腹透管末端移到另一个位置。灌入肝素盐水或透析液，观察液体进、出是否通畅，以测试移位后腹透管的功能。

尽管此项技术可以移动腹透管，但要突破网膜对腹透管的粘连、包裹较为困难，仅有约 30% 的腹透管经此项技术恢复引流功能。

（2）使用腹腔镜重新定位：将滤过的空气约 600ml 通过受阻的 Tenckhoff 导管注入腹腔，然后封闭导管。距离腹透管 5～10cm 处，用 Y-TEC 微型套管针和塑料导丝穿刺进入腹腔。移走微型套管针，插入腹腔镜确定套管的位置。检视腹透管和包裹的网膜。将一个无菌的、可延展的弯曲金属丝（如 Foley 导丝）插入腹透管，在腹腔镜观察下将导管移往没有网膜包裹的位置。如果导管不能从包裹的网膜中移走，则将腹腔镜前进到腹透管下方，伸到包裹的网膜和腹透管腹膜进入点之间，旋转腹腔镜来分离腹透导管和包裹的网膜。重新检查确定腹透管位置并观察网膜是否已被移走。腹腔镜重定位可以成功解决 50% 的腹透管引流不畅,对直 Tenckhoff 导管成功率最高。如果腹腔镜重新定位失败,可以通过沿套管针插入的导丝置入新的腹透管,并拔除旧的腹透管。

（3）外科手术剥离导管:采用外科手术可剥离包裹的网膜并将导管留在原位。常规麻醉下在中线或者深 cuff 附近作 3~5cm 切口。确认导管位置后,移除包裹的网膜,可使用专门设计的剥离工具来协助操作。同时可以行局部网膜切除术以减少重新包裹的概率,这个方法也可以有效用于腹腔镜重新定位技术中。所有这些纠正引流不畅的策略在 1 个月内的成功率只有约 50%。

6. 导管替换　如果实在无法恢复腹透管的引流,只能选择外科手术拔出阻塞的导管,并置入新的腹透管取代它。

7. 腹膜炎治疗　引流不畅有时候是急性腹膜炎所致,炎症引起网膜激惹并附着到导管上。推荐下列的处理流程:

（1）腹腔注入负荷剂量的抗生素,混合入腹膜透析液中。最初的交换以及存在肉眼可见的纤维蛋白时需加入 1000 单位肝素。

（2）如表 34-1 所述,加入链激酶,尿激酶或组织纤溶酶原激活物。

（3）如果 24 小时内未建立足够的引流（在两次注入溶栓药后）,用腹腔镜置入临时腹透管或者第二根长期导管,迅速腹腔注射抗生素来治疗腹膜炎。所有交换都要加入 500U/L 的肝素。如果不出现隧道感染,阻塞的长期导管可以保留。

（4）在 2~3 天后,若症状缓解、液体变清,如有临时置入的腹透管,此时应拔出。然后在荧光或腹腔镜引导下尝试重新定位长期导管（成功率很低）。如果原有导管功能恢复,继续如前治疗腹膜炎。如果重定位失败,液体颜色澄清或接近澄清,通常可以在同一手术中拔除旧导管,置入新导管,而不会导致腹膜炎持续。

（5）如果 2~3 天内不能成功治疗腹膜炎,或者培养出真菌、假单胞菌或金黄色葡萄球菌,拔除腹透管,等待 2 周或更久后置入新导管（具体见相应章节）。

## 二、感染相关并发症

（一）出口及隧道部位感染　出口部位会出现红、肿、触痛,有时会出现大量结痂或脓液分泌。隧道感染可以作为皮肤出口感染的延伸,伴有疼痛、结节样肿胀、导管皮下段发红,全身表现可能出现发热等。此外,隧道感染可以导致由相同病原体引起的"复发性"腹膜炎。超声检查可以确定 cuff 或隧道感染。围绕着 cuff 或导管隧道的明亮回声区通常提示感染。隧道感染处理在相应章节讨论。治疗在相应章节中讨论。

（二）导管相关性腹膜炎　出口及隧道口感染可逆行发展引起腹膜炎,也可由腹膜炎导致隧道及出口感染并以隧道或出口感染为主要临床表现的病例,但是较为少见。导管相关性腹膜炎治疗包括抗生素及腹透管拔除,将在后续章节详细介绍。腹透管再植可于腹膜炎治愈 4~6 周后进行。

## 三、其他腹透管相关的并发症

其他导管相关的并发症包括 cuff 侵蚀、腹透液流入时疼痛以及腹壁疝。

（一）cuff 侵蚀　浅 cuff 可以侵蚀甚至穿透皮肤,原因多由于出口部位感染或 cuff 最初的位置距离皮肤出口部位太近。如果深 cuff 从腹部肌肉组织中脱离,也可能发生浅 cuff 的迟发侵蚀,此时整根导管被往外挤压,把浅 cuff 推出皮肤外。治疗方法主要是去除浅 cuff,尤其是 cuff 周围出现炎症时应该尽快处理。外 cuff 移除的做法是,麻醉出口部位,手术刀扩大切口,从皮下组织分离 cuff,用单面安全刀片修剪 cuff,用钳子移除碎片。如果去除外 cuff 后仍有明显皮下隧道感染,必须移除腹透管。

**（二）透析液进出时疼痛** 腹透液流出时疼痛较为常见,特别是在引流末期,在开始腹膜透析的早期或使用自动腹膜透析机的患者更多见。这种现象与透析液流出时对邻近组织产生的负压或刺激有关,有时能随着时间或便秘治疗而缓解。如果有持续疼痛,可以通过避免完全排空腹腔内液体来治疗;对自动腹膜透析的患者,可以通过潮式透析模式来治疗。顽固的腹透液流出疼痛往往需要重置腹透管,个别情况下甚至重置腹透管也不能解决问题。

入液时疼痛比出液时少见,常与透析液 pH 值低或者不正常的透析液高温有关,偶尔与网膜包裹导管或邻近组织(直肠,阴道及精索)所致的压力增高有关。典型的入液疼痛随着透析液葡萄糖浓度升高而加重。如果症状和低 pH 值有关,可以使用有多分隔透析袋(含或不含碳酸氢盐缓冲液)的新型正常 pH 值透析液,但目前国内尚未广泛使用这类透析液。在透析液中加入无菌无致热原的碳酸氢钠是另一个选择。加入常规剂量的碳酸氢盐(4～5mEq/L)不能完全中和透析液 pH 值,但也应该避免过度碱化。如果入液时疼痛和导管置入位置相关,需要重新定位腹透管。

**（三）腹壁和管周疝** 将在相关章节讨论。

## 【腹透管护理】

出口部位和腹部切口的护理应该按其他常规外科损伤护理的方式来处理。术后腹透管的制动和保持无菌环境对减少出口感染、延长腹透管的放置时间有重要作用。

在置管后最初几天,出口部位必须覆盖无菌纱布,一旦发现渗出液或血液浸透纱布,必须随时更换。不应使用封闭、不透气的覆盖物,也不能使用药膏。应该将腹透管妥善固定在皮肤上。

指导患者尽可能避免移动出口部位的腹透管,这种移动将导致出口部位愈合延迟,并增加感染风险。可以将腹透管的外接短管在皮肤上另行固定,以缓冲外部牵拉导致的出口部位腹透管移动。若腹透管出口部位干燥清洁,应尽可能少更换纱布,以利腹透管制动。当出口完全愈合(通常六周,部分患者可达半年)以后,导管出口部位可以不用敷料覆盖,勤换清洁、透气的内衣即可;但也有研究者推荐继续纱布覆盖以减少刺激。出口部位的最佳护理方法目前尚无定论。通常认为,在置管后 1～2 个月内,尽量少地处理出口部位就是最佳的护理。指导患者定期观察他们的导管、了解有无出口部位和导管感染征象是很重要的。

如果腹透管出口部位密封情况较好,腹透患者可以在导管置入数周后淋浴。出口部位在淋浴后应该完全擦干。腹透患者原则上不允许游泳和盆浴,因感染风险会随着水中细菌数量增加而加大。

## 【腹透管的移除和替换】

### 一、临时腹透管

前面已经提到,临时无 cuff 的腹透管应当在插入 3～4 天后移除。在腹腔排空和缝线拆除后,轻柔地拔出临时腹透导管。若要替换新的腹透管,最好能让腹膜休息1天左右。替换的腹透管插入部位应距原来位置最少2~3cm,最好更换到中间或对侧位置。

## 二、长期腹透管

长期腹透导管若需拔除,应当在手术室行外科手术切开移除。对一些型号的导管,必须切开至深cuff将其从腹部肌肉组织中分离。移除腹透管后在腹壁留下的任何缺损都必须仔细修补,以避免渗漏和疝形成。

（毛志国）

## 参 考 文 献

[1] 维持性腹膜透析专家协作组. 维持性腹膜透析共识. 中华肾脏病杂志,2006,22(8):513-516.

[2] Miller M,McCormick B,Lavoie S,et al. Fluoroscopic manipulation of peritoneal dialysis catheters:outcomes and factors associated with successful manipulation. Clin J Am Soc Nephrol,2012,7(5):795-780.

[3] Crabtree JH. Selected best demonstrated practices in peritoneal dialysis access. Kidney Int Suppl,2006,(103):s27-s37.

[4] McCormick BB,Brown PA,Knoll G,et al. Use of the embedded peritoneal dialysis catheter:experience and results from a North American Center. Kidney Int Suppl,2006,103:s38-s43.

[5] Crabtree JH,Burchette RJ. Peritoneal dialysis catheter embedment:surgical considerations,expectations,and complications. Am J Surg,2013,206(4):464-471.

[6] Crabtree JH. Rescue and salvage procedures for mechanical and infectious complications of peritoneal dialysis. Int J Artif Organs,2006,29(1):67-84.

# 第35章

## 急性腹膜透析

由于紧急血液透析的便捷、高效,原本急性腹膜透析很少用于急性肾损伤(AKI)的患者。然而,近年来急性腹膜透析的使用有增加的趋势,荟萃分析的结果提示其效果和紧急血透相当。

## 【急性腹透的优势及适应证】

### 一、设备及操作简单,易于实施

紧急腹透只需要由有经验的肾脏科医生或外科医生置入一根腹透管就能进行。置管可以在床旁使用套针或导丝技术穿刺置入,也可以手术放置单涤纶套或双涤纶套的 Tenckhoff 管。床旁穿刺置管的优点是切口小、快速、经济、能够马上使用。但是由于是盲穿,势必会带来技术上的风险,包括穿破腹腔脏器或血管,导管渗漏和引流功能不良也很常见。由于床旁穿刺置管往往弊大于利,因此,除非患者病情非常危重,无法耐受手术置管,或者预期肾功能能尽快恢复,只需短期透析,对于 AKI 患者也尽可能和尿毒症患者一样进行手术放置腹透管。腹透操作简单易行,护士只要经过一定培训就能操作,工作量要远远少于其他的肾脏替代治疗,如 CRRT 等。

### 二、血流动力学稳定

紧急腹透由于其连续缓慢的特性,对血流动力学不稳定的患者尤为有利。其较少发生低血压,从而减少低血压对肾脏的损害。

### 三、缓慢的纠正代谢失衡

紧急腹透能够持续缓慢的纠正电解质紊乱和酸碱失衡,逐渐清除含氮的代谢产物,从而可以避免失衡综合征的产生。

### 四、无需全身抗凝

由于腹膜透析无需全身抗凝,紧急腹透尤其适合有出血倾向、围术期、创伤、以及颅内出血等 AKI 患者。当然,这并不是紧急腹透的绝对适应证,因为随着血透技术的改善,目前某些血透方式也可避免全身抗凝。

### 五、儿童能够耐受

儿童 AKI 患者经常选择急性腹膜透析。由于儿童建立血管通路相对比较困难,而腹透置管就相对比较容易,同时腹透对血容量影响较小,因此,儿童进行腹透治疗安全、耐受性好,并且相对简单、方便。

## 六、有助于加强营养支持

腹透液含有高浓度的葡萄糖,葡萄糖吸收可以补充额外的热量。这对营养不良的 AKI 患者尤为有利。

## 【急性腹透的禁忌证】

紧急腹透很少有绝对禁忌证,大部分是相对禁忌证,包括:

## 一、新近进行过腹部和/或心胸手术

新近进行的腹腔手术势必会给紧急腹透带来困难,腹部手术后往往会放置各种引流管,又会增加腹透感染的危险性。而心胸手术后,有些患者会出现横膈胸腹腔贯通,这些患者如果开始腹透,腹透液就会流入胸腔,出现大量胸腔积液。当然,如果患者心胸手术后腹腔和横膈未受损害,保持完整,而患者又有充分的肺活量,一旦出现急性肾功能受损,仍可以很好地进行急性腹透。

## 二、严重的呼吸功能不全

留置腹透液会增加腹腔内的压力,如果患者呼吸功能严重受损,腹腔内压力的增加,横膈活动受限,会进一步影响呼吸功能。

## 三、严重的高钾血症

虽然腹透液中不含钾,但和血液透析相比,腹膜透析清除各种毒素(包括钾)相对比较缓慢。因此,对于危及生命的高钾血症,腹透降钾的速度不及血透迅速。当然如果患者血钾增高的程度不足以危及生命,急性腹透仍不失为一个很好的治疗选择。除了将血中的钾顺着浓度梯度清除至腹透液,腹膜透析还可以通过碳酸氢盐及高糖刺激胰岛素生成,增加钾进入细胞内,从而进一步降低血钾。

## 四、严重的容量负荷过多

由于腹透的超滤速度取决于很多因素,包括腹透液的葡萄糖浓度、腹膜的转运特性、淋巴吸收的量等,因此腹透患者所能清除的液体量很难完全人为设定。当然,给予高浓度或葡聚糖的腹透液或增加交换次数也是能够达到快速的容量清除。但不管怎么说对于严重容量负荷过多而没有用呼吸机辅助呼吸的 AKI 患者,选择血液透析可能更为方便。

## 五、严重的高分解代谢者

对于紧急腹透最大的顾虑是溶质清除能否充分。对于严重高分解代谢的患者最好选择溶质清除效率高的血液透析。但是,特殊的腹透方案如潮式腹透(tidal peritoneal dialysis,TPD)、持续流动的腹膜透析(continuous flow peritoneal dialysis,CFPD)等也可以达到很高的溶质清除率。Chitalia VC 等研究提示 TPD 可以在较少的时间内获得更高的溶质清除率,对于轻-中度高分解代谢的 AKI 患者,TPD 及连续平衡的腹膜透析(continuous equilibrated peritoneal dialysis,CEPD)都是合适的透析选择。

### 六、妊娠 AKI 患者

腹透由于血流动力学稳定,妊娠的女性如果出现 AKI,选择紧急腹透理论上是比较合适的,但是至今为止鲜有相关报道。妊娠妇女如要紧急腹透,应尽可能避免穿刺放置半硬式的腹透管,而应选择直视下手术放置 Tenckhoff 腹透管。

### 七、真菌性的腹膜炎或腹壁蜂窝织炎

## 【腹透导管】

AKI 患者以往使用临时无袖套的急性导管,虽然置入方便但容易感染,如果 3 ~ 5 天后肾功能无恢复则必须换管以避免感染。由于许多 AKI 的患者伴有多器官衰竭,其肾功能恢复所需的时间较长,因此目前建议开始就置入 Tenckhoff 导管。除非临床上预计肾衰病程短,或患者的病情不允许置入 Tenckhoff 管,此时选用临时导管。

## 【循环机的使用】

传统上,急性腹透是人工进行交换的,但交换次数多时也可采用循环机进行交换。其可以节约护士的劳动时间、减少发生并发症的危险性,包括腹膜炎的发生率。对于 AKI 的腹透患者,使用循环机还可以使腹透方案灵活多样,尤其方便使用大容量的腹透处方(high volume peritoneal dialysis HVPD)。然而,使用循环机时临时导管有时会干扰机器的功能,触发报警装置从而引起频繁的透析中断。因此在使用循环机进行交换时最好选用 Tenckhoff 导管。

## 【常用于 AKI 的 PD 透析模式】

### 一、急性间歇性腹膜透析(acute intermittent peritoneal dialysis,AIPD)

既往 AKI 患者较多使用的急性腹透治疗的方式。使用临时的无袖套的急性导管,治疗 24 ~ 72 小时,每次留腹 30 ~ 60 分钟,治疗结束后拔除临时腹透管。目前,Tenckhoff 管的使用更为频繁,AKI 患者急性腹透的治疗时间得以延长。可以手工操作,也可以借助于自动化腹透机。这种透析方案可以清除较多水分,清除小分子毒素尚可,但对于中分子量以上的毒素往往清除不够充分。适用于有一定残肾功能的患者。

### 二、持续平衡腹膜透析(continuous equilibrated peritoneal dialysis,CEPD)

与治疗慢性肾衰竭的持续非卧床腹膜透析(CAPD)相似,一般每次留腹 2 ~ 6 小时,可以用机器进行交换,也可以人工交换。根据需要清除的液体量和氮质潴留的情况决定透析的剂量。

### 三、潮式腹膜透析(tidal peritoneal dialysis,TPD)

开始在患者腹腔内灌入一定量的透析液剂量(如 3L),以后每次引流出部分液体,即在腹腔内存留 1.0 ~ 1.5L 液体,又再灌入部分的液体的潮式方法。用这种方法,每次灌入和引

出的液体量仅相当于腹腔容量的50%~75%,可以缩短交换时间,提高总的溶质清除率。同时可以减少腹透液引流时的腹痛。

20 世纪 60 年代以来大量研究观察不同腹膜透析方式治疗 AKI 的有效性,大多数研究都显示腹膜透析能够较好地清除体内毒素和水分,维持体内平衡。2002 年有报道对 87 名轻~中度高分解代谢的 AKI 患者实施了 236 次腹膜透析,潮式透析(TPD)和持续平衡腹膜透析(CEPD)各 118 次,结果显示 TPD 和 CEPD 的每周 Kt/V 分别达到(2.43±0.87)/周和(1.80±0.32)/周,经体表面积矫正后 Ccr 分别为(68.5±4.43)L/(week·1.73m$^2$)和(58.85±2.57)L/(week·1.73m$^2$)。显示在轻、中度高分解代谢的 AKI 患者中均能采用这两种方法,而 TPD 的患者溶质清除更多。

### 四、高容量腹膜透析(high volume peritoneal dialysis,HVPD)

一种持续的腹透方式,使用很大剂量的腹透液,每天 36~40ml,频繁交换,每次留腹 30~50分钟,可以达到比较大的小分子溶质清除率。周 Kt/V 可以达到3.8±0.6。

### 五、持续流动腹膜透析(continuous flow peritoneal dialysis,CFPD)

20 世纪 60 年代就已开始研究这一种透析方式。这项新技术要求置入两根特殊设计的腹透管或一根特殊的双腔管,其中一条用于灌入腹透液,一条用于腹透液的引出。使用两根管子有很多方案,一般是用一根标准的腹透直管或弯曲管放置在盆腔,用作引流腹透液,而另外放置一根腹透管或临时管于腹腔上端,用来灌入腹透液。腹腔内两根管子开口的距离越远越有利于减少再循环,增加透析效果。双腔管最主要的缺点是再循环,有文献报道再循环可以达到40%~50%。无菌透析液可以全部用新鲜市售的腹透液,也可以用联机产生的,或通过血透技术或树脂、吸收剂等对引流出来的已用过的腹透液进行处理再生后生成。CFPD 的毒素清除能力取决于患者腹膜的溶质转运系数(MTC)、透析液的流速、和体外透析液处理再生的效率。CFPD 具有不少潜在优点,包括:①显著增加小分子溶质的清除能力;②在腹透液体外处理再生过程中能便捷的产生生物相容性好的碳酸氢盐腹透液,而且可以根据患者的病情需要提供不同的溶质浓度;③降低腹膜炎的发生率;④减少蛋白质的丢失。这些优点能够消除紧急腹透在 AKI,尤其是高分解代谢患者治疗过程中溶质清除能力不够的顾虑。当然,临床上 CFPD 要得到更好的推广应用,其潜在的问题包括腹透液的高速流动及长期暴露于人造透析膜对腹膜结构和功能是否会产生不良作用,CFPD 是否能获得充分的超滤等都需要通过更多的动物模型及临床研究得以探讨明确。

## 【急性腹透处方】

因临床研究有限,AKI 患者使用何种腹透处方最为合适,目前尚无定论。如条件许可,使用 HVPD 可以清除较多小分子毒素。但是,对于大部分 AKI 患者,使用 CEPD 达到 Kt/V 0.3(2.1/周)就已经足够。

### 一、透析时间

对无尿、伴分解代谢、需要持续营养支持治疗的 AKI 患者,治疗需要持续地去除液体和溶质。这种需求每天都有变化,因此需要每天进行评估并制订透析处方。表 35-1 列举的是标准的急性透析医嘱。

**表 35-1 急性腹膜透析医嘱**

A. 护士执行的医嘱

1. 透析持续时间_____小时

2. 交换容量_____L

3. 透析液温度 37℃

4. 交换时间:流入 10 分钟

 保留_____分钟

 流出 20 分钟或将液体引流完,注意不要将液体留在腹腔

5. 严格记录液体的进量_____ml 和出量_____ml

6. 记录透析液的进出量,计算超滤量_____L

7. 透析液葡萄糖浓度_____%

8. 加入透析液的药物

9. 肝素是否应用

10. 改变患者体位以保证最佳引流量

11. 每隔_____小时重要生命体征记录

12. 每天导管护理和换敷料

13. 早晨从透析液取样口中取 15ml 液体做细胞计数、分类、细菌培养及药物敏感性检查是/否

B. 取血样医嘱

 每天早 8 点和下午 6 点测定尿素氮、肌酐、$HCO_3^-$、电解质 Na、K、Cl 和血糖。

C. 下列情况立即通知医生

1. 透析液流出欠佳

2. 严重的腹痛和腹胀

3. 血性或浑浊的腹透流出液

4. 导管出口周围有腹透液渗漏或脓性引流物

5. 收缩压低于_____mmHg

6. 呼吸频率高于_____次/分,或严重气促

7. 体温高于_____℃

8. 单次透析负超滤量(进量-出量)≥1000ml

9. 连续二次超滤量<0ml

10. _____小时内负超滤量大于_____ml

## 二、交换量

标准的急性处方的透析液交换量是 2L,一般身材的成人可以耐受该透析剂量。但不同的病人在不同的情况下交换量可能有所不同。

身材矮小的病人、伴有肺部疾病的病人以及腹股沟疝、腹壁疝的病人交换容量应该降低。近来主张刚置入腹透管后,在开始的几次交换中采用低剂量透析可降低渗漏的危险。

由于患者的透析剂量和清除率呈正比,因此对于身材高大或分解代谢旺盛的病人,如果能够耐受,应给予 2.5~3.0L 的交换量以确保透析的有效性。

## 三、交换时间

是流入时间、留腹时间和流出时间的总和。为了保证急性透析的效率最大,交换时间一般是 1 小时。

(一) 流入时间 腹透液通过重力流入腹腔,其流入时间与灌入透析液的容量和袋子的

高度有关。速度一般为 200ml/min，因此一袋 2000ml 的液体通常需要 10 分钟灌入腹腔。如果管路扭曲或腹透管末端被网膜包绕使流入的阻力增加，流入时间会延长。为保证透析效率，应尽可能缩短流入时间。

（二）留腹时间　指透析液被完全灌入腹腔后在腹腔中保留的时间。

1. 重症患者的起始留腹时间　通常的留腹时间是 30 分钟，这样总的交换一次的时间是 60 分钟。每袋按 2L 透析液计算，一天的透析液总量是 48L。如果患者的腹膜为平均转运，则腹腔引流液中的尿素氮是血浆中的 50%～60%，因此血浆尿素清除率大约为 24～29L/d（0.5×48～0.6×48）或 168～202L/w。

2. 病况稳定患者的留腹时间　如果病人没有严重的分解代谢，留腹时间可延长至 1.5～5 小时。平均转运的患者，一般留腹 4 小时透析液中尿素氮浓度是血中的 90%。

## 四、流出时间

透析液的流出也是通过重力作用，流出时间依赖于流出液的总量、流出的阻力和病人的腹腔与引流袋之间的高度差，一般需要 20 分钟。

## 五、透析液葡萄糖浓度的选择

（一）标准的含 1.5% 葡萄糖的透析液　这种浓度的透析液每 100ml 中含 1360mg 的葡萄糖（75mmol/L），通过渗透压来清除水分。用该浓度的透析液 2L 交换 1 小时可清除 50～150ml 的水分。

（二）高浓度的葡萄糖透析液　葡萄糖浓度越高，清除的水分越多。含 4.25% 葡萄糖的透析液每小时可超滤 300～400ml 的水分。理论上 4.25% 的透析液一天可清除 7.2～9.6L 的液体并产生高钠血症。实际上，临床上并不需要清除如此大量的水分。常用的方法是持续使用 1.5% 或 2.5% 的透析液，或者 1.5% 与 4.25% 的透析液结合使用来达到所需要的超滤量。当患者达到容量平衡后，可仅使用 1.5% 的腹透液进行治疗。

## 六、加入透析液的成分

任何物质被加入透析液时都必须严格遵循无菌原则，以避免污染透析液引起腹膜炎。

（一）钾　标准的腹透液中不含钾，以利于钾的有效清除。因此，腹透开始后患者血钾很容易降到正常水平。当增加腹透剂量增加小分子溶质清除时，钾的清除也会明显增加。当患者血钾低于 4mM 时应加入 4～5mM 的氯化钾预防低钾血症的发生。伴有代谢性酸中毒时血钾从细胞内转移到细胞外，酸中毒的纠正促进血钾从细胞外转移到细胞内，产生或加重低血钾。如果中、重度酸中毒正被纠正时，也应在透析液中至少补充 4mM 的钾以预防低血钾。

（二）肝素　急性腹透可出现纤维块堵塞导管导致出液不畅。这通常是由于导管置入和导管刺激腹膜时产生轻度出血所引起。为预防和治疗这个问题，可在透析液中加入肝素（每升中加入 500～1000 单位）。由于腹膜不吸收肝素，不会增加出血的危险。

（三）胰岛素　由于腹透液中的葡萄糖被吸收入血，有糖尿病的 AKI 患者行急性腹透时需要使用胰岛素。胰岛素可以皮下、静脉使用，也可在腹腔中加入胰岛素。应该在透析液被灌入前加入胰岛素，添加方法见表 35-2。并且密切监测血糖，及时调整胰岛素剂量。为减少透析终止后低血糖的发生，最后一袋透析液中不加入胰岛素。

**表 35-2　腹透液中胰岛素的添加方法**

| 透析液葡萄糖浓度(%) | 加入胰岛素剂量(IU/2L) |
| --- | --- |
| 1.5 | 8 ~ 10 |
| 2.5 | 10 ~ 14 |
| 4.25 | 14 ~ 20 |

（四）**抗生素**　对于腹膜炎的病人可以腹腔中使用抗生素。一般全身感染的患者不主张腹腔加用抗生素进行抗感染治疗。

### 七、监测液体平衡

急性腹透时液体平衡的监测较为困难,详细而正确地在记录单上记录患者的进出液体量非常重要。这不仅有利于估计每次交换的透析液的引流量是否足够,而且有利于计算总的液体平衡。另外还可采用每天称体重的方法,称重时需注意在腹透液灌入或排出周期的同一时刻进行,建议最好在引流结束时称重。但不管是记出入量还是称重,都不是完全可靠的。临床医生需结合患者水负荷过多或脱水的体征来综合评估。

### 八、监测清除率

对于 AKI 患者确保透析能达到足够的清除率是非常重要的。透析充分性一般使用 Kt/V 来进行评估。Kt/V = 每天尿素氮的清除率/Waston 公式计算的尿素分布容积 V。而每天尿素氮的清除率 = 透析液尿素氮/血尿素氮×总的透析液引流量。增加留腹容量或增加透析液交换次数可增加清除率。

## 【腹透并发症】

在急性透析过程中会发生许多问题。为减少可能的并发症,在给护士的医嘱中应清楚地列明需要通知医生的情况(见表 35-1)。

### 一、腹胀

透析液引流不完全可导致进行性的腹透液在腹腔中积聚,患者可出现不适、腹胀甚至于呼吸困难。应观察引流周期以确保透析液在允许的引流时间范围内已完全排空。训练有素的护士懂得这些知识,但为安全起见,应通知医生检查有无透析过程相关的技术问题。

### 二、腹膜炎

高达 12% 的病例可并发腹膜炎,常发生于 48 小时以后。虽然急性透析大多数感染以阳性菌为主,但真菌相关感染的发生率很高。这也反映了这些需要透析患者的疾病非常严重同时伴有易感因素,如较长时间使用多种抗生素。

### 三、低血压

快速去除大量液体会导致低容量,继而低血压、心律失常甚至死亡。在低蛋白血症的病人,即使使用1.5%的透析液也会清除大量的液体。此时,应立即静脉给予生理盐水补充血容量,同时降低透析液葡萄糖浓度,延长留腹时间以减少随后的液体清除量。为避免这种情况,不要在长期医嘱中给高渗透析液,而应根据病人的情况,临时使用高渗透析液。

## 四、高血糖

在糖尿病和糖耐量异常的患者使用高糖透析液会导致高血糖。因此在这些病人中应密切监测血糖水平并相应使用胰岛素。

## 五、高钠血症

由于钠筛现象的存在,短时间留腹的腹透方案,尤其是高浓度腹透液短时留腹频繁交换,会引起自由水清除过多导致高钠血症。治疗上应静脉补充0.45%的氯化钠。

## 六、低蛋白血症

由于急性腹透频繁地交换腹透液,每天从腹透液中丢失的蛋白质高达10~20g,如果出现腹膜炎,蛋白质丢失量可达2倍。因此应尽早给予口服或胃肠外高营养支持。

AKI患者经常合并血流动力学不稳以及多脏器功能受损,给透析治疗带来了一定的困难。由于担心能否充分清除毒素等原因,目前腹膜透析在AKI替代治疗领域并未受到重视。事实上,腹膜透析不仅具有简单、易行、血流动力学稳定、无需抗凝等特点,而且有多种处方选择,可以满足AKI患者毒素清除的要求。但是,紧急腹透无论是在置管还是透析处方方面并不完全等同于ESRD患者的腹透要求。因此,需要根据每个AKI患者特定的情况制定合适的治疗方案。

（朱彤莹）

## 参 考 文 献

[1] Arramreddy R,Zheng S,Saxena AB,et al. Urgent start peritoneal dialysis:a chance for a new beginning. Am J Kidney Dis,2014,63(3):390-395.

[2] Chionh CY,Soni SS,Finkelstein FO,et al. Use of peritoneal dialysis in AKI:a systematic review. Clin J Am Soc Nephrol,2013,8(10):1649-1660.

[3] Phu NH,Hien TT,Mai NT,et al. Hemofiltration and peritoneal dialysis in infection-associated acute renal failure in Vietnam. N Engl J Med,2002,347(12):895-902.

[4] Chionh CY,Ronco C,Finkelstein FO,et al. Use of peritoneal dialysis:what is the 'adequate' dose for acute kidney injury? Nephrol Dial Transplant,2010,25(10):3155-3160.

[5] Gabriel DP,Nascimento GV,Caramori JT,et al. High volume peritoneal dialysis for acute renal failure. Perit Dial Int,2007,27(3):277-282.

[6] Pannu N,Klarenbach S,Wiebe N,et al. Renal replacement therapy in patients with acute renal failure:a systematic review. JAMA,2008,299(7):793-805.

[7] Diaz-Buxo JA. Access and continuous flow peritoneal dialysis. Perit Dial Int,2005,25 suppl 3:S102-104.

[8] Gabriel DP,Caramori JT,Martim LC,et al. High volume peritoneal dialysis vs daily hemodialysis:A randomized,controlled trial in patients with acute kidney injury. Kidney Int,2008,(108):S87-S93.

[9] Amerling R,Glezerman I,Savransky E,et al. Continuous flow peritoneal dialysis:principles and applications.

Semin Dial,2003,16(4):335-340.

[10] Ghaffari A,Kumar V,Guest S. Infrastructure requirements for an urgent-start peritoneal dialysis program. Perit Dial Int,2013,33(6):611-617.

[11] Guest S,Akonur A,Ghaffari A,et al. Intermittent peritoneal dialysis:urea kinetic modeling and implications of residual kidney function. Perit Dial Int,2012,32(2):142-148.

# 第36章

## 持续性不卧床腹膜透析

持续性不卧床腹膜透析(CAPD)是目前国内使用最多的腹膜透析模式。自1976年报道CAPD治疗慢性肾衰竭获得满意疗效以来,维持性腹膜透析得到普遍开展。近年来,大量有关血透和腹透的对比资料显示:在残肾功能的保持、病人的生活质量以及两年的生存率等方面,腹透均优于血透,腹膜透析逐渐成为一体化治疗中的一项重要措施。

### 【CAPD 的定义及特点】

CAPD是每天持续24小时的腹膜透析,夜间长时间留腹,白天交换数次。简单易行,不需特殊的仪器设备,费用相对较低,是使用最广泛的一种透析方式。它提供持续性的治疗和稳定的生理状态,能够较好的清除中分子毒素,控制体内液体平衡,病人血压容易维持正常。

CAPD的缺点是一天内需要多次交换(每天2~5次),交换次数的增加会给病人的生活带来不便。由于腹腔内压力的增高限制了留腹的容量,从而限制了其清除率的进一步提高。以往腹膜炎的发生率较高(12个病人月1次),自从连接装置改进后,发生率明显下降。

### 【评估腹膜透析充分性的指标】

透析充分性并不是指透析剂量越大越好,而是给予患者一个合适的剂量,既彻底清除了毒素和水分,延长了患者的生存期,同时又最经济节约,患者也易于接受,正确判断患者的透析是否充分非常重要。透析充分性一词来源于拉丁语——"adequatum"(等于),即尿毒症患者经过透析后其生存率与非肾脏病人相当。医生给予患者的透析处方力求能够充分清除体内的毒素,从而使尿毒症患者的预期寿命延长。

肾脏对于人体的作用是多方面的。首先肾脏是排毒器官,身体代谢后产生的毒素绝大多数都由人体排出,如果毒素蓄积,会产生胃纳差、恶心、呕吐、代谢性酸中毒、电解质紊乱等症状,如果中分子物质蓄积,会导致不安腿、失眠等症状;另外,肾脏是机体主要的排水器官,如果水分无法清除,会导致水肿、高血压、心衰等液体失平衡症状;肾脏还是内分泌器官,其异常会导致贫血、肾性骨病等。因此广义的透析是否充分,要从以上情况综合分析。

另一方面,这些指标虽然可以反映透析是否充分,但临床表现个体差异大,而实验室指标所受的影响因素较多。因此临床上需要一个能够较为敏感及特异地反映毒素清除的量化的指标。目前多采用肾脏和腹膜对某一溶质的清除率作为充分性指标。但由于尿毒症毒素不是单一的,因此最佳的评估腹透充分性的方法目前还有争议。

#### 一、Kt/V 和 CrCl

代表小分子毒素的尿素氮和肌酐的清除率(Kt/V,CrCl)因测定简单、方便、稳定性好并且与预后相关,目前已被广泛应用作为评估充分性的指标。

（一）**Kt/V** 为尿素清除指数,即尿素分布容积相关的尿素清除率,反映腹膜对小分子毒素—尿素的清除效率。腹膜 Kt 是通过收集 24 小时腹透流出液并测定其中的尿素氮含量,除以血中的尿素氮值所得。CAPD 病人一天中腹腔持续有腹透液,抽取血尿素氮的时间没有严格规定。

残肾 Kt 通过类似方法收集 24 小时尿液所得。两个 Kt 相加得到总的 Kt。V 是总体水,是基于病人的性别、年龄、身高、体重根据 Watson 或 Hume-Weyers 公式计算所得（表 36-1）。

（二）**CrCl** 与体表面积相关的肌酐清除率。肌酐的分子量（113 道尔顿）较尿素的分子量（63 道尔顿）高,故腹膜对肌酐的转运速率小于尿素,测定肌酐的清除率也是反映 CAPD 充分性的指标之一。腹透病人的总肌酐清除率也包括两部分,即残肾 CrCl 和腹透 CrCl。由于肾小管分泌肌酐干扰了残肾 CrCl 的准确性,故计算残肾 CrCl 时取残肾 CrCl 和残肾 CBUN 的平均值。

**表 36-1 计算腹膜透析清除率指标的公式**

Kt/V

总 Kt/V＝残肾 Kt/V＋腹膜 Kt/V

$$残肾 Kt/V^* = \frac{\dfrac{24\ 小时尿尿素值（mmol/L）}{血清尿素值（mmol/L）} \times 24\ 小时尿量（L）\times 7}{体重（Kg）\times 0.6（男性）或 0.55（女性）}$$

$$腹膜 Kt/V = \frac{\dfrac{透析液尿素值（mmol/L）}{血清尿素值（mmol/L）} \times 24\ 小时腹透液排出量（L）\times 7}{体重（Kg）\times 0.6（男性）或 0.55（女性）}$$

CrCl（肌酐清除率）

总 Ccr＝残肾 Ccr＋腹膜 Ccr

残肾 Ccr（L/wk）：

$$= \frac{\dfrac{尿肌酐值（mmol/L）}{血肌酐值（mmol/L）} \times 尿量（L）\times 7 + \dfrac{尿尿素值（mmol/L）}{血尿素值（mmol/L）} \times 尿量（L）\times 7}{2}$$

$$腹膜 Ccr（L/wk） = \frac{透析液肌酐值（mmol/L）}{血肌酐值（mmol/L）} \times 24\ 小时腹透液排出液总量（L）\times 7$$

$$体表面积校正的 Ccr = \frac{总肌酐清除率（L/wk）\times 1.73m^2 BSA}{患者 BSA（m^2）}$$

体表面积（duBois 公式）

$$BSA（m^2）= 0.007184 \times W^{0.425} \times H^{0.725}$$

注:A＝年龄（岁）;H＝身高（cm）;W＝体重（kg）;* V 还可以用 Watson 公式计算:V＝2.447－0.09516A＋0.1704H＋0.3362W（男性）;V＝－2.097＋0.1069H＋0.2466W（女性）

## 二、清除率靶值

最佳的清除率靶值是指再增加透析剂量也无法明显地提高患者的预后。最低的靶值是指该剂量下病人保持较好的身体状况,没有尿毒症症状。

大量的研究表明 Kt/V、CrCl 与病人的临床表现相关,也与病人的预后相关。目前指南要求 Kt/V 的目标值不低于 1.7。以往,这一目标值要求更高,要求达到 2.0 以上。指南目标值的改变主要基于一系列的临床研究,尤其是在墨西哥进行的随机对照研究（ADEMAX）,该研究发现高剂量组的患者（平均周 Kt/V 达到 2.1 以上）和低剂量组的患者（平均周 Kt/V 为

1.6）临床预后没有差异。同一时期在我国香港和上海仁济医院进行 Kt/V 与预后的研究中也得到相似结果，显示 Kt/V 不应低于 1.7。同时目前的指南对于不同腹膜转运特性及不同腹透模式（连续或非连续）的患者，Kt/V 的目标值是一样的，均不低于 1.7。

因为肌酐的分子量大于尿素，腹透弥散清除较慢，以往的透析指南关于透析充分性的目标值除了 Kt/V，还要求 CrCl≥60L/1.73m$^2$。但是，目前指南对于 CAPD 只要求 Kt/V 达标。2006 年公布的我国腹膜透析专家共识也采纳了这一标准。

虽然残肾的清除率和腹膜的清除率并不对等，残肾清除率伴有更好的临床生存率。但是，目前 KDOQI、加拿大和欧洲的指南均建议使用总的 Kt/V（残肾 Kt/V+腹膜 Kt/V）来评估患者透析的充分性。

### 三、清除率测定的频率

腹膜透析 DOQI 工作组建议在腹膜透析开始的 6 个月应测量 3 次 Kt/V 和 CrCl，以后每隔 4 个月测定一次，当腹透处方有大的变动或患者的临床状况有改变时需重复测定。每隔 2 个月测定残肾的清除率直至残肾功能完全丧失。对于稳定的达到靶值的病人可以隔 6 个月测定一次。透析充分性计算见表 36-2。

**表 36-2　CAPD 病人充分性计算举例**

例：男性 50 岁，体重 66kg，无残肾功能

CAPD 2.5L×4 袋/天，净超滤 1.5L

V=36L（Watson 公式），BSA=1.66m$^2$（DuBois 公式）

血尿素氮 70mg/dl，血肌酐 10ml/dl，

24 小时腹透流出液中尿素氮和肌酐值（血糖矫正后）分别为 63mg/dl 和 6.5mg/dl

计算每周 Kt/V 和 CrCl。

Kt=24 小时腹透引流液量×D/Purea=11.5×63/70=10.35L/d

每天 Kt/V=10.35/36=0.288

每周 Kt/V=0.288×7=2.02

每天 CrCl=24 小时腹透引流量×D/PCr=11.5×6.5/10=7.48L

与体表面积矫正后为：7.48×1.73/1.66=7.80L/（d·1.73m$^2$）

每周 CrCl=7.80×7=55L/（w·1.73m$^2$）

### 四、容量的平衡

液体平衡和容量控制作为充分性的重要方面已越来越受到重视，研究提示心血管疾病是导致 CAPD 病人生存率下降的独立危险因素，虽然不充分的透析使病人回复到透前的尿毒症环境，增加心律失常的可能性，但液体负荷过多导致高血压、动脉粥样硬化、左室肥厚明显增加心血管的发病率，导致生存率的显著下降。ADEMEX 研究中，Kt/V 的增高不伴有患者生存率的增高，但是根据 NT-Pro-BNP 分组，无论 Kt/V 的高低，NT-Pro-BNP 高的患者死亡率和心血管死亡率均显著高于 NT-Pro-BNP 低的患者。Ates 等研究也发现液体和钠盐清除的增加伴有腹透患者生存率的增加。因此，CAPD 患者的容量平衡比小分子毒素的清除对于患者的生存来说可能更为重要。

ISPD 指南中对水分清除量没有明确的规定，但有一点很明确：不管患者超滤量怎样，保

持液体平衡是评价透析是否充分的另一关键指标。如果患者超滤量多，但液体摄入更多，液体蓄积，仍为透析不充分。

## 五、其他

病人的自我感觉，营养状况，有无恶心、呕吐、失眠、不安腿等尿毒症症状和代谢性酸中毒、电解质紊乱，血压能否控制等也是评价腹透是否充分的重要指标。ISPD 的指南中提出当 Kt/V 高于 1.7，但患者伴有透析不充分的临床表现时，也应增加透析剂量。

从以上指标可以看出，Kt/V 和 CrCl 反映透析是否充分的重要指标，但并不是全部指标，仅仅反映小分子溶质的清除。临床医生应该根据每个患者的实际情况来判断透析的充分性。

## 【腹透清除率的决定因素】

### 一、残肾功能

研究表明，给不同的病人标准腹透处方（8L/d），其总的每周 Kt/V 少至 1.2，多达 2.8；同样 CrCl 从 30～150L/W 不等。这种差异的主要原因是残肾功能。对于进行标准 CAPD 的病人来说，残肾功能对于维持充分的透析和良好的预后起着关键作用。研究表明，透析开始时残肾功能好的病人容易达到较高的清除率标准，保持较好的液体平衡和较好的营养状态，从而有较好的生存和较少的住院率。1ml/min 的残肾清除率相当于 Kt/V 0.24，CrCl 10L/（w·1.73m²）。腹透和血透相比，患者的残肾功能保持较好，但随着时间的延长，残肾功能不可避免地下降，此时如果不相应增加透析剂量，则会产生透析不充分。因此在透析过程中定期监测残肾功能是非常必要的，如果残肾功能明显下降，可能需要增加透析剂量以弥补丧失的残肾功能。DOQI 建议每 2 个月查一次残肾 Kt/V 直至残肾 Kt/V<0.1。

### 二、腹膜溶质转运特性

腹膜溶质转运特性的评价是通过腹膜平衡试验（peritoneal equilibration test，PET）测定一个常规的 2.5% 腹膜透析液留腹 4 小时交换过程中肌酐在透析液和血液中的比值（D/P$_{Cr}$值），分为高转运、高平均转运、低平均转运、低转运。与残肾功能对清除率的影响相比，腹膜转运特性本身对清除率的影响较小，但随着残肾功能的下降，需调整透析处方时，腹膜转运特性会影响腹透方案的选择。低转运的患者溶质转运比较慢，最好选用留腹容量大、时间长的透析方法；高转运的病人溶质转运快，适宜于选用交换频率多、保留时间短的透析方案。

除了溶质清除之外，腹膜转运特性对患者生存率和技术生存率都有明显影响。低转运病人虽然清除率不及高转运病人，但其生存率却优于高转运。

### 三、身材

清除率指标最后都用体表面积或总体水进行矫正。身材小的病人矫正后得到的清除率就高。计算 Kt/V 时，最好使用标准体重或理想体重，因为肥胖的患者过多的脂肪会高估尿素分布容积，从而低估 Kt/V 水平。

## 四、处方相关的因素(表36-3)

表36-3　决定腹膜透析清除率的因素

| （一）非处方因素 | （二）处方因素 |
| --- | --- |
| 残肾功能 | 交换频率 |
| 身材 | 留腹容量 |
| 腹膜转运特性 | 透析液浓度 |

## 【使 CAPD 病人达到充分透析的处方策略】

### 一、CAPD 患者增加溶质清除的方法

有三种方法可以增加 CAPD 病人的腹膜 $Kt/V$：即增加交换容量；增加每天交换次数；增加透析液浓度。

（一）**增加交换容量**　加留腹容量可以增加透析的充分性。国外一般对 65kg 以上的病人采用 2.5L 的透析液留腹以便达到需要的充分性。

增加留腹容量既能最大限度增加浓度梯度，又能增加腹膜有效表面积，在增加清除率方面比增加交换次数更为有效（如每天 4×2.5L 比每天 5×2L 的效果更佳）。增加留腹容量的主要缺点是部分患者有腹痛、腹胀和气短的症状。如果对大容量留腹无法耐受，可以考虑增加交换次数，但是首先要使用"盲法"试验确定患者对容量的耐受程度。患者的体格大小不是决定其能否耐受大容量腹透液留腹的预测因素。有观察表明在透析开始时就给予较大的容量会减少这种症状的出现。另外，增加留腹容量疝和渗漏的发生率增加。从理论上说，增加留腹容量会使超滤受到影响，但实际上，较大容量能更长时间地保持渗透压梯度，超滤并未受到影响。

（二）**增加每天的交换次数**　增加交换次数可以最大限度增加浓度梯度，从而增加小分子毒素的清除率。增加交换次数意味着缩短留腹时间，可以有效增加患者的超滤，同时也有效地增加尿素氮的清除率。但肌酐的分子量大，弥散速度慢，因此肌酐清除率的增加有限。

增加交换次数的另一缺点是干扰患者的生活方式，导致患者的不顺应和对腹透的厌倦感。因此，增加交换次数最好能采用夜间交换装置，患者临睡前与机器连接，机器在半夜里自动交换一次透析液，从而增加了水分的清除和溶质的清除。

（三）**增加透析液浓度**　既增加超滤量，又增加了对流所产生的物质转运，增加了清除率。但会增加高糖、高脂、肥胖的危险，长期使用会导致腹膜损坏。目前国外使用的葡聚糖（icodextrin）可在长留腹时间中仍保持较好的超滤和清除率。

### 二、改善 CAPD 患者容量超负荷的方法

腹透患者容量超负荷是影响患者预后的重要危险因素。因此，对于 CAPD 患者需要定期评估患者的容量状态，准确记录尿量及超滤量，对于容量超负荷的患者需要积极寻找引起容量负荷增加的原因，并进行干预。

（一）**严格限制水盐摄入**　只要出现容量负荷增加，进一步限制水盐摄入总能起到一定

的缓解作用。而且,相对于水盐清除减少而言,水盐摄入过多则是引起大部分腹透患者容量超负荷的直接原因。因此,对于很大一部分CAPD患者,尤其是每天尿量和超滤量并不少的患者,严格限制水盐摄入是改善容量超负荷的主要手段。

**(二) 对于有残肾功能的患者,使用大剂量的利尿药** 袢利尿剂呋塞米虽然无法保护残肾功能,但是在尿量>100ml的腹透患者中,使用大剂量呋塞米可以产生显著的利钠利尿作用,有助于患者容量的控制。国外腹透患者呋塞米的使用剂量可以高达250~500mg/d。呋塞米的主要副作用是耳毒性和前庭功能紊乱,监测血药浓度可以有效避免。值得注意的是袢利尿剂的利尿利钠作用以及药物本身的排泄和残肾GFR正相关,也就是说当病人有较多残肾功能、尿量较多时,使用大剂量的利尿药可以进一步增加尿量,而且不易蓄积产生副作用。

**(三) 寻找可逆因素进行干预** 一般来说,CAPD的超滤减少,尤其是短时间内突然减少,很多是由可逆因素所造成的。这些可逆因素包括导管机械性的并发症、各种渗漏(胸膜漏、后腹膜渗漏等)、血糖增高、患者自行改变腹透方案等。因此,对于容量负荷增加同时伴有超滤减少的CAPD患者,应在进一步限制水盐摄入的情况下,积极寻找引起超滤减少的可逆因素,对因处理。

**(四) 调整腹透处方** 使用葡萄糖作为渗透溶剂的腹透液进行腹透时,腹透液中葡萄糖产生的渗透压高于患者血管内的渗透压,水从渗透压低的血管转移到渗透压高的腹腔内,产生超滤。然而,葡萄糖是一种小分子的物质,很容易从浓度高的腹腔内弥散到浓度低的血管内,使得腹膜两侧的渗透压差下降。高转运的患者这种弥散会更快、更多。因此,超滤率在透析液留腹初始时最大,随着葡萄糖从透析液弥散到血液以及葡萄糖被超滤液稀释,超滤率迅速降低。增加腹透液的葡萄糖浓度,或者缩短留腹时间,可以增加超滤量。但是,这样都会增加患者的葡萄糖负荷,对腹膜及代谢产生不利影响。同时,高浓度短时留腹,由于钠筛现象的存在,虽然超滤量增加,但是由于腹透钠清除的不够,容易产生口渴,不利于患者容量的控制。

# 【逐渐增加剂量的透析方法和最大透析剂量的方法】

要使患者达到预定的清除率靶值,可以采取2种方法:逐渐增加剂量的透析方法和最大透析剂量的方法。

## 一、逐渐增加剂量的透析方法

适合于开始透析时有一定残肾功能的患者,其透析剂量是根据清除率靶值和残肾清除率之间的差值来制定。病人开始透析时仅需要小剂量的腹膜透析(4~6L/d)。优点是开始时花费较少,病人也不感到非常麻烦。葡萄糖负荷的减少可以减轻腹膜及代谢的不利影响。但缺点是必须定期监测残肾功能和清除率以确保当残肾功能下降时及时调整透析剂量使总清除率不低于靶值。

## 二、最大透析剂量的方法

这种方法考虑到残肾功能是暂时的,随着时间的延续会逐渐减退,因此在开始透析时就给予一个单靠腹膜清除就足以达到清除率靶值的透析剂量。其优点是不用经常监测残肾功能,不容易出现清除率不达标。但会增加花费和患者厌烦的可能性,而且葡萄糖负荷增加会加重腹膜纤维化、肥胖、高脂血症的危险性。

## 【制订腹膜透析处方中的一些误区】

### 一、残肾功能下降

常见的问题是对残肾功能下降的监测不够,估计不足,患者残肾功能已显著下降而未引起临床医生的警觉,使患者较长时期存在透析不充分的情况。避免这种情况的最好办法是每 2~3 个月检查残肾功能,当残肾功能下降时及时增加腹透剂量,或者使用起始最大透析剂量的方法。

### 二、不顺应

有的维持性透析病人会出现清除率测定已达到推荐的标准而临床上有尿毒症的症状。出现这种情况,在排除测量和实验室误差等因素后,最大的可能性是不顺应。即患者平时没有按照医嘱,而到检查的这一天完全按照医嘱收集透析液和尿液,这样测定的这一天清除率非常好。如果怀疑患者存在不顺应的情况,可系列测定其尿和透析液中的肌酐排泄值。如果测定的肌酐排泄值明显高于透析开始时的基础值,即考虑为不顺应。其原理是平时交换次数减少或交换时间不够而逐渐聚积的肌酐短期内突然排出,使得肌酐排泄值人为升高。CAPD 患者常见的腹透治疗不顺应性包括减少交换次数、减少留腹时间和留腹液体量。

### 三、腹透清除达标,但血肌酐水平高

患者 Kt/V 达到 1.7,但血清肌酐水平仍然很高(约 1000~1500μmol/L),这种情况很常见,多种原因需要加以鉴别:①腹透治疗不顺应:患者血尿素氮、血钾、血磷都会增高。②Kt/V 和 CrCl 的不一致性:即 Kt/V 高,CrCl 低。这种情况常见于残肾功能少、腹膜转运特性低的患者。可以通过检测 CrCl 来证实。③血清肌酐水平的增高并不是由于清除减少,而是因为产生增多所致,即患者的肌肉含量多,瘦体重(lean body mass)比例高。同时测定 CrCl 也是达到每周 40~50L/1.73m² 。而瘦体重比例高的腹透患者有更好的临床预后。因此,腹透患者血清肌酐水平高并不都代表透析不充分,需要注意鉴别。

### 四、CAPD 向 APD 转换不当

有人认为 APD 是解决 CAPD 不充分的灵丹妙药,只要 CAPD 出现不充分,就转变为 APD。事实上,有些病人转变为 APD 后情况更糟。APD 夜间交换次数多,保留时间短,而血和透析液中的肌酐要达到平衡是时间依赖的,转运特性越低的患者达到平衡所需的时间越长。因此对于低转运的患者,从 CAPD 转为 APD 可能导致肌酐清除率的进一步下降。

### 五、对液体清除重视不够

腹透处方中经常忽略水分的清除。留腹时间的延长可以增加清除率,尤其对分子量较大的毒素,但会减少对水分的清除。尤其在高转运或高平均转运患者中使用保留时间长的透析方案时要充分考虑水分的清除,要使患者保持在干体重和血压正常的状态下。CAPD 增

加夜间交换可以帮助达到这个目标。

（朱彤莹）

## 参 考 文 献

[1] Blake PG, Burkart JM, Churchill DN, et al. Recommended clinical practices for maximizing PD clearances. Perit Dial Int, 1996, 16(5):448-456.

[2] Blake PG, Bargman JM, Brimble KS, et al. CSN Workgroup on Peritoneal Dianlysis Adequacy. Clinical practice guidelines and recommendations on peritoneal dialysis adequacy 2011. Perit Dial Int, 2011, 31(2):218-239.

[3] Lo WK, Ho YW, Li CS, et al. Effect of Kt/V on survival and clinical outcome in CAPD patients in a randomized prospective study. Kidney Int, 2003, 64(2):649-656.

[4] 维持性腹膜透析专家协作组. 维持性腹膜透析共识. 中华肾脏病杂志, 2006, 22(8):513-516.

[5] Paniagua R, Amato D, Vonesh E, et al. Effect of increased peritoneal clearance on mortality rates in peritoneal dialysis: ADEMEX, a prospective randomized controlled trial. J Am Soc Nephrol, 2002, 13(5):1307-1320.

[6] Viglino G, Neri L, Barbieri S. Incremental peritoneal dialysis: effects on the choice of dialysis modality, residual renal function and adequacy. Kidney Int Suppl, 2008, (108):S52-S55.

[7] Virga G, La Milia V, Russo R, et al. A load volume suitable for reaching dialysis adequacy targets in anuric patients on 4-exchange CAPD. J Nephrol, 2014, 27(2):209-215.

[8] Medcalf JF, Harris KP, Walls J. Role of diuretics in the preservation of residual renal function in patients on continuous ambulatory peritoneal dialysis. Kidney Int, 2001, 59(3):1128-1133.

[9] van Olden RW, Guchelaar HJ, Struijk DG, et al. Acute effects of high-dose furosemide on residual renal function in CAPD patients. Perit Dial Int, 2003, 23(4):339-347.

[10] Ateş K, Nergizoğlu G, Keven K, et al. Effect of fluid and sodium removal on mortality in peritoneal dialysis patients. Kidney Int, 2001, 60(2):767-776.

# 第 37 章

## 自动化腹膜透析

自动化腹膜透析(APD)在过去的 10 ~ 15 年来增长非常迅速,在许多富裕国家大部分腹透患者均使用 APD。与 CAPD 相比,APD 的主要优点是更少的腹透液连接操作,通常不影响患者白天的正常生活。所有设备的连接和准备均在家中进行,对患者心理状态影响较小从而可以减少对治疗的厌倦感。对于白天需要工作或上学的患者来说,APD 是更好的腹透治疗模式。对于许多需要别人帮助进行透析的患者(如儿童、无法自理的老年患者、需要他人护理的患者),APD 也是一种较好的选择。APD 的主要缺点是需要自动循环机,价格较为昂贵,治疗模式略复杂。

## 【APD 模式】

APD 通常可分为持续循环腹膜透析(CCPD)和夜间间歇性腹膜透析(NIPD)。CCPD时,晚上患者与自动循环机相连,整个夜间交换数次,早晨在腹腔中灌入透析液后与机器分开,患者白天腹腔中留有透析液,但不与机器相连,可以自由活动。NIPD 是在夜间循环结束后早晨放出腹腔内所有的透析液,整个白天腹部都保持"干"的状态。CCPD 和 NIPD 的处方比较见表 37-1。

APD 的另一种衍生模式是潮式腹膜透析(TPD)。这种方法是开始在腹腔内灌注入腹透液,在引流时只引流出部分液体。TPD 的初始目的是减少标准 APD 时腹透液被灌入和流出腹腔所造成的时间上的浪费从而加强小分子溶质的清除。但对清除率来说,只有用非常大量的腹透液时,TPD 的这个优点才体现出来。现在 TPD 更多用于减少引流疼痛及机器报警。

表 37-1　APD 处方的比较

| | CCPD | NIPD |
| --- | --- | --- |
| 使用的腹透液量(L/w) | 70 ~ 120 | 84 ~ 120 |
| 透析时间(h/w) | 168 | 70 |
| 机器开动时间(h/w) | 63 ~ 70 | 63 ~ 70 |
| 交换次数/周 | 14 | 14 |
| 每周 Kt/V | 1.5 ~ 2.6 | 1.2 ~ 2.0 |
| 肌酐清除率(L/w) | 40 ~ 70 | 25 ~ 50 |

## 【APD 还是 CAPD】

选择腹透模式时既应考虑患者的选择,同时应考虑在医疗上该透析模式能达到最佳的治疗效果。患者的生活方式、就业情况、居住环境、腹透操作能力、对机器是否抵触、家庭和社会的支持程度均影响患者对腹透模式的选择。以往腹膜转运特性以及能否达到足够的溶质和液体清除也是影响腹透模式的重要因素,但目前认为,生活方式是选择 APD 还是 CAPD 更应考虑的问题。

以往认为,APD 能比 CAPD 更好地控制患者的容量状态,但是钠筛现象在短时交换的 APD 更为明显,可能会引起 APD 对钠的清除不够充分。因此目前认为患者的容量状态不是腹透模式选择的影响因素,不管 APD 还是 CAPD 均需密切监测患者对水和钠的清除是否充分。

早年的研究提示 APD 腹膜炎发生较少,但之后 APD 和 CAPD 的设备及连接技术均有了很大改进,这两种腹透模式对腹膜炎发生的影响仍没有共识。

此外,APD 较 CAPD 昂贵,在选择腹透模式时费用也是需要考虑的问题。

## 【评估腹膜透析充分性的指标】

### (一) 清除率靶目标

1. 每周 Kt/V  腹透的清除率靶目标用每周 Kt/V 表示。目前的指南认为腹透清除率靶目标为每周 Kt/V 至少 1.7。APD 与 CAPD 的每周 Kt/V 靶目标相同。

2. 每周 CrCl  反映了更大分子溶质的清除,大多数指南没有推荐的每周 CrCl 靶目标,但欧洲指南建议每周 CrCl 应至少 $45L/1.73m^2$。

### (二) 清除率的测定  腹透患者的溶质清除率通过测定每周 Kt/V,以及每周 CrCl 来评估。在评估时将腹透的清除率与残肾的清除率相加。

1. 每周 Kt/V 的测定  Kt/V 是通过收集 24 小时透出液和尿液并测定其中的尿素含量,除以血中的平均尿素浓度所得(表37-2)。APD 患者一天中血尿素的含量并不恒定,因此最好是在白天不进行循环的中间时刻抽取血样,一般在下午 1 点至 5 点,可以代表一天中的平均尿素水平。残肾 Kt 通过类似方法收集 24 小时尿液所得。两个 Kt 相加得到总的 Kt。V 是总体水,是基于患者的性别、年龄、身高、体重根据 Watson 或 Hume-Weyers 公式计算得到。计算得到每天 Kt/V 再乘以 7 就是每周 Kt/V。

2. 每周 CrCl 的测定  与每周 Kt/V 的测定相似。通过收集 24 小时透出液并测定其中的肌酐含量,除以血中的平均肌酐浓度得到腹透 CrCl。由于残肾的肌酐清除率过高估计了真实的肾小球滤过率,所以计算残肾 CrCl 时取残肾肌酐清除率和残肾尿素氮清除率的算术平均值。然后将腹透 CrCl 和残肾 CrCl 相加得到每天 CrCl,再用体表面积进行校正后乘以 7 得到每周 CrCl。腹透液的葡萄糖浓度很高,可能影响肌酐的测定,需进行校正。

3. 清除率测定的频率  KDOQI 指南建议在腹膜透析开始后的 1 个月内及随后每 4 个月测定清除率,当腹透处方或患者的临床状况有大的变化时也需测定。如果采用剂量逐渐递增方式腹透,每 2 个月需要测定残肾功能。对于稳定的清除率达到靶值的病人可以每 6 个月测定一次。

**表 37-2　APD 患者清除率计算举例**

女性,48 岁,体重 63kg,APD 夜间 2.4L×5,白天 2L×1,保留 6 小时,24 小时腹透流出液量 15L,净超滤 1L;
V=32(Watson 公式),BSA=1.60m² (DuBois 公式);中午测定的血清尿素氮 65mg/dl(23.2mmol/L),血清
肌酐 9mg/dl(796μmol/L);24 小时透出液中尿素氮和肌酐(葡萄糖矫正后)分别为 48mg/dl(17.1mmol/
L)和 4.5mg/dl(398μmol/L);尿尿素氮和肌酐清除率分别为 2 和 4ml/min。

计算每周总的 Kt/V 和 CrCl:

腹膜 Kt=24 小时腹透引流液量×D/Purea=15×48/65=11.1L/d

腹膜 Kt/V=11.1/32=0.35/天=2.45/周

残肾 Kt/V=20/32=0.63/周

总的 Kt/V=2.45+0.63=3.08/周

腹膜 CrCl=24 小时腹透引流量×D/PCr=15×4.5/9=7.5L

经体表面积矫正后为:7.5×1.73/1.60=8.1L/天=57L/周

残肾 CrCl=残肾尿素氮和肌酐的清除率的算术平均数=(2+4)/2=3ml/min=30L/周

经体表面积矫正后为:30×1.73/1.60=32.4L/(w·1.73m²)

总的每周 CrCl=57+32.4=89.4L/1.73m²

### (三) 腹透清除率的决定因素(表 37-3)

1. 残肾功能　在腹透初始,残肾功能可占到总的溶质清除率的多达 50%,残肾功能对于维持充分的透析和良好的预后起着关键作用。使用血管紧张素转换酶抑制剂或血管紧张素受体阻断剂,避免肾毒性药物包括氨基糖苷类、造影剂、非甾体类抗炎药,避免容量不足可以延缓残肾功能的丢失。有研究提示 APD 可能比 CAPD 的残肾功能下降更快,但该现象仍有争议。

**表 37-3　APD 患者腹膜透析清除率的决定因素**

| | |
|---|---|
| **1. 非处方因素** | 白天留腹容量 |
| 残肾功能 | 白天留腹的腹透液葡萄糖浓度 |
| 患者身材 | 循环时间 |
| 腹膜转运特性 | 循环次数 |
| **2. 处方因素** | 循环留腹容量 |
| 白天留腹次数 | 循环腹透液葡萄糖浓度 |

2. 腹膜溶质转运特性　腹膜溶质转运特性是影响清除率重要因素,尤其在 APD,短时留腹使得血液和透析液中的溶质水平较难达到平衡,因此影响更大。通过测定腹膜平衡试验(PET)可以评估腹膜转运特性(详见第 30 章),可分为高转运、高平均转运、低平均转运、低转运。通常较高转运的患者适合用交换频率大、留腹时间短的透析方案如 APD。

3. 患者体积大小　需用体表面积校正清除率,因此患者身材大小也是腹透清除率的重要决定因素。

## 【达到清除率靶目标的处方策略】

典型的 APD 初始容量采用每天 10~12L,身材大的患者使用更大的腹透液量。循环时间 8~10 小时,留腹容量通常 2L,身材大的患者 2.5L。如果患者有较好的残肾功能或身材较小,可以采用白天干腹的 APD 初始处方。其他患者白天有腹透液留腹,但在转运较高的患者可以缩短白天留腹时间以避免液体重吸收过多,这些患者可以提早引流出腹腔内的液

体并保持干腹一段时间,也可以再进行一次交换。如果有艾考糊精腹透液,可以用它作为白天长留腹,特别是高转运的患者、有液体过多重吸收问题的患者、存在代谢问题如糖尿病及肥胖患者等。

有很多方法可以增加 APD 的清除率(表 37-3),以下方法按疗效排序:

(一) **白天留腹** 白天干腹的 APD 患者增加清除率的最好办法是增加白天腹透液留腹。这种方法能够有效地提高 $Kt/V$ 和 CrCl。其中 CrCl 提高尤其明显,因为肌酐的平衡比尿素氮更加依赖留腹时间,因此增加一袋长留腹的腹透液后肌酐的清除更多。通常白天干腹的 APD 患者白天增加一袋腹透液留腹后每天腹膜 $Kt/V$ 和 CrCl 可分别提高 25% 和 50%,所以性价比非常高。白天留腹 2 袋或 3 袋可进一步增加清除率。白天的额外交换可以使用机器也可人工进行。这种方法的缺点是增加了额外的操作,以及白天腹腔中需保留腹透液。

(二) **增加循环次数** 因为增加循环次数能维持血液和透析液之间的最大浓度梯度,因此增加循环次数能提高清除率。但是,如果 9 小时的治疗时间循环数超过 6～9 次,很多透析时间将被用于腹透液灌注和引流,因此反而对提高清除率效果不明显。增加循环次数的用处在高转运的患者更为明显,对尿素清除率的提高要优于肌酐清除率。始终在腹腔内保留一小部分腹透液(例如 TPD)有助于在快速交换的 APD 模式下保证清除率。

(三) **增加循环的留腹容量** 由于 APD 患者夜间交换时是卧位的,更能耐受高容量的透析。在同样的透析剂量下,增加留腹容量比增加交换次数更能有效地提高清除率(如 4×2.5L 比 5×2L 的效果更佳)。

(四) **循环时间** 一般来说,APD 的循环时间越长则每个循环留腹时间也相应延长,溶质更容易达到平衡,清除率更高。

(五) **增加腹透液葡萄糖浓度** 与 CAPD 相似,提高 APD 腹透液的葡萄糖浓度使得超滤增多也可增加清除率,但同样葡萄糖相关的并发症也会增多。

## 【逐渐递增剂量与足剂量 APD】

要使患者达到清除率靶目标,可选用逐渐递增剂量 APD 以及足剂量 APD 两种方法。逐渐递增剂量 APD 包括低容量,白天干腹或甚至每周停透一天。足剂量腹透是指不考虑残肾清除率,初始即给予足够的能达到清除率靶目标的腹透剂量。逐渐递增剂量 APD 的优点是透析初始时花费较少、操作少、可能降低葡萄糖暴露量及腹膜炎的风险。缺点是需要定期测定残肾功能以确保当残肾功能下降时及时调整透析剂量使总的清除率不低于靶目标。

## 【APD 处方中的一些误区】

(一) **残肾功能下降** 常见的问题是对残肾功能下降的监测不够,估计不足,患者残肾功能已显著下降而未引起临床医生的警觉,使患者较长时期地存在透析不充分的情况。避免这种情况的最好办法是每 2～3 个月检测残肾功能,当残肾功能下降时及时增加腹透剂量。

(二) **无尿患者白天干腹 APD** 有的患者即使残肾功能已经丢失,采用白天干腹的APD 处方仍能达到清除率靶目标。这种患者通常是身材较小的高或高平均转运者。残肾功能丢失后中分子溶质的清除与透析时间密切相关,此时采用白天干腹 APD 其中分子溶质的清除很低。虽然迄今仍没有中分子溶质清除的靶目标,也没有提示中分子溶质对患者预后重要性的高级别临床证据,但一般认为中分子溶质的充分清除是重要的。所以在无尿患者中采用白天干腹的 APD 处方需考虑这个问题。

**(三) CAPD 向 APD 转换不当**　有人认为 APD 是解决 CAPD 透析不充分的灵丹妙药,只要 CAPD 出现不充分,就转变为 APD。事实上,有些患者转变为 APD 后情况更糟。APD 夜间交换次数多,留腹时间短,而血液和透析液中的肌酐要达到平衡是时间依赖的,转运越低的患者达到平衡所需的时间越长。因此对于低转运的患者,从 CAPD 转为 APD 可能导致肌酐清除率的进一步下降。

**(四) 对液体清除重视不够**　腹透处方中经常忽略液体的清除。尤其在高转运或高平均转运患者中使用长留腹的透析处方时要充分考虑到液体的清除,要使患者保持在目标体重和血压正常的状态。使用艾考糊精腹透液长留腹和缩短 APD 白天留腹时间有助于达到这个目标。

(方　炜)

## 参 考 文 献

[1] Blake PG,Bargman JM,Brimble KS,et al. Clinical practice guidelines and recommendations on peritoneal dialysis adequacy 2011. Perit Dial Int,2011,31(2):218-239.

[2] Masakane I,Hasegawa T,Ogata S,et al. Peritoneal Dialysis Registry With 2013 Survey Report. Ther Apher Dial,2016,20(6):557-568.

[3] Domenici A,Giuliani A,Sivo F,et al. Cross-Over Efficiency Comparison of Different Tidal Automated Peritoneal Dialysis Schedules. Blood Purif,2016,42(4):287-293.

[4] Guest S. Intermittent peritoneal dialysis:urea kinetic modeling and implications of residual kidney function. Perit Dial Int,2012,32(2):142-148.

[5] Diaz-Buxo JA,White SA,Himmele R. The importance of residual renal function in peritoneal dialysis patients. Adv Perit Dial,2013,29:19-24.

[6] Bieber SD,Burkart J,Golper TA,et al. Comparative outcomes between continuous ambulatory and automated peritoneal dialysis:a narrative review. Am J Kidney Dis,2014,63(6):1027-1037.

[7] Cnossen TT,Konings CJ,Fagel WJ,et al. Fluid state and blood pressure control:no differences between APD and CAPD. ASAIO J,2012,58(2):132-136.

[8] Cortés-Sanabria L,Paredes-Ceseña CA,Herrera-Llamas RM,et al. Comparison of cost-utility between automated peritoneal dialysis and continuous ambulatory peritoneal dialysis. Arch Med Res,2013,44(8):655-661.

[9] Cortés-Sanabria L,Rodríguez-Arreola BE,Ortiz-Juárez VR,et al. Comparison of direct medical costs between automated and continuous ambulatory peritoneal dialysis. Perit Dial Int,2013,33(6):679-686.

[10] Koh ES,Lee K,Kim SH,et al. Serum β2-Microglobulin Predicts Mortality in Peritoneal Dialysis Patients:A Prospective Cohort Study. Am J Nephrol,2015,42(2):91-98.

[11] Eloot S,Vanholder R,Dequidt C,et al. Removal of Different Classes of Uremic Toxins in APD vs CAPD:A Randomized Cross-Over Study. Perit Dial Int,2015,35(4):436-442.

[12] Akonur A,Guest S,Sloand JA,et al. Automated eritoneal dialysis prescriptions for enhancing sodium and fluid removal:a predictive analysis of optimized,patient-specific dwell times for the day period. Perit Dial Int,2013,33(6):646-654.

[13] Pérez Fontán M1,Remón Rodríguez C,Borràs Sans M,et al. Compared decline of residual kidney function in patients treated with automated peritoneal dialysis and continuous ambulatory peritoneal dialysis:a

multicenter study. Nephron Clin Pract,2014,128(3-4):352-360.

[14] Sawin DA,Himmele R,Diaz-Buxo JA,et al. Phosphate clearance in peritoneal dialysis:automated PD compared with continuous ambulatory PD. Adv Perit Dial,2012,28:120-125.

[15] Tang CH,Chen TH,Fang TC,et al. Do Automated Peritoneal Dialysis and Continuous Ambulatory Peritoneal Dialysis Have the Same Clinical Outcomes? A Ten-year Cohort Study in Taiwan. Sci Rep,2016,8,6:29276.

[16] El-Reshaid W,Al-Disawy H,Nassef H,et al. Comparison of peritonitis rates and patient survival in automated and continuous ambulatory peritoneal dialysis:a 10-year single center experience. Ren Fail,2016,38(8): 1187-1192.

[17] Beduschi Gde C,Figueiredo AE,Olandoski M,et al. Automated Peritoneal Dialysis Is Associated with Better Survival Rates Compared to Continuous Ambulatory Peritoneal Dialysis:A Propensity Score Matching Analysis. PLoS One,2015,2710(7):0134047.

[18] Lan PG,Johnson DW,McDonald SP,et al. The association between peritoneal dialysis modality and peritonitis. Clin J Am Soc Nephrol,2014,69(6):1091-1097.

# 第38章

## 腹膜溶质转运评价及失超滤

腹膜对溶质和水分的清除与腹膜溶质转运功能密切相关。研究发现,容量负荷过多是透析患者心血管疾病发生发展的重要因素,腹膜高转运的腹透患者死亡率明显高于其他转运类型的患者。

### 【腹膜溶质转运功能的评价】

（一）标准腹膜平衡试验（peritoneal equilibration test, PET）　由 Twardowski 在 1987 年首先提出评判标准并沿用至今。分别测定腹透液灌入腹腔 0 小时、2 小时、4 小时的肌酐和葡萄糖浓度并与血中的肌酐（D/Pcr）和 0 小时引流液葡萄糖浓度（D/D0）比较。得到 0hD/Pcr、2hD/Pcr、4hD/Pcr、2hD/$D_0$ 和 4hD/$D_0$ 5 个值,以大多数值落在的转运特性范围为患者的腹膜转运特性。但由于 4 小时 D/Pcr 值最为稳定,目前基本上以 4 小时 D/Pcr 来决定患者的腹膜转运特性。

1. 操作步骤

（1）PET 前夜常规保留腹透液 8～12 小时。

（2）称重已加温的 2L 含 2.5% 葡萄糖的腹透液袋。

（3）在 20 分钟内充分引流出腹腔中的透析液,测定引流量。

（4）将 2L 含 2.5% 葡萄糖的腹透液以每 2 分钟 400ml 的速度灌入腹腔,记录灌入完毕的时间,并以此定为 0 时。每灌入 400ml,嘱病人左右翻身,变换体位。

（5）在腹透液留腹 0 小时和 2 小时,从加药口取样收集透析液标本。

（6）在留腹 2 小时,同时抽取血标本。

（7）留腹 4 小时后,在 20 分钟内将腹腔内透析液全部引流出来,充分混匀后从加药口取样。

（8）测定标本的葡萄糖和肌酐浓度。

（9）称重引流液袋,计算出超滤量。

2. 结果分析（按照 Twardowski1987 年的标准）

（1）超滤量:腹膜转运特性的患者超滤量不同。一般来说,2L 2.5% 葡萄糖的腹透液引流量平均为 2370ml,按 2L 袋中含腹透液 2080ml,则超滤量为 290ml。

（2）引流液中的葡萄糖水平:平均 4 小时引流液葡萄糖水平为 720mg/dl（40mmol/L）,低转运和高转运分别高于 950mg/dl（53mmol/L）和低于 500mg/dl（28mmol/L）。

（3）D/Pcr:4 小时平均 D/Pcr 是 0.65,高转运和低转运的 D/Pcr 分别>0.82 和<0.49。表 38-1 是根据 Twardowski1987 年的标准将患者分为高转运、高平均转运、低平均转运和低转运。

表 38-1　应用腹膜平衡试验确定患者腹膜转运类型的标准

| 转运类型 | D/Pcr | 腹透液糖浓度（mg/dl） | 引流量(ml) | 净超滤量(ml) |
|---|---|---|---|---|
| 高转运 | 0.82 ~ 1.03 | 230 ~ 501 | 1580 ~ 2084 | -470 ~ 35 |
| 高平均转运 | 0.66 ~ 0.81 | 502 ~ 722 | 2085 ~ 2367 | 35 ~ 320 |
| **均值** | **0.65** | **723** | **2368** | **320** |
| 低平均转运 | 0.5 ~ 0.64 | 724 ~ 944 | 2369 ~ 2650 | 320 ~ 600 |
| 低转运 | 0.3 ~ 0.49 | 945 ~ 1214 | 2651 ~ 3326 | 600 ~ 1276 |

（4）容易发生的错误

1）残余容量:残余容量恒定,则 PET 时的超滤量较准确。导管功能不良的患者测定的超滤量误差较大。IPD 或 APD 患者行 PET 前如果是干腹,可能导致 PET 时的残余容量不准确。因此在 PET 前先要用2L 含 2.5% 葡萄糖的透析液保留 2 小时以上,最佳保留时间是 8 小时。另外,残余容量与患者的体位有关,在 PET 前后的引流体位应保持一致(通常取坐位),并尽可能引流出所有的液体。

2）脱水:脱水可使血浆和组织间隙中的胶体渗透压明显增加,毛细血管静水压下降以及增加腹腔液体的重吸收而减少超滤。

3）糖尿病患者血糖水平:糖尿病患者血糖控制不佳,葡萄糖浓度梯度会下降,引起超滤下降。因此糖尿病患者应确保血糖得到足够的控制后再行 PET。

4）腹腔内液体混合不完全:充分混匀腹透液对 PET 是否成功很重要。因此在灌入过程中应强调患者反复翻身。

5）流出液标本的储存:

A. 稳定性:由于细菌分解作用,储存后引流液中的尿素氮和肌酐水平会降低,因此标本应尽快送检。如果无法立即测定,应放入冰箱,低温保存并在数天内测定。如需长时间存储,应分离血清并立即放入-20℃冰冻。

B. 解冻标本的测定:解冻标本测定前应使标本充分混匀。因为标本在解冻时会产生浓度梯度,从而产生溶质分布的不均匀。

C. 实验室误差:葡萄糖测定误差:通常引流液中的葡萄糖水平很高(500 ~ 2000mg/dl 或28 ~ 112mmol/L),因此在检测前应用生理盐水进行稀释(一般稀释 10 倍);肌酐测定的误差:引流液中的高糖会影响肌酐的测定值,导致肌酐读数假性过高(每 1000mg/dl 的葡萄糖会使肌酐值升高 0.5mg/dl)。因此测定的肌酐值需进行矫正。

（二）**快速腹膜平衡试验**　在腹腔内灌入一袋2L 含 2.5% 葡萄糖的腹透液,保留 4 小时后引流,测定引流量和溶质的浓度,然后将其与血中的值进行比较。

（三）**改良腹膜平衡试验(modified PET)**　国际腹膜透析学会建议对超滤失败的患者用 4.25% 葡萄糖腹透液行 PET 可以获得更多的信息。一袋2L 含 4.25% 葡萄糖透析液腹腔中保留 4 小时后引流液的净超滤量小于400ml 可诊断有超滤问题。同时用 4.25% 作 PET 还可通过比较透析液和血中的 Na 浓度帮助寻找由于腹膜超小孔数量或功能不足引起的超滤失败。用含 2.5% 葡萄糖透析液的腹膜平衡试验无法提供这些信息。

## 【容量负荷过多和超滤衰竭】

容量负荷过多的腹透患者可表现水肿、肺水肿及高血压等。容量负荷过多可引起左心室肥厚,也是腹透患者心血管疾病发生发展的主要因素。容量负荷过多还与低白蛋白血症、营养不良、炎症和动脉粥样硬化密切相关。

(一) **容量状态的评估**　主要基于临床评估。腹透患者的目标体重或"干体重"指的是可耐受情况下血压正常、无水肿状态时的体重,与血透患者一样,该体重需要反复试验和纠正。由于腹透患者返院频次较少,确定患者的目标体重可能需要更长的时间。

评估容量状态的其他方法包括生物电阻抗、血清脑钠素(BNP)水平、下腔静脉或肺的超声检查。生物电阻抗技术操作相对简单,可测定细胞外液和细胞内液。有些单位已在临床上使用该技术,但迄今仍缺乏高级别的研究证据。血清 BNP 水平临床上常用,并能预测患者预后,但该指标不能清楚鉴别容量负荷过多和心脏损害。

(二) **容量负荷过多的发生机制**　腹透患者容量负荷过多可能由以下一个或多个原因引起:腹透处方不合适、患者顺应性差、残肾功能丢失、机械性障碍、腹膜功能不全。需注意引起患者容量负荷过多的因素很多,并不一定都是腹膜超滤衰竭(UFF)。

(三) **腹膜功能不全和超滤衰竭的诊断**　UFF 定义为有容量负荷过多表现,同时改良 PET 超滤量<400ml。如果改良 PET 的超滤量超过 400ml 或临床上没有容量负荷过多表现,则不应诊断 UFF。诊断 UFF 前应先排除导管功能不良和渗漏。改良 PET 的超滤量超过 400ml,提示腹膜功能正常,若有容量负荷过多表现,需要重点关注非腹膜因素引起(表 38-2)。

表 38-2　腹透患者容量负荷过多的原因

| | |
|---|---|
| 腹透液选择不合适 | 患者对限制水盐摄入顺应性差 |
| 与腹膜转运类型不匹配的透析处方 | 残肾功能丢失 |
| 葡萄糖腹透液留腹时间过长 | 渗漏 |
| APD 方案不合适 | 导管功能不良 |
| 未使用艾考糊精腹透液 | 血糖控制差 |
| 患者对腹透处方顺应性差 | 腹膜功能不全 |

如果可诊断 UFF,下一步是根据改良 PET(或标准 PET,两者非常接近)结果评估溶质转运功能。

1. UFF 伴高转运(Ⅰ型超滤衰竭)　主要机制是腹透液中的葡萄糖被快速重吸收导致渗透压梯度的下降。这是最常见的 UFF 类型,通常在透析 3 年以上才发生。葡萄糖吸收增快的原因可能为随着透析时间延长,血管通透性增加和/或腹膜血管新生,引起有效表面积增大。Ⅰ型超滤衰竭的原因包括腹膜长期暴露在高糖环境,还可能与腹透液的其他非生物相容性因素如低 pH、乳酸盐、GDPs 等有关。此外,反复腹膜炎及尿毒症相关的系统性炎症状态也可能与之有关。

2. UFF 伴低转运(Ⅱ型超滤衰竭)　该类 UFF 较少见,表现为腹膜对小分子溶质和水分的清除均下降。主要由于腹膜表面积减少,常见于严重腹膜炎或其他腹腔内并发症导致的腹腔粘连和瘢痕形成。该类患者在残肾功能丢失后往往无法继续腹透。

3. UFF 伴平均转运(高平均或低平均转运)　这些患者需再次评估排除机械性障碍。

(1) 淋巴重吸收过多,即Ⅲ型超滤衰竭。淋巴重吸收可通过测定腹腔内葡萄糖苷 70 的消失率得到,但临床上很少做,所以该类 UFF 大多基于排除性诊断。

(2) 水孔蛋白的缺乏,可通过测定 4.25% 葡萄糖腹透液相较 1.5% 葡萄糖腹透液留腹 30~60 分钟钠浓度的变化来反映。水孔蛋白只允许水分通过而不转运钠,在腹透液留腹的早期,在渗透压梯度驱动下超滤主要通过水孔蛋白,因此造成留腹早期腹透液钠浓度下降。正常情况下 4.25% 葡萄糖腹透液留腹 30~60 分钟的透析液钠浓度下降 5~10mmol/L,如果存在水孔蛋白缺乏或功能失常,则 4.25% 腹透液相较 1.5% 腹透液留腹 30~60 分钟钠浓度下降<5mmol/L。

**(四) 容量负荷过多的防治** 通常同时存在多个容量负荷过多的原因,所以需要进行多方位的防治。

1. 一般防治措施

(1) 限制钠摄入:加强患者对于限制水钠摄入的宣教,尤其是残肾功能丢失的患者。存在难治性高血压或容量控制问题的患者建议每天钠摄入<100mmol(2.3g)。

(2) 教育患者何时使用更高葡萄糖浓度的腹透液:高浓度葡萄糖腹透液使用太少会造成容量负荷过多。需注意仅在充分限制钠摄入仍不能控制容量负荷时才使用更高葡萄糖浓度的腹透液,因为高浓度葡萄糖腹透液会损害腹膜功能、增加葡萄糖重吸收、加重糖脂代谢紊乱、促进肥胖。

(3) 密切临床评估:需定期进行临床评估并修正目标体重。

(4) 控制血糖:理想的血糖水平有助于维持腹腔和血液的渗透压梯度从而增加超滤。

(5) 保护残肾功能:残肾功能对于溶质清除和水分清除均十分重要。已有临床研究显示血管紧张素转换酶抑制剂和血管紧张素受体阻断剂可保护残肾功能。在有残肾功能的患者,大剂量袢利尿剂(或同时用美托拉宗)可增加尿量及钠的清除。避免肾毒性药物和脱水也可保护残肾功能。有的随机对照临床研究发现生物相容性腹透液有助于保护残肾功能,但同时超滤量也少,所以残肾功能的保护可能是由于超滤减少引起的。

(6) 渗漏:参见第 34 章。

(7) 导管功能不良:参见第 34 章。

(8) 保护腹膜功能:减少腹膜炎发生和避免使用过多的高糖腹透液有助于保护腹膜功能。新型的生物相容性腹透液对腹膜功能的保护作用未能在随机对照临床研究中得到证实。

2. 超滤衰竭的治疗

(1) 高转运状态(Ⅰ型超滤衰竭):减少留腹时间或改行短留腹的 APD 可增加超滤。需避免葡萄糖腹透液长时间留腹。选择艾考糊精腹透液作为 CAPD 或 APD 长留腹是理想的办法。

1) 艾考糊精腹透液:以多聚糖作为渗透剂,由于其分子量大,腹腔保留后很少被人体吸收,长时间留腹仍能保持恒定的超滤量。艾考糊精腹透液适用于 APD 白天需留腹 14~16 小时及 CAPD 夜间长留腹。艾考糊精腹透液有利于改善患者容量状态,降低细胞外液和细胞内液的比值,并显著延长高转运的 UFF 患者的技术生存。

2) 腹膜休息:有些患者通过停止腹透数周或数月可降低腹膜对葡萄糖的高通透性,部分或完全恢复超滤功能。机制尚不清楚。

（2）UFF 伴低转运：该类患者大多对溶质和水分的清除均不充分，在残肾功能下降或丢失后往往需改血透治疗。

（3）UFF 伴平均转运：目前仍没有特异的治疗方法能减少淋巴重吸收或改善水孔蛋白功能。通常对这类 UFF 患者给予限制水钠摄入、利尿剂，以及一些增加总的超滤量以补偿被重吸收的水分的措施如缩短留腹时间、使用艾考糊精腹透液。由于艾考糊精是通过非水孔蛋白途径进行超滤的，所以对水孔蛋白障碍的患者特别有效。

（方　炜）

# 参 考 文 献

［1］Dong J，Li Y，Yang Z，et al. Time-dependent associations between total sodium removal and mortality in patients on peritoneal dialysis. Perit Dial Int，2011，31（4）：412-421.

［2］方炜，钱家麒，林爱武，等. 改良腹膜平衡试验在腹透患者中的应用. 中华肾脏病杂志，2005，12（21）：728-730.

［3］Mehrotra R，Ravel V，Streja E，et al. Peritoneal Equilibration Test and Patient Outcomes. Clin J Am Soc Nephrol，2015，10（11）：1990-2001.

［4］La Milia V，Pontoriero G，Virga G，et al. Ionic conductivity of peritoneal dialysate：a new，easy and fast method of assessing peritoneal membrane function in patients undergoing peritoneal dialysis. Nephrol Dial Transplant，2015，30（10）：1741-1746.

［5］John B，Tan BK，Dainty S，et al. Plasma volume，albumin and fluid status in peritoneal dialysis patients. Clin J Am Soc Nephrol，2010，5（8）：1463-1470.

［6］Woodrow G. Volume status in peritoneal dialysis patients. Perit Dial Int，2011，31（suppl 2）：S77-S82.

［7］Kim YL. Update on mechanisms of ultrafiltration failure. Perit Dial Int，2009，29（Suppl 2）：S123-127.

［8］Sampimon DE，Coester AM，Struijk DG，et al. The time course of peritoneal transport parameters in peritoneal dialysis patients who develop encapsulating peritoneal sclerosis. Nephrol Dial Transplant，2011，26（1）：291-298.

［9］Paunuccio V，Enia G，Tripepi R，et al. Chest ultrasound and hidden lung congestion in peritoneal dialysis patients. Nephrol Dial Transplant，2012，27（9）：3601-3605.

［10］Johnson DW，Brown FG，Clarke M，et al. The effect of low glucose degradation product，neutralpH versus standard peritoneal dialysis solutions on peritoneal membrane function：the balANZ trial. Nephrol Dial Transplant，2012，27（12）：4445-4453.

［11］Smit W，Ho-Dac-Pannekeet MM，Krediet RT. Treatment of severe ultrafiltration failure with nonglucose dialysis solutions in patients with and without peritoneal sclerosis. NDT Plus，2008，1（Suppl 4）：63-70.

［12］Cho Y，Johnson DW，Badve S，et al. Impact of icodextrin on clinical outcomes in peritoneal dialysis：a systematic review of randomized controlled trials. Nephrol Dial Transplant，2013，28（7）：1899-1907.

［13］Takatori Y，Akagi S，Sugiyama H，et al. Icodextrin increases technique survival rate in peritoneal dialysis patients with diabetic nephropathy by improving body fluid management：a randomized controlled trial. Clin J Am Soc Nephrol，2011，6（6）：1337-1344.

［14］Mizutani M，Ito Y，Mizuno M，et al. Connective tissue growth factor（CTGF/CCN2）is increased in peritoneal dialysis patients with high peritoneal solute transport rate. Am J Physiol Renal Physiol，2010，298（3）：F721-733.

［15］Bernardo AP，Bajo MA，Santos O，et al. Two-in-one protocol：simultaneous small-pore and ultra small-pore peritoneal transport quantification. Perit Dial Int,2012,32(5):537-544.

[16] Piraino B. Innovations in Treatment Delivery, Risk of Peritonitis, and Patient Retention on Peritoneal Dialysis. Semin Dial,2017,doi:10. 1111/sdi. 12571.

[17] Alatab S,Najafi I,Pourmand G,et al. Risk factors of severe peritoneal sclerosis in chronic peritoneal dialysis patients. Ren Fail,2017,39(1):32-39.

[18] Nataatmadja M,Cho Y,Johnson DW. Evidence for Biocompatible Peritoneal Dialysis Solutions. Contrib Nephrol,2017,189:91-101.

# 第 39 章

## 腹膜炎及导管相关感染

腹膜透析相关感染并发症包括腹透相关性腹膜炎、皮肤出口感染和隧道感染,后两者统称为导管相关感染。以腹透相关性腹膜炎为代表的腹透相关性感染是腹膜透析最常见的急性并发症,也是造成腹膜透析技术失败和患者死亡的主要原因之一。

### 一、腹膜透析相关性腹膜炎

#### 【发病率】

腹透相关性腹膜炎导致约 30% 的技术失败和 16% 的患者死亡。20 世纪 80 年代至 90 年代初期,连续性不卧床腹膜透析(CAPD)患者腹膜炎的发生率为每年 1.1 ~ 1.3 次,但随着新型透析系统的应用和患者教育的改善,发生率已降低到约每 0.2 ~ 0.6 病人年发作 1 次或 20 ~ 60 病人月发作 1 次,且 CAPD 患者腹膜炎的发生率与自动腹膜透析(APD)患者相似。目前,国际腹透协会推荐各透析中心最好每月、至少每年应监测感染率。

#### 【病理生理】

**(一)感染途径**

1. **管腔内感染** 这是腹膜炎最常见的感染途径。由于更换透析液袋或装卸中间接管时操作不当,导致细菌经腹膜透析管腔进入腹腔,引起感染。常见的致病菌为凝血酶阴性葡萄球菌或类白喉菌。

2. **管周感染** 皮肤表面的细菌可经腹膜透析管隧道进入腹腔。典型的致病菌为金葡菌或铜绿假单胞菌。

3. **肠源性感染** 肠道内细菌可穿透肠壁进入腹腔,引起感染,是腹泻、结肠检查和/或绞窄性疝导致腹膜炎的主要感染机制。常见的致病菌为大场埃希菌或克雷伯菌。

4. **血源性感染** 少见,由远处感染灶的细菌经血液转运至腹膜而导致感染。常见的致病菌为链球菌或葡萄球菌。

5. **经阴道感染** 罕见,细菌从阴道上行经输卵管进入腹腔,一些念珠菌性腹膜炎可能是经过此途径发病。

**(二)宿主防御作用** 在消灭经各种途径进入腹腔细菌的过程中,腹膜白细胞发挥了关键作用。许多因素可影响白细胞吞噬和杀伤细菌的功能。

1. **透析液 pH 值和渗透压** 腹膜透析液的 pH 接近 5.0,渗透压为正常血浆的 1.3 ~ 1.8 倍,后者依赖于葡萄糖浓度,这些非生理状况大大抑制了腹膜白细胞吞噬和杀伤细菌的能力。高渗透性,低 pH 值和乳酸盐可联合抑制中性粒细胞合成超氧化物。有证据显示具有生理 pH 值和"生物相容性"的新型腹透液可减少腹膜炎的发生,但尚未获得公认。

2. 透析液钙浓度　钙和维生素 $D_3$ 能增强腹膜巨噬细胞的抗菌活力。有报道应用活性维生素 D 可降低腹膜炎的发生率。目前普遍采用的钙浓度为 1.25mmol/L 的腹膜透析液可改善低动力骨病、减少血管钙化,但有报道可能增加表皮葡萄球菌腹膜炎的危险性,尚需进一步确证。

## 【病因】

在有腹膜炎症状、体征且透析液中性粒细胞增加的患者中 90% 以上可从透出液中分离出病原体。以革兰阳性菌最为常见,真菌性腹膜炎不多见,结核杆菌及其他分枝杆菌感染极为罕见(表 39-1)。

表 39-1　腹膜炎病原体的发生率

| 病原体 | % | 病原体 | % |
|---|---|---|---|
| **革兰阳性菌** | **40～50** | 大肠埃希菌 | 6～10 |
| 金黄色葡萄球菌 | 11～12 | **真菌** | **2～4** |
| 凝血酶阴性葡萄球菌 | 12～30 | **分枝杆菌** | **～1** |
| **革兰阴性菌** | **20～30** | **多种细菌生长** | **～10** |
| 假单胞菌 | 12～15 | **培养阴性** | **～15** |

## 【诊断】

以下三个条件中符合 2 项即可诊断为腹膜炎:①腹膜炎的症状和体征;②腹膜透析液混浊,白细胞计数>100/μl,中性粒细胞>50%;③革兰染色或培养证实腹透液中存在病原体。

（一）**症状和体征**　腹痛是最常见的腹膜炎症状,常伴有腹部压痛、反跳痛,也有一些病人仅表现轻微腹痛或没有腹痛。恶心、呕吐和腹泻也较为常见。有时,尤其是老年患者仅表现为残余肾功能的突然丢失和直立性低血压。透析患者出现腹痛也需要考虑非腹膜炎因素。移植肾失功停止激素治疗的患者,如腹膜透析治疗中出现腹痛,应考虑肾上腺功能不全。腹膜炎的常见症状和体征见表 39-2。

表 39-2　腹膜炎的症状和体征

| 症状/体征 | 发生率（%） | 症状/体征 | 发生率（%） |
|---|---|---|---|
| 症状 | | 体征 | |
| 腹痛 | 95 | 腹膜透析液混浊 | 99 |
| 恶心和呕吐 | 30 | 腹部压痛 | 80 |
| 发热 | 30 | 反跳痛 | 10～50[a] |
| 寒战 | 20 | 体温升高 | 33 |
| 便秘或腹泻 | 15 | 血白细胞增加 | 25 |

注:a:差异较大,主要取决于感染的严重程度、距发病的时间和医疗评估

（二）**腹透液**　凡具有腹痛、腹透液混浊的患者均应常规检查腹透液,进行革兰染色、细菌培养、白细胞计数和分类。腹透液的革兰染色常显示阴性结果,但在培养结果出来之前,

初步检测对治疗也具有指导意义,尤其有助于早期诊断真菌性腹膜炎。

1. 腹透液浑浊　当腹透液细胞计数超过 $50 \sim 100/\mu l (50 \sim 100 \times 10^6/L)$ 时腹透液出现浑浊。大多数情况下,突然出现的腹透液浑浊加上腹部症状足以开始抗感染治疗,但也应考虑其他原因(如纤维蛋白、血液、罕见情况下肿瘤或乳糜)。有时,延长留腹时间后即使没有腹膜炎存在,腹透液也出现混浊。有报道,应用钙离子通道抑制剂可能增高腹透液内的三酰甘油浓度,导致透出液混浊;另一方面,相对澄清的腹透液也不能完全排除腹膜炎。如腹膜炎早期,细胞数仅轻度升高,不足以引起腹透液浑浊,但此时中性粒细胞比例升高。

2. 腹透液细胞计数及分类　通常腹膜炎时腹透液存在中性粒细胞绝对数和比例增高。有些情况下,腹透液中的单个核细胞或嗜酸性粒细胞增多导致腹透液混浊,因此需要对腹透液细胞进行分类。此时往往与腹膜炎无关,无需抗生素治疗。

3. 腹透液样本留取

(1) CAPD 患者:取下装满腹腔引流液的透析袋后,将透析袋上下翻转数次,混匀引流液,从透析袋加药口抽取 7ml 样本,然后注入含有乙二胺四乙酸(EDTA)的试管内。

(2) APD 患者:从日间留腹的透析液引流袋中取样本可以很容易进行细胞计数。日间干腹患者就诊时腹腔可能残留腹透液,此时,可直接从腹透管留取可标本。碘伏仔细消毒导管后,用注射器小心地从腹透管中抽取 $2 \sim 3ml$ 透析液并丢弃,再换用新注射器抽取 7ml 标本,注入含 EDTA 的试管内。如不能留取足够标本,可灌入 1L 或更多腹透液,引流后从透出液中留取标本。虽然引流液经稀释细胞数较低,但分类计数与从导管直接留取的结果一致。

(3) 储存时间:在注入含 EDTA 的试管前,腹腔引流液样本储存时间不得超过 $3 \sim 5$ 小时,否则,难以根据形态区分细胞种类。

4. 腹膜炎腹透液细胞计数　CAPD 腹透液细胞数一般 <50 个/$\mu l$,常低于 10 个/$\mu l$。白天"干腹"的 APD 病人从腹透管直接引流的样本测定细胞数往往很高,尤其是腹透液容量较少而从透析管直接引流者。腹腔白细胞多以单个核细胞为主(单核细胞、巨噬细胞,偶见淋巴细胞),中性粒细胞比例不超过 15%。超过 50% 提示腹膜炎,>35% 应怀疑腹膜炎。少数情况下,真菌或分枝杆菌感染的腹透液中性粒细胞比例也会升高。

少数情况下,中性粒细胞升高与腹膜炎无关。如在感染性腹泻或活动性结肠炎、盆腔炎、月经期或排卵期妇女及近期内做盆腔检查的妇女。

5. 腹膜透析液单核细胞　如腹膜透析液中单核细胞或淋巴细胞持续增多,应考虑结核性腹膜炎。腹膜透析液单核细胞增多也可与嗜酸性粒细胞增多同时出现。

6. 腹膜透析液嗜酸性粒细胞　腹膜透析患者可因嗜酸性粒细胞增多引起腹水混浊,而被疑为腹膜炎。腹膜透析液单核细胞通常也随之增多。腹水嗜酸性粒细胞增多及单核细胞增多最常见于腹膜透析管置入后不久,剖腹术时进入腹腔的空气和来自腹膜透析液袋或腹膜透析管增塑剂的刺激是其可能的病因。在这些患者,嗜酸性粒细胞增多常在 $2 \sim 6$ 周内自行消失。腹水嗜酸性粒细胞增多也可见于少数腹膜炎患者的治疗期,或不明原因地出现于其他患者。文献报道腹膜真菌和寄生虫感染也可导致嗜酸性粒细胞增多。

7. 腹膜透析液培养　正确的病原菌培养技术对于确定致病菌是极其重要的。致病菌和药敏的确定不仅有助于指导选择抗生素,而且致病菌的类型能显示感染的可能来源。培养阴性的腹膜炎不应该大于腹膜炎发生率的 20%。

(1) 储存:透析液应立即进行培养。如不能立即送检,已接种的培养瓶应置于 37℃ 孵育。

(2) 送检量:至少送检 50ml 培养液,增加送检量可增加培养的阳性率。

（3）样品处理:腹透引流液在3000g下离心15分钟浓缩病原菌,去上清后的沉淀物中加入3~5ml无菌生理盐水重悬,并分别将其接种到标准血培养基中(需氧和厌氧)。可采用快速培养技术。

（4）培养阳性:具有腹膜炎临床症状的患者70%~90%在24~48小时内可获得阳性培养结果。某些病原菌需要更长的培养时间。

（5）提高培养阳性率:可采用低渗裂解法提高阳性率。离心沉淀物用100ml灭菌水重悬,促使其中的细胞成分裂解,细菌从中性粒细胞中释放提高检出率,也适用于已使用抗生素的患者。

（6）假阳性率:采用高灵敏度的培养技术,约7%没有临床腹膜炎的患者会出现阳性培养结果,其意义不明。

8. 革兰染色　在培养已证实的腹膜炎中透析液沉淀的革兰染色阳性率也仅为50%。在真菌性腹膜炎时革兰染色也具有诊断价值。荧光吖啶橙染色据报道可以提高病原菌检出率。

9. 血培养　无需常规进行血培养,除非患者出现败血症或可疑外科急腹症。

## 二、治疗

### （一）腹膜炎的初始治疗

1. 经验性抗生素的选择　经验性治疗所选择的抗生素应覆盖革兰阳性菌和革兰阴性菌,并根据本地区常见的致病菌谱和药物敏感情况,结合患者既往腹膜炎病史选择药物。常用的经验性抗感染方案包括:万古霉素或第一代头孢菌素(头孢唑林或头孢拉定)联合抗革兰阴性菌药物(头孢他啶或氨基糖苷类)。

（1）革兰阳性菌:由于万古霉素耐药菌(如肠球菌)的出现,初始治疗常首选第一代头孢菌素(如头孢唑林)。头孢唑林15mg/kg每天一次腹腔内给药,有残余肾功能患者剂量再增加25%。萘夫西林和克林霉素可作为万古霉素的替代药物。对β内酰胺酶耐药菌,尤其甲氧苯青霉素耐药金黄色葡萄球菌(MRSA)感染者,或对青霉素/头孢菌素过敏者,万古霉素仍作为一线药物。不推荐单独使用克林霉素治疗革兰阳性菌感染。

（2）革兰染色阴性或结果不明:革兰染色常诊断性有限,因此需要选用头孢菌素或氨基糖苷类药物覆盖革兰阴性菌。理论上,具有残余肾功能的患者应避免使用氨基糖苷类药物,但短程使用对残余肾功能没有影响。而在无肾功能的患者应注意其耳毒性。表39-3列出了联合使用头孢唑林和头孢他啶的示范处方。

**表39-3　病原体不明时,成人腹膜炎初始治疗的示范处方**

**CAPD(连续给药)**
1. 放出腹膜透析液,从引流袋中取样本做细胞分类计数和培养,更换外接管
2. 负荷剂量　在2L 1.5%葡萄糖透析液中加入:头孢他啶1g,头孢唑林1g,肝素1000U/L
3. 留腹3~4小时　如患者出现败血症,应静脉给予负荷剂量,而非腹腔内给药
4. 维持剂量　按通常CAPD时间表操作,患者能耐受就采用正常交换量。每袋透析液中加入头孢他啶125mg/L,头孢唑林125mg/L和肝素500~1000u/L

**CAPD(间断给药)**
1. 放出腹膜透析液,从引流袋中取样本做细胞分类计数和培养,更换外接管
2. 负荷剂量　同上
3. 维持剂量　按通常CAPD时间表操作,如患者能耐受,采用正常交换量。夜间每次交换加入头孢他啶1g和头孢唑林1g。若在引流的透析液中出现纤维蛋白和血液,需在每袋透析液中加入肝素

2. 抗生素的用法和给药途径

（1）给药途径：CAPD 病人发生腹膜炎时，腹腔使用抗生素可在局部达到较高的药物浓度，疗效较静脉注射或口服药物更好。如患者出现败血症，则应静脉使用抗生素。

（2）负荷剂量：经验治疗通常腹腔给予负荷剂量的抗生素（表 39-4），如果患者出现中毒症状，应静脉给予负荷剂量（例如庆大霉素、妥布霉素 1.5mg/kg，阿米卡星 5mg/kg）。由于许多腹膜炎患者有腹痛，不能耐受通常的交换量，所以负荷量最好加入 1L 的腹膜透析液袋中。APD 患者负荷剂量可以静脉给药或加入腹腔留腹 4～6 小时。

表 39-4　CAPD 病人抗生素腹腔内给药推荐剂量[a]

| | 间断<br>1 次换液,1 次/日 | 持续<br>mg/L,所有交换 |
|---|---|---|
| **氨基糖苷类** | | |
| 阿米卡星 | 2mg/kg | LD 25,MD 12 |
| 庆大霉素、奈替米星或妥布霉素 | 0.6mg/kg | LD 8,MD 4 |
| **头孢菌素类** | | |
| 头孢唑林、先锋霉素或头孢拉定 | 15mg/kg | LD500,MD 125 |
| 头孢吡肟 | 1000mg | LD 500,MD 125 |
| 头孢他啶 | 1000～1500mg | LD 500,MD 125 |
| **青霉素类** | | |
| 氨苄西林、苯唑西林或萘夫西林 | ND | MD 125 |
| 阿莫西林 | ND | LD 250～500,MD 50 |
| 青霉素 G | ND | LD 50 000units,MD 25 000units |
| **喹诺酮类** | | |
| 环丙沙星 | ND | LD 50,MD 25 |
| **其他** | | |
| 万古霉素 | 15～30mg/kg Q5～7d | LD 1000,MD 25 |
| 达托霉素 | ND | LD 100,MD 20 |
| 利奈唑胺 | 口服 200～300mg Q. D. | |
| **抗真菌类** | | |
| 氟康唑 | 200mg IP Q1～2d | |
| 两性霉素 | NA | 1.5 |
| **复方制剂** | | |
| 氨苄西林-舒巴坦 | 2g,Q12h | LD 1000,MD 100 |
| 复方新诺明 | 160mg/800mg 口服 BID | D 500,MD 200 |
| 亚胺培南-西司他汀 | 1g,BID | D 250,MD 50 |

注：BID：每天 2 次；LD：负荷剂量（mg）；MD：维持剂量（mg）；ND：无数据；NA：没有应用；a：有残肾功能（尿量>100ml/d）病人药物剂量应增加 25%

（3）维持剂量：负荷剂量使用后，继续行 CAPD 或 APD，在每次交换的腹膜透析液中加入维持量的抗生素（表 39-4）。开始数天可采用 1L 交换量，以减少患者不适。CAPD 患者的维持抗生素也可以改为腹腔内间断给药剂量每日一次给予。为方便操作，APD 病人的药物可以加在白天的腹透液中。白天"干腹"的 APD 患者，为方便用药可临时改为 CAPD 或白天低容量（1L）留腹。由于抗生素被循环清除，治疗期间仍采用 APD 的患者需提高药物剂量（表 39-5）。

表 39-5　APD 间断抗生素治疗的剂量

| 药物 | 腹腔给药剂量 |
| --- | --- |
| 万古霉素 | LD 30mg/kg IP 加入长时留腹透析液中，每 3～5 天重复剂量 15mg/kg IP 加入长时留腹透析液中（维持药物谷浓度>1） |
| 头孢唑林 | 20mg/kg IP QD，加入白天长时留腹透析液中 |
| 妥布霉素 | LD 1.5mg/kg IP 加入长时留腹透析液中，然后 0.5mg/kg IP QD 白天加入长时留腹透析液中 |
| 氟康唑 | 200mg IP 每隔 24～48 小时加入长时留腹透析液中 |
| 头孢吡肟 | 1g IP 加入每天一次交换中 |

（4）抗生素的剂量指南：部分抗生素的负荷量和维持量列于表 39-4。有 2 种方法将维持量抗生素加入透析液中，一种是在每袋透析液中加等剂量的抗生素；另一种是每 12 小时或 24 小时在一袋透析液中加入较大剂量的抗生素（万古霉素为每 4～5 天用一次）。有随机试验证实间断给药和持续给药疗效相同。氨基糖苷类抗生素每天用一次有许多益处，包括给药方便（尤其门诊患者），增加疗效（特别对平均抑菌浓度大于 2μg/ml 的病原体）和减少毒性。每日一次给药由于延长了抗生素后效应可以增加杀菌率，但药物的谷浓度（用药后 24 小时）较低。由于抗生素后效应持续的确切时间未知，有人质疑这种方法，尤其在有残肾功能的患者中使用。

与氨基糖苷类的后效应不同，头孢菌素没有后效应。腹腔内的药物浓度低于大多数病原菌的最低抑菌浓度（MIC），因此每日一次给药较间断给药相比，治疗失败更高。因此，头孢菌素推荐每袋给药。

（5）药物在腹透液中的稳定性：万古霉素、氨基糖苷类药和头孢菌素类药物可混于一袋透析液中而不会失去生物活性。氨基糖苷类药不能和青霉素加到同一袋透析液中。万古霉素（25mg/L）加入腹透液后可稳定保存于室温下长达 28 天，但环境温度过高将降低药物的稳定时间。庆大霉素（8mg/L）在腹透液中可稳定 14 天，但与肝素混合将减低其稳定性。头孢唑林（500mg/L）室温下可保存 8 天，冷藏条件下可延长至 14 天，肝素对其稳定性无影响。头孢他啶稳定性较差，125mg/L 浓度下可在室温保存 4 天，冷藏条件下可保存 7 天，而 200mg/L 浓度下可在冷藏条件下保存 10 天。

3. 肝素　腹膜炎时，腹水中常有纤维蛋白凝块形成，易导致腹透管阻塞。因此大多数中心在透析液中加入肝素（500～1000U/L），直到腹膜炎治愈，腹腔流出液中无纤维蛋白凝块。

4. 制霉菌素　由于大多数真菌性腹膜炎的发生是在抗生素应用后，因此在抗生素治疗过程中预防性使用制霉菌素可能减少念珠菌性腹膜炎。一些临床试验观察了使用抗生素期间预防性口服制霉菌素,但是否能预防真菌性腹膜炎结论不一致。真菌性腹膜炎高发情况下可考虑预防性使用制霉菌素。

5. CAPD 和 APD 时间表的变更　CAPD 患者除超滤不充分外,通常继续按照正常时间表更换透析液。有些中心治疗中重度腹膜炎的 CAPD 和 APD 患者,在开始的 24～48 小时内,连续用含有抗生素的透析液每 3～4 小时交换一次。轻中度腹膜炎的 APD 患者,可继续照原来的时间表交换透析液,抗生素可连续使用(加入所有腹透液中)或间断使用(加入日间留腹腹透液中)。也可暂时将透析方式改为 CAPD,但对居家腹透的患者相对不便。对腹膜炎治疗期间仍做 APD 的患者,抗生素的用量见表 39-5。患者是否住院治疗取决于许多因素,包括患者的依从性、腹膜炎的严重程度及选择的治疗方式。绝大多数患者可在门诊接受治疗。

6. 继发性腹膜炎　少数患者的腹膜炎继发于腹腔内疾病,如胃十二指肠溃疡穿孔、胰腺炎、阑尾炎、憩室炎等。腹腔内的腹膜透析液可能会掩盖与这些疾病有关的触痛。如果怀疑存在腹腔内疾病,胸片或腹部平片有助于诊断。如近期没有做腹腔镜手术或更换连接装置,CAPD 患者出现腹腔游离气体可能提示穿孔。在用循环装置治疗的患者,腹腔内游离气体较为常见。

7. 淀粉酶和脂肪酶　怀疑胰腺炎的透析患者血淀粉酶超过正常上限的三倍提示胰腺炎。但重症胰腺炎的透析患者也可能表现为血清淀粉酶轻度升高,无法达到诊断标准。虽然透析患者的腹透液淀粉酶十分易于检测,但并不是敏感指标,在重症胰腺炎患者中往往仅轻度升高。然而,透出液淀粉酶>100U/dl 提示胰腺炎或腹腔内其他严重病变。

有近 50% 的透析患者血脂肪酶升高(高于正常上限两倍)。使用艾考糊精腹透液的透析患者检测脂肪酶对急性胰腺炎的诊断价值高于淀粉酶。

8. 腹膜通透性的改变　腹膜炎时腹膜对水、葡萄糖、蛋白质的通透性增加。透析液葡萄糖的快速吸收将减少超滤量,导致容量超负荷,提高透析液葡萄糖浓度和缩短留置时间有助于维持充分超滤。由于腹膜炎时葡萄糖吸收加快,可引起高血糖,因此对糖尿病患者需监测血糖并调整胰岛素用量。腹膜炎时蛋白质暂时性丢失增加。

9. 便秘　腹膜炎时常见便秘,而且便秘本身也是腹膜炎的危险因子并影响腹透液引流。一旦出现,应暂停磷结合剂,以免加重便秘。

(二) 没有腹膜炎的腹腔污染的初始治疗　腹腔受细菌污染后,大多数病原体的潜伏期为 12～48 小时。如果无菌操作失败,建议立即给予抗生素治疗预防腹膜炎。更换连接装置,用含有抗葡萄球菌抗生素的腹透液冲洗腹腔,也可短期(1～2 天)口服抗生素(如环丙沙星)。但是这些方法对预防腹膜炎是否有效,尚无文献报道。

(三) 根据疗效和初步培养结果调整后续治疗　如果治疗有效,患者的病情应在 12～48 小时内改善,腹膜透析液白细胞计数及中性粒细胞百分率应开始下降。通常只需要肉眼观察引流液的情况,但如果 48 小时情况没有改善,就应重复进行腹透液细胞计数和培养。致病菌培养及药敏试验通常需要 2～3 天,一些病原体(如对庆大霉素和甲氧西林耐药的金黄色葡萄球菌)可能需要更长的培养时间。70%～90% 患者可查出单一病原体(表 39-1)。

1. 培养出革兰阳性菌　如果培养结果是金黄色葡萄球菌、表皮葡萄球菌或链球菌感染,继续用单一抗生素治疗。若初始治疗使用了氨基糖苷类抗生素,可以停药。据报道,许多对第一代头孢菌素耐药的表皮葡萄球菌样病原体对腹腔内相应浓度的药物敏感。因此如果患者对治疗有反应,通常无需更换抗生素。若为肠球菌属感染,一般采用氨苄西林或万古霉素加氨基糖苷类抗生素。如药敏实验证实为万古霉素耐药菌,则需要使用利奈唑胺或奎奴普丁/达福普汀。

（1）疗程:凝固酶阴性链球菌或肠球菌腹膜炎患者如果很快改善,抗菌治疗应持续14天。金葡菌腹膜炎则需要抗菌治疗3周,可加利福平预防腹膜炎复发。利福平可诱导细胞色素P450(CYP3A4),如患者同时在使用经此途径代谢的药物需进行相应调整。如不拔除腹透管,合并出口或隧道感染的金葡菌腹膜炎往往对抗生素治疗无反应。

（2）鼻腔携带与金黄色葡萄球菌感染:金黄色葡萄球菌腹膜炎患者常被发现其鼻腔内携带该菌,根除鼻腔携带有助于预防金葡菌腹腔感染。鼻腔内使用莫匹罗星(每天2次,每4周用5天)或口服利福平(300mg,每天2次,每3个月用5天)可消除鼻腔携带金黄色葡萄球菌。目前细菌对莫匹罗星和利福平的耐药逐渐增多。因此,治疗后重复培养有助于根治细菌携带状态。

2. 培养出革兰阴性菌　对革兰阴性菌感染,即使患者临床情况改善,也要注意以下问题:①革兰阴性菌感染(尤其假单胞菌属)难以根治,且复发风险高;②革兰阴性菌腹膜炎可能是未被发现的腹腔内病变的表现;③用氨基糖苷类长程治疗增加耳毒性的危险。

如果为单一非假单胞菌属感染,继续腹腔内单用三代头孢菌素、氨基糖苷类或一种敏感抗生素,通常能控制感染。如果为假单胞菌属感染,腹腔内继续使用氨基糖苷类的同时,加用腹腔内应用三代头孢菌素或静脉注射一种具有抗假单胞菌活性的半合成青霉素(如氧哌嗪青霉素)。半合成青霉素体外能灭活氨基糖苷类的活性,所以这两种药物不能同时腹腔内给药。其他可选择的抗生素有环丙沙星(或其他喹诺酮类)、氨曲南、泰能和 TMP/SMZ。高达2/3假单胞菌腹膜炎患者需要拔除腹膜透析管。据报道在一组小样本患者中,头孢他啶与环丙沙星联合治疗有效。氟喹诺酮类(如环丙沙星和氟嗪酸)的优点是在口服一定剂量后,透析液内能达到有效药物浓度。但是应避免与磷结合剂同时服用,以确保其从胃肠道充分吸收。

（1）疗程:对非复杂性感染患者,革兰阴性腹膜炎的疗程至少2周,最好3周。如果拔除腹透管,口服或静脉抗生素治疗仍应持续2周,尤其是假单胞菌腹膜炎。

（2）腹腔内用氨基糖苷类的毒性:为治疗革兰阴性腹膜炎,可能需要长程(2周)使用氨基糖苷类药物。常用剂量是在使用负荷剂量后,在每升腹膜透析液中加入 4~6mg 庆大霉素、妥布霉素或奈替米星,这将使血药浓度持续升高,可能引起耳毒性。如每24小时仅在一袋中加入较大剂量药物(如20mg/L的庆大霉素、妥布霉素),可避免血药浓度持续高于2mg/L,从而减少氨基糖苷类药物腹腔内给药的毒性。

（3）可选药物:许多革兰阴性病原菌对氨曲南、新型头孢菌素、喹诺酮类、泰能或半合成青霉素敏感。在初始治疗或革兰阴性菌腹膜炎需要长程治疗时,应考虑使用这些药物。

（4）寡养单胞菌(原黄单胞菌)感染:嗜麦芽窄食单胞菌感染的主要危险因素是既往使用广谱抗生素。通常为耐药菌,需要磺胺甲基异噁唑联用其他抗生素治疗至少3~4周,常需要拔除腹透管。

3. 混合性感染腹膜炎　如多种革兰阳性菌感染性腹膜炎对抗生素治疗反应良好,约60%患者用抗生素治疗即可控制感染而无需拔管。反之,如培养出多种肠源性病原菌多预后凶险,尤其合并厌氧菌提示存在腹腔内脓肿或空腔脏器穿孔,需要与憩室穿孔、输卵管脓肿、胆囊炎、阑尾炎、溃疡穿孔及胰腺炎等鉴别。初始治疗选用分别针对革兰阳性菌、革兰阴性菌和厌氧菌的三联抗生素治疗,可腹腔内用氨基糖苷类、静脉使用万古霉素且口服或静脉使用甲硝唑。应予外科评估并进行个体化治疗。

4. **培养阴性腹膜炎**　如果 24 小时培养结果为阴性,最可能的原因是细菌感染实际存在,但病原体在培养基上不能生长。有时病原体需要 5~7 天后才能生长,应延长孵育时间。治疗取决于患者临床症状是否改善。尽管目前 ISPD 推荐可继续联用初始治疗的抗生素 14 天,但许多中心推荐 3 天后如果患者症状改善,可停用覆盖革兰阴性菌的抗生素(头孢他啶或氨基糖苷类抗生素)。如果培养三天后都没有细菌生长,应采用特殊培养技术来分离潜在的少见致病菌,如酵母菌、分枝杆菌、真菌等。如果一个中心的培养阴性的腹膜炎超过 20%,那就应该检查和改善培养的方法。

结核分枝杆菌或非结核分枝杆菌感染也可表现为培养阴性,怀疑这种可能时应采用特殊培养技术。将 50~100ml 引流液离心后的沉渣在固体培养基(如 Lowenstein-Jensen 琼脂)和液体培养基(Septi-chek,BACTEC 等)进行培养可提高培养阳性率。患者常常需要拔除腹透管,但如果治疗及时有效也无需强制拔管。治疗药物包括异烟肼、利福平、左氧氟沙星和吡嗪酰胺,一般不推荐透析患者应用链霉素和乙胺丁醇。

5. **真菌性腹膜炎**　真菌性腹膜炎十分严重,近期使用抗生素治疗腹膜炎应高度怀疑。其他易患因素包括糖尿病、免疫抑制(如使用免疫抑制剂、HIV 感染)和营养不良(尤其是低白蛋白血症)。多种真菌均可导致腹膜炎,但念珠菌属最为常见。ISPD 推荐一旦革兰染色或培养证实真菌感染应立即拔除腹透管,并继续给予至少 10 天的抗真菌治疗。其间以血液透析治疗维持。新的腹透管可在拔管后 4~6 周,腹膜炎的临床证据消失至少 1 周后重新插入。

为减少腹腔粘连,拔除腹透管后还需要延长疗程的口服抗真菌药物治疗,如氟胞嘧啶、咪康唑、氟康唑、酮康唑、伊曲康唑或伏立康唑。如为丝状真菌感染,可选用伏立康唑或泊沙康唑替代两性霉素 B,但两者都不能单独用于(即使拔管后的)念珠菌性腹膜炎。除氟胞嘧啶外,其他药物的用量与肾功能正常患者的用量一致,氟胞嘧啶的用量应减少。许多国家口服氟胞嘧啶往往无效,且新型抗真菌药物价格昂贵,均影响各地的药物选择。

**(四) 难治性腹膜炎与拔管指征**　适当的抗生素治疗 5 天腹膜炎不改善即可诊为难治性腹膜炎。为降低患者死亡率、保护腹膜应拔除腹透管。腹腔内脓肿的患者在拔管时或拔管后可能需要外科探查和引流,因此可疑的患者应进行超声、CT 或镓扫描确诊。总体来说,对治疗反应不佳的患者都应拔除腹透管,而非长时间的抗生素治疗,后者增加超级感染和死亡的风险,损伤腹膜。拔管后重新置管的安全间隔时间无统一意见,可能取决于腹膜炎的严重程度和是否存在真菌感染或隧道感染。保守的方法是等待 4~6 周再次置管。近一半的患者可恢复腹膜透析治疗,但可能需要改变透析处方以达到充分透析和超滤。

**(五) 复发、再发和重现性腹膜炎**　复发性腹膜炎是指前次腹膜炎抗菌治疗结束后 4 周内,再次发生相同致病菌属引起的腹膜炎。以表皮葡萄球菌、革兰阴性菌和培养阴性腹膜炎常见。对复发性革兰阴性菌腹膜炎,尤其假单胞菌感染,无论是否外科手术探查,都要考虑拔管。如果选择药物治疗,应间歇使用氨基糖苷类或更换为另一种抗生素。感染不太严重的病例拔除腹透管的同时可以插入新的透析管,避免额外的血液透析。新透析管应尽量远离老的透析管皮肤出口。此法尤其适于复发性凝固酶阴性葡萄球菌感染的病例。

近期研究显示复发性腹膜炎和再发性腹膜炎致病菌不同,可能的临床结局也不同,前者预后显著优于后者。虽然重现性腹膜炎通常对抗生素治疗反应良好,但可能在治疗后进展为复发性或再发性腹膜炎。

一些研究人员用链激酶和尿激酶治疗难治性或复发性腹膜炎。目的是将包裹在纤维蛋白或腹透管内的细菌释放出来,尽可能地消灭病原菌。但对照研究未证实该方法较拔管重置更为有效。

（六）**堵管**　腹膜炎常并发腹透管阻塞。治疗见第 34 章。

（七）**预防性使用抗生素**　预防性使用抗生素不能预防腹膜炎或出口感染,但在下列情况下短期使用抗生素可能有益:①腹透管置入前(万古霉素或头孢唑林);②侵入性检查或治疗后,如牙科操作(氨苄西林 2g)、肠镜、肠镜息肉切除术、宫腔镜或胆囊切除术(氨苄西林加氨基苷类);③意外污染。

（八）**预防**　预防性抗生素使用已经在上文中讨论。透析袋是造成污染的高危操作。"预冲"减低了污染风险。双涤纶套腹透管可额外防止金黄色葡萄球菌的跨腹壁迁移,在降低腹膜炎发生方面明显优于单涤纶套导管。在预防腹膜炎发生方面尚无优于标准的硅胶双涤纶套导管的腹透管。

一些围术期的措施有助于降低腹膜炎的发生率。皮肤出口应向下或侧向。皮下隧道切口不大于腹透管直径。外涤纶套距出口位置 2～3cm。导管的皮肤出口尽可能小。皮肤出口不应用缝线固定。

低钾血症可能增加肠源性腹膜炎的发生率,因此需要积极治疗。严重便秘、肠炎与肠源性腹膜炎有关,故细菌性肠炎也需治疗。近期研究显示乳果糖治疗可降低腹膜炎风险。

加强病人培训可预防腹膜炎发生,应遵循标准化指南进行。每个透析中心可参考 ISPD 指南准备培训器具并设立专门课程。各中心应设立何时及间隔多久对患者进行重复培训。腹膜炎或导管感染后应考虑重复培训,并考虑患者灵活性、视力及智力的改变。每次腹膜炎发生后均应分析病因,以采取措施防治再次感染。

### 三、出口感染和隧道感染

约 1/5 腹膜炎发作与出口感染和隧道感染有关。出口处的脓性分泌物提示感染存在,而局部发红不一定存在感染。

## 【发病率】

出口感染的发生率约为每 24～48 个病人月发作一次。曾经有过感染的患者倾向于发作更加频繁。

## 【病因和发病机制】

<20% 的患者感染的病原菌是金黄色葡萄球菌和铜绿假单胞菌。约 45% 的患者鼻腔存在金葡菌,带菌状态与出口感染及腹膜炎均有关。根治带菌状态有助于防治感染。

## 【治疗】

如果仅有皮肤红斑可局部采用高渗盐水、过氧化氢溶液或 2% 莫匹罗星软膏治疗。莫匹罗星软膏不应用于聚氨酯导管,因为软膏中的聚乙烯二醇会降解聚氨酯,导致导管损伤。聚氨酯导管可采用环丙沙星滴耳液,但疗效尚待证实。

出口感染伴脓性分泌物的治疗较为困难。感染可能扩散到皮下隧道,只能通过超声检查证实。治疗应基于细菌革兰染色和培养。出口引流物的染色和培养结果可指导初始治疗。革兰阳性菌感染的一线治疗是口服头孢菌素或抗葡萄球菌的青霉素。如根据细菌培养及药敏实验选择的抗生素治疗一周后感染仍无改善,可每日加用 600mg 利福平口服。如 2 周仍无法治愈,则应考虑外科治疗(如去顶、外涤纶套切除或换管)。虽然隧道感染有时需要拔管,尤其是同时存在腹膜炎时,早期涤纶套切除辅以抗生素之治疗可提高导管生存率。

如存在革兰阴性菌,需依据药敏实验结果决定治疗方案。口服喹诺酮类有效,但应注意服药 2 小时内避免服用含有多价离子(钙、铁、锌、制酸剂)的药物。如果是更为严重的假单胞菌感染,则需要腹腔应用头孢他啶或氨基糖苷类药物。总之,抗感染治疗需要延续至出口部位看起来完全正常。一般治疗至少需要 2 周,而铜绿假单胞菌感染至少治疗 3 周。出口铜绿假单胞菌感染或合并隧道感染早期就应考虑拔管。在新部位重新置管通常可行。表 39-6 列举了治疗出口感染的口服抗生素剂量。

**表 39-6　用于出口处感染和隧道感染的口服抗生素**

| 抗生素 | 用法 | 抗生素 | 用法 |
|---|---|---|---|
| 阿莫西林 | 250 ~ 500mg bid | 异烟肼 | 300mg qd |
| 头孢氨苄 | 500mg bid | 利奈唑胺 | 600mg bid |
| 环丙沙星 | 250 ~ 500mg bid | 甲硝唑 | <50kg 400mg bid,>50kg 400 ~ 500tid |
| 克拉霉素 | 250 ~ 500mg bid | | |
| 双氯西林 | 250 ~ 500mg bid | 氧氟沙星 | 第一天 400mg,之后 200mg qd |
| 氟康唑 | 200mg qd | 吡嗪酰胺 | 35mg/kg qd(一天一次或分两次) |
| 氟氯西林 | 500mg bid | 利福平 | <50kg 450mg qd,>50kg 600mg qd |
| 氟胞嘧啶 | 首次 2g,之后 1g po qd | 甲氧苄啶/SMZ | 80/400mg qd |

## 【预防】

治疗鼻腔金葡菌携带可有效降低金葡菌所致的导管感染。治疗方案包括利福平(600mg 口服五天)、莫匹罗星(2% 软膏 2 次/日每 4 周治疗 5 天)和复方磺胺甲噁唑(1 片每周治疗 3 天)。一项随机对照试验证实每 3 个月口服 600mg 利福平治疗 5 天有效降低了腹透管感染率。一项多中心随机试验(莫匹罗星研究组,1996)证实鼻腔使用莫匹罗星能有效降低鼻腔带菌者的金葡菌导管感染。但由于增加了革兰阴性菌感染的概率,因此出口感染率、隧道感染和腹膜炎的概率并未降低。

出口护理的主要目标就是预防导管感染和腹膜炎的发生。已有充分证据证实所有患者都应在出口使用抗生素软膏(莫匹罗星或庆大霉素)。两项临床试验证实每天在出口处使用莫匹罗星软膏降低了导管感染和腹膜炎发生率。另一项研究证实了庆大霉素软膏在预防金葡菌感染和降低铜绿假单胞菌和其他革兰阴性菌感染方面疗效与莫匹罗星相同,腹膜炎尤其是革兰阴性菌腹膜炎的发生率降低了 35%。由于其在革兰阳性菌和革兰阴性菌感染方面的疗效,目前推荐腹透患者每日在出口处使用庆大霉素软膏作为预防措施。但目前尚未评估长期用药后产生氨基糖苷类药物的抗药性的风险。

使用双涤纶套管是否降低出口感染尚无定论。置管方法十分重要。儿童使用氯己定比聚维酮碘能更好地降低出口感染的发生率。聚己缩胍抗感染效果也优于聚维酮碘。

（李　林）

## 参 考 文 献

［1］ Afsar B,Elsurer R,Bilgic A,et al. Regular lactulose use is associated with lower peritonitis rates：an observational study. Perit Dial Int,2010,30(2)：243-246.

［2］ Bernardini J,Price V,Figueiredo A. International Society for Peritoneal Dialysis(ISPD)Nursing Liaison Committee. Peritoneal dialysis patient training,2006. Perit Dial Int,2006,26(6)：625-632.

［3］ Cho Y,Johnson DW. Peritoneal dialysisrelated peritonitis：towards improving evidence,practices,and outcomes. Am J Kidney Dis,2014,64(2)：278-289.

［4］ Crabtree JH,Fishman A. A laparoscopic method for optimal peritoneal dialysis access. Am Surg,2005,71(2)：135-143.

［5］ Elamin S,Khaier ME,Kaballo BG,et al. Low sensitivity of the exit site scoring system in detecting exit site infections in peritoneal dialysis patients. Clin Nephrol,2014,81(2)：100-104.

［6］ Li PK,Szeto CC,Piraino B,et al. Peritoneal dialysisrelated infections recommendations：2010 update. Perit Dial Int,2010,30(4)：393-423.

［7］ Li PK,Chow KM. Infectious complications in dialysis-epidemiology and outcomes. Nat Rev Nephrol,2012,8(2)：77-88.

［8］ Lui SL,Cheng SW,Ng F,et al. Cefazolin plus netilmicin versus cefazolin plus ceftazidime for treating CAPD peritonitis：effect on residual renal function. Kidney Int,2005,68(5)：2375-2380.

［9］ Nessim SJ,Bargman JM,Jassal SV. Relationship between double-cuff versus single-cuff peritoneal dialysis catheters and risk of peritonitis. Nephrol Dial Transplant,2010,25(7)：2310-2314.

［10］ Núñez-Moral M,Sánchez-Álvarez E,González-Díaz I,et al. Exit-site infection of peritoneal catheter is reduced by the use of polyhexanide：results of a prospective randomized trial. Perit Dial Int,2014,34(3)：271-277.

［11］ Piraino B,Bernardini J,Brown E,et al. ISPD position statement on reducing the risks of peritoneal dialysisrelated infections. Perit Dial Int,2011,31(6)：614-630.

［12］ Ram R,Swarnalatha G,Pai BS,et al. Cloudy peritoneal fluid attributable to non-dihydropyridine calcium channel blocker. Perit Dial Int,2012,32(1)：110-111.

［13］ Segal JH,Messana JM. Prevention of peritonitis in peritoneal dialysis. Semin Dial,2013,26(4)：494-502.

［14］ Szeto CC,Chow KM,Wong TY,et al. Feasibility of resuming peritoneal dialysis after severe peritonitis and Tenckhoff catheter removal. J Am Soc Nephrol,2002,13(4)：1040-1045.

［15］ Szeto CC,Kwan BC,Chow KM,et al. Recurrent and relapsing peritonitis：causative organisms and response to treatment. Am J Kidney Dis,2009,54(4)：702-710.

［16］ Bernardini J,Piraino B,Holley J,et al. A randomized trial of Staphylococcus aureus prophylaxis in peritoneal dialysis patients：mupirocin calcium ointment 2% applied to the exit site versus cyclic oral rifampin. Am J Kidney Dis,1996,27(5)：695-700.

# 第40章

## 非感染性腹膜透析并发症

腹透液被灌入腹腔伴随着腹腔内压力(intra-abdominal pressure,IAP)的增高。决定腹内压的主要因素是透析液容量和留腹时患者的体位。在一定透析液容量下,仰卧位腹内压最低,坐位压力最高。另外咳嗽、弯腰、大便时屏气等动作可导致腹内压一过性升高。腹内压升高可导致多种机械性并发症。

## 【疝的形成】

### 一、发生率和原因

疝大多没有症状,一般检查难以发现,故其发病率和患病率并不清楚。有研究表明,10%～20%的腹膜透析患者可出现疝。潜在的危险因素见表40-1,包括大容量透析液留腹、各种使腹内压增高的活动等。

表 40-1 疝形成的潜在危险因素

| | |
|---|---|
| 大容量腹透液 | 管周渗漏或血肿 |
| 坐位 | 肥胖 |
| 静力训练 | 去适应作用 |
| 瓦式(Valsalva)动作(如咳嗽、用力排便) | 经产 |
| 近期腹部手术 | 先天性解剖缺陷 |

### 二、疝的类型

腹膜透析患者可合并各种类型的疝,见表40-2。主要为脐疝、切口疝、直接或间接腹股沟疝、管周疝等。间接腹股沟疝男性多见。如果在儿童出现腹股沟疝,多为双侧性。

表 40-2 腹透合并疝的类型

| | |
|---|---|
| 侧腹部疝 | 莫氏孔疝 |
| 上腹部疝 | 膀胱膨出 |
| 管周疝 | Spigelian 疝 |
| 脐疝 | Richter 疝 |
| 腹股沟直疝或斜疝 | 肠疝 |
| 股疝 | |

### 三、诊断

如上所述,疝的症状有时非常隐匿。如需诊断,可以让患者站立或做一些增高腹压的动作使疝更明显。管周疝需与血肿、脓肿等肿块相鉴别。超声可以区别实质包块和液性包块。由腹股沟斜疝导致的阴囊水肿是由液体/腹透液沿特定通道进入阴囊造成,疝的定位也可以通过 CT 来确定。在 2L 透析液中加入 100ml 造影剂碘苯六醇后放入患者腹腔。注意在注入腹腔后的 2 小时中患者应加强活动以便造影剂进入疝囊,然后进行 CT 检查。如果患者是腹股沟疝,CT 检查应包括生殖器,以便和阴囊水肿鉴别并区分引起阴囊水肿的原因。CT 可提示阴囊水肿是疝内容造成还是液体沿前腹壁渗漏造成,同时也可鉴别前腹壁疝和渗漏。其他类型疝(如脐疝),诊断很容易明确,无须 CT 检查。MRI 图像中透析液显示为高亮,可诊断腹壁渗漏或生殖器渗漏,适用于对 CT 造影剂过敏的患者。

### 四、治疗

小的疝气(如脐疝)容易引起肠嵌顿,应外科修补。应告诉患者如果疝不能回纳或有疼痛症状,应立即到医院就诊。嵌顿疝可导致肠内细菌的移行和腹膜炎,因此腹膜炎患者应检查是否有嵌顿疝。大的疝可引起膀胱疝和肠疝,也应外科修补。子宫脱垂并不属于疝,可通过子宫托治疗,但往往最终需要子宫切除。

外科修补后,必须尽可能降低腹腔内压以促进愈合。如果患者有较好的残肾功能(GFR ≥10ml/min),可以暂停透析一周,第二周从小剂量(如 1L)开始。在此期间,应密切监测患者的尿毒症症状和血钾。如果自动腹膜透析(APD)可行,患者可采取腹内压最小的仰卧位。如果患者没有残肾功能,应在术后使用低剂量腹膜透析,或者改行血透过渡 2~3 周直至伤口完全愈合。

复发疝的患者应减少较费力的体力活动,改为低容量高频次腹膜透析或转为血液透析。如果患者太虚弱无法手术或拒绝手术,应给予疝气带或腰带束腹并限制活动。患者应注意嵌顿疝或绞窄疝的症状。

## 【腹壁和管周渗漏】

这些并发症较疝更为少见,危险因素同表 40-1。管周渗漏常与手术技巧不佳有关。

### 一、诊断

腹壁渗漏临床上诊断较难。由于渗漏到腹壁,放出的腹透液量常低于注入的量,常易被误诊为超滤衰竭。腹透液渗到腹壁的组织中导致体重增加较常见。当患者出现引流液减少伴有体重增加、腹壁突出而无全身水肿时应考虑腹壁渗漏。患者站立时体检会发现腹壁不对称,但需注意有的患者的腹壁本身松垂似袋状,或皮下有腹透管也可能造成局部突出。

管周渗漏通常表现为出口敷料变湿。尿检试纸条沾湿后显示葡萄糖强阳性。可采用疝的诊断方法,用增强 CT 明确诊断。

### 二、治疗

管周渗漏常发生在导管置入手术后。在渗漏的出口部位进行结扎对治疗没有帮助,因为这样的话,导管周围虽然没有液体渗漏,但液体会进入周围的皮下组织。治疗上应该引流腹透液,放空腹腔,停止透析至少 24～48 小时。患者停止透析的时间越长,渗漏治愈的机会越大。如果期间患者需要透析,可先血液透析过渡,数天后再进行腹膜透析。经过腹腔休息后大多数渗漏可自愈。如果仍存在,应拔除导管在其他部位重新置入。除非发现了感染征象,通常不需要预防性使用抗生素。

与管周渗漏不同的是,腹壁渗漏可发生在早期,也可发生在晚期。常需要仰卧位透析,可改行 APD 或血液透析。部分患者缺损愈合后还可以改回 CAPD。如果上述方法无效可以进行外科修补。

由于筋膜的缺损也可导致其他部位的渗漏,患者常需改行白天干腹的 APD 或血液透析治疗。

## 【生殖器水肿】

### 一、发病机制

透析液可通过两条途径渗漏到生殖器。第一条途径是通过未闭的鞘突到达睾丸鞘膜,引起鞘膜积液。也可以穿过睾丸鞘膜引起阴囊壁水肿(偶见阴唇水肿)。第二种途径是通过腹壁的缺失,通常与导管有关。此时透析液沿着腹壁前方下行引起包皮和阴囊水肿或阴阜水肿。

### 二、诊断

出现这种并发症的患者往往因为疼痛较早就医。CT 腹腔造影检查可以区别生殖器水肿的途径(前腹壁或鞘突)。在腹透液中加入 3～5mCi 的锝标记白蛋白胶体并注入患者腹腔,然后通过闪烁扫描法可以探知瘘的途径。

### 三、治疗

暂停腹膜透析,卧床并抬高患处。如果必须透析,可采用临时血液透析或低剂量 APD 卧床透析以防止生殖器水肿加重。

通过睾丸鞘突的渗漏可外科修补。如果是前腹壁渗漏,需重新放置腹透管。仰卧位低剂量 APD 或白天干腹可降低腹内压,减少渗漏复发的风险。

## 【呼吸系统并发症】

### 一、胸腔积液

由于腹内压增加,透析液可以进入胸腔,引起胸腔积液。

(一)**发生率和病因**　发生率低于疝。但由于胸腔积液量可以很少而没有症状,因此具体发生率并不详。腹透液可通过横膈的缺损进入胸腔。先天性缺损患者第一次腹透时就出现胸腔积液;获得性缺损患者可能在透析后期才出现胸腔积液。绝大多数胸腔积液都出现在右侧,可能是由于左侧横膈大多数被心脏和心包所覆盖。

(二)**诊断**　临床表现多样,从无症状到严重的气促均可发生。腹膜透析治疗开始后急性发作的气促应考虑诊断。用高渗透析液治疗会增加腹内压从而使症状加重。胸腔穿刺术可用于诊断和缓解症状。最有诊断价值但往往不能发现的是胸腔积液中葡萄糖浓度高。否则胸腔积液为漏出液特点。

放射核素扫描也可帮助诊断。将锝标记的白蛋白胶体(5mCi)加入腹透液袋中,然后灌入患者腹腔,并注意让患者持续活动增加腹内压使腹透液进入胸腔。灌入后0、10、20、30分钟分别拍摄后位片,30分钟拍摄前位片。如果在早期的拍摄中没有看到胸膜腔中有放射形物质活动的痕迹,有必要拍摄灌入后2~3小时的图像。也可以选用腹腔加入对比剂后CT扫描。

（三）治疗 如果出现呼吸系统症状,应立即终止腹膜透析。必要时行胸腔穿刺,同时通过测定胸腔积液的糖浓度以明确诊断。手术修补横膈膜缺损或胸腔固定术是最终治疗方式。少数情况下,透析液本身作为一种刺激物,可引起胸腔固定,患者在1~2周后可恢复腹膜透析。APD降低腹腔内压力,内压较低的腹透(卧位、低容量)可避免复发。腹透液向胸腔渗漏是受压力驱使,因此仰卧位对胸腔积液患者有益。表40-3列举的是治疗胸腔积液的手术选择。

表40-3 治疗胸腔积液的手术方式

| | |
|---|---|
| 胸腔固定术 | 抑肽酶-纤维蛋白胶 |
| 滑石 | 横膈修补 |
| 土霉素 | 对缝缝合缺失 |
| 自体血 | 用补片加强缝合 |

## 二、呼吸的机械学改变

腹膜透析会使肺的功能性死腔略下降,但不影响呼吸功能。有报道CAPD开始时动脉氧合作用一过性轻度下降。腹膜透析不会加重阻塞性肺病患者的呼吸症状,由于腹内压增高作用于横膈的张力牵拉实际上有利于这些患者的呼吸。

## 【背痛】

### 一、发病机制

腹透液存留在腹腔不仅增加了腹内压,而且使身体重心前移导致脊柱前凸,刺激腰椎和脊旁肌。在本来就有这种疾病倾向的患者中脊柱力学的改变会加重坐骨神经痛。前腹部肌肉组织松弛会加重这种症状。

### 二、治疗

急性发作时需卧床和镇痛药。有些患者通过改为增加交换次数、减少透析液容量后症状有所改善。如可行,建议小容量或白天干腹的APD治疗,仰卧透析可去除腰椎前凸对腰椎的影响。患者可进行一定的腹、背部力量训练,可能有助于减轻症状。

## 【胀满】

胀满是留腹容量/腹腔容积比率过大导致的腹内压急性升高后产生的症状。比率>2.0

(如腹腔容积2L的患者灌入4L腹透液)时症状显著。典型症状为急性出现的腹部不适或气促。常见于之前留腹的腹透液没有充分引流又灌入新的腹透液。胀满多与腹透管引流不畅相关,也可见于大量超滤患者。胀满常见于儿童患者、APD患者,尤其是采用潮式透析或关闭了最小引流量报警的患者。通常胀满症状都不严重,罕见情况下严重胀满与患者死亡有一定关系。

## 【包裹性腹膜硬化症】

### 一、发生率与病因

包裹性腹膜硬化症(encapsulating peritoneal sclerosis,EPS)较为罕见,但作为长期腹膜透析的严重并发症见于1%~3%的腹透患者。早期炎症期患者表现为腹部不适、腹膜转运功能提高、血性透出液、炎症状态(包括促红素抵抗性贫血、C反应蛋白升高)。在腹膜炎等"二次打击"情况下炎症期可进展至硬化期,纤维逐渐形成茧样结构包裹小肠。典型症状包括消瘦、反复发作的肠梗阻。

EPS的最主要危险因素是腹透治疗年限。患者腹透5年后发病率明显增高,而10年后增高就更为显著。开始腹透治疗的年龄较低是另一独立危险因素。即使患者转为血液透析或肾移植仍易患EPS。EPS与腹膜炎的类型或发作次数无关,与透析液的种类或浓度也无关。自身免疫疾病或炎症性疾病的患者如系统性红斑狼疮或血管炎的患者属于高危人群。

### 二、诊断和治疗

长期腹透患者出现新发血性腹水、注入/引流疼痛、广泛的腹部不适应考虑EPS的炎症期,反复肠梗阻应考虑硬化期。如上所述,不再腹膜透析的患者也可能受累。影像学检查有助于硬化期的诊断,因为肠周已经形成茧样包裹,腹膜增厚、牵拉、钙化。长期腹透患者的腹膜多有增厚,不可凭此诊断EPS。不推荐对长期透析患者进行CT筛查。

EPS炎症期可采用中等剂量的糖皮质激素治疗。治疗前需排除感染性病因。最佳治疗时机是炎症期尚未形成广泛瘢痕时,疗程尚不明确,可根据症状调整。

患者是否转为血液透析尚无定论。一方面,改变透析方式可避免导致EPS的持续暴露;但另一方面,干腹使患者失去了腹透治疗对炎症介质的"洗脱"。已形成腹腔茧样包裹、反复肠梗阻发作的患者可能需要手术治疗。该手术可能导致肠破裂、腹膜炎的风险,手术死亡率也很高,需要向具有丰富手术经验的外科专家咨询。

(李　林)

## 参 考 文 献

[1] Balda S,Power A,Papalois V,et al. Impact of hernias on peritoneal dialysis technique survival and residual renal function. Perit Dial Int,2013,33(6):629-634.

[2] Cizman B,Lindo S1,Bilionis B1,et al. The occurrence of increased intraperitoneal volume events in automated peritoneal dialysis in the U. S.:role of programming,patient/user actions and ultrafiltration. Perit Dial Int,2014,34(4):434-442.

[3] Davis ID,Cizman B,Mundt K,et al. Relationship between drain volume/fill volume ratio and clinical outcomes associated with overfill complaints in peritoneal dialysis episodes. Perit Dial Int,2011,31(2):148-153.

［4］ Dimitriadis CA,Bargman JM. Gynecologic issues in peritoneal dialysis. Adv Perit Dial,2011,27:101-105.

［5］ Goldstein M,Carrillo M,Ghai S. Continuous ambulatory peritoneal dialysis:a guide to imaging appearances and complications. Insights Imaging,2013,4(1):85-92.

［6］ Goodlad C,Tarzi R,Gedroyc W,et al. Screening for encapsulating peritoneal sclerosis in patients on peritoneal dialysis:role of CT scanning. Nephrol Dial Transplant,2011,26(4):1374-1379.

［7］ Lew SQ. Hydrothorax:pleural effusion associated with peritoneal dialysis. Perit Dial Int,2010,30(1):13-18.

［8］ Martinez-Mier G,Garcia-Almazan E,Reyes-Devesa HE,et al. Abdominal wall hernias in end-stage renal disease patients on peritoneal dialysis. Perit Dial Int,2008,28(4):391-396.

［9］ Prischl FC,Muhr T,Seiringer EM,et al. Magnetic resonance imaging of the peritoneal cavity among peritoneal dialysis patients,using the dialysate as "contrast medium". J Am Soc Nephrol,2002,13(1):197-203.

［10］ Shah H,Chu M,Bargman JM. Perioperative management of peritoneal dialysis patients undergoing hernia surgery repair without the use of interim hemodialysis. Perit Dial Int,2006,26(6):684-687.

# 第41章

## 腹膜透析代谢并发症

腹膜透析有效清除尿毒症毒素同时,也给终末期肾病患者的营养和代谢带来一系列重要影响。

### 【高糖血症】

腹膜透析的超滤是通过渗透性物质产生的跨腹膜的晶体渗透压和胶体渗透压实现的。大部分腹透液是由超生理浓度的葡萄糖作为渗透性物质,部分腹透液是采用艾考糊精或氨基酸作为渗透性物质。但各种渗透性物质在腹透液留腹过程中都会不同程度地被腹膜吸收,进而影响代谢。采用葡萄糖透析液或艾考糊精透析液治疗的患者每天被动吸收碳水化合物 50~150g。这种被动吸收在腹膜转运功能强的患者中更为显著。这些碳水化合物为腹透患者提供了一个很好的能量来源,是每日摄入总热量的重要组成部分。

但另一方面,糖尿病患者由于这种被动吸收可能导致血糖控制不佳,需要开始或加强降糖治疗(增加其他降糖治疗或增加原有胰岛素剂量)。因此糖尿病患者在起始腹膜透析治疗或增加葡萄糖透析液剂量的最初几周内需要严密监测血糖。血糖控制不佳与腹透患者预后不良有关,但是否存在因果关系尚未明确。一项中国香港的研究显示,约 8% 的非糖尿病患者透析后新发了糖尿病。因此,非糖尿病腹膜透析患者应每 1~3 个月检测一次血糖。

为了减少葡萄糖的吸收,建议患者适当调整盐和水的摄入,减少对于高渗溶液的需要。可能的情况下可使用艾考糊精腹透液或氨基酸腹透液。事实上,目前已经有证据显示,使用艾考糊精透析液在保持超滤的同时可减少葡萄糖的被动吸收。

### 【体重增加】

腹透患者体重增加的原因较为复杂。血透患者体重增加可提高患者生存率,但腹透患者资料与之相反。肥胖的腹透患者更容易出现导管问题和出口感染。患者体重通常在开始透析后出现增加,且不易控制,增加的主要是脂肪而不是肌肉。体重增加至少部分是由于透析减轻了尿毒症食欲不振,饮食能量和蛋白摄入增加的结果。被动的碳水化合物吸收也是体重增长的原因之一。但大型头对头对照研究不支持腹透患者体重增加比血透患者更明显。使用艾考糊精透析液白天长时留腹的 APD 患者或夜间留腹的 CAPD 患者体重增加较少,但其主要反映的是体内水分变化而不是脂肪变化。少量证据显示不同透析模式患者脂肪沉积部位不同,腹透患者内脏脂肪增加更为明显。尽量限制高渗透压葡萄糖透析液的使用有利于避免体重增加过多。

## 【腹腔蛋白丢失】

腹透时血中的蛋白,主要是白蛋白在浓度梯度作用下跨腹膜屏障进入透析液,随着透出液丢失。每天从腹透液中丢失的蛋白约为 $6 \sim 8g$,腹膜炎可导致更多蛋白丢失。开始腹透的患者可能会因为蛋白丢失造成血清白蛋白浓度下降,而血透患者相对丢失较少。

这种每天蛋白丢失通常无法改变,其临床意义也不明确。蛋白丢失多与全因死亡率、心血管事件或蛋白-能量消耗的关系尚不明确,且腹透患者低血清白蛋白与血透患者相比风险并没有提高。因此,腹透即使可能造成血清白蛋白一定程度下降,也可以安全有效地治疗肾衰竭患者。

## 【血脂异常】

透析患者血脂异常发生率较高,是尿毒症、原发病(如糖尿病肾病、其他导致蛋白尿的肾脏病)和透析模式等对脂类代谢影响综合作用的结果。腹透患者存在被动碳水化合物吸收和腹腔蛋白丢失,对血脂代谢有不良影响,常表现为总胆固醇和低密度脂蛋白胆固醇、三酰甘油、脂蛋白(a)和载脂蛋白 B(ApoB)升高。

血脂异常对腹透患者的心血管疾病风险增高的作用不明确。2011 年发布的一项临床研究——心肾保护研究观察了降脂治疗对包括腹透病人在内的患者心血管事件和死亡率的作用。入组的 9270 名患者中包括 496 名腹透患者。接受辛伐他汀/依折麦布治疗的患者心血管事件降低,但全因死亡或心血管死亡率未见改变,其中腹透亚组预后没有显著差异。该研究提示与普通人群相比,降脂治疗不能给肾脏病患者,包括腹透患者带来获益。但严重高三酰甘油血症的腹透患者罹患胰腺炎的风险显著增加,应及时治疗。

有限的资料显示降脂药物疗效方面腹透患者与普通人群相同。采用艾考糊精腹透液或氨基酸透析液替代葡萄糖透析液治疗可能有助于减轻腹透患者的血脂异常。

## 【血钾异常】

约 $10\% \sim 30\%$ 的 CAPD 患者中会出现低钾血症。低钾血症的原因包括腹透清除(标准的腹膜透析液不含钾)、饮食摄入不足、被动吸收葡萄糖后胰岛素释放导致的钾离子跨膜转运、利尿剂、应用缓泻剂后的胃肠道丢失等。观察性研究证实低钾血症与革兰阴性腹膜炎风险增高有关,且增加全因死亡、心血管及感染相关死亡的风险。但纠正低钾血症能否降低以上风险未知。口服补钾安全简便,腹透液加入氯化钾溶液(通常是 $2 \sim 4mmol/L$)可能增加接触污染机会导致腹膜炎的风险。腹透患者加用盐皮质激素受体拮抗剂如螺内酯也未能显著提高血钾水平。

显著的高钾血症在腹透患者中较为少见,通常与患者依从性不佳有关。

## 【代谢性酸中毒】

慢性肾脏病患者肾脏排泄功能逐渐下降伴随肾脏泌酸功能的降低。因此,代谢性酸中毒常见于初始透析的患者。传统的葡萄糖透析液和艾考糊精透析液是以乳酸作为缓冲剂,治疗过程中碳酸氢盐进入腹腔,并随透出液排出,而乳酸则被吸收进入体内。吸收的乳酸可代谢为碳酸氢盐,纠正尿毒症的代谢性酸中毒。碳酸氢盐腹透液现在可商业化购买。患者被动吸收的碳酸氢盐可纠正代谢性酸中毒。

不管使用哪种缓冲物质,腹膜透析较每周三次血液透析治疗能更好地纠正代谢性酸中毒。但在少数腹透患者中纠正作用不够完全。而不能完全纠正的代谢性酸中毒可加重蛋白-能量消耗和骨质减少。观察性研究证实持续低碳酸氢根水平的患者全因死亡率或心血管死亡率均有升高。一些临床试验观察了治疗代谢性酸中毒后腹透患者的获益,发现治疗后患者正氮平衡、体重增加、上臂围增加,而住院率下降。但治疗对降低患者死亡率的作用尚不明确。腹透患者口服碳酸氢钠是最有效的治疗手段,目标是使血清碳酸氢盐水平大于22mmol/L。

## 【血钠异常】

低钠血症在腹透患者中较为常见,有中心报道发病率高达 15%。高血糖的患者会出现转移性低钠血症,血糖每升高 6mmol/L 血钠将降低 1.3mmol/L。与此类似,使用艾考糊精也会引起血钠下降 2 ~ 3mmol/L。透析患者出现稀释性低钠血症过去认为是过度饮水导致,但近期研究稀释性低钠血症是细胞内液不足、消瘦、缺钾和营养不良的标志,提示应对患者进行营养评估。罕见情况下,严重的高三酰甘油血症会导致火焰光度法测定钠离子浓度出现误差,造成假性低钠血症。

实际上,腹透患者更易于出现高钠血症。腹透是通过水通道或腹腔毛细血管的内皮间隙进行水分清除。腹透液留腹早期水分主要是通过水通道蛋白清除,而钠和其他溶质没有清除。APD 处方中腹透液留腹时间较短,尤其是使用高渗透析液时清除水分远大于清除钠离子,可导致高钠血症。高钠血症导致患者口渴,摄入水分增多。因此制定透析处方时应避免高渗透析液的频繁交换。

## 【其他电解质紊乱】

腹透患者发生低动力型骨病的风险大于血透患者。部分研究提示使用低钙透析液可减轻该风险。目前低钙透析液和无钙磷结合剂的广泛使用,使高钙血症的发病率明显降低。

其他电解质紊乱详见相关章节。

（李　林）

## 参 考 文 献

[1] Baigent C,Landray MJ,Reith C,et al. The effects of lowering LDL cholesterol with simvastatin plus ezetimibe in patients with chronic kidney disease(Study of Heart and Renal protection):a randomized placebo-controlled trial. Lancet,2011,377(9784):2181-2192.

[2] Balafa O,Halbesma N,Struijk DG,et al. Peritoneal albumin and protein losses do not predict outcomes in peritoneal dialysis patients. Clin J Am Soc Nephrol,2011,6(3):561-566.

[3] Choi SJ,Kim NR,Hong SA,et al. Changes in body fat mass after starting peritoneal dialysis. Perit Dial Int, 2011,31(1):67-73.

[4] Dimitriadis C,Sekercioglu N,Pipili C,et al. Hyponatremia in peritoneal dialysis:epidemiology in a single center and correlation with clinical and biochemical parameters. Perit Dial Int,2014,34(3):260-270.

[5] Duong U,Mehrotra R,Molnar MZ,et al. Glycemic control and survival in peritoneal dialysis patients with diabetes mellitus. Clin J Am Soc Nephrol,2011,6(5):1041-1048.

［6］ Johnson DW. What is the optimal fat mass in peritoneal dialysis patients? Perit Dial Int,2007,27（suppl 2）：S250-S254.

［7］ Li PK,Culleton BF,Ariza A,et al. Randomized controlled trial of glucose sparing peritoneal dialysis in diabetic patients. J Am Soc Nephrol,2013,24(10):1889-1900.

［8］ Lievense H,Kalantar-Zadeh K,Lukowsky LR,et al. Relationship of body size and initial dialysis modality on subsequent transplantation,mortality and weight gain of ESRD patients. Nephrol Dial Transplant,2012,27(9):3631-3638.

［9］ Mehrotra R,Bross R,Wang H,et al. Effect of high-normal compared with low-normal arterial pH on protein balances in automated peritoneal dialysis patients. Am J Clin Nutr,2009,90(6):1532-1540.

［10］ Mehrotra R,de Boer IH,Himmelfarb J. Adverse effects of systemic glucose absorption with peritoneal dialysis:How good is the evidence? Curr Opin Nephrol Hypertens,2013,22(6):663-668.

［11］ Paniagua R,Ventura MD,Avila-Díaz M,et al. Icodextrin improves fluid and metabolic management in high and high-average transport patients. Perit Dial Int,2009,29(4):422-432.

［12］ Szeto CC,Chow KM,Kwan BC,et al. New onset hyperglycemia in nondiabetic chinese patients started on peritoneal dialysis. Am J Kidney Dis,2007,49(4):524 -532.

［13］ Torlen K,Kalantar-Zadeh K,Molnar MZ,et al. Serum potassium and cause-specific mortality in a large peritoneal dialysis cohort. Clin J Am Soc Nephrol,2012,7(8):1272-1284.

［14］ Vashishta T,Kalantar-Zadeh K,Molnar MZ,et al. Dialysis modality and correction of metabolic acidosis:relationship with all-cause and cause-specific mortality. Clin J Am Soc Nephrol,2013,8(2):254-264.

［15］ Zanger R. Hyponatremia and hypokealemia in pateints on peritoneal dialysis. Semin Dial,2010,23（6）：575-580.

# 第五篇

# 特殊患者透析

# 第 42 章

## 婴儿及儿童患者透析

随着各种成人透析技术应用于儿童,婴儿及儿童患者的透析治疗已在国内外广泛开展。由于缺乏相关研究,目前对于儿童透析溶质清除率、尿素动力学模型、透析充分性的评价主要还是借鉴了成人的计算方法。小儿透析与成人透析相比也有其自身特点:其一,小儿的体重变化很大,因此必须慎重操作;其二,透析的适应证及并发症均有独特之处;其三,儿童处于生长发育阶段,其营养、代谢和心理状况均应被考虑在护理工作范围之内,以力争达到完全康复的目的。

### 【腹膜透析】

腹膜透析(peritoneal dialysis,PD)与血液透析相比具有操作简便、不需复杂设备、不使用抗凝剂、血流动力学稳定、不需严格限制液体入量、不影响儿童上学等优点,更符合小儿生长发育特点,应用广泛,国外很多医院对于儿童病例多首选腹膜透析。

### 一、适应证

1. 急慢性肾衰竭,少尿,无尿 3 日以上。
2. 严重的水钠潴留(肺水肿,心力衰竭,难以控制的高血压)。
3. 血钾超过 6.5mmol/L,伴有心电图异常。
4. 婴儿血尿素氮(BUN)≥12~18mmol/L,青少年 BUN≥54mmol/L。
5. 严重的代谢性酸中毒,pH≤7.0,血 $HCO_3^-$≤10mmol/L。
6. 尿毒症脑病,尤其伴癫痫发作者。
7. 尿毒症心包炎。
8. 肿瘤化疗后引起的严重的高尿酸血症。
9. 严重先天性或后天性代谢异常导致酸中毒或高氨血症。
10. 多种外源性药物或毒物中毒等。

### 二、禁忌证

1. 腹壁感染。
2. 腹部手术者(可于术后 3~4 天开始)。
3. 广泛腹膜粘连或肠麻痹。
4. 各种疝气。
5. 脐膨出,腹裂(畸形)。

6. 腹腔有炎症或疑有腹内脏器外伤时。

## 三、透析方法

（一）**腹膜透析管**　各种类型腹膜透析管如 Tenckhoff（曲管、直管），Swan-neck 管和 To-ronto-Western 管等都有专门对新生儿和儿童设计的规格，一般有单 cuff 和双 cuff 两种类型。目前最常使用的是 Tenckhoff 曲管，通过一个直行的皮下隧道，皮肤出口位于手术切口侧面。北美儿童肾脏移植协助组研究发现儿童采用双 cuff 透析管且出口方向下时腹膜炎发生率低。原先急性透析时采用的临时性腹透管质地硬，容易损伤肠管，现已被质地柔软的新型腹透管所取代。尽管新型急性腹透管可使渗漏及感染的发生率明显下降，但绝大多数腹透中心仍然更倾向于在急性腹膜透析患儿置入慢性腹膜透析管。

（二）**透析管置入**　慢性腹膜透析管一般在全麻下进行手术置入，由有经验的外科医生在腹腔镜下手术也是安全可行的。技术要点如下：多选择旁正中切口，导管周围的腹膜应采用荷包缝合防止渗漏，并固定于 cuff 上；皮肤出口处位置应位于腹透管自然走向的尾端，以减少出口处感染的发生；腹直肌后鞘也采用荷包缝合并固定于 cuff 上端防止渗漏和移位；施行部分网膜切除术防止腹透管阻塞；术中检查有无腹壁缺损、疝气及未闭合鞘膜腔，如果发现行手术闭合。一般术后 2 周开始行腹膜透析，急性透析或慢性肾衰竭病情恶化也可在置管后即刻开始透析，但腹透液渗漏风险明显增加。宜采用小剂量开始，选择卧位下 APD 治疗可以防止腹透液渗漏。急性腹透管置入术最好在腹腔预充一定量的腹透液后进行。

（三）**透析液**　CAPD 和 APD 目前使用最多的仍是乳酸盐透析液，市场上现有不同规格袋装透析液可供儿童选择，其成分与成人相同，$Ca^{2+}$ 浓度为 1.25mM 和 1.75mM，可根据超滤要求选择含 1.5%、2.5% 及 4.25% 葡萄糖的腹膜透析液。乳酸盐透析液对腹膜刺激小，但不适用于有肝损害者。近年来一些新型的腹膜透析液也开始在儿童中应用，氨基酸透析液具有很好的耐受性，但临床上是否可作为一种儿童营养补充的途径尚不清楚，婴幼儿目前主要还是依靠鼻饲法补充营养。Icodextrin 腹膜透析液可以较长时间维持渗透梯度，超滤不佳的患儿可采用。pH 中性的碳酸氢盐腹膜透析液或碳酸氢盐/乳酸盐腹膜透析液对于儿童使用也很安全，并且具有潜在的腹膜保护功能。这些新型的腹膜透析液对儿童酸碱平衡和营养状况的长期影响尚不清楚。

## 四、透析方式的选择

（一）**间歇性腹膜透析（intermittent peritoneal dialysis，IPD）**　急性肾损伤或慢性肾衰竭刚开始透析时常采用较小的留腹容量和较短的留腹时间，1～2 小时透析一次，可连续进行，透析治疗间期保持干腹。IPD 可以较快的清除小分子毒素和多余水分，减少早期透析带来的腹透液渗漏和疝气等并发症的发生率。但需要特别注意即使采用 1.5% 的腹膜透析液，频繁的快速交换也会带来大量液体超滤，一旦发生血容量不足反而会加重肾功能损害。因此 IPD 时应重视容量平衡时，必要时通过肠道和静脉补充液体。

（二）**持续性不卧床腹膜透析（continuous ambulatory peritoneal dialysis，CAPD）**　临床上治疗慢性肾衰竭以 CAPD 使用最为广泛，其疗效肯定，操作简便（操作方法同成人）。患儿可自由活动，自我感觉良好，可恢复工作或学习，维持生长发育和身高体重逐渐增长。

（三）**自动腹膜透析（automated peritoneal dialysis，APD）**　按白天是否留腹又分为夜

间间歇性腹膜透析(nightly intermittent peritoneal dialysis, NIPD)和连续环式腹膜透析(continuous cycling peritoneal dialysis, CCPD)。NIPD 只在晚间进行自动腹膜机透析,白天保持干腹,可以改善营养并防止疝气发生,适用于腹膜平衡试验(PET)示高转运、高平均转运或者有残余肾功能的患儿。而 CCPD 在晚间进行自动腹膜机透析,白天给予一袋腹透液留腹,如果溶质及液体清除仍不足可在白天更换一次腹透液。白天留腹可以增加尿毒症毒素尤其是中分子物质的清除,但高转运患儿往往会吸收大量液体引起负超滤,因此 CCPD 更适合低转运、低平均转运或者无残余肾功能的患儿。

**(四) 潮式腹膜透析(tidal peritoneal dialysis, TPD)**　当 CAPD 患儿 Kt/V 未达标并处于临界值时可以选择 TPD 加强毒素清除。部分患儿每次腹透液排空时会出现腹痛,采用 TPD 可以减少腹痛,提高患儿的治疗依从性。

## 五、透析处方

**(一) 透析剂量**　儿童相对腹膜面积高于成人,溶质清除效率高于成人,PET 试验通常表现为高转运和高平均转运,但快速的葡萄糖吸收使得腹腔与血浆中渗透梯度很快达到平衡,不利于超滤和长期留腹。CAPD 患儿一般每日 4 次可维持充分的超滤和毒素清除,部分患儿需要增加透析次数。CAPD 留腹量主要取决于患儿的耐受性,腹透管出口愈合后多数患儿都可以耐受每次 40ml/kg 或 800 ~ 1000ml/m² 体表面积,不会发生腹透液渗漏等并发症。为了保证充分的毒素清除,美国肾脏病基金会(NKF)2006 年 KDOQI 指南推荐患者耐受情况下的最佳留腹量 1000 ~ 1200ml/m²(最大 1400ml/m²),腹膜透析液葡萄糖浓度应根据超滤量(即液体入量-尿量-隐性失水量)选择。APD 时应根据 PET 结果选择夜间交换次数和时间,一般每晚交换为 4 ~ 8 次,每次 45 分钟 ~ 2 小时,CCPD 患儿可以适当减少夜间治疗时间。

**(二) 透析充分性**　腹透透析一直采用基于尿素和肌酐清除率计算 Kt/V 的动力模型,但至今尚无一个评价清除率充分性的理想指标。NKF2006 年 KDOQI 指南推荐儿童每周尿素 Kt/V 应达到 1.8 以上。大部分年幼、PET 为高转运和高平均转运及有残余肾功能的患儿均可达标。但应注意定期收集尿量加以评价计算,以防止残余肾功能下降带来的透析不充分。PET 为低平均转运、无残余肾功能的患儿可通过增加透析剂量,如增加 CAPD 透析次数和 CCPD 白天交换次数,以争取达标。无法收集尿液的患儿应按无残余肾功能处理。由于治疗依从性差引起透析次数减少也是儿童影响腹膜透析充分性的重要因素。

## 六、腹膜透析的并发症

**(一) 插管合并症**　同成人,可见局部出血,腹腔少量血性液体,透析液外漏,隧道内透析管扭曲,透析液引流不畅,透析管堵塞移位等。

**(二) 腹膜炎**　是腹膜透析最常见的并发症,儿童发生率较成人高,包括细菌性、真菌性及化学性腹膜炎。对于腹膜炎,强调早期诊断,早期治疗,重在预防。应严格执行消毒隔离和无菌操作。研究发现成人通过抗生素清除鼻腔常居的金黄色葡萄球菌可减少出口处感染和腹膜炎的发生率,但在腹透患儿中未发现此项治疗的益处。

**(三) 代谢合并症**　患儿由于葡萄糖过度吸收可引起肥胖、高脂血症,加重心血管疾病的风险。另还有部分患儿会发生低白蛋白血症,尤其是使用高渗透析液或反复发生腹膜炎的患儿,但其对于患儿身高体重增长的影响尚不清楚。

（四）膈肌先天性缺陷　部分患儿存在膈肌先天性缺陷引起腹腔和胸腔相通，CAPD 可影响呼吸功能。此类患儿可改为 APD，并且选择白天不留腹，可继续腹透治疗。

（五）家庭及心理问题　小儿患者尤其是青少年患儿本身的治疗依从性差，加之长年的腹透治疗会给患儿和家长均带来心理上的疲劳和厌倦，因此很容易由于治疗问题引发家庭内部的矛盾和冲突。故针对患儿及其家庭成员的心理治疗和社会关爱非常重要，应当引起医务工作者和全社会的重视和关注。

## 【血液透析】

适应证与腹膜透析相同，存在腹膜透析禁忌证的患儿可采用血液透析。血液透析与腹膜透析相比最大的优点在于溶质及液体清除较为快速，因此，在严重氮质血症、高钾血症及急性肺水肿并且需要在短时间内缓解症状时应选择血液透析。脑室腹膜分流术后的患儿腹膜透析容易引起逆行神经系统感染，输尿管、肾盂、回肠袢造口术后的患儿腹膜透析出口处感染及腹膜炎发生率高，这两类特殊类型的患儿首选血液透析。小儿由于处于生长发育阶段及血管通路的特殊性等均给血液透析带来一定难度，故国内开展较晚。国内最早为福州总医院儿科于 1978 年为一肾衰竭患儿行血液透析治疗。

### 一、血管通路

（一）导管　幼儿至青少年儿童根据年龄不等可以选择 7～12F 的双腔导管，此类规格暂时性静脉导管和永久性静脉导管目前都有市售，见表 42-1。为保证良好的效果，颈内静脉导管尖应送至上腔静脉及右心房连接处。较小的婴儿和新生儿血管很细，最好选择单腔导管。新生儿如果脐血管仍然开放可通过脐血管将导管送至腔静脉。暂时性静脉导管可保留数周。

表 42-1　儿科常用的血液净化治疗导管

| 儿童体重 | 导管规格 | 导管位置 |
|---|---|---|
| 新生儿 | UVC-5.0F<br>UAC-3.5,5.0F<br>5.0F 单腔<br>6.5,7.0F 双腔 | 脐静脉<br>脐动脉<br>股静脉<br>股静脉 |
| 3～15kg | 6.5,7.0F 双腔 | 股静脉/锁骨下静脉 |
| 16～30kg | 7.0,9.0F 双腔 | 股静脉/颈内静脉/锁骨下静脉 |
| <30kg | 9.0,11.5F 双腔 | 股静脉/颈内静脉/锁骨下静脉 |

注：UVC：脐静脉导管；UAC：脐动脉导管

（二）动静脉内瘘　一般选择桡动脉头静脉端侧吻合这一经典途径作内瘘成形术，由于血管细，手术难度大，现多用于年长儿童。

（三）人造血管　当血管细小难以建立成熟瘘管时，可用聚四氟乙烯人造血管（GoreTex 或 Impra）连接远端肢体的动脉和静脉建立血管通路。脊髓脊膜突出的患儿由于局部感觉缺失可以将人造血管植入大腿，优点在既避免穿刺带来的疼痛，又使患儿双手解放出来便于透析过程中娱乐和学习,缺点在于可能会引起下肢水肿。

## 二、透析设备

（一）**透析机**　小儿血液透析需要专门型号的透析装置,血泵必须能与不同规格管路匹配,保证血流速在 30～300ml/min 范围内。透析机还应提供精确的容量控制,数百毫升的超滤误差在儿童就会导致症状性低血压和容量负荷过重。

（二）**透析液**　多采用碳酸盐透析液,具有较好的血流动力学稳定性,透析不良反应发生率低。婴儿和儿童因为肌肉体积较小无法快速代谢醋酸盐透析液。

（三）**透析器**　小儿血容量约为体重的 8%,因此透析器及血管通路内的血量应不超过患儿循环血容量的 1/10(<8ml/kg),否则易引起低血压及循环血容量不足。此外所选型号透析器必需能对毒素进行有效的清除及保证足够的超滤量。国内目前多使用小型空心纤维透析器,对血液阻力小,预充量小,透析过程中血容量较稳定,见表 42-2。

表 42-2　儿科常用的低容量透析器

| 透析器 | 预充量<br>(ml) | 表面积<br>($m^2$) | 尿素清除率<br>(ml/min $Q_B=200$) | $B_{12}$ 清除率<br>(ml/min) | $K_0A$ | 透析膜 | 生产商 |
|---|---|---|---|---|---|---|---|
| Polyflux 6H | 52 | 0.6 | 50($Q_B=50$)<br>97($Q_B=100$)<br>136($Q_B=150$)<br>167($Q_B=200$) | 90 | 465 | Polyflux（聚芳醚砜,聚乙烯吡咯烷,聚酰胺） | Gambro |
| CA50 | 35 | 0.5 | 128($147 Q_B=300$) | 27 | 243 | 醋酸纤维素膜 | Baxter |
| CA70 | 45 | 0.7 | 153($175 Q_B=300$) | 36 | 333 | | |
| CA90 | 60 | 0.9 | 166($199 Q_B=300$) | 45 | 435 | | |
| CA-HP90 | 60 | 0.9 | 213($Q_B=300$) | 59 | 512 | | |
| F3 | 28 | 0.4 | 125 | 20 | 231 | 聚砜膜 | Frese-nius |
| F4 | 42 | 0.7 | 155($183 Q_B=300$) | 34 | 364 | | |
| F5 | 63 | 1.0 | 170($206 Q_B=300$) | 47 | 472 | | |
| F40 | 42 | 0.7 | 165($200 Q_B=300$) | 86 | 440 | | |
| Filtryzer | | | | | | PMMA | Toray |
| $B_1$0.6 | 46 | 0.6 | 139 | 49 | 266 | | |
| $B_1$0.8 | 55 | 0.8 | 152 | 56 | 330 | | |
| $B_2$0.5 | 35 | 0.5 | 123 | 35 | 205 | | |
| $B_3$0.5 | 35 | 0.5 | 137 | 45 | 265 | | |
| $B_3$0.8 | 49 | 0.8 | 163 | 61 | 404 | | |

注:PMMA:聚甲基丙烯酸甲酯

（四）**血液透析管路**　合适的管路可以控制体外循环的总量。体外循环总量超过患儿血液总量 10%(>8ml/kg),需给予加热的血液或白蛋白液进行预充,以防止透析过程中突然血流动力学不稳定。当选择小容量管路,如新生儿(~20ml),婴儿(~40ml)和幼儿(~70ml),必须保证选定管路与透析机配套,血泵可准确控制流速。新生儿管路和目前市场上绝大多数容量控制型血透机不匹配。

## 三、透析处方

（一）**血流量**　理想血流量应根据透析器的尿素清除率来设定,诱导透析时血流量不宜过大。年幼儿童的血管较细,常限制其血流量。一般年幼儿童的血流量为 $50 \sim 200ml/min$,而年长儿童则为 $200 \sim 350ml/min$。较小的导管动脉端流量有限,血流量仅能达到 $25 \sim 100ml/min$。

（二）**抗凝**　婴儿及儿童透析肝素抗凝方法与成人相同,普通肝素抗凝目标值是使得活化凝血时间(ACT)延长至基础值的150%,而低分子肝素抗凝目标值则是使得 ACT 值延长至基础值的125%。普通肝素初始剂量为 $10 \sim 20U/kg$,体重小于 $15kg$ 的婴幼儿应适当增加剂量。肝素维持量为 $0.3 \sim 0.5U/(kg \cdot min)$,30 分钟后应根据 ACT 值调节肝素用量。慢性透析患儿也可采用低分子肝素抗凝。肝素抗凝的副作用最常见的是出血,肝素诱发的血小板减少症在儿童中亦有报道。此外,其他抗凝剂如达那肝素、水蛭素、阿加曲班儿童也可以使用,但临床应用有限。年长患儿也可以选择无肝素透析。年幼患儿由于血流量低很容易凝血,生理盐水间断冲洗透析器和管道会增加液体入量,除非同时进行液体清除否则不宜选择无肝素透析。

（三）**透析充分性**　血液透析采用的尿素动力学模型除了可评价透析效率外还可以通过尿素氮生成率评估透析间期饮食蛋白的摄入。儿童饮食蛋白的摄入量明显高于成人,如果长期的摄入不足会对透析患儿的生长和神经系统发育带来不利的影响。小儿血液透析的效率较高(相对高 K/V),但透析结束的尿素反跳往往更加明显,因此采用单室可变容积的尿素动力学模型往往会过高估计透析效率和尿素氮生成率。NKF2006 年 KDOQI 指南推荐成人血液透析最低剂量 $spKt/V \geq 1.2$,儿童可能需要更多的透析剂量。因此,将最低剂量设为 $spKt/V \geq 1.4 \sim 1.5$ 更为合适。临床上大部分患儿都可以达到这一最低透析剂量。残余肾功能对小儿血液透析充分性有重要影响,应注意定期评价。无法收集尿液的患儿应按无残余肾功能处理,以防止残余肾功能下降带来的透析不充分。

## 四、血液透析的并发症

（一）**失衡综合征**　婴幼儿全身血量小,血液透析对溶质的清除快速有效,很容易引起颅内渗透压的改变。因此,失衡综合征及癫痫样发作的发生率明显高于成人。诱导透析时要注意限制血流量及治疗时间,避免过快地清除毒素,一般将尿素清除率设定为 $3ml/(kg \cdot min)$ 较合适。此外,将透析液的 $Na^+$ 浓度调至略高于血浆中水平,透析时预防性使用甘露醇 $(0.5 \sim 1.0g/kg)$ 也能起到一定的保护作用。

（二）**低血压**　发生于开始透析后的 30 分钟,主要原因为血液在短时间内进入透析器和血液管道以及超滤过多、过快等。因此对于年幼患儿应预先输血或予以肝素生理盐水预充。儿童本身血压低于成人,血压调节能力有限,对透析间期限制液体摄入的依从性差,超滤量超过体重的5%时,很容易发生透析中低血压和四肢疼挛。婴幼儿往往在无先兆情况下突然发生低血压,并且无法和医护人员进行沟通,应特别警惕。单纯超滤及低温透析可以增加患儿对大量液体清除的耐受性,低蛋白血症的患儿可给予白蛋白输注 $(0.5 \sim 1.5g/kg)$ 减少低血压发生。为了保证安全有效的液体清除和血压控制,很多患儿需要给予每周 3 次以上透析。

**(三) 低体温**　多见于单超治疗患儿,主要是由于血液在体外循环常会时发生热量丢失,单超治疗不发生血液与加温透析液之间的热交换,所以会导致患儿中心体温下降。此类患儿应加强透析过程中的体温监测。

# 【连续性肾脏替代治疗】

连续性肾脏替代治疗(CRRT)已在包括早产儿在内的儿童透析中得到应用,其基本原则和治疗方式与成人相同,主要包括连续性静静脉血液滤过/血液透析滤过(CVVH/CVVHDF)、连续性动静脉血液滤过/血液透析滤过(CAVH/CAVHDF)和缓慢连续性超滤(SCUF)。由于患儿全身血量小,CRRT 清除效率往往很高,可替代大部分原有肾功能。而且CRRT 对磷的清除也优于间歇性血液透析和腹膜透析。

## 一、适应证

主要是血流动力学不稳定而又不适合作腹透或血透,以及有严重分解代谢而需要静脉高营养治疗的肾衰竭患儿。①体内液体负荷过重;②急性肾损伤的少尿、无尿期,伴有严重电解质紊乱或酸碱失衡者;③顽固性心力衰竭,并发急性肺水肿及其他原因的高血容量血症;④败血症,休克;⑤多脏器功能衰竭;⑥经血透效果不佳或合并严重高血压、低血压、心血管功能不全、高脂血症、高磷血症、继发甲状腺功能亢进和儿童营养发育严重障碍等的慢性肾衰竭;⑦在膜肺治疗中出现水负荷过重或急性肾损伤患儿;⑧其他如烧伤,药物中毒等。

## 二、透析方案

**(一) 透析设备**　可以用于儿童的 CRRT 机器型号有 Baxter BM11/BM14,Gambro,Prisma,Braun Biopact,Fresenius 200 BH。尽管这些 CRRT 机器的血泵精度要求仅为 ±10% ,但在婴幼儿临床实际治疗中显然不允许有如此大的误差。现有 CRRT 机器基本都能做到实际治疗剂量与设定值之间保持一致,保证了该项治疗技术在危重婴幼儿抢救中的成功应用。

**(二) 血管通路**　如何在细小的血管中维持理想的血流量是儿童 CRRT 最主要制约因素,应根据患儿的大小、插管的部位选择导管。一般 CAVH 多采用单腔股动脉和股静脉插管,CVVH 多采用双腔管经股静脉或颈内静脉或锁骨下静脉插管。可采用皮肤切开后暴露血管,直视下穿刺或经皮采用标准 Seldinger 法,或用动静脉瘘管穿刺插管。5 日以内的新生儿也可用脐动静脉插管。血泵驱动的 CVVH 可以较长时间维持体外循环,亦有学者推荐使用 CAVH。

**(三) 血液滤过器**　儿童常用的血滤器见表 42-3。其中最常用的是 Amicon minifilter 和Amicon minifilter Plus,两者均为聚砜膜材料,允许小于 50 000 道尔顿的溶质通过,有很低的血流阻力,血容量很小,加上与之配套的循环管道,特别适合儿科使用。可根据患儿的大小选择不同规格的血滤器。新生儿和婴儿用 Amicon minifilter,较大患儿可用 Amicon minifilterPlus,它的滤出量是前者的 5 倍,而体外血流量仅是其两倍。

**(四) 透析液和置换液**　CRRT 首选碳酸氢钠盐透析液和置换液,医院自制的置换液经常会发生浓度误差且不能保存,已逐步被标准化置换液所取代。乳酸盐置换液在儿童尽量避免使用。

表 42-3　儿科常用的血滤器

| 血滤器 | 预充量<br>（ml） | 表面积<br>（$m^2$） | 超滤率<br>（ml/min $Q_B=100$） | 透析膜 | 生产商 |
|---|---|---|---|---|---|
| Minifilter Plus | 15 | 0.07 | 1~8 | 聚砜膜 | Baxter |
| Renaflo II HF 400 | 28 | 0.3 | 20~35 | 聚砜膜 | Minntech |
| Renaflo II HF 700 | 53 | 0.7 | 35~45 | | |
| PRISMA M60 set | 93 | 0.6 | 38 | AN69 | Gambro |
| PRISMA M100 set | 152 | 0.9 | 44 | | |
| PRISMA HF20 | 60 | 0.2 | | PAES | Gambro |

注：AN69：丙烯腈甲代烯丙基磺酸钠；PAES：聚芳醚砜

**（五）预充**　急性透析时，若体外循环的总容量超过患儿血容量的 10% 必需进行血液预充。当预充液中的电解质浓度和 pH 值与婴儿血液正常值相差较大时会在开始治疗阶段引起血流动力学不稳定，因此在治疗初始阶段最好应采取低流量零超滤。

**（六）超滤量**　婴儿及年幼儿童 SCUF 的超滤率一般为 5~30ml/h，CVVH 的超滤率一般为 100~600ml/h，年长儿童超滤率和置换量与成人相当。超滤过程必须保持精确，即使是少量误差在经过多日治疗后也会产生明显的超滤误差，从而对一些少尿或无尿婴幼儿产生不利的影响。

**（七）抗凝**　CRRT 体外抗凝可选择肝素或枸橼酸。枸橼酸的滴速一般根据血流量调节，即便同时补钙，婴幼儿长期应用枸橼酸仍会造成持续性低离子钙。此外联合应用碳酸氢盐置换液和枸橼酸抗凝数天后也很容易引起代谢性碱中毒。因此，目前儿童 CRRT 多选择肝素抗凝并且剂量相对高于成人，凝血功能无异常的患儿一般首剂量 20U/kg，维持量 10U/（kg·h），根据 ACT 值调整剂量。血凝异常者可根据病情少用甚至不用肝素。

## 三、并发症

在 CRRT 时，应密切监测患儿的血压、脉搏、呼吸、血气和体温等，如有必要，加热系统最好应用到体外循环径路，防止患儿出现低体温。每 4 小时监测血滤器入出口处和超滤液的血尿素氮、肌酐、钠、钾、氯、钙、磷等。患儿的总蛋白、血细胞比容也应监测，使血细胞比容维持在 45% 以下，防止各种并发症的发生。

主要并发症有：①液体损失过量引起的血容量不足；②不恰当地应用置换液引起的电解质和酸碱平衡紊乱；③肝素过量引起的出血；④脱管和血液渗漏；⑤穿刺部位和全身感染；⑥气体栓塞（在脐血管作为血管通路及 CVVH 和 CVVHDF 应用血泵时易发生）；⑦血液凝固造成的血栓。

## 【ESRD 透析患儿的护理】

## 一、营养

充分的营养对于 ESRD 患儿的生长和体格发育是非常重要，透析患儿推荐的热量摄入量应和相同年龄的正常儿童相同。一般来讲，婴儿的热量摄入量约 418.7kJ/（kg·d）[100kcal/（kg·d）]，正常饮食一般难以达到如此高的热量摄入，因此需要在夜间 CCPD 过程中通过口服和鼻饲法额外补充营养。较大的儿童热量摄入量以 $167.5 \sim 293.1kJ/(kg \cdot d)$ $[40 \sim 70kcal/(kg \cdot d)]$ 为宜,具体取决于患儿年龄及活动量。过量热卡摄入并不能促进生长发育,反而会导致肥胖,影响肾移植的成效。患儿体重增加不足往往提示热卡摄入不足,应适当增加热量摄入。

透析患儿的推荐的蛋白摄入量亦取决年龄,并且超过成人。血液透析患儿一般蛋白的摄入量应比同年龄推荐值高 $0.4g/(kg \cdot d)$。腹膜透析患儿由于蛋白丢失量较大,应较推荐值多摄入 $0.7 \sim 0.8g/(kg \cdot d)$,并且定期监测患儿体内蛋白质的储备是否充分。针对个别患者有给予氨基酸腹析液以改善营养的疗法,并已历时一年以上,但目前经验仍不足以得出结论。

腹膜透析患儿可适当摄入水溶性维生素及微量元素,脂溶性维生素不需常规补充。肾衰竭患者由于对脂溶性维生素如维生素 A 的清除率下降,血中脂溶性维生素水平往往是升高的。腹膜透析患儿不需严格限制钠、钾、磷及液体入量。血液透析患者则需根据残余尿量调整钠、钾及液体入量,尤其是婴儿需要精确计算其液体量,既保证其营养摄入,又防止容量过多。无尿的婴儿一般 24 小时入液量应限制在 $400 \sim 500ml/m^2$,多尿的婴儿需适当增加钠盐及液体摄入量,以保证血容量平衡和满足生长需要。透析幼儿的肠道营养不能采用常规配方,而应采用低磷低钾的婴幼儿特殊配方,国外已有很多此类产品(包括去磷牛奶)上市。

## 二、高血压

高血压大大增加了慢性肾衰竭心血管疾病的发生率,治疗上主要是控制患儿的容量负荷以维持血压于各年龄段正常水平。腹膜透析患儿高血压的原因主要是对含不同浓度葡萄糖的腹透液选择不当,以及钠盐及液体摄入过多,因此需要加强饮食咨询、父母教育及家庭监测血压及体重变化。血液透析患儿高血压发生原因主要是液体清除不足及儿童对水钠摄入限制的依从性差有关。治疗可延长透析时间增加超滤量,低温透析及单纯超滤可增加患儿对超滤的耐受性。如果以上措施仍不能控制血压,应当给予药物治疗。所有成人使用的降压药物儿童均可以使用,但注意药物剂量应从小量开始,逐步增加直至将血压控制正常水平,同时应根据患儿血压水平定期调整药物剂量。

## 三、贫血

血液透析患儿贫血的发生率较成人高,且促红细胞生成素(EPO)治疗效果理想。其使用指征、方法及副作用同成人。年幼儿童使用 EPO 的剂量 $[150 \sim 300U/(kg \cdot d)]$ 较成人大。缺铁、反复发生的腹膜炎及儿童依从性差是造成 EPO 疗效不佳的主要原因,大多数透析患儿需要静脉或口服补铁。对于较小患儿来讲,通过透析管路失血是造成缺铁的主要原因。由于雄激素可导致骨骺提前闭合,青春期前患者禁用。

## 四、生长发育

透析方式对儿童生长发育的影响目前缺乏长期、大样本的对照研究,但已有研究显示 CAPD 和 APD 可能更有利于儿童的发育。其原因主要在于腹膜透析在改善继发性甲状旁腺功能亢进症和增加营养摄入等方面优于血液透析。

使用人重组生长激素(rhGH)治疗可促进透析儿童生长发育,但疗效不及早期慢性肾衰竭儿童。常用剂量为 0.05mg/(kg·d) 或 30U/(m$^2$·w)，晚上皮下注射。rhGH 本身可以加重代谢性骨病，因此在治疗开始前应较好地控制继发性甲旁亢，肾移植后是否使用 rhGH 尚存在争议，尽管其有助于激素减量甚至停用，但亦有研究发现使用 rhGH 可能会增加移植后排异反应的发生率。

ESRD 患儿发生代谢性酸中毒很常见，尤其见于血液透析患儿。慢性酸中毒可通过抑制生长激素-胰岛素样生长因子-1 轴而影响骨的矿化和生长发育。此类患儿可予长期口服碳酸氢钠或采用高浓度碳酸盐透析液以保持 HCO$_3^-$ 浓度不低于 22mmol/L。

## 五、肾性骨营养不良

儿童透析患者可通过良好控制血清钙、磷、甲状旁腺素(PTH)及碱性磷酸酶水平有效预防肾性骨营养不良的发生。甲状旁腺功能亢进和肾性骨病除给予活性维生素 D 治疗外还要注意纠正高磷血症，饮食控制及磷结合剂是主要的治疗方法。透析患儿生长发育需要保证足量的蛋白质摄入，因此限制磷的摄入量较为困难，目前主要通过低磷的婴儿配方及饮用无磷牛奶来减少磷的摄入。一般来说，磷的摄入量婴儿限制在 100~275mg/d(3.2~8.9mmol/d)，儿童和青少年限制在 500~1250mg/d(16~40mmol/d)，合并高磷血症和继发性甲旁亢的患儿应限制在更低的水平。碳酸钙和醋酸钙是最常用的磷结合剂，目前仍是婴幼儿首选治疗药物。年长的儿童和青少年除了含钙的磷结合剂外还可以选择一类新的磷结合剂司维拉姆，其对于青少年的早期心脏钙化有很好疗效。含铝的磷结合剂对骨骼及神经系统有潜在毒性，应尽量避免使用，镧系磷结合剂尚无儿童应用的报道。西那卡塞在儿童已有应用报道，但其应用剂量和效果尚有待总结。

（戴兵　梅长林）

## 参 考 文 献

[1] Askenazi DJ,Goldstein SL,Koralkar R,et al. Continuous renal replacement therapy for children < / = 10kg：a report from the prospective pediatric continuous renal replacement therapy registry. J Pediatr,2013,162(3)：587-592 e583.

[2] Canepa A,Verrina E,Perfumo F. Use of new peritoneal dialysis solutions in children. Kidney Int Suppl,2008(108)：S137-144.

[3] Dolan NM,Borzych-Duzalka D,Suarez A,et al. Ventriculoperitoneal shunts in children on peritoneal dialysis：a survey of the International Pediatric Peritoneal Dialysis Network. Pediatr Nephrol,2013,28(2)：315-319.

[4] Fischbach M,Warady BA. Peritoneal dialysis prescription in children：bedside principles for optimal practice. Pediatr Nephrol,2009,24(9)：1633-1642；quiz 1640,1642.

[5] Furth SL,Donaldson LA,Sullivan EK,et al. Peritoneal dialysis catheter infections and peritonitis in children：a report of the North American Pediatric Renal Transplant Cooperative Study. Pediatr Nephrol,2000,15(3-4)：179-182.

[6] Goldstein SL,Sorof JM,Brewer ED. Evaluation and prediction of urea rebound and equilibrated Kt/V in the pediatric hemodialysis population. Am J Kidney Dis,1999,34(1)：49-54.

[7] Goldstein SL,Gerson AC,Goldman CW,et al. Quality of life for children with chronic kidney disease. Semin Nephrol,2006,26(2)：114-117.

[8] Gorman G,Furth S,Hwang W,et al. Clinical outcomes and dialysis adequacy in adolescent hemodialysis patients. Am J Kidney Dis,2006,47(2)：285-293.

[9] Hackbarth RM, Eding D, Gianoli Smith C, et al. Zero balance ultrafiltration (Z-BUF) in blood-primed CRRT circuits achieves electrolyte and acid-base homeostasis prior to patient connection. Pediatr Nephrol, 2005, 20 (9):1328-1333.

[10] Kramer AM, vanStralen KJ, Jager KJ, et al. Demographics of blood pressure and hypertension in children on renal replacement therapy in Europe. Kidney Int, 2011, 80(10):1092-1098.

[11] Kidney Disease: Improving Global Outcomes (KDIGO) CKD-MBD Work Group. KDIGO clinical practice guideline for the diagnosis, evaluation, prevention, and treatment of Chronic Kidney Disease-Mineral and Bone Disorder(CKD-MBD). Kidney Int Suppl, 2009(113):S1-130.

[12] Monagle P, Chan A, Massicotte P, et al. Antithrombotic therapy in children: the Seventh ACCP Conference on Antithrombotic and Thrombolytic Therapy. Chest, 2004, 126(3 Suppl):645S-687S.

[13] Rees L, Azocar M, Borzych D, et al. Growth in very young children undergoing chronic peritoneal dialysis. J Am Soc Nephrol, 2011, 22(12):2303-2312.

[14] Schaefer F, Klaus G, Mehls O. Peritoneal transport properties and dialysis dose affect growth and nutritional status in children on chronic peritoneal dialysis. Mid-European Pediatric Peritoneal Dialysis Study Group. J Am Soc Nephrol, 1999, 10(8):1786-1792.

[15] Schmitt CP, Nau B, Gemulla G, et al. Effect of the dialysis fluid buffer on peritoneal membrane function in children. Clin J Am Soc Nephrol, 2013, 8(1):108-115.

[16] Smye SW, Evans JH, Will E, et al. Paediatric haemodialysis: estimation of treatment efficiency in the presence of urea rebound. Clin Phys Physiol Meas, 1992, 13(1):51-62.

[17] Sutherland SM, Zappitelli M, Alexander SR, et al. Fluid overload and mortality in children receiving continuous renal replacement therapy: the prospective pediatric continuous renal replacement therapy registry. Am J Kidney Dis, 2010, 55(2):316-325.

[18] Symons JM, McMahon MW, Karamlou T, et al. Continuous renal replacement therapy with an automated monitor is superior to a free-flow system during extracorporeal life support. Pediatr Crit Care Med, 2013, 14(9): e404-408.

# 第43章

## 老年患者透析

进入21世纪以来,65岁以上的老年人群逐渐增加。1900年西方国家大于65岁的老年人群仅占4%,1994年该比例上升到12%,并继续上升。老年人数的增加和透析技术的成熟使世界范围的老年透析病人日益增多。1981年加拿大年龄>65岁的终末期肾衰患者占25%,到了1989年达到35%。European Renal Association Registry报道1977年在开始肾替代治疗的病人中仅9%的患者年龄>65岁,1980年该数值上升为11%,1983年为30%,1992年将近37%。近年来在美国,47%的透析病人年龄>65岁,到21世纪末预计可能会超过60%。因此先前被透析排除在外的老年人成为增长速度最快的透析人群。

### 一、老年患者的预后及血透与腹透的比较

老年ESRD患者动脉粥样硬化发生率高,合并高血压、糖尿病、血脂异常、心肺功能下降等并发症多,许多研究表明老年患者的年住院天数较高(约22天/病人年比17天/病人年),若患者无法自行操作则更高(44天/病人年)。国外一项多中心研究表明:每年平均住院天数直接与患者进入治疗时的年龄有关,年龄越大,住院天数越长。在相同年龄组中,血透和腹透两种治疗的患者的住院率无差异。USRDS 1996年度和1997年度资料均显示:在年龄小于65岁的任何年龄段,CAPD和CCPD患者的住院率都略高于血透患者,而65岁以上者,情况则相反。1998年资料显示:无论血透还是腹透,随着患者年龄的增长,住院次数增加。

老年透析患者的死亡随年龄的增加而升高。从65~75岁增长至79~84岁,透析早期(90天内)死亡率从15%升高到20%,及至大于84岁则达30%。1995年欧洲透析与移植登记资料显示:大于65岁者的5年存活率较年轻者低15%,死亡大多与合并全身疾病(如糖尿病和心血管疾病等)有关,累计的二年存活率在无合并症者达75.8%,而有合并症者仅为62.5%。

大多数国家血透是老年人ESRD的主要方式。随着腹膜透析技术水平的不断改进以及其特有的长处,其在老年ESRD患者的治疗中越来越占有重要的地位,并成为英国、加拿大等国老年ESRD患者的主要治疗手段。

### 二、老年人腹膜透析

### 【老年人腹透的优缺点】

(一) 老年人行腹透的优点　许多老年ESRD患者同时合并较多其他的慢性疾病,如缺血性心脏病、心脏储备功能下降、心律失常、血管病变、高血压及糖尿病等,因此腹透对他们

有以下优点：

1. 由于可达到持续的超滤,患者液体平衡控制较好,易于控制高血压且抗高血压药物需求少。

2. 血流动力学变化最小,对于有缺血性心脏病的老年病人较少引起心衰和心律失常。

3. 糖尿病患者腹腔使用胰岛素。

4. 与血透比较,较少丢失血液,贫血控制较好,促红素需求少。

5. 不需要血管通路。

6. 较血透能较长时期保持残肾功能。

7. 去除 $\beta_2$ 微球蛋白和其他中分子物质如甲状旁腺激素效果优于血透。

8. 在家庭环境中居家透析。

**（二）老年人行腹透的缺点**　腹透需要患者自己在家操作,对于自己操作有困难(如痴呆、精神异常、失明、偏瘫和其他肢体障碍)同时缺乏家庭有力支持的病人,难以维持腹膜透析。

由于观念、经费、家庭社会支持度等因素导致我国的老年患者开始透析常常较晚,结合患者合并其他疾病,营养状况差,透析后伤口愈合差及营养不良的发生率高,同时腹膜炎、心血管疾病等并发症高。

老年患者存在疝、外周血管疾病、广泛憩室、多囊肾等情况多于年轻人,且程度较重,腹透会增加腹内压而加重这些病变,严重的可能导致停透。上述情况仅是腹透的相对反指征,可以通过主要在晚间透析的 APD(CCPD)加以解决。

老年患者由于其他疾病导致腹部手术有广泛粘连使腹膜表面积下降、反复发作的胰腺炎等是腹透的绝对反指征,这类患者不宜行腹透治疗。

## 【老年 CAPD 病人的营养和充分性】

Young 等研究发现营养不良的发生率与透析开始时病人年龄和营养状况、CAPD 时间的长短、残肾功能有关。Ross 等对维持性透析患者的观察发现营养不良在老年人占 20% ,年轻人中占 2% ,提示老年患者营养状况较差。

大量研究报道在规律性透析病人中常有营养不良发生,而在老年病人中尤为突出。造成营养不良的可能原因：

1. 营养不良伴随着年龄的增加而增加,有研究报道 PCR 随年龄的增加而明显下降。

2. 尿毒症饮食控制、毒素刺激胃肠道以及分解代谢增加。

3. 肾衰竭使机体保存无脂肪体重(LBM)的机制受损。

4. 社会、经济和心理等因素。老年患者有较高的抑郁和心理障碍的发生。

5. 老年患者进食常较少,而腹透液中丢失蛋白质和氨基酸,常有蛋白-热卡营养不良。少数老年患者即使加大透析剂量使清除率指标达到充分,其胃纳差仍无缓解。

6. 老年人活动少,腹透液留置腹腔后的饱胀感及葡萄糖的吸收导致高血糖的发生率更高,另外我国的患者尤其是老年人饮食结构中含蛋白质的食物比例较低可能也有关系。

在众多的原因中,造成营养不良的关键因素是饮食中蛋白质摄入低于机体所需要的量,因此在老年患者中尤其要注意定期检测营养状况。

老年患者小分子溶质清除率的靶值与年轻人一样,但在评估充分性时应注意营养状况的问题。老年患者肌肉较少,饮食蛋白摄入少,其血中尿素氮和肌酐的含量可能较低,因此血肌酐和尿素氮并不能很好代表肾功能的水平,需结合临床表现及肾小球滤过率(GFR)综合考虑;营养不良时实际体重低于标准体重,如果不加以矫正,会使 Kt/V 和 CrCl 假性升高,此时虽然 Kt/V 和 CrCl 数值高,但这并不代表透析充分。

## 【老年腹透患者的生活质量】

透析患者生活质量越来越受人们关注,因为它除了反映患者透析充分性外,更能精确地反映患者的健康状况。评价生活质量的方法有许多,如 the Karnofsky Index,the Nottingham Health Profile,the Sickness Impact Profile,the Kidney Disease Quality of Life 及 SF-36 等都从不同的角度评价生活质量。这些方法主要衡量患者躯体和心理状况以及对生活的满意度和社会的支持度,其中以 SF-36 的研究最多。

几乎所有的不同年龄生活质量的研究均显示老年患者的生活质量评分低于年轻人。我国腹透患者的 SF-36 评分调查显示老年患者总的生活质量评分低于非老年患者,但两组的差异主要体现在躯体方面。究其原因,老年患者的合并症和并发症高于年轻人,而且老年人由于本身身体各器官功能减退,体力下降,因而明显限制了躯体的活动能力(如跑步、做家务、爬楼梯、弯腰屈膝以及生活自理等)。另一方面老年患者开始透析时的残肾功能明显低,透析时机掌握较晚。透析时机越晚,其合并症和并发症的发生率越高,死亡率越高,因而生活质量越差。

心理问题的指标反映患者的精神面貌,如情绪、社交能力等。患者的就业率、对生活的满意度、疾病造成的心理压力、家庭和社会的支持以及是否存在抑郁状态都会影响该指标。我国的老年患者平时外出旅游或娱乐的机会不多,退休后大多数都在家里或参加短时间的社交活动,更容易接受 CAPD 的生活方式。

## 【老年患者腹透的并发症】

(一) **导管相关的并发症**　导管相关并发症包括早期、晚期的导管渗漏、出口感染、cuff 外露以及疝等,这些并发症较多地与手术的技术水平有关。Holley 分析了 411 例腹透患者并发隧道感染的发生率,发现年轻人和老年患者在隧道感染发生率上无差别。也有研究报道年龄小于 40 岁由于出口隧道感染引起的导管失功(24%)的发生率低于年龄大于 60 岁的患者(<16%)。需要更换导管的情况在老年患者明显低于年轻患者。

(二) **疝**　尽管也有作者报道 ESRD 老年患者和年轻患者疝的发生率相近(9.9% 比 7.8%)。但由于老年人腹壁肌肉组织薄弱会导致腹透后疝的发生率增加。

(三) **便秘**　在透析病人的任何年龄段都常见,但在老年人群中尤为多发。慢性便秘明显增加了肠穿孔的危险性。

(四) **高脂血症**　Maiorca 报道 CAPD 的老年患者无论男女,其血胆固醇水平均显著高于血透患者,但三酰甘油水平没有差异。

(五) **腹膜炎**　腹膜炎是导致腹透患者住院的主要原因。文献报道,不同中心的老年 CAPD 患者腹膜炎的发生率从 0.42 到 2.8 次/病人年不等,这主要取决于他们所采用的连接系统及患者能否自行操作腹透。

但大量研究提示老年人和年轻人腹膜炎的发生率没有差别,有的研究证实老年人腹膜炎的发生率更低。

致腹膜炎的病原体分布在老年人和年轻患者之间也是类似的。近来日本的一项多中心分析显示病原体主要是金黄色葡萄球菌和表皮葡萄球菌。

## 三、老年血液透析

### 【老年血液透析血管通路的选择】

老年 ESRD 血液透析患者血管通路主要包括四种：中心静脉临时导管、中心静脉带涤纶套长期导管、自体动静脉内瘘和人造血管内瘘。

1. 中心静脉临时导管　在其他血管通路成熟前，需要急诊透析患者可进行临时导管置入，首选颈内静脉，其次也有锁骨下静脉和股静脉的应用，放置时间 7～28 天，老年患者血管条件差，心肺功能下降，中心静脉狭窄的概率增高，需谨慎操作，防止感染。

2. 中心静脉带涤纶套长期导管　部分自体血管条件差，心功能差不能耐受瘘管增加的回心血量、预期生命有限的老年患者可直接进行中心静脉带涤纶套长期导管的置入，保留时间较长，不增加心脏负担，对血流动力学影响小。2012 年美国临床调查发现，80% 的 80～90 岁和 90% 90 岁以上患者应用中心静脉置管进行血液透析治疗，但也有研究发现，高龄患者的导管感染率更高，可能与营养状态、心肺功能差，免疫力下降等具有相关性。

3. 自体动静脉内瘘（AVF）　动静脉内瘘对患者自身的血管有一定的要求，老年患者动脉粥样硬化发生率高，静脉弹性下降，血管条件差，内瘘的成功率低于普通患者。上臂动静脉内瘘可增加回心血量，引起心脏负荷增加，对于心功能差的老年患者可能诱发充血性心力衰竭和心律失常。在我国，AVF 仍是患者首选血管通路。

4. 人造血管内瘘　人造血管动静脉内瘘虽然目前组织相容性日趋良好，但价格昂贵，手术创伤大，肿胀和感染的风险高在我国应用并不普遍，在北美和欧洲，>75 岁的 HD 患者，人造血管使用率分别为 23% 和 7.1%。在我国更为少见，应根据患者身体状况、血管条件、心功能情况和患者意愿选择血管通路。

### 【老年血液透析模式的选择】

高龄患者对于血液透析的耐受性差，制订个体化治疗方案尤为重要。我国目前老年慢性肾衰竭患者与普通患者并无差别的进行每周透析 3 次，每次 4 小时血液透析。DOPPs 研究中发现透析患者每延长 30 分钟，其全因死亡率、心血管死亡率和猝死率均降低。而 2013 年 Suri 等研究则发现频繁透析死亡率高于传统透析。老年人可根据病情需要选择以下几种透析模式：

1. 普通血液透析（HD）　普通血液透析主要清除小分子及部分中分子毒素，目前常用透析器均组织相容性良好，选择透析液钙浓度时既要保持钙离子稳定，也不能增加钙负荷，因为老年人异位钙化的危害更大。高血压和低血压是老年血液透析患者常见并发症，透析间期应避免体重波动较大，透析前血压控制需放宽至 140mmHg，透析中可通过调钠模式和低温透析，平稳超滤来减少低血压的发生。

老年患者营养不良、贫血和慢性炎症状态可导致血管内皮的损伤，导致血管粥样硬化血栓容易形成，而血小板功能差，导致患者有出血和凝血的障碍，需要个体化调整抗凝方案。

2. 高通量血液透析（HFHD）　高通量透析增加透析膜的孔径增加溶质的清除，老年患者血液中炎性因子高于普通患者,高通量透析对于炎性因子和中大分子物质有更好的清除率,可改善患者微炎症及氧化应激状态,尤其适合甲旁亢、高磷血症和肾性骨病的老年患者。但其高通透析是否增加了药物以及营养物质的丢失尚需进一步研究。

3. 血液透析滤过(HDF) 通过弥散和对流两种原理增加了对中分子物质的清除,且具有更稳定的血流动力学状态,对老年患者有较好的耐受性,尤其是对顽固性高血压、血流动力学不稳定的患者,可提高老年透析患者的生活质量。

4. 连续性肾脏替代治疗(CRRT) 可以持续缓慢的清除体内毒素、水分、炎性物质和细胞因子,对于各种急性肾损伤和慢性肾衰竭出现并发症的患者尤其重要。对于合并急慢性心功能不全、重症肺部感染、急性胰腺炎等多脏器衰竭等危重症患者疗效确切,但费用高,抗凝困难,不是长期透析模式。

5. 夜间长时透析 血流动力学平稳和透析充分性的增加,提高患者生存质量。

总之,年龄并非血液透析禁忌证,目的仍是延长生命,提高生存质量。需根据患者自身特点制订个体化透析方式。

(孙丽君)

## 参 考 文 献

[1] Grapsa E, Oreopoulos DG. Continuous ambulatory peritoneal dialysis in the elderly. In: Gokal R, et al. Textbook of Peritoneal Dialysisn(2nd edition). Kluwer Academic,2000,419-433.

[2] Ismail N,Hakim RM,Oreopoulos DG,et al. Renal replacement therapies in the elderly. Part I: Hemodialysis and chronic peritoneal dialysis. Am J Kidney Dis,1993,22(6):759-782.

[3] Lin AW,Qian JQ,Yao QA,et al. Quality of life in elderly continuous ambulatory peritoneal dialysis patients. Perit Dial Int,2003,23 Suppl 2:S95-98.

[4] Povlsen JV,Ivarsen P. Assisted peritoneal dialysis:also for the late referred elderly patient. Perit Dial Int, 2008,28(5):461-467.

[5] Rohrscheib MR, Myers OB, Servilla KS, et al. Age-related blood pressure patterns and blood pressure variability among hemodialysis patients. Clin J Am Soc Nephrol,2008,3(5):1407-1414.

[6] Brown EA. Peritoneal dialysis for older people:overcoming the barriers. Kidney Int Suppl, 2008, (108): S68-71.

[7] Ferreira H,Coentrao L. Vascular access for elderly hemodialysis patients:what should we aim for? J Vasc Access,2016,7(17):38-41.

[8] Segall L,Nistor I,Van Biesen W,et al. Dialysis modality choice in elderly patients with end-stage renal disease:a narrative review of the available evidence. Nephrol Dial Transplant,2015,12(15)411.

# 第44章

## 糖尿病患者透析

随着我国生活水平的提高,糖尿病病人的发病率不断上升。在引起我国终末期肾脏病的原发病中,糖尿病肾病所占的比例逐年升高。国内2000年统计血透患者中糖尿病比例占12.5%,腹透患者中的比例高达20%。国外新透析的病人中糖尿病超过35%。在维持透析的病人中,糖尿病患者的死亡率明显高于非糖尿病患者,并与心血管疾病和感染一起成为引起死亡的首要原因。

### 一、何时开始透析

前期的观点认为:与非糖尿病患者相比,糖尿病病人透析更早,通常在肌酐清除率15ml/($min \cdot 1.73m^2$)时就开始透析。因为:①这类人群的肾功能衰退的速度较快。②当肌酐清除率在15ml/($min \cdot 1.73m^2$)以下时,患者的高血压、水肿常难以控制,从而加重糖尿病视网膜病变。③糖尿病患者的尿毒症症状比非糖尿病患者出现得早。

然而,一项最新的随机对照研究表明,透析开始的早或晚在患者的死亡率上并无差异,这项研究中1/3的参与者是糖尿病患者。

### 二、透析方式的选择——血透与腹透

糖尿病患者进行透析时,血透、腹透各有特点。表44-1列举的是不同透析方式的比较。

腹膜透析有连续超滤,血流动力学稳定,腹腔内应用胰岛素控制血糖等优势,越来越多地被糖尿病透析患者所采用。但由于腹膜透析液中有大量的葡萄糖,进一步刺激了已经紊乱的糖代谢,使长期腹透的糖尿病患者的血糖控制更复杂。而且从腹腔中葡萄糖吸收降低了患者的食欲,使腹透患者无法达到要求的蛋白质摄入量,加之从腹透液中丢失蛋白质,易出现营养不良。

血透虽然没有这方面的问题,但若用无糖透析液,透析过程中屡有低血糖发生。同时由于其合并血管疾病,常常无法建立满意的血管通路,使糖尿病患者的自身血管内瘘和人造血管内瘘的存活率都明显降低。由于糖尿病自主神经功能紊乱以及心脏舒张期功能失常,透析时低血压的发生率明显增高。较差的血管通路和低血压的发生使糖尿病患者接受的透析剂量低于非糖尿病患者。

血透和腹透患者的视网膜病变进展相似。虽然视力受损的病人CAPD时操作有困难,但即使失明患者经过训练也能很好地完成腹透操作。使用机器进行自动腹膜透析(APD)同样是失明患者的良好选择,因为所有的腹透操作都由机器完成,患者只需每天将腹透管与连接系统连接脱卸一次即可。

目前糖尿病患者中有关腹透和血透死亡率的比较还没有定论。美国 USRDS 统计糖尿病人群腹透人群死亡率高于血透人群，尤其是女性。但在加拿大器官替代治疗登记中却没有类似发现，主要原因是在病人选择上有偏倚。

无论哪种透析方式，改善营养、提高小分子溶质的清除、预防心血管疾病和感染都会明显提高患者的生存率。

**表 44-1 糖尿病患者的透析方式比较**

| 方式 | 优点 | 缺点 |
| --- | --- | --- |
| 血透 | 有效<br>便于随访<br>没有蛋白质从透析液中丢失 | 心脏疾病进展<br>可能需要多次内瘘手术<br>血透过程中低血压发生率高<br>透前高血钾<br>容易产生低糖 |
| CAPD | 心血管耐受性好<br>不需要动静脉通路<br>血钾控制好<br>血糖控制好，尤其是腹腔应用胰岛素，较少低血糖 | 蛋白质从腹透液中丢失<br>腹腔内压力增高产生疝、液体渗漏等<br>对失明或需要助手的患者操作不方便<br>需要应用更多的胰岛素控制血糖 |
| APD | 心血管耐受性好<br>不需要动静脉通路<br>血钾控制好<br>腹腔应用胰岛素血糖控制好<br>对失明的糖尿病人更好 | 蛋白质从腹透液中丢失<br>腹膜炎的发生率略低于 CAPD<br>需要应用更多的胰岛素控制血糖 |

注：CAPD：连续腹膜透析；APD：自动腹膜透析

## 三、饮食

糖尿病患者无论采取哪种透析方式，一般都有消瘦及营养不良表现。食物摄入不充分、糖尿病胃轻瘫和肠病并发症引起的应激反应使分解代谢增加都可加重营养不良。

（一）**常规饮食治疗** 非糖尿病的血透及腹透病人的饮食也适用于糖尿病病人。糖尿病血透或 IPD 的病人无尿时应严格限制钠、钾及液体。由于糖尿病病人常见高三酰甘油血症，故应限制单糖及饱和脂肪摄入。

（二）**糖尿病性胃肠疾病** 糖尿病性胃轻瘫伴饮食摄取不足和营养物质吸收障碍，其结果可导致高血糖或低血糖。少量多次进食可改善症状。糖尿病性肠病可有腹泻，引起虚弱、摄食不足及低血糖症，加重营养不良。严重病例可试用广谱抗生素（如多西环素 50 ~ 100mg/d）治疗肠道细菌过度生长。

## 四、控制血糖

（一）**尿毒症患者的胰岛素代谢改变** 无论糖尿病还是非糖尿病的尿毒症患者，胰腺 β 细胞分泌的胰岛素下降，外周组织（如肌肉）对胰岛素的应答受到抑制。另一方面肾内和肾外的胰岛素分解代谢降低，因此胰岛素的半衰期延长。维持性血透仅仅部分纠正了这些异常。

1. 所有透析病人葡萄糖耐量试验异常　透析病人由于尿毒症引起胰岛素抵抗,血糖浓度较正常增高且高峰延迟,故糖耐量试验不能用于诊断透析病人糖尿病。但是在非糖尿病的血透病人中,空腹血糖浓度应该正常,如空腹血糖升高提示有糖尿病。CAPD病人不断从透析液吸收葡萄糖,故实际上不存在真正的空腹状态。但即使应用4.25%葡萄糖透析液,患者的空腹血糖也很少>8.9mmol/L(160mg/dl),若>8.9mmol/L,提示患有糖尿病。

2. 对胰岛素敏感性增加　糖尿病透析病人胰岛素分解代谢降低超过胰岛素抵抗影响。当给予外源性胰岛素时,胰岛素作用增强且延迟。因此所给的剂量应该较通常的小。甚至存在酮症时,若一次静脉给予中等量(如15单位胰岛素)也会引起严重低血糖症。

3. 高血糖症　肾功能丧失时,高血糖的临床表现发生改变。由于肾糖阈增高,肾脏清除血中过多葡萄糖的"安全阀"作用丧失。可发生严重的高血糖症。由于没有渗透性利尿引起的水的丢失,故较少伴有精神状态的改变。胰岛素依赖的透析病人也可发生糖尿病酮症酸中毒伴严重高钾血症和昏迷。

无论高血糖症是否伴有酮症酸中毒,其治疗与无肾衰竭的病人不同。主张仅给予胰岛素来纠正高血糖和所有的临床及实验室异常,禁忌补充大量液体。严重高血糖症,可持续静脉滴注小剂量胰岛素(开始每小时2单位),每隔2~3小时测定血糖及血钾浓度1次,有严重高血钾患者必须心电监护。

4. 低血糖症　血透和腹透的糖尿病患者均可发生低血糖症。通常由于胰岛素分解代谢降低、食物摄取不足及吸收减少所致。营养不良的糖尿病患者糖原储存减少,使用β受体阻滞剂会减少糖原分解,增加发生低血糖的危险性。糖尿病患者血透时应采用含葡萄糖11.1mM/L(200mg/dl)的透析液,以免血透过程中及血透后不久发生低血糖。

**(二) 胰岛素治疗**　透析患者由于代谢改变和透析治疗的影响,血糖控制较为困难。但血糖控制是非常重要的。长期高血糖会导致糖基化终末产物(AGEs)的产生,改变血管基底膜的结构和功能,刺激生长因子的产生,改变细胞外蛋白质的功能。腹透患者腹膜上AGE的沉积会导致腹膜通透性的增加,过多蛋白质从透析液中丢失。如果血糖控制良好将阻止这些病变的发生和发展。但目前一些大型的研究并没有发现血糖控制好和生存率之间有明显的相关性。控制血糖的目标为空腹血糖<140mg/dl,餐后1小时血糖<200mg/dl,糖化血红蛋白水平在7%~8%。目前认为由于促红素和铁剂的应用,糖化血红蛋白不如糖化白蛋白更能反映血糖的控制情况。

1. 胰岛素剂量

A. GFR>50ml/(min·1.73m$^2$)无需调整剂量。

B. GFR10~50ml/(min·1.73m$^2$),减少25%的胰岛素用量。

C. GFR<10ml/(min·1.73m$^2$)减少50%胰岛素用量。

2. 应用甘精胰岛素和短效胰岛素　举例,一般体重依赖性胰岛素给药剂量为0.6IU/(kg·d),对于透析患者减少50%,给予每日0.3IU/(kg·d),在此基础上,一半给予基础胰岛素用量,另一半给予餐时胰岛素。举例说明,一名70kg患者,每日给予70×0.3=21IU,10IU胰岛素为基础用量,另外分成3份给早中晚餐,每餐3~4单位。

3. 应用低精蛋白胰岛素(NPH)和短效胰岛素　当应用NPH胰岛素和短效胰岛素连用时,总剂量不变,只是2/3应用NPH,剩余1/3平分到三餐内。

4. 其他胰岛素制剂　新型胰岛素制剂在ESRD患者中没有研究。

5. 胰岛素应用时间　一般是餐前5分钟应用胰岛素,部分患者更愿意餐后应用胰岛素,这样可根据进食的量调整胰岛素的用量。

6. 血糖监测　严密的血糖监测有利于胰岛素用量的调整,在家进行胰岛素治疗的糖尿病患者需要每天至少早晚两次测末梢血糖。

7. 血透对胰岛素的影响　血液透析能提高组织对胰岛素的敏感性,虽然机制仍不清楚,可能与酸中毒的纠正相关,当开始血液透析,患者胰岛素的用量会发生改变。维持血透患者每日胰岛素需要量一般较小。每天给予二次中效胰岛素就能很好地控制血糖。必要时餐前加短效胰岛素。胰岛素总量在不同的患者中差异较大。

8. 腹透对胰岛素的影响　尽管部分胰岛素会吸附在透析液袋或透析管路中,但增加正规胰岛素量仍能良好地控制血糖。目前还缺乏比较不同方法控制血糖的有效性的研究,大多数资料来自个别中心的经验。

（1）CAPD 患者:

1）腹腔内用药:在注入胰岛素时应该用较长的针(3.8cm)以确保胰岛素被全部注入透析液袋中而没有残留在注药口内。注射后应多翻转透析液袋 2～3 次以保证充分混匀。每天加入腹透液中的胰岛素总量应该是先前每天皮下注射剂量的 2～3 倍。表 44-2 列举的是 Toronto Western Hospital 的处方。

**表 44-2　Toronto Western Hospitsl 的治疗 CAPD 病人腹腔内使用胰岛素的方案**

**治疗目标:**空腹血糖<140mg/dl　餐后 1 小时血糖<200mg/dl

**透析方案:**每天交换 4 袋,每袋2L。前 3 次透析液交换安排在三餐前 20 分钟,末次交换在晚上 11 点左右同时进食少许

**热卡:**经饮食及透析液摄入的总热卡摄入为 35kcal/(kg·d),减去预计从腹透液中吸收的热卡,经饮食摄入的热卡约为 25～30kcal/(kg·d)

测量血糖时间:每日早、中、晚餐后 1 小时及第二天空腹

**第一天:**每袋透析液加入以下剂量的胰岛素:

a. 腹透前皮下给予的所有类型胰岛素总量的 1/4,用于代谢饮食摄入的糖类

b. 加入下列剂量的胰岛素以帮助代谢从腹透液中摄入的糖

2L 含糖 1.5% 的透析液:加胰岛素 2 单位

2L 含糖 2.5% 的透析液:加胰岛素 4 单位

2L 含糖 4.25% 的透析液:加胰岛素 6 单位

举例

患者腹透前早上皮下注射中效胰岛素 20 单位,胰岛素 10 单位,晚上用中效胰岛素 10 单位

每天注射胰岛素总量为 40 单位

如果 CAPD 方案是白天交换 3 袋2L 1.5% 的腹透液,晚上交换一袋2L4.25% 的腹透液,那么

每袋 1.5% 的透析液中加 10+2＝12 单位胰岛素

2.5% 的透析液中加 10+6＝16 单位胰岛素

**第二天**

根据第一天血糖水平调整加入透析液中的胰岛素量。第二天早上的空腹血糖反映前一天晚上最后一次腹透液的胰岛素用量,餐后 1 小时血糖反映餐前 20 分钟加入透析液的胰岛素量。调整剂量见表 44-3

举例:上述同一病人,第一天测定的血糖值为

| | |
|---|---|
| 早餐后 1 小时 | 220mg/dl |
| 午餐后 1 小时 | 250mg/dl |
| 晚餐后 1 小时 | 300mg/dl |
| 第二天空腹 | 160mg/dl |

根据表(44-3)调整该患者第二天的胰岛素用量:应在白天第一袋中再加入 2 单位,第二袋和第三袋中分别再加入 4 单位,夜间交换的透析液中胰岛素量不变

表 44-3　CAPD 病人胰岛素调整方案

| 空腹血糖水平<br>（mg/dl） | 餐后 1 小时血糖<br>（mg/dl） | 胰岛素改变量<br>（单位/2L） |
| --- | --- | --- |
| <40 | <40 | −6 |
| <40 | 40 ~ 80 | −4 |
| 40 ~ 80 | 80 ~ 120 | −2 |
| 80 ~ 180 | 120 ~ 180 | 不变 |
| 180 ~ 240 | 180 ~ 240 | +2 |
| 240 ~ 400 | 240 ~ 300 | +4 |
| >400 | >300 | 根据情况决定 |

2）皮下用药：一些报道提出腹腔内使用胰岛素会引起腹膜炎的增加和胰岛素利用效率的下降，对此目前还有争议。同时由于腹腔使用胰岛素的量远远大于皮下，因此也有直接皮下注射。

（2）CCPD 或夜间间歇性腹膜透析（NIPD）：糖尿病患者 CCPD 治疗时，与腹透机相连的用于夜间交换的任何一袋透析液中都需加入胰岛素，开始的胰岛素用量等于透析前皮下注射的普通及长效胰岛素总量。若白天使用透析液，也应在其中加入胰岛素。在一些白天长时间留腹的病人，胰岛素的剂量根据热卡摄入分次给予。腹腔内给药量的 50% 应在白天交换时给予，剩下的 50% 等分在夜间交换时给予。夜间交换的透析液中的胰岛素用量根据空腹血糖进行调整。白天需补充皮下注射胰岛素以帮助代谢各餐摄入的糖类。

同样，NIPD 的血糖控制需要皮下或皮下加上腹腔内使用胰岛素。在透析的白天，给予病人皮下注射长效或中效胰岛素，在循环治疗开始后，中和额外的葡萄糖所需的胰岛素可以用长效胰岛素皮下给予，也可用胰岛素腹腔内给予。

（三）口服降糖药　口服降糖药物在透析病人中的应用缺乏研究报道。但是这些制剂在糖尿病的辅助治疗中有用的，因而被许多肾脏病医生所使用。推荐的药物及剂量见表 44-4。在 2010 年美国糖尿病透析患者登记随访中，80% 患者接受降糖治疗，在这些患者中，49/80 单用胰岛素治疗，8/80 应用胰岛素加口服药物，23/80 只应用口服降糖药物。在口服药物中，占比例最大的是磺脲类和噻唑烷二酮类，还有一些新型药物缺乏使用的经验和数据。

1. 磺脲类　磺脲类药物是促进胰岛素排泌发挥作用的。第一代磺脲类药物（氯磺苯脲、妥拉磺脲、甲苯磺丁脲）几乎已经不用。第二代磺脲类药物（格列吡嗪、格列美脲和格列本脲）仍广泛应用。这些药物大部分经过肝脏代谢，小部分经肾脏代谢。格列本脲和格列美脲由于半衰期长所以不推荐的 ESRD 患者中使用。格列吡嗪少有低血糖反应且半衰期 2 ~ 4小时，即使肾脏代谢率高，但仍然是透析患者可用的药物。总体来讲，磺脲类药物发生低血糖反应更为常见，所以透析患者不推荐应用。

**表 44-4 糖尿病患者常用药物及透析患者剂量调整**

| 药物 | 常规剂量 | 透析患者剂量 |
| --- | --- | --- |
| **胰岛素** | | |
| **短效胰岛素** | | |
| 常规 | 0.2~1IU/(kg·d) SC bid~qid | 减量 25%~50% |
| 赖脯人胰岛素 | 0.2~1IU/(kg·d) SC bid~qid | 减量 25%~50% |
| 门冬胰岛素 | 0.2~1IU/(kg·d) SC bid~qid | 减量(具体不详) |
| **中长效胰岛素** | | |
| NPH | 0.2~1IU/(kg·d) SC q24h~bid | 减量(具体不详) |
| **长效胰岛素** | | |
| 甘精胰岛素 | 0.1~1IU/(kg·d) SC q24h | 减量(具体不详) |
| 迪特胰岛素 | 0.1~1IU/(kg·d) SC q24h | 减量(具体不详) |
| **磺脲类药物** | | |
| 格列吡嗪 | 2.5~20mg PO q24h~bid | 2.5~10mg PO q24h~bid(50%) |
| 格列美脲 | 1~8mg PO q24h | 1~4mg PO q24h(50%) |
| 甲苯磺丁脲 | 250~3000mg PO q24h | 相同(100%) |
| 格列本脲 | 1.25~10mg PO q24h | 禁用 |
| **噻唑烷二酮类[a]** | | |
| 罗格列酮 | 4~8mg PO q24h~bid | Same(100%) |
| 吡格列酮 | 15~30mg PO q24h | Same(100%) |
| **α糖苷酶抑制剂** | | |
| 阿卡波糖 | 50~100mg PO tid | 不推荐 |
| 米格列醇 | 50~100mg PO tid | 不推荐 |
| **氯茴苯酸类** | | |
| 瑞格列奈 | 0.5~8mg PO tid | 0.5~4mg PO tid(50%) |
| 那格列胺 | 60~120mg PO tid | 禁用 |
| **双胍类** | | |
| 二甲双胍 | 850~2550mg PO q24h~bid | 禁用 |
| **胰淀素类似物** | | |
| 普兰林肽 | 30~120mcg SC qac | 无相关数据 |
| **SGLT2 抑制剂** | | |
| 卡格列净 | 100~300mg q24h | 避免使用 |
| **DPP-4 抑制剂** | | |
| 西格列汀 | 100mg q24h | 30ml/(min·1.73m$^2$)≤eGFR<50ml/(min·1.73m$^2$),50mg(50%) eGFR<30ml/(min·1.73m$^2$),25mg(25%) |
| 沙格列汀 | 2.5~5mg q24h | eGFR<50ml/(min·1.73m$^2$),2.5mg(50%) |
| 利格列汀 | 5mg q24h | 相同 |
| 阿格列汀 | 25mg q24h | 30ml/(min·1.73m$^2$)≤eGFR<50ml/(min·1.73m$^2$),12.5mg(50%) eGFR<30ml/(min·1.73m$^2$),6.25mg(25%) |
| **GLP-1 受体激动剂** | | |
| 依泽那肽 | 2mg 每周 SC Up to 10mcg bid SC | 避免使用 eGFR<30ml/(min·1.73m$^2$) |
| 利拉鲁肽 | Up to 1.8mg q24h SC | 缺乏经验 |

注:a:可能引起液体潴留;SC:皮下注射,PO:口服;bid:每日 2 次;tid:每日三次;qac:餐前

2. 二甲双胍　二甲双胍是肾功能正常的 2 型糖尿病患者应用最为广泛的药物,低血糖发生概率极低,有减重降脂等作用。但是,二甲双胍可能产生威胁生命的并发症——乳酸酸中毒,其产生机制尚不明了,在肾功能受损的患者中增加了这种风险。二甲双胍 90% 通过肾脏代谢,在肾损伤患者中血药浓度明显增高,所以减少使用。在非透析的 CKD 患者中用药的安全性存在争议。在美国,药品说明书提示当血肌酐大于 130μmol/L(男)或 124μmol/L(女)时谨慎使用二甲双胍,然而出现许多研究证实肾功能 GFR>45ml/(min·1.73m$^2$)患者应用二甲双胍相对安全,但在透析患者都不建议使用。

3. α-糖苷酶抑制剂　α-糖苷酶抑制剂是作用肠道中寡聚糖转换为单糖的肠酶,从而限制单糖的吸收,减少餐后血糖的升高,所以低血糖反应极少,而且大部分在肠道代谢,小部分能够被吸收。无论是阿卡波糖还是米格列醇都缺乏在肾功能 eGFR<25ml/(min·1.73m$^2$)的患者中应用数据,所以一般不推荐在透析患者中应用。

4. 过氧化物酶受体(PPAR)激动剂　这类药物包括罗格列酮和吡格列酮,是胰岛素增敏剂,增加肌肉和脂肪组织的葡萄糖利用,减少肝糖原的异生,也有抗炎降脂等益处。吡格列酮主要通过肝脏代谢,2010 年一项研究观察血透患者应用 96 周吡格列酮的有效性和安全性,均取得较好的结果,但吡格列酮在伴有膀胱癌患者不建议使用。罗格列酮也同样是经过肝脏代谢,对不同程度的肾功能减退患者有效,但在透析患者中应用血药浓度是否有增高尚存在争议。近年来研究发现罗格列酮和吡格列酮在非透析患者中有增加体重、水肿和充血性心力衰竭的风险,可能与增加了水钠潴留相关,所以美国 FDA 自 2013 年限制其使用,而欧洲和其他国家并没有。在我国透析患者中,并没有其相关报道和用药经验。

5. 氯茴苯酸类　瑞格列奈是这类药物重要代表,与胰岛 β 细胞膜上的特异性受体结合,促进与受体偶联的 ATP 敏感性钾通道关闭,抑制钾离子从 β 细胞外流,细胞膜去极化,钙通道开放,钙离子内流,促进胰岛素分泌。它与磺脲类药物不同的方面有,首先它半衰期 1~1.5 小时,减少低血糖风险,其次,它主要在胆汁和粪便代谢,只有 8% 通过尿排泄。它有很高的蛋白结合力,一般认为在肾脏疾病中,无需调整剂量,但在严重肾损害[GFR<30ml/(min·1.73m$^2$)]的患者中也观察到血药浓度的增高,所以推荐从小剂量(0.5mg)开始治疗。相比于瑞格列奈,那格列胺 90% 从肾脏代谢,所以在肾衰患者中尽量避免使用。

6. 胰高血糖素样肽-1(GLP-1)受体激动剂　GLP-1 是结肠 L 细胞分泌的一种肠肽,餐后促进内源性胰岛素的分泌,延迟胃排空,影响食欲等降血糖作用。GLP-1 会被 DPP-4 快速降解。依泽那肽主要通过肾脏代谢,肾功能减退患者半衰期延长,对于 GFR<30ml/(min·1.73m$^2$)的患者不推荐使用,其他副作用包括:伴有甲状腺肿瘤的患者不推荐应用,还有一项潜在副作用是胰腺炎。

7. 二肽酰基肽酶-4(DPP-4)抑制剂　如前所述,肠腺细胞可分泌促进胰岛素分泌的激素如 GLP-1 和 GIP,这些激素可促进胰岛素分泌,延迟胃排空,抑制胰高血糖素分泌,从而降低餐后血糖,但这些激素会很快被 DPP-4 降解,故应用 DPP-4 抑制剂能够使肠源激素降解减少从而降低血糖。目前国内上市的包括西格列汀、沙格列汀和维格列汀。西格列汀推荐根据 GFR 进行调整剂量,GFR>50ml/(min·1.73m$^2$)可以给予每日 100mg,如果 GFR<ml/(min·1.73m$^2$)应调整为每日 50mg,如果 GFR<30ml/(min·1.73m$^2$)或者在透析,需要调整

剂量为 25mg。

8.胰淀素类似物（普兰林肽） 胰淀素又称胰岛淀粉样多肽,是体内除胰岛素外的另一种降糖激素,具有控制进食、延缓胃排空和抑制餐后胰高血糖素分泌高峰等作用。胰岛淀粉样蛋白沉积是 2 型糖尿病典型病理特征,其具有不可溶性和聚集性诱导胰岛细胞凋亡,加重糖尿病。普兰林肽是胰淀素类似物,模拟了其生理功能还避免了淀粉样物质的沉积。在肾功能下降患者无需调整剂量,但在透析患者中的应用缺乏数据。

## 五、高钾血症

糖尿病病人,尤其是无尿及维持血透患者常发生高血钾。这与胰岛素缺乏及抵抗、醛固酮不足及高血糖时细胞内、外液转移有关。

## 六、高血压与周围血管疾病

（一）高血压的控制 糖尿病透析病人高血压的发生率高。控制高血压对预防心血管后遗症及视力恶化尤为重要。大多数糖尿病患者有容量依赖性高血压,控制水钠及透析去除过多的细胞外液即可控制血压。在众多降压药中,血管紧张素转换酶抑制剂或血管紧张素受体拮抗剂有血管保护作用的优势,但有导致高血钾的危险;血管扩张剂或钙通道阻滞剂可作为一线选择用药;β受体拮抗剂可掩盖低血糖症状及加重高血钾,应避免使用。如果使用降压药,应采用能达到预期效果的最小剂量。牢记降压药的使用会加重透析低血压,从而难以去除过多的液体。

（二）周围血管疾病 糖尿病透析病人有较高的截肢率,应经常检查双足。注意预防溃疡的发展,将截肢的危险降至最少。

（三）脑血管病 糖尿病透析病人卒中发生率较非糖尿病病人高。尽管已经证明使用阿司匹林能降低非尿毒症病人卒中的危险性,但在透析病人中尚未证明,而且理论上使用阿司匹林会增加眼内出血的危险性。

## 七、糖尿病透析病人的眼部问题

糖尿病透析病人的眼部并发症较其他病人多。

（一）结膜炎和角膜炎 通常用抗细菌、抗病毒和抗真菌的眼膏来治疗。全身抗生素使用剂量应根据透析来调整。在含糖介质中有些细菌生长旺盛而引起严重的眼部感染。

（二）带状角膜病（角膜结膜钙化） 是透析病人常见的另一眼部疾病,与是否有糖尿病无关,在钙磷乘积升高的情况下多见。难治病例可用角膜浅层切除或使用 EDTA 螯合钙的沉积。

（三）透析病人青光眼 治疗与一般人群相似。但在严重阻塞性肺疾病和充血性心衰的病人中不能使用噻吗洛尔。在碳酸酐酶抑制剂中,小剂量的醋甲唑胺（25mg 每日 2 次）较为安全,而由于乙酰唑胺主要通过肾脏排泄,不宜使用。一个有趣的观察发现在透析过程中,患者的眼内压轻度升高,延时超滤后眼压可下降。糖尿病透析病人白内障的治疗与非糖尿病患者相似。

（四）糖尿病视网膜病 所有开始透析的糖尿病病人几乎均存在。这些病人中 1/3 会失明。视网膜病变是最常见的引起糖尿病透析病人失明的原因。其他较少见的原因有:黄斑水肿、青光眼、白内障和角膜疾病。仔细控制血压和血糖、透析前保持较好的营养状态以及控制蛋白质摄入在每天 0.6g/kg 等可延缓视网膜疾病的进展。

局部低氧和视网膜新生血管的广泛增殖引起视网膜的增殖性病变。发现增殖性病变可用激光治疗。

与视网膜病变进展相关的因素有长期糖尿病、血压控制不佳和女性。与血透中使用肝素无关。血透期间血压控制良好非常重要。应经常进行系统的眼科观察,必要时外科手术可保存视力。

糖尿病血透病人的视网膜病变进展与腹透病人相似。

## 八、肾移植

对于没有移植反指征的糖尿病病人来说,移植是治疗终末期肾病的较好的方法。但对于已存在严重心脏疾病的糖尿病病人,移植后死亡率很高,因此移植并未带来更多的益处。

## 九、骨病

在糖尿病伴终末期肾病的患者中,常见以骨形成率低为特征的低动力型骨病。有报道糖尿病透析病人骨中铝的积累速度快于非糖尿病人群,因此应尽可能减少含铝磷结合剂的使用。

## 十、贫血

血透和腹透糖尿病病人对促红细胞生成素的反应都很好。剂量与非糖尿病患者一样。

糖尿病患者的护理是一个艰巨的任务,它需要注意各个细节。除了从事透析的工作人员,还要求有其他专家,如血管外科、普外科、眼科、神经科的共同努力。

(孙丽君)

## 参 考 文 献

[1] Blake PG,Bick J,Cartier P,et al. Clinical practice guidelines for adequacy and nutrition in peritoneal dialysis. J Am Soc Nephrol,1999,10(suppl 13):S311-S321.

[2] Dasgupta MK. Management of patients with type 2 diabetes on peritoneal dialysis. Adv Perit Dial,2005,21:120-122.

[3] Iglesias P,Diez JJ. Peroxisome proliferator-activated receptor gamma agonists in renal disease. Eur J Endocrinol,2006,154(5):613-621.

[4] Yale JF. Oral antihyperglycemic agents and renal disease:new agents,new concepts. J Am Soc Nephrol,2005,16 Suppl 1:S7-S10.

[5] Schatz SR. Diabetes,dialysis,and nutrition care interaction. Nephrol Nurs J,2008,35(4):403-405.

[6] Głowińska I,Grochowski J,Małyszko J. Cardiovascular complications in patients with diabetic nephropathy receiving pharmacological versus renal replacement therapy. Pol Arch Med Wewn,2008,118(7-8):404-412.

[7] Kovesdy CP,Sharma K,Kalantar-Zadeh K. Glycemic control in diabetic CKD patients:where do we stand? Am J Kidney Dis,2008,52(4):766-777.

[8] Burmeister JE,Campos JF,Miltersteiner DR. Effect of different levels of glucose in the dialysate on the risk of hypoglycaemia during hemodialysis in diabetic patients. J Bras Nefrol,2012,34(4):323-327.

［9］ Egan AG,Blind E,Dunder K,et al. Pancreatic safety of incretin-based drugs—FDA and EMA assessment N Engl J Med,2014,370(9):794-797.

［10］ Lipska KJ,Bailey CJ,Inzucchi SE. Use of metformin in the setting of mild-to-moderate renal insufficiency. Diabetes Care,2011,34(6):1431-1437.

# 第 45 章

# 妊娠妇女透析

终末期肾病维持性透析妇女由于性欲减退、月经周期紊乱,且大多数没有排卵,妊娠率极低,年发生率为 0.3% ~ 1.4%,血液透析妇女的妊娠发生率较腹膜透析者略高,原因尚不清楚。

透析患者妊娠比较危险,尤其是开始透析前受孕的慢性肾衰竭妇女危险更大,常发生残余肾功能的进行性丢失而需要透析治疗。孕妇血压控制不良、卒中以及胎儿宫内发育停滞、早产等都很常见,为降低这些风险,妊娠妇女的透析治疗有其特殊性。

## 【诊断】

对于透析患者,诊断妊娠通常是延迟的,因为闭经、恶心等早孕症状在透析患者很常见。即使在仍有排尿的透析患者,尿液妊娠试验结果也是不可靠的。确诊妊娠需依赖血β-人绒毛膜促性腺激素(β-HCG)的检测,但是假阳性和假阴性都有报道。血清甲胎蛋白检测对于唐氏综合征的筛查也不可靠,因为终末期肾病患者的甲胎蛋白通常是升高的。

## 【妊娠妇女的透析方案】

### 一、透析方式的选择

血液透析和腹膜透析对胎儿存活率和胎龄等指标无明显影响,透析方式不需因妊娠而改变,应根据常规指征选择透析方式,在妊娠的任何阶段都可以置入腹膜透析管。腹膜透析较血液透析有以下优点:避免血清肌酐、BUN 及电解质等化学物质和血压的大幅度波动,从而维持内环境的相对稳定;持续性排除水分而有利于控制血压;减少对孕妇饮食的限制,有利于胎儿的营养供给;避免全身肝素化对机体的影响等。但是采用血液透析更容易增加透析剂量,在妊娠晚期,腹膜透析者可增加血液透析作为补充。

### 二、透析剂量

目前尚无有关妊娠期透析剂量的治疗指南,一般认为每周血液透析增至 20 小时以上预后更好,有残余肾功能者预后更好(有残余肾功能与没有残余肾功能者相比,新生儿存活率分别为 80% 和 40%)。每日透析可减少每次透析的超滤量,降低透析过程中发生低血压的危险,并使患者能够耐受高蛋白饮食,以保证孕期的营养需求,缓慢超滤和及时纠正电解质紊乱还可以减少对胎儿的不良影响。建议血液透析患者每周透析 6 次,每次 4 小时,使 Kt/V 达到 2.5(尚无循证医学证据),血清尿素<16 ~ 17mmol/L(45 ~ 50mg/dl)。由于部分病人会

发生低磷血症,需每周检测血钙和血磷。

腹膜透析孕妇增加透析剂量较困难,尤其在妊娠晚期,孕妇因严重腹胀而必须减少交换量,这就需要通过增加交换次数来维持原透析剂量,每 24 小时应交换 6~8 次,通常需采用 APD 方式将日间交换和夜间循环联合。腹膜炎罕见。

### 三、透析液

如上所述,妊娠妇女每周血液透析时间应增至 20 小时以上,透析液也应随之加以调整。使用钙浓度为 1.75mmol/L 的透析液时,每次血液透析可补充 1g 钙,每日透析的患者需警惕高钙血症,尤其是同时服用含钙的磷结合剂和/或 1,25-二羟维生素 $D_3$ 时,最好使用钙浓度为 1.25mmol/L 的透析液,并每周监测透前血清钙浓度。胎儿的钙总需求量为 25~30g,才能保证骨骼的钙化,如果使用含钙 1.25mmol/L 透析液,每天需要额外口服补充 2g 钙。

标准透析液碳酸氢盐浓度为 35~40mmol/L,每日透析可增加碱中毒的危险,对于同时合并呼吸性碱中毒或呕吐的妇女更为严重,动脉血气分析可及早发现代偿性高碳酸氢盐血症。对于严重代谢性碱中毒患者,要求使用碳酸氢盐浓度为 25mmol/L 的透析液,如果部分透析单位无法达到上述要求,可通过增大超滤量和补充无碳酸氢盐的置换液来清除过剩的碳酸氢盐。

### 四、抗凝

妊娠期血液透析患者,体外循环及透析器经常发生凝血。由于普通肝素和低分子肝素均不能通过胎盘,故除非母体有活动性出血,如阴道出血,无须减少肝素剂量。

## 【并发症处理】

### 一、高血压

严重高血压是透析孕妇最危险的并发症。80% 的透析孕妇都存在高血压,40% 为严重高血压。但是不必因为严重的高血压而终止妊娠,首先确定患者的体液容量是否正常,若容量过多,需加强透析脱水,达到干体重。对于血容量正常而血压超过 140/90mmHg 者,给予药物治疗,以不影响心排血量、肾血流量和子宫胎盘灌注量为宜。一线药物有甲基多巴和拉贝洛尔,特别是在妊娠前三个月。肼屈嗪、硝苯地平和哌唑嗪(或其他 α 受体阻滞剂)也是安全的。β-受体阻滞剂也可以使用,但是可能会导致胎儿发育迟缓。

ACEI 类药物在动物实验中致畸率高达 80%~93%,在人类可引起胎儿颅骨钙化不全、宫内生长迟缓、羊水过少、胎肺发育不良、肾功能不全甚至无尿等,故严禁孕妇使用 ACEI 制剂。ARB 可能存在类似的风险,也应避免使用。利血平有较强的降压及镇静作用,但可减少肾血流量,降低胎儿心率,引起胎儿宫内缺氧,不主张使用。

先兆子痫常见,需积极处理立即分娩。

### 二、贫血

透析患者妊娠期贫血往往加重,贫血会增加早产、死胎和母体心力衰竭风险,故需加强纠正贫血,应常规应用促红细胞生成素(EPO)治疗,血红蛋白的目标值为 100~110g/L。在动物实验中,仅给予大剂量(500U/kg)EPO 时才会发生先天畸形,在人类胎儿器官发生期接受 EPO 治疗的患者没有发生胎儿先天畸形的报道。由于妊娠后体内一系列生理变化,血细胞比容明显降低,EPO 需要量增加 50% ~ 100%,所以透析患者一旦妊娠,EPO 剂量应加倍。正常妊娠妇女每日需铁量为 700 ~ 1150mg,透析患者铁缺乏更加明显,需要静脉补铁。正常妊娠妇女叶酸需求量增加,叶酸缺乏可导致胎儿神经系统发育异常,透析会导致叶酸丢失,所以妊娠期患者的叶酸补充量应加倍。

### 三、营养

透析孕妇应增加营养摄入,蛋白质摄入量为 1.5g/(kg·d),叶酸 4mg/d、维生素 C 150mg/d、维生素 $B_1$ 3mg/d、烟酸 20mg/d、维生素 $B_6$ 15mg/d、钙 2g/d(以含钙磷结合剂形式)。目前没有司维拉姆和碳酸镧在孕妇中的应用数据。

### 四、血性腹膜透析液

对于妊娠期腹膜透析患者,出现血性腹膜透析液须给予重视,血性腹膜透析液可能是流产或胎盘早剥的先兆,一经发现,患者应立即住院观察、卧床休息,并予超声波检查以获取证据,确诊后按产科原则处理。

### 五、感染

透析孕妇常见的感染有巨细胞病毒、疱疹病毒、弓形虫感染,应采取相应的处理。

## 【分娩】

在过去十几年间透析孕妇的成功生产率不断提升,现在 40% ~ 50% 的透析孕妇可以产下存活的胎儿,在妊娠后开始透析的妇女中这一比率为 75%。40% 的流产发生在妊娠的头三个月,20% 发生在接下来的三个月,10% 的婴儿死产。约 20% 的婴儿在新生儿期死亡,主要是由于早产。在妊娠 32 周之前分娩非常常见。母亲的并发症也很多,80% 发生高血压,恶性高血压在 10%,以及羊水过多。妊娠预后在 CAPD 和 HD 间相比无明显差异。

在家中监测宫缩情况可及时发现早产。治疗早产的药物主要包括 β-受体兴奋剂、镁剂、硝苯地平和吲哚美辛。因为镁剂与硝苯地平合用时可能导致顽固性低血压,避免同时使用。对于有残余肾功能的患者,吲哚美辛可导致肾小球滤过率进一步下降,也应慎用。

透析患者分娩的胎儿通常体重较轻,其是否与氮质血症及母体高血压有关尚不清楚。死胎发生率高,需积极进行胎儿监测。孕龄 26 周后,胎儿就有存活的可能,应尽早利用超声监测胎儿生长情况,如确定胎肺已发育成熟,可考虑结束妊娠。催产素收缩试验可能导致早产,应禁用。

CAPD 患者可以施行腹膜外剖宫产术,将腹膜透析管保留于原处,术后 24 小时开始恢复腹膜透析,初始时应减少腹膜透析液交换量,48 小时后逐渐增加交换量。如果发生切口渗液,可先行 2 ~ 4 周的血液透析,待腹膜创面愈合后,再行腹膜透析治疗。

即便胎儿各项检查均正常,仍需进行密切监护。新生儿的肾功能是正常的,最初的血尿素氮和肌酐升高与母亲肾功能不全有关。目前尚无透析患者分娩的婴儿有先天性异常的报道,仍需长期随访。

(张　彤)

# 参 考 文 献

［1］ Levy J,Morgan J,Brown E. Oxford Handbook of Dialysis. 3rd ed. Oxford:Oxford University,2009. 417-419.

［2］ Bolignano D, Coppolino G, Crascì E, et al. Pregnancy in uremic patients:an eventful journey. J Obstet Gynaecol Res,2008,34(2):137-143.

［3］ Manisco G, Potì' M, Maggiulli G, et al. Pregnancy in end-stage renal disease patients on dialysis:how to achieve a successful delivery. Clin Kidney J,2015,8(3):293-299.

［4］ Piccoli GB,Cabiddu G,Attini R,et al. Pregnancy in Chronic Kidney Disease:questions and answers in a changing panorama. Best Pract Res Clin Obstet Gynaecol,2015,29(5):625-642.

［5］ Nadeau-Fredette AC, Hladunewich M, Hui D, et al. End-stage renal disease and pregnancy. Adv Chronic Kidney Dis,2013,20(3):246-252.

# 第 46 章

## 透析与肾移植

血液透析、腹膜透析和肾移植都是治疗终末期肾病(end-stage renal disease,ESRD)的有效方法。在过去20年里,透析与肾移植均取得很大进展。据现有资料显示,成功的肾移植可显著提高终末期肾病患者的生活质量,减少并发症的发生,并降低终末期肾病患者的死亡率。因此,肾移植无论在移植后费用,或在患者生活质量方面均比透析优越。透析治疗与肾移植之间是互补治疗方法,有些病人适合长期透析治疗以维持生命,另有部分病人希望有更好的生活质量,而选用肾移植治疗方法。血液净化治疗为移植病人在术前创造合适条件进行肾移植,或肾移植术后肾功能延迟恢复(delayed graft function,DGF)的过渡期治疗以及一旦肾移植失功,便可恢复透析治疗,维持病人生命。根据病人透析治疗效果需求,分别可采用腹膜透析或血液透析。目前,腹膜透析、血液透析和肾移植已成为ESRD治疗常规方法。

## 【肾移植术前透析治疗】

### 一、透析目的与方法

肾移植术前常规透析包括血液透析和腹膜透析。

**（一）调整病人在相对稳定状态,为手术创造合适条件**　为早期获得移植肾功能良好的恢复,病人的术前准备是重要因素之一。ESRD病人存在不同程度的高血压、左心室肥厚、贫血、透析不充分等,有些甚至存在冠心病、心力衰竭、感染等而未被发现。拟行肾移植病人必须通过充分透析,纠正水电解质及酸碱紊乱,改善心血管并发症,纠正贫血,控制感染等,使病人全身情况得以明显改善,内环境稳定,以便能耐受移植手术和减少术后免疫抑制药物治疗的并发症。

**（二）等待移植前的治疗,为供受者评估提供足够时间**　对于部分氮质血症,水电解质和酸碱紊乱显著,短期内无法移植的患者,应积极纠正水电解质和酸碱紊乱,减少体内水钠潴留,还需进行受者术前相关评估。检查项目有:组织配型、肝炎病毒、巨细胞病毒、胃肠道、肝胆、肺、泌尿系统等检查;另一方面等待供肾也需较长时间,近年资料统计,我国尿毒症年发病率在80~110/百万人口,2016年底终末期肾病(ESRD)病人达435 230人。每年新增加病人中约有10%左右可接受肾脏移植。我国等待肾移植病人约为30万,而我国每年肾移植约为1万例。供体在我国严重短缺,因此,病人等待肾移植时间也相对较长。

**（三）术前透析时间**　近年临床研究表明,无透析肾移植受者与透析后肾移植受者存活率相当,透析并非肾移植术前必须经过的治疗阶段。只要患者一般情况良好,并且有合适的供肾即可进行移植,完全可以不经过透析治疗直接肾移植。

有研究发现,透析改善病人身体状况,能接受手术的条件下,透析时间短者移植后存活时间长,术后肾功能延迟恢复(DGF)发生率低。就肾病复发而言,当原发病和/或肾病仍处在活动期时行肾移植,其复发率会增加。抗肾小球基底膜(GBM)病一定要治疗至抗 GBM 抗体转阴性后才能行肾移植,否则肾病易复发。一般情况下,受者原发病和/或肾病无活动,透析 3~6 个月,病人原有高血压、心力衰竭、贫血、体弱等情况已明显改善,即可接受肾移植手术。

**(四)血液透析(HD)** 一直以来,HD 是肾移植前替代治疗方法,平时以常规间歇性透析维持,每周透析 3 次,每次透析 3~5 小时。术前 24 小时内无肝素透析一次。术中补液量要根据术前透析脱水量补充,补液过少则因血容量不足致使移植肾灌注量不足,补液过量则易在术中发生急性心力衰竭。HD 病人肾移植后,动-静脉内瘘可以长期保留或因影响心脏功能及美观时,于肾功能稳定后结扎动-静脉内瘘。长期保留内瘘,术后易增加心脏负荷量。

**(五)腹膜透析(PD)** 大量研究表明,PD 作为等待移植前的替代治疗对术后肾移植长期存活率无明显影响。平时以连续性非卧床腹膜透析(CAPD)维持,这更接近肾脏的排毒功能。PD 病人肾移植的处理与其他病人基本相同,但由于多数 PD 病人术后仍保留原有腹透管,其并发症尤其感染并发症会增加。

1. 术前透析准备 PD 病人术前 3 个月内无腹膜炎及皮肤隧道口感染,如术前 3 个月内有过相关感染或未完全治愈者,术后应用免疫抑制剂易患腹膜炎。术前按平时透析方法进行,手术日增加腹透液交换次数或改间歇性腹膜透析(IPD)方式,目的是进一步降低毒素水平,减少体内过多水分,保持电解质平衡,维持内环境稳定。进手术室前排空腹透液,消毒,封管。

2. 术后处理 ①液体管理:术中、术后要保持足够血容量,以避免低血压造成急性肾小管坏死。保持水出入平衡。PD 病人术前血容量往往比 HD 多,术中和术后早期应注意防止补液量过多导致心功能不全发生。②术后腹水处理:(见后)。③免疫抑制剂使用:PD 病人术中及术后免疫抑制剂与非 PD 病人相同。④排斥反应的诊断与治疗:PD 病人移植后排斥反应的诊断与治疗与非 PD 病人相同。⑤腹膜透析管的处理:PD 病人肾移植后腹膜透析管可导致皮肤出口、隧道及腹膜炎发生,须在适当时机拔除。肾移植后何时拔除腹透管,从移植时立即拔除到移植后数个月不等,现主要有两种看法:一种是早期拔除即在肾移植手术时拔除;另一种晚期拔除即在肾移植后等待肾功能稳定 2~3 个月拔除。根据研究结果,研究者认为术后保留腹透管数周,术后如无需继续透析、肾功能正常者,出院前拔除腹透管。有研究回顾分析 238 例 PD 病人的肾移植情况,191 例术后拔除腹透管,平均 122 天(0~573)。30 例发生腹膜炎,金黄色葡萄球菌 10 例(10/30),革兰阴性细菌 12 例(12/30),其他细菌感染 8 例(8/30)。根据移植后危险因素包括外科技术问题、排斥反应、移植肾无功能、尿漏、感染等,作者认为肾移植时不要同时拔除腹透管,但这方案会增加移植后腹膜炎危险。早期拔除腹透管要慎重考虑病人的风险。

对于 PD 病人肾移植术后选择何时拔管,应考虑以下几点:①确定是否有皮肤出口或隧道感染;②肾移植后发生 DGF 或急性肾损伤(AKI)时 PD 的有效性;③术前腹膜炎发生率及术后可能会使用大量甲泼尼龙治疗急性排斥反应。当确定或怀疑有皮肤出口或隧道感染,肾移植手术时立即拔除腹透管,以预防术后使用免疫抑制剂时使感染加重或扩散,临床上移植前有皮肤出口或隧道感染者不到 5%。而主要危险是使用免疫抑制剂后发生腹膜炎,因在

PD 病人移植后腹膜炎发生率从 0～30% 不等,尤其是术前有多次腹膜炎者、鼻腔有金黄色葡萄球菌生长者,术后又要使用大量甲泼尼龙治疗急性排斥反应,更容易发生移植后腹膜炎,有这种情况者不应太迟拔除腹透管。肾移植后发生 DGF 及 AKI 时做 PD 比 HD 好,因为 PD 不影响血流动力学改变,在透析中不会因血压降低而加重对移植肾的损害;PD 不用肝素,减少出血危险。这种情况要待肾功能恢复后才能拔管。根据上述因素分析,除非有立即拔除腹透管指征,一般来说,PD 病人肾移植后保留腹透管,待移植肾功能基本恢复,无需透析者,最好在出院前拔管。

## 二、肾移植前非常规血液净化

肾移植前非常规血液净化主要包括血浆置换及免疫吸附治疗。受者在移植前因某些原因如反复输血、多次妊娠及曾有过器官移植等,导致机体产生抗人类白细胞抗原(HLA)抗体(DSA),体内含有抗淋巴细胞毒性抗体的受者肾移植预后较无抗体者明显要差。对群体反应性抗体(PRA)阳性,致敏程度较高,反应广泛者应先作适当处理,待 PRA 下降或转阴后才进行移植。

(一) 血浆置换　机体循环血液内的抗体物质在疾病的发生、发展中起重要作用,等待肾移植受者循环血液内预存抗 HLA 抗体,如不清除,术后会导致移植肾损伤。血浆置换是将病人全血分离成血浆成分和细胞成分,弃去异常血浆成分,然后把细胞成分及所补充血浆代用品、白蛋白输回体内,以清除血浆内致病物质,达到治疗目的。

移植前血浆置换每天或隔天治疗一次,3～6 次常有明显效果。每次血浆置换量,体重 50～70kg 者,按 40～50ml/kg。用肝素抗凝。肾移植前 PRA 阳性>30%,反应性较广泛者,可先作血浆置换治疗,清除体内有害抗体再移植效果相对较好。目前多数研究认为肾移植前 PRA 阳性,高致敏(PRA>50%)、反应性较广泛者,先作血浆置换治疗待抗体转阴或下降后,再做肾移植排斥反应减少,存活率提高。

为了克服血浆置换时弃去大量血浆白蛋白,近 10 年来逐渐使用一项称双重分离血浆置换(又称双重滤过血浆置换)技术,是用两个不同孔径分离器串连起来进行治疗,第一个分离器与血浆置换一样,分离血液中有形成分与血浆成分,允许全部血浆通过,称血浆分离器,第二个分离器只允许血浆中白蛋白通过,血浆中大分子免疫球蛋白不能通过而被分开,称血浆成分分离器。然后将第一次分离后有形成分与第二次分离后白蛋白成分及适量置换液输回体内。每次治疗用一个血浆置换量(约 3000ml)。这种方法最大优点是将滤出血浆中的所有白蛋白输回体内,减少使用血制品带来副作用。

(二) 免疫吸附　免疫吸附是一类利用高度特异性的抗原-抗体或有特定物理化学亲和力的物质(配体)结合在吸附材料(载体)上,通过抗原抗体免疫反应或物理化学作用,从血液或血浆中特异性地吸附并除去与免疫有关的致病因子的一种治疗方法。配体固定在支撑材料上,配体与吸附对象(致病因子)之间具有特异亲和力,这种亲和力可以是生物性,如抗原抗体结合,也可以是物理性,如静电结合。致病因子从血液中被吸附后除去,达到血液净化目的。

常用免疫吸附治疗第一步先行血浆分离,以 15～50ml/min 流速进入已冲洗完毕的第一个吸附柱内,在吸附柱内血浆中致病因子被吸附,与此同时,第二个吸附柱进行冲洗。当第一个吸附柱饱和后,第二个吸附柱已冲洗完毕,此时,两个吸附柱工作状态转换,即第二个柱进行吸附,第一个柱进行冲洗、再生。这样反复循环进行,直至达到预先设定血浆循环量(一般 8000~10 000ml)或清除致病因子量,一次治疗结束。整个治疗过程由机器电脑控制。

根据免疫吸附的原理及临床应用,以下几种类型可用于肾移植前抗体高的病人:①抗原固定型:将抗原固定在载体上,吸附相应抗体和有抗体活性的免疫复合物。ABO-血型不合者肾移植前,利用免疫吸附可清除抗 A/B 的抗体,减少术后严重急性排斥反应,并在术后一段时间内使抗 A/B 的抗体在低水平。②抗体固定型:将抗体固定在载体上,吸附相应抗原。如将羊抗人 Ig-抗体制成吸附柱,可吸附 IgG、IgM、IgA。用于清除抗 HLA 抗体。③补体固定型:C1q 是补体传统活化途径组分之一。用 C1q 配体制成吸附剂,能吸附 IgG、IgM 的免疫复合物。PRA 主要含 IgG。④Fc 结合型:金黄色葡萄球菌蛋白 A 能够和人血清中 $IgG_1$、$IgG_2$、$IgG_4$ 和免疫复合物 Fc 段结合。利用葡萄球菌蛋白 A 吸附 IgG 和免疫复合物。⑤疏水结合型:将色氨酸或苯丙氨酸制成吸附柱,通过疏水方式清除致病因子。主要是吸附免疫球蛋白。

有证据表明,抗 HLA 抗体与肾移植术后超急排斥反应有关,抗 HLA 抗体阳性者在术前即行免疫吸附治疗至抗体下降或转阴可预防术后超急排斥反应,为高度致敏的肾移植病人提供手术机会及缩短等待时间。许多临床研究已证实,免疫吸附治疗能降低机体血浆中 IgG、IgM 和抗 HLA 抗体水平。

**(三)血浆置换/免疫吸附联合免疫抑制剂治疗**　对某些受者抗 HLA 抗体阳性和/或长期淋巴细胞交叉配型阳性,先行血浆置换或免疫吸附治疗后抗体下降或阴转,再加免疫抑制剂治疗以抑制 B 淋巴细胞产生抗体,可用环磷酰胺 50~100mg/d 或硫唑嘌呤 50mg/d。近年来有研究发现使用 CD20 单克隆抗体(rituximab,利妥昔)可减少受者抗 HLA 抗体水平。据 Sonnenday 报道,对 6 例 ABO 血型不相合的肾移植病人先行血浆置换,再用抗 CD20 单克隆抗体预处理,移植后效果良好。Vieira 报道,对 9 例 PRA>50% 的透析病人用利妥昔治疗后检测 PRA,结果 7 例 PRA 明显下降,认为利妥昔可减少等待肾移植的透析病人体内抗 HLA 抗体水平。Sidner 等报道,在等待肾移植的高 PRA 病人使用利妥昔后连续 6~24 个月检测 CD20,结果显示 CD20 仍处在较低水平。作者认为利妥昔能有效抑制或去除等待肾移植伴高 PRA 病人的 B 淋巴细胞和/或记忆 B 淋巴细胞产生抗体。有许多研究认为,利妥昔用于 ABO 血型不合的肾移植病人,以抑制体液免疫反应,减少排斥发生。用于高 PRA 病人,可降低 PRA 滴度,缩短等待肾移植时间及减少排斥发生。

治疗抗体介导的排斥反应的传统方法是联合应用血浆置换、大剂量静脉注射免疫球蛋白(intravenous immunoglobulin,IVIG)和利妥昔单抗。虽然最近研究显示,这种联合治疗较单独使用大剂量 IVIG 更有效,但其中抗 CD20 抗体所起的作用仍不清楚。临床研究也发现,这种方法并不能清除体内浆细胞。通过蛋白酶体抑制药(硼替佐米,bortezomib)清除浆细胞和使用人源化的抗 C5 单抗(艾库组单抗,eculizumab)抑制补体激活,是两种被寄予厚望的新的治疗抗体介导的排斥反应的方法。蛋白酶体抑制剂,可以使浆细胞凋亡,从而清除已转化的和未转化的浆细胞,使抗体产生减少。硼替佐米是第一个被证明可以有效治疗抗体介导的移植肾排斥方法的蛋白酶体抑制剂,硼替佐米不仅可以逆转已经出现的抗体介导的组织学改变,还可以使抗供者人白细胞抗原(human leukocyte antigen,HLA)特异性抗体的水平下降,后者是通过清除产生这些抗体的浆细胞来实现的,这为硼替佐米用于高敏移植受者的脱敏治疗提供了理论依据。

## 【肾移植后血液净化】

通常情况下,肾移植后多数移植肾立即开始恢复其正常功能,脱离透析。少部分移植肾由于各种原因其功能未能很快恢复,仍需透析过渡治疗,等待肾功能的恢复。移植后早期移植肾功能不能迅速恢复的常见原因有 AKI、血容量不足、肾动脉血栓、肾静脉血栓、输尿管梗阻、尿漏、超急排斥、急性排斥、急性药物肾毒性等。而导致 AKI 因素较复杂,有供者因素,手术时因素,供肾保存因素及受者因素,也是移植后即时移植肾无功能最主要原因,常需透析帮助,目前心脏死亡器官捐献(DCD)供肾约有 30% 以上移植肾功能延迟恢复(DGF)。

### 一、血液透析与腹膜透析

移植后无尿超过一天或血肌酐不降反而升高,伴有高钾血症,明显水钠潴留,心力衰竭,严重酸中毒者要行透析治疗。手术前行腹膜透析者,可以开管进行透析,水钠潴留明显或有心力衰竭,可使用高渗透析液(葡萄糖含量为 2.5% 或 4.25%)用 IPD 透析方式,无水钠潴留及心力衰竭,可进行常规透析。因腹膜透析不需抗凝,无出血危险。手术前行血液透析者,如病情严重可作床边连续性血液净化(CRRT)治疗,好转后用常规间歇性血液透析(IHD)。术后血液透析应注意:①术后 3 天内或有活动出血,应用无肝素透析,以后用低分子肝素,一周后可改用术前透析抗凝方法。②在少尿或无尿期透析时注意不要出现低血压,否则会加重肾小管损伤,如需脱水伴有低血压时,透析时用白蛋白维持,或用可调钠透析,保持血压稳定。③某些抗排斥药物如皮质类固醇可被透析清除,如透析前给药,透析后追加 1/3 ~ 1/2 剂量,或于透析后给药。④抗生素及其他非抗排斥药要按内生肌酐清除率(Ccr)计算给药。能被透析清除的药物,透析后要追加。尽量少用有肾损害药物。⑤在整个透析期间要密切注意有无急性排斥反应。

### 二、血浆置换与免疫吸附治疗

移植后发生急性血管性排斥时,应联合应用抗排斥药物冲击治疗和血浆置换或免疫吸附治疗以清除抗 HLA 抗体。已有临床研究发现,对急性血管性排斥联合应用抗排斥药物冲击治疗加血浆置换或免疫吸附,其疗效比单用药物冲击治疗好。治疗次数依治疗效果而定,治疗期间要注意病人出血情况来调整抗凝剂用量。

### 三、肾移植术后血液透析急性并发症

肾移植术后需血液透析者,必须保持生命体征稳定,避免出现急性并发症,低血压可影响移植肾功能的恢复。

(一) 透析反应　血液透析时包括透析器、管道材料和消毒灭菌成分与体外循环血液接触后发生各种副反应,包括:①过敏素样反应:过敏是以免疫球蛋白 E(IgE)为媒介的急性过敏反应,发生于透析头 5 分钟内,也可延迟至 20 分钟出现。表现全身烧灼和发热感、呼吸困难、胸部压迫感、喉头水肿、肢端或口腔麻痹、鼻溢流泪、打喷嚏、咳嗽、脸红、痒、恶心/呕吐、腹肌疼挛,测血浆 IgE 升高,严重者可导致死亡。处理上可用激素和抗过敏药物,无效者停止透析。②首次使用环氧乙烷(ETO)综合征:透析器消毒用环氧乙烷,ETO 可作为半抗原结合在病人体内白蛋白上,与体内特异性 IgE 抗体发生反应。处理上可选择其他消毒方法或

在透析前彻底冲洗干净 ETO。③透析膜相容性反应:透析期间补体活化出现致命反应,或出现缓激肽(bradykinin)反应。个别肾移植术后透析病人出现透析膜反应,严重低血压和心律失常,变换透析器无效,最后需改为腹膜透析。④透析液因素:透析液成分(如醋酸盐)或细菌毒素诱发体内细胞因子释放反应,无致命影响。⑤管道成分毒性。

（二）心血管并发症 透析期间发生低血压者占 10% ~30%,轻者可无症状,严重者意识丧失、癫痫发作、呕吐、吸入性窒息,甚至危及生命。低血压因素包括:脱水过多影响血容量(减少血浆容量不超过 7% 可耐受);病人自主神经无功能(压力感受器反射损害和心率反应改变),常见于老年、糖尿病者透析期间进食、贫血、心脏病和心律失常者;升压反应失常(压力感受器损害)。治疗包括:①减少透析脱水速度,采用 NaHCO3 透析液,调整透析液成分;②透析前停用抗高血压药物;③重新评估干体重;④治疗心力衰竭和心律失常,⑤输注白蛋白;⑥透析前使用 $\alpha_1$ 肾上腺素能受体兴奋剂甲氧胺福林,L-卡尼汀可减轻低血压反应。肾移植病人术后血液透析,必须保持收缩压在 120mmHg 以上,以免影响供肾血流量。

（三）神经系统并发症 失衡综合征,诱因包括大面积透析器、高效透析器、低钠透析液、恶性高血压、透析时血流过快等。表现头痛、恶心、呕吐、视力模糊、定向力消失、抽搐、心律失常、癫痫、昏迷。这是暂时性渗透失衡,必须排除颅内出血现象。预防措施包括使用小容积透析器、高钠透析液及透析时间不宜过长。发生失衡综合征者,多数可自行缓解。

（四）出血 常因凝血功能障碍、使用肝素和高血压。出血位置可位于肾移植区、胃肠道、呼吸道、皮肤出血、肝包膜下出血、眼球前房出血或脑出血。可输注冷沉淀、血浆和血小板,静脉注射止血剂。

# 【PD 与 HD 对移植肾的影响】

## 一、PD 与 HD 疗效比较

（一）PD 与 HD 对溶质的清除 HD 对小分子物质清除比 PD 好,每周对尿素清除率约为腹透 2 倍,每次血透 Kt/V>1.2,URR(尿素下降率)>65%,可达充分透析。每周对中分子物质的清除 PD 比标准 HD 多数倍,但比高通量血透差。中分子物质可引起许多尿毒症症状,PD 可较好改善尿毒症症状,体力、精神恢复、自我感觉均较好。

（二）PD 与 HD 对残余肾功能影响 在透析病人中保护残余肾功能对提高透析效果,减少透析并发症,改善尿毒症症状,提高存活率均起重要作用。Rottembourg 等对维持性 PD 与 HD 对残余肾功能影响研究,发现 HD 病人残余肾功能减少比 PD 者快,维持性 PD 残余肾功能每月减少约3%,而维持性 HD 残余肾功能每月减少约6%,尿量会随残余肾功能下降而逐渐减少。有文献报道观察透析对尿量影响,发现 PD 者每年尿量减少大约30%,2~3 年后可无尿,HD 者尿量减少速度更快。从保护残余肾功能方面考虑,开始透析 2~3 年内 PD 比HD 好。

（三）PD 与 HD 营养状态 PD 营养不良发生原因主要是每日从透析液中丢失大量蛋白质(每天约 10~20g)、氨基酸,同时未能及时补充引起,当有反复腹膜炎时更易发生。随透析时间延长,残余肾功能下降及腹膜超滤功能下降,使用高糖透析液增加,长期使用高糖透析液蛋白质丢失显著增多。长期蛋白质、氨基酸、微量元素丢失会致营养不良,消瘦,免疫力下降及频发感染。PD 病人应给予 1.2g/(kg·d)以上蛋白质饮食,如摄入不足应静脉补充。

HD 营养不良主要由于透析不充分,透析时氨基酸、水溶性维生素及微量元素丢失,食欲下降、感染,与透析膜等有关。HD 每次丢失氨基酸及肽类物质约 20g 左右。长期透析未能及时补充时可发生营养不良,如有透析不充分,伴呕吐、食欲明显下降,营养不良更易发生。透析膜生物相容性不好也可导致营养不良发生。

总的来说,PD 病人营养不良发生率比 HD 高。PD 病人移植后早期低蛋白血症发生率比 HD 高。

## 二、PD 与 HD 对肾移植存活影响

已有许多研究表明,两种透析方式对移植后人/肾存活时间,排斥发生率,并发症,死亡率比较差异不显著。早在 20 世纪 90 年代初 O'Donoghue 等比较 CAPD 与 HD 病人第一次尸体肾移植后人/肾存活率情况,结果显示:5 年人/肾存活率:CAPD 为 88%/87%,HD 为 87%/66%。此后一些研究发现 PD 与 HD 病人移植后 1 年和 5 年人/肾存活率相似。最近据 Cancarini 等对 PD 与 HD 病人术后观察,结果发现:第一年内第一次住院时间 PD 为(29±19)天,HD 为(30±18)天,无统计学意义;以后住院时间 PD 为(13±20)天,HD 为(12±16)天,无统计学意义;10 年人/肾存活率 PD 为 88%/74%,HD 为 83%/76%,两组病人血肌酐(Scr)相似[(120±40)μmol/L],均无统计学意义。目前多数人认为 PD 与 HD 病人肾移植后的长期预后基本相同。

## 三、移植前透析方式选择

过去,一直认为移植前行 PD 是肾移植的危险因素,故 PD 病人准备行肾移植前最好拔除腹透管,改 HD 一段时间。直至 20 世纪 90 年代 Vanholder 等报道,认为选择 PD 可作为移植前透析方式。以后有许多关于肾移植前用 PD 方式,取得与 HD 相同效果的报道。肾移植前病人 PD 百分比在不同国家可有很大差异,从 15%(意大利)到 50%(英国)不等。

近几年来,随着我国 PD 技术的发展,采用 PD 治疗占比有所增加。腹膜透析管多是通过腹部旁正中切口置入,而肾移植手术切口是在右下腹或左下腹植入肾脏,所以腹膜透析管不影响移植手术。从目前大量研究资料分析,PD 与 HD 病人术前透析方式的选择对术后免疫抑制剂使用、肾功能、排斥反应发生率、人/肾存活率无明显影响,所以任何一种透析方式都不影响肾移植手术。

## 四、PD 与 HD 对移植后肾功能恢复及排斥的影响

术前不管是哪一种透析方式,术后都会出现各种并发症。移植后肾功能延迟恢复(DGF)是肾移植术后常见并发症,是指术后一周血肌酐大于 400μmol/L 或术后 48 小时内血肌酐下降小于基础 30% 和每日尿量<1000ml 或需透析治疗。Cacciarelli 等报道 484 例尸体供肾术后发生 DGF,HD 组为 36%,PD 组 26%,未经透析组 20%。Perez 等比较术前 PD 与 HD DGF 发生情况:PD 组 92 例,HD 组 587 例,术后肾即时有功能 PD 组 68.5%,HD 组 46.5%;DGF 在 PD 组 22.5%,HD 组 39.5%;原发无功能 PD 组 9%,HD 组 14%。PD 病人术后 DGF 发生率低的原因尚不清楚,可能由于 PD 病人机体内有足够的细胞外液容量。Issab 等研究发现,肾移植时 PD 病人肺动脉压比 HD 病人高,说明体内容量充足,这可能与

PD 病人术后 DGF 发生率低有关。

（朱有华·任善成）

## 参 考 文 献

［1］朱有华,石炳毅. 肾脏移植手册. 北京:人民卫生出版社,2010.

［2］刘永锋,郑树森. 器官移植学. 北京:人民卫生出版社,2014.

［3］朱有华. 泌尿外科诊疗手册. 第 4 版. 北京:人民卫生出版社,2013.

［4］陈实. 移植学. 北京:人民卫生出版社,2011.

［5］Pike E,Hamidi V,RingerikeT,et al. More use of peritoneal dialysis gives significant savings:A systematic review and health economic decision model. J Clin Med Res,2017,9(2):104-116.

［6］Deuchande S,Mano T,Novais C,et al. Peritoneal dialysis in the first two years of life:experience of a nephrology and renal transplantation pediatric unit. Acta Med Port,2016,29(9):525-532.

［7］van den Brand JA,Pippias M,Stel VS,et al. Lifetime risk of renal replacement therapy in Europe:a population-based study using data from the ERA-EDTA Registry. Nephrol Dial Transplant,2016,12,28.

［8］Rigoni M,Torri E,Nollo G,et al. Survival and time-to-transplantation of peritoneal dialysis versus hemodialysis for end-stage renal disease patients:competing-risks regression model in a single Italian center experience. J Nephrol,2016,11,29.

［9］Tuppin P,Cuerq A,Torre S,et al. Management of patients with end-stage renal disease prior to initiation of renal replacement therapy in 2013 in France. Nephrol Ther,2016,11,10.

［10］Chaudhri S,Thomas AA,Samad N,et al. Peritoneal dialysis in patients with failed kidney transplant:single centre experience. Nephrology(Carlton),2016 10,20 .

［11］Song SH,Lee JG,Lee J,et al. Outcomes of Kidney Recipients According to Mode of Pretransplantation Renal Replacement Therapy. Transplant Proc,2016.48(7):2461-2463.

第六篇

# 透析远期并发症

# 第47章

## 透析高血压及低血压

### 第一节 高 血 压

高血压可导致透析患者左心室肥厚、粥样硬化性心脏病和心律失常。主要危险因素包括年龄、性别、血管壁弹性、血糖、胆固醇、运动耐量下降和超重、钙磷代谢紊乱、液体负荷过多、炎症、交感神经活性增强、肾素-血管紧张素系统激活、LDL 氧化增加等。80% 以上 ESRD 患者在开始透析时已经存在高血压,是动脉粥样硬化、心力衰竭的重要诱因,也是导致透析患者死亡及其他致死性心、脑血管并发症的主要因素。由于透析患者的血压波动受到透析治疗的影响而变化,使血压调整更复杂困难。

### 【血压测量和高血压定义】

临床常用的血压测量有围透析期血压(透析前、后血压)和透析中血压、居家血压和 24 小时动态血压等方式,首选居家血压或动态血压。

围透析期血压并不是反映患者真实血压负荷的理想指标,透析前血压多高于患者的实际平均血压。在每周 3 次的围透析血压中,周中透析的血压均值相对准确,可作为参考依据。

居家血压比围透析期血压有更好的重复性,与靶器官损害(左心室肥厚)和心血管预后相关性优于围透析期血压。推荐每日至少检测两次,即清晨和临睡前,血压波动较大的患者应增加每日监测次数。

对于每周透析 3 次的患者,动态血压检测应从周中每周第 2 次透析后开始至第 3 次透析前结束,连续 44 小时。

透析高血压的定义根据血压测量方式有不同的标准:指透析充分状态下,周中透析的血压均值>140/90mmHg,居家血压平均值>135/85mmHg,动态血压均值>130/80mmHg。尿毒症透析期患者血压变异度大,往往提示预后不良。

### 【透析充分时药物治疗指征】

血压控制的靶目标按不同测量方式的高血压定义值为参照,周中透析的血压均值<140/90mmHg,居家血压平均值<135/85mmHg,动态血压均值<130/80mmHg 并根据患者年龄、合并症、心功能和神经功能状态进行个体化调整。

根据 K-DOQI 指南,推荐透析前、后血压应分别控制在<140/90mmHg 和<130/80mmHg。

## 一、相对指征，推荐早期用药

1. 透析前 MAP 98~106mmHg，患者已接受促红细胞生成素（EPO）治疗，无贫血，无左心室肥厚（LVH）。

2. 透析前 MAP 超过 98mmHg，伴 LVH。

## 二、绝对指征，必须药物治疗

1. 透析前 MAP 超过 106mmHg。

2. 透析前 MAP 98~106mmHg，EPO 治疗中仍有贫血或伴 LVH。

注：平均动脉压（MAP）= 舒张压+1/3（收缩压−舒张压）

## 【治疗】

对透析患者高血压的防治措施主要包括及时开始肾脏替代治疗、纠正贫血、控制血压在目标值、他汀类药物治疗和肾移植等。

### 一、纠正水钠潴留，使机体恢复正常的细胞外容量

常用"干体重"为衡量指标，指机体经透析治疗后所达到的较理想的容量平衡点，无水肿、心力衰竭、肺水肿，血压达理想水平，不出现心包、胸腔及腹腔积液，进一步清除水分可导致低血压、肌肉抽搐、恶心、呕吐等。该定义作为临床评估方法不够准确，需结合患者选用的超滤方式、透析方案、透前体液状态、伴随用药等情况综合分析。其他方法如生物电阻抗分析（BIA）技术、下腔静脉直径测量、透析中血细胞比容动态监测（曲线平坦者提示高容量负荷）等亦较常用。"干体重"确定以适度为宜，过低可并发严重的低血压或其他致死性并发症（心肌梗死、脑梗死、肠系膜缺血等）。选用可调钠透析模式、低温透析或透析中持续性血容量监测有助于达到"干体重"。高血压者适当降低透析液钠离子浓度，但可能并发低血压和抽搐；透析充分达"干体重"者，高血压又是导致细胞外容量增加的诱因。纠正细胞外容量负荷后的降压效果可能存在长达数周的延迟效应，即透析后延迟性低血压。根据病情、食欲、营养状况等改变，定期（每3个月）重新评估"干体重"。透析间期体重增长以不超过自身体重的 2.5%~3.0% 为好，对于体液失衡的患者，应随访调整饮食方案，限制钠盐摄入量（2~3g/d），或调整透析方案（延长透析时间，增加透析频度至少每周三次，提高超滤量）。

### 二、透析高血压治疗中的常见问题

1. 过度超滤　过度超滤可导致严重低血压和急重症心血管疾病如心肌梗死或脑梗死和肠系膜缺血。频繁的透析低血压事件增加了死亡风险，但尚不清楚是否为因果关系。低血压也与"心肌顿抑"（表现为心室壁活动异常）和脑白质缺血性改变导致的情绪和认知变化有关。不延长透析时间，加强超滤虽然有助于控制高血压，但增加了心血管并发症的住院率和动静脉内瘘血栓风险，跌倒发生率也可能上升。超滤率过快可导致透析低血压发生增多，观察性研究数据提示，超滤率大于 12.4ml/（kg·h）与死亡率增加相关。此外，血透或腹透患者过度超滤导致细胞外液容量下降，残余尿下降。残肾功能的下降使患者对容量负荷的耐受下降，磷、中分子毒素和蛋白结合性尿毒症毒素的清除能力下降。对尿量正常或较多

的透析患者,如何精细调节超滤,清除多余的细胞外容量而不损害残肾功能,尚无良策但必须关注。

2. 透析中高血压和透析末高血压,发生率约 15% ,与高死亡率相关。其作用机制是多因素的,可能反映了亚临床的容量过载,交感神经系统和肾素-血管紧张素的过度反应以及内皮功能障碍可能参与此过程。部分患者适当降低干体重有改善,但无法确定其是否存在单纯性容量负荷问题。

3. 复发性高血压。通过容量控制高血压改善的患者,再次出现高血压时往往提示患者又出现了容量过多的问题。

## 三、药物治疗

首选 ACEI 类或 ARB 类药物,有助于延缓 LVH 进展,降低交感兴奋性,改善氧化应激状态。睡前用药有助于控制夜间高血压,与透前清晨服药相比,可减少透中低血压的发生率。药物控制不佳或顽固性高血压患者,在选择药物时应同时考虑透析对药物的清除能力。主要药物比较见表 47-1。

表 47-1　抗高血压主要药物比较

| 药物 | 适应证 | 副作用 |
| --- | --- | --- |
| ACEI | LVH、CHF、左室舒张功能不全;需要剂量调整(除福辛普利和贝那普利) | 咳嗽,血管神经性水肿,类过敏样反应 |
| ARB | LVH、CHF、对室上性心动过速有效(除坎地沙坦);不需剂量调整 | 少见 |
| CCB | LVH、左室舒张功能不全;不需剂量调整 | 头痛,便秘,加重 CHF(维拉帕米和地尔硫䓬) |
| 肾上腺素能受体拮抗剂 | 心肌保护(β 受体阻滞剂)、LVH(α 受体阻滞剂)、PVD(α 受体阻滞剂)、前列腺肥大(α 受体阻滞剂)、CHF(β 受体阻滞剂或 α、β 受体阻滞剂) | 中枢神经系统抑制,心动过缓,CHF 伴 COPD、1 型 DM、PVD、传导阻滞禁用 β 受体阻滞剂,阿替洛尔可被透析清除,直立性低血压(α 受体阻滞剂) |
| 中枢交感神经阻滞剂 | 糖尿病胃肠疾病患者适用;需剂量调整 | 镇静,口干,直立性低血压,高血压反弹,溶血,肝损害 |
| 血管舒张剂 | 对高血压抵抗有效;需剂量调整 | 头痛,心动过缓,水肿加重,胸腔和心包积液,诱发狼疮 |

(一) 钙通道阻滞剂　透析患者疗效好,容量抵抗性高血压者首选。常用二氢吡啶类药物。不良反应有面部潮红,头痛,心悸,踝部水肿,低血压等。本药经肝脏排泄,无需调整剂量,也不被透析清除。

(二) 交感神经阻滞剂　不良反应有镇静、口干、直立性低血压,可导致便秘,可乐定快速撤药可致反跳。

(三) 肾上腺素能受体拮抗剂　警惕直立性低血压。肾上腺素能受体拮抗剂对缺血性心脏病患者有保护作用,肺水肿、哮喘者慎用,也可引起心动过缓、四肢冷、高钾血症等,并可掩盖低血糖症状。水溶性 β-肾上腺素能受体拮抗剂可被血液透析清除而出现透析后血压反跳。

**(四)血管紧张素转换酶抑制剂(ACEI)**　降压温和,具有良好的靶器官保护作用,可逆转 LVH,改善大动脉顺应性和胰岛素抵抗,减少尿蛋白排出,不良反应为干咳、血管性水肿等,部分患者主诉强烈口渴感,透析间期体重增长快。本类药物除福辛普利和贝那普利外,大多可经透析清除。

**(五)血管紧张素 II 受体阻滞剂(ARB)**　与 ACEI 相类似,干咳等副作用明显减少。经肝脏排泄,无需调整剂量,不被透析清除。

## 四、重症高血压和高血压急症的处理

高血压急症指短期内(数小时~数天)血压重度升高,伴重要器官组织如心脏、脑等严重功能障碍或不可逆损害。包括高血压脑病,高血压伴急性左心心力衰竭、高血压伴不稳定性心绞痛或心肌梗死、脑出血或脑梗死、主动脉夹层等。治疗原则为将血压迅速下降到安全水平,避免进行性或不可逆性靶器官损害。

重症高血压首选短效类硝苯地平,并用长效药物维持。若血压纠正,辅以 β 阻滞剂或 ACEI 类联合应用。口服无效者改静脉短期应用。

高血压急症应静脉用药,主动脉夹层和心力衰竭患者首选钙通道阻滞剂,但需严密监测以防药物蓄积中毒。维持用药应不超过 48 小时。

## 五、透析中高血压

透析高血压中有一类特殊类型的高血压就是血液透析过程中发生的高血压(intradialytic hypertension),它是指的一部分血液透析患者在透析过程中 MAP 较透析前不但没有下降反而升高,并且这一现象并不能随着血液透析超滤的增加得到有效改善。

**(一)定义**　目前对于这一类特定类型的高血压国际上尚无统一的定义,最广泛接受的就是 Amerl ing 等提出的概念,即透析开始或进程中 MAP 较透析前升高超过 15mmHg。是透析患者合并心脑血管并发症、病死率和致残率增加的重要的独立危险因素之一。

**(二)发病机制**　可能与容量负荷增加、心排血量增加、肾素-血管紧张素系统(RAS)活跃、交感神经活性增强、血管内皮功能障碍、透析液成分对血清钠、钾、钙等电解质水平的影响、促红细胞生成素(EPO)作用及透析对降压药物的清除等因素有关。

**(三)治疗**　治疗策略见图 47-1。

1. 一般治疗　透析高血压患者每日盐摄入应控制在 3~5g 之间。对于少尿甚至无尿患者应严格限制液体的摄入量。戒烟,适当运动,维持正常体重。

2. 透析处方的调整

(1)改善心血管功能稳定性:部分透析患者心血管功能不稳定,透析间期体重增加过多,超滤量大难以达到干体重,容易出现透析高血压。对这类患者应当增加透析次数,延长透析时间,逐步超滤至理想的干体重。干体重每 3 个月应重新评估 1 次。血液滤过比血液透析心血管稳定性更好。

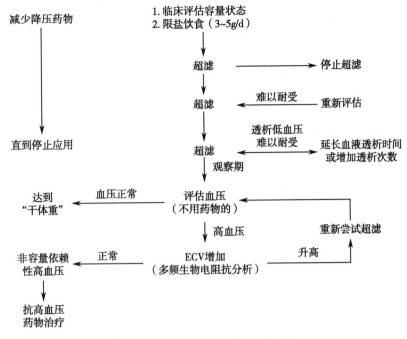

**图 47-1　透析中高血压患者的治疗策略**

（2）逐步降低透析液中钠离子浓度：近年来使用的钠梯度透析，即透析开始时使用高钠透析，透析过程中定时、定量的减少，使透析结束时钠离子浓度降至 135～140mmol/L，可避免持续性高钠透析引起的并发症如血压升高等。对于治疗非常棘手的透析高血压，也可以考虑选用低钙透析液。

（3）长时（8 小时）缓慢透析、短时（2 小时）每日透析、夜间透析：均可有效避免容量负荷过重，降低外周交感神经活性，减少超滤率，从而降低透析过程中高血压的发生和降压药物的应用。

3. 抗高血压药物治疗　对于调整透析仍无法满意控制的高血压，通过药物来阻断异常激活的 RAS 系统和交感神经活性是必需的。抗高血压药物使用原则：①从低剂量开始以减少不良反应；②联合应用：可增加疗效，减少副作用；③更换药物：一种药物疗效反应差或不耐受，应换另一种药，而非加大剂量；④选择长效制剂：提高患者治疗的依从性；⑤尽量选择不被透析清除的药物，选择透析可清除的药物应在透析过程中或透析后追加剂量。

4. 双肾切除　对于药物难以控制的顽固性高血压，双肾切除可以考虑。但双肾切除使机体 1,25-(OH)$_2$D$_3$ 产生丧失、钙吸收减少、贫血加重，对体液容量变化极为敏感、透析超滤易引起低血压，应尽量避免使用。

5. EPO 用量的调整　对血细胞比容上升过快的透析高血压患者应当减少 EPO 的用量以避免其带来的血液黏稠度和外周血管阻力增加，达到血红蛋白靶目标的患者应改为维持剂量皮下注射。

# 第二节　透析相关低血压

透析相关低血压是透析患者常见的并发症，可出现亚临床性表现，即心电图提示心肌缺血现象,心脏超声可见局部心肌室壁运动异常。严重的低血压可以诱发心律失常,缩短透析时间导致透析不充分甚至中断透析。既往透析高血压与心脑血管疾病的关系较受重视,对透析低血压关注较少。但最近流行病学调查显示,透析相关低血压更加影响终末期肾衰竭透析患者的预后。

## 【定义】

透析相关低血压可分三型:①透析中低血压(intradialytic hypotension,IDH):指透析前血压正常或高血压病人在透析中血压快速下降≥30mmHg,或透析前收缩压<100mmHg,透析时血压下降<30mmHg,并有临床症状。多于开始透析1~2小时后出现,可表现出一些前驱症状,如头晕、焦虑、胸闷不适、冷汗、恶心、呕吐、心率增快、面色苍白、打呵欠等症状,严重者可有呼吸困难、面色苍白、黑蒙、肌肉痉挛,甚至一过性意识丧失。②慢性持续性低血压(sustained hypotension,SH):常发生于透析多年的患者,特征是透析间期收缩压仍持续低于100mmHg,机制仍不明确,可能是由于尿毒症自主神经功能障碍、血管对缩血管物质如血管紧张素Ⅱ(AngⅡ)或去甲肾上腺素反应性下降、扩血管物质如一氧化氮(NO)或肾上腺髓质素(ADM)过量产生及心功能衰竭等原因引起,尚无满意疗法。③直立性低血压。本节着重探讨IDH。

## 【发生 IDH 的高危因素及发病机制】

高危因素主要包括糖尿病、合并CVD(左室肥厚、舒张期功能异常伴/不伴充血性心力衰竭、左室收缩功能异常伴充血性心力衰竭、心脏瓣膜病、心包疾病等)、营养不良和低白蛋白血症、尿毒症性周围神经病变或自主神经病变、严重贫血、因透析间期体重增加过多采用高容量血液滤过治疗、透前收缩压低于100mmHg、老年(>65岁)、女性、存在引起体重快速减少的脱水状态、无肾透析等。

IDH发病机制主要包括心脏代偿不全、血浆再充盈不足、静脉容量扩张、动脉张力降低等。IDH除引起恶心、呕吐、肌肉痉挛等临床不适症状,严重者还导致血管通路阻塞及透析终止,并且是非阻塞性缺血性心脏病和非阻塞性缺血性脑病的主要诱因之一,最终可造成透析患者死亡率增加。

## 【处理】

当发生IDH时,应降低超滤率,调整患者体位至头低足高位,低血压无改善者可予200~500ml 0.9% NaCl或100ml白蛋白静脉滴注。对于严重持续性IDH患者,应结合心电图、急诊心脏超声及相关实验室检查排除心律失常、心肌梗死、肺栓塞、心脏压塞、出血、溶血等急症。

## 【预防】

IDH预防措施包括以下几个方面。

### 一、维持血容量

减少透析间期体重增加:限制饮食中钠盐摄入(<3g/d)、控制医源性钠负荷量(透析液、

静脉输液等),以使患者透析前后血钠浓度维持稳态,减少因透后血钠水平增高使患者过度饮水导致透析间期体重增加。定期客观评价干体重,进行适当调整。

## 二、提高心血管反应性

改善血管收缩性,治疗慢性充血性心力衰竭,提高血浆白蛋白水平,合理应用降压药和镇静药。

## 三、调整透析处方

控制患者透析间期体重增长以减少透析超滤量,应用容量超滤控制的血透机,监测血容量和联机清除率,避免过度超滤;延长透析时间;增加透析次数;采用序贯或钠梯度超滤血液透析;低温透析等。

## 四、药物干预

降低 IDH 发生的理想药物特征为能恢复心血管系统对容量减少的正常代偿反应;药理作用与去甲肾上腺素非常相似,但保留 $\alpha_1$ 受体兴奋作用,无 $\beta_1$ 受体兴奋作用;口服吸收快速完全,生物利用度高;不透过血-脑屏障;药物仅在透析中或透析后短时内发挥作用;耐受性好,副作用少。常用于治疗透析中低血压的药物见表 47-2。

表 47-2 常用于治疗透析中低血压的药物

| 药物 | 药理作用 | 不良反应 |
|---|---|---|
| 麻黄碱(ephedrine) | 既刺激心脏,又收缩血管 | 心悸,胸痛,焦虑,颤抖和失眠 |
| 氟氢可的松(fludocortisone) | 提高血透病人 $\alpha_1$ 受体敏感性,改善肾外血流动力学,升高血压 | |
| 血管加压素(vasopressin) | 增加全身血管阻力 | 收缩冠状动脉,诱发急性心肌梗死,鼻局部症状,头痛,烧心感,肌肉痉挛 |
| 咖啡因(caffeine) | 刺激交感神经活性,激活 RAS,抑制腺苷扩血管作用 | |
| 左旋肉碱(L-carnitine) | 转运脂肪酸至心肌平滑肌细胞线粒体内,提供能量,促进正常细胞功能 | 无 |
| 舍曲林(sertraline) | 选择性 5-羟色胺再摄取抑制剂 | 无 |
| 米多君(midodrine) | $\alpha_1$ 肾上腺素能激动剂,通过收缩静脉和动脉升高血压 | 头皮刺痛、瘙痒、竖毛反应,头痛,尿急等 |

国内外许多临床研究表明米多君对预防或改善透析中低血压的症状和严重度有益,该药使用方法一般为于透析开始后 15～30 分钟服用米多君 5mg,如果透析中收缩压升高幅度不足 20mmHg,可增加服用 5mg,逐步增加透析开始后及透析中米多君的剂量,一次透析服用米多君总量不超过 20mg。严重心肌缺血病人,避免使用米多君。

(俞海瑾)

# 参 考 文 献

［1］ Luther JM,Golper TA. Blood pressure targets in hemodialysis patients. Kidney Int,2008,73(6):667-668.

［2］ Agarwal R. The controversies of diagnosing and treating hypertension among hemodialysis patients. Semin Dial,2012,25(4):370-376.

［3］ Agarwal R,Satyan S,Alborzi P,et al. Home blood pressure measurements for managing hypertension in hemodialysis patients. Am J Nephrol,2009,30(2):126-134.

［4］ Rossignol P,Cridlig J,Lehert P,et al. Visit-to-visit blood pressure variability is a strong predictor of cardiovascular events in hemodialysis:insights from FOSIDIAL. Hypertension,2012,60(2):339-346.

［5］ Wabel P,Moissl U,Chamney P,et al. Towards improved cardiovascular management:the necessity of combining blood pressure and fluid overload. Nephrol Dial Transplant,2008,23(9):2965-2971.

［6］ Bishu K,Gricz KM,Chewaka S,et al. Appropriateness of antihypertensive drug therapy in hemodialysis patients. Clin J Am Soc Nephrol,2006,1(4):820-824.

［7］ Chen J,Gul A,Sarnak MJ. Management of intradialytic hypertension:The ongoing challenge. Semin Dial,2006,19(2):141-145.

［8］ Curatola G,Bolignano D,Rastelli S,et al. Ultrafiltration intensification in hemodialysis patients improves hypertension but increases AV fistula complications and cardiovascular events. J Nephrol,2011,24(4):465-473.

［9］ Movilli E,Gaggia P,Zubani R,et al. Association between high ultrafiltration rates and mortality in uraemic patients on regular haemodialysis:a 5-year prospective observational multicenter study. Nephrol Dial Transplant,2007,22(12):3547-3552.

［10］ Mailloux LU. Hypertension in chronic renal failure and ESRD:Prevalence,pathophysiology,and outcomes. Semin Nephrol,2001,21(2):146-156.

［11］ Chou KJ,Lee PT,Chen CL,et al. Physiological changes during hemodialysis in patients with intradialysis hypertension. Kidney Int,2006,69(10):1833-1838.

［12］ Landry DW,Oliver JA. Blood pressureinstability during hemodialysis. Kidney Int,2006,69(10):1710-1711.

［13］ Henrich WL. Intradialytic hypotension:a new insight to an old problem. Am J Kidney Dis,2008,52(2):209-210.

# 第48章

## 心血管并发症

肾衰竭患者透析前多已有心血管疾病(cardiovascular diseases,CVDs)的多种高危因素,透析尤其血液透析对心血管系统,在其组织病理及功能学上都有影响,最终导致心肌功能减退及缺血性损伤。近年来,随着血液净化技术不断发展,维持性透析患者总死亡率有所降低,但 CVD 发生及相关死亡率仍呈上升趋势。CVD 仍然是透析患者的首要死因,终末期肾病患者 CVD 死亡率是普通人群的 10~30 倍。

### 【CVD 危险因素】

对于透析人群 CVD 危险因素需要考虑两方面:①经典危险因素:老年,男性,吸烟,心血管病家族史,糖尿病,高血压,脂代谢紊乱,左心室肥厚,绝经后,炎症,体力活动减少等;②尿毒症相关性危险因素:包括贫血,高同型半胱氨酸血症,钙磷代谢紊乱,维生素 D 缺乏,尿毒症相关性氧应激状态,致血栓因子,容量负荷,慢性炎症,低白蛋白血症,营养不良,尿毒症毒素,睡眠障碍,一氧化氮/内皮素平衡改变等。

矿物质和骨异常对 CVD 的作用日益得到重视,可从多种途径影响心血管系统:①PTH 升高和 $1,25\text{-}(OH)_2$-维生素 D 可直接影响心肌,促进肥大。②尿毒症骨代谢异常、钙化抑制剂的缺少与高磷血症、正钙平衡共同作用,促进血管钙化。③其他激素,包括 FGF23,可促使 LVH,或独立作用或通过其他促钙化因子促进血管钙化。血管钙化包括动脉中层钙化、内膜钙化、心脏瓣膜钙化和钙化防御,其中动脉中层钙化是透析患者血管钙化的特点,动脉防御也称为钙性尿毒症性小动脉病,是一种比较特殊的血管钙化。可通过 X 线平片、颈动脉超声、超声心动图、电子束 CT(EBCT)或螺旋 CT(MSCT)等技术定性、定量评估血管钙化。目前,尚无方法可逆转心脏钙化,使用非含钙磷结合剂可有利于维持较良好的钙平衡,负磷平衡的透析处方可能有助于延缓钙化进展,而存在广泛血管钙化者,应限制使用含钙磷结合剂。

### 【左室肥厚和左室功能异常】

#### 一、左室肥厚(LVH)

与心血管意外、透析中低血压、心律失常密切相关。左室收缩、舒张功能检测是临床判断心血管功能状况的较敏感指标。评估透析人群远期预后的因素中,降低 LVH 值比减少冠心病事件发生次数更重要。

## 二、左室功能异常

包括舒张、收缩功能异常。致病因素有高血压、容量过度负荷、贫血、缺血性心脏病、动静脉瘘、心肌钙化、全身性疾病(如淀粉样变、结节性多动脉炎、硬皮病等)、尿毒症等。大多数同时存在心力衰竭和高容量负荷而难以区别。联机(on-line)检测透析前后血细胞比容未升高者提示容量过度负荷。

(一)**诊断**　心脏超声检查最敏感。除诊断 LVH 及其严重程度,还能区分 LVH 结构类型,评价降压治疗过程中 LVH 逆转或消退,及心脏舒张功能和收缩功能。左心室重量指数(LVMI)为公认的反映 LVH 的理想指标,但尚无国际统一标准。Devereux 推荐标准:LVMI 男性超过 $134g/m^2$,女性超过 $110g/m^2$ 为 LVH。国内推荐标准:男性超过 $125g/m^2$,女性超过 $120g/m^2$ 为 LVH。

公式:$LVM(g) = 0.8 \times 1.04 [(IVST+PWT+LVDd)^3 - LVDd^3] + 0.6$

$$LVMI(g/m^2) = LVM/BSA$$

(LVM:左心室重量,IVST:室间隔厚度,PWT:左心室后壁厚度,LVDd:左心室舒张末期内径,BSA:体表面积)。

(二)**预防措施**

1. 控制血压和体液平衡　积极控制血压,无尿者维持理想体重,避免过量体液负荷,常规血液透析者,控制透析间期体重增长低于 3～4kg。

2. 在控制血压的基础上纠正贫血,有助于延缓 LVH 进展,减少心力衰竭发生。

(三)**治疗**

1. 急性肺水肿　左室功能异常者高容量负荷是最常见诱因。除常规急诊处理外,伴明显心室后负荷增高(四肢厥冷、外周型发绀)且无低血压者应予扩血管治疗。血液透析者急诊透析(单纯超滤,或透析联合超滤),腹膜透析者提高透析液中葡萄糖浓度。病情控制后重新设定理想干体重。部分患者即使水分清除较理想,但由于高代谢状态下内生水过多,仍可导致容量过负荷。

2. 慢性心力衰竭　维持性血液透析对体液容量调节不理想,故难治性心力衰竭者,宜改腹膜透析治疗。洋地黄类药物虽有助于控制症状,但易诱发心律失常,剂量减半,地高辛初始维持量 0.125mg 隔日服用,监测服药后 12 小时药物浓度。控制血压,应用 ACEI 改善 LVH,透析前低血压者停服降压药。EPO 治疗,维持血红蛋白 110～120g/L 范围。血液透析转腹膜透析治疗者,即时关闭瘘管。

## 【缺血性心脏病】

约 40% 尿毒症患者在开始透析时存在缺血性心脏病(ischemic heart disease,IHD)。在临床出现症状性心肌缺血表现者中,除常见的冠状动脉粥样硬化性心脏病(coronary athero-sclerotic disease,CAD)以外,约 25% 患者血管造影可无异常改变。

### 一、尿毒症患者动脉粥样硬化的危险因素

高血压、吸烟、糖尿病、非糖尿病患者中胰岛素抵抗、脂质异常、钙磷代谢紊乱所致血管钙化、血清同型半胱氨酸升高、C-反应蛋白升高、血清尿酸盐/草酸盐升高等。

## 二、预防

严格控制血压,戒烟,控制血磷、甲状旁腺功能亢进,培养良好的饮食习惯,适度运动,服用维生素 E 可能具有抑制 LDL 氧化、降低铁剂治疗引起的氧化损伤作用。降低血清同型半胱氨酸水平(叶酸、维生素 $B_6$、维生素 $B_{12}$ 等,静脉应用优于口服),纠正脂代谢紊乱等。

## 三、诊断

透析患者 IHD 表现与非透析人群相似,但糖尿病患者无症状性缺血发生率较高。目前,心肌肌钙蛋白 T(cardiac troponin T,cTnT)和肌钙蛋白 I(troponin I,cTnI)检测是诊断心肌损伤的生物学标志。美国心脏协会建议,如果心肌生物学标志在肾衰竭患者慢性、轻微升高不应过度治疗,但出现心脏生物标志物进行性上升和/或下降及相关临床症状,可能是急性心肌梗死表现。冠状动脉造影仍是诊断 CAD 的"金指标"。

## 四、心绞痛治疗

对无心肌梗死病史的稳定性心绞痛透析患者,应给予抗心绞痛药物治疗。透析患者服用阿司匹林的副作用风险高于普通人群,故并不推荐作为一级预防药物,但对于已明确诊断 IHD 或急性期患者,应给予阿司匹林治疗。

排除出血风险、血压耐受者,阿司匹林、ACEI/ARB、β 受体阻滞剂、硝酸盐制剂可作为二级预防用药。

(一) 纠正贫血 基因重组人促红细胞生成素治疗。

(二) 透析中心绞痛处理 常规鼻导管给氧,去除诱发因素,低血压者抬高下肢,谨慎给予适量补液;高血压者立即舌下含服硝酸甘油。调低血流量,暂停超滤,直至症状解除。发作时无低血压者,硝酸甘油舌下含服可发生低血压,应密切监测血压,并嘱斜卧位。

预防性用药:应用 β 受体阻滞剂、口服硝酸甘油、钙通道阻滞剂等透析前预防,但易发生透析中低血压。钙通道阻滞剂首选地尔硫䓬。

## 五、冠脉搭桥术和血管成形术

上述治疗无效者,可考虑血管重塑术。使用药物洗脱支架或金属裸支架的经皮冠状动脉介入治疗(PCI)和冠状动脉旁路移植术(CABG)等个体化方案。

透析患者行冠脉造影的手术风险高于普通人群,术后加做透析去除造影剂。强调严格的术前、术后准备工作。尚无依据证实能提高存活率,且围术期死亡率较高。

## 六、急性心肌梗死后透析治疗

尽可能避免发生透析中低血压。纠正贫血,维持血细胞比容于 $33\% \sim 36\%$。

# 【心律失常】

心律失常高发于 LVH 或缺血性心脏病,透析中酸碱平衡、电解质紊乱或波动,缺氧,低磷血症,心肌钙化影响传导者。

## 一、表现类型

呈多样化,具易变性。

## 二、透析中心律失常的处理

**（一）合并洋地黄应用者** 掌握洋地黄类药物适用证,密切监测,尽可能避免透析中电解质波动,防止低血钾($<3.5$mmol/L),适当提高透析液中钾离子浓度($3\sim3.5$mmol/L),降低葡萄糖浓度$[5.55$mmol/L$(100$mg/dl$)]$和碳酸氢盐浓度($20\sim30$mmol/L)。服用地高辛者出现房颤,首选胺碘酮治疗。

**（二）非洋地黄服用者** 心律失常好发于心包炎、LVH、缺血性心脏病以及淀粉样变者。低血压易诱发,心肌缺血者透析前预防性心绞痛治疗。治疗关键在于维持足够理想的血红蛋白水平。

## 三、慢性心律失常的处理

如反复发作性快速性心律失常,或缓慢性心律失常,治疗包括药物、心脏复律、起搏器安装、射频消融术等。

## 四、心律失常药物治疗

应根据药物排泄、透析对药物的清除等特性作相应调整。无特殊适应证,不推荐应用 I 类药物,尤其 $I_A$ 类。左室功能异常者慎用维拉帕米。阿替洛尔、氟卡尼、妥卡律可经透析清除,普鲁卡因胺可经血液透析清除。

## 【充血性心力衰竭】

收缩功能或舒张功能异常都可导致充血性心力衰竭(congestive heart failure,CHF)。舒张功能异常者,左室心肌松弛性降低,当舒张末期容量稍有增多,舒张末期心室压力便急剧升高,引起肺水肿。心超检查对评估左室结构、功能有重要价值,使患者在"干体重"范围($<1$kg 差异)内受检可提高评估的准确性。

## 一、改善促进 CHF 进展的相关因素

对存在 CHF 表现的患者,应积极改善、控制加速 CHF 进展的相关因素:心肌缺血、心律失常、高血压等。出现严重呼吸困难(如急性肺水肿等)应予急诊血滤治疗。

## 二、治疗

对存在 CHF 临床表现、心肌梗死后患者左室射血分数$<40\%$、或虽无临床症状但左室射血分数$<35\%$ 患者,推荐应用 ACEI 或者 ARB 类药物,同时监测血钾水平。

利尿药物的应用对透析前患者效果优于已进展至维持透析患者。由于已知醛固酮对动脉硬化和心脏重构的影响,螺内酯可能有益于透析人群,但安全性和有效性仍有待进一步验证。其与 ACEI/ARB 或 β-受体阻滞剂类药物联用时易引起高血钾,应谨慎评估。

使用地高辛需慎重考量剂量和药物协同作用,建议隔天 0.0625mg 或 0.125mg 剂量为

宜,通常不需要首剂负荷量。

不同类型的 CHF 治疗原则有所不同,应结合心超检查判断相关类型。因舒张功能异常所致 CHF 者,控制血压,改善心肌缺血状况,应避免使用地高辛和血管扩张药物。相对之,心室收缩功能障碍所致 CHF,可选用地高辛、β-受体阻滞剂或血管扩张药物。无论何种 CHF,ACEI 类药物、纠正贫血、通过透析方案调整维持理想的"干体重"都有助于改善和控制 CHF。

少数患者前臂内瘘导致高输出状态,多见于上臂高流量内瘘,应注意内瘘管径和流量。动静脉瘘口较大者,指压瘘部阻断分流,可出现血压升高,脉搏变缓,出现 Branham 征。必要时,行内瘘缩窄术减流。

贫血需大剂量促红素治疗、透析中低血压、肌无力、有症状性心肌病,可予透析后静脉注射左旋肉碱 20mg/kg。

## 【心包疾病】

约 3% ~4% 透析患者死于心包炎所致心脏压塞、心律失常和心力衰竭。

### 一、尿毒症性心包炎

指尿毒症患者透析前,或尚未开始正规透析所发生的心包炎,随透析治疗而迅速缓解。目前,随着适时透析概念的推广,发生率已明显降低。一旦确诊,提示病程进展至终末期需维持透析。

### 二、透析相关性心包炎

指维持透析后发生的心包炎,也称"透析后心包炎"。

(一) **病因**　反复细菌性或病毒性感染,高分解代谢,甲状旁腺功能亢进,高尿酸血症,营养不良等。部分直接诱发本病,但多数因透析不充分而间接诱发本病。

(二) **诊断**　典型表现心前区疼痛伴体检闻及心包摩擦音。少数患者表现透析中频繁发生低血压,或临床无症状伴心脏超声检出大量心包积液。

(三) **治疗**　少量无症状性心包积液,无需特殊处理。有症状者定期超声心动图监测积液量变化。强化透析,强化脱水,维持均衡的营养状态。糖皮质激素与非甾体类抗炎药仅用作发热、胸痛、全身中毒症状明显时的对症治疗。重在预防心脏压塞。心脏压塞演变快速,缺乏前驱症状,超声心动图可漏诊,死亡率高。部分患者可无奇脉,透析中发生原因不明的低血压可能提示心脏压塞。需正确判断,及时引流,以免延误。

### 三、缩窄性心包炎

透析前、后均可发生,易误诊为充血性心力衰竭,鉴别依赖右心导管术,需行完全性心包切除术。

### 四、化脓性心包炎

少数情况下,作为腹水感染引发败血症的并发症之一。以心包切除术联合抗感染治疗。

### 五、透析患者合并心包炎的危险因素

出血、心律失常、低血压和心脏压塞、脱水、低钾血症、低磷血症、代谢性酸中毒等。

## 【外周血管疾病】

外周血管病(peripheral vascular disease,PVD)是指心脏以外的血管狭窄,通常因动脉硬化所致。与动脉粥样硬化相似,PVD 虽然在 ESRD 中并不少见,但目前对于后者在透析人群中的循证数据仍非常缺乏。男性,糖尿病,吸烟者,高血压,高脂血症(高密度脂蛋白降低,低密度脂蛋白和三酰甘油水平升高),高同型半胱酸血症,慢性炎症是发生 PVD 的危险因素,而对于透析患者,老年,吸烟,高血压,高脂血症更易发生间歇性跛行。

踝臂指数(ankle-brachial index,ABI)指踝部动脉收缩压和肱动脉收缩压的比值,是诊断PVD,评估其预后的简单、有效的方法,下肢 PVD 的诊断标准为 ABI≤0.9。ABI 同时也反映了冠状动脉病变程度,是心、脑血管事件和死亡风险有力的预测因子,也是 CVD 危险人群风险评估的重要组成部分。但在透析患者中,ABI 可受血管钙化影响而升高,而趾肱指数(toe brachial index,TBI)不受此影响,比 ABI 更准确。此外,动脉搏动和皮肤完整性检查也有助于 PVD 的早期筛选,特别是合并糖尿病透析患者,以便临床早期干预(戒烟,体育锻炼,降脂治疗,控制血糖和高血压,应用 ACEI 类药和抗血小板药物治疗等)。

对于存在静息期疼痛,缺血性溃疡,坏疽等重症患者需要手术干预治疗(经皮血管重建或截肢),但透析患者预后相对更差。

## 【心内膜炎】

血液透析较腹膜透析常见,血管通路是重要感染灶。

### 一、预防血管通路感染

临时性颈静脉插管是重要感染源,明确出口处感染,或感染源不明抗感染无效时应及时拔管。严格掌握永久性插管透析指征。本病常伴发于金黄色葡萄球菌感染,抗感染治疗疗程宜长,联合用药 4~6 周。

### 二、诊断

症状与非肾衰竭者相似,透析者多存在贫血、心瓣膜钙化、动静脉内瘘,血管杂音不足以鉴别,体温升高有诊断价值,多表现直立性晕厥伴细菌学培养阳性,偶可伴轻度神经系统症状而误诊为尿毒症脑病或透析失衡综合征。

### 三、处理

透析患者起病快,病情重,早期形成瓣膜或心肌脓肿。治疗首选抗生素治疗,必要时及时手术治疗以免贻误病情。瓣膜置换术指征为:快速进展性瓣膜破裂、进行性心力衰竭、反复发生栓塞、抗生素不能控制的感染等。

## 【心脏骤停】

在透析患者中,心源性猝死的发生率为血透人群每 1000 病人年中 49 人,腹透人群每

1000 病人年中 36 人。根据 2013 USRD 数据,心脏骤停和心律失常约占透析死因的 25%。心脏骤停后 30 天生存率仅为 32%,1 年生存率为 15%。减少心脏风险应仔细注意水、电解质变化,避免透析间期容量过荷。

## 【透析中猝死】

个别透析患者在透析期间突然死亡,常见原因为:①急性广泛的心肌梗死;②高钾血症(多为年轻患者,水、钠控制及饮食指导依从性差);③急性心力衰竭、急性肺水肿;④急性心脏压塞,心包出血;⑤严重的脑血管意外;⑥大量而迅速的空气栓塞;⑦过分超滤而未及时纠正低血压;⑧严重的低血钠;⑨严重的失衡综合征等。应按照不同症状作相应的处理。

(俞海瑾)

## 参 考 文 献

[1] NKF-K/DOQI. K/DOQI clinical practice guidelines for cardiovascular disease in dialysis patients. Am J Kidney Dis,2005,45(4 Suppl 3):S1-153.

[2] Lau WL,Ix JH. Clinical detection,risk factors,and cardiovascular consequences of medial arterial calcification:a pattern of vascular injury associated with aberrant mineral metabolism. Semin Nephrol,2013,33(2):93-105.

[3] Herzog CA. Kidney disease in cardiology. Nephrol Dial Transplant,2008,23(1):42-46.

[4] Thygesen K,Alpert JS,Jaffe AS,et al. Joint ESC/ACCF/AHA/WHF task force for Universal definition of myocardial infarction. Third universal definition of myocardial infarction. J Am Coll Cardiol,2012,60(16):1581-1598.

[5] Charytan DM. How is the heart best protected in chronic dialysis patients?:between scylla and charybdis:what is the appropriate role for percutaneous coronary revascularization and coronary artery bypass grafting in patients on dialysis? Semin Dial,2014,27(4):325-328.

[6] O'Hare AM. Management of peripheral arterial disease in chronic kidney disease. Cardiol Clin,2005,23(3):225-236.

[7] Eknoyan G. The importance of early treatment of the anaemia of chronic kidney disease. Nephrol Dial Transplant,2001,16 Suppl 5:45-49.

[8] Suzuki H,Kanno Y,Sugahara S,et al. Effect of angiotensin receptor blockers on cardiovascular events in patients undergoing hemodialysis:an open-label randomized controlled trial. Am J Kidney Dis,2008,52(3):501-506.

[9] Burton JO,Korsheed S,Grundy BJ,et al. Hemodialysis-induced left ventricular dysfunction is associated with an increase in ventricular arrhythmias. Ren Fail,2008,30(7):701-709.

[10] Zoccali C,Benedetto FA,Tripepi G,et al. Cardiac consequences of hypertension in hemodialysis patients. Semin Dial,2004,17(4):299-303.

[11] Locatelli F,Bommer J,London GM,et al. Cardiovascular disease determinants in chronic renal failure:clinical approach and treatment. Nephrol Dial Transplant,2001,16(3):459-468.

[12] Burke SW,Solomon AJ. Cardiac complications of end-stage renal disease. Adv Ren Replace Ther,2000,7(3):210-219.

# 第49章

## 呼吸系统并发症

尿毒症透析患者常见的呼吸系统并发症有:肺水肿、胸腔积液、呼吸系统感染、肺动脉高压、肺钙化等,其他并发症有透析过程中出现的低氧血症及呼吸困难,呼吸衰竭,睡眠呼吸暂停综合征等。

### 【肺水肿】

#### 一、病因及发病机制

1. 尿毒症时毒性物质使肺毛细血管通透性增加,水分和纤维素渗出。

2. 未限制水分的摄入,容量负荷增加,加之排出减少导致容量增加。

3. 由各种原因引起的血浆胶体渗透压下降,如大量蛋白尿、营养不良、贫血等,即使患者静水压不高,也易诱发肺水肿。

4. 左心功能不全引起肺毛细血管静水压升高。

5. 尿毒症患者体内氧自由基增加,加剧了肺组织的损伤,容易导致肺水肿。

6. 细胞因子和黏附分子等介导白细胞释放溶酶体酶导致肺组织损伤。

#### 二、临床表现

肺水肿的症状可有咳嗽、咳痰、呼吸困难、咯血、发绀等,肺部听诊可有干(湿)性啰音,但部分患者可无啰音。由于肺水肿的早期变化是肺淤积性充血,毛细血管渗出到肺间质,故早期胸片表现以肺间质为主,可有肺血管增多增粗、肺门影增大、纹理增粗、模糊的表现,也可伴有胸腔积液、心影增大等,并可有小叶间胸膜增厚或 Kedey's B 线。当肺水肿加重时,可发生肺实变,有小片或大片状融合阴影,典型表现是以肺门为中心两肺中下野中内带不均匀大片、对称密度增高影,即"蝶翼征"。CT 表现可有毛玻璃样密度阴影,或单发或多发小片状或大片状密度增高影。

#### 三、治疗

一般的包括监测中心静脉压、心电图、血压、血氧饱和度,吸氧,严格控制水分摄入等。肺水肿伴少尿或无尿者应尽早采用血液透析(HD)或腹膜透析(PD),清除体内毒素,排出过多水分,减轻心脏负荷,可迅速改善肺水肿的症状,对心血管功能不稳定者,应采用单纯超滤除水或应用持续性血液滤过或持续性动静脉血液滤过(VAVH)治疗。此外对于左心功能不全者可使用强心、利尿、扩血管药物纠正心衰;对伴有低氧血症的患者可进行气管插管,采取持续气道内正压(CPAP)及无创双水平正压通气(BiPAP)纠正低血氧。

## 【胸腔积液】

### 一、病因

各种原因导致的胸腔液体和蛋白回流受阻均可导致胸腔积液。

（一）**水钠潴留** 体内水分过多所致胸腔积液,胸腔积液多为渗出液,蛋白和乳酸脱氢酶含量高,有时呈血性。而非尿毒症患者体液过多引起的胸腔积液多是漏出液。治疗上,首先是超滤脱水,不一定要治疗性胸腔穿刺,充分的透析有利于胸腔积液的消除。

（二）**尿毒症毒素** 导致胸膜转运功能受损,其滤过大于吸收导致积液。可加大超滤量或使用高通量透析膜,清除过多的毒素。

（三）**心力衰竭** 尿毒症患者由于贫血、毒素等各种原因导致心肌收缩力下降致心力衰竭,而左右心力衰竭均可出现胸腔积液。治疗上应纠正心衰,改善心肌泵血功能。

（四）**低蛋白血症** 血液胶体渗透压下降,水分从血管渗出到胸腔形成积液。可加强营养支持,必要时静脉补充白蛋白。

（五）**炎症** 导致胸腔积液的滤过增加。例如结核性胸腔积液。可采取积极抗感染及支持治疗。

（六）**抗凝剂** 血液透析患者使用肝素导致凝血异常也可导致胸腔积液。调整抗凝方案可逐渐消退。

（七）**免疫异常** 尿毒症患者体内存在免疫异常,容易发生结缔组织病,侵犯胸膜导致胸腔积液。可适当使用激素治疗控制胸腔积液。

（八）**膈肌漏** 持续性不卧床腹膜透析(CAPD)患者多见。在开始透析数小时至数日内即可出现大量胸腔积液,一般位于右侧胸腔,迟发者可以出现在开始透析后数月。原因为透析液通过膈肌入口(通常为先天性缺陷)漏入胸腔所致,由于来源于腹膜透析液,故积液蛋白含量低,糖浓度高。向腹腔内注射锝标记的白蛋白,然后抽取胸腔积液进行放射性测定,或用 γ 射线直接进行胸腔扫描,可明确膈肌漏的诊断。一经确诊,应停止腹膜透析或将 CAPD 改为持续性循环腹膜透析(CCPD)或间歇性腹膜透析(IPD),并应减少腹膜透析液用量。

### 二、胸腔积液的透析治疗

透析中出现胸腔积液时,无论透析或超滤效果均较差,需增加透析次数或提高透析效率。序贯透析-超滤或高钠透析可有助于胸腔积液的吸收,血液滤过(HF)对不明原因渗出性胸腔积液治疗效果满意,HD 治疗中产生的胸腔积液可改作 PD。反之,PD 治疗中产生的胸腔积液(与 PD 本身无关)也可改为 HD,可能会有效。

## 【肺部感染】

由于高龄、营养不良、严重贫血、透析不充分、容量负荷过多等原因,或者患者基础疾病如糖尿病等的影响,尿毒症透析患者的淋巴细胞和粒细胞功能存在多方面的损害,发生细菌性感染比非尿毒症患者更常见,且病情进展快、缓解慢。肺部感染中,肺炎及肺结核的发生率明显增加,应定期进行胸部 X 线检查,以及时进行诊断和调整治疗,同时应积极改善贫血及营养状况,透析应充分。

由于存在免疫抑制状态,尿毒症透析患者是结核的易感人群。透析患者感染结核时临床表现隐匿,多为非特异性症状,常与尿毒症症状混淆。对于尿毒症患者用传统的检测方法诊断结核很困难,因为这些患者的皮肤结核菌素试验常阴性,且很难得到结核菌感染的病原学证据。因此,推荐应用 γ 干扰素释放试验(IGRAs)等快速诊断方法。由于血液透析可清除抗结核药物,血透患者结核的治疗较复杂。接受血透的患者需调整抗结核药物的剂量。此外需注意监测肌酐清除率,推荐延长用药间期而不是减少用药剂量。

## 【肺动脉高压】

肺动脉高压也是尿毒症透析患者常见的并发症,根据不同研究报道,约 17% ~49% 的血液透析患者存在肺动脉高压。肺动脉高压的诊断金标准是通过 Swan Ganz 导管直接测定肺动脉压,平均肺动脉压>25 ~35mmHg,临床上也可采用多普勒彩超检测肺动脉压。肺动脉压升高但<45mmHg 为轻度,45 ~65mmHg 为中度,大于 65mmHg 为重度肺动脉高压。尿毒症状态可引起气体转运异常、血管钙化、呼吸中枢抑制、肺小动脉弹性下降、呼吸肌功能障碍等,同时透析患者常见的慢性缺氧可导致肺血管收缩、重构,最终引起肺动脉高压。动静脉内瘘也是血透患者发生肺动脉高压的重要因素。动静脉内瘘血流量增加与收缩期肺动脉压力增加明显相关,限制或减少内瘘血流量可降低收缩期肺动脉压力。

透析患者肺动脉高压的治疗包括非药物治疗和药物治疗。肾移植后肾功能恢复,肺动脉高压可明显改善。对于部分动静脉内瘘流量过大,特别是引起高心排血量的患者,建议手术缩窄内瘘降低血流量。药物治疗主要包括肺血管扩张药和抗血管增殖药物。

## 【肺钙化】

肺是尿毒症透析患者最常见的软组织钙化部位。肺钙化与多种因素有关,例如:维生素 D 及其类似物的应用,钙磷乘积升高,肾衰起病年龄和男性。维生素 D 治疗是钙化最强的独立危险因素,特别是接受骨化三醇治疗的患者发生钙化的风险明显高于接受维生素 $D_2$ 或维生素 $D_3$ 的患者。应用碳酸氢钠纠正严重酸中毒与软组织钙化相关。碱中毒降低离子钙浓度,如果过快或过度纠正酸中毒可能增加钙在软组织中的沉积。

肺钙化常无明显症状。在胸片上也不明显,一般需要 CT 检查明确。若胸片上可见,肺钙化最常表现为小斑片样结节影,也可融合为更大的浸润影。

## 【透析中低氧血症及呼吸困难】

### 一、病因及发生机制

(一) **血液透析**　临床上血液透析引起的低氧血症大多不引起明显的症状。患者氧分压虽有轻度下降,一般降低 5 ~15mmHg,但由于透析超滤使水负荷过多得以纠正,因此,透析期间不会引起呼吸困难。只有对于那些心肺功能已有损害的患者,透析低氧血症有可能造成危害。其发生的原因有以下几方面。

1. 透析器生物相容性　多在透析 15 ~30 分钟后发生,持续约 1 小时。原因是由于透析膜的生物相容性较差,与血液接触后激活了补体,释放 IL-1、TNF-α、脂多糖 LPS 等生物活性因子,可促使单核/巨噬细胞、肺毛细血管内皮细胞释放 IL-8,促使降脂素(NP)在肺毛细血管内聚集、黏附。IL-8 还可促使 NP 脱颗粒,释放白三烯、氧自由基、溶酶体等,引起肺毛细血管通透性增加,通气功能下降,气体弥散阻力上升,继之出现低氧血症。患者可有胸闷、呼吸困难等临床表现。

2. 透析器首次使用综合征　实际上是新透析器在短时间内产生的过敏反应。多在透析开始后 5 ~ 30 分钟内发生,亦是由于激活补体系统而发生。C3 被激活后,经过一系列反应,形成膜攻击复合物(TCC),TCC 刺激肥大细胞释放组胺,导致平滑肌发生收缩,血管通透性增加。其突出表现为呼吸困难,可立即停止透析,给予吸氧、抗组胺或糖皮质激素,重复使用透析器或新透析器使用前充分冲洗可减少该类反应的发生。

3. 透析液　透析液引起低氧血症的发生主要是由于二氧化碳分压($PCO_2$)降低后肺通气减少造成。醋酸盐透析液透析时,$PCO_2$ 平均为 4.1mmHg,透析时血液内的 $CO_2$ 向透析液内扩散的量比较大,血 $PCO_2$ 下降明显,肺通气量减少,出现低氧血症。而碳酸盐透析液的 $PCO_2$ 平均为 35mmHg,透析时 $PCO_2$ 基本保持恒定,透析时无低 $CO_2$ 血症,引起肺通气量减少的机会较少,因此无低氧血症发生。但是透析液中碳酸氢盐的浓度较高时,pH 升高仍可导致换气功能降低,可能会引发低氧血症。

4. 基础疾病　尿毒症时存在机体全身炎症状态、内皮细胞损伤、酸碱失衡、容量负荷过重和高血压也可引起肺通气/灌流失衡、低通气和气体弥散障碍,均可导致血透中低氧血症。监测血透中氧饱和度($SO_2$)有助于评估血透患者的预后。

（二）腹膜透析　腹膜透析对肺功能和气体交换有显著的影响。肺基底段的肺不张与腹膜透析液使腹腔过度膨胀使膈肌上升有关,CAPD 腹膜透析液排出时间较短,难以使不张的肺段重新扩张,因此持续透析会减少肺活量、功能残气量、残气量和总肺通气量短暂、轻度降低。CAPD 刚开始时,腹腔内灌注 2L 透析液后,动脉氧分压降低 3 ~ 35mmHg,排出后恢复正常,随着时间推移,患者逐渐适应,这些改变变得不明显。当患者发生腹膜炎时,肺活量降低 25% ~ 30%,$PaO_2$ 降低 11.7mmHg,可能是由于疼痛引起膈肌活动减少所致。

## 二、处理措施

（一）血液透析　血液透析时应采取下列措施,减轻低氧程度。

1. 透析时给氧。
2. 使用碳酸氢盐透析液,避免醋酸盐透析液。
3. 采用生物相容性较好的透析膜,如聚丙烯腈膜、聚砜膜等,以减少补体激活。

（二）腹膜透析　腹膜透析会妨碍膈肌运动功能,故对急、慢性呼吸功能不全的患者来说,血液透析比腹膜透析更为安全,如必须进行腹膜透析,应将每次腹膜透析液交换的容量减少至 1 ~ 1.5L 为宜,并适当增加交换次数,以达到理想的尿素清除率。

# 【高血钾、低血磷及糖负荷引起的呼吸衰竭】

## 一、高钾血症

严重的高血钾(血清钾>6.5mmol/L 以上)时由于引起呼吸肌无力出现急性呼吸困难,

如同时伴有体内液体超负荷,呼吸衰竭发生率会增加,治疗给予低钾透析液或口服聚磺苯乙烯等。

## 二、低磷血症

透析患者出现低磷血症常见于两种情况:营养不良和长时间透析,尤其是使用大面积透析器。严重的低磷血症(血清无机磷<0.17mmol/L)时,将损害组织的氧合作用(血红蛋白对氧的亲和力减低)和呼吸功能,从而导致呼吸衰竭。透析前血磷水平低或正常偏低时可在透析液中加入适量磷酸来纠正,严重低血磷时可以通过静脉输入磷酸盐制剂来预防。

## 三、糖负荷过多

一些病情严重的患者,难以排出体内新陈代谢产生的$CO_2$,因而引起$CO_2$蓄积。如全胃肠外营养或行腹膜透析患者,由于大量的糖被体内吸收,会增加$CO_2$的生成,为清除额外产生的$CO_2$,患者常过度通气,从而引起患者呼吸困难。一般认为,对于呼吸功能严重受损的患者,每天摄入来自糖类的总热量应少于8383.6kJ(2000kcal),患者摄入营养时,应考虑从腹膜透析液吸收的糖产生的能量,以免糖负荷过多。

## 【睡眠呼吸暂停综合征】

睡眠呼吸暂停综合征(SAS)是指夜间7小时睡眠中反复发生呼吸暂停30次以上或呼吸暂停低通气指数(AHI)≥5次/小时以上,是一种常见的睡眠障碍性疾病,国外报道透析患者发病率在50%~60%,国内报道该病发病率为14%。血透患者SAS的患病率是普通人群的4倍。其中阻塞性睡眠呼吸暂停综合征(OSAS)最常见,约占80%~90%。该病是由于睡眠期间咽部肌肉塌陷,表现为反复出现呼吸暂停,口鼻气流中断≥10秒,并伴有血氧饱和度下降≥4%。临床表现为清晨头痛,白天嗜睡、疲劳,伴反复打鼾、睡眠时伴有明显的低氧血症和心律失常,近年来,中枢性睡眠呼吸暂停综合征(CSA)日益得到重视,CSA的特点是睡眠时因中枢驱动功能受损而引起的反复气流中断,不伴明显的气道阻塞。SAS的发病机制仍然不是十分明了,资料显示与患者的咽部解剖结构异常和遗传因素有关,尿毒症患者的慢性代谢性酸中毒、尿毒症毒素对呼吸控制中枢的敏感性产生影响也可能参与了SAS的形成。治疗可根据患者具体情况通过外科手术改变解剖结构,增大通气道,或使用经鼻无创通气治疗(CPAP)。另外,应定期询问透析患者的睡眠习惯,对于那些病史中存在睡眠呼吸暂停可能性的患者应避免服用可导致呼吸抑制的药物。有研究显示,传统血透改为夜间长时血透(8小时/次,6~7次/周)或CAPD改为夜间腹膜透析(NPD)均有助于改善SAS。

(郭志勇)

## 参 考 文 献

[1] Headley CM,Wall BM. Flash pulmonary edema in patients with chronic kidney disease and end stage renal disease. Nephrol Nurs J,2007,34(1):15-26,37;quiz 27-28.

[2] Chikotas N,Gunderman A,Oman T. Uremic syndrome and end-stage renal disease:physical manifestations and beyond. J Am Acad Nurse Pract,2006,18(5):195-202.

[3] Banerjee D,Ma JZ,Collins AJ,et al. Long-term survival of incident hemodialysis patients who are hospitalized for congestive heart failure, pulmonary edema, or fluid overload. Clin J Am Soc Nephrol, 2007, 2(6):

1186-1190.

［4］ Huang CC,Tsai YH,Lin MC,et al. Respiratory drive and pulmonary mechanics during haemodialysis with ultrafiltration in ventilated patients. Anaesth Intensive Care,1997,25(5):464-470.

［5］ Bakirci T,Sasak G,Ozturk S,et al. Pleural effusion in long-term hemodialysis patients. Transplant Proc,2007,39(4):889-891.

［6］ Winthrop KL,Nyendak M,Calvet H,et al. Interferon-gamma release assays for diagnosing mycobacterium tuberculosis infection in renal dialysis patients. Clin J Am Soc Nephrol,2008,3(5):1357-1363.

［7］ Pabst S,Hammerstingl C,Hundt F,et al. Pulmonary hypertension in patients with chronic kidney disease on dialysis and without dialysis:results of the PEPPER-study. PLoS One,2012,7:e35310.

［8］ Kosmadakis G,Aguilera D,Carceles O,et al. Pulmonary hypertension in dialysis patients. Ren Fail,2013,35(4):514-520.

［9］ 何长民,张训. 肾脏替代治疗学. 第 2 版. 上海科学技术文献出版社,2005.

［10］ Campos I,Chan L,Zhang H,et al. Intradialytic Hypoxemia in Chronic Hemodialysis Patients. Blood Purif,2016,41(1-3):177-187.

［11］ Opatrny K Jr. Clinical importance of biocompatibility and its effect on haemodialysis treatment. Nephrol Dial Transplant,2003,18 Suppl 5:v41-44.

［12］ Merlino G,Gigli GL,Valente M. Sleep disturbances in dialysis patients. J Nephrol,2008,21 Suppl 13:S66-70.

［13］ Unruh ML. Sleep apnea and dialysis therapies:things that go bump in the night? Hemodial Int,2007,11(4):369-378.

［14］ Zoccali C,Mallamaci F,Tripepi G. Nocturnal hypoxemia predicts incident cardiovascular complications in dialysis patients. J Am Soc Nephrol,2002,13(3):729-733.

［15］ 周建勤,汪秀能,林平,等. 尿毒症肺的影像学诊断. 临床肺科杂志,2007,12(6):604.

［16］ Unruh ML,Sanders MH,Redline S,et al. Sleep apnea in patients on conventional thrice-weekly hemodialysis:comparison with matched controls from the Sleep Heart Health Study. J Am Soc Nephrol,2006,17(12):3503-3509.

［17］ Dharia SM,Unruh ML,Brown LK. Central Sleep Apnea in Kidney Disease. Semin Nephrol,2015,35(4):335-346.

［18］ Hanly PJ,Pierratos A. Improvement of sleep apnea in patients with chronic renal failure who undergo nocturnal hemodialysis. N Engl J Med,2001,344(2):102-107.

［19］ Tang SCW,Lam B,Lai ASH,et al. Improvement in sleep apnea during nocturnal peritoneal dialysis is associated with reduced airway congestion and better uremic clearance. Clin J Am Soc Nephrol,2009,4(2):410-418.

# 第50章

## 消化系统并发症

各种消化道症状在慢性肾衰竭中十分常见,对这些患者进行体检及实验室检查可发现一系列消化系并发症。透析患者中消化系统并发症的发生率为 32% ~ 85%,各种消化道疾病的发生率因透析方式的不同而存在差异。本章主要讲述透析患者消化系各种并发症的病理生理、诊断及处理。

## 【常见胃肠道症状】

### 一、食欲减退

为非特异性症状,是尿毒症的主要表现之一,但也可能由其他原因引起。透析治疗也可引起食欲下降。如果食欲减退突然加重,则要考虑是否存在隐性感染,这是由于感染可导致胃肠道活力降低、胃分泌物改变及味觉厌恶。食欲减退和食物摄入减少常导致患者营养不良。透析患者的血清中瘦素水平明显升高,而透析液中的葡萄糖可导致胰高血糖素轻微升高,又会刺激瘦素分泌。相反,促进食欲的胃饥饿素分泌明显减少。腹透患者较血透患者食欲减退更加明显,可能与腹透患者在透析期间的胃肠道外机械压力及腹腔内压力过高有关。

因此,额外的营养补充及持续性宣教显得十分重要。另外,运动是一种较好的物理治疗手段,可以增强肌肉强度和机体功能,促进食欲的恢复。注意饮食管理与指导,提倡少食多餐,尤其在发生腹膜炎等消耗性疾病时更应增加营养物质的摄入。卡尼丁是多种代谢途径包括脂肪酸代谢的重要组成部分,在透析过程中几乎完全被去除,及时补充卡尼丁可促进营养状态的恢复。

### 二、恶心、呕吐

可因尿毒症本身或水、电解质紊乱所致。尿毒症毒素蓄积是未透析患者恶心和呕吐的主要原因,经透析在清除了尿毒症的毒素后,这些表现可减轻或消失。已经接受透析治疗者,恶心和呕吐可能与透析不充分有关。透析过程中恶心和呕吐也并不少见,轻度透析失衡综合征或透析中出现的低血压也可导致。透析间期体重增加过多者,如透析过程中液体清除过快,或采用醋酸盐透析,都可能引起低血压,故对透析间期体重增加过多者,应限制钠和水的摄入。对于水钠潴留过多者,可采用序贯超滤技术,以减少水分快速清除所致血压下降的发生。排除了以上原因但仍有恶心和呕吐者,应进行消化道和中枢神经系统检查。对于腹膜透析患者,应注意检查有无腹壁疝。

## 三、消化不良

消化不良是透析患者的常见症状。表现为上腹部持续或间断的胀满、疼痛或不适、餐后饱胀、嗳气和打嗝等。消化道器质性病变(如消化性溃疡、胃食管反流、胃炎、十二指肠炎等)、药物(碳酸钙或铝盐等磷结合剂、铁剂等)和糖尿病所致的胃肠蠕动减低等均可引起消化不良。处理上主要应用组胺受体拮抗剂或质子泵抑制剂,尽量避免使用含铝、镁药物。

## 四、便秘

便秘是透析患者的常见症状,由多种因素造成。液体和富含纤维素的食物摄入减少是导致便秘的常见原因。一些药物,如含钙或铝的磷结合剂、口服铁剂以及可待因和哌替啶等镇痛药可引起便秘。终末期肾衰竭患者活动减少、精神状态改变亦可导致便秘。最新流行病学数据表明,腹膜透析患者便秘发病率为29%,而血液透析患者则高达63%。

便秘可引起一系列并发症,如肠梗阻、粪块堵塞、肠憩室、痔疮,甚至肠穿孔,粪便嵌顿多见于长期卧床或术后患者。腹膜透析患者肠蠕动减少可引起腹透液流出障碍。

应鼓励患者多进食含高纤维素的食物和新鲜水果,不能奏效者可试用缓泻剂或肠道刺激剂,中药青宁丸或大黄常用以软化大便,聚乙二醇在降低便秘发病率、维持肠道蠕动及安全性方面都值得推荐。有报道用山梨醇灌肠引起肠坏死,故应慎用。肥皂水、矿物油以及自来水灌肠一般仅用于肠道准备(内镜、放射学检查),但这些方法可能导致大量水分和电解质吸收。终末期肾衰竭患者处理镁离子的能力较差,容易发生高镁血症;枸橼酸盐可增加铝自消化道的吸收;磷摄入过高可引起高磷血症而加重继发性甲状旁腺功能亢进;故应避免使用含有镁离子、枸橼酸和磷的缓泻剂。

## 五、腹泻

透析患者发生腹泻并不少见。便秘一段时间后出现腹泻往往提示粪块堆积。急性血便伴腹痛、发热和低血压,特别在血液透析过程中出现者,往往提示缺血性肠病或肠梗死。终末期肾衰竭患者因常存在显著的动脉粥样硬化,容易发生肠缺血。腹泻伴发热多提示炎症性疾病,应进行血液和粪便培养和药敏试验。对于长期应用抗生素而引起的梭状芽孢杆菌性肠炎,可用万古霉素或甲硝唑治疗。粪便中发现食物纤维或脂肪提示吸收不良。糖尿病患者的慢性腹泻常与自主神经病变有关。腹膜透析患者发生急性腹泻,可能是腹腔感染的征兆,需进行全面检查,包括血、粪便细菌培养。肠嵌顿者可表现为血性腹泻,并可伴有低血压及脓毒血症。对于原因不明的腹泻,应行肠镜检查。

对于非感染性肠炎,选用洛哌丁胺或地芬诺酯或硫酸阿托品,可获暂时性缓解。

## 六、呃逆

膈肌受到刺激、低钠血症或一些代谢紊乱等,均可引起顽固性呃逆。由尿毒症引起者,多可通过透析得到纠正。治疗可选用氯丙嗪、甲氧氯普胺(胃复安)等,但应注意甲氧氯普胺在肾衰竭患者中常引起锥体外系症状。

## 七、其他

尿毒症患者常诉味觉异常、口中有金属味或呼气中有特殊的臭味。尿毒症性口炎是一种特殊类型的口腔炎症。腮腺炎和口腔干燥也较为常见,常导致患者对限制水分摄入的依从性降低。这些口腔和味觉的疾病,在一些尿毒症患者中通过加强营养摄入,补充锌和加强透析来改善上述症状。

## 【上消化道疾病】

### 一、食管炎

慢性肾衰竭患者中食管炎的发病率明显高于普通人群,但在血液透析患者中食管炎发病率相对较低,略高于普通人群。透析患者食管炎的病因十分复杂,大多由于毒性代谢产物蓄积以及电解质紊乱,对支配食管的神经或食管肌肉产生毒性作用,引起食管运动异常。主要表现为食管下端括约肌松弛,胃内容物反流。多因素分析表明,持续不卧床腹膜透析(CAPD)是反流性食管炎的危险因子,可能与腹膜透析时增加了腹内压有关。治疗类似于一般食管炎,但要注意避免使用铝制剂,可能会引起透析患者的铝中毒。

### 二、胃炎、十二指肠球炎及消化性溃疡

透析患者溃疡性疾病和幽门螺旋菌感染性胃炎的发病率和普通人群无明显差别。但是在维持性透析患者的上消化道内镜检查中发现83%的患者存在消化系异常,最常见的是糜烂性胃炎、溃疡性食管炎及十二指肠球炎。表现为上腹烧灼感、恶心、呕吐和消化不良等。关于尿毒症患者胃酸分泌是否增加仍有争论。胰液、碳酸氢盐分泌减少和胃蛋白酶分泌增加,是透析患者胃黏膜损害的主要原因。精神紧张、尿毒症及服用刺激性药物(如铁剂)都可能引起胃肠黏膜炎症。

（一）**胃酸分泌和胃肠激素水平**　尿毒症患者胃肠道疾病发生率增加的原因目前还不十分清楚。正常情况下,促胃液素主要通过肾脏清除,故慢性肾衰竭患者空腹促胃液素水平常显著升高,其血清水平的高低与肾功能不全程度有关,但促胃液素水平与胃酸分泌水平,或与上消化道疾病的发生都无关。胃肠道激素,包括胰泌素、胃抑肽和胆囊收缩素,在尿毒症患者中都可能升高,但它们在尿毒症患者胃肠道疾病发生中所起的作用还不清楚。

（二）**幽门螺杆菌感染**　几乎所有慢性活动性非腐蚀性胃炎,以及一些慢性非活动性胃炎都合并幽门螺杆菌感染。尿毒症患者幽门螺杆菌的感染率与非尿毒症者相比并不增高。对该菌的治疗可选用1~3种抗生素,再加离子泵抑制剂,或 $H_2$ 受体阻断剂。应避免应用含铋的制剂,因为肾衰竭时,此类药物排泄减少,易引起蓄积。

（三）**治疗**　酸分泌抑制剂和胃黏膜保护剂常为首选药物。酸分泌抑制剂常用的是 $H_2$ 受体阻滞剂,如雷尼替丁150mg/d,或法莫替丁20mg,每日2次口服;质子泵抑制剂,如奥美拉唑或兰索拉唑。在使用胃黏膜保护剂时应避免使用铝、铋制剂,可能会引起透析患者中毒。

### 三、上消化道出血

（一）**发生率及病因**　消化道出血是终末期肾病的常见并发症,上消化道出血的发生率为8%~12%。根据研究发现,上消化道出血的病因为:胃炎占38%,十二指肠球部溃疡占24%,十二指肠球炎占14%,胃溃疡占9.5%,食管静脉曲张破裂占9.5%,食管贲门撕裂综

合征占 5%。在另一项研究中,胃、十二指肠血管畸形则是上消化道出血的最常见原因,占 24%,其余为:糜烂性胃炎占 18%,十二指肠溃疡占 17%,糜烂性食管炎占 17%,胃溃疡占 12%,食管贲门撕裂综合征占 8%。由此可见,透析患者急性上消化道出血的主要原因是胃肠浅表黏膜病变,这与服用对胃肠黏膜有损害的药物有关,如阿司匹林、泼尼松、非甾体类抗炎药和铁剂等。有人认为肾衰竭患者血管畸形的发生率并不高于正常人,但因在尿毒症患者中较容易引起出血而被发现,但也有人认为肾衰竭是促进血管畸形形成的诱因。透析过程中使用的肝素可能诱发肝素诱导性血小板减少症(HIT),亦是消化道出血难以止血的原因。

(二)病因诊断　以上消化道内镜为首选,优于 X 线钡餐检查。

(三)治疗

1. 幽门螺杆菌　联合应用 1~3 种抗生素和质子泵抑制剂。药物剂量要考虑肾功能和肾脏替代治疗的影响。应避免使用铋制剂,可能会引起透析患者中毒。

2. 上消化道出血　与非尿毒症患者相同,包括放置胃管、输血及静脉滴注 $H_2$ 受体阻滞剂或质子泵抑制剂,以减少胃酸分泌。应避免使用铝、镁抗酸剂,可能会引起透析患者铝中毒和高镁血症。需避免使用导致溃疡形成危险的药物,如非甾体类消炎药等。患者血液透析治疗可采用无肝素法或局部枸橼酸钠抗凝。

## 四、胃排空延迟

未透析患者,尤其是糖尿病所致者,常伴胃排空延迟。CAPD 患者的临床表现为腹胀、恶心、频繁呕吐,常引起或加重水、电解质紊乱和营养不良。尿毒症患者胃排空延迟的机制是尿毒症毒素潴留,损害了胃自主神经和胃壁肌肉运动功能,从而引起胃张力下降和胃蠕动减弱。诊断可采用同位素胃排空技术。治疗主要应用胃蠕动促进剂,如多潘立酮等,也有人建议静脉滴注红霉素。相当量的甲氧氯普胺从肾脏排泄,对于肾功能几乎完全丧失者,剂量至少应减少一半,以上药物应在餐前 30 分钟和睡前给予。早期透析及充分透析可改善胃排空延迟。

## 五、胆囊疾病

透析患者中慢性胆囊炎和胆结石非常常见。有研究表明透析患者中有 33% 的患者存在胆结石,其中 82% 无症状表现。多囊肾病透析患者还存在胆总管扩张。有症状的患者可进行腹腔镜胆囊切除术或传统的胆囊切除术。无症状的患者如要进行肾移植建议行胆囊切除术。

## 【急腹症】

透析患者的胰腺炎、憩室炎、自发性结肠穿孔、肠嵌顿及绞窄性腹壁疝发生率很高,急性腹痛时要高度怀疑上述疾病。腹膜透析患者由于腹膜透析液的存在可能掩盖腹腔原发病的临床表现,局部肌卫及反跳痛不明显时,可能误认为与透析有关的腹膜炎。

## 【下消化道疾病】

主要包括憩室病及憩室炎、自发性结肠穿孔、散发性结肠溃疡、结肠和小肠毛细血管扩张出血、缺血性肠病和腹膜硬化性肠梗阻。

## 一、憩室病与憩室炎

透析患者憩室病发病率高于一般人群,随着年龄增长其发病率也逐渐上升,70 岁以上患者的憩室病发病率超过 60%,而多囊肾病患者憩室病发病率可高达 86%。西方人群常好发于乙状结肠,亚洲人群中则主要在右半结肠。血液透析患者的发病率高于腹膜透析患者。憩室病可并发憩室炎或结肠穿孔。便秘是导致憩室病高发的原因之一。憩室炎是腹膜透析的相对禁忌证。等待肾移植的患者并发反复发作的憩室炎时,应在肾移植前将病变节段切除,以减少移植后因应用大剂量糖皮质类固醇药物治疗而诱发穿孔的危险。若老年患者长期服用阿司匹林,需注意可能导致进展性憩室炎及憩室出血增加的风险。

## 二、自发性结肠穿孔

常见于伴憩室病、淀粉样变、便秘、肾移植术后应用免疫抑制剂及合并感染者,无以上危险因素者也可发生结肠穿孔,病因不明,推测与结节性血管炎有关。当维持性血液透析患者发生急性腹痛时,要考虑急性肠穿孔的可能性。一旦发生穿孔,病死率相当高。

## 三、散发性结肠溃疡

透析患者在盲肠或升结肠可发生单一溃疡,症状类似阑尾炎或结肠癌,也可表现为直肠出血。发病机制目前还不明确,主要给予对症处理。

## 四、肠坏死

慢性肾衰竭患者接受口服或直肠给予聚磺苯乙烯钠,可引起小肠或大肠坏死。

## 五、结肠癌

同普通人群一致,根据临床实践指南要求的标准对患者进行检查。

## 六、血管畸形

血管畸形是消化道的一种获得性病变,主要侵犯黏膜和黏膜下血管。这些病变好发于直肠或右结肠,诊断主要依靠血管造影或内镜检查。慢性肾衰竭患者的血管畸形可引起急性或慢性失血,主要发生在 50 岁以上的患者。研究表明透析患者可口服小剂量雌激素进行止血,也可通过结肠镜进行电烙止血。

## 七、下消化道出血

下消化道出血除见于下消化道憩室炎、肿瘤以及结肠单发溃疡外,有时也见于小肠和大肠的毛细血管扩张症。对于后者所致的顽固性出血,可试用雌激素或雌-孕激素复合物。

## 八、缺血性肠病

透析患者肠道血管普遍存在动脉硬化,如合并较长时间的低血压,很容易引起肠缺血或梗死。腹膜透析及血液透析患者都可发生肠梗死,腹膜透析患者发生肠梗死与透析液留置引起腹内压增高可能有关,血液透析患者则多因脱水过多或过快而诱发该病。临床可表现为腹痛、低血压及血性腹泻,或无明显原因的败血症。

### 九、其他疾病

包括腹膜炎和疝等。在腹膜透析患者中,由于肌肉强度减弱、组织连接松弛以及腹内压的增加,疝的发病率可达 20%。

## 【腹水】

维持性血透患者的腹水发生率可能小于 5%,引起腹水的常见病因有:①与血液透析相关的腹水;②肝硬化腹水;③与其他疾病如腹部恶性肿瘤或心力衰竭相关的腹水。

### 一、血液透析相关性腹水

血液透析患者存在腹水,排除了充血性心力衰竭、肝硬化和腹部肿瘤等常见原因后,称为血液透析相关性腹水,其原因不明,可能与慢性水潴留及毛细血管通透性增加有关。腹水很难通过超滤排除,这是因为:①患者对限水的顺应性差;②腹水压影响心功能及静脉回流;③腹水蛋白含量多(30~60g/L),引起腹水胶体渗透压高,不利腹水吸收。

血液透析相关性腹水持续存在可引起严重厌食和危及生命的恶病质,故需积极治疗。首先用序贯超滤透析治疗,如无效,应改作腹膜透析。改腹膜透析后,应在腹膜透析后几天内逐渐排出水分,以避免因突然完全排出腹水诱发低血压。其他治疗包括腹水回输、肾移植和腹腔-静脉分流等。

### 二、肝硬化腹水

可发生在肾衰竭之前,也可在维持性透析开始后出现。由于感染及蛋白质丢失,这种患者常不能很好地耐受腹膜透析。由于腹水对血流动力学的影响,血液透析也常引起低血压,采用单纯超滤或连续动静脉超滤可减少低血压的发生。

### 三、腹水回输

腹水回输是将腹水穿刺放出后,在体外或体内浓缩,除去水分,然后将其中有用的蛋白质输回患者体内的一种治疗方法。

(一)临床意义　透析患者合并顽固性腹水一般疗法效果欠佳。单纯放腹水导致蛋白质大量丢失,加重低蛋白血症,并常引起低血容量、直立性低血压、腹水再形成、漏液和感染,对肝硬化患者还可诱发肝性脑病。腹水回输可在短期内回收大量蛋白质,提高血浆渗透压,具有扩容作用。腹水回输一次可放出大量腹水,从而迅速改善症状,很少发生直立性低血压、漏液、感染和肝性脑病等并发症。本法适用于:①顽固性腹水;②腹水为无菌性漏出液,除外感染性、血性或癌性腹水;③伴有低蛋白血症者。有下列情况不宜做腹水回输:①感染性、出血性或癌性腹水;②心力衰竭或严重心律失常;③近期食管静脉曲张破裂出血;④凝血障碍、活动性出血灶或出血倾向。

(二)方法　腹水回输所需器材包括:透析机、高流量血滤器、动静脉穿刺针、血液管道、腹腔穿刺包、腹腔导管、灭菌容器、输血器、输液器及腹带。常用方法参见腹水回输章节。

腹水回输应注意:①严格施行无菌操作;②腹水输入静脉回路时,必须通过滤网,防止栓塞;③腹水容器内加入适量肝素,防止凝固,如将肝素注入腹腔,可能引起穿刺部位渗血;④注意容量平衡,即超滤量应等于腹水回输量加透析期间增重。

## 【血铁负荷】

目前透析患者应用促红细胞生成素后,输血量减少,血铁负荷(铁过多)较少见。如果存在铁过多的情况,建议使用促红细胞生成素来消耗铁,不要使用铁螯合剂。最新研究表明,不能将血浆中铁含量过多等同于铁超载,前者不会出现红细胞及白细胞计数异常、血浆转铁蛋白升高、炎症因子(如 C 反应蛋白、IL-6 等)变化及肝酶异常。

## 【肝脏疾病】

血液透析患者最常见的肝病是乙型和丙型肝炎,肾移植失败重新血液透析的患者还可能并发巨细胞病毒或 EB 病毒性肝炎。血透患者乙肝和丙肝的发生率高于腹膜透析患者。血透患者体外血液操作过多、在医院进行血透比起腹透患者在家治疗要易受感染,腹透患者相对来说,较少需要输血,这些是血透患者比腹透患者肝炎高发的原因。对可疑患肝炎的透析患者,肾移植前需行肝活检,肝活检应在出血时间延长纠正后进行。晚期肝炎患者不宜肾移植,不宜用泼尼松和硫唑嘌呤治疗。透析患者很少发生中毒性肝炎,引起肝中毒性损害的药物主要有氟甲睾酮、别嘌醇、右旋糖酐铁、地西泮、甲基多巴、吲哚美辛(消炎痛)和青霉素等。停用这些药物后,肝酶可恢复正常。铁过多(含铁血黄素沉积症)见于接受大量胃肠外铁剂治疗和输血的患者,肝内铁质沉着可引起血清转氨酶升高,易被误诊为病毒性肝炎。当血清铁蛋白水平显著大于 $100\mu g/ml$ 时应怀疑肝内铁质沉着。肝内铁过多者可服用去铁胺及加强透析治疗。以下着重介绍透析与肝炎。

### 一、甲型肝炎

透析患者甲型肝炎发生率与常人相似,该病由粪-口途径传播,污染的食物或水常是感染的来源,传染期从血清谷丙转氨酶(sGPT)升高前 14 天到 sGPT 高峰后的 7～14 天。一般认为,该病不会引起慢性肝炎。1%～3% 的甲肝患者可引起急性重型肝炎,其中 85%～95% 的患者死亡。

### 二、乙型肝炎

由于对供血者加强监测、促红细胞生成素的应用减少了输血的机会以及乙型肝炎疫苗的应用,近年血液透析中心中乙型肝炎发生率已经明显下降。腹膜透析患者发生乙型肝炎的危险性很小,但接触带病毒者的透出液也可能导致传染。

(一)**临床表现**　透析患者的乙型肝炎大多无症状。不适感是主要的主诉,黄疸罕见。感染病毒的唯一表现常为无法解释的、轻度的 sGPT 或血清谷草转氨酶(sGOT)升高,血清胆红素和碱性磷酸酶可正常或仅轻度升高。透析患者乙型肝炎感染病程常迁延,半数发展为慢性乙型肝炎表面抗原(HBsAg)阳性状态,血清铁蛋白升高者发生慢性持续性肝炎的危险性增加。慢性持续性肝炎的治疗较为棘手,可试用 α 干扰素,但仅 1/3 会发生血清转阴。

(二)**预防**　透析室工作人员和尚不明确 HBsAg 是否阳性的患者应每隔 3～6 个月作

一次定期检查,检查项目包括 sGPT、sGOT 和乙型肝炎标志物。HBsAg 阳性患者应予隔离,一些单位主张乙型肝炎抗原阳性者应做家庭血液透析或家庭腹膜透析,以减少其传播机会。血液透析机和血液或体液污染的地方应尽早用 1% 次氯酸钠液清洗,已污染的针头要及时丢弃。可能传染的物品应限制在透析室内,透析室内不用地毯。地板要用硬面材料,以便用热水经常清洗。

（三）**消毒隔离**　乙型肝炎病毒隔离消毒的最佳选择是热消毒。如有可能,应彻底清洗仪器上黏附的物质,尤其是血迹。在下列情况下,乙型肝炎病毒可被热灭活:①沸水（100℃）30 分钟;②加压蒸汽 121℃,压力 0.87kg/cm$^2$,15 分钟;③干热（160℃）2 小时。其他有效消毒方法包括:①2.5% 氯化钠 30 分钟;②40% 甲醛,12 小时,70% 乙醇加 20% 甲醛 18 小时;③2% 碱性戊二醛 10 小时;④氧化乙烯蒸汽消毒。由于多数透析机无法热消毒,临床上以次氯酸溶液最常使用。

（四）**透析器复用**　HBsAg 阳性者禁止复用透析器。透析室工作人员最好穿不透水的隔离衣,进行任何与患者血液或体液接触的操作时,都要戴手套,且在处理不同患者时应洗手和更换手套。当有血液可能溅出时,如在血液透析开始或回血时,应戴保护性眼罩和面罩,此外,应强调不在透析室进食或抽烟。

（五）**乙型肝炎免疫球蛋白**　对于已经与患者血液或体液接触者,应及时检查 HBsAg 及 HBsAb,并在 6 周后复查。如果患者 HBsAg 阳性或不清楚,缺乏抗 HBsAg 者应给予乙型肝炎免疫球蛋白,加上全程疫苗接种,这样可提供临时和长期的双重保护作用,这两种制品并不相互干扰。乙型肝炎免疫球蛋白只在接触传染源 7 天内使用,才有效预防乙型肝炎,48 小时内使用,预防肝炎最有效。如接触时间已久,再用球蛋白则无效。

（六）**乙型肝炎疫苗**　所有透析患者,除非 HBsAg 阳性或 HBsAb 阳性者,都应接受乙型肝炎疫苗。为提高接种疫苗的成功率,透析患者所用的疫苗剂量应该为正常人的 2～3 倍。在 0、1、2 和 6 个月时,分别给 40μg HBsAg,注射部位应选择三角肌。有报道臀部肌内注射时可能不产生抗体,或产生的抗体在 6～16 个月消失,故不宜作臀部肌内注射。透析患者乙型肝炎接种成功率较低,仅 50%～60%,血清白蛋白较低者成功率更低。

## 三、丙型肝炎

血液透析患者丙型肝炎发生率明显高于正常人群,国内情况更为严重,发病率主要与输血多少、透析时间长短、透析方式（腹膜透析者较低）、既往是否接受过器官移植或滥用药物有关。目前还没有证据表明共用一台血液透析机、透析器的种类以及透析器复用处理方法与丙型肝炎之间发生关系。因此,美国疾病预防和控制中心并未要求抗丙型肝炎病毒（HCV）抗体阳性者专用透析器、需要隔离或禁止复用透析器。

一些透析中心并不常规检测 HCV,仅对生化检查提示肝功能异常者才作检查,其依据为:①HCV 传染性不如 HBV 强;②抗 HCV 不能区分为现在感染或既往感染,而且 50% 为假阳性,因而需作进一步的检查,如 HCV-RNA;③从接触到血清学阳性要 6～10 周,因此,近期感染者抗 HCV 仍可能为阴性。

丙型肝炎无理想治疗方法。α 干扰素可使大多数患者的血清转氨酶下降和改善肝脏组织学改变,但停药后大多数复发,而且 α 干扰素的副作用较多,如头痛、乏力、骨髓抑制和肌痛等。对于将接受肾移植者,用 α 干扰素治疗则较为合适。在非透析患者中,联合应用 α 干扰素和利巴韦林可降低丙型肝炎复发,但在透析患者中应用利巴韦林有顾忌,因为该药在透析患者的半衰期延长,而透析不能清除该药。

### 四、丁型肝炎

常见于静脉用药者和同性恋男性。丁型肝炎病毒,以往称 δ 因子,是一种小的不完全 RNA 病毒,除非存在于 HBsAg 阳性者体内,否则不能复制。丁型肝炎通常起病险恶,约 40% 的受感染患者产生急性重型致死性肝炎,幸存者多发展为慢性活动性肝炎。

### 五、巨细胞病毒性肝炎

长期透析患者、用免疫抑制剂的肾移植患者和多次接受输血的患者易感染巨细胞病毒肝炎。本病常伴发热,血生化改变包括碱性磷酸酶和 sGOT 升高,sGOT 可超过 sGPT 水平,确诊靠淋巴细胞或尿液的巨细胞病毒培养,或巨细胞病毒抗体滴度升高 4 倍,一些患者可伴有巨细胞病毒性肺炎。

### 六、单纯疱疹病毒性肝炎

单纯疱疹病毒引起一种特殊形式的病毒性肝炎。单纯疱疹病毒感染者可常表现为高热、吞咽痛及白细胞减少,肝病常表现为不成比例的碱性磷酸酶升高,sGOT 升高超过 sGPT。本病呈进行性,死亡率高,临床特征与乙型肝炎和巨细胞病毒性肝炎难以区分。组织学检查:肝脏出现特征性的蛇行样坏死,伴块状坏死区,坏死区与正常肝组织毗邻形成明显分界,正常区域附近可见包涵体。肝组织培养或淋巴细胞培养,或血抗体滴度升高 4 倍有诊断价值。治疗可选用阿糖胞苷 A、阿糖胞苷 B 或碘苷。

## 【胰腺炎】

胰腺的形态学和分泌功能异常在透析患者中十分常见,大约 70% 的患者存在胰腺分泌功能异常。尸检发现胰腺病变和 PTH 水平的增高有关,还可能与高钙血症、高脂血症、药物的毒性等有关。透析患者常有血清淀粉酶升高,但一般不超过正常上限值 2~3 倍,在无症状的透析患者中血清淀粉酶一般不超过 500IU/L,也不受透析的影响。急性胰腺炎在肾衰竭患者中的发病率高于普通人群,CAPD 的患者比其他透析患者更常见。甲状旁腺功能亢进、高钙血症和急性溶血均可诱发胰腺炎。透析患者常存在氮质血症所引起的恶心、呕吐等一系列症状,因此胰腺炎的诊断较为困难。透析患者出现急腹症伴淀粉酶升高至正常值的三倍以上,则应高度怀疑胰腺炎或腹内脏器严重病变,腹部 CT 能帮助诊断胰腺炎。透析患者合并胰腺炎的治疗同非尿毒症患者,包括胃肠外补充液体、胃肠减压、雷尼替丁静脉滴注以及止痛等。透析患者与正常人群相比,其急性胰腺炎的病变更为严重,并发症较多,预后也较差。复发性胰腺炎患者在肾移植后极易发生并发症,因此,这类患者不宜肾移植。

## 【透析患者的胃肠用药】

### 一、抗组胺药和抗酸药

透析患者雷尼替丁常规剂量为 150mg/d,西咪替丁用量也必须减少 50%,血液透析或腹膜透析后不需补充西咪替丁。奥美拉唑在透析患者中应用不需减量,透析后也不需补充剂量。透析患者不宜应用含镁和铝的抗酸药,以免引起高镁血症或铝中毒。补充碳酸钙可起到中和胃酸、降磷和补钙的作用,但应注意产生高钙血症。

## 二、手术、X 线及结肠镜检查的肠道准备

透析患者肠道准备宜用聚乙二醇电解质溶液,检查前 2～4 小时口服 2L 溶液。由于聚乙烯乙二醇的渗透特性,药物很少吸收,溶液迅速通过直肠排泄,有效地清洁肠道。甘油、番泻叶或栓剂可按常规剂量使用。

## 三、肠道炎症性疾病药物疗法

柳氮磺胺吡啶通过肠道细菌代谢,产生磺胺吡啶和 5-氨基水杨酸。柳氮磺胺吡啶不良反应有恶心、头痛和溶血,这些副作用与磺胺吡啶水平升高有关。柳氮磺胺吡啶可干扰叶酸吸收,如口服补充叶酸后,血浆水平仍低,需在每次透析后静脉补充叶酸。柳氮磺胺吡啶、磺胺吡啶及其代谢产物大部分由肾脏排泄,如给透析患者常规剂量,易引起中毒。因此,透析患者用药应减至常规剂量的 25%～50%,治疗期间应监测血清磺胺吡啶水平。

(郁胜强　林鹭)

## 参 考 文 献

[1] Cano AE, Neil AK, Kang JY, et al. Gastrointestinal symptoms in patients with end-stage renal disease undergoing treatment by hemodialysis or peritoneal dialysis. Am J Gastroenterol, 2007, 102(9):1990-2017.

[2] López T, Quesada M, Almirall J, et al, Usefulnes of non-invasive tests for diagnosing Helicobacter pylori infection in patients undergoing dialysis for chronic renal failure. Helicobacter, 2004, 9(6):674-680.

[3] Fabbian F, Catalano C, Bordin V, et al. Esophagogastroduodenoscopy in chronic hemodialysis patients:2-year clinical experience in a renal unit. Clin Nephrol, 2002, 58(1):54-59.

[4] Abu Farsakh NA, Roweily E, Rababaa M, et al. Brief report:evaluation of the upper gastrointestinal tract in uraemic patients undergoing hemodialysis. Nephrol Dial Transplant, 1996, 11(5):847-850.

[5] Cekin AH, Boyacioglu S, Gursoy M, et al. Gastroesophageal reflux disease in chronic renal failure patients with upper GI symptoms:multivariate analysis of pathogenic factors. Am J Gastroenterol, 2002, 97(6):1352-1356.

[6] Al-Mueilo SH. Gastroduodenal lesions and Helicobacter pylori infection in hemodialysis patients. Saudi Med J, 2004, 25(8):1010-1014.

[7] Van Vlem B, Schoonjans R, Vanholder R, et al. Delayed gastric emptying in dyspeptic chronic hemodialysis patients. Am J Kidney Dis, 2000, 36(5):962-968.

[8] Okoh EJ, Bucci JR, Simon JF, et al. HCV in patients with end-stage renal disease. Am J Gastroenterol, 2008, 103(8):2123-34.

[9] McGill RL, Bakos JR, Marcus RJ. Ascites reinfusion dialysis(ARD) for renal failure with refractory ascites. Clin Nephrol, 2004, 62(5):374-379.

[10] Lankisch PG, Weber-Dany B, Maisonneuve P, et al. Frequency and severity of acute pancreatitis in chronic dialysis patients. Nephrol Dial Transplant, 2008, 23(4):1401-1405.

[11] Bruno MJ, van Westerloo DJ, van Dorp WT, et al. Acute pancreatitis in peritoneal dialysis and hemodialysis:risk, clinical course, outcome and possible aetiology. Gut, 2000, 46(3):385-389.

[12] Setyapranata S, Holt SG. The gut in older patien. s on peritoneal dialysis. Perit Dial Int, 2015, 35(6):650-654.

［13］ Lamba G,Kaur H,Adapa S,et al. Use of conjugated estrogens in life-threatening gastrointestinal bleeding in-hemodialysis patients—a review. Clin Appl Thromb Hemost,2013,19(3):334-337.

［14］ Block GA. Ferric citrate in patients with chronic kidney disease. Semin Nephrol,2016,36(2):130-135.

［15］ Thomas R,Panackal C,John M,et al. Gastrointestinal complications in patients with chronic kidney disease—a 5-year retrospectivestudy from a tertiary referral center. Ren Fail,2013,35(1):49-55.

［16］ Solak Y,Demircioglu S,Polat I,et al. Heparin-induced thrombocytopenia in a hemodialysis patient treated with fondaparinux:nephrologists between two fires. Clin Appl Thromb Hemost,2013,19(3):334-337.

［17］ Lee YC,Hung SY,Wang HH,et al. Different risk of common gastrointestinal disease between groups under-going hemodialysis or peritoneal dialysis or with non-end stage renal disease:a nationwide population-based cohort study. Medicine(Baltimore),2015,94(36):e1482.

［18］ Dong R,Guo ZY,Ding JR,et al. Gastrointestinal symptoms:a comparison between patients undergoing perito-neal dialysis and hemodialysis. World J Gastroenterol,2014,20(32):11370-11375.

# 第51章

## 血液系统并发症

### 【贫血】

#### 一、发病机制

促红细胞生成素（erythropoietin，EPO）生成不足是终末期肾病患者贫血的最主要原因。肾脏是产生 EPO 最主要的场所，随着内生肌酐清除率的下降，EPO 的产生也相应减少。不同患者贫血的程度不一，但是终末期肾病患者如不接受治疗，多数情况下其血细胞比容（Hct）仅维持在 18%~24%。促红细胞生成素的缺乏是导致肾性贫血的主要原因，其他的一些因素在贫血的发生中也起了一定的作用，包括缺铁、红细胞寿命缩短、出血、感染和骨髓纤维化等。

#### 二、临床表现

（一）**症状**  主要是由于组织缺氧和代偿性心搏出量增加这两方面的结果。乏力、呼吸困难最常见，其他症状包括注意力难以集中、头晕、睡眠障碍、畏寒以及头痛等。上述症状进展缓慢，机体可逐渐代偿。严重贫血时，心排血量明显增加，可出现心悸、呼吸困难加重及左心室肥大。患者的凝血功能、免疫功能、性功能和认知能力也可受累。心绞痛、间歇性跛行和一过性脑缺血偶见。

（二）**体征**  皮肤黏膜苍白是最突出的体征，尤其是甲床、手掌、口腔黏膜等部位。心脏听诊可在心尖区闻及收缩期杂音。

#### 三、促红细胞生成素治疗

重组的人类促红细胞生成素（rHuEPO）是治疗肾性贫血的主要药物之一，近年来随着药物化学结构的修饰以及衍生物的研发，更多的学者们将药物冠以更为广义的医学名称——红细胞生长刺激剂（ESA）。新药的药代动力学随药物化学分子结构变化而改变，半衰期明显延长。美国 Amgen 公司于 2001 年 6 月推出第二代 ESA 达依泊汀 α，其结构与以往 rHuEPO 的重要差异在于它带有两个含烃链唾液酸，故无论是静脉注射，还是皮下注射，其半衰期延长至 rHuEPO 的 3 倍，明显减少给药频次，临床上可每 1 周~2 周用药 1 次。第三代 ESA 持续性促红细胞生成素受体激动剂（CERA）为一种化学合成的持续性 EPO 受体激活剂，2007 年应用于临床，其半衰期更长，可每 2 周~4 周皮下注射一次。

近年来一类新的 ESAs——低氧诱导因子-1（HIF）稳定剂开始进入临床研究。HIF 可增加 EPO 的转录水平,促进内源性 EOP 的生成。HIF 稳定剂通过抑制 HIF 羟化从而延长其作用时间。

**（一）疗效**

1. 提高长期存活率　贫血是血透患者死亡的危险因素之一,尤其当血红蛋白(Hb)水平低于 100g/L 时。有研究发现当 Hb>110g/L 时,患者的死亡率、住院率及住院天数均有下降。但作为迄今为止最大规模的 ESA 治疗肾性贫血的随机对照试验(RCT)研究,TREAT 研究显示,当治疗目标值为 Hb>130g/L 时,ESA 并不能降低死亡等终点事件的发生,反而增加了脑卒中及肿瘤等不良事件。

2. 减少输血相关的并发症　在临床使用 EPO 前,20% 左右的透析患者需要频繁输血,并由此带来输血反应、病毒感染、铁负荷过高等输血相关并发症。EPO 的广泛应用使得患者对输血的需求明显减少。

3. 生活质量提高和自我感觉改善　ESA 治疗可改善患者的生活质量及机体功能状态。伴随贫血的纠正,患者疲乏感减轻,活动能力增加,瘙痒感、性功能和下肢痉挛的症状也可能得到部分改善。

**（二）ESA 治疗的指征和治疗的靶目标**　对于 CKD 患者,当 Hb 水平低于 100g/L 时应接受 ESA 治疗。但对于终末期肾病患者的 Hb 应控制在什么水平为最佳,尚未达成共识。2001 年美国肾脏基金会发表的透析病人生存质量指导(K/DOQI)贫血临床实践指南提出 Hb 的治疗靶点应为 110～120g/L。随着大规模 RCT 的开展,2007 年 K/DOQI 对于 CKD 贫血指南进行了修订,推荐接受 ESA 治疗的 CKD 患者 Hb 应维持在 110～120g/L 范围,不超过 130g/L。2012 年改善全球肾脏病预后组织(KDIGO)贫血指南建议,透析患者 Hb 应控制在 115g/L 以内,最高不超过 130g/L。

临床实际工作中应注意血液透析患者由于容量稀释的影响,透析后 Hb 可较透析前有所增加,对于这些患者 Hb 的评估应避免相关误差。

**（三）治疗方法**

1. 皮下注射和静脉注射 ESAs　对于短效 ESAs,皮下注射给药疗效较好,可延长有效药物浓度在体内的维持时间,减少用药剂量(约25%)。但多数血液透析患者由于不能忍受皮下给药的不适感,仍选择静脉给药的方式。对于半衰期较长的 ESAs 如达依泊汀 α,皮下注射给药并无优势可言,推荐血液透析患者静脉注射。腹膜透析患者皮下注射是主要给药方式。有报道 ESA 相关的纯红细胞再生障碍性贫血的发生可能与皮下给药相关,但尚未有足够数据证实。

2. 剂量

（1）初始剂量:ESA 治疗理论上应当从透析前开始进行。如果患者在透析治疗以后才开始 ESA 治疗,对于血液透析患者,rHuEPO 的有效初始剂量为每次 2000～3000U,每周 3次;腹膜透析患者每次 6000U,每周 1 次。如使用的 ESA 为达依泊汀 α,用药剂量调整为血液透析患者 25μg,每周 1 次,腹透患者 60μg,每 2 周 1 次。应根据患者基础 Hb 水平、临床症状来决定给药剂量。若 Hb 上升过快易加重高血压。

（2）剂量调整:在治疗的最初阶段,应每隔 1～2 周检查一次 Hb 以调整 ESA 的用量。在治疗初期,当 Hb 上升至某一水平时往往会出现 Hb 不再升高或需要加大剂量方能达到治疗的目标值,该现象即"平台效应"。造成上述平台效应的主要原因是铁缺乏。Hb 达到目标值后,可每2~4周复查一次,根据 Hb 的变化调整 ESA 的剂量(图51-1)。多数患者对每周三次<5000U 的 ESA 反应良好,Hb 保持在 100g/L 以上;部分患者对 ESA 反应较差,应仔细寻找原因。由于患者对 ESA 的反应性是不断变化的,对透析患者应定期进行 ESA 反应程度的评估。

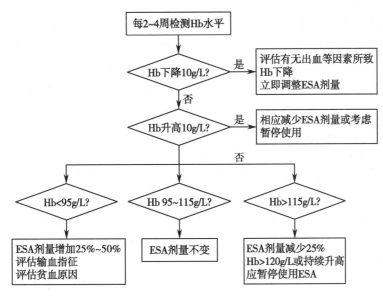

图 51-1 根据透析患者 Hb 水平调整 ESA 剂量

**(四) ESA 的副作用**

1. 高血压加重 这是贫血部分纠正以后常见的现象。研究显示约33%的患者需要增加降压药的剂量,但很少有患者因难治性高血压需终止 ESA 治疗。若患者原先存在高血压、Hb 上升速度过快、贫血程度较严重等,则在 ESA 治疗后血压升高的风险增加。其可能机制包括:贫血纠正后解除了低氧状态下的血管扩张效应;Hb 升高后导致血黏度上升;ESA 对血管的直接作用;一氧化氮生成减少;内皮素-1 的合成增加;肾素-血管紧张素-醛固酮系统激活等。长效钙通道阻滞剂等降压药物可治疗 ESA 相关的高血压。

2. 癫痫 少数患者因 Hb 上升过快引起血压升高时会出现癫痫。但按目前常规治疗剂量用药,发生的危险性很小。

3. 血管通路的栓塞 大多研究显示,ESA 治疗后自身动静脉内瘘栓塞发生率未见明显增加,但移植血管栓塞发生率有升高趋势。当 Hb 控制在 110~120g/L 的范围内时并未增加血栓形成风险,但更高 Hb 值可能和栓塞有关。需要注意的是,有些患者在透析治疗中和透析后存在血液浓缩,血液黏滞性也随之增加,从而增加栓塞的风险。

4. 卒中 一些 ESAs 的随机对照研究显示,较高 Hb 目标值有增加脑卒中的风险。

5. 对 Kt/v 的影响 Hb 升高后,血液透析的肌酐和尿素清除率可能会轻度下降,主要是因为血浆容量与血细胞比容比例的改变。

6. 高磷血症 使用 ESA 后,高磷血症可能更难控制。原因包括 Hb 上升使透析对磷的清除率有所减少及食欲的改善致使含磷食物摄入增加。

7. 肌痛和输液样反应 通常发生在 ESA 治疗 1~2 小时后,表现为肌肉和骨骼疼痛、低热、出汗等症状,可持续 12 小时。症状重者可给予非甾体类抗炎药并减缓 ESA 注射速度。

**（五）导致 ESA 低反应的原因**

1. 铁缺乏　铁缺乏是造成 ESA 低反应的主要原因。铁缺乏可出现在治疗初期,但更多见于治疗的过程中。ESA 治疗后由于红细胞生成增加,患者对铁的需要量增加,加上治疗中的失血等,使缺铁十分常见。

（1）铁缺乏原因

1）失血:慢性失血是导致血液透析患者缺铁的主要原因之一。透析结束后血路管道和透析器内会残留少量血液;外科手术失血、意外的血管通路出血或隐匿的消化道出血以及频繁采集血标本也是常见的失血途径。临床上造成失血的情况较复杂,单靠口服补铁难以维持血透患者的铁储备。失血在腹膜透析患者中少见,通常口服铁剂即可纠正缺铁。

2）功能性失铁:除了供铁不足外,患者对铁的需求量也是增加的。当静脉给予 ESA 后,红细胞生成的速度迅速上升,此时需要大量补铁。在这种情况下,即使铁储备量处于正常水平,也会发生缺铁,称为功能性缺铁。此时血清铁正常或升高,但转铁蛋白饱和度降低。

3）炎症:终末期肾病患者常存在炎症状态,其可增加血清中铁调素浓度,从而减少肠道铁的吸收和贮存铁的利用。

4）食物中铁吸收障碍:铁吸收障碍会加重透析患者的铁缺乏。尿毒症患者胃肠道对铁的吸收较非尿毒症者差。同时磷结合剂的使用也降低了食物中铁的生物利用度。

（2）诊断

1）血清铁蛋白和转铁蛋白饱和度(TSAT):透析患者铁代谢状态水平的评估主要是根据血清铁蛋白浓度和 TSAT。但对于终末期肾病患者,任何一项检测均不能十分精确地反应患者铁缺乏的程度,因此在临床上不能单凭这两项检测的数据盲目地静脉补铁。K/DOQI 贫血指南中建议,在分析上述铁状态指标时,需结合患者的临床情况、Hb 水平以及对 ESA 的反应程度。2012 年 KDIGO 贫血指南建议至少每 3 个月评估 1 次铁状态。

关于铁治疗的时机,2006 年 K/DOQI 指南建议当血液透析患者血清铁蛋白<200ng/ml 或 TSAT<20% 时,应开始强化铁治疗;对于腹膜透析患者,推荐维持血清铁蛋白>100ng/ml 和 TSAT>20% 。当铁蛋白水平超过 500mg/L 不推荐补铁治疗。2012 年 KDIGO 贫血指南建议铁蛋白≤500ng/ml 及 TSAT≤30% 时均应补铁治疗。有关的实验室检查宜在静脉补铁治疗结束 1 周后进行。

2）网织红细胞血红蛋白含量(CHr):CHr 的测定可在红细胞系分化为原始红细胞的水平上,直接反映铁的利用度。一些临床研究认为 CHr 在诊断缺铁时准确性高,较其他铁代谢指标更为稳定,且具有更好的成本-经济效益。当 CHr 值<29～32pg,通常提示患者需要静脉补充铁剂。

3）其他检测:包括低色素红细胞百分比、锌原卟啉以及可溶性转铁蛋白受体浓度的测定。但上述检测方法尚未在临床上广泛开展。

（3）治疗:铁剂治疗属于 ESA 整体治疗方案的一部分。血液透析患者有规律地接受静脉铁剂治疗后,Hb 水平可进一步升高,且对 ESA 剂量的需求减少。

1）口服补铁:口服补铁方便经济,但效果常欠佳,且便秘、纳差、胀气或腹泻等不良反应多见。胃肠道反应严重时可影响患者的营养状态。临床研究显示,血液透析患者口服铁剂治疗并不比不治疗或者安慰剂治疗的效果好,静脉铁剂治疗优于口服铁剂治疗。

对于腹膜透析患者,口服给药更为方便。由于较少发生慢性失血,口服补铁往往即可维持铁储备。只有出现 ESA 抵抗、血清铁蛋白<100ng/ml 或 TSAT<20% 时才考虑静脉补铁。

常用的口服铁剂包括硫酸亚铁、富马酸亚铁和葡萄糖酸亚铁。每天补元素铁200mg。服药时间很重要,餐前1小时给药最理想,但空腹服药的胃肠道症状较明显。

十二指肠和近端空肠是铁吸收的主要部位,铁剂引起的胃肠道副作用与剂量呈正相关。为减少药物的副作用,可将一天的剂量分数次给予,或与食物混合后给予。也有人建议在透析期间给药以保证服药的依从性,另外还有人建议临睡前服药。口服铁剂后常出现便秘,服用轻泻剂后能缓解。为促进机体对铁的吸收,某些口服制剂中还加入维生素C,但能否增加疗效尚不肯定。如同时服用磷结合剂、$H_2$受体阻滞剂、质子泵抑制剂,则铁的吸收利用会受到影响。但一些新型的磷结合剂如柠檬酸铁,在降血磷的同时可以补充铁元素,从而减少静脉铁剂和ESA的用量。

2)静脉补铁:常见的可静脉用药的铁制剂有三种,右旋糖苷铁、葡萄糖酸亚铁和蔗糖铁。静脉给药利用度好,临床效果确切,但价格昂贵。

A. 安全性:

a. 过敏反应:所有铁剂均可以引发急性过敏反应(AEs),表现为突然发生的低血压、呼吸困难、面色潮红、背痛。右旋糖酐铁更容易发生过敏样反应(0.7%),葡萄糖酸铁钠和蔗糖铁发生率较低,程度较轻。

b. 感染:使用静脉制剂时要考虑用药的安全问题,除了过敏反应外,静脉用药可能会增加感染机会。铁是微生物繁殖的重要生长因子。静脉补铁后可能导致病原体接触更多的铁元素而增加病原体繁殖的机会。体外研究发现铁治疗后可能干扰白细胞的吞噬功能。静脉补铁与感染率上升之间的关系至今尚存争议。早年的研究认为血清铁蛋白水平的上升与感染率升高相关,但近年的研究对此并无定论。但多数专家建议急性感染期应避免静脉补铁。

c. 氧化应激:游离铁具有氧化活性,在体内和体外引起氧化应激反应。正常生理情况下机体铁几乎全部与运输蛋白如转铁蛋白或结合蛋白例如铁蛋白相结合,几乎没有游离铁存在。当血液透析患者大量静脉补铁时,有可能使血清铁浓度超过转铁蛋白结合的能力,血浆中就可能存在具有氧化活性的游离铁存在,激发脂质过氧化反应,加重动脉粥样硬化进程。研究表明,在血清铁蛋白浓度>600ng/ml的透析患者使用静脉铁剂,晚期氧化蛋白产物(AOPP)含量显著升高,抗氧歧化酶的活性明显下降,最终心血管事件引起致死和致残的风险显著增加。

B. 静脉补铁给药方法:目前有两种常用且有效的静脉补铁的方法:①周期性补铁,对于明确铁缺乏的血液透析患者,将1000mg的总量分为8~10次,每次透析时缓慢静脉给药;②维持性补铁:即定期予小剂量铁剂(每周25~100mg)以维持铁离子于目标值内。最近一项观察性研究显示,周期性补铁较维持性补铁疗效更佳,且不增加心血管事件的风险,但存在更高的感染概率。腹膜透析患者因静脉给药不方便,可一次给予250mg静脉铁剂。

a. 右旋糖苷铁:对于有过敏史的患者用药尤需谨慎。在非尿毒症患者中,有报道发生过速发性过敏反应,通常在给药后5分钟内发生,但也有人在给药后45分钟甚至更长的时间出现过敏反应。因此在治疗前应准备好肾上腺素和其他抗过敏反应药物。轻度的速发性过敏反应可表现为瘙痒、荨麻疹;迟发性过敏反应可表现为淋巴结病变、肌肉酸痛、关节疼痛、头痛和发热等。对迟发性过敏反应通常只需将每次的剂量控制在250mg以下即可。

b. 葡萄糖酸亚铁:葡萄糖酸亚铁引起的过敏反应等不良反应较右旋糖苷铁少见,故在用药安全上有一定的优势。较大剂量一次给药的严重不良事件发生率约为0.04%,但小剂量重复给药时无严重不良事件发生。血液透析患者用药时宜将1000mg的总量分为8次,将125mg针剂用200ml生理盐水稀释后给药,时间不少于2小时。

c. 蔗糖铁:现有的资料显示静脉用药是安全有效的。血液透析患者推荐的常规使用剂量为每次透析时给予100mg,累计至1000mg,或每周25~100mg维持。

d. 其他:近年来出现了一种铁替代药焦磷酸枸橼酸铁(triferic),透析患者每次透析时可将其加入透析液中以少量补铁,减少ESA用量,2015年已获得美国FDA批准上市。

2. 导致ESA抵抗的其他原因

(1)失血:是患者对ESA低反应的重要原因之一。可表现为隐匿的胃肠道失血,更多表现为显性失血,如外科手术、血管通路问题、女患者月经来潮等。对无临床线索的ESA低反应者,应行粪隐血检查。

(2)感染:感染灶释放出的炎症因子可影响骨髓对ESA的反应。对ESA抵抗的透析患者应仔细寻找有关感染的线索。若感染明确存在,可增加ESA剂量以治疗感染所致的暂时性ESA抵抗。

(3)炎症:亚急性或慢性炎症可加重ESA抵抗的程度。透析患者的炎症反应有时很隐匿,但多数情况下同透析器的生物相容性有关。C反应蛋白(CRP)水平升高常提示患者的ESA低反应与炎症相关。失功能的移植肾也是导致CRP上升、ESA抵抗的重要因素。炎症介质的释放也可减弱骨髓对于ESA的反应。

(4)甲状旁腺功能亢进:是导致ESA抵抗的另一重要原因,机制尚未完全阐明,甲状旁腺激素本身并不抑制红细胞的生成。但如果患者的iPTH水平高于正常并同时存在ESA抵抗时,在治疗方面首先应从纠正甲状旁腺功能亢进着手。

(5)透析不充分:透析的充分性也能影响患者对ESA的反应水平,其机制不清。可能与溶质的转移有关,透析时间、透析膜的生物相容性、流量大小等参数也有一定的影响。

(6)铝中毒:近年来由于血液净化技术的改进,铝中毒的发生率显著地降低,但偶尔也有报道,尤其是透析龄长的患者。血铝浓度过高可抑制铁吸收利用,而体内缺铁会增加肠道对铝的吸收。典型血象表现为小细胞性贫血。血清铝水平只能粗略反映体内铝负荷的情况,骨髓活检和去铁胺试验可帮助诊断。

(7)血管紧张素转换酶抑制剂(ACEI):ACEI可降低尿毒症非透析患者和肾移植术后患者自身EPO的生成。但对维持性透析患者的作用不肯定。

(8)维生素D:有研究显示,透析患者血清25-羟维生素D低者Hb水平亦低,且补充维生素D可改善贫血,但尚需大规模随机对照试验进一步验证。

(9)维生素$B_{12}$相对缺乏:当出现原因不明的ESA抵抗时应检测叶酸和维生素$B_{12}$水平。透析患者常服用质子泵抑制剂,其可减少$B_{12}$的吸收;高通量血液透析和血液透析滤过治疗亦可降低维生素$B_{12}$水平。最近有研究显示,虽然大部分血液透析患者不存在明确的维生素$B_{12}$缺乏,但肌内注射补充羟基钴胺素可明显减少ESA和静脉铁剂用量(超过50%)。

(10)纯红细胞再生障碍性贫血:在ESA在全球广泛应用的最初10年,仅有3例报道。但在1998年至2003年期间至少报道了184例。大多数病例来自欧洲,患者多使用一种商品名为Eprex®的α-红细胞生成素。但也有少数病例使用其他品种α-红细胞生成素或β-红细胞生成素。之后,欧洲透析患者纯红再障的发病率显著下降。导致ESA相关纯红再障的原因是机体产生了抗EPO抗体,可同时中和内源性和外源性EPO。患者多在使用药物6个月以后发病。尽管病因仍在研究中,但已有数据提示作为药物稳定剂的多山醇酯与纯红再障的发病相关。此外,大多数病例的给药方式为皮下注射。近年来研究认为ESA生物仿制药也增加了产生抗红细胞生成素抗体的风险。ESA 相关纯红再障的临床特征为:患者 Hb 水平持续下降,且依赖于输血。外周血中网织红细胞和骨髓中红系前体细胞严重缺乏,血浆中可检测到抗促红细胞生成素抗体。由于不同 ESA 药物之间常出现交叉反应,因此在诊断纯红再障时应停药一切 ESA。多数患者对糖皮质激素和其他免疫抑制剂治疗反应良好。

(11) 其他血液系统疾病:包括骨髓增生异常综合征,溶血性贫血以及血液系统的恶性肿瘤。当出现 ESA 抵抗却找不出原因时,需考虑血液病的存在,必要时应行骨髓活检。

## 四、其他治疗

1. 输血　重度贫血且有明显症状的患者应输新鲜血液来暂时缓解临床症状。

2. 肉碱　肉碱可能会提高机体对 ESA 的反应。但最近一项多中心随机双盲试验结果显示,肉碱不能改善对 ESA 治疗的反应。2012 KDIGO 贫血指南也并未推荐肉碱作为 ESA 的辅助用药。

3. 维生素 C　一些研究认为静脉使用维生素 C 能改善血液透析患者对 ESA 的反应,减少 ESA 用量。

## 【溶血】

细胞内或细胞外溶血引起的红细胞破坏,均是导致或加重透析患者贫血的因素。慢性肾衰竭患者红细胞的平均寿命较健康人缩短约 30%,这并非红细胞本身存在缺陷,而是由于尿毒症内环境所致。

## 一、病因(表 51-1)

表 51-1　透析患者发生溶血的原因

| |
| --- |
| 与血透相关的原因 |
| 透析液 |
| 　污染 |
| 　　氯胺 |
| 　　铜、锌 |
| 　　硝酸盐、亚硝酸盐 |
| 　温度过高 |
| 　渗透压低 |
| 透析器复用时的消毒液 |
| 血透管路扭曲或损伤 |
| 穿刺针对红细胞的直接损伤 |
| 置于锁骨下静脉内的导管(钢盔样细胞,碎屑样细胞) |
| 透析不充分 |
| 脾功能亢进 |
| 相关疾病 |
| 镰状细胞性贫血 |
| 其他血红蛋白病 |
| 伴有血管炎的结缔组织疾病 |
| 药物性溶血 |
| 人工心脏瓣膜功能异常 |

（一）**氯胺** 氯胺作为透析用水的消毒剂，是导致溶血少见但重要的原因。正常情况下，透析用水被消毒后再经活性炭吸附使最终生成的透析液不含氯胺。一旦氯胺污染了透析液，它可作用于红细胞，使 Hb 发生氧化反应生成高铁血红蛋白和海因小体聚集的氧化血红蛋白。透析前检测透析液中氯胺的含量可预防溶血的发生。

（二）**透析液渗透压低或温度过高** 由于多种原因造成透析液的渗透压过低或温度过高后，会影响红细胞的渗透脆性，使红细胞破坏。

（三）**血透管路扭曲** 因血透管路扭曲、变形，穿刺针针面与红细胞接触，静脉导管功能异常所引起的红细胞破坏与微血管内溶血的情况相似，红细胞丧失了正常的双凹圆盘状，而呈碎屑状、钢盔样或三角形。

（四）**铜** 透析液被铜污染后可发生溶血。铜制管路的淘汰大大降低了这种溶血的发生。

（五）**甲醛** 甲醛可通过影响 ATP 的代谢直接破坏红细胞，也可诱导抗红细胞抗体生成间接破坏红细胞。但上述情况不多见。

## 二、诊断

对大剂量 ESA 低反应的维持性透析患者，如伴血浆 LDH 和非结合胆红素水平升高，或结合珠蛋白水平降低时，则高度怀疑慢性溶血的存在。所需鉴别的疾病很多，包括所有溶血性疾病，其中某些疾病是透析患者所特有的。严重溶血时出现低血压、胸、腹及背部疼痛、呼吸急促、恶心、呕吐、腹泻、神志改变。

## 三、治疗

一旦怀疑患者合并急性严重溶血，应立即停止透析，保持生命体征平稳，同时予心电监护以了解有无高钾血症和心肌缺血性改变，尽快采集血样进行 Hb、血细胞比容及血生化（特别是血钾）检测。严格控制透析质量是预防溶血的关键。

## 【出凝血功能异常】

血管损伤后血栓形成是一个复杂的过程，且为哺乳动物所特有。血小板功能和数量异常可导致皮肤黏膜等浅表部位出血。凝血功能异常可导致肌肉关节等深部组织出血。尿毒症患者透析前的出血倾向较明显。透析治疗在一定程度上改善了出凝血功能，但瘀斑、内瘘出血以及偶发的严重出血仍会发生。

## 一、病理生理学

许多机制参与尿毒血症的凝血功能异常，其中血小板功能异常是最主要的。血小板聚集功能的异常可能与血小板内 ADP 和 5-羟色胺水平低下，局部一氧化氮（NO）产生增加以及血栓烷 $A_2$ 生成减少有关。GPⅡb-Ⅲa 复合物在调控血小板栓子形成过程中起着重要作用。尿毒症患者 GPⅡb-Ⅲa 受体功能常受损，透析后可部分逆转。Von Willebrand 因子的异常也参与止血功能的异常，但各家报道不一。贫血也会影响止血功能，血细胞比容纠正至30%以上后，出血时间延长的现象可改善。此外，透析过程本身也可影响血小板的数目和功能，有报道使用射线照射消毒的聚砜膜透析器可造成血小板数目的减少。抗血小板药物也可影响终末期肾病患者血小板功能,使用这些药物的血液透析患者较普通人出血风险更大。

## 二、诊断

评估患者的出凝血功能需参考其临床表现和皮肤的出血时间。若患者出现瘀斑、内瘘出血或其他任何出血情况(包括出血性心包炎)时应作血小板计数,测量凝血酶原时间、部分凝血酶原时间、出血时间。血小板数量减少、功能异常或血管壁受损时都会影响出血时间,当出血时间延长10分钟以上时,出血的危险性大大增加。

## 三、治疗

当透析患者有出血现象时,在进行治疗的同时,需要评估患者出血的严重程度、血流动力学的稳定性、是否需要输注血制品、明确出血的来源,了解是否合并血小板功能异常或其他血液病变。增加透析充分性可改善患者的出血倾向。冷沉淀物(含高浓度 Von Willebrand因子的血浆提取物)虽可显著改善血小板功能,但作用时间短。去氨加压素可增加 Von Willebrand 因子的释放,用50ml 的生理盐水稀释后以0.3μg/kg 的剂量静脉推注,时间不少于30分钟;如改为皮下注射,则剂量调整为3.0μg/kg。临床观察发现给药后的1小时患者的出血时间缩短,作用可持续8小时,其血管收缩和低钠血症等药物副作用不明显。反复静脉输注复方雌激素也可显著缩短出血时间。复方雌激素也可25mg 顿服,作用时间达10天,较前两种药物的作用时间长。对于急性的严重出血,推荐使用冷沉淀物和去氨加压素;复方雌激素则用于术前准备和治疗毛细血管扩张所致的慢性消化道出血。雌激素可单独应用,也可与黄体酮同时使用。

（高　翔）

## 参 考 文 献

[1] Daugirdas JT, Blake PG, Ing TS. Hematologic Abnormalities. In: Handbook of dialysis. 5th edition. Philadelphia: Wolters Kluwer Health, 2015.

[2] Iseki K, Kohagura K. Anemia as a risk factor for chronic kidney disease. Kidney Int Suppl, 2007, (107): S4-9.

[3] Will EJ, Richardson D, Tolman C, et al. Development and exploitation of a clinical decision support system for the management of renal anaemia. Nephrol Dial Transplant, 2007, 22 Suppl 4: iv31-iv36.

[4] Betjest MGH, Weimar W, Litjens NHR. CMV seropositivity determines epoetin dose and hemoglobin levels in patients with CKD. J Am Soc Nephrol, 2009, 20(12): 2661-2666.

[5] Brookhart MA, Freburger JK, Ellis AR, et al. Infection risk with bolus versus maintenance iron supplementation in hemodialysis patients. J Am Soc Nephrol, 2013, 24(7): 1151-1158.

[6] Coritsidis GN, Maglinte GA, Acharya A, et al. Anemia management trends in hospital-based dialysis centers (HBDCs), 2010 to 2013. Clin Ther, 2014, 36(3): 408-418.

[7] D'Angelo G. Role of hepcidin in the pathophysiology and diagnosis of anemia. Blood Res, 2013, 48(1): 10-15.

[8] Hörl WH. Clinical aspects of iron use in the anemia of kidney disease. J Am Soc Nephrol, 2007, 18(2): 382-393.

[9] National Kidney Foundation—KDOQI. II. Clinical practice guidelines and clinical practice recommendations for anemia in chronic kidney disease in adults. Am J Kidney Dis, 2006, 47(5 Suppl 3): S16-85.

[10] Daugirdas JT,Bernardo AA. Hemodialysis effect on platelet count and function and hemodialysis-associated thrombocytopenia. Kidney Int,2012,82(2):147-157.

[11] Derebail VK,Lacson EK Jr,Kshirsagar AV,et al. Sickle trait in African-American hemodialysis patients and higher erythropoiesis-stimulating agent dose. J Am Soc Nephrol,2014,25(4):819-826.

[12] Fishbane S,Mathew A,Vaziri ND. Iron toxicity:relevance for dialysis patients. Nephrol Dial Transplant,2014,29(2):255-259.

[13] Gaweda AE,Aronoff GR,Jacobs AA,et al. Individualized anemia management reduces hemoglobin variability in hemodialysis patients. J Am Soc Nephrol,2014,25(1):159-166.

[14] Hazzan AD,Shah HH,Hong S,et al. Treatment with erythropoiesis-stimulating agents in chronic kidney disease patients with cancer. Kidney Int,2014,86(1):34-39.

[15] Icardi A,Paoletti E,De Nicola L,et al. Renal anaemia and EPO hyporesponsiveness associated with vitamin D deficiency:the potential role of inflammation. Nephrol Dial Transplant,2013,28(7):1672-1679.

[16] Killen JP,Brenninger VL. et al. Hydroxocobalamin supplementation and erythropoisis stimulating agent hyporesponsiveness in haemodialysis patients. Nephrology(Carlton),2014,19(3):164-171.

[17] Lines SW,Lindley EJ,Tattersall JE,et al. A predictive algorithm for the management of anaemia in haemodialysis patients based on ESA pharmacodynamics:better results for less work. Nephrol Dial Transplant,2012,27(6):2425-2429.

[18] Mercadal L,Coudert M,Vassault A,et al. L-carnitine treatment in incident hemodialysis patients:the multicenter,randomized,double-blinded,placebo-controlled CARNIDIAL trial. Clin J Am Soc Nephrol,2012,7(11):1836-1842.

[19] Pfeffer MA,Burdmann EA,Chen CY,et al. A trial of darbepoetin alfa in type 2 diabetes and chronic kidney disease. N Engl J Med,2009,361(21):2019-2032.

# 第52章

# 肿　　瘤

透析患者机体免疫功能紊乱,易并发各种恶性肿瘤,治疗风险亦高于一般人群。

## 【透析患者并发恶性肿瘤】

透析患者易患各种恶性肿瘤。美国血透患者中恶性肿瘤 5 年累计发病率约为 9.48% ,且从 1996 年至 2009 年,每年的患病人数以 0.1% (95% CI:−0.4% ~0.6% )的幅度上升。其中最常见的肿瘤依次为前列腺癌、肺/支气管癌、结肠/直肠癌、乳腺癌(女)、肾/肾盂癌、膀胱癌、非霍奇金淋巴瘤、白血病、骨髓瘤、胰腺癌。而中国台湾的数据则显示维持性透析患者肿瘤发生率约为 1.1% ,肿瘤好发部位依次为膀胱、肝、肾、结直肠以及乳腺(女)。此外,有止痛剂肾病史患者的肾盂上皮细胞癌发病率高于一般人群,但新近有证据表明非甾体消炎镇痛药物可降低维持性透析患者肿瘤的发生率。而肾移植术后患者易发生颅脑肿瘤、卡波肉瘤、淋巴瘤等恶性肿瘤。

### 一、透析患者恶性肿瘤的筛检

部分维持性透析的肿瘤患者无明显的临床症状,对这部分患者而言,尚无特异性的筛检方法。表 52-1 罗列的几点可供参考。粪隐血试验诊断胃肠道肿瘤的特异性和敏感性不详,且口服铁剂时容易出现假阳性,故应在检查前 1 周就停止口服补铁。若结果阳性,则应根据患者的具体情况作进一步检查。

表 52-1　常见肿瘤在透析患者中的筛检

| 肿瘤 | 筛检 | 筛检频率 |
| --- | --- | --- |
| 乳腺癌 | 乳房 X 线摄片:>40 岁以及移植前 | 每年一次 |
| | 临床乳腺体格检查:≥40 岁 | 每年一次 |
| | 　　　　　　　　　　20~30 岁 | 每 3 年一次 |
| | 自检乳房肿块:≥20 岁 | 经常 |
| 结肠/直肠癌 | 粪隐血或粪免疫化学检查:≥50 岁 | 每年一次 |
| | 内镜或钡餐检查:移植前评估 | 视情况 |
| | 内镜检查:粪隐血阳性 | 立即 |
| | 　　　　　粪免疫化学检查阳性 | 立即 |
| 宫颈癌 | 巴氏试验:>21 岁已婚或移植前女性 | 每年一次 |
| | 新巴氏试验:>21 岁已婚女性 | 每 2 年一次 |
| | HPV[1] DNA:移植前女性 | 每年一次 |
| | HPV 疫苗:移植前女性 | 建议 |

续表

| 肿瘤 | 筛检 | 筛检频率 |
|---|---|---|
| 前列腺癌 | 血 PSA[2]:>50 岁或移植前男性 | 每年一次 |
|  | 前列腺指检:>50 岁或移植前男性 | 每年一次 |
| 肾癌 | CT 或磁共振:移植前或透析>3 年 | 每年一次 |

注:[1] HPV:人乳头状瘤病毒(human papillomavirus);[2] PSA:前列腺特异性抗原(prostatic specific antigen)

前列腺特异性抗原(PSA)做为血清肿瘤标志物已被广泛应用于肿瘤筛查。而其他血清肿瘤标志物大多为糖蛋白,有着相对较大的分子量(500~18 000kd),因此不容易被透析清除,透析患者中可出现假阳性结果。表 52-2 列举了一些常见的血清肿瘤标志物在透析患者的应用。

**表 52-2　肿瘤指标在透析患者中的应用**

| 可信度 | 肿瘤标志物 | 备注 |
|---|---|---|
| 可信度高 | 甲胎蛋白(AFP)<br>幽门螺杆菌(Hp)<br>前列腺特异性抗原(PSA)<br>β 人绒毛膜促性腺激素(β-HCG) | 总 PSA 不可被透析清除;游离 PSA 可被高通量透析清除;在低通量透析时,游离 PSA 以及游离 PSA 与总 PSA 的比值是可靠的;游离 PSA 百分比不用于透析患者 |
| 谨慎使用(常在透析患者中高表达) | CA199<br>CA125<br>CA50 | 有一定特异性;在腹腔、胸腔、心包液中可中度升高 |
| 假阳性率高 | 癌胚抗原(CEA)<br>鳞状细胞癌抗原<br>神经元特异性烯醇化酶(NSE) | |

## 二、筛查后的进一步检查

透析患者如出现某些提示恶性肿瘤的临床表现时,可按常规的诊断步骤作进一步的检查。但女患者尿道出血时的筛检步骤略有不同,主要是因为她们月经出血和子宫不规则出血的发生率很高。

## 【多发性骨髓瘤】

多发性骨髓瘤是美国第 3 大血液系统恶性肿瘤,仅次于淋巴瘤、白血病。

## 一、预防肾功能不全

半数以上多发性骨髓瘤(multiple myeloma,MM)患者以肾功能不全为首发临床表现,2004 年 USRDS 报道 ESRD 病例中,MM 为 5390 例,占 1.1%。充分水化,密切监测血流动力学,限制 X 线造影剂的使用,控制血钙和磷的浓度等措施可有效预防肾功能受损。

## 二、化疗

(1) 对肾功能不全患者预后的影响:MM 累及肾脏时不需中断化疗。肾功能正常患者和肾衰竭患者对化疗的反应、治疗后的缓解期、1 年的存活有显著的差别;若肾功能不全由 MM 本身引起,化疗后的肾功能可能仍得不到改善。

(2) 硼替佐米:是治疗 MM 最有前途的新药,硼替佐米为基础的化疗目前已作为 MM 的一线治疗,包括 VD 方案(硼替佐米联合地塞米松)、PAD 方案(硼替佐米与多柔比星及地塞米松联合)及 MPB 方案(硼替佐米与美法仑及泼尼松联合)等。肾功能不全者无需调整硼替佐米使用剂量,但透析会降低药物浓度,应透析后给药。

(3) 免疫调节药物:沙利度胺是第一个被证实治疗 MM 有效的免疫调节药物,其在 MM 肾损害患者中的应用尚缺乏随机对照研究数据。雷利度胺为其衍生物,主要经肾脏排泄,需根据肾功能调整剂量,透析患者剂量为 5mg/d,透析后服用。RD 方案(雷利度胺联合地塞米松)可作为 MM 肾衰竭患者硼替佐米治疗失败后的补救方案。

(4) 泼尼松和马法兰:泼尼松和马法兰(MP 方案)是治疗 MM 合并肾功能不全的经典方案,剂量按常规或略减小。肾功能不全时药物的血浓度有所升高,为避免药物的毒副反应,应密切随访血象,一旦出现骨髓抑制,立即予相应处理。

(5) 其他化疗方案:若患者对 MP 方案反应差或肿瘤负荷大则需要多种方案强化治疗。常用的化疗药物有长春新碱、环磷酰胺和多柔比星等。长春新碱的剂量不需调整,多柔比星的剂量应减至常规剂量的 75%,而环磷酰胺的首次剂量只为常规剂量的 25% ~ 50%。

### 三、MM 的透析治疗

当肾衰竭是危及生命的主要因素时,应进行透析治疗。通常患者对治疗耐受良好,对输血的需求不多,严重的感染也不常见,后者多作为临终前的表现。透析相关的心血管并发症多见,尤其是老年患者。MM 累及肾脏时,在考虑是否进行维持性透析治疗时,要根据肿瘤的性质及病情进展的速度,权衡利弊,再作出最后的决定。

### 四、二膦酸盐治疗

二膦酸盐用于多发性骨髓瘤并发症的治疗,包括高钙血症、骨质疏松、病理性骨折等。由于药物可以降低患者椎体骨折的风险,因此美国肿瘤协会临床实践指南建议将二膦酸盐作为治疗溶骨性病变和不伴溶骨性病变骨质疏松的治疗。但临床研究未能证实二膦酸盐可以改善患者的预后。唑来膦酸(zoledronic acid, Zometa)和帕米膦酸二钠(pamidronate, Aredia)为静脉针剂,目前在临床上推荐用于肾功能正常患者。对于合并 ESRD 患者,有关的数据甚少,难以权衡药物治疗的利弊。羟乙基二膦酸盐(etidronate),氯甲双膦酸盐(clodronate)和替鲁膦酸钠(tiludronate)都被报道过诱发肾衰竭,新一代的二膦酸盐,如唑来膦酸和帕米膦酸二钠也与某些肾脏疾病的发病相关。帕米膦酸二钠引起的各种类型的塌陷型 FSGS 共报道 7 例,其中 6 例患者为 MM 患者。第三代二膦酸盐唑来膦酸可导致急性肾小管坏死。

### 【肿瘤溶解综合征】

未分化的淋巴瘤、急性白血病和其他对抗肿瘤药敏感的恶性增殖性疾病,在化疗过程中都会发生肿瘤细胞大量破坏、溶解的现象,尤其是化疗后的第一天。对放疗敏感的淋巴瘤,尤其是腹膜后淋巴瘤,在治疗过程中也会出现类似现象。发生肿瘤溶解的危险性与肿瘤的大小呈正比。恶性细胞的快速溶解可导致严重的高尿酸血症、高钾血症、高磷血症并可出现致命性心律失常和急性肾衰竭。为预防这些情况的发生，一方面应密切检测血清钾、钙、磷和尿酸浓度，观察尿量和肾功能。另一方面，化疗或放疗前给予别嘌醇或非布司他均可预防继发性高尿酸血症或限制病变的严重程度。一旦出现严重肾衰竭和保守治疗难以纠正的高钾血症，应进行透析治疗，首选血液透析。有些患者在血透间期也会出现严重的高钾血症，此时应加强透析治疗，增加透析剂量和透析频度。

## 【透析患者的化疗】

### 一、一般原则

透析患者在抗肿瘤药物的使用上应注意：如药物完全从肾外途径排泄，则不需作剂量调整（尽管尿毒症会影响肝脏代谢功能和药物的生物利用度）；经透析被大部分清除的药物应避免在透析前给予，但透析后给药也很少采用。可根据药物分子量和蛋白结合率估计透析时被清除的数量。分子量<500~1000道尔顿或蛋白结合力低者，透析时能稳定地被清除出体外；分子量>1000道尔顿或与蛋白结合力高者则不易被清除。

### 二、特殊药物

表52-3列出了抗肿瘤药物的半衰期、剂量调整方案和经透析被清除的情况。

表52-3 透析患者抗肿瘤药物的选择

| 药物 | 半衰期(h) | | 透析患者的剂量调整 | 可被透析清除 | |
| --- | --- | --- | --- | --- | --- |
| | 非尿毒症者 | 无肾者 | | 血透 | 腹透 |
| 多柔比星 | 0.5 | ? | 常规剂量的75%~100% | 无数据 | |
| 硫唑嘌呤 | 3.0 | 延长 | 常规剂量的50% | 是 | 无数据 |
| 博来霉素 | 1.9 | 延长 | 常规剂量的20%~50%? | 无数据 | 无数据 |
| 顺铂 | 两阶段：开始时为0.4~0.8小时，重新分布后为58~73小时 | 延长 | 常用量的25%~50%? | 无数据 | 无数据 |
| 环磷酰胺 | 6.0 | 延长 | 常规剂量的25%~50%? | 是 | 无数据 |
| 氟尿嘧啶 | 0.5 | 相同? | 常规剂量75%~100% | 是 | 无数据 |
| 羟基脲 | 2~24 | ? | 常规剂量的50% | 无数据 | |
| 甲氨蝶呤 | 4~20 | 延长 | 避免使用，尤其是大剂量方案 | 极少量 | |
| 长春新碱 | <10 | 相同? | 不需调整剂量 | 无数据 | |

（一）**烷化剂** 环磷酰胺(cyclophosphamide,CTX)本身不带烷基，无细胞毒性。它在肝脏的微粒体酶作用下生成活性的代谢产物，其中大部分通过尿液排出体外，因此透析患者只需用常规剂量的25%~50%。CTX可被透析清除，故在透析后给药。

**（二）抗代谢药物**

1. 甲氨蝶呤 甲氨蝶呤（methotrexate，MTX）全部由肾脏清除，血透时经透析器（清除率为 30~40ml/min）清除的量亦很小。所以肾功能不全者应避免大剂量用药，一般在透析后小剂量给予。尿毒血症时 MTX 的蛋白结合率也是降低的，故游离药物的比例增加，所以药物剂量也应减少。

肾功能不全者骨髓抑制的发生率高，后者有致命性的危险，需要密切随访血象。骨髓抑制的高峰最早可出现在化疗后的第5天。若血药浓度上升很快，应立即使用对抗的药物，并加强透析治疗（或选择血液灌流），最大程度地将药物清除出体外。

2. 硫唑嘌呤 肾功能不全患者应用硫唑嘌呤时是否需要调整剂量尚有争议。有人建议予常规剂量的一半。硫唑嘌呤在肝内转化为代谢活性产物 6-甲硫嘌呤（6-mercaptopurine，6-MP）和硫代次黄苷酸，只有少量的药物和其活性代谢产物经尿液排出，透析治疗可稳定地清除药物及其代谢产物。

3. 5-氟尿嘧啶 5-氟尿嘧啶（5-fluorouracil，5-FU）主要经肝脏代谢，15% 经肾脏排出，故有人认为透析患者不需调整剂量，但也有学者建议予常规剂量的 70%。此药也应透析后给予。肝动脉局部用药或腹腔内给药比全身用药安全得多。如采用局部动脉给药，可不必减量，也可在用药后立即透析治疗。

**（三）抗生素类药物**

1. 多柔比星 多柔比星及其代谢产物主要经肝脏排泄，5%~10% 的代谢产物由肾脏排出。由于上述特点，终末期肾病患者一般只需用常规剂量的 75%。文献上关于多柔比星在透析患者中应用的报道很少，鉴于它与组织亲和力强，故推测它不易被透析清除。

2. 博来霉素 主要由肾脏排泄，肾功能不全时，其半衰期延长，用药量为常规量的 20%~50%。博来霉素也可采用经浆膜腔的方式给药。腹腔或胸腔给药后，仅一半药物进入循环中，所以剂量不需调整过低。药物主要的副作用为亚急性或慢性肺炎，所以若用药中出现咳嗽、呼吸困难、喘鸣等症状加重，需排除药物因素。

**（四）顺铂** 顺铂具有很强的肾毒性，且主要经肾排泄，它的半衰期很长，单剂用药6天后才排出一半量。在肾功能不全患者中具体的用药方法不详，透析患者的用药量常为普通人的 25%~50%。骨髓抑制在肾功能正常者中不多见，肾衰患者的发生率略增高。

**（五）靶向治疗药物** 随着精准治疗、精准医学的发展，靶向药物在肿瘤治疗中也占据了一席之地。然而在透析患者中的应用，循证医学相关数据仍是不足的。以下简要介绍其中三种药物。

1. 索拉非尼（sorafenib） 是一种新型多靶向性的治疗肿瘤的口服药物。其首要开发目标为，用于治疗对标准疗法没有响应或不能耐受的胃肠道基质肿瘤和转移性肾细胞癌。能选择性地靶向某些蛋白的受体，后者被认为在肿瘤生长过程中起着一种分子开关样作用。索拉非尼引起的常见不良事件包括皮疹、腹泻、脱发、恶心、呕吐、瘙痒、高血压、食欲减退、贫血、出血、白细胞减少、感染、肝功能损伤、手部或足部皮肤改变、心肌缺血、出血等。索拉非尼不被血透清除，腹透清除率不详。有初步数据显示，在透析患者中，44% 转移性肾癌患者应用索拉非尼后达到病情稳定；但其中 67% 的患者起始阶段均减量使用，但仍有 17% 左右的患者由于药物不良反应需进一步减量，约 7% 的患者因不能耐受不良反应而停药。

2. 西妥昔单抗（cetuximab） 是针对表面生长因子（EGF）受体的 $IgG_1$ 单克隆抗体，两者特异性结合后,通过对与 EGF 受体结合的酪氨酸激酶(TK)的抑制作用,阻断细胞内信号转导途径,从而抑制癌细胞的增殖,诱导癌细胞的凋亡,减少基质金属蛋白酶和血管内皮生长因子的产生。最常见的不良反应是痤疮样皮疹、疲劳、腹泻、恶心、呕吐、腹痛、发热和便秘等。其他不良反应还有白细胞计数下降、呼吸困难等。皮肤毒性反应(痤疮样皮疹、皮肤干燥、裂伤和感染等)多数可自然消失。少数患者可能发生严重过敏反应、输液反应、败血症、肺间质疾病、肾衰、肺栓塞和脱水等。经药代动力学两室模型研究发现,血透患者中,西妥昔单抗中央室的清除率为 0.025L/h,终端消除半衰期为 11.9 天。腹透尚缺乏数据。

3. 利妥昔单抗(rituximab) 是一种人鼠嵌合性单克隆抗体,能特异性地与 B 细胞上的跨膜抗原 CD20 结合,启动介导 B 细胞溶解的免疫反应。适用于复发或耐药的滤泡性中央型淋巴瘤。常见的不良反应有感染、白细胞减少、贫血、血小板减少、超敏反应、高血糖、体重减轻、水肿、低钙血症、感觉迟钝、精神激动、失眠、头晕、心脏以及呼吸系统等不良反应等。部分个案报道提示利妥昔单抗不能被血透清除,但腹透尚缺乏研究。

### 三、监测

透析患者化疗时应仔细随访血象及血小板计数。由于血液透析本身会影响白细胞和血小板的质和量,取样时间宜选择非透析日。

## 【透析在肿瘤治疗中的作用】

腹膜透析可用来治疗肿瘤(如胃肠道肿瘤、卵巢癌和子宫内膜癌)的腹腔转移。常用的药物有 5-FU、顺铂、阿糖胞苷和多柔比星等,可单独用药或联合用药。腹腔内给药可使局部和门静脉血药浓度达到外周血浓度的 10~20 倍。

化疗药物可置于 2L 左右的透析液中,也可用生理盐水稀释后通过腹透管注入腹腔。根据不同的治疗方案,可每隔 1~6 小时交换一次含有药物的腹透液,也可在白天交换 1 次,留腹时间自 4~24 小时不等。一个疗程为 18 天,两次治疗间隔时间为 14~28 天。

盲目置管易发生导管的扭曲和腹腔粘连,对腹腔化疗患者有一定的危险性。最好在可视条件下进行操作。如疗程较长,应选用 T 管。腹腔内化疗常见的并发症为胃肠道穿孔、细菌性腹膜炎等;MTX 还可引起化学性腹膜炎;肠瘘(腹透管损伤结肠后形成)、腹腔积血等也有报道。腹腔内化疗目前主要运用于肾功能正常的患者,但也可运用于合并腹腔肿瘤的终末期肾病患者。

(陈冬平)

## 参 考 文 献

[1] Butler AM,Olshan AF,Kshirsagar AV,et al. Cancer Incidence Among US Medicare ESRD Patients Receiving Hemodialysis,1996-2009. Am J Kidney Dis,2015,65(5):763-772.

[2] Lin HF,Li YH,Wang CH,et al. Increased risk of cancer in chronic dialysis patients:a population-based cohort study in Taiwan. Nephrol Dial Transplant,2012,27(4):1585-1590.

[3] Ou SM,Chen YT,Chao PW,et al. Nonsteroidal anti-inflammatory drug use is associated with cancer risk reduction in chronic dialysis patients. Kidney Int,2013,84(1):198-205.

[4] Stewart JH,Buccianti G,Agodoa L,et al. Cancers of the kidney and urinary Tract in patients on dialysis for End-Stage Renal Disease:Analysis of Data from the United States,Europe,and Australian and New Zealand. J

Am Soc Nephrol,2003,14(1):197-1007.

[5] Holley JL. Screening, Diagnosis, and Treatment of Cancer in Long-Term Dialysis Patients. Clin J Am Soc Nephrol,2007,2(3):604-610.

[6] Penfield JG. Multiple myeloma in end-stage renal disease. Seminars in dialysis,2006,19(4):329-334.

[7] Ricci SB. Dialysis membrane and diffusion of metastatic cancer cells. Clin Nephrol,2007,68(6):354-356.

[8] Pumo V,Sciacca D,Malaguarnera M. Tumor lysis syndrome in elderly. Crit Rev Oncol Hematol,2007,64(1): 31-42.

[9] Beerenson JR,Lichtenstein A,Porter L,et al. Efficacy of pamidronate in reducing skeletal events in patients with advanced multiple myeloma. Myeloma Aredia Study Group. N Engl J Med,1996,334(8):488-493.

[10] Leonetti A,Bersanelli M,Castagneto B,et al. Outcome and safety of Sorafenib in metastatic renal cell carcinoma dialysis patients: a systematic review. Clin Genitourin Cancer. 2016 Jan 28. pii: S1558-7673(16) 30010-30016.

[11] Thariat J,Azzopardi N,Peyrade F,et al. Cetuximab pharmacokinetics in end-stage kidney disease under hemodialysis. J Clin Oncol,2008,26(25):4223-4225.

[12] Jillella AP,Dainer PM,Kallab AM,et al. Treatment of a patient with end-stage renal disease with Rituximab: pharmacokinetic evaluation suggests Rituximab is not eliminated by hemodialysis. Am J Hematol,2002,71 (3):219-222.

# 第53章

## 脂代谢异常

透析患者脂代谢异常十分常见,脂代谢异常是心血管疾病的重要危险因素,并进一步加重肾脏损伤,参与肾衰竭进展。据 K/DOQI 统计超过 60% 的透析患者存在需要治疗的脂代谢异常。腹透的高糖环境可导致低密度脂蛋白升高和高三酰甘油水平等动脉粥样硬化相关性血脂谱改变。血透患者的总胆固醇和低密度脂蛋白水平与死亡率呈 U 型相关。其中,高脂血症促使动脉粥样硬化,低脂血症与营养不良相关,均为预后不良的高危因素。

### 【分类】

#### 一、高三酰甘油血症(hypertriglyceridemia)

约 1/3 透析患者存在高三酰甘油血症[>2.26mmol/L(200mg/dl)]。最主要原因为脂蛋白脂酶功能缺陷,使富含三酰甘油(TG)的脂蛋白(如极低密度脂蛋白[VLDL]等)分解减少。而肝脏脂酶的缺乏,也导致富含 TG 的低密度脂蛋白(LDL)颗粒积聚。此外,β-肾上腺素阻滞剂应用、高糖饮食、腹膜透析中葡萄糖吸收、肝素应用、导致肝血流减少的病理因素(如心力衰竭)等均进一步促进了脂质紊乱的发生。往往伴随着高密度脂蛋白(HDL)减少,乳糜微粒、中密度脂蛋白(IDL)潴留和载脂蛋白 A-I 减少。

#### 二、高胆固醇血症

透析患者总胆固醇及低密度胆固醇(LDL)水平与死亡率呈"U"形关系,若 LDL>2.6mmol/L,则心血管病危险性增加;而水平低下者则提示营养不良,预后也差。即便总胆固醇及 LDL 降低,致动脉粥样硬化的脂蛋白颗粒和脂蛋白(a)仍升高、HDL 仍降低,心血管病风险仍较高。

#### 三、载脂蛋白代谢异常

载脂蛋白异常是脂代谢紊乱最敏感的评价指标,能更好地预测冠心病发生,变化早于血脂、血 TG。血液透析患者载脂蛋白 A-I、II 减少,载脂蛋白 B、C、E 升高。脂蛋白(a)[Lp(a)]是预示动脉硬化性心血管疾病的独立危险因素,浓度大于 300mg/L 是预示缺血性心脏病的强烈的独立危险因素。

### 【诊断】

诊断依靠血清学检测。空腹或禁食 12 小时后采血。血液透析者透析前未用肝素时采血;腹膜透析者采血前灌入腹腔内腹透液的糖分并不影响空腹血糖测定,从实际操作角度出发,不需在抽血前中断腹透。

## 【治疗】

### 一、治疗靶目标

由于透析患者是心血管病高危人群,故 K/DOQI 认为应积极治疗透析患者脂代谢异常。LDL 目标值为<2.6mmol/L(100mg/L),糖尿病患者应在 CKD 早期降 LDL 至更低水平[1.8mmol/L(70mg/L)];此外 K/DOQI 对高 TG 和高非 HDL 胆固醇的治疗作了建议(表 53-1)。

**表 53-1 透析患者脂代谢异常 K/DOQI 治疗建议**

| 脂代谢异常 | 治疗目标 | 初始方案 | 增加用药 | 替换方案 |
|---|---|---|---|---|
| TG≥5.6mmol/L (500mg/dl) | TG<5.6mmol/L (500mg/dl) | TLC | TLC+贝特类或烟酸 | 贝特类或烟酸 |
| LDL 2.6~3.4mmol/L (100~129mg/dl) | LDL<2.6mmol/L (100mg/dl) | TLC | TLC+小剂量他汀类 | 胆酸螯合剂或烟酸 |
| LDL≥3.4mmol/L (>130mg/dl) | LDL<2.6mmol/L (100mg/dl) | TLC+小剂量他汀类 | TLC+最大剂量他汀类 | 胆酸螯合剂或烟酸 |
| TG≥2.3mmol/L (200mg/dl),并且非 HDL≥3.4mmol/L (>130mg/dl) | 非 HDL<3.4mmol/L (>130mg/dl) | TLC+小剂量他汀类 | TLC+最大剂量他汀类 | 贝特类或烟酸 |

注:TG:三酰甘油;LDL:低密度脂蛋白胆固醇;HDL:高密度脂蛋白胆固醇;TLC:治疗性生活方式改变

### 二、合理的透析治疗

对脂质代谢紊乱者,血液透析患者选用碳酸氢盐透析液,以低分子肝素替代普通肝素,腹膜透析者限制水盐入量,减少超滤需要量,从而减少透析液所需葡萄糖浓度,均有助控制 TG 水平。

### 三、生活方式改变

饮食上可采用低蛋白饮食加必需氨基酸疗法。适当限制总碳水化合物,以粗制品替代精制碳水化合物。摄入的热量 25%~35% 由脂肪提供,其中 20% 为单不饱和脂肪酸,10% 为多不饱和脂肪酸,饱和脂肪酸<7%。禁饮酒。肥胖者限制总热能,进行适度的体力活动,维持理想体重。

### 四、药物治疗

若改变生活方式不能有效控制血脂,则要进行药物治疗(见表 53-1)。

**(一)他汀类药物** 他汀类药物应用于维持性透析患者的疗效及安全性仍缺乏系统评

价。LDL 和非 HDL 胆固醇升高,同时 TG 正常或中度升高,首选他汀类。若仅有 TG 水平升高,不主张首选他汀类,而要选贝特类降脂药和/或烟酸。透析患者应用他汀类要减少剂量(表53-2)。部分同样通过肝脏细胞色素 P450 酶代谢的药物可能升高他汀类血药浓度,如环孢素、大环内酯类抗生素、吡咯类抗真菌药、钙通道阻滞剂、贝特类和烟酸。他汀类主要副作用是肌病,尤其是同时使用贝特类降脂药者,发生肌病的风险增加,不可联用。治疗前和治疗中需监测肌酸磷酸激酶(CPK)水平,密切观察患者肌肉症状。

表 53-2　GFR 减少时降脂药物剂量调整

| 药物 | GFR[ml/(min·1.73m²)] | | | 备注 |
| | 60~90 | 15~59 | <15 | |
|---|---|---|---|---|
| **他汀类\*** | | | | |
| 阿托伐他汀 | 不需 | 不需 | 不需 | |
| 氟伐他汀 | 不需 | 减少 50% | 减少 50% | GFR<30ml/(min·1.73m²),剂量减半 |
| 洛伐他汀 | 不需 | 减少 50% | 减少 50% | GFR<30ml/(min·1.73m²),剂量减半 |
| 普伐他汀 | 不需 | 不需 | 不需 | GFR<60ml/(min·1.73m²),初始剂量为 10mg/d |
| 罗苏伐他汀 | 不需 | 减少 | 减少 | GFR<30ml/(min·1.73m²),推荐初始剂量 5mg/d,最大剂量 10mg/d |
| 辛伐他汀 | 不需 | 不需 | ? | GFR<10ml/(min·1.73m²),初始剂量 5mg/d,慎用>10mg/d 的剂量 |
| **胆酸螯合剂** | | | | |
| 考来烯胺 | 不需 | 不需 | 不需 | 不被机体吸收 |
| 考来替泊 | 不需 | 不需 | 不需 | 不被机体吸收 |
| 考来维仑 | 不需 | 不需 | 不需 | 不被机体吸收 |
| **贝特类\*** | | | | |
| 苯扎贝特 | 不需 | 减少 25% | 见备注 | GFR<15ml/(min·1.73m²)的患者透析前禁用;透析患者最大剂量 200mg,3/周 |
| 环丙贝特 | 不需 | ? | 禁用 | GFR 下降时剂量为 100mg,隔日一次;可能升高血清肌酐水平[b] |
| 氯贝丁酯 | 减少 50% | 减少 25% | 禁用 | 可能升高血清肌酐水平 |
| 非诺贝特 | 减少 50% | 减少 25% | 禁用 | 可能升高血清肌酐水平 |
| 吉非贝齐 | 不需 | 不需 | 不需 | 可能对血清肌酐水平无影响 |
| **其他** | | | | |
| 依泽替米贝 | 不需 | 不需 | 不需 | |
| 烟酸 | 不需 | 不需 | 减少 50% | 影响血糖控制,导致直立性低血压、高尿酸血症、潮红 |

注:GFR:肾小球滤过率;\*:由于肌炎、横纹肌溶解风险增加,CKD 患者应避免联用他汀类和贝特类药物

**（二）其他药物**

1. 胆酸螯合剂 可干扰其他药物的吸收。可能导致部分患者血 TG 水平升高,故当 TG >2.3mmol/L(200mg/dl)时慎用,TG>4.5mmol/L(400mg/dl)时不宜应用。常用药物和剂量如下:考来烯胺,4~16g/d;考来替泊,5~20g/d;考来维仑,2.6~3.8g/d。透析患者不需调整剂量。

2. 司维拉姆 为降磷药物,有类似胆酸螯合剂的作用,可降低总胆固醇和 LDL 胆固醇水平,但可能引起酸中毒。适于高磷血症伴高脂血症患者。

3. 烟酸 常在他汀类药物禁忌时作为严重高三酰甘油血症[>5.8mmol/L(500mg/dl)]的首选药物,其降低 LDL 的作用不如升高 HDL 的作用强。主要通过肾脏排泄,ESRD 患者需减量50%。副作用包括高血糖、肝损害、潮红等。

4. 依泽替米贝 可抑制胆固醇吸收,肾衰竭患者应用经验较少。

5. 贝特类药物 包括苯扎贝特、吉非贝齐、环丙贝特、氯贝丁酯等。其中吉非贝齐是首选,用于治疗严重的高三酰甘油血症和非 HDL 高胆固醇血症,CKD 患者无需调整剂量。贝特类对 LDL 作用甚微,故不用于 TG 水平正常的高 LDL 胆固醇患者。贝特类也可引起肌病,并可增加他汀类的血药浓度,因此 CKD 患者禁忌联用他汀类和贝特类药物。

**（三）药物联用** 他汀类药物加胆酸螯合剂可能是较为安全的组合,透析患者很少需要联用药物来降低 LDL 胆固醇。

（俞海瑾）

# 参 考 文 献

[1] Kidney Disease:Improving Global Outcomes(KDIGO)Lipid Work Group. KDIGO Clinical Practice Guideline for Lipid Management in Chronic Kidney Disease. Kidney Int,2013,(suppl 3):259-305.

[2] Harper CR,Jacobson TA. Managing dyslipidemia in chronic kidney disease. J Am Coll Cardiol,2008,51(25):2375-2384.

[3] Locatelli F,Bommer J,London GM,et al. Cardiovascular disease determinants in chronic renal failure:clinical approach and treatment. Nephrol Dial Transplant,2001,16(3):459-468.

[4] Paraskevas KI. Statin therapy in peritoneal dialysis patients:effects beyond lipid lowering. Int Urol Nephrol,2008,40(1):165-170.

[5] D'Amico G. Statins and renal diseases:from primary prevention to renal replacement therapy. J Am Soc Nephrol,2006,17(4 Suppl 2):S148-152.

[6] Fellström BC,Holdaas H,Jardine AG. Why do we need a statin trial in hemodialysis patients? Kidney Int Suppl,2003,(84):S204-206.

[7] Weiner DE,Sarnak MJ. Managing dyslipidemia in chronic kidney disease. J Gen Intern Med,2004,19(10):1045-1052.

# 第54章

## 高尿酸血症及痛风

高尿酸血症(hyperuricemia)是指血中尿酸长时间超过男性$420\mu mol/L(7mg/dl)$或女性$360\mu mol/L(6mg/dl)$。高尿酸血症是引起痛风(gout)的重要生化基础,但并不是所有的高尿酸血症患者均会发展为痛风,大约只有5%～12%的高尿酸血症患者最终发展为痛风。痛风是嘌呤代谢紊乱导致的一组慢性疾病,临床特征为急慢性痛风性关节炎和痛风性肾脏损害。该病多见于男性,40岁左右为发病高峰,女性少见,其中大多发生于绝经后。在开始血液透析患者中,痛风1年及5年总体发病率分别为5%及15.4%。

### 【病因与发病机制】

#### 一、基本病因

高尿酸血症及痛风分为原发性和继发性两大类。

**(一)原发性高尿酸血症或痛风**　由于基因突变导致尿酸产生过多或者肾脏尿酸转运系统缺陷导致尿酸排泄减少。多个基因病变均可导致肾脏尿酸转运失常,报道最多的基因有 SLC22A12,SLC2A9(GLUT9),ABCG2。

**(二)继发性高尿酸血症或痛风**

1. 尿酸来源增加　血液病尤其是骨髓增生性疾病及多种癌症放疗化疗时,细胞核破坏过多、核酸分解加速导致尿酸来源增加。

2. 尿酸排泄减少

(1)各种肾脏疾病及动脉硬化、高血压的晚期,肾衰竭致使尿酸排泄减少。

(2)噻嗪类利尿剂、小剂量水杨酸钠等药物可导致肾小管对尿酸的排泌受到竞争性抑制,从而使尿酸排泄减少。

(3)其他因素如乳酸、酮酸浓度增高以及慢性铅中毒均能使尿酸排泄受到抑制。

#### 二、诱发因素

在酗酒,感染,剧烈运动,过度劳累,创伤,手术等情况下以及危重患者,由于ATP的大量消耗可诱发痛风的急性发作。在季节交替,精神刺激等情况下也可加重发作。

### 【病理】

痛风石(tophi)是痛风的特征性病变,系尿酸盐在关节软骨和肾间质-肾小管等部位沉积,因慢性炎症反应而被上皮样细胞和多核巨细胞等所包围而形成的细小针状结晶。

发生于关节软骨的痛风石,可引起软骨的退行性变,导致血管增生,滑囊增厚,骨质破坏及纤维化,是导致关节僵硬和关节畸形发生的重要因素。发生于关节软骨的痛风石还可破溃形成瘘管,瘘管形成后,白色粉末状尿酸盐结晶持续排出可导致瘘管不易愈合,但由于尿酸盐具有抑菌作用,继发感染少见。这种痛风石要注意与风湿性结节和皮下结节相鉴别。

发生于肾间质-肾小管的痛风石,最常见于肾髓质和乳头处,其特征性病理表现为呈针状、双折光放射状排列的尿酸盐结晶。晚期可导致肾间质纤维化,肾小管萎缩,肾小球硬化和肾小动脉硬化。

## 【临床表现】

### 一、急性痛风性关节炎

急性痛风性关节炎是原发性痛风最常见的首发症状。好发于四肢关节,尤其是下肢关节,50%以上的患者首次发生于足踇指,90%的患者在整个急性发作病程中累及足踇指,其他还可累及跗骨关节、膝盖、手指、腕部及肘部。典型发作为半夜急骤起病,常因脚痛而惊醒,关节附近出现急性炎症反应,有明显的红肿热痛,痛尤为剧烈,数小时后症状发展至高峰。并可伴有发热、白细胞增多等全身症状。初次发病常仅累及一个关节,反复发作则受累关节逐渐增多。

痛风急性发作数天或数周后可自行缓解,关节功能可完全恢复,而后进入无症状的间歇期。多数患者在一年内复发,此后大多数患者发作越来越频繁,受累关节也逐渐增多,关节症状随之加重。病情反复发作迁延发展为慢性阶段。

### 二、慢性痛风性关节炎

慢性痛风性关节炎大多为急性痛风性关节炎反复发作迁延而来,极少数为急性发作后没有间歇期直接发展为慢性痛风性关节炎。在此阶段,慢性炎症持续存在而不能完全消失,引起关节软骨的侵蚀破坏及周围组织的慢性纤维化,使受累关节发生僵硬强直和功能障碍,并可破溃形成瘘管,炎症影响关节功能。在慢性病变阶段,常有急性炎症的反复发作,使病情逐渐恶化。

### 三、痛风性肾脏损害

约33%的高尿酸血症患者伴有肾脏损害。主要表现为慢性痛风性间质性肾炎,尿酸性尿路结石和急性高尿酸性肾衰竭。

（一）**慢性痛风性间质性肾炎**　尿酸盐结晶沉积于肾间质-肾小管尤其是肾髓质和乳头处而引起。早期表现为轻度肾区酸痛,轻度间歇性蛋白尿和镜下血尿;后出现夜尿增多、低比重尿等肾浓缩功能受损的表现;随病情进展,肾小球滤过率逐渐下降,血肌酐和血尿素氮逐渐升高,晚期进入尿毒症期。

（二）**尿酸性尿路结石**　尿酸盐结晶沉积于输尿管腔导致输尿管阻塞而引起。典型症状为肾绞痛,可伴有血尿。输尿管梗阻后容易继发尿路感染,出现急性肾盂肾炎的临床表现。由于继发性痛风的血尿酸浓度比原发性的高很多,所以继发性痛风的尿路结石发生率比原发性高。对于高尿酸血症患者,酸性尿和浓缩尿是形成尿酸性结石的最重要的危险因素。

**（三）急性高尿酸性肾衰竭**　尿酸盐结晶短时间内急剧增加并广泛沉积于集合管、肾盂肾盏及输尿管导致尿量急剧减少，甚至阻塞双侧输尿管，导致急性少尿型肾衰竭。此时如及时给予增加尿量、碱化尿液及降低血尿酸的治疗措施，常使病情逆转。

**（四）无症状性高尿酸血症**　是指血尿酸浓度增高，但未出现关节炎、尿酸石或肾结石等临床症状。近年来越来越多的研究证明，高尿酸血症与肥胖、胰岛素抵抗、高血压、高脂血症、代谢综合征之间存在着密切联系，而且高尿酸血症可能是心、脑血管疾病及慢性肾脏病的独立危险因素。基于以上原因，无症状高尿酸血症亦需要重视并且在必要时给予治疗。

## 【诊断与鉴别诊断】

### 一、诊断

痛风的诊断主要依靠临床表现，若中年男性突发足踇指等四肢单关节的红肿热痛等急性炎症反应，并伴有血尿酸增高，如秋水仙碱治疗有效即可诊断为痛风。在关节积液或痛风石中发现单钠尿酸盐晶体仍然是确诊痛风的最有利依据。在痛风发作的早期，可以利用超声和双能 CT 发现尿酸盐沉积为诊断提供依据，X 线、MRI 及常规 CT 对于早期诊断帮助不大；而在疾病的后期，对于痛风引起的关节损害可以根据常规 X 线表现进行评判。

### 二、鉴别诊断

高尿酸血症性肾病（hyperuricemic nephropathy）继发肾功能不全时应与继发于肾功能不全的高尿酸血症相鉴别：①高尿酸血症性肾病患者先出现高尿酸血症而后才出现肾功能不全；继发于肾功能不全的高尿酸血症患者先出现肾功能不全而后才出现高尿酸血症。②高尿酸血症性肾病患者的痛风性关节炎等肾外表现明显，且反复发作多年后才出现肾功能不全；继发于肾功能不全的高尿酸血症患者的痛风性关节炎等肾外表现少见且不典型，常因被原发疾病所掩盖而不易被发现。③高尿酸血症性肾病患者的血尿酸/尿尿酸 < 0.35（mg/dl），血尿酸/血肌酐 > 2.5（mg/dl）；继发于肾功能不全的高尿酸血症患者的血尿酸/尿尿酸 > 0.35（mg/dl），血尿酸/血肌酐 < 2.5（mg/dl）。

急性痛风性关节炎同时应与风湿热、丹毒、蜂窝织炎、化脓性关节炎、创伤性关节炎、假性痛风等相鉴别。

## 【治疗与预防】

非药物干预和药物治疗在痛风患者的管理中是相辅相成的两个重要方面。

非药物干预是痛风治疗的基础和前提。应重视对痛风患者的健康教育，控制体重、规律锻炼、戒烟、严格限酒（尤其是啤酒），养成合理的饮食和生活习惯是基础；建议避免摄入富含高嘌呤的动物内脏、高果糖含量的甜食饮料和汽水；限制牛肉、羊肉、猪肉、高嘌呤含量的海鲜（沙丁鱼和贝壳类）；鼓励患者食用低脂乳制品和蔬菜。另外，需要核查有无引起继发性高尿酸血症的共存疾病（如肾功能不全、心血管疾病等），只要不是必须，尽量避免使用可能导致尿酸水平升高的药物；同时需要评估痛风的严重程度（如是否有痛风石，急性或慢性临床表现的发作频率和程度等）。

药物治疗是痛风治疗的核心。

## 一、痛风性关节炎急性发作期的治疗和预防

主要目的是控制炎症反应和缓解疼痛。

（一）**秋水仙碱**　痛风性关节炎急性发作的首选药物，是一种生物碱类，也是试验性治疗的首选药物。最新研究表明，秋水仙碱可以结合微管蛋白二聚体，阻止微管蛋白的聚集，扰乱细胞吞噬作用。同时还存在干扰白细胞的功能，防止白细胞的活化，溶酶体的脱颗粒作用。用法：0.5mg/或 1mg/2h，它在 12～24 小时内可有效缓解组织的红肿热痛，但该药可引起恶心、呕吐、腹泻等消化道反应，出现胃肠道副作用时应及时停药。最大用量为 6mg/24h，肾功能不全者最大用量不宜超过 3mg/24h。实验表明，它有严重的骨髓抑制和肝肾功能损害、抽搐惊厥等副作用。

（二）**非特异性抗炎药物**　如对酰氨基酚、非甾体抗炎药（NSAID）、COX-2 抑制剂、糖皮质激素、促肾上腺皮质激素等均可达到减轻或者缓解关节症状的作用。疼痛剧烈时可向关节腔内注射激素。

（三）**生物制剂**　抗白介素-1 类药物，如阿那白滞素（anakinra）、利纳西普（rilonacept）、康奈单抗（canakinumab）等目前已批准上市；肿瘤坏死因子 α（TNF-α）拮抗剂和白介素-6 受体单克隆抗体——托珠单抗（tocilizumab）也得到广泛关注和临床试验研究。以上三类药物均针对大量尿酸激发的不同生理机制发挥抑制作用，进而缓解关节疼痛等症状。

（四）**预防**　在降尿酸治疗的同时可以使用非甾体抗炎药或秋水仙碱（推荐每日剂量<1.2mg），当患者对这两类药物存在禁忌证或不能耐受时，可以考虑使用小剂量醋酸泼尼松或醋酸泼尼松龙（≤10mg/d）作为替代。预防用药的时间需要根据患者的具体情况决定，推荐至少 6 个月。

## 二、间歇期及慢性期的治疗

关于尿酸水平的控制，对于高尿酸血症合并心血管危险因素和心血管疾病及代谢性疾病患者，男性血尿酸>420μmol/L，女性>360μmol/L，应同时进行生活指导及药物降尿酸治疗，主要目标是维持血尿酸水平在 360μmol/L 以下。而对于有痛风发作史的患者，建议血尿酸长期控制在 300μmol/L 以下以预防痛风急性复发。

（一）**饮食控制及一般处理**　避免进食如动物内脏、骨髓、海鲜等含嘌呤丰富的食物，鼓励低嘌呤饮食。减少碳水化合物和糖类的摄入，增加不饱和脂肪酸，多饮水以增加尿量从而有利于尿酸排出，尿量应大于 2000ml/d。慎用抑制尿酸排泄的药物如噻嗪类利尿剂、水杨酸钠等。避免饮酒、肥胖、精神紧张、过度劳累、受冷受湿及关节损伤等诱发因素。

（二）**降低血尿酸的药物治疗**　降低血尿酸的药物一般分为促进尿酸排泄药和抑制尿酸合成药两大类。这两类药物都没有减轻或者缓解急性炎症反应的作用，并且有促进沉积于组织中的尿酸盐结晶溶解入血从而诱发痛风急性发作的作用，因此不宜在急性期使用。对于血尿酸水平顽固升高的患者可以考虑黄嘌呤氧化酶抑制剂和促尿酸排泄药物联合治疗。

1. 促进尿酸排泄药　抑制尿酸盐在肾小管的主动再吸收，增加尿酸盐的排泄，从而降低血中尿酸盐的浓度。可缓解或防止尿酸盐结晶的生成，减少关节的损伤，亦可促进已形成

的尿酸盐结晶的溶解。由于90%以上的高尿酸血症为肾脏尿酸排泄减少所致,所以促尿酸排泄药适用人群广泛。代表药物为苯溴马隆和丙磺舒,由于此类药物存在促使尿酸大量排出、诱发或加重肾脏损害的风险,临床应用须十分慎重。在使用这类药物时要注意多饮水和使用碱化尿液的药物。此外,在使用此类药物之前要测定尿尿酸的排出量,如果患者的24小时尿尿酸的排出量已经增加>3.6mmol(600mg)或有泌尿系结石则禁用此类药物,在溃疡病或肾功能不全者慎用。

（1）羧苯磺酸(probenicid,丙磺舒):用法:初始剂量0.25g/d,2次/日。两周内逐渐增加剂量并维持在0.5g/d,3次/日。最大剂量不宜超过2g/d。

（2）苯磺唑酮(sulfinpyrazone):排尿酸作用比丙磺舒强。用法:初始剂量50mg/d,2次/日。维持剂量100mg/d,3次/日。最大剂量不宜超过600mg/d。和丙磺舒合用有协同作用。消化性溃疡患者慎用。

（3）苯溴马隆(benzbromarone,痛风利仙):排尿酸作用最强,但毒性作用轻微,不影响肝肾功能。用法:初始剂量25mg/d,1次/日。维持剂量100~200mg/d。

2. 抑制尿酸合成药　推荐选择别嘌醇或非布索坦(非布司他)这两种黄嘌呤氧化酶抑制剂作为降尿酸治疗的一线药物。

（1）别嘌醇(allopurinol):用法:任何痛风患者接受别嘌醇治疗时,起始剂量均不应>100mg/d,对于合并慢性肾脏病4期或肾功能更差的患者起始剂量则不应>50mg/d,此后每2~5周可以增加1次剂量,直至血尿酸水平达到预期目标。使用期间需要严密监测可能出现的不良反应,如皮疹、瘙痒、肝功能异常等。由于部分汉族人群对别嘌醇过敏,因此在起始别嘌醇治疗前可以考虑行HLA-B*5801检测。

（2）非布司他(febuxostat):主要通过抑制黄嘌呤氧化酶降低尿酸水平,可以改善肾功能的损伤,对于无法耐受别嘌醇的患者可以适用,对于尿酸水平高于8mg/dl的患者尤其有效,用法:40~80mg/d。对于轻中度肾功能受损的痛风患者使用非布司他不需要调整药物剂量。

（3）尿酸酶(uricase):尿酸酶可催化尿酸氧化为更易溶解的尿囊素,从而降低血尿酸水平。生物合成的尿酸氧化酶主要有:①重组黄曲霉菌尿酸氧化酶(rasburicase),又名拉布立酶,粉针剂,目前适用于化疗引起的高尿酸血症患者。②聚乙二醇化重组尿酸氧化酶(PEG.uricase),静脉注射使用。两者均有快速、强力降低血尿酸的疗效。主要用于重度HUA、难治性痛风,特别是肿瘤溶解综合征患者。③培戈洛酶(pegloticase):一种聚乙二醇化尿酸特异性酶,已在美国和欧洲上市,用于降尿酸及减少尿酸盐结晶的沉积。目前在中国尚未上市。

## 三、慢性高尿酸血症性肾病的治疗

降低血尿酸的药物主要为黄嘌呤氧化酶抑制剂,以别嘌醇为首选,并根据患者肾功能调整用药剂量。对于轻中度肾功能受损的痛风患者使用非布司他不需要调整药物剂量。当患者Ccr<20ml/min或尿酸排出量>600mg/d时,促进尿酸排泄药如苯溴马龙等不宜使用,因为服药后尿酸排出增加会加重肾脏负担从而使病情恶化。痛风石严重而肾功能良好的患者,两类药物合用可使沉积在组织中的痛风石溶解入血,通过肾脏排出体外。对于已经进展至慢性肾脏病甚至终末期肾病的患者,除采取降尿酸治疗外,还需要启动肾脏病一体化治疗方案,包括降血压、维持钙磷平衡、防治贫血等。

## 四、急性高尿酸血症性肾病的治疗

应积极予以补充液体、静脉使用呋塞米增加尿量、应用碳酸氢钠碱化尿液及使用别嘌醇降低血尿酸等综合治疗措施。

（袁莉　沈晓晔）

## 参 考 文 献

[1] Neogi T,Th A Jansen T L,Dalbeth N,et al. 2015 Gout classification criteria:an American Against Rheumatism collaborative initiative. Ann Rheum Dis,2015,74(10):1789-1798.

[2] Cohen SD,Kimmel PL,Neff R,et al. Association of Incident Gout and Mortality in Dialysis Patients. J Am Soc Nephrol,2008,19(11):2204-2210.

[3] Graf SW,Whittle SL,Wechalekar MD,et al. Australian and New Zealand recommendations for the diagnosis and management of gout:integrating systematic literature review and expert opinion in the 3e Initiative. International Journal of Rheumatic Diseases,2015,18(3):341-351.

[4] Stevenson M,Pandor A. Febuxostat for the management of hyperuricaemia in patients with gout a nice single technology appraisal. Pharmacoeconomics,2011,29(2):133-140.

[5] Roughley MJ,Belcher J,Mallen CD,et al. Gout and risk of chronic kidney disease and nephrolithiasis:meta-analysis of observational studies. Arthritis Res Ther,2015,1;17:90.

[6] Perez-Ruiz F,Marimon E,Chinchilla SP. Chinchilla. Hyperuricaemia with deposition:latest evidence and therapeutic approach. Ther Adv Musculoskel Dis,2015,7(6):225-233.

[7] Seth R,Kydd AS,Falzon L,et al. Preventing Attacks of Acute Gout When Introducing Urate-Lowering Therapy:A Systematic Literature Review. J Rheumatol Suppl,2014,92:42-47.

[8] Khanna PP,Gladue HS,Singh MK,et al. Treatment of acute gout:A systematic review. Semin Arthritis Rheum,2014,44(1):31-38.

[9] vanEchteld IA,van Durme C,Falzon L,et al. Treatment of Gout Patients with Impairment of Renal Function:A Systematic Literature Review. J Rheumatol Suppl,2014,92:48-54

[10] Seth R,Kydd AS,Buchbinder R,et al. Allopurinol for chronic gout. Cochrane Database Syst Rev. 2014,14;(10):CD006077.

[11] 陈灏珠. 实用内科学. 第 12 版. 北京:人民卫生出版社,2005.

# 第55章

## 血清酶水平异常

由于肾脏清除功能减退以及透析作用,终末期肾衰竭患者会出现无症状的血清酶水平异常(表 55-1),部分具有诊断价值的血清酶水平异常可干扰疾病的诊断。因此,了解透析患者血清酶的特点以及探讨相对稳定的血清酶指标十分重要。

**表 55-1　透析患者血清基础酶水平改变**

| 酶 | 血清水平 |
| --- | --- |
| 肌酸磷酸激酶(CK) | 10% ~50% 患者增加 |
| 　肌酸磷酸激酶同工酶(CK-MM) | 40% 患者增加 |
| 　肌酸磷酸激酶同工酶(CK-MB) | 3% ~30% 患者增加 |
| 肌钙蛋白 | |
| 　肌钙蛋白 T | 71% 患者增加 |
| 　肌钙蛋白 I | 9% 患者增加 |
| 乳酸脱氢酶 | 35% 患者增加 |
| 　乳酸脱氢酶同工酶(1 ~5) | 同形性 |
| 天冬氨酸转氨酶: | 10% ~90% 患者降低 |
| 碱性磷酸酶 | |
| 　总水平 | 约50% 患者增加 |
| 　肠道同工酶 | 约50% 患者增加 |
| 　骨同工酶 | 约50% 患者增加 |
| 谷氨酰胺转肽酶 | 10% ~15% 患者增加 |
| 淀粉酶 | 约50% 患者增加 |
| 脂肪酶 | 约50% 患者增加 |
| 胰蛋白酶(原) | 100% 患者增加 |
| 弹性蛋白酶 | 43% 患者增加 |
| 磷酸酯酶 $A_2$ | 100% 患者增加 |

# 【急性心肌梗死】

发生急性心肌梗死的透析患者出现血清肌酸磷酸激酶(creatine kinase,CK)、天冬氨酸转氨酶(aspartate aminotransferase,AST)和乳酸脱氢酶(lactate dehydrogenase,LDH)水平的变化情况基本类似于非透析慢性肾脏病(chronic kidney disease,CKD)患者,但心肌酶谱(LDH、AST、CK、CK-MB、IMA)随肾功能进展逐渐升高。未行透析治疗时已存在心肌损伤的终末期肾脏病(end-stage renal disease,ESRD)患者,血液和腹膜透析前后心肌酶水平无明显变化。血液透析患者心肌酶升高并非单纯因素引起,当 110g/L>Hb>80g/L 时,红细胞的破坏可能是另一主要因素。值得注意的是目前已不推荐采用总 CK 和 LDH 来诊断心肌梗死。

## 一、CK

(一) 血清总 CK 水平增高 10%~50%的透析患者可表现为血清总 CK 水平的持续增高,通常是轻度增高(一般不超过正常值的 3 倍),偶尔可有高于正常值 5~10 倍的情况,如接受类固醇激素注射的透析患者,CK 水平可有明显增高。

血清总 CK 水平持续增高的情况,血液透析患者多于腹膜透析患者,男性多于女性,黑种人多于白种人,可能与臂部周径有关。其原因尚不清楚,据推测可能原因包括肌内注射雄激素或其他药物、亚临床肌病、维生素 D 缺乏、卡尼汀缺乏以及酶降解减少等。对于服用他汀类、抗病毒类等药物治疗的患者还应考虑药物毒性。肾移植后血清中增高的 CK 水平可迅速恢复至正常范围。

(二) 肌酸磷酸激酶-MB 同工酶(CK-MB)增高 在非透析患者 MB 同工酶占血清总 CK 的 5%以上。一般情况下,当血清总 CK 水平增高时,相应增高的 MB 同工酶是心肌损伤的非常特异性的指标。

目前离子交换色谱法、电泳法、放射免疫法或玻璃珠吸附法是可行的检测方法。色谱法可因非心肌变异体的存在而出现假阳性;电泳法可因人为因素而造成尿毒症患者血中 CK-MB 水平增高。其余 2 种方法的假阳性率相对较小。

30%的透析患者临床无心肌缺血的表现,但可出现血中 CK-MB 增高。其中一部分原因可能与上述方法学有关。最近有报道透析患者中 CK-MB 水平增高在 5%左右或更少。无心肌梗死的透析患者血中 CK-MB 增高是轻度的(通常小于血清总 CK 水平的 8%)。CK-MB 水平与患者的营养状态有关,在体重偏轻的患者中,CK-MB 水平显著升高。

亦有观点认为透析前后 CK-MB 水平无明显变化,也有学者表示持续低效血液透析可显著降低 CK-MB 水平。

(三) 急性肾衰竭患者中 CK-BB 和 CK-MB 比例增高 据报道,急性肾衰竭患者可有血中 CK-BB 同工酶水平的增高,这可能与损伤的肾小管组织释放同工酶有关。在相对稳定的血液透析患者中,血清 CK-BB 浓度通常在正常范围。

## 二、AST(见下述)

## 三、LDH

(一) 血清 LDH 水平增高 肾功能不全患者中大约有 35%的患者出现血中 LDH 增高

（高于正常范围上限的 3 倍）。不同的 LDH 同工酶成比例递增，LDH-1/LDH-5 的比例小于 1。原因可能是肾脏对此酶的清除率减低，或者由于急性肾衰竭患者损伤的肾组织释放 LDH 增多。血清 LDH 水平也可在血液透析过程中升高，故应采用透析前的血清检测 LDH 水平。

（二）人类心肌肌质球蛋白轻链 1　人类心肌肌质球蛋白轻链 1 的酶联免疫分析是一种新的敏感方法用于诊断心肌梗死。但在透析患者中，其水平可高于对照组 40 倍，所以该检测对终末期肾衰竭患者无意义。

## 四、心肌肌钙蛋白（cardiac troponins，CTn）

（一）心肌肌钙蛋白 T　心肌肌钙蛋白 T 是一种调节收缩蛋白，通常血中不存在，是心肌细胞受损的特异性和敏感性指标。但是临床无特异性心肌损伤的慢性肾衰竭患者 80% 以上也可出现血中肌钙蛋白 T 水平的增高，考虑与持续性血液透析患者残肾功能较低、微炎症状态较重、左心室肥厚发病率较高及血液透析对透析患者的心血管血流动力学影响等有关，血中肌钙蛋白 T 水平与血中肌酐水平有着直接关系，提示可能与肾脏清除功能受损有关，同时可能与内皮功能紊乱和左室肥厚相关。血液透析不会改变血中肌钙蛋白浓度。研究发现肌钙蛋白 T 的慢性增高可用于预测无症状透析患者和透析低血压患者的死亡率和心血管事件。近年来出现的高敏肌钙蛋白 T/I（hs-CTn T/I）检测技术对于心肌损伤的诊断无论是灵敏性和特异性均高于传统的血清 CTn I/T。检测血清肌钙蛋白 T/I（serum cardic troponin，CTn T/I）对诊断其心肌损伤有重要价值。无心肌缺血证据的终末期肾脏病及维持性血液透析患者血清 cTnT/I 水平轻度升高可能是由于微小心肌损伤的结果。亦有高通量透析后 cTnT 水平下降的相关报道。

（二）心肌肌钙蛋白 I　心肌肌钙蛋白 I 是另一种心肌特异性调节收缩蛋白，血中水平增高往往提示心肌受损。有超过 9% 的进展期肾衰竭患者，其临床并无心肌受损依据，但可出现血中肌钙蛋白 I 水平增高。肌钙蛋白 I 对于肾衰竭患者来说是一种相对较精确的预测心肌受损的指标，比肌钙蛋白 T 更具特异性。血液透析不能显著改变血中肌钙蛋白 I 的水平。

## 五、心肌型脂肪酸结合蛋白（heart-type fatty acid-binding protein，H-FABP）

心肌型脂肪酸结合蛋白受骨骼肌损害的影响极小，对心肌损伤的诊断特异性和敏感性较高，分子量小（15kD），心肌损伤后入血早，在早期急性心肌梗死（特别是 ≤3 小时）的诊断中有其独特的优势。32% 非冠脉综合征透析患者心肌型脂肪酸结合蛋白阳性。但由于心肌型脂肪酸结合蛋白主要通过肾脏清除，使其在透析患者中的应用受到限制。有研究认为心肌型脂肪酸结合蛋白与肌红蛋白的比值可作为血液透析患者心脏损伤的指标，其临床应用还有待于进一步研究。另外，腹膜透析和血液透析患者血清脂肪细胞型脂肪酸结合蛋白（A-FABP）及游离脂肪酸水平高于健康人群。

## 【与肝脏疾病相关的酶】

## 一、丙氨酸转氨酶（ALT）和天冬氨酸转氨酶（AST）

（一）血中 ALT 和 AST 水平降低　10%～90% 透析患者血中 20%～50% 的转氨酶活

性受到抑制。原因不清楚,有多种解释,包括血液稀释、血浆吡哆醇水平下降、同型半胱氨酸水平上升以及血中转氨酶活性被尿毒症毒素抑制等,另外当用 SMA 12/60 紫外线自动分析仪测定 ALT 和 AST 水平时,由于尿毒症血清中某些物质吸收了紫外线,可造成血中其水平的相对降低。透析后血中 AST 水平增多可能原因如下:

1. 可透性抑制物质的清除。

2. 体外循环红细胞中酶的释放增加。

3. 超滤导致血液浓缩。

由于透析患者血中转氨酶处于低水平,因此当发现其超过正常范围或在正常范围内有大幅度上升时,需引起临床医师的警惕。对比发现,乙肝表面抗原阳性患者的转氨酶水平较阴性患者高,但并未超过正常上限,在持续丙肝病毒血症患者同样如此。因此,有学者提出透析患者转氨酶的上限应该下调:ALT:18IU/L,AST:16IU/L。

**(二) 血中转氨酶水平轻度增高的原因**　透析患者血中转氨酶(AST,ALT 或两者同时)轻度增高是一个常见的临床问题。急性乙型肝炎或丙型肝炎转变为慢性的情况在透析患者中颇为常见。增高的 ALT 水平通常反映肝炎(特别是丙型肝炎)病毒的感染,单纯疱疹和巨细胞病毒感染同样可以表现为转氨酶增高(AST>ALT)。透析患者转氨酶升高的其他原因包括肝毒性药物和铁负荷过多(含铁血黄素沉着症)的影响。

## 二、碱性磷酸酶(AKP)

**(一) 血中 AKP 产生的部位**　碱性磷酸酶(alkaline phosphatase,AKP)通常由胆管上皮细胞产生,在梗阻性黄疸患者中,血中 AKP 水平是增高的。AKP 也可由其他组织产生,包括骨、肠、肺、肾及某些肝内、肝外肿瘤、白细胞及胎盘。ESRD 患者血中性粒细胞碱性磷酸酶(neutrophil alkaline phosphatase,NAP)水平高于正常,血透后水平可降至正常水平。

**(二) 骨和肠源性 AKP 水平的增高**　透析患者伴发骨和肝脏疾病非常常见,血中 AKP 酶水平增高有时很难解释。常用的鉴别方法是根据血样中 AKP 的热稳定性(骨源性 AKP 加热后失活)。如果同时合并其他肝胆相关酶升高则提示 AKP 为肝源性升高。通过测量骨源性碱性磷酸酶可评估血液透析患者骨转化情况,使用不同检测方法所测结果存在差异。AKP 水平上升与腹膜透析患者的死亡风险具有显著相关性。

## 三、其他肝胆源性酶

活动的肝胆疾病患者中,血清 5′核苷酸酶、亮氨酸氨肽酶(leucine aminopeptidase,LAP)和 γ 谷氨酸转肽酶(gama-glutamyl transpeptidase,GGT)的水平都有增高。这些酶的增高反映了肝胆功能的不全,但是孕妇血中 5′核苷酸酶和 LAP 的水平增高是一特殊情况。血中 GGT 水平增高也可能与摄入某些诱导肝脏微粒体酶的药物有关,例如苯妥英钠和苯巴比妥。透析人群血清 GGT 水平与正常人群无明显差别。乙肝及丙肝阳性透析患者 GGT 水平显著升高。GGT 水平上升是腹膜透析患者出现不良预后的独立危险因素。

关于透析患者血中 5′核苷酸酶和 LAP 的水平目前还没有获得很好的数据资料。大约10% ~15% 的终末期肾衰竭患者血清 GGT 水平可能显著增高(高于正常上限水平的 2~3倍)。这些患者无酗酒史,无肝脏疾病的临床证据,也无服用影响肝脏微粒体酶的药物病史,其原因目前还不十分清楚。

## 【与胰腺炎有关的酶】

### 一、淀粉酶(amylase)

1. 血清淀粉酶水平的增高　大多数透析患者由于排泄尿液功能的丧失,即使临床无胰腺炎证据,血清淀粉酶也可以高于正常值 3 倍以上。急性肾衰竭患者淀粉酶增高明显多于慢性透析患者。在使用艾考糊精进行腹膜透析的患者中血清淀粉酶活力极低,可能原因是艾考糊精干扰了淀粉酶活力的测定。无症状的透析患者中,血清中胰腺特异性 P3 同工酶水平可增高或正常。事实上超过 18% 的无症状性透析患者 P3 水平超过正常值 3 倍以上,相反非透析患者 P3 淀粉酶水平的增高只出现在急性胰腺炎时。

2. 透析患者潜在的胰腺炎问题　尸检资料发现,许多无症状的透析患者都存在胰腺异常,如慢性胰腺炎。此外,对血液透析患者行胰腺外分泌功能检查发现粪糜蛋白酶显著降低,而超声未见明显异常。由于分解代谢的减少而导致血清淀粉酶增高的程度尚不十分清楚。

3. 透析患者发生胰腺炎时,血清和腹膜透析液中淀粉酶的水平　疑及透析患者发生胰腺炎时,如发现血清淀粉酶水平超过正常 3 倍以上,则诊断可以成立。遗憾的是某些透析患者即使在发生严重胰腺炎时,血中淀粉酶水平仅轻度增高无法确诊。而血中 P3 同工酶水平的增高对透析患者胰腺炎的诊断则是一个可信赖的指标。

对于腹膜透析患者,腹膜透析液中淀粉酶水平不是诊断胰腺炎的敏感指标,因为在严重胰腺炎患者中腹膜透析液淀粉酶也只有轻度增高。但是腹膜透析液中淀粉酶水平若超过100U/dl 往往提示胰腺炎或其他腹腔内病变。

### 二、脂肪酶(lipase)

50% 透析患者中血清脂肪酶水平增高(超过正常 2 倍以上)。血液透析后血中脂肪酶增高可由于:①肝素诱导的内皮结合脂肪酶释放;②可能与超滤引起血液浓缩有关,因此应检测透析前的该酶浓度。在使用艾考糊精进行腹膜透析的患者,脂肪酶诊断胰腺炎的价值优于淀粉酶。部分接受血透治疗的 ESRD 患者脂蛋白脂肪酶(lipoprotein lipase, LPL)活性下降,一方面是尿毒症状态所引起的酶活性降低,另一方面,抗凝剂的使用促进 LPL 与血管内皮细胞结合,加快 LPL 的降解。

### 三、血清胰蛋白酶抑制剂

该抑制剂的血浓度在急性胰腺炎患者中会增高,但是血清胰蛋白酶抑制剂在无明显胰腺炎病理改变的透析患者中也有明显增高,可能与肾脏降解功能的减退、胰腺过多分泌有关。

### 四、胰蛋白酶原

胰腺炎时血中胰蛋白酶原增高与其他胰酶的增高相一致,但是几乎所有透析患者胰蛋白酶原水平都有增高,而且血液透析患者高于腹膜透析患者。

## 五、弹性蛋白酶Ⅰ和磷酯酶 $A_2$

在急性胰腺炎时会有两者相应增高,但是许多临床无胰腺炎症状的透析患者也会出现增高。

(任　红)

## 参 考 文 献

［1］ Cheng J,Hu S,Lu H,et al. Comparison of the therapeutic effectiveness of sustained low-efficiency dialysis (SLED)with continuous blood purification(CBP)in critically ill patients. Cell biochemistry and biophysics, 2013,67(3):923-927.

［2］ Roberts MA,Hedley AJ,et al. Understanding cardiac biomarkers in end-stage kidney disease:Frequently asked questions and the promise of clinical application. Nephrology(Carlton,Vic),2011,16(3):251-260.

［3］ Caliskan Y,Ozkok A,Akagun T,et al. Cardiac biomarkers and noninvasive predictors of atherosclerosis in chronic peritoneal dialysis patients. Kidney & blood pressure research,2012,35(5):340-348.

［4］ Koehnlein T,Schmidt A,Moesenthin M,et al. Increased cardiac troponin T and C-reactive protein levels in end-stage renal disease are associated with obstructive sleep apnea. Clinical nephrology,2009,71(1):50-58.

［5］ Jacobs LH,van de Kerkhof J,Mingels AM,et al. Haemodialysis patients longitudinally assessed by highly sensitive cardiac troponin T and commercial cardiac troponin T and cardiac troponin I assays. Annals of clinical biochemistry,2009,46(Pt 4):283-290.

［6］ Fahim MA,Hayen AD,Horvath AR,et al. Biological variation of high sensitivity cardiac troponin-T in stable dialysis patients:implications for clinical practice. Clinical chemistry and laboratory medicine,2015,53(5):715-722.

［7］ Roberts MA,Hare DL,Macmillan N,et al. Serial increased cardiac troponin T predicts mortality in asymptomatic patients treated with chronic haemodialysis. Annals of clinical biochemistry,2009,46(Pt 4):291-295.

［8］ Wang AY,Wai-Kei Lam C. The diagnostic utility of cardiac biomarkers in dialysis patients. Seminars in dialysis,2012,25(4):388-396.

［9］ Voroneanu L,Siriopol D,Nistor I,et al. Superior predictive value for NTproBNP compared with high sensitivity cTnT in dialysis patients:a pilot prospective observational study. Kidney & blood pressure research,2014,39(6):636-647

［10］ Hickman PE,McGill D,Potter JM,et al. Multiple biomarkers including cardiac troponins T and I measured by high-sensitivity assays,as predictors of long-term mortality in patients with chronic renal failure who underwent dialysis. The American journal of cardiology,2015,115(11):1601-1606.

［11］ Hassan HC,Howlin K,Jefferys A,et al. High-sensitivity troponin as a predictor of cardiac events and mortality in the stable dialysis population. Clinical chemistry,2014,60(2):389-398.

［12］ Han SH,Choi HY,Kim DK,et al. Elevated cardiac troponin T predicts cardiovascular events in asymptomatic continuous ambulatory peritoneal dialysis patients without a history of cardiovascular disease. American journal of nephrology,2009,29(2):129-135.

［13］ Geerse DA,van Berkel M,Vogels S,et al. Moderate elevations of high-sensitivity cardiac troponin I and B-type natriuretic peptide in chronic hemodialysis patients are associated with mortality. Clinical chemistry and laboratory medicine,2013,51(6):1321-1318.

［14］ Arsov S,Trajceska L,van Oeveren W,et al. Increase in skin autofluorescence and release of heart-type fatty acid binding protein in plasma predicts mortality of hemodialysis patients. Artificial organs,2013,37(7):E114-122.

［15］ Korkmaz H, Sasak G, Celik A, et al. The comparison of cardiac biomarkers positivities in hemodialysis patients without acute coronary syndrome. Renal failure,2011,33(6):578-581.

［16］ Sette LH, Almeida Lopes EP. Liver enzymes serum levels in patients with chronic kidney disease on hemodialysis:a comprehensive review. Clinics(Sao Paulo,Brazil),2014,69(4):271-278.

［17］ Sav T, Gursoy S, Torun E, et al. Occult HBV infection in continuous ambulatory peritoneal dialysis and hemodialysis patients. Renal failure,2010,32(1):74-77.

［18］ Sombolos KI, Fragidis SK, Bamichas GI, et al. Dogma disputed:postdialysis increase of aminotransferase values cannot be attributed to an inhibitor removal by hemodialysis. ASAIO journal(American Society for Artificial Internal Organs:1992),2012,58(6):612-615.

［19］ Diris JH, Hackeng CM, Kooman JP, et al. Impaired renal clearance explains elevated troponin T fragment in hemodialysis patients. Circulation,2004,109(1):23-25.

［20］ Cavalier E, Souberbielle JC, Gadisseur R, et al. Inter-method variability in bone alkaline phosphatase measurement:clinical impact on the management of dialysis patients. Clinical biochemistry,2014,47(13-14):1227-1230.

［21］ Beddhu S, Baird B, Ma X, et al. Serum alkaline phosphatase and mortality in hemodialysis patients. Clinical nephrology,2010,74(2):91-96.

［22］ Lertdumrongluk P, Lau WL, Park J, et al. Impact of age on survival predictability of bone turnover markers in hemodialysis patients. Nephrology, dialysis, transplantation:official publication of the European Dialysis and Transplant Association -European Renal Association,2013,28(10):2535-2545.

［23］ Endre ZH, Pickering JW, Walker RJ, et al. Improved performance of urinary biomarkers of acute kidney injury in the critically ill by stratification for injury duration and baseline renal function. Kidney international,2011,79(10):1119-1130.

［24］ Drechsler C, Verduijn M, Pilz S, et al. Bone alkaline phosphatase and mortality in dialysis patients. Clinical journal of the American Society of Nephrology:CJASN,2011,6(7):1752-1759.

［25］ Chang JF, Feng YF, Peng YS, et al. Combined alkaline phosphatase and phosphorus levels as a predictor of mortality in maintenance hemodialysis patients. Medicine,2014,93(18):e106.

［26］ Abramowitz M, Muntner P, Coco M, et al. Serum alkaline phosphatase and phosphate and risk of mortality and hospitalization. Clinical journal of the American Society of Nephrology:CJASN,2010,5(6):1064-1071.

［27］ Park WY, Kim SH, Kim YO, et al. Serum Gamma-Glutamyltransferase Levels Predict Mortality in Patients With Peritoneal Dialysis. Medicine,2015,94(31):e1249.

［28］ Liu X, Guo Q, Feng X, et al. Alkaline phosphatase and mortality in patients on peritoneal dialysis. Clinical journal of the American Society of Nephrology:CJASN,2014,9(4):771-778.

［29］ Stegmayr B, Olivecrona T, Olivecrona G. Lipoprotein lipase disturbances induced by uremia and hemodialysis. Seminars in dialysis,2009,22(4):442-444.

［30］ Mahmood D, Nilsson S, Olivecrona G, et al. Lipoprotein lipase activity is favoured by peritoneal dialysis compared to hemodialysis. Scandinavian journal of clinical and laboratory investigation,2014,74(4):296-300.

# 第 56 章

## 电解质及酸碱平衡紊乱

透析患者常出现血清钾、磷升高,钠、钙降低,以及代谢性酸中毒等电解质、酸碱平衡紊乱。血钙和血磷参见第 59 章:慢性肾脏病-矿物质和骨异常。

## 【钠】

透析液中钠浓度一般为 135 ~ 145mmol/L,对于轻度的高钠血症或低钠血症患者,透析液中的钠浓度无须调整。

### 一、高钠血症

主要见于血液透析患者,发生率 3% ~ 10% ,常发生在患者脱水或渗透性利尿时。当透析液中钠离子浓度不当,或连续使用高渗透析液,发生迅速超滤,此时若透析机的传导监测系统未正常运行,或者未正确设置警报时,即可发生高钠血症。细胞内液大量渗透至细胞间,导致血浆渗透压升高和细胞体积缩小,从而引起一系列临床症状,包括头痛、口渴、恶心呕吐、眩晕、低血压,甚至昏迷、死亡。细胞外液容量可正常,或减少、增多,取决于由透析液进入血液的钠离子量以及超滤出的钠离子量。透析时高钠血症常容易被漏诊,却需要及时予以纠正。急性高钠血症(24 小时内血清钠离子的浓度大于 160mmol/L)的致死率在 70%以上。治疗上可应用低张溶液(其中钠离子浓度低于血清钠离子浓度 2mmol/L)继续透析,并给予低钠补液缓慢纠正高钠血症。

### 二、低钠血症

常见于接受大量低钠补液或肠外营养的急诊透析患者。若为糖尿病患者则可同时并发高血糖,因血糖浓度的增加会导致水分从细胞内渗出至细胞外,引起低钠血症。血糖浓度每增加 5.55mmol/L(100mg/dl),血钠浓度即相应减少 1.3mmol/L。应用胰岛素可纠正此类继发性低钠血症。

低钠血症亦可发生于透析开始时或者透析过程中。大量的水分由透析液进入血中及细胞内,造成血液稀释,血浆渗透压急剧下降,引起溶血、高钾血症、脑水肿等低钠血症的表现。患者可出现烦躁不安、焦虑、胸痛、头痛、恶心呕吐、面色苍白,甚至癫痫发作。漏诊的比例较高。治疗包括高流量吸氧,废弃透析管中的血液,应用镇静剂治疗癫痫发作等。严重贫血时可行血液灌流,心电监护监测继发性高钾血症引起的心律失常。

若透析前血钠浓度大于 130mmol/L,常规透析液中钠浓度可设置为 140+(140-透析前血钠浓度),经过 4 个小时的透析后,患者血钠浓度可维持于 140mmol/L 左右。若透析前的血钠浓度小于130mmol/L,尤其当患者长期处于低钠血症时,治疗需谨慎缓慢,而不应采取快速的血液透析,否则可引起一系列神经病变,如脱髓鞘综合征。然而目前在透析液浓度设定上存在争议,较为认同的是透析液中钠浓度不应高于血钠浓度15~20mmol/L,并且应连续透析数天,逐渐纠正低钠血症。治疗严重的低钠血症(血钠浓度小于100mmol/L)除增加透析液中钠浓度透析外,亦可静脉推注高渗盐水。

## 【钾】

透析液中钾浓度为2.0~4.5mmol/L不等。

### 一、高钾血症

透析时,细胞内外钾离子的移动速度并不相等。其从血浆中及细胞外清除的速率要大于其从细胞内清除的速率,因此若钾离子向细胞内运转受阻时,即可发生透析所致的高钾血症。随着血钾浓度的下降,钾离子的透析清除量也相应下降,从而减少了净丢失量。即使在使用无钾的透析液时,钾离子的清除量也只有100mmol/L左右。透析结束时,血钾浓度在5小时内将回升30%。对于严重高血钾的患者,其透析后即刻的血钾浓度不能作为评判透析效果的指标,而应检测透析2~3小时后的血钾浓度。此外,低钾的透析液也会影响碳酸氢盐由透析液进入血液的过程。治疗高钾血症患者时,一定要使用无钾或低钾的透析液,并应逐渐降低其血钾浓度,延长疗程,防止继发的细胞内钾的大量外流引起的再次高钾血症。若透析前患者血钾浓度大于5.5mmol/L时,透析液中钾浓度应控制在2.0mmol/L。

### 二、低钾血症

透析可诱发低钾血症,甚至当透析液中的钾离子浓度高于血钾浓度时,也可发生。临床可表现为致命性的肌无力和心律失常。

许多患者(包括非少尿型急性肾损伤患者和无钾摄入的少尿型患者)透析前血钾水平往往是正常的。低钾血症易发生于全肠外营养(TPN)的患者,以及治疗严重酸中毒的过程中,因钾离子可迅速进入细胞内。在治疗低血钾患者时,应避免使用不含钾的透析液以免导致钾离子的大量外流。无论透析前血钾浓度是否低于4.0mmol/L,透析液中钾浓度都不得低于2.0mmol/L。一旦患者(尤其是接受洋地黄治疗者)有心律失常可能时,则透析液浓度应升高至2.5~3.0mmol/L。部分医生会使用钾浓度低于2.0mmol/L的透析液治疗血钾浓度大于7.0mmol/L的患者,这时即需要密切监视血钾浓度的变化,防止血钾过快降低致心律失常的发生。

透析后1~2小时内血钾浓度会反跳,因此一般无须治疗透析后即刻出现的低血钾。钾的移动与血糖浓度有关,通常选用葡萄糖浓度为5.55mmol/L(100mg/dl)的透析液。增加透析液中的钾离子浓度可预防透析时钾的过度丢失,并且减少透析相关的心律失常的发生率。隐匿性心脏病、低钙血症、低镁血症的患者在透析时,易诱发心脏病。对于这类患者,应选用含钾浓度3.0mmol/L的透析液治疗为宜,除非其伴有慢性的严重的高钾血症。

## 【镁】

细胞外液中的镁含量仅占人体镁储存量的1.3%,血清中60%的镁以离子形式存在,或以碳酸氢盐、磷酸盐、硫酸盐形式出现,其余40%的镁与蛋白质相结合。其中有生物学活性的仅为游离的镁离子,而它们的真实变化往往会被掩盖。镁为血管扩张剂。血镁浓度为0.75~1.5mmol/L。应用镁浓度为0.75mmol/L的透析液对血流动力学影响小,血流比较稳定。虽然透析患者的血镁正常甚至增高,但其离子镁浓度却较低。血镁浓度在透析后24小时内可恢复至透析前水平。

## 一、高镁血症

高镁血症多见于血透患者,多由应用镁浓度过高的透析液或大量服用含镁食物、药物(如抗酸剂、轻泻剂或灌肠剂等)引起。一般症状隐匿,临床表现为低血压、无力、心动过缓等。慢性高镁血症可引起骨病和软组织钙化。治疗在于去除病因,血液透析可降低镁浓度。

## 二、低镁血症

易发生在营养不良以及接受TPN的透析患者中。而透析引起的低镁血症较为少见,临床表现有震颤、认知障碍、心律紊乱等,尤以接受洋地黄制剂治疗的患者明显。低镁血症的远期并发症包括高血压、动脉粥样硬化、糖耐量异常等。透析中应及时监测血镁浓度,必要时补充含镁的营养液。

# 【酸中毒】

透析期急性酸中毒的原因可能为透析液浓度不当或连接错误,pH监测仪故障所致。此外,糖尿病酮症酸中毒、缺氧所致的乳酸性酸中毒、严重的横纹肌溶解综合征、酒精中毒、高分解代谢状态皆为诱因。在使用醋酸盐透析液时,由于二氧化碳从血中扩散入透析液中,开始30~60分钟内可出现一过性轻度的代谢性酸中毒。乳酸在肝内代谢障碍可引起代谢性酸中毒,因此肝功能障碍者不宜应用乳酸盐透析液,而应选用碳酸氢盐透析液。

代谢性酸中毒可导致换气过度,并诱发心律失常。透析过程中应密切注意患者的呼吸情况,若出现换气过度,则应警惕酸中毒的可能,及时行血气分析。治疗以去除诱因为主,并可选择合适的碳酸氢盐透析液。对于严重的代谢性酸中毒患者,不可过分纠正,以防脑脊液酸化、组织产乳酸增加的发生,而应逐步纠正酸中毒,使理想的血清碳酸根浓度稳定在20mmol/L以上。

# 【碱中毒】

## 一、代碱性碱中毒

许多情况下碱中毒的危险要大于酸中毒。当血pH大于7.5时,常可引起软组织钙化、心律失常等。透析患者碱中毒的主要原因如下。

1. 蛋白质摄入减少,或外源性的碱性药物(包括口服碳酸氢钠、乳酸盐、醋酸盐、枸橼酸盐)或食物的过多摄入。

2. 胃肠道丢失,当透析患者肠道丢失过多的盐酸时,体内二氧化碳则相对增多。

3. 频繁透析,或者碳酸氢盐透析液连接不当均可导致碱中毒。

4. 枸橼酸在透析过程可起抗凝作用,但由其引发的碱中毒报道也日益增多。

5. 聚苯乙烯硫酸钠和氢氧化铝的合用亦可导致碱中毒,因为树脂可和铝结合,从而使后者无法与从胰腺分泌的碳酸氢根结合,使得碳酸氢根在血中积聚,引起碱中毒。

急性代谢性碱中毒可导致换气低下,甚至缺氧。出现神经精神症状,包括反应迟钝、震颤、肌肉痉挛等。并且组织缺氧可引起氧和血红蛋白解离曲线左移。测定血中碳酸氢根浓度以及血气分析可诊断。若碳酸氢根浓度低于 33mmol/L 时,一般不需治疗。严重的碱中毒时,需去除透析液中剩余的碳酸氢根或更换透析液,维持浓度在 20~28mmol/L。

## 二、呼吸性碱中毒

许多急症透析的患者往往有慢性的呼吸性碱中毒的病史,如合并肺部病变、肝功能受损、中枢神经系统功能紊乱等。通常呼吸性碱中毒的纠正比较迅速,机体的缓冲系统可释放大量的氢离子中和血液中的碳酸氢根离子。肾功能正常者也可经尿液排出过多的碳酸氢根,而透析患者无法做到这一点。因此透析液应选用低浓度的碳酸氢盐透析液,目的在于恢复正常的血液 pH 值,并使血中碳酸氢根浓度处于适当的范围。

（陈　楠）

## 参 考 文 献

[1] Flanigan MJ. How should dialysis fluid be individualized for the chronic hemodialysis patient? Sodium. Semin Dial,2008,21(3):226-229.

[2] Khanna A,Kurtzman NA. Metabolic alkalosis. J Nephrol,2006,19(S9):S86-96.

[3] Putcha N,Allon M. Management of hyperkalemia in dialysis patients. Semin Dial,2007,20(5):431-439.

[4] Adam WR. Plasma and dialysate potassium concentrations and haemodialysis associated mortality. Nephrology (Carlton),2013,18(10):655-656.

[5] Spiegel DM,Block GA. Should we be using calcium-containing phosphate binders in patients on dialysis? Nat Clin Pract Nephrol,2008,4(3):118-119.

[6] Winkelmayer WC,Tonelli M. Phosphate binder choice in dialysis patients:a call for evidence-based rather than marketing-based clinical practice. Am J Kidney Dis,2008,51(3):362-365.

[7] Tomson C,Thomas D,Rao R,et al. Haemodialysis dose and serum bicarbonate(chapter 7). Nephrol Dial Transplant,2007,22(S7):S69-77.

# 第57章

## 营养不良

### 【慢性肾脏病患者营养不良的原因】

营养不良是慢性肾脏病尤其是维持性透析患者中比较常见的一个情况,这种情况被称为蛋白质能量消耗(protein energy wasting,PEW)。大约有1/3的腹膜透析和血液透析患者发生PEW,可以继发于营养摄入不足,丢失过多,和/或蛋白质分解代谢增加(表57-1)并导致该类患者的住院率和死亡率明显升高。临床观察性报道称肥胖或体重超重的透析患者的生存率明显提高,但肥胖的腹透患者技术存活率下降。

营养不良的后果严重,可以使患者的死亡率和住院率增加,减缓伤口愈合,增加感染的易患性,导致患者身体不适,疲劳和难以恢复工作。

表 57-1　营养不良的原因

营养摄入减少
　　饮食控制过于严格
　　胃排空延迟和腹泻
　　间断发作的疾病和住院治疗
　　血液透析日进食量减少
　　药物引起的消化不良(磷结合剂,补铁药)
　　腹膜透析糖负荷加大,抑制患者的饮食
　　透析不充分
　　经济困难
　　由于疾病状况无法获取足够的食物
　　牙齿不好或严重的胃肠疾病影响进食
　　神经系统疾病导致进食或吞咽困难
　　抑郁症
　　味觉的改变
营养丢失增多
　　胃肠道失血(100ml血含14～17g蛋白质)
　　透析中氮质物质的丢失(血液透析每次丢失6～8g氨基酸;腹膜透析每天丢失8～10g蛋白质)
　　大量蛋白尿(>8～10g/d)
蛋白质分解代谢增多
　　间断发作的疾病和住院治疗
　　其他的内科合并症包括糖尿病、心血管疾病和感染
　　代谢性酸中毒(促进蛋白质分解代谢)
　　生长激素(胰岛素样生长因子)内分泌轴功能失调
　　胰岛素抵抗
　　其他激素促进分解代谢的作用(甲状旁腺素、可的松、胰高血糖素)

## 【营养状态的评价】

### 一、询问病史

仔细询问患者有无恶心、呕吐、食欲不振和近期体重的改变,如有,则应明确原因,一些慢性疾病也可影响患者的营养状态,如严重的充血性心力衰竭、糖尿病、胃肠道疾病和抑郁症。服用磷结合剂或铁剂也可导致食欲不振和其他消化道症状。

### 二、饮食评价

询问患者在透析日和非透析日的饮食,以了解他们摄取蛋白质、脂肪和碳水化合物的情况。由于透析干扰了患者日常的生活规律,再加上透析中可能发生不良反应,一般患者在透析日的食物摄入量要比非透析日少20%。这样的饮食询问一般一年做2次。

### 三、营养不良筛查工具

目前有很多不同的筛查工具,如营养不良统一筛查工具(Malnutrition Universal Screening Tool,MUST)、迷你营养评估(Mini Nutritional Assessment,MNA)、营养不良筛查工具(Malnutrition Screening Tool,MST),后者操作比较简单,只需回答关于体重减少的2个问题和关于食欲的1个问题,若得分大于2,需进一步进行营养不良的评估。

### 四、营养不良评估工具

1. 人体成分测量

(1) 体重和体重指数:由于我国目前尚无统一的标准体重值,故采用实际体重与理想体重值的比较、体重指数以及人体黏膜、毛发和皮肤状况测评等方法综合评估。

$$体重改变(\%)=[理想体重(kg)-实际体重(kg)]/理想体重(kg)\times100\%$$

体重指数可根据公式计算获得,但在CKD患者中不是一个很可靠的指标,尤其不能反映人体脂肪含量。

(2) 人体测量:腰臀比和肱三头肌处皮褶厚度可反映人体脂肪和肌肉含量。比体重指数的测量更加精确。这些测量指标与营养正常的透析患者的测值进行比较,如果低于其范围的25%以下,被认为存在营养不良。

(3) 生物阻抗:生物阻抗是根据患者在接受一个不断变化的电流时机体所产生的电阻和电抗值来进行计算分析,以判断患者营养状态的方法。电阻反映机体含水量;电阻/电抗比率及其衍生图和时相,反映机体肌肉含量,生物阻抗分析的图形角度与其他预测营养状态的指标(如人体测量学指标和血清白蛋白水平)密切相关。一项研究表明,与时相角度值较高的患者相比,血液透析患者如果此时相角度低于第25个百分点(男性弧度4.5,女性弧度4.2),则死亡率明显增高,应用其他营养指标(如血清白蛋白水平)进行校正,研究结果依然如此。

(4) 双能X线吸收法(DEXA):最初用于骨密度的测定,目前用于精确测定人体软组织成分,包括脂肪和非脂肪组织。测定仅需6~15分钟,方法简便。目前尚无该检测与CKD患者预后的报道。

2. 主观综合性评估（SGA） 是临床上有效的反映透析患者营养状态的指标。具有可重复性,评估结果与透析患者的预后明显相关。临床常用改良的 SGA 法(表 57-2)。

表 57-2　改良 SGA 法(CANUSA study)

| 内容 | 严重 | 轻至中度 | 正常 |
| --- | --- | --- | --- |
| 1. 体重变化 | 1 2 | 3 4 5 | 6 7 |
| 2. 饮食变化 | 1 2 | 3 4 5 | 6 7 |
| 3. 皮下脂肪厚度 | 1 2 | 3 4 5 | 6 7 |
| 4. 肌肉消耗程度 | 1 2 | 3 4 5 | 6 7 |

SGA 评分:1. 正常(评分以 6、7 为主或近期有明显改善)
　　　　　2. 轻～中度营养不良(评分以 3～5 分为主)
　　　　　3. 重度营养不良(评分以 1～2 分为主)

其他检测系统包括透析营养评分,营养不良炎症评分,Geriatric 营养风险指数(Geriatric Nutritional Risk Index,GNRI)仅包含体重、身高和白蛋白三种指标,测量评分与死亡率相关。

## 五、实验室检验

（一） 血清白蛋白及前白蛋白　白蛋白于肝脏合成,合成速度为 120～270mg/(kg·d),30%～40% 分布于血管内,血管外的白蛋白主要储存在皮肤,肌肉和内脏中白蛋白的半衰期为 14～20 天。需要注意的是,不同的测量方法可导致测量结果相差 20% 左右。目前最常用的血清白蛋白检测方法是溴甲酚绿法(BCG),其他方法包括溴甲酚紫法(BCP)和浊度测定法。透析患者出现低白蛋白血症需要进行体格检查,饮食询问和检测 C 反应蛋白。

（二） 透析前血清尿素氮水平(SUN)　透析前血清尿素氮水平反映了尿素生成和排泄的平衡。对于进行常规透析的患者,若透析前血清尿素氮水平低于 50mg/dl,则通常是由于蛋白质摄入不足所致。值得注意的是,在透析不充分时,营养不良患者透析前的血清尿素氮水平也能维持在正常的范围(50～80mg/dl)。

（三） 尿素氮排出量(UNA)　正氮平衡时,尿素氮的排出与摄入相等。尿素氮排出量(urea nitrogen appearance,UNA)过去又称为“蛋白分解代谢率”。有两种方法可以通过测量血清尿素氮水平来计算出尿素氮的排出量:运用透前血清尿素氮水平和 Kt/V 值计算,Kt/V 值取决于透析时间和残余肾功能。计算一次透析间期的部分或全部时间里血清尿素氮的增长。对于后一种方法,尿素氮排出量可以用下面的等式进行计算:

$$UNA(g/d) = 尿中排出的尿素氮(g/d) + 体内尿素氮水平的变化(g/d)$$

公式中:体内尿素氮水平的变化 $= \{SUN_f - SUN_i[g/(L \cdot d)]\} \times BWi(kg) \times 0.60(L/kg) + [BW_f - BW_i(kg/d)] \times SUN_f(g/L) \times 1.0(L/kg)$

i 和 f 分别表示测量期开始和结束时的血清尿素氮值;BW 为体重;0.60 为水分在体重中所占的部分;1.0 是指在增加或减轻的体重中尿素分布的体积。

另外一种计算血液透析或腹膜透析患者尿素氮排出量的方法是收集患者一部分消耗的透析液来估计每周透析中排出的氮量。

**（四）总蛋白氮显现率（PNA）** 根据尿素氮排出量（UNA）可以计算总蛋白氮显现率（protein equivalent of total nitrogen appearance，PNA）。PNA 根据体重进行标准化校正后得到标准化总蛋白氮显现率（nPNA）。nPNA 用克每千克体重每 24 小时［g/（kg·24h）］表示。可以使用实际体重、理想体重或 V/0.58 计算 nPNA，因此计算 nPNA 时应同时注明其采用的标准化方法。

**（五）其他实验室指标** 前白蛋白亦在肝脏合成，因在 pH 8.6 条件下电泳转移速度较白蛋白快而得名，又因为前白蛋白与甲状腺素结合球蛋白及视黄醇结合蛋白结合而转运甲状腺素及维生素 A，故又名甲状腺素结合前白蛋白，与白蛋白相比，其生物半衰期仅 1.9 天，血清含量少，故在判断蛋白质急性改变方面较白蛋白更为敏感。在轻～中度营养不良及输注白蛋白的情况下，用血清前白蛋白进行营养评定。若白蛋白和前白蛋白同时降低，需检测 C 反应蛋白，排除可能的炎症状态。

## 【慢性透析患者的饮食需要】

为慢性透析患者推荐的平均营养摄入量见表 57-3。

**表 57-3 透析患者的每日饮食建议[a]**

| 营养要素 | 血液透析 | 腹膜透析 |
|---|---|---|
| 蛋白质（g/kg） | >1.2 | >1.2，腹膜炎时>1.5 |
| 热量（轻体力劳动，kcal/kg） | 30～35[b] | 30～35[b,c] |
| 蛋白质（%） | 15～25 | |
| 碳水化合物（%） | 50～60[d] | 50～60[c,d] |
| 脂肪（%） | 25～35 | |
| 胆固醇（mg） | <200（0.52mmol） | |
| 饱和脂肪（%） | <7 | |
| 粗纤维（g） | 20～30 | |
| 钠 | 80～100mmol | |
| 钾 | <1mmol/kg | 无特别问题 |
| 钙（g） | 2（50mmol） | |
| 磷（g） | 0.8～1.0（26～32mmol） | |
| 镁（g） | 0.2～0.3（8～12mmol） | |
| 铁（g） | 基础+1g | |
| 维生素 A | 无 | |
| β-胡萝卜素 | 无 | |
| 视黄醇 | 无 | |
| 维生素 $B_1$（mg） | 1.5 | |
| 维生素 $B_2$（mg） | 1.7 | |

| 营养要素 | 血液透析 | 腹膜透析 |
|---|---|---|
| 维生素 $B_6$(mg) | 10 | |
| 维生素 $B_{12}$(mg) | 0.006 | |
| 烟碱酸(mg) | 20 | |
| 叶酸(mg) | >1.0 | |
| 泛酸(mg) | 10 | |
| 生物素(mg) | 0.3 | |
| 维生素 C(mg) | 60～100 | |
| 维生素 E(mg) | 无 | |
| 维生素 D(mg) | 基础+500mg | |
| 维生素 K(mg) | 7.5mg/w | |

注:a:所有饮食摄入均根据标准化体重计算得到(也就是说,与患者同样年龄,性别和身高的正常人的平均体重);b:该水平的热量摄入在实际生活中很少能达到;c:包括从透析液中吸收的葡萄糖;d:高三酰甘油血症的患者碳水化合物的摄入应减少

## 一、个体化的饮食处方

肾脏病患者的饮食应该个体化,包括饮食习惯、口味、价格和合并疾病。应该避免过于严格的营养定量限制,以免引起营养摄入不足。

医务人员应该定期评价患者对饮食的顺从性,通常每月评估一次。

## 二、透析患者的蛋白质和热量的推荐摄入量

应该根据与患者同样年龄,性别,身高和身材大小的健康人的平均体重推算得出。目前我国尚无完整的健康人平均体重的资料。对于肥胖患者需采用纠正公式。纠正体重=理想体重+0.25×(实际体重−理想体重)。

## 三、透析充分性

充分的透析可以改善食欲及营养的摄入,并缓解尿毒症相关的不适症状。但事实上,从HEMO 研究中,两组分别给予高剂量透析(单室 Kt/V=1.65)和普通剂量透析(单室 Kt/V=1.25)的患者发现,蛋白质和能量代谢在两组之间没有明显的差异。即使是增加每周的透析频率,也无法显著改善患者的营养状态。改变透析模式,如增加血液滤过或透析滤过,患者营养状态的改善也无显著差异。

## 四、蛋白质

K-DOQI 指南建议:按平均理想体重计算,血液透析患者蛋白质摄入量应为 1.2g/(kg·d);其中 50% 应为高生物质量蛋白质。实际上,按平均理想体重计算,有 30%～50% 的血液透析患者蛋白质的摄入量不足 1.0g/(kg·d)。腹膜透析患者蛋白质的摄入量应为 1.2g/(kg·d)。对于蛋白质缺乏的患者,蛋白质的摄入量可增至 1.5g/(kg·d),其中至少 50% 应

为高生物质量蛋白质。

## 五、能量

K-DOQI 指南建议:所有年龄小于 61 岁的透析患者,热量摄入为 35kcal/(kg·d);年龄大于 61 岁的患者,热量摄入为 30~35kcal/(kg·d)。其中 30kcal/(kg·d)适用于久坐的血液透析患者,而其他患者热量摄入应为 35kcal/(kg·d),这样可以保持正氮平衡并且防止蛋白质分解。尽管指南规定如此,但在临床实践中却很难做到。HEMO 研究发现血液透析患者的实际能量摄入仅为 23~27kcal/(kg·d)。日本的报道仅为 24kcal/(kg·d)。当患者接受更为频繁的血液透析时,能量的摄入一般可以达标。腹膜透析患者热量的摄入为 30~40kcal/(kg·d),其中近 30% 可从吸收腹膜透析液中的葡萄糖而获得。不同的透析模式时热量的吸收见表 57-4(计算机模拟数据)。

表 57-4 不同的腹膜透析方法所吸收葡萄糖的热量估计值

| 腹膜透析灌注容量 | 白天腹透液葡萄糖含量 | 夜间腹透液葡萄糖含量 | 全天能量摄入(kcal) |
| --- | --- | --- | --- |
| CAPD | | | |
| 4×2.0L | 1.5% D | 2.5% D | 332 |
| 4×2.5L | 1.5% D | 7.5% 葡聚糖 | 187 |
| 4×2.5L | 1.5% D | 2.5% D | 386 |
| 4×3.0L | 1.5% D | 2.5% D | 432 |
| APD | | | |
| 3×2.0&2.0 | 2.5% D | 1.5% D | 299 |
| 3×2.5&2.5 | 2.5% D | 1.5% D | 350 |
| 3×3.0&3.0 | 2.5% D | 1.5% D | 396 |
| 3×2.5&2.5+2.5 | 1.5% D | 1.5% D | 342 |
| 3×2.5& 葡聚糖 | 7.5% 葡聚糖 | 1.5% D | 144 |

## 六、脂肪

维持性血液透析患者的血脂水平应控制在一定的范围内,LDL-C<100mg/dl(2.6mmol/L),三酰甘油<500mg/dl(5.7mmol/L)。由脂肪提供的热量不超过每日总热量的 25%~35%,其中饱和脂肪提供的热量不超过总热量的 7%;多价不饱和脂肪不超过 10%,单价不饱和脂肪不超过 20%,这样有助于防止血三酰甘油和胆固醇浓度升高。新近的大型研究对饱和脂肪酸与心血管疾病预后的关系有了新的认识,认为由饱和脂肪提供的热量只要不超过每日总热量的 50%~60% 即可,同时建议加用 20~30g 纤维素,帮助缓解胃肠道症状和降低血脂水平。

## 七、碳水化合物

由于腹透液中的葡萄糖可以提供 300~400kcal 的能量,而在腹透或血透患者中,高三酰甘油血症和葡萄糖耐量异常的患者多见,因此对于这类患者应适当减少碳水化合物的摄入。

## 八、钠、水

对钠和水的限制应个体化,取决于患者的体液状态、血压情况以及患者残余肾功能的状态。健康成人饮食限制钠摄入量为 2.3g/d 或 100mmol/d。对于老年人、非洲裔、慢性肾脏病患者,饮食限制钠摄入量至 1.5g/d 或 65mmol/d。血液透析的患者,液体的摄入量应该控制在每天 1~1.5L 以内,腹膜透析的患者,由于是持续进行的,超滤量可达到每天 2.5L,所以饮食控制通常不如血液透析患者严格。在腹膜透析中应注意尽量避免高葡萄糖浓度的透析液,以防止因糖吸收过多导致的肥胖和高三酰甘油血症。

## 九、钾

有中等程度残余肾功能的患者通常需要轻度限钾(每天 4g 或每天 100mmol)。在有酸中毒、醛固酮减少症或应用非甾体类抗炎药、保钾利尿药、血管紧张素转换酶抑制剂(ACEI)或 β-受体阻滞剂时,患者有可能出现高钾血症。高钾血症在无尿的腹膜透析患者中很少见,因为腹膜透析液中不含钾,几乎所有这样的患者只需适当限制钾的摄入(每天 4g)即可。血液透析患者则通常需要比较严格地限制钾的摄入(每天 2g 或每天 50mmol),以防止出现高钾血症。

## 十、钙

正常人钙的摄入量为每天 1g。透析患者因为缺乏维生素 D 和对维生素 D 的作用有抵抗,饮食中钙的需要量应该增加。但是,透析患者应用钙和维生素 D 易导致严重的高钙血症,所以必须严密监护。

## 十一、磷

非尿毒症患者饮食中磷的摄入量通常为每天 1.0~1.8g。透析患者需限制磷的摄入在每天 0.6~1.2g 以保持血清磷的水平在 4.5~5.5mg/dl。由于磷的含量与蛋白质密切相关,因此,长期透析的患者如果进食适当的蛋白质,则需要应用磷结合剂来防止发生高磷血症。值得注意的是,饮食中除了蛋白质的摄入量与磷有关外,各种食物添加剂和加工食品中的磷含量都比较高。

## 十二、维生素

(一) 补充  透析患者如果每天不补充维生素可以出现水溶性维生素缺乏。维生素缺乏的原因是由于摄入过少,药物或尿毒症毒素干扰维生素的吸收、机体新陈代谢的改变和透析过程中的丢失。采用高流量透析的患者,由于透析过程中维生素丢失增多,维生素的补充则应进一步加强。另外,服用大剂量叶酸盐后,会出现血清同型半胱氨酸水平下降,后者是引起心脏血管和周围血管疾病的危险因素之一。

(二) 维生素摄入过量的危险

1. 维生素 C  维生素 C 的补充应限制在每天 60~100mg。更大的剂量能够引起维生素 C 代谢产物草酸盐的堆积。高草酸盐血症可导致成分为草酸钙的肾结石,还会发生草酸钙沉积在内脏、软组织、关节和血管的情况。

2. 维生素 A  透析患者的血清维生素 A 浓度通常是升高的,这是由于血清维生素 A 结合蛋白水平增高,肾脏的分解代谢减少,以及透析不能清除维生素 A。当血清维生素 A 水平升高数倍时,高维生素 A 血症能引起透析患者的贫血以及脂质和钙的代谢异常。

3. **维生素 D**　补充维生素 D 是治疗继发性甲状旁腺功能亢进症的一种有效的辅助用药。维生素 D 的处方剂量要根据在使甲状旁腺激素水平下降的同时,还要避免高钙血症或钙磷乘积升高的原则来调整。

4. **维生素 E**　虽然一些短期的研究已经证实,补充维生素 E 能够延长红细胞的生存时间,但维生素 E 制剂对于透析患者的远期作用还不知道。

5. **维生素 K**　应用抗生素的患者可以发生维生素 K 缺乏,因为抗生素抑制肠道细菌产生维生素 K,这种情况下每周补充 7.5mg 维生素 K 是有益的。维生素 K 通常以两种形式存在,一种是存在于绿色蔬菜中的叶绿素(维生素 $K_1$),另一种是存在于发酵食品中的甲基萘醌类(维生素 $K_2$)。最新的两项研究发现,给予血透病人补充维生素 K 能延缓血管钙化。

**(三) 商用复合维生素制剂**　透析患者应该避免应用所有含维生素 A 的制剂。而且不应使用含有任何大剂量维生素的制剂,尤其应该避免大剂量维生素 C 制剂。

## 十三、住院病人的营养补充

**(一) 热量摄入**　总体来讲,如果是急性肾衰竭接受透析治疗,热量摄入为 30～40kcal/(kg·d)。过量摄入对伴肺功能不全者不利。一般的热量摄入为 30～35kcal/(kg·d),然后根据不同的临床状态调整,调整系数为 1.1 到 1.7(表 57-5)。

表 57-5　计算能量需要的调整系数

| 临床疾病情况 | 调整系数 | 临床疾病情况 | 调整系数 |
| --- | --- | --- | --- |
| 机械通气 | | 败血症 | 1.20～1.30 |
| 无败血症 | 1.10～1.20 | 软组织损伤 | 1.10 |
| 有败血症 | 1.25～1.35 | 骨折 | 1.15 |
| 腹膜炎 | 1.15 | 烧伤(占体表面积的百分比) | |
| 感染 | | 0%～20% | 1.15 |
| 轻度 | 1.00～1.10 | 20%～40% | 1.50 |
| 中度 | 1.10～1.20 | 40%～100% | 1.70 |

**(二) 蛋白质的需要**　补充氨基酸有助于防止蛋白质破坏,而且不提供额外的热量,因此氨基酸不被计算到每日的能量摄入量内。急性或慢性肾衰竭的患者进行长期透析或某一种持续肾脏替代治疗时,他们的氨基酸摄入量应在每天每千克体重 1.1～2.0g 范围内。补充更多的蛋白质并没有益处,研究表明即使在氮丢失很高的情况下补充更高水平的蛋白质也并没有进一步改善氮平衡,而且尿素和其他的含氮废物产生明显增多。

**(三) 脂肪的需要**　透析患者能量的需要通常不能单纯靠补充葡萄糖达到满足。脂肪既有特别高的能量又有较低的克分子渗透压浓度。每天给予≤1.0g/kg 的脂肪,可以防止必需脂肪酸缺乏,同时降低发生高三酰甘油血症的危险。

## 【透析患者营养不良的治疗】

### 一、治疗原则

尽可能纠正导致营养不良的可逆因素,进行充分的透析是首要关键(图 57-1)。

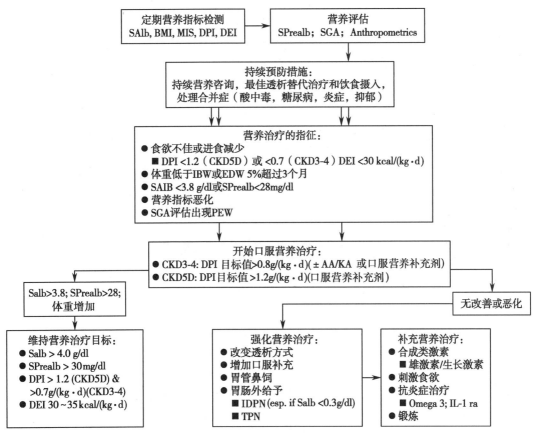

**图 57-1　透析患者营养不良的处理流程**

DEI:膳食能量摄入;DPI:膳食蛋白摄入;EDW:透析后体重;IBW:理想体重;
IDPN:透析中静脉高营养;MIS:营养不良评分;TPN:连续性静脉高营养

### 二、治疗时机

根据 2013 年国际肾脏营养与代谢学会的指南推荐如下:

1. 食欲降低或口服减少。

2. 饮食蛋白摄入(DPI)<1.2g/(kg·d),饮食热量摄入<30kcal/(kg·d)。

3. 血清白蛋白水平<3.8g/dl,前白蛋白水平<28mg/dl。

4. 体重呈持续下降>5%的理想体重或透析后体重,时间>3 个月。

5. 营养指标恶化。

6. SGA 评估为 PEW。

### 三、口服补充

口服补充是最经济有效、最接近人体生理的提供营养的方式。每个患者选择口服营养补充剂应根据其特殊的营养需要进行，还要考虑价格、味道、乳糖耐受性以及血清和营养补充剂的钠、钾、磷的浓度。一般来说，肠内营养制剂分为成分制剂，非成分制剂，组合制剂和疾病专用制剂。肾衰竭时使用此类制剂的目的是重新利用体内分解的尿素氮以合成非必需氨基酸，这样既减轻了氮质血症又有助于合成体内蛋白。常用的制剂有 Amin-Aid，Travasorb Renal 和 Nepro 等。研究表明，在每次透析中使用口服营养液能在短时间内改善 SGA，长期使用提高白蛋白和前白蛋白水平，并进而改善患者的预后。

### 四、血液透析中静脉高营养（IDPN）

血液透析中静脉高营养（intradialytic total parenteral nutrition，IDPN）适用于存在营养不良而且不能通过胃肠道消化吸收足够食物的血液透析患者。研究证实 IDPN 治疗可以降低治疗前血清白蛋白水平低于 3.4g/dl 的患者的死亡率。IDPN 溶液通常由 8.5% 的氨基酸溶液与 50% 的葡萄糖溶液混合构成，在整个血液透析过程中进行静脉输注。典型的 IDPN 组成成分见表 57-6。

表 57-6　典型的透析中静脉高营养液的组成成分

| 组成成分 | 总　量 |
| --- | --- |
| 50% 葡萄糖 | 125g（250ml） |
| 8.5% 结晶的氨基酸（必需的和非必需的） | 42.5g（500ml） |
| 20% 脂肪 | （250ml） |
| 电解质 | 每袋 IDPN 中磷酸盐、氯化钾和硫酸盐的量根据血清电解质水平调整 |
| 维生素 | 如文中所述 |
| 胰岛素 | 根据血糖水平调整 |
| 热量成分 | |
| 50% 葡萄糖 | 425kcal/次 |
| 20% 脂肪乳 | 500kcal/次 |
| 总量 | 925kcal/次 |

接受高流量短时血液透析的患者应用 IDPN 可能发生因高渗液体快速输注引起的上肢痛性痉挛，以及由于葡萄糖的快速输注和快速停止引起的低血糖。此外，由于 IDPN 中含氨基酸成分，注射氨基酸后尿素生成突然增多，透析后尿素氮水平升高，导致 kt/V 会有约 0.2 的下降。

### 五、通过外周静脉补充胃肠道外营养

不能通过胃肠道摄取足够热量的营养不良住院患者，每天可以通过外周静脉补充大约

1500kcal 热量(表 57-7),再加上口服碳水化合物的能量以及从腹膜透析或血液透析中吸收的能量,通常能够满足机体代谢需要。为了防止输液时发生静脉炎,静脉高营养液的克分子渗透压浓度应该低于 600mOsm/kg。应定期监测血清三酰甘油水平,以防止发生高三酰甘油血症。

表 57-7  典型的住院透析中静脉高营养液的组成成分

| 组成成分 | | 总量 |
| --- | --- | --- |
| 70% 右旋葡萄糖 | | 350g(500ml) |
| 8.5% 结晶的氨基酸(必需的和非必需的) | | 42.5g(500ml) |
| 20% 脂肪或 10% 脂肪 | | 100g 或 50g(500ml) |
| 电解质 | | |
| 钠 | | 如文中所述 |
| 氯 | | 如文中所述 |
| 钾 | | <35mmol/d |
| 乳酸 | | 35~40mmol/d |
| 钙 | | 5mmol/d |
| 磷 | | 5~10mmol/d |
| 镁 | | 2~4mmol/d |
| 铁 | | 2mg/d |
| 维生素 | | 如文中所述 |
| 热量成分 | | |
| 输注速度 | 40ml/h | 60ml/h |
| | 960ml/d | 1440ml/d |
| 70% 右旋葡萄糖 | 762kcal/d | 1142kcal/d |
| 20% 脂肪乳 | 640kcal/d | 960kcal/d |
| 合计 | 1402kcal/d | 2102kcal/d |
| 70% 右旋葡萄糖 | 762kcal/d | 1142kcal/d |
| 10% 脂肪乳 | 352kcal/d | 528kcal/d |
| 合计 | 1114kcal/d | 1670kcal/d |

## 六、连续性静脉高营养(TPN)

连续性静脉高营养(continuous total parenteral nutrition,TPN)用于有严重营养不良,且不能通过口服补充、腹腔内注射氨基酸或 IDPN 获得足够营养的患者。TPN 中大约 50% ~ 70% 的非蛋白质热量由葡萄糖提供,葡萄糖中约 70% 为右旋葡萄糖,以减少输液量。氨基酸溶液为必需和非必需氨基酸的混合物。另 50% 的非蛋白质热量由脂质提供,通常应用 10%

和20%的脂质乳剂液,后者提供的热量为2.0kcal/ml。脂质溶液应在12~24小时内输完,这样可以减少网状内皮系统功能受损的危险。

## 七、腹膜透析患者的腹腔内注射氨基酸

对于持续非卧床式腹膜透析的患者,将每天4次的葡萄糖透析液中的1次或2次用无糖的氨基酸透析液代替,可以改善氮平衡,增强蛋白质合成代谢,以及提高血清转铁蛋白和总蛋白水平。

为了增加蛋白质的吸收,CAPD的患者在夜间给予氨基酸透析液,CCPD的患者在白天给予。1.0%氨基酸透析液的渗透效果与2.0%葡萄糖透析液相似。应用氨基酸透析液的并发症包括食欲减退、恶心、呕吐和尿素氮水平升高。

## 八、其他治疗

包括使用生长激素、合成类激素、锻炼、促进食欲药物和抗微炎症状态的药物。目前文献支持上述措施的证据不足。仅提示加强锻炼,可以使透析患者血糖、血胰岛素和血脂水平降低至正常水平。

（钱莹 陈楠）

## 参 考 文 献

[1] Dwyer JT, unniff PJ, Maroni BJ, et al. The hemodialysis pilot study: nutrition program and participant characteristics at baseline. The HEMO Study group. J Ren Nutr, 1998, 8(1): 11-20.

[2] Kasama R, Koch T, Canals-Navas C, et al. Vitamin $B_6$ and hemodialysis: the impact of high flux/high effidency dialysis and review of the literature. Am J Kidney Dis, 1996, 27(5): 680-686.

[3] McCamL, Feldman C, Hornberger J, et al. Effect of intradialytic parenteral nutrition on delivered IQV. Am J Kidney Dis, 1999, 33(6): 1131-1135.

[4] Hopper L, Cole M. Risk factors affecting nutritional status of dialysis patients: a quality improvement project. Nephrol News Issues, 2008, 22(8): 26-27.

[5] Suda T, Hiroshige K, Ohta T, et al. The contribution of residual renal function to overall nutritionaltal status in chronic hemodialysis patients. Nephrol Dial Transplant, 2000, 15(3): 396-401.

[6] Sunder Plassman G, Födinger M, Buchmayer H, et al. Effect of high dose folic acid therapy on hyperhomocysteinemia in hemodialysis patients. J Am Soc Nephrol, 2000, 11(6): 1106-1116.

[7] 蒋朱明, 吴蔚然. 肠内营养. 人民卫生出版社, 2002.

[8] Johansen KL, Kutner NG, Young B, et al. Association of body size with health status in patients beginning dialysis. Am J Clin Nutr, 2006, 83(3): 543-549.

[9] Schatz SR. Diabetes, dialysis, and nutrition care interaction. Nephrol Nurs J, 2008, 35(4): 403-405.

[10] Phelan PJ, O'Kelly P, Walshe JJ, et al. The importance of serum albumin and phosphorous as predictors of mortality in ESRD patients. Ren Fail, 2008, 30(4): 423-429.

[11] Sutton D, Higgins B, Stevens JM. Continuous ambulatory peritoneal dialysis patients are unable to increase dietary intake to recommended levels. J Ren Nutr, 2007, 17(5): 329-335.

[12] Arora SK, Mc Farlane SI. The case for low carbohydrate diets in diabetes management. Nutr Metab, 2005, 2: 16.

[13] Burrowes JD. Effects of dietary intake, appetite, and eating habits on dialysis and nondailysis treatment days in hemodialysis patients: cross-sectional results from HEMO study. J Ren Nutr, 2003, 13(3): 191-198.

[14] Kobayashi I. Geriatric Nutritional Index, a simplified nutritional screening index, is a significant predictor of mortality in chronic dialysis patients. Nephrol Dial Transplant. 2010, 25(10):3361-3365.

[15] Kaysen GA, Greene T, Larive B, et al. The effect of frequent hemodialysiss on nutrition and body composite on: frequent Hemodialysis Network Trial. Kidney Int, 2012, 82(1):90-99.

[16] Rocco MV. Does more frequent hemodialysiss provide dietary freedom? J Ren Nutr, 2013, 23(3):259-262.

[17] Chowdhury R, Warnakula S, Kunutsor S, et al. Association of dietary, circulating, and supplement fatty acids with coronary risk, a systemic review and meta-analysis. Ann Intern Med, 2014, 160(6):398-406.

[18] Caluwe R, Vandecasteele S, Van Vlem B, et al. Vitamin K2 supplement in hemodialysis patients: a randomized dose-finding study. Nephrol Dial Transplant, 2014, 29(7):1385-1390.

[19] Krueger T, Schlieper G, Schurgers L, et al. Vitamin K1 to slow vascular calcification in hemodialysis patients (Vita Vas K trial): a randomized and study protocol. Nephrol Dial Transplant, 2014, 29(9):1633-1638.

[20] Ikizler TA, Cano NJ, Franch H, et al. Prevention and treatment of protein energy wasting in chronic kidney disease patients: a consensus statement by the International Society of Renal Nutrition and Metabolism. Kidney Int, 2013, 84(6):1096-1107.

# 第 58 章

## 内分泌紊乱

透析患者的内分泌系统在诸多复杂机制的作用下常出现一系列代谢紊乱。一方面,可出现某些内分泌腺的功能障碍、激素水平下降,典型表现为肾脏本身的内分泌功能明显不足,如红细胞生成素、$1,25-(OH)_2D_3$ 等。另一方面,也可表现为某些内分泌腺功能亢进、激素水平升高,如甲状旁腺激素等,这方面的紊乱更为常见。由于肾脏是多肽类激素的主要降解部位,肾衰时这些激素的降解明显降低。因此,即使透析患者的内分泌器官或腺体本身某种激素的分泌并无增多,其血清和体液内多种多肽激素水平均也可有不同程度的升高,如胰岛素、胰高血糖素等。此外,由于尿毒症毒素的作用及各系统组织的损害,还可引起多种激素受体或受体后功能障碍。因此,某种内分泌功能究竟是减低、亢进或无变化,不仅取决于某种激素水平的高低,而且与该激素受体及受体后功能是否正常有关。本章节对尿毒症的内分泌紊乱的情况作一简述,有关资料主要来自于血透患者,腹透患者的临床资料相对缺乏。

### 一、胰岛素

### 【病理生理学】

碳水化合物的代谢障碍是慢性肾衰竭的常见并发症。尿毒症患者体内游离脂肪酸水平和游离胰岛素水平多升高,高密度脂蛋白水平降低,往往同时合并受体后胰岛素抵抗,后者是促成尿毒症患者对碳水化合物不耐受的最主要原因。已证实胰岛素抵抗是慢性肾衰患者心血管死亡风险增高的独立危险因素。高胰岛素血症与肾小球滤过受损以及近端肾小管胰岛素分泌功能障碍有关,近端肾小管细胞胰岛素代谢障碍也是导致胰岛素半衰期延长的重要因素。另外,肝脏糖异生增强、肝脏和骨骼肌葡萄糖摄取减少以及胰岛 β 细胞对高血糖的反应力受损都可能导致慢性肾衰患者糖代谢障碍。胰岛素抵抗在营养不良的患者中更为多见,可能与炎症反应、高瘦素血症、活性维生素 D 缺乏和酸中毒相关。充分透析、纠正甲状旁腺功能亢进可部分纠正上述代谢异常。

### 【临床表现】

由于胰岛素抵抗的存在,既往无糖尿病的尿毒症患者中可出现糖耐量异常,但患者空腹血糖通常是正常的,可能与机体对胰岛素、胰高血糖素以及脂肪细胞因子等的清除动力学改变有关。高胰岛素血症刺激极低密度脂蛋白合成;胰岛素抵抗则损伤脂蛋白脂酶活性,引起高三酰甘油血症。葡萄糖作为腹透液渗透压的主要成分,增高其含量可加强腹透超滤脱水量,但糖负荷过高可导致肥胖或加重高三酰甘油血症,因此有时根据患者糖代谢的水平,需增加腹透患者的胰岛素用量。

## 二、胰高血糖素

### 【病理生理学】

肾功能不全患者的血浆胰高血糖素水平较高,可能因为机体对胰高血糖素及其前体的灭活力降低。高血糖可抑制胰高血糖素的分泌,而精氨酸则刺激它的分泌。

### 【临床表现】

胰高血糖素可促进糖异生。在部分尿毒症患者中观察到蛋白质分解代谢过度,可能是因为合并胰高血糖素血症时肝脏将丙氨酸转化为糖原的作用增强。

## 三、瘦素

### 【病理生理学】

瘦素(leptin)是由肥胖基因编码,脂肪细胞分泌的肽类激素,由 167 个氨基酸组成,是近年发现的一种调节食物摄取和能量消耗的新激素。非肥胖尿毒症患者血中瘦素水平明显升高,其原因与瘦素的排泄障碍及某些因素如高胰岛素血症、胰岛素抵抗、C 反应蛋白升高及TNF-α、IL-1 增多等刺激其合成增加有关。高瘦素血症与高胰岛素血症互为因果,互相促进。低通量铜纺膜不能有效清除瘦素,而高通量透析膜能够使游离瘦素水平降低至少 30%。腹膜透析也无法有效清除瘦素,另外高糖腹膜透析液可能造成局部内脏脂肪堆积,产生过多瘦素。透析患者 EPO 水平过低与瘦素水平升高相关,给予人工重组红细胞生成素(rHuEPO)或胰岛素样生长因子-1 治疗,其血清瘦素水平可明显降低。

### 【临床表现】

瘦素增多可引起食欲下降,营养素摄入减少,热量消耗增加,很可能是引起慢性肾衰患者食欲减退、营养不良的原因之一。瘦素可加强交感神经的兴奋性,参与高血压的形成,并且因瘦素无法通过透析有效清除而致血压难以控制。瘦素的脂解作用可导致高脂血症。这些因素可能促进了慢性肾衰患者心血管并发症的发生。

## 四、肾素-血管紧张素-醛固酮系统亢进

### 【病理生理学】

肾衰时肾素-血管紧张素-醛固酮水平升高,内皮素、血栓素 A 水平升高,引起血管收缩。同时,肾脏前胰激肽释放酶及胰激肽释放酶活性下降,激肽水平降低,前列腺素合成障碍,$PGI_2$ 和 $PGE_2$ 水平降低,机体对抗肾素-血管紧张素反应能力以及肾脏排水、排钠能力下降,故可导致高血压。还有人发现,接受透析治疗的患者血管加压素水平升高,血浆儿茶酚胺水平也升高,特别是肾上腺素水平升高明显。

## 【临床表现】

（一）**高血压合并高肾素血症** 纠正了容量负荷过多后仍有部分尿毒症患者的血压难以控制,这些患者血浆肾素活性增强,可能是因为肾血流灌注减少刺激肾素释放所致。

（二）**无肾患者透析中的低血压** 双肾缺如的患者在透析时尤其容易发生低血压,超滤时无肾素释放可能是导致透析时低血压的原因之一。

### 五、肾上腺素和去甲肾上腺素

## 【病理生理学】

慢性肾衰竭患者静息状态下的儿茶酚胺水平是增高的,但以儿茶酚胺合成增加来解释该现象似乎难以成立,因为酪氨酸羟化酶和多巴胺-β-羟化酶(DBH)等儿茶酚胺合成酶的水平在肾衰竭患者中是降低的。尿毒症时,儿茶酚胺经肾排泄减少使之在体内积聚,同时儿茶酚-O-甲基转移酶活性的降低致使肾上腺素和去甲肾上腺素的降解受阻都可造成血浆儿茶酚胺水平的增高。神经元对儿茶酚胺的摄取减少也可能参与上述代谢紊乱的形成。

## 【临床表现】

尽管患者血浆儿茶酚胺的水平是增高的,但透析过程中低血压的发生仍常见,其原因可能与透析时肾上腺素被大量清除以及效应器对神经递质的反应力下降有关。部分透析患者的高血压是否与血浆儿茶酚胺水平较高有关,仍需进一步研究。近年来有学者认为患者外周血高儿茶酚胺水平与死亡率上升相关。

透析患者合并嗜铬细胞瘤的病例报道很少。患者血浆去甲肾上腺素水平通常呈中等程度的升高,24小时尿儿茶酚胺定量对尿毒症患者的诊断价值不大,也不能只根据血浆儿茶酚胺水平来诊断嗜铬细胞瘤,除非其水平远远高于正常值。可乐定试验对该人群的诊断价值尚无定论,其他的辅助检查包括腹部和肾上腺的CT和MRI。治疗药物首选α-受体阻滞剂,其次可根据需要选用β-受体阻滞剂。手术切除肿瘤组织后需补充足够的体液以预防术后反应性血管扩张引起的低血压,补液时应监测中心静脉压和肺毛细血管楔压以保障患者血流动力学的稳定。

目前重症监护中心多采用连续性静-静脉血液滤过(CVVH)治疗血流动力学不稳定的急性肾衰竭患者。有人观察到在CVVH治疗中,患者血浆儿茶酚胺的水平无变化,故推测CVVH时儿茶酚胺的丢失量极少。

### 六、皮质醇

## 【病理生理学】

肾小球滤过率下降使皮质醇的代谢产物在体内积聚,故其血浆水平多高出正常范围。肾功能不全患者血浆皮质醇的半衰期延长,不少患者血浆皮质醇的基础水平和24小时总量升高,其中游离皮质醇的上升幅度更为明显,提示皮质醇结合球蛋白数量的减少。尿毒症内分泌代谢异常导致的外周组织对皮质醇的抵抗可部分抵消血浆水平的上升。

此外,血液透析患者外周血 2 型 11 β-羟类固醇脱氢酶活性减弱,使得皮质醇(复合物F)、可的松(复合物E)在体内异常积聚,四氢皮质醇(THF)、5α-THF 和四氢可的松(THE)等代谢产物水平显著升高,并降低透析清除率。关于血浆 THF、5α-THF 和 THE 水平过高与临床的联系,目前仍不详。值得一提的是,目前市场上销售的部分检测皮质醇水平的抗血清试剂可能和透析患者体内聚集的代谢产物发生交叉反应,而造成皮质醇水平过高的假象。鉴于上述情况,如发现患者血清皮质醇水平过高,且无其他临床依据支持,需采用其他检测方法排除假阳性。

## 【临床表现】

透析患者血浆皮质醇水平的升高与 ACTH 的激活相关,地塞米松抑制试验可有助于诊断,但患者对常规剂量的地塞米松的敏感性有所下降。通常 1mg 的口服剂量不能有效抑制皮质醇的分泌,但口服 8mg 或静脉推注 1mg 可使血浆皮质醇水平下降 $2\mu g/dl$。伴 Cushing综合征的非肾衰竭患者,在静脉推注 1mg 地塞米松后,血浆皮质醇水平仍维持在 $10\mu g/dl$ 左右。所以当患者口服地塞米松后血浆皮质醇浓度仍无下降,提示垂体-肾上腺轴反馈失调,但不排除尿毒血症时机体对地塞米松吸收能力减弱或代谢过度等因素。

合并 Cushing 综合征的透析患者常缺乏典型的症状和体征。故临床上怀疑 Cushing 综合征时,可静脉推注 1mg 地塞米松以了解皮质醇被抑制的程度。若患者对 ACTH 反应低下的同时伴低皮质醇血症,则高度提示原发性肾上腺素水平低下。

## 七、甲状腺功能

## 【病理生理学】

肾脏参与甲状腺素在外周组织中的代谢,包括四碘甲腺原氨酸(thyroxine,$T_4$)向三碘甲腺原氨酸(triiodothyronine,$T_3$)的转化及碘化甲状腺原氨酸降解的过程。另外,肾脏可滤过、重吸收和排泌甲状腺素,同时它也是无机碘排泄的主要途径。

慢性肾衰竭患者常伴甲状腺素代谢异常。透析患者血清总甲状腺素水平(total thyroxine,$TT_4$)表现为正常或下降。根据 $TT_4$ 的产量和 $T_3$ 的摄取率可得出游离的 $T_4$ 指数($FT_4$),后者是间接评价游离 $T_4$($FT_4$)水平的一个指标,它的变化趋势与 $TT_4$ 相同。达到透析平衡时,$T_4$ 的游离分数升高,但计算所得的 $FT_4$ 的水平一般正常。血清甲状腺素结合球蛋白(thyroxine binding globulin,TBG)的水平正常。$T_3$ 摄取率与 TBG 的不平行提示某些尿毒症毒素、药物或 $T_4$ 抑制剂取代 $T_4$ 与其结合部位结合。总 $T_3$ 水平低于正常,代谢性酸中毒纠正后可以恢复正常水平。$T_3$ 游离指数和游离水平也有所降低,有报道游离 $T_3$ 水平与 IL-6 等炎症因子水平相关。血清总反 $T_3$($\gamma T_3$)的水平多正常,而游离 $\gamma T_3$ 的浓度常升高。随着肾功能减退,甲状腺组织中碘蓄积可能会阻断甲状腺激素的产生。

透析患者促甲状腺素(TSH)多正常,患者对促甲状腺素释放激素(TRH)的反应正常或降低,TSH 的高峰持续时间长且有迟后现象。

腹透时可通过腹透超滤液丢失 TBG、$T_3$ 和 $T_4$,但 TBG 的血浓度仍可正常,$TT_3$ 和 $TT_4$ 的水平正常或略减少。

## 【临床表现】

慢性肾衰患者常见甲状腺功能减退、甲状腺结节和甲状腺肿瘤以及甲状腺肿。此外，透析患者如持续存在酸中毒，会引起 $FT_3$ 和 $FT_4$ 水平下降，TSH 升高。除了酸碱紊乱影响甲状腺功能外，电解质异常尤其是血磷升高也会影响与 $T_4$ 结合的转运蛋白。血浆 $FT_4$ 在透析治疗结束后可一过性地升高，该现象可能和肝素的应用有关。肝素一方面可直接与 $T_4$ 竞争膜结合部位，另一方面通过提高血浆游离脂肪酸水平间接抑制 $T_4$ 与其受体结合。长期维持性血透患者 $TT_4$ 和 $FT_4$ 的水平是降低的，但 $TT_3$ 常无变化或轻度上升。

多数透析患者的甲状腺功能正常。当透析患者循环血液中 $T_3$ 或 $T_4$ 水平降低时不能草率地诊断为甲状腺功能减退，还需检测 TSH 水平，当后者显著升高时该诊断方可成立。对甲状腺功能减退患者不能盲目地补充甲状腺素，不适宜的补充可导致蛋白质分解代谢过度。不少学者认为透析患者的较低的甲状腺水平可减慢机体降解代谢的过程，是对营养不良和系统性疾病的一种适应。

血液透析、腹膜透析和肾移植患者中无症状多结节甲状腺肿发病率较高，其发病率似乎与阴离子间隙的数值成比例。

## 八、性腺功能减退

慢性肾衰患者中性腺功能（如睾酮、雌激素等）减低者也较为常见。男性发生率明显高于女性。性功能障碍的原因，除与病人血清睾酮或雌激素水平下降有关外，与血清催乳素（PRL）、甲状旁腺激素、内啡肽水平升高、某些尿毒症毒素的作用、贫血、营养不良、心理障碍等因素也可能有关。

## 【病理生理学】

**（一）性腺功能** 男性睾丸间质细胞分泌睾酮数量的减少是透析患者血浆睾酮水平低下的主要原因。同时由于内环境紊乱，生殖上皮细胞受其影响后可导致精液量和精子数的减少以及精子活性的降低。成年女性透析患者的血浆雌二醇水平多正常，提示卵巢受累较轻。雌激素对垂体促性激素分泌的负反馈作用在尿毒症时并未受累，因为在停经和接受氯底酚胺治疗的患者中，黄体生成素（LH）和卵泡刺激素（FSH）值都会升高。然而，雌激素对下丘脑的正反馈作用，即月经周期 LH 和 FSH 的高峰却不存在，可能在尿毒症异常代谢状态下，机体对外源性雌激素不能有效地分泌 LH 和 FSH。LH 在男性也称间质细胞刺激素（ICSH），能促使睾丸间质细胞产生睾酮。FSH 作用于曲细精管，促使精子发育成熟。男性患者 LH 和 FSH 水平一般正常，某些患者的 LH 可轻度升高。

**（二）高泌乳素血症** 血泌乳素水平随着肾功能恶化而逐渐升高，调查显示 30% ~ 50% 的透析患者泌乳素（PRL）水平呈中等程度升高，通常为对照组的 3 ~ 6 倍，可能与多巴胺系统活性降低促进 PRL 过度产生以及抑制垂体 PRL 排泄的功能受损有关。此外，外周血雌激素、甲状腺激素以及儿茶酚胺类激素水平的异常也会影响 PRL 排泄。由于 PRL 能够促进活性维生素 $D_3$ 合成，因而高 PRL 血症也被认为是慢性肾衰的一种代偿性机制。出现严重的高泌乳素血症（>100ng/L）则提示同时存在垂体疾病，需作进一步检查。

## 【临床表现】

男性患者常伴性欲减退、阳痿和不育。寻找病因时先要排除非内分泌原因，包括血管畸形、自主性神经病变等。外源性补充睾酮虽可提高血浆睾酮水平，但不能改善性功能。人促性腺分泌激素（hCG）和氯米芬也可提高睾酮水平，但缺乏长期用药的经验。有报道锌制剂（醋酸锌和含锌糖衣片）也能降低 FSH 和 LH 的血浆浓度，提高睾酮水平。

一半左右维持透析治疗的女患者有闭经现象。仍有月经的患者月经周期多不规则且无排卵。功能性出血的情况也有发生，后者增加了输血的需求。尿毒症患者不育症的发生率虽然很高，但部分患者也可能受孕，尤其是透析充分和营养状况良好的患者，因此对不愿意生育的患者，同样应采取避孕措施。

大量文献报道 EPO 可纠正贫血，进而改善透析患者的性功能。多数学者认为贫血纠正后，促性腺激素可恢复正常，高泌乳素血症也能得到部分缓解。溴隐亭被用来治疗高泌乳素血症，有报道透析患者的高泌乳素血症被纠正后，性功能也随之得以改善。

## 九、生长激素

### 【病理生理学】

肾衰竭时，由于生长激素（GH）降解减少和分泌增加，空腹 GH 是升高的。静脉注入葡萄糖后 GH 不被抑制，精氨酸可刺激其分泌。GH 可诱导肝脏合成生长调节素，后者能刺激髋软骨生长，从而间接诱导骨骼生长发育。生长调节素的具体成分现已明确，为胰岛素样生长因子 I（IGF-I）和胰岛素样因子 II（IGF-II）。IGF-I 和 IGF-II 的个体差异很大，可低于正常范围，也可高于正常值的上限。尽管 GH 浓度升高，但慢性肾衰儿童患者却存在生长发育障碍，这可能是由于周围组织对 GH 包括 IGF-I 和 IGF-II 抵抗所致。

### 【临床表现】

肾功能不全的患儿生长发育迟缓，较同龄儿童矮小，骨龄和性成熟的滞后与个体发育延迟相匹配。加强透析充分性，增加营养的摄入，预防骨病，纠正代谢性酸中毒，外源性补充 rhGH 等措施可能会促进患儿的生长发育。rhGH 产生的净合成代谢效应使患儿的生长速度、体重以及臂围均有所增加。这种治疗不影响患儿的糖耐量和内生肌酐清除率，也不加快骨成熟。因此患儿仍有继续长高的潜能。成人患者使用 GH 类似物能够增加肌肉量，改善蛋白质能量消耗。

## 十、甲状旁腺激素

### 【病理生理学】

继发性甲状旁腺功能亢进是透析患者常见并发症之一。低钙高磷血症、1,25-$(OH)_2D_3$ 降低、成纤维细胞生长因子 23（FGF-23）升高以及甲状旁腺维生素 D 受体（VDRs）、钙敏感受体（CaSRs）、FGF 受体以及 Klotho 表达下降都是参与继发性甲状旁腺功能亢进的异常因素。透析患者由于钙磷代谢紊乱，常导致低钙高磷血症，后者刺激 PTH 分泌，使其水平高于正常水平。由于磷潴留引起高磷血症,磷与游离钙形成钙磷复合物,抑制了残余肾组织生成 1,25-$(OH)_2D_3$,使血钙降低;1,25-$(OH)_2D_3$ 缺乏导致肠钙吸收减少及骨组织对 PTH 抵抗,加重低钙血症。钙离子是 PTH 释放的主要调节因子,其通过表达于甲状旁腺主细胞的 CaSR 来调节 PTH 水平。研究表明,慢性肾脏病患者 CaSRs 的表达减少,这可能与甲状旁腺组织增生以及高血磷相关。CaSRs 表达减少直接导致钙离子对于 PTH 释放的抑制作用减弱,使得一些患者在血钙正常甚至升高的情况下也出现 PTH 异常升高。FGF23 是成纤维细胞生长因子(FGFs)家族的成员,它由骨细胞与骨成纤维细胞分泌。在 FGF23 分子的氨基末端具有 FGF 受体位点,羧基末端具有 Klotho 蛋白的结合位点。研究发现 FGF23 是功能最强大的调磷素之一,主要调节血磷和维生素 D 在体内的代谢平衡。FGF23 通过近端肾小管的钠磷共转运蛋白 NaPi-2a 与 NaPi-2c 的胞吞作用来增加磷酸的外分泌,通过抑制 1-α 羟化酶与催化 24-羟基酶的合成,减少血液中维生素 D 的浓度。

## 【临床表现】

继发性甲状旁腺功能亢进造成的骨病变主要表现为骨纤维囊性病变。

骨外表现有:①钙盐在动脉中层沉积,动脉受累严重时可导致皮肤缺血性坏死;②关节周围炎症和脑病;③瘙痒;④贫血与骨纤维化。

甲状旁腺功能亢进与性功能障碍、神经病变、脑病和免疫缺陷之间的关系一直是学术界争论的话题,尚有待于进一步研究。对于甲状旁腺相关骨病的诊断、预防和治疗见相关章节。

## 十一、维生素 $D_3$

## 【病理生理学】

维生素 $D_3$ 在肝脏内由 25-α 羟化酶代谢生成 25$(OH)D_3$ 后,在肾脏内由 1-α 羟化酶生成 1,25-$(OH)_2D_3$,它是最具活性的成分。尿毒症患者体内 1,25-$(OH)_2D_3$ 明显受到抑制,主要是肾脏对 25$(OH)D_3$ 的羟化作用减弱,约 25%~50% 的患者 25$(OH)D_3$ 水平也低下,后者与饮食限制和日照不足有关。患者 1-α 羟化酶活性减弱可因肾脏本身病变所致,也可继发于高磷血症。由于体内 1,25-$(OH)_2D_3$ 的缺乏,经肠道吸收的钙磷量减少。1,25-$(OH)_2D_3$ 可与甲状旁腺上的受体直接结合,可有效抑制 PTH 的合成与分泌,所以体内缺少时也降低了骨组织对 PTH 的敏感性,破坏了血钙对 PTH 的负反馈调节。晚近的研究发现慢性肾衰早期 1,25-$(OH)_2D_3$ 下降可能与 FGF23 升高有关,而并非肾功能下降的直接作用。FGF23 能够通过抑制 1-α 羟化酶的活性来降低 1,25-$(OH)_2D_3$ 的合成。

## 【临床表现】

外源性补充 1,25-$(OH)_2D_3$ 是治疗继发性甲状旁腺功能亢进的有效方法,药物可口服或静脉给予,治疗时要监测血钙以防止高钙血症的发生。

一些维生素 D 的类似物,如 22-Oxacalcitriol(OCT)、19-nor-1α,25$(OH)_2D_2$ 及 1α-$(OH)D_2$ 等也应用于肾性骨病的治疗。这些药物对钙和磷的影响甚微,但能抑制 PTH 的分泌。

Oxacalcitriol 对维生素 D 结合蛋白的亲和力低,因此,有较多的药物以游离形式存在,使其代谢速度比 1,25-(OH)$_2$D$_3$ 更为迅速,其半衰期短,则对肠道钙吸收的影响也较小。但也有实验报道,此药给予尿毒症伴有较严重的继发性甲状旁腺功能亢进大鼠也可引起显著的高钙血症。其净效果似乎并不优于 1,25-(OH)$_2$D$_3$。

维生素 D 类似物 19-去甲基-1α,25(OH)$_2$D$_2$,曾有报道在 78 例血浆 PTH 水平>400pg/ml 的血透患者中进行了双盲和安慰剂对照的随机观察。每周 3 次给予安慰剂或 19-去甲基-1α,25(OH)$_2$D$_2$ 共 12 周。19-去甲基-1α,25(OH)$_2$D$_2$ 的剂量每隔 2 周增加 1 次到最大量或使 PTH 水平下降 30%。结果显示,治疗组 iPTH 水平明显下降,且在 PTH 降至达标前无 1 例出现高钙血症。

另一种类似物 1α-(OH)D$_2$ 也能有效地抑制血透患者的 PTH 水平。初步观察表明,患者可以耐受每周 3 次,每次 10μg 的剂量,观察期间高钙血症和高磷血症发生率不高。

## 十二、降钙素

降钙素主要由 C 细胞或甲状腺滤泡旁细胞产生。它通过抑制骨盐的吸收从而降低钙磷水平。同时,它也是甲状腺髓样癌的敏感标志物。五肽促胃液素刺激降钙素分泌,使其血清浓度上升的现象在健康患者和终末期肾病患者中相似,但甲状腺髓样癌患者的降钙素水平可显著升高。30% 的终末期肾病患者的降钙素水平略高于正常人群。

（汤晓静）

## 参 考 文 献

[1] Charlesworth JA,Kriketos AD,Jones JE,et al. Insulin resistance and postprandial triglyceride levels in primary renal disease. Metab Clin Exper,2005,54(6):821-828.

[2] Grekas D, Kalevrosoglou I, Karamouzis M, et al. Effect of sympathetic and plasma renin activity on hemodialysis hypertension,2001,55(2):115-120.

[3] Mak RH. Insulin and its role in chronic kidney disease. Pediatr Nephrol,2008,23(3):355-362.

[4] Goldfine ID,Maddux BA,Youngren JF,et al. The role of membrane glycoprotein plasma cell antigen 1/ectonucleotide pyrophosphatase phosphodiesterase 1 in the pathogenesis of insulin resistance and related abnormalities. Endocr Rev,2008,29(1):62-75.

[5] Cannata-Andía JB,Fernández-Martín JL,Zoccali C,et al. Current management of secondary hyperparathyroidism:a multicenter observational study(COSMOS). J Nephrol,2008,21(3):290-298.

[6] Feldt-Rasmussen B,Lange M,Sulowicz W,et al. Growth hormone treatment during hemodialysis in a randomized trial improves nutrition, quality of life, and cardiovascular risk. J Am Soc Nephrol, 2007, 18(7): 2161-2171.

[7] Blankestijn PJ. Sympathetic hyperactivity-a hidden enemy in chronic kidney disease patients. Perit Dial Int, 2007,27 Suppl 2:S293-297.

[8] Amato AA,Santos GM,Neves Fde A. Thyroid hormone action in chronic kidney disease. Curr Opin Endocrinol Diabetes Obes,2008,15(5):459-465.

[9] Rhee CM,Brent GA,Kovesdy CP,et al. Thyroid functional disease:an under-recognized cardiovascular risk factor in kidney disease patients. Nephrol Dial Transplant,2015,30(5):724-737.

[10] Malyszko J, Malyszko J, Wolczynski S, et al. Adiponectin, leptin and thyroid hormones in patients with chronic renal failure and on renal replacement therapy:are they related? Nephrol Dial Transplant,2006,21(1):145-152.

［11］ Park JT,Yoo TH,Kim JK,et al. Leptin/adiponectin ratio is an independent predictor of mortality in nondiabetic peritoneal dialysis patients. Perit Dial Int,2013,33(1):67-74.

［12］ Schaefer F,Veldhuis JD,Robertson WR,et al. Immunoreactive and bioactive luteinizing hormone in pubertal patients with chronic renal failure. Cooperative Study Group on Pubertal Development in Chronic Renal Failure. Kidney Int,1994,45(5):1465-1476.

［13］ Matuszkiewicz-Rowinska J,Skórzewska K,Radowicki S,et al. Endometrial morphology and pituitary-gonadal axis dysfunction in women of reproductive age undergoing chronic haemodialysis-a multicentre study. Nephrol Dial Transplant,2004,19(8):2074-2077.

［14］ Zoccali C,Tripepi G,Cutrupi S,et al. Low triiodothyronine:a new facet of inflammation in end-stage renal disease. J Am Soc Nephrol,2005,16(9):2789-2795.

［15］ Niemczyk S,Niemczyk L,Romejko-Ciepielewska K. Basic endocrinological disorders in chronic renal failure. Endokrynol Pol,2012,63(3):250-257.

［16］ Niemczyk S,Sikorska H,Wiecek A,et al. A super-agonist of growth hormone-releasing hormone causes rapid improvement of nutritional status in patients with chronic kidney disease. Kidney Int,2010,77(5):450-458.

［17］ Komaba H,Goto S,Fujii H,et al. Depressed expression of Klotho and FGF receptor 1 in hyperplastic parathyroid glands from uremic patients. Kidney Int,2010,77(3):232-238.

［18］ Wetmore JB,Liu S,Krebill R,et al. Effects of cinacalcet and concurrent low-dose vitamin D on FGF23 levels in ESRD. Clin J Am Soc Nephrol,2010,5(1):110-116.

# 第59章

## 慢性肾脏病-矿物质和骨异常

慢性肾脏病(CKD)导致的矿物质及骨代谢异常综合征,临床上出现以下一项或多项表现:①钙、磷、PTH 或维生素 D 代谢异常;②骨转化、矿化、骨量、骨线性生长或骨强度异常;③血管或其他软组织钙化,且在 CKD 早期阶段即可发生,因此近年来有学者将此并发症称为慢性肾脏病矿物质和骨异常( chronic kidney disease-mineral and bone disorder,CKD-MBD ),而取代以往的肾性骨营养不良及肾性骨病的概念。

### 【病理生理机制】

在维持慢性肾脏病矿物质和骨代谢稳态中发挥着重要作用的主要有三种激素,包括成纤维细胞生长因子 23( fibroblast growth factor-23,FGF23 )、骨化三醇及甲状旁腺激素( parathyroid hormone,PTH )。

### 一、FGF23

随着肾功能的下降,机体矿物质平衡和正常骨转换的能力亦降低。首发出现的失衡是肾单位减少后尿磷排泄下降而导致的血磷升高。血磷上升可以刺激骨细胞合成 FGF23 增加,FGF23 通过与 Klotho-FGF 受体结合后抑制肾小管钠磷同向转运体的表达及活力,从而促进尿磷的排泄。FGF23 同时可以通过抑制肾脏 1-$\alpha$ 羟化酶的活性减少骨化三醇的形成。

### 二、骨化三醇

骨化三醇在体内合成经过三个阶段,首先,皮肤在紫外线照射下将 7-羟基胆固醇转化成维生素 $D_3$(无活性的胆固醇前体);随后,在肝脏内被羟化形成 25-D;最终,在肾小管 1-$\alpha$ 羟化酶作用下形成 1,25-D(骨化三醇)。骨化三醇可以促进肠道对钙、磷的吸收以及肾小管对钙的重吸收,抑制甲状旁腺激素的分泌。骨化三醇有助于骨骼的矿化。

### 三、PTH

甲状旁腺激素由 84 个氨基酸残基组成的多肽,其主要功能之一是维持血清钙浓度,具有以下功能:①减少磷的重吸收,增加尿磷排泄;②增强肾脏 1-$\alpha$ 羟化酶的活力;③促进骨转换率,使骨骼释放钙。

通过上述三种激素的相互作用,机体自身调节维持着矿物质的平衡。高血磷刺激 FGF23 及 PTH 的分泌,而 PTH 和 FGF23 均可以促进磷的排泄,但其对于肾脏 1-$\alpha$ 羟化酶有相反的作用。1,25-D 作用于甲状旁腺的骨化三醇受体抑制 PTH 的分泌。随着肾小球滤过率的下降,循环中骨化三醇的水平随之下降,而肠道对钙磷的吸收减少。在 CKD4 期或 5 期以前机体 FGF23、骨化三醇、PTH 相互作用可以维持血清钙磷水平。随着疾病进展,低骨化三醇水平、低钙血症、高磷血症引起甲状旁腺激素的分泌增加,使甲状旁腺功能亢进症恶化。当进入 CKD5 期和透析阶段机体自身调节失衡,FGF23 及 PTH 水平过度升高,骨化三醇水平降低,从而发生高磷血症、低钙血症。

## 【分类及定义】

在正常情况下骨骼进行着协调地转换,成骨细胞合成骨基质蛋白发挥矿化作用,与此同时破骨细胞促进骨质的吸收。CKD-MBD 诊断最好指标是骨活检病理学,主要根据骨转换、矿化和容量(TMV 系统)等参数进行评估。

根据骨骼转换速率,CKD-MBD 骨的异常可分为四种类型。

### 一、高转换型骨病(high turnover bone disease)

病理上称为纤维性骨炎(osteitis fibrosa),由于 PTH 持续升高而形成。以成骨细胞、破骨细胞增殖活跃导致骨形成和吸收增加及骨髓纤维化为特征,其严重程度与 PTH 升高的程度及持续时间大致成正比。严重病例中非矿化骨增加,致使骨骼易发生骨折。严重的纤维性骨炎主要的症状表现为骨和关节的不适,关节周围的转移性钙化可能导致急性关节炎症或疼痛和僵硬。

### 二、低转换型骨病(low turnover bone disease)

包括骨软化(osteomalacia)和无动力性骨病(adynamic bone disease)两种。

骨软化指新形成类骨质矿化缺陷。在无肾衰竭的人中,维生素 D 缺乏是导致骨软化最常见的原因。对于透析病人而言,如果出现低骨量和频繁的骨折则需考虑到此病的可能。透析患者中骨软化最早在铝蓄积的病人中发现,因为铝可阻止骨的矿化,同时抑制 PTH 的分泌。目前透析患者很少长期使用含铝的磷结合剂,因此,铝诱发的骨软化大幅减少。少数骨软化归因于铁负荷过多。

无动力性骨病以成骨细胞和破骨细胞数量减少以及四环素标记骨形成减少或缺失为特征。与骨软化不同,其骨质厚度正常或减低。相关的实验室检查可能包括 iPTH<100pg/ml,血清骨-特异性碱性磷酸酶下降,偶见血清离子钙水平的轻度升高。无动力性骨病的形成原因不明,但与持续的低 PTH 水平有很大的相关性。最初认为无动力性骨病没有临床症状无需治疗,目前发现其较高转换型骨病更易骨折。无动力性骨病经常与高钙血症(骨骼不能缓冲血清钙)以及血管和其他脏器钙化相关。

### 三、混合性骨病(mixed osteodystrophy)

同时具有高转换及低转换骨病的特点,这类病人通常具有较高的 PTH 水平,骨质的形成和矿化受损。在过去,此类情况多见于铝中毒的病人。

### 四、骨质疏松(osteopoeosis)

很多患者透析前骨密度已提示有骨质疏松。常规治疗骨质疏松的药物有双膦酸盐,选择性或非选择性雌激素,维生素 D,如果 PTH 持续低水平选择特立帕肽(Forteo)。但是在透析患者中使用上述药物的有效性和安全性尚未验证,因此在透析患者中使用需要谨慎。

## 【临床表现及实验室检查】

### 一、临床表现

轻、中度骨病患者通常无症状,一旦出现临床症状常提示骨病发展迅速。

1. 肌肉骨骼症状　骨痛、肌无力、骨骼畸形。

2. 皮肤瘙痒　钙磷在皮肤沉积所致。

3. 钙性尿毒症小动脉病变(calcific uremic arteriolopathy,CUA)　是一种主要见于透析患者的罕见综合征。早期的症状主要是网状青斑和红色痛性结节,可以进一步发展至溃疡及坏死性病变。危险因素包括性别(女性)、肥胖以及高加索人种。尿毒症微环境可以引起血管平滑肌细胞的改变,增加异位钙化因子(骨桥蛋白和核心结合因子 α)的表达。高血钙和高血磷会导致动脉钙化、阻塞和组织缺血。本病需要与血管炎、华法林相关皮肤坏死、冷球蛋白血症、皮肤钙质沉着症和脂膜炎鉴别。皮肤活检表现为特异性动脉中层钙化。

一旦诊断成立,钙制剂及维生素 D 必须停用,同时需要使用不含钙的磷结合剂来控制血磷。虽然甲状旁腺功能亢进症不是发生 CUA 必需的前提条件,并且 CUA 的患者实际上 iPTH 水平不一定很高,但是对于 iPTH>500pg/ml(53pmol/L)CUA 患者仍然推荐采取甲状旁腺切除手术。华法林可以抑制钙调节基质 Gla 蛋白,应该停用。有报道静脉使用硫代硫酸钠 25g 每周三次可以缓解病变。伤口护理对于 CUA 特别是溃疡性病变患者尤其重要,有时需要外科清创及应用抗生素。有报道高压氧和低剂量的组织型纤溶酶原激活剂有助于伤口愈合。

### 二、实验室检查

1. 钙、磷、镁水平　大多为低钙血症,严重甲状旁腺功能亢进时,出现高钙血症;当肾小球滤过率降至正常 20% ~30% 时,出现高磷、高镁血症。

2. 骨形成的生物学标志物　血清碱性磷酸酶总活力(TAP)、骨特异碱性磷酸酶(BAP)、骨胶蛋白(bone gla protein)和Ⅰ型前胶原 C 端肽均升高。

3. 骨吸收的生物学标志物　血清胶原分解产物(pyridoline,deoxypiridoline)、抗酒石酸磷酸酶升高。

4. 血清 PTH 水平

(1) PTH 检测方法:PTH 是包含 84 个氨基酸的多肽,可以通过结合 PTH1 受体发挥作用。PTH 中 N 末端是结合和激活受体必需的,而 C 末端并无此作用。PTH 片段很快被肾脏清除,但在肾功能不全时有积聚。其中多数片段因为没有 N 末端而缺乏激活 PTH1 受体的功能,第一代单抗体检测中常规能检测到这些无功能片段。第二代 PTH 检测技术使用两个有免疫亲和力的抗体,一个结合在氨基端,另一个结合在羧基末端。最初认为这种双抗检测系统仅与 PTH(1-84)结合,后来发现多种不全 PTH 片段包括 PTH(7-84)也能结合。第三代 PTH 检测技术检测使用的检测抗体可以结合或非常接近结合第一个氨基酸,因此被称作生物全段甲状旁腺激素(bio-intact PTH)或全 PTH。理论上这种 bio-intact PTH 检测要优于

iPTH 检测,但是目前临床尚未证实其优越性。

目前可供临床选择的 iPTH 试剂盒有多种,检测总 PTH 中所含非活性 PTH 所占比例不一。在透析患者中,不同的检测试剂盒 iPTH 检测结果差别很大,而且 iPTH 越高检测差别越大。这种检测间的差别导致目前尚无特定的 PTH 靶目标值可以适用于所有的检测方法。

(2) 目标值:2009 KDIGO 骨指南建议透析患者的 iPTH 水平应维持于正常值上限的 2~9倍(大多数检测方法数值大约 150~600pg/ml)。

5. 血清骨和总磷酸酶(alkaline phosphatase,AKP) KIDGO 指南建议使用骨 AKP 作为监测高转换骨病的另一指标,但因为其检测价格昂贵因此大多数中心不常规开展。甲状旁腺功能亢进引起纤维性骨炎可以导致骨 AKP 升高。正常的血清 AKP 水平(其中一部分为骨 AKP)可以作为排除患者高转换骨病的次要指标。在临床上,如果 PTH 水平在允许范围内并且血清 AKP 水平正常,提示甲状旁腺功能亢进相关骨病轻微或不存在,在这种情况下抑制 PTH 的治疗是不推荐的。

6. 血浆 25(OH)D 水平 2009 KDIGO 骨指南建议定义<15ng/ml 为维生素 D 缺乏,≥15ng/ml 且<30ng/ml 为维生素 D 不足。

7. 血清铝水平 血清铝>60μg/L 时对判断铝超载有较高的价值。

### 三、放射学检查

常规 X 线检查肾性骨病,相对不敏感。组织学改变严重时,X 线检查可能正常。纤维性骨炎 X 线检查改变有手指骨膜下侵蚀,锁骨、骨盆和头颅骨出现局灶性 X 线透亮区和毛玻璃样改变。骨软化 X 线检查示假性骨折,$\beta_2$ 微球蛋白淀粉样变 X 线改变有骨囊肿和脊柱关节病。

### 四、骨密度测定

双能量 X 线吸收测定仪(dual-energy x-ray absorptiometry,DEXA)广泛用于骨密度的测定。但该技术在肾性骨病评价中的用途尚未明了,可能与骨组织改变多样性有关。

### 五、骨活检

骨活检是诊断 CKD-MBD 的金标准,但由于临床操作困难,对于有 CKD-MBD 证据的 CKD 3~5 期患者,不要求常规进行骨活检。具备以下指征的患者,在有条件的情况下建议行骨活检,以明确诊断:不明原因的骨折、持续性骨痛、不明原因的高钙血症、不明原因的低磷血症、可能的铝中毒及使用双膦酸盐治疗 CKD-MBD 之前。

纤维性骨炎,病理特征是骨转换增快,成骨细胞和破骨细胞数量和活性增加,以及不同程度的骨小梁周围纤维化,类骨质呈网状增加。骨软化特征是类骨质缝增宽,覆有类骨质的骨小梁表面增加,四环素标记骨矿化降低。铝相关性骨病的定义是铝染色超过 15% 骨小梁表面积,骨形成率<220μm²/(mm²·d)。非动力性骨病特征是类骨质量正常或降低,骨形成率降低。混合性肾性骨病特征是既有纤维性骨炎病理特征,又有骨软化改变。

## 【诊断】

可根据临床表现、实验室辅助检查及骨病理活检作出诊断。骨病理活检可明确诊断与组织学分型。

# 【治疗】

## 一、内科治疗

（一）**控制高磷血症** 　控制高磷血症是 CKD-MBD 治疗的关键,合理控制血清磷水平,能维持血清磷和血清钙之间的正常稳态。KDIGO 指南对于 CKD 3~5 期非透析患者,建议血清磷维持在正常范围(0.87~1.45mmol/L),对于 CKD 5D 期透析患者建议降低升高的血清磷水平,维持血清磷在 1.13~1.78mmol/L。高磷血症常发生在无尿的透析病人中,因为每周三次的透析只能清除从饮食中摄入的部分磷,所以几乎所有的透析病人都需要服用磷结合剂来限制磷的吸收。

1. **限制饮食** 　限制饮食中磷在 800~1000mg/d 是控制血磷的关键。建议选择磷吸收率低、磷/蛋白质比值低的食物,限制摄入含有大量磷酸盐添加剂的食物。

2. **透析清除磷** 　血液透析每次能清除大约 800mg 磷,无论透析前的血磷水平如何。高通量透析器、表面积大的透析器以及血液透析滤过能够增加磷的清除率。对于血液透析而言,每周的总透析时间对于血磷的清除最重要。如不使用磷结合剂,维持透析前血磷水平<1.45mmol/L 需要每周透析 24~48 小时。进行夜间长时间透析的患者因为每周透析时间大于 24~48 小时,需要额外补充磷制剂以避免低血磷。对于腹膜透析而言,CAPD 方式每天约清除 300mg 的磷远少于每日的饮食摄入,因而大多数腹膜透析病人需要使用磷结合剂来控制血磷水平。

3. **残肾功能** 　每日尿量>500ml 的病人只需要低剂量的磷结合剂,并且透析前血磷水平较无尿的病人低。

4. **磷结合剂** 　磷结合剂在血磷控制中扮演着重要的角色,其与胃肠道中的磷形成不可溶性复合物或与磷结合于树脂中。尽管限制饮食中磷的量及充分的血液透析,大约 90% 透析病人仍需要持续口服磷结合剂治疗。

磷结合等效剂量(phosphorus binding equivalent dose,PBED)可以用于比较不同磷结合剂之间的使用(表 59-1)。美国患者资料提示,透析患者需要的 PBED 大约是 6g,即每天需要 6g 碳酸钙以控制血磷,在某些尚有残肾功能的患者或者女性可能需要的 PBED 较小。

表 59-1 　达到 PBED 6.0g/d 所需磷结合剂的剂量

| 磷结合剂 | 单片(mg) | 单片相当于 1g 碳酸钙的 PBED | 达到 PBED(6g/d) 所需剂量 | 达到 PBED (6g/d)所需最 大片剂量 | 达到 PBED (6g/d)所含 元素钙 |
|---|---|---|---|---|---|
| 碳酸钙 | 750 | 0.75 | 6.0 | 8 | 2.4 |
| 醋酸钙 | 667 | 0.67 | 6.0 | 9 | 1.5 |
| Osvaren | 435/235 | 0.75 | — | 8 | 0.5 |
| 碳酸镧 | 500 | 1.0 | 3.0 | 6 | 0 |
| 碳酸思维拉姆 | 800 | 0.60 | 8.0 | 10 | 0 |
| Sucroferric oxyhydroxide | 500 | 1.6 | 1.5 | 3.75 | 0 |
| Ferric Citrate | 210 | 0.64 | 2.0 | 9 | 0 |

磷结合剂大体可分为2种:含钙磷结合剂(碳酸钙、醋酸钙)和不含钙磷结合剂(司维拉姆、碳酸镧等)。其中含钙的磷结合剂价廉物美是临床常用的药物,但使用时需要注意钙负荷超标,KDIGO建议每天从含钙的磷结合剂中摄入元素钙不超过1500mg,使用的同时透析液钙浓度需要调整至2.25~2.5mEq/L(1.12~1.25mM)以避免高血钙的发生。50%患者的高血钙是由于含钙的磷结合剂和活性维生素D联用引起的。

(1) 碳酸钙(元素钙占40%):例如TUMS,钙尔奇,OsCal 500,合理的起始剂量为每餐1~2片。需要注意每天摄入超过1.5g元素钙的碳酸钙将会使病人产生钙负荷过多以及高钙血症的风险。碳酸钙在酸性环境中可以很好的溶解,因此其溶解度将会受到质子泵抑制剂(PPI)的影响。碳酸钙副作用主要包括高钙血症、恶心、便秘。

(2) 醋酸钙(元素钙占25%):例如PhosLo推荐起始剂量为每餐2片,其与磷的结合效率与碳酸钙相当,然而其钙负荷少于碳酸钙。

(3) 司维拉姆(Renvela):是一种不含铝、不含钙的磷结合剂,其通过离子交换、与氢离子结合来截留磷。起始剂量为800~1600mg随餐每天三次,最大剂量不超过12g/d,由于不含钙的特性使其更适用于有高钙血症倾向的人。对于透析病人,司维拉姆可能也含有不完全依赖低密度脂蛋白胆固醇(LDL-c)减少所介导的多效抗炎效应。使用司维拉姆可能导致低钙血症,可给予钙剂治疗。

(4) 碳酸镧(Fosrenol):于2005年在美国上市,作为一个三价阳离子,镧与磷相结合,其也是一种非铝非钙磷结合剂。合理的起始剂量为500mg每日三次,不超过3000mg/d。药物使用可有少量的镧被吸收,至今还没有碳酸镧的毒性累积或骨代谢不良反应的证据,其副作用和其他磷结合剂相似,主要是胃肠道的不良反应。由于其高钙血症的发生率低,使其特别适用于有高钙血症风险的病人。

(5) 镁/钙结合剂:包括Magnebind(碳酸镁加碳酸钙)和Osvaren(碳酸镁加醋酸钙),使用优势有:①镁是一种抗钙化因子,它可能延缓透析患者中血管钙化;②有研究报道血镁高水平的透析患者死亡率低,但镁在其中所起的具体作用尚不清楚。

(6) 含铁的磷结合剂:如Sucroferric oxyhydroxide(PA21 or Velphoro),Ferric Citrate,对于存在铁缺乏的患者不失为一种优先的选择,但在具有铁负荷过多的病人中不推荐首选。

(7) 磷结合剂的联合使用:含钙和不含钙的磷结合剂同时使用,可使血磷控制在目标范围,同时避免钙负荷过多的风险。具体药物选择需要考虑到病人的药物偏好,对副作用的耐受程度以及经济条件。

**(二) 优化血钙水平** 校正钙可以用来评估低蛋白血症患者的实际血钙水平。以往指南推荐使用白蛋白校正钙,但是白蛋白的检测准确性直接影响了校正钙的计算准确性。基于以上原因,有资料提示使用校正钙并不比总钙水平预测离子钙水平更准确,因此2009年KDIGO并没有推荐使用校正钙作为评估血钙的常规方法。

透析液钙浓度:血透时透析液钙浓度应在5~6mg/dl(1.25~1.50mmol/L),对腹透患者而言,腹透液中标准的钙浓度为5mg/dl(1.25mmol/L),7mg/dl(1.75mmol/L)可用于低血钙的患者。

1. 低钙血症 尿毒症患者由于其肠道吸收钙每日在500mg以下,因此体内钙是负平衡,肠道吸收减少主要与活性维生素D缺乏,严重的甲状旁腺功能亢进及使用钙敏感受体激动剂有关。这些患者应长期给予碳酸钙或醋酸钙,透析患者应维持透析液中适当的钙浓度,如果仅为补充钙剂应在两餐间或夜间口服。

2. 高钙血症　高钙血症经常发生于过度使用含钙磷结合剂,或者维生素 D 受体激动剂促进了肠道钙的吸收。PTH 低水平的患者血钙易处于高值,这反映了患者存在低动力性骨病及骨骼缓冲钙的能力低下。甲状旁腺功能亢进者在不使用口服钙剂及活性维生素 D 的情况下很少引起高血钙。这些病人应该停用含钙的磷结合剂及活性维生素 D,必要时使用密盖息降低血钙水平。

**(三) 优化血清 25-D 水平**　25-D 由肝脏合成,血透患者经常低于正常,原因有缺少日照及为避免高血磷而限制了含维生素 D 的食物。虽然肾脏中 1-α 羟化酶的活性减低,纠正维生素 D 缺乏的治疗仍然合适,因为肾外组织也存在 1-α 羟化酶。检测血 25(OH)D 可以评估维生素 D 的储备,>30ng/ml(>75nmol/L)为正常,<30ng/ml(<75nmol/L)提示需要维生素 D 的治疗。

**(四) 优化 PTH 水平**

1. 提高或降低 PTH 的方法　如前所述,一些控制血磷和血钙的措施会降低 CKD 患者的 PTH 水平。通过控制血磷和血钙后,如果 iPTH 仍然没有达到目标值,则可以采用活性维生素 D 及其类似物以及拟钙剂等药物治疗,iPTH 严重升高且不能通过上述措施控制者,需要采用甲状旁腺手术治疗。

如果 PTH 低于正常值,减少抑制 PTH 分泌的药物(比如维生素 D 受体激动剂或者西那卡塞)或适当降低血钙(低钙透析液或者避免使用含钙的磷结合剂)均可以升高 PTH 水平。

2. 维生素 D 受体激活　活性维生素 D 和维生素 D 受体激动剂呈剂量依赖的降低血清 PTH 水平。此类药物均有促进肠道吸收磷的作用,因此推荐在血磷控制良好的甲旁亢患者中使用。

(1) 骨化三醇:可以静脉及口服使用。

(2) 帕立骨化醇:是维生素 D 类似物,在动物实验证实其较少引起高钙及高磷血症。在 iPTH≤500pg/ml 时使用的起始剂量是 1μg/d 或者 2μg 每周三次,iPTH≥500pg/ml 时起始剂量为 2μg/d 或者 4μg 每周三次。

(3) 多西骨化醇:是维生素 D 前体激素经肝脏代谢以活化 1,25-(OH)$_2$D$_2$,起始剂量为 2.5～5.0μg,每次透析后使用,静脉或者口服。

使用活性维生素 D 产物来控制 PTH 需根据治疗情况来调整,首先治疗 1 个月以控制 PTH 水平然后每季度监测。如果出现高钙血症(血钙>2.55mmol/L),治疗剂量必须减少 30%～50% 或者停用,直到血钙正常然后减量使用。

3. 钙敏感受体激动剂(拟钙剂)　与甲状旁腺的钙敏感受体结合,使腺体对离子钙反应增强,抑制 PTH 分泌,降低血钙同时有轻微的降磷作用。在使用传统治疗方法(纠正低血钙、控制高血磷以及使用活性维生素 D 及其类似物治疗)无法将 iPTH 控制在目标范围时,建议 CKD5D 期患者可选择性使用拟钙剂。西那卡塞是目前临床可用的唯一制剂,在单次剂量后 2～4 小时最大 PTH 降幅为 6%～80%,2/3 的服用患者 24 小时 PTH 降幅为 30%～50%。西那卡塞的起始剂量为 30mg/d,同时血钙需要>8.4mg/dl(2.1mmol/L),在监测 PTH 及血钙的基础上最大量可以用到 180mg/d。西那卡塞的主要副作用是恶心、呕吐和皮疹。

## 二、超声介入治疗

彩色多普勒不能检出正常人甲状旁腺的大小。但继发性甲状旁腺功能亢进(secondary

hyperparathyroidism,sHPT)发生时间较久时,甲状旁腺体积增大,可被彩色多普勒检出。经皮注射无水酒精疗法(percutaneous ethanol injection therapy,PEIT)首先在超声引导下,把针插入肿大的腺体内,证实针尖在腺体中央,缓慢注入90%乙醇和1%利多卡因的混合液,注入量应小于80%腺体体积,以免漏出腺体。目前报道有效率大约89%,并且无严重并发症。PEIT治疗的有效性与肿大的腺体数量有关。大于0.5cm的单个甲状旁腺治疗效果,维持时间和复发情况指标最佳。该方法近期效果虽然令人满意,但远期效果仍然不能与甲状旁腺切除术相比拟,对于严重的sHPT不推荐该治疗方法。

## 三、手术治疗

sHPT中甲状旁腺手术切除的指征是:①经过充分的内科治疗,包括控制血磷及骨化三醇治疗,但症状进行性加重的严重纤维性骨炎(骨痛和/或骨折);②有高水平的PTH,并伴有下列任意项目:已排除其他原因的持续性高钙血症;严重的瘙痒;尽管控制血磷水平,但软组织钙化持续存在;特发性弥散性皮肤坏死(钙化防御);关节炎、关节周围炎、自发性肌腱破裂。

相对禁忌证:近来研究发现当甲状旁腺切除后骨矿化表面的铝明显增加,提示有铝中毒时不能行甲状旁腺切除术,对于有长期铝接触史的患者术前应行骨活检以排除铝蓄积。

手术方式有三种:①甲状旁腺次全切除;②甲状旁腺全切+前臂种植;③甲状旁腺全切,前臂不种植甲状旁腺组织。

术后低血钙:甲状旁腺切除数小时就会发生低血钙,特别是术后第一天最明显,严重程度取决于骨纤维化的程度(可以根据术前血清AKP水平及骨活检结果预测)。除了给予口服钙剂(2~4g/d),可能还需要大剂量静脉钙(0.5~5.0g/d)和口服及静脉骨化三醇用于维持血钙水平。有些专家甚至主张在手术前就开始钙剂及骨化三醇的治疗,有些患者即使有高钙血症也应该提前治疗。

## 四、非动力性骨病的治疗

该病目前尚缺乏有效的治疗措施,主要以预防为主。避免过早或过多使用$1,25(OH)_2D_3$,降低透析液钙浓度,避免过度抑制PTH分泌,减少铝的摄入,避免服用含铝磷结合剂或其他来源的铝,透析中应用反渗水,必要时应用去铁胺治疗等。

## 五、其他治疗

**(一)双膦酸盐**　该药可以增加骨质疏松患者的骨密度,但是目前尚无在透析患者中使用的经验。双膦酸盐通过抑制破骨细胞从而减少骨重吸收,而在透析患者中会导致骨转换减少形成低动力性骨病,所以不推荐在透析患者中使用。

**(二)特立帕肽**　是一种重组人PTH(1-34),它可以快速增加骨密度,虽然在透析患者中没有进行临床验证,但是可能对于PTH水平减低的低动力骨病的患者有治疗价值。

(袁莉　陈挺)

## 参 考 文 献

[1]　Fukagawa M, Drüeke TB. Introduction:expanding concepts of chronic kidney disease-mineral and bone

disorder(CKD-MBD). Kidney Int Suppl(2011),2013,3(5):419.

[2] Vervloet MG,Massy ZA,Brandenburg VM,et al. Bone:a new endocrine organ at the heart of chronic kidney disease and mineral and bone disorders. Lancet Diabetes Endocrinol,2014,2(5):427-436.

[3] Moorthi RN1,Moe SM. Recent advances in the noninvasive diagnosis of renal osteodystrophy. Kidney Int, 2013,84(5):886-894.

[4] Sprague SM,Bellorin-Font E,Jorgetti V,et al. Diagnostic Accuracy of Bone Turnover Markers and Bone Histology in Patients with CKD Treated by Dialysis. Am J Kidney Dis,2016,67(4):559-566.

[5] Haarhaus M,Monier-Faugere MC,Magnusson P,et al. Bone alkaline phosphatase isoforms in hemodialysis patients with low versus non-low bone turnover:a diagnostic test study. Am J Kidney Dis,2015,66(1):99-105.

[6] Salam SN,Eastell R,Khwaja A. Fragility fractures and osteoporosis in CKD:pathophysiology and diagnostic methods. Am J Kidney Dis,2014,63(6):1049-1059.

[7] Galassi A,Bellasi A,Auricchio S,et al. Which vitamin D in CKD-MBD? The time of burning questions. Biomed Res Int,2013;2013:864012.

[8] Seiler S,Rogacev KS,Roth HJ,et al. Associations of FGF-23 and sKlotho with cardiovascular outcomes among patients with CKD stages 2-4. Clin J Am Soc Nephrol,2014,9(6):1049-1058.

[9] Khouzam NM,Wesseling-Perry K,Salusky IB. The role of bone in CKD-mediated mineral and vascular disease. Pediatr Nephrol,2015,30(9):1379-1388.

[10] Streja E,Wang HY,Lau WL,et al. Mortality of combined serum phosphorus and parathyroid hormone concentrations and their changes over time in hemodialysis patients. Bone,2014,61:201-207.

[11] Nigwekar SU,Kroshinsky D,Nazarian RM,et al. Calciphylaxis:risk factors,diagnosis,and treatment. Am J Kidney Dis,2015,66(1):133-146.

[12] Bover J,Ureña P,Ruiz-García C,et al. Clinical and Practical Use of Calcimimetics in Dialysis Patients With Secondary Hyperparathyroidism. Clin J Am Soc Nephrol,2016,11(1):161-174.

[13] Zoccali C,Mallamaci F. Moderator's view:Phosphate binders in chronic kidney disease patients:a clear 'No' at the moment,but stay tuned. Nephrol Dial Transplant,2016,31(2):196-199.

[14] Ott SM. Therapy for patients with CKD and low bone mineral density. Nat Rev Nephrol,2013,9(11): 681-692.

[15] Fernández-Martín JL,Martínez-Camblor P,Dionisi MP,et al. Improvement of mineral and bone metabolism markers is associated with better survival in haemodialysis patients:the COSMOS study. Nephrol Dial Transplant,2015,30(9):1542-1551.

[16] Ketteler M,Elder GJ,Evenepoel P,et al. Revisiting KDIGO clinical practice guideline on chronic kidney disease-mineral and bone disorder:a commentary from a Kidney Disease:Improving Global Outcomes controversies conference. Kidney Int,2015,87(3):502-528.

# 第 60 章

## $\beta_2$-微球蛋白相关性淀粉样变性

透析相关性淀粉样变(dialysis related amyloidosis,DRA)是长期透析患者常见而严重的并发症。该症主要表现为关节和关节周围骨组织的淀粉样沉积,导致骨和关节的致残性病变,如腕管综合征、骨囊肿、破坏性骨关节病及脊柱关节病等。由于这类淀粉样纤维中的主要成分是 $\beta_2$-微球蛋白($\beta_2$-microglobulin,$\beta_2$M),故 DRA 又被称为 $\beta_2$M 相关性淀粉样变($\beta_2$M amyloidosis,A$\beta_2$M)。

## 【发病机制】

发病机制目前尚不完全清楚,可能与慢性肾衰竭时 $\beta_2$M 的蓄积和修饰有关。

### 一、$\beta_2$M 的蓄积

长时间 $\beta_2$M 的蓄积是 A$\beta_2$M 发生的必要条件,血清 $\beta_2$M 的浓度增高是 $\beta_2$M 蓄积的标志。血清 $\beta_2$M 的浓度受多种因素的影响,慢性肾衰竭以及长期血液透析是引起血清 $\beta_2$M 浓度增高的重要因素。$\beta_2$M 主要经肾脏代谢,肾衰竭时对 $\beta_2$M 的清除下降是 $\beta_2$M 浓度增高的最主要原因。透析方式及透析膜亦会影响血清 $\beta_2$M 浓度,高通量生物相容性好的透析膜(如 AN69)能更有效的清除血清 $\beta_2$M;另外透析患者残存尿量也对 $\beta_2$M 的排泄有较大影响,持续性不卧床腹膜透析(CAPD)虽对清除血清 $\beta_2$M 弱于 HD,但对残余肾功能有更好的保护作用,因此有残存尿量的 CAPD 患者血清 $\beta_2$M 低于无尿的 HD 及 CAPD 患者。近年来研究表明,A$\beta_2$M 的发生率明显下降主要归因于高流量血液透析和超纯透析液的使用。但是不论何种透析对 $\beta_2$M 的清除能力均不能达到 $\beta_2$M 的每日生成量,这样就造成 $\beta_2$M 在体内不断蓄积。

### 二、$\beta_2$M 的修饰

$\beta_2$M 的聚积并非发生 A$\beta_2$M 的唯一条件。在人 $\beta_2$微球蛋白转基因小鼠中,小鼠血清中 $\beta_2$M 水平相当于健康成人的 100 倍及透析病人的 4 倍,但该动物模型并未发生淀粉样变。所以,除 $\beta_2$M 的聚积外,仍有其他多种因素参与淀粉样变的过程,包括 $\beta_2$M 的修饰。有研究表明,被晚期糖基化终产物(advance glycation end product,AGE)修饰的 $\beta_2$M($\beta_2$M-AGE)参与了 A$\beta_2$M 的发生与发展。高浓度的 $\beta_2$M 首先通过与 AGE-胶原蛋白结合并在病变局部沉积,而后在原位经非酶性糖基化反应被 AGE 所修饰,新形成的 $\beta_2$M-AGE 通过交联结合更多的 $\beta_2$M 及其他成分,形成淀粉样沉积。局部沉积的 $\beta_2$M-AGE 可通过吸引单核-巨噬细胞和

破骨细胞、成纤维细胞等局部细胞,刺激其分泌白细胞介素 1(IL-1)、肿瘤坏死因子(TNF)等炎症介质,主动参与骨、关节的损伤,并通过对系膜细胞、内皮细胞的异常生物学效应而引起全身内脏病变。这就可以解释为何 A$\beta_2$M 最常见且最早发生于骨、关节,晚期方波及基底膜结构,如血管,胃肠道等。

## 【临床表现】

A$\beta_2$M 多见于长期血液透析的患者,多数患者症状发生于透析后的 5～10 年。临床特点为腕管综合征、肩部疼痛和手指屈曲活动障碍三联征。

### 一、腕管综合征(carpal tunnel syndrome,CTS)

CTS 是 A$\beta_2$M 特征性的表现。症状主要由腕部横韧带或手指屈肌滑膜的 $\beta_2$M 淀粉样沉积所致。由于淀粉样沉积造成的压迫,早期常表现为双侧手部正中神经分布区域的感觉异常。症状多在压迫腕管掌侧时加重(Tinel 征阳性);腕部处于屈曲位约 1 分钟时亦会加重(Phalen 征阳性)。如压迫未能及时解除,掌部关节病变伴运动障碍随之发生。

### 二、骨与关节病变

慢性关节疼痛和肿胀是其主要症状。肩关节最常受累,80% 的患者有肩关节疼痛和僵硬,其中 25%～50% 以此为首发症状,其他关节受累疼痛可见于臀部、膝关节及腕关节。疼痛在仰卧位,尤其在透析中及夜间加重,而改为立位时疼痛缓解。发生于手部的 A$\beta_2$M 可引起 $\beta_2$M 淀粉样物质在屈肌腱内沉积,长期沉积可使手指屈肌相互粘连,导致手指屈曲活动障碍,并可在掌侧触及皮下软组织形成包块。发生于股骨颈的 A$\beta_2$M 可导致病理性骨折。发生于脊柱关节的 A$\beta_2$M 可引起脊椎移位导致脊神经根甚至脊髓压迫等神经系统并发症。

### 三、全身性 $\beta_2$M 相关性淀粉样变

$\beta_2$M 淀粉样物质易沉积在骨关节处,但是同样也可在其他部位如全身内脏组织沉积。全身性 $\beta_2$M 淀粉样物质沉积的量与透析时间有关,常发生于血液透析 10 年以上且已有腕管综合征或透析性骨关节病变的患者,但临床较少出现相应的症状。

## 【实验室检查】

### 一、病理学检查

病理学检查是目前诊断 $\beta_2$M 相关性淀粉样变的金指标。淀粉样纤维在组织沉积的病理学改变要早于临床和影像学表现。特征为病变部位出现刚果红染色和抗 $\beta_2$M 抗体染色阳性的淀粉样物质沉积。电镜下可见淀粉样纤维。

### 二、超声学检查

超声学检查是非创伤性诊断的重要方法。高分辨超声探查可见肩、颈等关节部位软组

织肿胀和滑膜囊增厚;关节囊中出现增强回声。这些异常是提示 $\beta_2 M$ 相关性淀粉样变的重要指标。

### 三、放射学检查

骨骼 X 线检查是临床最常用的诊断方法。非特异性滑膜囊肿胀是最早的放射学改变。最常见于肩关节,可导致三角肌下脂肪垫侧向移位及肩峰下间隙增宽。软骨下骨囊性病变或者关节的侵蚀性改变是最主要的放射性表现。几乎全部发生于滑膜关节附近,其特征为多发性对称性软骨下溶骨性改变。骨病变通常发展缓慢,定期放射学检查可见受累部位和范围逐渐增加。

CT 和 MRI 为诊断 $\beta_2 M$ 相关性淀粉样变的程度提供了比较可靠的定量方法。脊柱等大关节的破坏性关节病变最常发生于颈椎水平。其特征为多发性的椎间隙变窄,伴有邻近椎板的侵袭性损害,但无骨赘形成。病变一旦出现即呈快速进行性加重,往往在 2 年内快速进展。

### 四、放射性核素检查

采用放射性标记的二膦酸盐进行骨扫描可以发现受累关节部位的放射性核素摄取量增加,但特异性不高。用 $^{125}I$ 标记的 P 成分($^{125}I$-SAP)作血浆动力学分析有助于定量评价 $\beta_2 M$ 相关性淀粉样变的程度。

## 【诊断与鉴别诊断】

### 一、诊断

根据患者有慢性肾衰竭和/或长期透析的病史,典型临床表现,超声、X 线以及 CT 和 MRI 检查,一般不难作出临床诊断。病理学检查发现病变部位出现刚果红染色和抗 $\beta_2 M$ 抗体染色阳性的淀粉样物质沉积即可确诊。

### 二、鉴别诊断

长期透析患者亦常合并继发性甲状旁腺功能亢进、铝中毒、感染性关节炎、关节周围钙沉积和微结晶性关节炎等并发症。这些并发症也可表现为关节疼痛和骨关节的侵蚀性改变,因此需与 $A\beta_2 M$ 所致的骨关节病变相鉴别。

继发性甲状旁腺功能亢进引起的棕色瘤需与 $A\beta_2 M$ 所致的囊性骨损害相鉴别。继发性甲旁亢引起的棕色瘤通常累及管状骨的骨干或者干骺端,通常伴有严重的纤维性骨炎;而 $A\beta_2 M$ 所致的囊性骨损害主要见于滑膜关节,主要引起软骨下的囊性骨损害。

## 【治疗】

肾移植是目前终止 $A\beta_2 M$ 进展的最有效方法。除已伴有不可逆性晚期破坏性关节病变者外,多数患者术后关节疼痛可以得到戏剧性缓解,关节功能改善。然而,$\beta_2 M$ 相关性淀粉样沉积一旦形成,即使肾移植成功,术后若干年骨关节病变的放射学改变依旧存在,淀粉样沉积物亦不会消失。

对于血液透析的患者,采用生物相容性较好的高通透性膜、血液透析滤过以及改善透析用水质量等方法均有助于减轻 Aβ₂M。使用特异性吸附 β₂M 血液灌流技术有助于缓解透析患者 Aβ₂M 症状并改善预后。

Aβ₂M 目前尚无特效的药物治疗方法,缓解关节疼痛是目前治疗中应解决的主要问题。局部热敷,运动锻炼,可增加关节的活动度。非甾体类抗炎药有助于缓解关节疼痛,但因该药可加剧透析患者出血的风险,建议选用环氧化酶 Ⅱ 特异性抑制剂,但长期疗效有限。低剂量口服激素/关节腔注射可在 48 小时内使症状缓解,但易发生骨质疏松及动脉硬化等副作用。多西环素可以抑制 β 纤维蛋白在体外的纤维形成并抑制其在骨骼的聚积,因此可在病变部位达到有效浓度并发挥作用。

在腕管内注射肾上腺皮质激素对于发病早期的 CTS 具有较好疗效,但对于较晚期病例,一般需用外科手术以松解正中神经压迫,且多在手术后 2 年内复发。肩关节的 Aβ₂M 用内镜切除喙肩韧带能有效缓解肩痛;但对于承重关节的晚期破坏性病变,如股骨颈骨折,由于骨骼本身因淀粉样物质的侵袭对内固定后的机械承受力差,最好是行关节置换术。合并破坏性脊柱关节病和伴有神经根或脊髓压迫的脊椎移位需用融合矫形术治疗。

## 【总结】

近 20 年来,随着透析质量的改善 Aβ₂M 的发生较以往下降,但其仍为透析患者的严重并发症。进一步提高透析技术有助于减少及延缓 Aβ₂M 的发生。虽然对于淀粉样变进程的认识已有了一定的进展,但还有很多问题亟待解决,对 Aβ₂M 发生机制的进一步揭示将有助于避免该疾病的发生。

(袁莉　梁慧敏)

## 参 考 文 献

[1] Hong DP, Gozu M, Hasegawa K, et al. Conformation of 2-Microglobulin Amyloid Fibrils Analyzed by Reduction of the Disulfide Bond. J. Biol. Chem, 2002, 277(24):21554-21560.

[2] Leypoldt JK. Kinetics of β2-Microglobulin and Phosphate during Hemodialysis: Effects of Treatment Frequency and Duration. Seminars in Dialysis, 2005, 18(5):401-408.

[3] Lonnemann G, Koch KM. β2-Microglobulin Amyloidosis: Effects of Ultrapure Dialysate and Type of Dialyzer Membrane. J Am Soc Nephrol, 2002, 13:S72-S77.

[4] Yamamoto S, Gejyo F. Historical background and clinical treatment of dialysis-related amyloidosis. Biochimica et Biophysica Acta(BBA), 2005, 1753(1):4-10

[5] 蒋建平, 侯凡凡. 维持性血液透析患者 β₂-微球蛋白沉积病. 中国实用内科杂志, 2001, 21:240-241.

[6] Chandrasekaran P, Rajasekaran R. A systematic molecular dynamics approach to the structural characterization of amyloid aggregation propensity of beta2-microglobulin mutant D76N. Mol Biosyst, 2016, 12(3):850-859.

[7] Montagna G, Cazzulani B, Obici L, et al. Benefit of doxycycline treatment on articular disability caused by dialysis related amyloidosis. Amyloid, 2013, 20(3):173-178.

[8] Schiffl H. Impact of advanced dialysis technology on the prevalence of dialysis-related amyloidosis in long-term maintenance dialysis patients. Hemodial Int, 2014, 18(1):136-141.

［9］ Zumrutdal A. Role of beta2-microglobulin in uremic patients may be greater than originally suspected. World J Nephrol,2015,4(1):98-104.

［10］ Gejyo F,Amano I,Ando T,et al. Survey of the effects of a column for adsorption of beta2-microglobulin in patients with dialysis-related amyloidosis in Japan. Ther Apher Dial,2013,(1)17:40-47.

# 第61章

## 透析患者的免疫缺陷和感染

随着血液透析技术的发展,透析患者感染导致的病死率明显下降,但感染仍是次于心脑血管疾病的第二位死因。透析患者较高的感染率一定程度上提示患者存在免疫功能缺陷。尿毒症毒素能引起免疫系统紊乱从而继发炎症或感染,血液透析又加剧其炎症状态。本章主要讨论透析患者免疫功能缺陷的疾病及各种相关的细菌及病毒感染。

### 一、尿毒症患者的免疫功能缺陷

血透患者体内可产生一系列复杂的免疫反应,包括补体、单核细胞激活、细胞因子合成和释放、反应活性氧及一氧化氮产生等,这一系列免疫反应导致感染易感性增加。营养不良和维生素 D(VitD)缺乏等也起一定的作用。血液透析患者的免疫功能失调与透析器的生物相容性有关。腹膜透析时还可清除患者循环中免疫球蛋白和补体等。

### 【机制】

1. 补体激活　在血透患者中,补体是导致血管炎症的重要因素。血透患者体内补体多经旁路途径激活。细胞壁成分如脂多糖、纤维素透析膜均可激活补体 C3,最终引起补体瀑布反应,诱导单核细胞、多核细胞、血小板产生细胞毒性作用,激活氧化应激系统,诱导组织损伤。聚砜膜、聚酰胺膜、聚维酮碘膜等基本无此作用。

2. C 反应蛋白(CRP)的促炎症作用　血透患者血液与透析膜接触发生生物不相容反应时,CRP 可持续性升高。CRP 与其配体结合可促进补体经典途径激活,加剧组织损伤。

3. 免疫细胞功能受损　参与免疫反应的细胞包括 T 淋巴细胞、B 淋巴细胞及单核细胞,与透析方式、尿毒症毒素密切相关。通常认为尿毒症患者 B 细胞功能正常,而 T 细胞功能存在缺陷。研究提示,透析患者 T 细胞本身并无缺陷,由于抗原递呈细胞的共刺激因子作用能力减弱,使细胞因子分泌明显减少,导致 T 淋巴细胞增殖能力减弱。

4. 氧化应激　血透患者氧化-抗氧化系统严重失衡,即反应活性氧生成增加而抗氧自由基物质功能减弱。研究证实,血透患者体内晚期糖基化终末产物(AGEs)浓度较正常人群高,其能与特异性受体结合促进炎症细胞因子的生成。蛋白质氧化终末产物与 AGEs 紧密相关,是单核细胞呼吸暴发强烈的催化剂。这些氧化应激产物可与一氧化氮相互作用,生成羟基或过氧化自由基,造成组织损害。另一方面,血透患者抗氧化物质如维生素 C、硒等不同程度丢失,且生物活性减弱。此外,血透生物不相容性也加重了患者体内的氧化应激状态。

5. 一氧化氮(NO)的作用　血透患者使用生物相容性差的透析膜时,可促进诱导性一氧化氮合成酶合成增加,刺激内皮细胞产生 NO,诱导细胞凋亡,参与透析患者血管病变的发生和发展。

## 二、体温调节异常

**（一）尿毒症患者基础体温低**　约 50% 的尿毒症患者基础体温偏低,具体原因不明。

**（二）对感染的反应性发热减弱**　尿毒症本身不影响机体对致热原的反应,且患者的单核细胞对各种刺激的反应亦正常。但是部分患者合并严重感染时无发热表现,这可能与患者基础体温低、营养不良有关。

## 三、透析患者的细菌感染

### （一）与透析通路相关

1. 血液透析　血透患者 50% ~ 80% 的细菌感染与血管通路相关。细菌感染可导致心内膜炎、脑膜炎、骨髓炎以及椎旁脓肿的形成。

（1）病因

1）临时性血管通路的感染:股静脉导管留置时间在 72 小时内感染率很低。大多数学者认为股静脉导管留置时间一旦超过 3 ~ 7 天,感染率立即迅速上升。如临时性导管需留置较长时间,宜选择颈内静脉插管,但随着导管留置时间的延长,发生菌血症的概率仍会增加,如留置时间长于 3 周,则感染率相当高。因此对那些需保留临时性血管通路 3 周以上的患者,可采用以下措施预防感染:①采用带涤纶套的导管可使感染的机会大大降低;②3 周后重新在其他部位插管;③如无感染迹象,可在导引钢丝的帮助下,在原处更换导管。

2）永久性血管通路的感染:动静脉内瘘和移植血管的感染率较静脉导管低。此外,动静脉内瘘的感染率比移植血管低,它是最安全、使用时间最长的血管通路。近年来带有涤纶套的"永久性"血透导管的使用率增加,涤纶套工艺的引进,大大降低了感染的机会。但与之相关的菌血症仍是临床一大难题。现有的资料显示,使用永久性导管 9 个月以上的透析人群中 40% 的患者至少有 1 次导管感染,其中 22% 的病例出现感染播散,并发骨髓炎、心内膜炎和化脓性关节炎等。几乎所有的并发症为革兰阳性细菌感染。

3）致热原反应:细菌污染透析液,其毒素可通过透析膜进入血透患者体内,引起发热、寒战、肌痛、恶心、呕吐和低血压等致热原反应。通常小分子致热原通过扩散,中分子致热原通过对流穿过透析膜进入血液循环。致热原的发生常取决于下列因素:①透析液细菌量和内毒素量;②高通量透析时的反超滤作用;③透析器复用中细菌或内毒素残留量;④透析水质情况。热程的特点有助于鉴别致热原反应和感染。致热原相关的发热仅在透析过程中出现,并随透析的结束而终止。而血管通路感染所引起的败血症,透析前即有发热,而且可持续至透析结束(使用静脉导管者例外,当导管被细菌污染后,可在透析开始或透析结束时因进行相关操作使细菌播散,从而出现发热)。对任何有发热症状的透析患者,即使高度怀疑致热原反应,仍应将血液细菌培养作为常规检查。

（2）临床表现:透析患者发生菌血症时常伴寒战、发热等毒血症状;但有时候上述症状或体征不明显或缺失。尽管皮肤的红肿、压痛和渗出可提示感染的部位,然而多数情况下,感染的血管通路无异常表现。当进行导管操作后(如透析开始或结束时)立即出现发热或寒战,则强烈提示存在导管相关的菌血症。

（3）治疗：血管通路感染诊断明确后,应尽早抗感染治疗。延迟治疗可导致透析患者致残率和死亡率上升。具体治疗方案参见第 10 章及第 11 章。

（4）预防：

1）预防创伤性操作引起的菌血症：透析患者在进行可能导致菌血症的创伤性操作前预防性使用抗生素。这些创伤性检查和治疗包括口腔治疗（尤其是拔牙）,食管狭窄部位的扩张、注射硬化剂治疗食管静脉曲张、胆管梗阻时行内镜下逆行胆管造影等胃肠道操作以及膀胱镜检查、尿道扩张、前列腺穿刺等泌尿生殖系统操作。常用的抗生素有阿莫西林 2g 术前 1小时使用,或术前半小时氨苄西林 2g 肌注或静推。对青霉素过敏的患者,如进行牙齿和食管检查,可选用克林霉素 600mg 术前口服或静脉推注;进行其他消化道操作或泌尿生殖道操作时可选用万古霉素 1g 静脉推注。

2）长程持续预防用药：血透患者皮肤或鼻黏膜携带金黄色葡萄球菌的发生率约为50%。有报道预防性使用利福平可有效降低金黄色葡萄球菌感染。鼻腔内使用莫匹罗星软膏可根治金黄色葡萄球菌的携带。虽然长期用药引起的耐药现象不可忽视,但目前大多数学者认为鼻腔用药对携带和反复感染金黄色葡萄球菌的患者是有效的。

2. 腹膜透析

（1）病因

1）临时性腹透管感染：无涤纶套管的临时性腹透管在腹腔内留置时间不宜超过 48 ~72 小时,留置时间一旦延长,则腹腔感染的发生率显著上升。

2）永久性腹透管感染：腹透相关感染并发症包括腹透相关性腹膜炎、出口处感染和隧道感染,后两者统称为导管相关感染。腹透相关性腹膜炎指患者在腹透治疗过程中由于接触污染、胃肠道炎症、导管相关感染及医源性操作等原因造成致病原侵入腹腔引起的腹腔内急性感染性炎症。

（2）临床表现及治疗：详见第 39 章。

（3）预防：术前 1 小时及术后 12 小时应预防性静注抗生素,推荐第一代头孢菌素 1g。

**（二）其他部位感染**

1. 泌尿道感染　由于透析患者尿量减少,因而其尿路感染发生率高,尤其是多囊肾病患者。在合并神经性膀胱炎（如糖尿病）和膀胱积脓（脓液积聚在失功能的膀胱中）的患者中,治疗基础疾病是控制感染的关键。

2. 肺炎　肺炎是导致透析患者死亡的重要原因之一。在医院血透中心接受透析治疗的患者容易罹患革兰阴性杆菌感染。少数患者由于肺间质钙化导致肺部的异常浸润,其临床表现与肺炎相似。即使在感染存在的情况下,患者胸腔积液也多为渗出液。

3. 腹腔感染　透析患者常合并憩室病和憩室炎,尤见于多囊肾病患者。当透析患者发生腹膜炎时,不容易鉴别腹膜炎是与透析相关还是继发于腹腔脏器感染。透析患者尚可合并胆囊炎。有腹膜炎表现的患者若在透析过程中或透析间期出现低血压,要警惕小肠梗阻的可能。对那些反复发作的、难治性的中毒性休克患者要高度怀疑结肠、直肠梗阻的可能。由于不少患者在肾移植失败或激素治疗肾小球疾病无效后才开始腹透,故易合并肾上腺皮质功能不全,患者可出现腹痛、低血压等与腹膜炎相似的症状。

4. 结核　透析患者结核的感染率约为普通人群的 10 倍。血透患者感染结核后,常以肺外表现为主要临床特征,故胸片可无异常表现。由于患者皮肤对抗原反应低下,使得结核菌素诱发的迟发性变态反应减弱或丧失,给临床诊断带来许多困难。患者的临床表现常常不典型,可仅以间歇性发热和腹水为主要临床表现,或伴消瘦、纳差和肝大。腹膜或肝组织活检发现典型的干酪样肉芽肿,或活检标本培养出结核杆菌时可确诊。当临床上高度怀疑结核感染但缺乏足够证据时,诊断性抗结核治疗是可行的。有文献报道透析患者合并结核的死亡率约为40%。

5. 李斯特菌病　又称细菌 L 型,是细菌细胞壁部分缺陷或完全丧失而造成的。细胞壁的缺失可以是自发的或人工诱导的。细菌变成 L 型后形态呈多形性,染色多变。在非免疫缺陷的患者中少见。在铁负荷过多的透析患者中曾报道过该病,但铁过多与此病之间的关系尚不明确。

6. 沙门菌败血症　曾有透析患者合并沙门菌败血症的报道,但在肾功能正常的人群中,沙门菌肠炎鲜有进展至败血症。

7. 幽门螺杆菌　终末期肾病患者常合并上消化道疾病,该人群中幽门螺杆菌的感染率与非终末期肾病人群相似,其治疗原则亦相同。

### 四、病毒感染

（一）甲型肝炎　甲型肝炎病毒通过粪-口途径传播,因而透析患者甲型肝炎的发病率与普通人群相仿,其病程经过也同普通人群,只有极少数患者会发展为慢性。

（二）乙型肝炎

### 【流行病学】

1. 血液透析　近年来血透患者乙型肝炎病毒的感染率呈下降趋势,原因有:对献血者进行严格的肝炎病毒筛检;促红细胞生成素的使用从而减少输血的次数;血透过程的操作、透析器重复使用等措施加强。偶有血透中心暴发乙型肝炎。所有易感患者均应接种乙型肝炎疫苗,但调查发现仅 50% ~60% 的患者在接种疫苗后能产生保护性抗体。

2. 腹膜透析　发生获得性乙型肝炎病毒感染的机会很小,但乙肝病毒可通过腹透引流液传播。

### 【临床表现】

透析患者感染乙肝病毒时常无症状或仅感不适,仅少数患者出现巩膜或皮肤黄染。血清丙氨酸转氨酶(ALT)或门冬氨酸转氨酶可上升 2~3 倍,血清胆红素水平和碱性磷酸酶水平可正常或轻度升高。

透析患者感染乙肝病毒后病程多迁延。其中 50%(尤其是血清铁蛋白水平高者)发展为慢性,并持续表达乙肝病毒表面抗原。血清铁蛋白水平较高患者更倾向于发展至慢性迁延性肝炎。一旦进展至慢性迁延性肝炎,治疗效果往往不佳。

### 【治疗】

1. 抗病毒治疗　干扰素以及核苷类似物拉米夫丁、阿德福韦、恩替卡韦可能有效。鉴于干扰素的副作用较大,核苷类似物是更好的选择。

2. 常规筛检　血透者首次入住透析中心应该进行 HBsAg、HBsAb 和 HBcAb 筛查。对乙肝疫苗接种有反应者,只需每年检测一次 HBsAg;无应答者应至少每 6 个月检测一次。一旦发现 HBsAg 阳性,应进行 HBV DNA 检测。对于 HBsAg 和 HBsAb 阴性而 HBcAb 阳性的患者也可以考虑进行 HBV DNA 检测,因为少数此类患者也可能存在乙肝感染。

# 【预防】

1. 尽可能限制与病毒接触 隔离或避免直接接触肝炎病毒携带者等措施可减少患者和医护人员的感染机会。预防感染的注意事项见表 61-1。某些透析中心建议乙肝病毒抗原阳性的患者接受家庭血透或腹透治疗以减少与医护人员及其他患者感染的机会,但实际工作中可行性较差。

表 61-1 血透中心控制病毒感染的措施

1. 患者和医护人员的一般预防
    每 3~6 个月进行 HBsAg 和 HbsAb 的检测
    隔离 HBsAg 阳性的患者
    用 1% 的次氯酸钠消毒透析机和被阳性患者体液或血液污染的区域
    原则上 HBsAg 阳性者不复用透析器
    工作常规中的预防措施(见下文)
    与感染患者的血液和体液开放性接触后的预防措施(见下文)

2. 工作常规中的预防措施
    医护人员应身着防水的工作服
    当不能避免与患者的血液和体液接触时,应戴好手套进行相关操作
    每治疗一个病人应更换一副手套
    戴好面罩和眼罩以防止患者血液溅到眼睛
    已污染的穿刺针和注射用针不能重复使用,将废弃的穿刺针放入合适的容器中正确处置
    不要在工作区域餐饮

3. 当与感染患者的血液或体液开放性接触时
    立即检测 HBsAg 和 HBsAb,并在 6 周后复查
    在接触当时、6 周后及 6 个月后检测 HIV
    若感染源自 HBsAg 阳性或怀疑阳性的患者,宜尽早注射乙肝免疫球蛋白
    作为传染源的患者应行 HIV 检测(通知该患者接受检测,可不经患者同意)

2. 疫苗接种 参照下文。

3. 乙肝病毒免疫球蛋白 当接触了乙肝患者的血液或体液后应注射乙肝病毒免疫球蛋白。

(三) 丙型肝炎 透析患者丙型肝炎病毒抗体(anti-HCV)检出率较一般人群高。使用第二代和第三代 ELISA 检测法可提高检出率,降低假阳性率。美国疾病预防和控制中心(CDC)的最近的统计结果显示,血透患者中 anti-HCV 的阳性率为 8%~10%,其他国家的数据相差较大(1%~63%),但需注意的是不同地区采用的检测手段也不一致。透析患者丙型肝炎病毒感染的高发病率和高患病率与输血的次数、每周透析的时间、透析的方式(腹透患者感染 HCV 的概率小)、既往有无器官移植史或吸毒史等因素有关。随着患者输血次数减少和对感染的加强控制,HCV 感染率逐年下降。若医护人员能严格遵循正确的操作程序,每治疗一个患者更换一次手套,可有效地防止丙型肝炎的暴发。HCV 感染患者和非感染患者共用一台透析机或复用透析器是否会增加丙型肝炎的感染率,目前尚无依据。因此 CDC 并未提倡透析中心固定部分透析机为丙型肝炎病毒感染者专用,不要求隔离感染者和非感

染者,也不禁止透析器的复用。然而也有学者发现在 HCV 感染率高的透析中心,每年丙型肝炎的新发例数也较高;反而在采用一定隔离措施的中心,丙型肝炎的新发病例也少。因此对于 HCV 感染率高的透析中心,建议 HCV 感染的透析患者使用固定的透析机并且限制透析器的复用。

在透析中心工作的医护人员的丙型肝炎病毒感染率与普通人群相近,目前不提倡工作人员在同此类患者接触后预防性接种疫苗或注射干扰素。

透析患者丙型肝炎的自然病史较难判断,因为目前仍未开展大样本的、以肝活检结果来评价患者病情的临床研究。ALT 水平与病理学改变的严重程度并无关系。

HCV 感染的治疗选择仍有限。α-干扰素能降低转氨酶水平,改善肝脏的组织病理学表现,持续反应率达到 40% 左右,但停药后复发率高,并可出现肌肉酸痛、头痛、乏力、抑郁和骨髓抑制等副作用,严重时甚至诱发心衰、胰腺炎和淋巴瘤。α-2b 干扰素治疗终末期肾病患者丙型肝炎的大样本前瞻性临床试验由于药物不良反应的发生率过高而提前终止。聚乙二醇干扰素或干扰素合并利巴韦林联合治疗丙型肝炎的研究较少。临床研究显示 α-2a (peginterferon)干扰素在透析人群中的有效率为 30% ~ 45%,联合利巴韦林治疗可以提高有效率,但耐受性较差。利巴韦林经肾脏代谢,其致溶血的毒副作用为剂量依赖,因此在透析患者中使用时尤需谨慎。目前对透析患者丙型肝炎的治疗前需考虑:患者是否存在严重的肝脏病变、抗病毒治疗后明显提高生存率及是否拟行肾移植。一项荟萃分析显示干扰素剂量($\geq 3 \times 10^6$,每周三次)、治疗时间 $\geq 6$ 个月、完成治疗疗程、基础 HCV RNA 低、女性以及早期病毒治疗反应是持续性病毒反应的预测因素。2008 年 KDIGO 指南推荐标准干扰素单药治疗剂量应该根据肾小球滤过率进行调整,应密切监测不良反应。近期出现的新型非干扰素药物包括直接抗病毒药物达卡他韦(daclatasvir)、达拉他韦(dasabuvir)、索非布韦(sofosbuvir)、asunaprevir 以及 ABT-450/r-ombitasvir 等,无论是否联合使用利巴韦林,都在非透析患者中显示出良好的治疗效果。这些新药主要经肝脏排泄,但透析患者中还没有此类新药的使用经验。

（四）巨细胞病毒和单核细胞增多症　患者感染巨细胞病毒、EB 病毒后,可有同乙型肝炎和丙型肝炎相似的临床表现。

（五）流感病毒　透析患者感染流感病毒后出现并发症的概率较高,故需要接种流感疫苗(见下文)。有关使用抗病毒药物来预防和治疗流感的内容详见下文。

（六）人类免疫缺陷性病毒（HIV）　血透患者 HIV 感染的危险性高于正常人群,且有上升趋势。HIV 感染患者临床表现呈两极化:无 AIDS 的临床表现或出现典型的 AIDS 综合征。在某些 HIV 感染的患者中,艾滋病相关的肾小球疾病是导致肾衰竭的重要原因。自从 1996 年高效抗逆转录病毒治疗（HAART）在美国普及后,HIV 患者的预后显著改善。许多 HIV 血清学阳性患者可无症状地依赖透析存活很长时间。

关于无临床表现的血透患者是否都需接受 HIV 检测的问题,尚无肯定答案。CDC 认为不需要对每个透析患者都进行检测,但在某些高危人群较集中的透析中心,应常规检测 HIV。

美国 CDC 认为在决定尿毒症患者选择哪一种透析方式时不必考虑患者是否感染 HIV。家庭透析能够减少 HIV 在患者和医护人员中的传播,但 HIV 感染者的腹透超滤液具有传染性的,应当正确处置。若患者选择血液透析治疗时,CDC 只要求医护人员在接触此类患者时严格遵循关于预防感染的特殊操作,而不提倡专设透析机给 HIV 阳性患者使用,也不禁止其复用透析器。尽管未报道透析医务工作人员因接触 HIV 感染患者而被传染 HIV,但确实有报道卫生保健工作者因为皮肤或黏膜接触 HIV 感染患者的血液而感染 HIV 病毒。因此 CDC 可能低估了透析操作过程中预防 HIV 感染的重要性。

**（七）庚型肝炎病毒**　为新发现的一种肠道外传播的肝炎病毒,血透患者的感染率为 3% 左右,一般人群中感染率为 1%。半数患者合并丙型肝炎病毒感染,但其肝脏无活动性病变。

## 五、疫苗接种

透析患者在接种疫苗后,抗体的产生不及非透析患者多。但透析患者仍应注射疫苗以预防肺炎球菌肺炎、流感及肝炎等疾病。表 61-2 罗列了各种疫苗的接种方案。除乙肝病毒疫苗外,其他疫苗的剂量与一般人群相同。

表 61-2　透析患者的疫苗接种

| 疫　苗 | 接 种 频 率 |
| --- | --- |
| 甲型和乙型流感 | 一年一次 |
| 破伤风和白喉 | 首次接种后,每 10 年加强 1 次 |
| 肺炎球菌 | 根据抗体水平决定是否需要接种 |
| 乙型肝炎 | 初始接种包括四次双倍剂量的肌注,依次在左右上臂交替接种 |
| | 对低白蛋白血症者可采取皮下注射 |
| | 重复接种的疗效尚不明确 |

除 HBsAg 阳性或 HBsAb 阳性患者外,所有透析患者均应接受乙肝疫苗接种。为了提高接种的成功率,乙肝疫苗的剂量应为常人的 2 倍。首次接种 40mcg HBsAg 后,分别在 1、2、6 个月后重复接种,每次 40mcg。选择肱三头肌肌注,不要选择臀部肌内注射,因为无论是尿毒症患者还是非尿毒症患者,选择臀部肌肉作为接种部位,抗体生成少或抗体在接种 6 ~ 12 个月后消失。

透析患者在接种疫苗后应进行血清学检查。血清学检查应在最后一次接种后 1 ~ 2 个月进行。血清学检查需检测 HBsAb 的量,如 HBsAb<10mIH/ml,应进行第 2 次接种。对疫苗接种无免疫应答的患者应进行 HBsAg 检查。检查结果为阴性的患者应被认为是乙肝易感人群,需接受咨询以尽量避免乙肝感染。在接触已知或可能的 HBsAg 阳性的血制品后须接受乙肝免疫球蛋白注射预防感染。

总体而言,透析患者接种乙肝疫苗的成功率低于普通人群,有报道为 50% ~ 60%。某些患者由于接种在臀部或未能完成 4 次注射,故不能达到良好的预防乙肝病毒感染的作用。另外,低白蛋白血症的患者对抗原的反应差,有学者提出采用大剂量皮下接种疫苗的成功率可能更高。

透析患者的加强剂量需根据每年测定的 HBsAb 的水平来确定。当 HBsAb<10mIH/ml 时需进行加强剂量接种。

## 六、透析患者抗生素的使用

**（一）一般说明**　当透析患者使用主要经肾脏排泄或可经透析清除的药物时,所用剂量应做调整,尤其是万古霉素。鉴于上述原因,用药时需监测血药浓度,对有残余肾功能的患者尽可能测量肌酐或尿素氮的清除率(表 61-3)。

表61-3　透析患者用药指南

| 药物 | 非尿毒症患者的常规剂量* | 半衰期 | | 透析患者所用剂量 | | 血透后追加量 | CAPD 用药剂量 |
|---|---|---|---|---|---|---|---|
| | | 非尿毒症患者 | 透析患者 | 占非尿毒症患者的百分比 | 透析患者的常规剂量 | | |
| 抗菌药 | | | | | | | |
| 青霉素类药物 | | | | | | | |
| 阿莫西林 PO amoxicillin | 250~500mg q8h | 0.7~1.4 | 7~21 | 50~80 | 250~500mg q24h | DAD | 250~500mg q12h |
| 氨苄西林 IV ampicillin | 1~2.0 q4~6h | 1.0~1.8 | 7~20 | 50~80 | 1~2g q12~24h | DAD | 250mg q12h |
| 氨苄西林/舒巴坦 IV ampicillin/sulbactam | 1.5~3g q6h | 同氨苄西林 | | | 1.5~3g q12~24h | DAD | 3g q24h |
| 阿洛西林 IV azlocillin | 3g q4~6h | 1.0 | 6 | 50 | 2g q8~12h | DAD | 2g q8~12h |
| 巴氨西林 PO bacampicillin | 400~800mg q8~12h | 1.1 | 4~20 | 50 | 400~800mg q12~24h | 无 | |
| 双氯西林 IV/IM dicloxacillin | 125~500mg q6h | 0.6~0.8 | 1.3 | 95~100 | 0.25g q6h | 无 | 0.25g q6h |
| 氟氯西林 IV/IM flucloxacillin | 250mg~1g q6h | 0.75~1.5 | | 100 | 250mg~1g q6h | 无 | 250mg~1g q6h |
| 氟氯西林 PO flucloxacillin | 250mg q6h | 0.75~1.5 | | 100 | 250mg q6h | 无 | 250mg q6h |
| 萘夫西林 IV nafcillin | 1~2g q4h | 0.5~1 | 1.2 | 100 | 1~2g q4h | 无 | 1~2g q4h |

续表

| 药物 | 非尿毒症患者的常规剂量* | 透析患者所用剂量 | | | | 血透后追加量 | CAPD 用药剂量 |
|---|---|---|---|---|---|---|---|
| | | 半衰期 | | 占非尿毒症患者的百分比 | 透析患者的常规剂量 | | |
| | | 非尿毒症患者 | 透析患者 | | | | |
| 苯唑西林 IV oxacillin | 0.5~1.0g q4~6h | 0.3~1 | 0.3~1.0 | 95~100 | 0.5~1.0g q4~6h | 无 | 0.5~1.0g q4~6h |
| 青霉素 G IV/IM penicillin G | 0.5~4mU q4h | 0.5~0.84 | 3.3~5.1 | 25~50 | 0.5~1mU q4~6h 或 1~2mU q8~12h | DAD | 0.5~1mU q4~6h 或 1~2mU q8~12h |
| 青霉素 V PO penicillin V | 250mg q6h | 0.5 | 4.0 | 50 | 250mg q12h | 无 | 250mg q12h |
| 哌拉西林 IV piperacillin | 3~4g q4~6h | 1.0 | 3.3~5.1 | 50~70 | 2g q8h | 1g | 3~4g q8h |
| 哌拉西林/他唑巴坦 IV piperacillin/tazobactam | 3.375~4.5g q6h | 1.0 | 3.3~5.1 | 50~70 | 2.25g q8~12h | 0.75g | 2.25g q8~12h |
| 替卡西林 IV ticarcillin | 3.1g q4~6h | 1.1 | 12 | 50~80 | 2g q8h | 3.1g | 3.1g q12h |
| 替卡西林/克拉维酸 IV ticarcillin/clavulanate | 3.1g q4~6h | 1.1 | 12 | 50~80 | 2g q12h | 3.1g | 3.1g q12h |
| 头孢菌素 | | | | | | | |
| 头孢克洛 PO cefaclor | 0.25~0.5g q8h | 0.5~1 | 2.8 | 50~80 | 250mg q12h | 250mg | 250mg q12h |

续表

| 药物 | 非尿毒症患者的常规剂量* | 半衰期 | | 透析患者所用剂量 | | 血透后追加量 | CAPD用药剂量 |
|---|---|---|---|---|---|---|---|
| | | 非尿毒症患者 | 透析患者 | 占非尿毒症患者剂量的百分比 | 透析患者的常规剂量 | | |
| 头孢羟氨苄 PO cefadroxil | 0.5~1g q12h | 1.4 | 22 | 25~50 | 1~2g q36h | 0.5~1g | 0.5~1g q36h |
| 头孢孟多 IV/IM cefamandole | 0.5~2g q4~6h | 1.0 | 11 | 25 | 0.5g q8~12h | 500mg | 0.5g q8~12h |
| 头孢唑林 IV/IM cefazolin | 1~2g q8h | 2 | 40~70 | 50~80 | 0.5~1g q24 或 1~2g q48~72h | 0.5~1g** | 500mg q12h |
| 头孢他尼 PO cefdinir | 600mg qd 或 300mg q12h | 1.7 | ? | ? | 300mg q48h | 300mg | ? |
| 头孢托仑 PO cefditoren | 400mg q12h 或 100~200mg tid | 1.3~2.0 | ? | ? | 无数据 | | |
| 头孢吡肟 IV cefepime | 1~2g q8~12h | 2 | 13.5 | 25 | 1g q24h×1d 后 1~2g q48~72h 或 2g tiw | DAD | 1~2g q48h |
| 头孢克肟 PO cefixime | 200mg q12h | 3.6 | 13 | 50 | 200mg q24h | 200mg | 200mg q24h |
| 头孢尼西 IV cefonicid | 1.0~2.0g q24h | 4.4 | 17~56 | 10 | 250mg q72h | 无 | 250mg q72h |
| 头孢哌酮 IV cefoperazone | 2g q12h | 2.1 | 2.9 | 100 | 2g q12h | 1g | 2g q12h |
| 头孢雷特 IV/IM ceforanide | 0.5~1g q12h | 3.5~2.5 | 25 | ? | 0.5~1g q24~48h | 0.5~1 | ? |

续表

| 药物 | 非尿毒症患者的常规剂量* | 半衰期 | | 占非尿毒症患者所用剂量的百分比 透析患者所用剂量 | 透析患者的常规剂量 | 血透后追加量 | CAPD 用药剂量 |
|---|---|---|---|---|---|---|---|
| | | 非尿毒症患者 | 透析患者 | | | | |
| 头孢噻肟 IV cefotaxime | 1~2g q8~12h | 1~1.5 | 15~35 | 50 | 0.5~1g q12~48h | 1~2g | 1g q24h |
| 头孢替坦 IV/IM cefotetan | 1~2g q12h | 3.0 | 14~35 | 25 | 1~2g q48h | DAD | 1g q2h |
| 头孢西丁 IV/IM cefoxitin | 1~2g q4~6h | 0.7 | 18 | 15 | 0.5~1.0g q24h | 1g | 0.5~1.0g q24h |
| 头孢匹罗 IV cefpirome | 1~2g q12h | 2.0 | 9.4 | 25 | 1g 负荷量后 250~500mg q12h | 250~500mg | 1g 负荷量后 250~500mg q12h |
| 头孢泊肟 PO cefpodoxime | 100~400mg q12h | 2.2 | 9.8 | 25 | 100~400mg tiw | DAD | 100~400mg q24h |
| 头孢罗齐 PO cefprozil | 500mg q24h，或 250~500mg q12h 或 250mg tid | 1.3 | 6.0 | 45 | 250mg q24h | DAD | ? |
| 头孢他啶 IV/IM ceftazidime | 2.0g q8h | 1~2 | 13~35 | 0~50 | 0.5~1g q24h 或 1~2g q48~72h | 1g*** | 负荷量 1g 后 500mg q24h |
| 头孢布烯 PO ceftibuten | 400mg q24h | 2 | 13~22 | 25~50 | 400mg 或 9mg/kg（血透后） | DAD | ? |
| 头孢唑肟 IV/IM ceftizoxime | 1~2g q8~12h | 1.4 | 30 | 10~25 | 1g（透析当天） | DAD | 1g q24h |
| 头孢曲松 IV ceftriaxone | 1~2g q12~24h | 5~9 | 12~16 | 100 | 1~2g q12~24h | 无 | 1~2g q12~24h |

续表

| 药物 | 非尿毒症患者的常规剂量* | 半衰期 非尿毒症患者 | 半衰期 透析患者 | 透析患者所用剂量 占非尿毒症患者的百分比 | 透析患者所用剂量 透析患者的常规剂量 | 血透后追加量 | CAPD 用药剂量 |
|---|---|---|---|---|---|---|---|
| 头孢夫辛 IV cefuroxime | 0.75~1.5g q8h | 1~2 | 17 | 33 | 0.75~1g q24h | DAD | 0.75~1g q24h |
| 头孢氨苄 PO cephalexin | 0.25~1.0g q6h | 0.5~1.2 | 30 | 50~80 | 250mg q12~24h | DAD | 250mg q12~24h |
| 头孢噻酚 IV cephalothin | 0.5~2.0g q4~6h | 0.7 | 12 | 50 | 1g q12h | DAD | 1g q12h |
| 头孢环已稀 PO cephradine | 0.5 q6h | 1.3 | 12 | 25 | 250mg q12h | DAD | 250mg q12h |
| 拉氧头孢 IV moxalactam | 1~2 q8h | 2.3 | 21 | 25 | 1g q24h | 1g | 1g q36~48h |
| 碳青霉烯类和单环 β-内酰胺类 | | | | | | | |
| 氨曲南 IV aztreonam | 1.0~2.0g q6~8h | 1.7~2.9 | 6~8 | 50~80 | 负荷量 0.5, 1 或 2g 后 0.25~5g q6~8h 或 0.5g q12h | 严重感染透析后 125~250mg | 负荷量 0.5, 1 或 2g 后 0.25~5g q6~8h 或 0.5g q12h |
| 多利培南 IV doripenem | 500mg q8h | 1.0 | 18 | 48 | 250mg q24h | ? | ? |
| 厄他培南 IV/IM ertapenem | 1g q24h | 4.0 | >4.0 | 50 | 500mg q24h | 150mg | 500mg q24h |
| 亚胺培南 IV/IM imipenem | 0.5 q6h | 1.0 | 4 | 50 | 250~500mg q12h | DAD | 根据体质调整剂量 |

续表

| 药物 | 非尿毒症患者的常规剂量* | 半衰期 | | 透析患者所用剂量 | | 血透后追加量 | CAPD 用药剂量 |
|---|---|---|---|---|---|---|---|
| | | 非尿毒症患者 | 透析患者 | 占非尿毒症患者的百分比 | 透析患者的常规剂量 | | |
| 美罗培南 IV meropenem | 0.5~2 q8h | 1.0~1.5 | 6~8 | 25 | 500mg q24h | DAD | 0.5~2g q24h |
| 氟喹诺酮类 | | | | | | | |
| 环丙沙星 IV ciprofloxacin | 400mg q12h | 3~5 | 6~9 | 90~100 | 200~400mg q24h | ? | ? |
| 环丙沙星 PO ciprofloxacin | IR 500~750mg q12h；ER 500~1000mg q24h | 3~5 | 6~9 | 90~100 | 250~500mg q24h | 无 | IR 500~750mg q12h；ER 500~1000mg q24h |
| 左旋氧氟沙星 IV/PO levofloxacin | 750mg q24h | 6~8 | 76 | 25 | 首剂 750mg 然后 500mg q48h | DAD | 首剂 750mg 然后 500mg q48h |
| 左旋氧氟沙星 PO levofloxacin | 400mg q24h | 8 | 45 | 50 | 400mg×1d 200mg q24h | 无 | 400mg×1d 200mg q24h |
| 莫西沙星 IV/PO moxifloxacin | 400mg q24h | 8~15(IV) 12~16(PO) | 9~16 | 100 | 400mg q24h | 无 | 400mg q24h |
| 萘啶酮酸 PO nalidixic acid | 1g po q6h | | | | 肾衰竭时避免使用 | | |
| 诺氟沙星 PO norfloxacin | 400mg q12h | 2~4 | 8.34 | ? | 400mg q24h | DAD | ? |
| 氧氟沙星 IV/PO ofloxacin | 200~400mg q12h | 4~5,然后 20~25 | 28~37 | 25 | 100~200mg q24h | DAD | 300mg q24h |

续表

| 药物 | 非尿毒症患者的常规剂量* | 半衰期 | | 透析患者所用剂量 | | 血透后追加量 | CAPD 用药剂量 |
| --- | --- | --- | --- | --- | --- | --- | --- |
| | | 非尿毒症患者 | 透析患者 | 占非尿毒症患者的百分比 | 透析患者的常规剂量 | | |
| 奥索利酸 PO oxolinic acid | 750mg q12h | 4.0 | 4.0 | 100 | 750mg q12h | 无 | 750mg q12h |
| 培氟沙星 IV/PO pefloxacin | 400mg q12h | 7~14 | | 50 | 200mg q12h | 无 | ? |
| 吡哌酸 PO pipemidic acid | 400mg q12h | 2.1~4.6 | 5.7~16 | ? | | 缺乏数据 | |
| 曲伐沙星 IV/PO trovafloxacin**** | 100~300mg q24h | 9~12 | 9~12 | 100 | | 100~300mg q24h | |
| 氨基糖苷类 | | | | | | | |
| 阿米卡星 IV amikacin | 5~7.5mg/kg q8~12h | 1.4~2.3 | 28~86 | 80 | 见文章 | 见文章 | 见文章 |
| 庆大霉素 IV gentamicin | 1~2.5mg/kg q8~12h | 1.5~3 | 36~70 | 50 | 见文章 | 见文章 | 见文章 |
| 新霉素 PO neomycin | 0.5~2g q6~8h | | | | 肾衰竭时避免使用 | | |
| 萘替米星 IV netilmicin | 1.3~2.2mg/kg q8h | 2.7 | 40 | 10 | 见文章 | 见文章 | 见文章 |
| 链霉素 IM streptomycin | 15~30mg/kg q24h | 5 | 30~80 | 15 | 7.5~15mg/kg tiw 透析日 | DAD | 见文章 |
| 妥布霉素 IV tobramycin | 1~2.5mg/kg q8~12h | 2~3 | 5~70 | 30~75 | 1~2mg/kg q48~72h | 见文章 | 见文章 |

续表

| 药物 | 非尿毒症患者的常规剂量* | 半衰期 | | 透析患者所用剂量 | | 透析患者的常规剂量 | 血透后追加量 | CAPD 用药剂量 |
|---|---|---|---|---|---|---|---|---|
| | | 非尿毒症患者 | 透析患者 | 占非尿毒症患者的百分比 | | | | |
| 大环内酯类和酮内酯类 | | | | | | | | |
| 阿奇霉素 IV/PO azithromycin | 500mg q24h × 1d, 250mg q24h×4d | 68~72 | ? | 100 | | 500mg q24h × 1d 250mg q24h×4d | 无 | 500mg q24h × 1d 250mg q24h×4d |
| 克拉霉素 PO clarithromycin | 250~500mg q12h | 3~7 | ? | 50 | | 250mg q24h | DAD | ? |
| 地红霉素 PO dirithromycin | 500mg q24h | 8.0 | ? | 100 | | 500mg q24h | 无 | 500mg q24h |
| 红霉素 IV erythromycin | 250~500mg q6~12h | 1.5~2 | 5~6 | 80~95 | | 250~500mg q6~12h | 无 | 250~500mg q6~12h |
| 红霉素 PO erythromycin | 250~500mg q6~12h | 1.6 | 4.5 | 100(?) | | 见文章 | 无 | 见文章 |
| 罗红霉素 PO roxithromycin | 150mg q12h 或 300mg q24h | 12 | ? | ? | | 150mg q24h 或 300mg q48h | 无 | 150mg q24h 或 300mg q48h |
| 泰利霉素 PO telithromycin | 800mg PO q24h | 10 | 15 | ? | | 600mg q 24h | DAD | ? |
| 糖肽类 | | | | | | | | |
| 替考拉宁 IV teicoplanin | 12mg/kg 负荷量, 继以 3~5mg/kg q24h | 90~157 | 149~163 | 50 | | 6mg/kg q3d | 无 | 6mg/kg q3d |
| 万古霉素 IV vancomycin | 15~20mg/kg q12h | 5~11 | 200~250 | <10 | | 1g q4~7d | 见文章 | 见文章 |
| 四环素类 | | | | | | | | |

续表

| 药物 | 非尿毒症患者的常规剂量* | 半衰期 | | 透析患者所用剂量 | | 血透后追加量 | CAPD 用药剂量 |
|---|---|---|---|---|---|---|---|
| | | 非尿毒症患者 | 透析患者 | 占非尿毒症患者的百分比 | 透析患者的常规剂量 | | |
| 金霉素 PO chlortetracycline | 250~500mg q6h | 5.5 | ? | ? | 减量 | ? | ? |
| 地美环素 PO demeclocycline | 150mg q6h 或 300mg q12h | | | | 肾衰竭时避免使用 | | |
| 多西环素 IV/PO doxycycline | 100~200mg q12~24h | 12~15 | 18~25 | 100 | 100~200mg q12~24h | 无 | 100~200mg q12~24h |
| 米诺环素 IV/PO minocycline | 200mg 负荷量，继以 100mg q12h | 11~22 | | 100 | 100mg PO q12h | 无 | 100mg PO q12h |
| 美他环素 PO methacycline | 300mg q12h 或 150mg q6h | | | | 肾衰竭时避免使用 | | |
| 土霉素 PO oxytetracycline | 250~500mg q6h | 8.5~9.6 | ? | ? | 250~500mg q24h | DAD | ? |
| 四环素 PO tetracycline | 250~500mg q6h | 8~11 | 57~108 | 80~95 | ? | 无 | ? |
| 硝基咪唑类 | | | | | | | |
| 甲硝唑 IV/PO metronidazole | 500mg q6~8h | 8 | 18~32 | 0~50***** | 500mg q8~12h | DAD | 250mg q6~8h 或 500mg q12h |
| 奥硝唑 IV/PO ornidazole | 500mg q12h | 11~14 | 11~14 | 100 | 500mg q12h | DAD | ? |
| 替硝唑 IV tinidazole | 2g q24h | 13 | 11.1~14.7 | 100 | 2g q24h | 1g | ? |

续表

| 药物 | 非尿毒症患者的常规剂量* | 半衰期 | | 透析患者所用剂量 | | 血透后追加量 | CAPD 用药剂量 |
|---|---|---|---|---|---|---|---|
| | | 非尿毒症患者 | 透析患者 | 占非尿毒症患者的百分比 | 透析患者的常规剂量 | | |
| 替硝唑 PO tinidazole | 1g q24h 或 500mg q12h | 11.1~14.7 | 11.1~14.7 | 100 | 1g q24h 或 500mg q12h | 250~500mg | ? |
| 二氨基嘧啶 | | | | | | | |
| 乙胺嘧啶 PO pyrimethamine | 25~50mg q24h | 80~95 | | 100 | 25~50mg q24h | 无 | ? |
| 甲氧苄啶(T)/磺胺 甲噁唑(S)IV/PO trimethoprim(T)/ sulfameth -oxazole(S) | 见文章 | 8~10(T) 35(S) | 26(T) 50(S) | 50 | 见文章 | 见文章 | 见文章 |
| 抗结核药物 | | | | | | | |
| 乙胺丁醇 PO ethambutol | 15mg/kg q24h | 2.5~3.6 | 7~15 | 50 | 15mg/kg q48h 或 15mg/kg tiw | DAD | 15mg/kg q48h 或 15mg/kg tiw |
| 异烟肼 IV/PO isoniazid | 300mg q24h | 0.5~1.5 2.5~3.6 | 2.3(快) 7~15(慢) | 100****** | 300mg q24h | DAD | 300mg q24h |
| 吡嗪酰胺 PO pyrazinamide | 15~30mg/kg/d | 9~10 | ? | 50 | 25~35mg/kg tiw | DAD | ? |
| 利福布汀 PO rifabutin | 300mg q24h | 45 | ND | 50 | 150mg q24h | ? | ? |
| 利福平 IV/PO rifampin | 600mg q24h | 3.5 | 4.0 | 100 | 600mg q24h | 无 | 600mg q24h |

| 药物 | 非尿毒症患者的常规剂量* | 半衰期 | | 透析患者所用剂量 | | 血透后追加量 | CAPD用药剂量 |
|---|---|---|---|---|---|---|---|
| | | 非尿毒症患者 | 透析患者 | 占非尿毒症患者的百分比 | 透析患者的常规剂量 | | |
| 利福喷汀 PO rifapentine | 600mg 2×/w | 13.2 | ? | ? | ? | ? | ? |
| 其他抗生素 | | | | | | | |
| 氯霉素 IV chloramphenicol | 1g q6h | 4.0 | 4.0 | 100 | 1g q6h | 无 | 1g q6h |
| 克林霉素 PO clindamycin | 150~450mg q6h | 2~3, 3.4~5.1 (老年) | 4.0 | 100 | 150~450mg qid | 无 | 150~450mg qid |
| 克林霉素 IV clindamycin | 600~900mg q8h | 2~3, 3.4~5.1 (老年) | 4.0 | 100 | 400~900mg q8h | 无 | 400~900mg q8h |
| 氨苯砜 PO dapsone | 50~100mg q24h | 10~50 | ? | 100 | 50mg q12h | DAD | ? |
| 达托霉素 IV daptomycin | 4~6mg/kg q24h | 8~9 | 30 | 50 | 4~6mg/kg q48h 或 6mg/kg tiw 血透后 | DAD | 4~6mg/kg q48h 或 6mg/kg tiw 血透后 |
| 夫西地酸 IV fusidic acid | >50kg:500mg q8h <50kg 6~7mg/kg q8h | 5~6 | ? | 100 | >50kg:500mg q8h <50kg 6~7mg/kg q8h | 无 | ? |
| 夫西地酸 PO fusidic acid | 500mg~1g q8h | 5~6 | ? | 100 | 500mg~1g q8h | 无 | ? |
| 利奈唑胺 IV/PO linezolid | 600mg q12h | 4~5 | 6~8 | 70 | 600mg q12h | DAD | 600mg q12h |

续表

| 药物 | 非尿毒症患者的常规剂量* | 半衰期 | | 透析患者所用剂量 | | 血透后追加量 | CAPD 用药剂量 |
|---|---|---|---|---|---|---|---|
| | | 非尿毒症患者 | 透析患者 | 占非尿毒症患者的百分比 | 透析患者的常规剂量 | | |
| 乌洛托品 PO methenamine | 1g q6h(杏仁酸) 1g q12h(马尿酸) | | | | 肾衰竭患者避免使用 | | |
| 呋喃妥因 PO nitrofurantoin | 50~100mg q6h | | | | 肾衰竭时避免使用 | | |
| 奎奴普丁/达福普汀 IV quinupristin/dalfopristin | 7.5mg/kg q8~12h | 1.3~1.5 | ? | 100 | 7.5mg/kg q8~12h | 无 | 7.5mg/kg q8~12h |
| 大观霉素 IM spectinomycin | 2~4g/次 | 1.2~2.8 | 4.7~29.3 | 50 | 2~4g/次 | 无 | 2~4g/次 |
| 抗病毒药物 | | | | | | | |
| 无环鸟苷 IV acyclovir | 5~10mg/kg q8h | 3.0 | 19.5 | 15~20 | 2.5~5mg/kg q24h | DAD | 2.5~5mg/kg q24h |
| 无环鸟苷 PO acyclovir | 0.2~0.8g 5×/d | 3.0 | 19.5 | 15~20 | 200mg q12h | DAD | 200mg q12h |
| 阿德福韦 PO adefovir | 10mg q24h | ? | ? | 10mg q7d | DAD | ? |
| 金刚烷胺 PO amantadine | 100mg q12h | 24 | 168~240 | <10 | 100mg q wk******* | 无 | 100mg q wk |

续表

| 药物 | 非尿毒症患者的常规剂量* | 半衰期 | | 透析患者所用剂量 | | 血透后追加量 | CAPD 用药剂量 |
|---|---|---|---|---|---|---|---|
| | | 非尿毒症患者 | 透析患者 | 占非尿毒症患者的百分比 | 透析患者的常规剂量 | | |
| 西多福韦 IV cidofovir | 5mg/kg 每周至隔周 | | | | 肌酐清除率≤55ml/分时禁止使用 | | |
| 泛昔洛韦 PO famciclovir | 125~500mg q8~12h | 2~4 | 3~24 | 25 | 125~250mg tiw | DAD | ? |
| 膦甲酸 IV foscarnet | 60mg/kg q8h×3周, 继以 90~120mg/kg q24h | 3.0 | ? | 50~100 | 45~90mg/kg tiw | DAD | ? |
| 更昔洛韦 IV ganciclovir | 5mg/kg/d q12~24h | 1.7~5.8 | 5~28 | 25 | 0.625~1.25mg/kg tiw | DAD | 0.625~1.25mg/kg tiw |
| 更昔洛韦 PO ganciclovir | 1g tid | 2.7 | 29 | 25 | 500mg t.i.w. | DAD | ? |
| 奥塞米韦 PO oseltamivir | 75mg bid | 6~10 | ? | <20 | 75mg tiw | DAD | 75mg tiw |
| 利巴韦林 PO ribavirin | 800~1200mg 分两次口服 | 24(胶囊), 120~170(片剂) | ? | 50 | 200mg q24h | 无 | 200mg q24h |
| 金刚乙胺 PO rimantidine | 100mg q12h | 25 | 40 | 50 | 100mg q24h | 无 | 100mg q24h |
| 伐昔洛韦 PO valacyclovir | 1~2g q8~12h | 3.0 | 14 | 16 | 500mg q24h | DAD | 500mg q24h |
| 缬更昔洛韦 PO valganciclovir | 900mg q12~24h | | | | 接受血透患者避免使用 | | |

续表

| 药物 | 非尿毒症患者的常规剂量* | 半衰期 | | 透析患者所用剂量 | | 血透后追加量 | CAPD 用药剂量 |
|---|---|---|---|---|---|---|---|
| | | 非尿毒症患者 | 透析患者 | 占非尿毒症患者的百分比 | 透析患者的常规剂量 | | |
| 伐昔洛韦 PO valacyclovir | 0.5~1.0g q8~12h | 3.0 | 14 | 16 | 500mg q24h | DAD | 500mg q24h |
| 抗逆转录病毒药物 | | | | | | | |
| 阿巴卡韦 PO abacavir | 300mg q12h 或 600mg q24h | 1~1.5 | ? | 100 | 300mg q12h | 无 | ? |
| 阿扎那韦 PO atazanavir | 300~400mg q24h | 7.0 | ? | 97.9 | 300mg q24h[h] | ? | ? |
| 地拉韦啶 PO delavirdine | 400mg q8h | 5.8 | ? | 100 | ? | ? | ? |
| 去羟肌苷 EC PO didanosine | 25~60kg:200mg q24h; >60kg:400mg q24h | 1.3~1.5 | 2.5~5 | 65~80 | <60kg: 不推荐胶囊; >60kg:25mg q24h | 无 | <60kg: 不推荐胶囊; >60kg:25mg q24h |
| 依法韦仑 PO efavirenz | 600mg q24h | 40~55 | ? | 100 | ? | ? | ? |
| 恩夫韦地 SC enfuvirtide | 90mg q12h | 3.8 | ? | 100 | 90mg q12h | 无 | ? |
| 恩曲他滨 PO emtricitabine | 胶囊 200mg q24h 溶液 240mg q24h | 10 | >10 | 70 | 胶囊 200mg q96h 溶液 60mg q24h | DAD | ? |
| 福沙那韦 PO fosamprenavir | 1.4g q24h | 7.7 | ? | ? | 1.4g q24h | ? | ? |
| 印地那韦 PO indinavir | 800mg q8h | 1.4~2.2 | ? | 100 | ? | ? | ? |

续表

| 药物 | 非尿毒症患者的常规剂量* | 半衰期 | | 透析患者所用剂量 | | 血透后追加量 | CAPD 用药剂量 |
|---|---|---|---|---|---|---|---|
| | | 非尿毒症患者 | 透析患者 | 占非尿毒症患者的百分比 | 透析患者的常规剂量 | | |
| 拉米夫定 PO lamivudine | 150mg q12h 或 300mg q24h | 3~7 | 15~35 | 76 | 50mg 负荷量, 继以 25mg q24h | 无 | 50mg 负荷量, 继以 25mg q24h |
| 洛匹那韦/利托那韦 PO lopinavir/ritonavir（每片含洛匹那韦 200mg 及利托那韦 50mg） | 2 片 q12h | 3.67 | | 100 | 2 片 q12h | 无 | ? |
| 那非那韦 PO nelfinavir | 1.25g q12h 或 750mg q8h | 3.5~5 | ? | 100 | 1.25g q12h | ? | 1.25g q12h |
| 奈韦拉平 PO nevirapine | 200mg q12h | 25~30 | ? | 56 | ? | 200mg | ? |
| 利托那韦 PO ritonavir | 600mg q12h | 3~5 | ? | 100 | ? | ? | ? |
| 沙奎那韦 PO saquinavir | 1g bid 并服利托那韦 bid | 13 | ? | 100 | ? | ? | ? |
| 司他夫定 PO Stavudine | ≥60kg:40mg q12h <60kg:30mg q12h | 1.6 | 1.55~5.4 | 69 | ≥60kg:20mg q24h <60kg:15mg q24h | DAD | ? |
| 替比夫定 PO telbivudine | 600mg q24h | 40~49 | ? | 100 | 600mg q96h | DAD | ? |
| 替诺福韦 PO tenofovir | 300mg q24h | 17 | ? | 90? | 300mg 每周 | DAD | ? |

续表

| 药物 | 非尿毒症患者的常规剂量* | 半衰期 | | 透析患者所用剂量占非尿毒症患者的百分比 | 透析患者的常规剂量 | 血透后追加量 | CAPD 用药剂量 |
|---|---|---|---|---|---|---|---|
| | | 非尿毒症患者 | 透析患者 | | | | |
| 扎西他滨 PO zalcitabine | 0.75mg q8h | 2 | 8.5 | 50 | 数据不足 | 无 | 数据不足 |
| 齐多夫定 PO zidovudine | 300mg q12h | 1.0 | 1.4 | 见文章 | 100mg q6~8h | 无 | 100mg q6~8h |
| 抗真菌药物 | | | | | | | |
| 两性霉素 B IV amphotericin B deoxycholate | 0.5~1.5mg/kg q24h | 24 | 24 | 100 | 0.5~1.5mg/kg q24h | 无 | 0.5~1.5mg/kg q24h |
| 两性霉素 B 脂质复合体 IV amphotericin B lipid complex (Abelcet®) | 5mg/kg q24h | 173 | ? | 100 | 5mg/kg q24h | 无 | 5mg/kg q24h |
| 两性霉素 B 脂质体 IV amphotericin B liposome (Ambisome®) | 3~6mg/kg q24h | 7~10 | ? | 100 | 3~6mg/kg q24h | 无 | 3~6mg/kg q24h |
| 卡泊芬净 IV caspofungin | 70mg 负荷量,继以 50mg q24h | 9~11 | ? | 100 | 70mg 负荷量,继以 50mg q24h | 无 | ? |
| 氟康唑 IV/PO fluconazole | 150~800mg q24h | 30 | ? | 100 | 200~800mg q24h | DAD | ? |
| 氟胞嘧啶 PO flucytosine | 50~150mg/kg/d 分 4 次 | 2~5 | 75~200 | 10~25 | 37.5mg/kg q24~48h | DAD | 0.5~1.0g q24h |

续表

| 药物 | 非尿毒症患者的常规剂量* | 半衰期 | | 透析患者所用剂量占非尿毒症患者的百分比 | 透析患者的常规剂量 | 血透后追加量 | CAPD 用药剂量 |
|---|---|---|---|---|---|---|---|
| | | 非尿毒症患者 | 透析患者 | | | | |
| 灰黄霉素 PO griseofulvin | 500mg q24h(微粉剂) 330~750mg q24h(超微粉剂) | 9~24 | ? | 100 | ? | ? ? | ? ? |
| 伊曲康唑 IV itraconazole | 200mg q12h×4 剂量后予以 200mg q24h | 21 | 25 | 100 | 肌酐清除率低于 30ml/分时勿使用 | 无 | 肌酐清除率低于 30ml/分时勿使用 |
| 伊曲康唑 PO itraconazole | 100~200mg q24h | 21 | ? | 100 | 200mg q12h | 无 | 200mg q12h |
| 酮康唑 ketoconazole | 200~400mg q24h | 8.0 | 8.0 | 100 | 200~400mg q24h | 无 | ? |
| 米卡芬净 IV micafungin | 50~150mg q24h | 11~21 | ? | 100 | 50~150mg q24h | 无 | ? |
| 特比萘芬 PO terbinafine | 250mg q24h, 125mg q12h | | | 肌酐清除率≤50ml/分时不推荐使用 | 肌酐清除率≤50ml/分时不推荐使用 | | |
| 伏立康唑 IV voriconazole | 6mg/kg 负荷量, 继以 4mg/kg q12h | | | 肌酐清除率≤50ml/分时不推荐使用 | 肌酐清除率≤50ml/分时不推荐使用 | | |
| 伏立康唑 PO voriconazole | ≥40kg:200mg q12h <40kg:100mg q12h | 6 | | 100 | ≥40kg:200mg q12h <40kg:100mg q12h | 无 | ≥40kg:200mg q12h <40kg:100mg q12h |

注: * 中重度感染选推荐的常规剂量; ** 有推荐在腹膜透析时增加剂量至 3g q12h; *** 半衰期延长故而可以每周三次在血透后给药; **** 曲伐沙星有严重肝脏毒性(乃至肝脏移植和/或死亡), 因此使用上受到限制; ***** 有作者推荐减量; ****** 快代谢型无需减量; 除非能进行血药水平监测, 否则应避免长期使用

**（二）特别药物的说明**

1. 四环素类　四环素类抗生素包括金霉素、土霉素、四环素和去甲金霉素，以及多西环素、甲烯土霉素和米诺环素等半合成四环素，具有抗代谢作用，主要通过肾脏排泄，肾功能不全时易在体内积聚，可使血清尿素氮升高并加重酸中毒，故肾功能不全患者应避免使用四环素。但多西环素可安全用于肾功能不全者。尽管后者也有抗代谢作用，但它经肾排泄 40% 左右，且几乎不被透析清除。米诺环素和盐酸金霉素只有少部分经肾排泄，透析患者应用时不需调整剂量。

2. 大环内酯类和酮内酯类　在非尿毒症患者中，5%～20% 的红霉素经肾排泄，故肾功能不全者不需调整剂量。近年来红霉素已经被新的大环内酯类药物，如阿奇霉素、克拉霉素等替代。后者的毒副作用以及药物之间的相互作用较红霉素明显减少。

3. 青霉素类　肾功能正常时，青霉素类药物 40%～80% 经肾脏排泄，血透和腹透治疗过程中药物可被中等程度清除，因此透析患者所用剂量应较正常人少，并且需要在透析后追加用药。萘夫西林和苯唑西林与其他青霉素类不同，它们由肝脏和肾脏共同排泄，肝功能正常时不必调整剂量。青霉素类药物在临床上应用广泛，通常无需监测血药浓度。

4. 头孢菌素类　正常情况下头孢菌素类大部分（30%～96%）经肾排泄，透析患者几乎都需减少用药剂量。只有头孢曲松蛋白质结合率高并且经肝脏代谢，不需要调整剂量。近年来，一些较新的长效头孢菌素类药物（如头孢唑林、头孢羟甲噻肟、头孢唑肟等）只需每周使用 3 次（如对每周透析 3 次的患者可在每次透析后给予）。

5. 氨基糖苷类　氨基糖苷类药物 90% 以上经肾排泄，透析患者必需延长给药间隔。透析中药物大部分被清除，故在血透后需补充药量或在腹膜透析液中添加药物。这类药物有明确的耳毒性（包括前庭功能损害和听力减退）和肾毒性，有致残余肾功能丧失的危险，故尽量避免使用。

（1）庆大霉素和妥布霉素

1）血透患者：对于每周三次血液透析的患者，通常的负荷剂量为 2～3mg/kg，而后根据不同病情给予维持剂量：轻度尿路感染每 48～72 小时追加 1mg/kg；中重度尿路感染推荐每 48～72 小时追加 1.5mg/kg。尽管庆大霉素和妥布霉素主要经肾排泄，但有报道透析患者每天的肾外排泄量可达 20～30mg。透析后的用药量包括透析过程中被透出的部分、肾外排泄的部分以及残余肾组织排泄的部分。

2）腹透患者：早期在无腹膜感染的连续不卧床腹膜透析（CAPD）和持续循环性腹膜透析（CCPD）患者中使用上述抗生素时，常规静脉给予负荷量后，在每升腹透液中加入 6mg 药物。尽管该方法简单，但缺乏药效学和用药安全性的评价。另一种给药方法是 CAPD 和 CCPD 患者注射常规负荷量后，根据血药浓度予小剂量静脉推注或肌注，也可腹腔内给药。对非腹腔感染患者不主张腹腔内用药。

3）持续性肾脏替代治疗（CRRT）：CRRT 能够有效清除氨基糖苷类药物。CRRT 时氨基糖苷类药物的半衰期是 18～60 小时。CRRT 时的负荷剂量是 2～3mg/kg，此后根据不同病情给予维持剂量：轻度尿路感染每 24～36 小时追加 1～1.5mg/kg；中重度尿路感染推荐每 24～48 小时追加 1.5～2.5mg/kg。

（2）阿米卡星：用药原则同庆大霉素和妥布霉素。负荷量为 5.0～7.5mg/kg。血透患者透析后的用药量为 4.0～5.0mg/kg。腹膜透析患者推荐的用药方案是在每升腹透液中加入 18~25mg 药物。目前趋向更小剂量用药,详见腹膜炎章节。CRRT 的推荐负荷剂量是 10mg/kg,而后每 24~48 小时给予维持剂量 7.5mg/kg。

(3) 奈替米星:负荷剂量为 2.0mg/kg,透析后的剂量为 1~2mg/kg。腹透患者的用药同庆大霉素和妥布霉素。

(4) 链霉素:血透患者透析后通常给予正常剂量(非尿毒症者用量)的一半;对 CAPD 患者,可在每升腹透液中加入 20mg;CRRT 患者每 24~72 小时给药并监测药物浓度。

(5) 血药浓度监测:所有的血透患者使用氨基糖苷类药物时均需监测血药浓度,发生腹膜炎时腹腔用药可不必监测。当出现严重感染,且细菌只对氨基糖苷类敏感时,或因治疗疗程延长而导致听力减退和前庭功能受损的危险性升高时,血药浓度的监测尤为重要。

1) 氨基糖苷类的血药峰浓度:透析患者的药物分布容积同非尿毒症患者;因此在相近的血药谷浓度的基础上以同样方式相同剂量给药后,其血药峰浓度应与非尿毒症患者相似。

2) 氨基糖苷类的血药谷浓度:对非尿毒症患者,药物的剂量应根据血药曲线的谷值调整。庆大霉素、妥布霉素和奈替米星的血药浓度比治疗值高出 2mg/L 或阿米卡星的血药浓度超出 10mg/L 就有耳毒性的危险。透析患者由于药代动力学发生改变,用药剂量的调整尤为重要,应将血药谷浓度纳入考虑范围。例如当透析后给予庆大霉素后,药物的谷浓度与透析的频率、给药的剂量和药物的半衰期等相关。每日透析甚至隔日透析时,治疗药物的峰浓度(给药后 1 小时出现)约为 4.0~6.0mg/L,故治疗药物的谷浓度(下一次透析前的血药浓度)可大于 2mg/L。因此若要达到有效的药物治疗浓度,透析前的血药浓度应大于 2g/ml。当透析前的血药浓度远大于 2mg/L 时是否会增加发生耳毒性的概率,目前尚无定论,但在疗程大于 7~10 天时,尤其要注意上述毒副作用。

腹透患者,尤其是腹腔注射氨基糖苷类药物,能使庆大霉素、妥布霉素和奈替米星的随机血药浓度大于 2mg/L,阿米卡星的血药浓度亦可超过 8mg/L。例如在每升透析液中加入 6mg 庆大霉素可使血药浓度稳定在 3~6mg/L,后者可能会造成听力和前庭功能的损伤。因此我们建议腹腔注射氨基糖苷类药物一天至多一次并在疗程延长时降低腹透液中的药物浓度。

(6) 何时获知最小抑菌浓度:一旦明确病原体,即可获知氨基糖苷类药物的最小抑菌浓度(MIC)。在治疗上应保证血药浓度在 MIC 的 4 倍以上。用药上要保证血药浓度不超过治疗范围的上限,但某些情况下药物的 MIC 相当低,以至于在药物减量时不必考虑其治疗效果。

6. 甲氧苄啶-磺胺甲噁唑 甲氧苄啶 80%~90% 自肾脏排泄。甲氧苄啶可使肾功能不全患者血清肌酐水平有所上升,主要是因为药物可抑制肾小管分泌肌酐,该现象不受肾小球滤过率下降的影响。肾功能正常者,磺胺甲噁唑 20%~30% 由肾排泄。血透时上述两种药物都能被较好地清除,但腹膜透析对其清除效果差。

治疗尿路感染可一日两次口服甲氧苄啶 80mg 和磺胺甲噁唑 400mg。静脉大剂量用药(治疗卡氏肺孢子虫病)时,通常给予常规剂量(20mg/kg)的一半。药物可增加透析患者白细胞减少的发生率,因此需加强此类药物的监控。

7. 戊烷脒 近年来广泛地应用于合并卡氏肺孢子虫病的艾滋病患者。药物有潜在的肾毒性,经肾排泄量极少,血透时不被清除,常规剂量为每日 300~600mg。

8. 糖肽类万古霉素 用于治疗透析患者严重的革兰阳性细菌感染尤为有效。正常情况下药物经肾脏排泄,因而在肾功能不全时可延长用药间期。使用普通透析器时药物几乎不被透出,但高通量透析器可清除部分药物。目前临床上已不再提倡以往的用药原则(初始量 20mg/kg,以 15mg/kg 的剂量追加,每 7 天一次),有报道在每次高通量透析后给药 500mg,可成功地控制感染。但对于有残余肾功能或接受连续性肾脏替代疗法的患者,万古霉素的剂量要加大。为了达到有效的杀菌效果同时又避免耳毒性,应监测血药浓度,治疗所需的血药峰浓度和谷浓度分别为 30 ~ 40mg/L 和 5 ~ 10mg/L。对于严重感染的危重患者,开始以 25 ~ 30mg/kg 的剂量给予,半小时后测量药物的峰浓度,之后连续 6 日测量血药浓度,根据测量结果指导下一步的用药方案。对于病情尚不严重的门诊透析患者,可在透析结束后静脉给药 500mg。

腹膜透析时万古霉素也只有少量被透析,所用剂量与每周血透 3 次使用低通量透析器的患者相近。

9. 利福平　利福平在透析患者中的使用率有所上升,主要是由于皮肤出口处金黄色葡萄球菌感染。在非尿毒症患者中药物仅 7% 经肾排泄,故透析患者使用时不必调整用药剂量。

10. 异烟肼、乙胺丁醇、链霉素　异烟肼通过肾脏排泄的百分率取决于患者对药物乙酰化速度是快代谢型(肾排泄率为 7%)还是慢代谢型(肾排泄率为 30%)。异烟肼可被透析清除,肾功能不全时药物经肾排泄减少可通过透析时的清除所抵消,因此通常不需调整剂量。但有些学者建议对药物乙酰化程度慢的透析患者可适当减少用药量,如可将 300mg/d 调整为 200mg/d。

肾功能正常时,乙胺丁醇和链霉素经肾排泄量分别为 80% 和 40%,在肾衰竭时需要减少用药剂量。

11. 碳青霉烯类和单环 β-内酰胺类　碳青霉烯(carbapenem)类抗生素是 20 世纪 70 年代发展起来的新型结构的 β-内酰胺类抗生素。亚胺培南单独用药时在体内易受肾脱氢肽酶(DHP-I)降解而失去抗菌活性。此问题通过与一个 DHP-I 抑制剂西司他汀(cilastatin)联合用药得以解决。1985 年,亚胺培南-西司他汀作为第一个碳青霉烯抗生素在日本投入使用。1993 年,第二个碳青霉烯抗生素帕尼培南-倍他米隆(panipenem-betamipron)由日本三共公司投入市场。胃肠外给药的碳青霉烯抗生素美罗培南(meropenem)于 1994 年上市,是第一个可单独给药的 1β-甲基碳青霉烯类抗生素。目前,临床使用的碳青霉烯抗生素包括亚胺培南-西司他汀、帕尼培南-倍他米隆和美罗培南。肾衰竭时,西司他汀的半衰期可延长至 1 ~ 15 小时不等,但它可被透析清除。目前市场上供应的药品为西司他汀和亚胺培南 1∶1 的混合物。用药的推荐剂量见表 61-3。

厄他培南(ertapenem)是一个广谱长效碳青霉烯,对于大多数革兰阳性菌、革兰阴性菌和厌氧菌都有效。抗革兰阳性菌的活性略低于亚胺培南,抗革兰阴性菌活性强于亚胺培南。但是不能用于铜绿假单胞菌和不动杆菌引起的感染。

氨曲南是一种单酰胺环类的新型 β-内酰胺抗生素,氨曲南抗菌谱较窄,仅对需氧革兰阴性杆菌具抗菌作用。由于价格昂贵,仅在患者对青霉素或头孢类药物过敏时才考虑替代。透析患者的用药方案为,在透析间期,按正常剂量的 1/4 每 6 ~ 8 小时给药一次。

12. 克拉维酸　克拉维酸是一种 β-内酰胺酶抑制剂,该药可延缓细菌对青霉素类和头孢类药物的耐药性。临床上广泛应用的奥格门汀和替卡西林钠克拉维酸钾是克拉维酸和阿莫西林或替卡西林的混合物。肾衰竭时克拉维酸可被部分清除,它的半衰期为 0.075～5.0 小时。推荐的治疗剂量见表 61-3,克拉维酸与青霉素的混合制剂的用量与青霉素用量相近。

13. **氟喹诺酮类** 终末期肾病患者需减少左旋氧氟沙星的剂量。左旋氧氟沙星和右旋氧氟沙星的混合制剂现已很少使用,以往肾功能不全患者使用这种消旋药物时都需调整剂量。

14. **抗逆转录病毒药物** 临床上使用最早的抗逆转录病毒药物是核苷逆转录酶抑制剂(NRTIs)。叠氮胸苷,又名齐夫多定,是第一种用于治疗 HIV/AIDS 的 NRTIs。它自 1987 年投入使用,现在已成功地应用于终末期肾病患者的病毒感染。肾功能正常时,本品先在肝内代谢成无活性的葡萄糖醛酸盐 3-叠氮-3-脱氧-5-O-D-葡萄糖吡喃糖苷胸腺嘧啶(GZDV),20% 的代谢产物以原形经肾排泄。然而在肾衰竭的患者中,由于药物的清除率降低,GZDV 在体内积聚,因而用药剂量需减少 50% 左右。临床上观察到透析患者一日 3 次,每次服用 100mg 叠氮胸苷会造成严重的粒细胞减少症。药物及其代谢产物均不能通过血透或腹透清除。其他核苷逆转录酶抑制剂(双去氧肌苷、扎西他滨、恩曲他滨、泰诺福韦、拉米夫定等)在肾衰竭患者的应用中也需调整剂量。阿巴卡韦是唯一不需要对肾衰患者进行剂量调整的 NRTI。临场上很少使用扎西他滨,因此对于药物剂量调整的数据也甚少;泰诺福韦有一定的肾毒性,可能会影响患者残余肾功能。

非核苷逆转录酶抑制剂,如尼维拉平、地拉维定等药物的肾清除率与核苷逆转录酶抑制剂不同。大多数蛋白酶抑制剂,如利托那韦、印地那韦、奈非那韦等在肾衰竭患者中也需要减少用量。但是,药物与药物之间的相互作用,药物与其经肝脏细胞色素酶 P450 同工酶体系作用的代谢产物间的相互作用十分复杂,这些因素都会影响肾衰竭患者的用药剂量。

15. **其他抗病毒药**

(1) 治疗流感的药物:金刚烷胺主要用于甲型流感的预防,药物几乎全部以原形经肾排除,因此血透患者使用时要格外慎重。该药的分布容积很大,血透或腹透时只有少量被清除。金刚乙胺为金刚烷胺的衍生物,作用与后者相似,但对甲型流感病毒的活性比后者强 2～4 倍,口服后约 25% 经肾排泄,其余通过肝脏排泄,血透时药物不被清除。透析患者预防和治疗流感的常规剂量为每日 200mg,连续用 5～7 天,在症状出现的 48 小时内用药效果最佳。奥司他韦是一种神经胺酶抑制剂,能针对甲型流感病毒及乙型流感病毒的神经胺活性而消灭病毒。此药物尚未在 Ccr<10ml/min 的人群中应用,但是药物经肝脏代谢成为生物活性物质后,通过肾小球滤过和肾小管重吸收而排出体外,因此 ESRD 患者需要减少药物的剂量。

(2) 无环鸟苷、法昔洛韦、伐昔洛韦:这三种药物均用于治疗单纯疱疹病毒和带状疱疹病毒感染。根据文献和临床经验,透析患者尤其是 CAPD 患者若使用常规剂量的无环鸟苷(800mg,每 12 小时 1 次)可能出现神经毒性等副作用,故普通人群的用药量对透析患者而言是过量了。目前临床上推荐的无环鸟苷使用量见表 61-3。法昔洛韦和伐昔洛韦同样需减少剂量。

一些抗病毒药(膦甲酸钠、丙氧鸟苷、西多福韦、缬更昔洛韦)目前主要用于治疗免疫缺陷患者的疱疹病毒感染和 CMV 病毒感染。丙氧鸟苷的剂量需减少 75% 左右。由于在血透治疗中药物可被大量清除,故通常在透析后给药。关于膦甲酸钠和双去氧肌苷在终末期肾病患者中的用药剂量所知甚少,但鉴于其半衰期的延长,理论上用药次数和用药总量应减少。在肾功能正常者中,西多福韦治疗 CMV 感染的用法为:肾功能正常者,先以 5mg/kg 的剂量给予,每周 1 次,连续 2 周;随后以 5mg/kg 的剂量每 2 周 1 次维持。内生肌酐清除率低于 55ml/min 是用药的禁忌证之一。目前认为膦甲酸钠按每周 3 次,每次 60mg/kg 的剂量透析后给药是安全的。缬更昔洛韦是丙氧鸟苷的口服制剂,口服药物的生物利用度好,但药物生产方建议血液透析患者避免使用。上述药物经血透或腹透的清除率不详,用药时均需密切随访血象,了解有无骨髓抑制的发生。

16. 抗真菌药物　尽管两性霉素 B 去氧胆酸盐(传统的两性霉素 B)作为真菌感染治疗的金标准,但是由于其潜在的肾脏毒性,使用上一直受到限制。两种 FDA 批准的两性霉素 B 含脂制剂(Abelcet 和 AmBisome)相对于两性霉素 B 去氧胆酸盐,肾脏毒性明显减少。残存有肾脏功能的患者长期使用两性霉素 B 时,肾脏毒性需要予以考虑。

系统性的吡咯类抗真菌药物包括氟康唑、伊曲康唑、酮康唑以及最为常用的伏立康唑。氟康唑最常用于白念珠菌感染的治疗。氟康唑曾经对光滑念珠菌的治疗有效,然而光滑念珠菌对于氟康唑的耐药率在增加。伏立康唑相比氟康唑有更加广的抗菌谱,包括曲霉菌、镰刀菌属、足放线菌属以及念珠菌属的抗菌活性。唯一一种需要在肾功能不全时调整剂量的吡咯类抗真菌药物是氟康唑,肾功能不全的患者可以将剂量减半,也可以将用药间隔延长至48 小时而维持原有剂量。由于氟康唑为剂量依赖型药物(例如,剂量越大,血药浓度越高于微生物的 MIC),后一种做法可能更为合适。尽管口服伊曲康唑和伏立康唑在肾功能不全患者不需要调整剂量,两种药物的静脉剂型分别在肌酐清除率<30ml/min 以及达到 50ml/min 时需要停药。这是由于静脉剂型的赋形剂会产生蓄积。虽然伊曲康唑,酮康唑以及伏立康唑在肾功能不全时不需进行剂量调整,这些抗真菌药物在肝脏代谢,并会产生明显的药物相互作用。患者给予上述药物时,用药记录需要仔细检查,特别是在合用伏立康唑时有几种药物是禁止使用的。

卡泊芬净和米卡芬净属于一类称为棘白菌素的抗真菌药物。这类抗真菌药物作用于真菌细胞壁。相对的,两性霉素 B 以及吡咯类抗真菌药物是作用于真菌的细胞膜。卡泊芬净有很广的抗菌活性,包括体外的抗曲霉以及念珠菌属活性(包括光滑念珠菌以及克柔念珠菌)。卡泊芬净只有静脉制剂。卡泊芬净在肾功能不全时不需要调整剂量(70mg 负荷剂量,之后每日予以 50mg)。然而,患者中度肝功能不全(Child-Pugh 评分 7~9 分)时,维持剂量需要减少到 35mg 每日。卡泊芬净相关的毒副作用总体而言相当轻微。由于可能会发生肝功能检查异常,使用环孢素 A 的患者应用卡泊芬净时需要谨慎。

米卡芬净具有体外抗念珠菌属活性。这种抗真菌药物最近被批准用于食道念珠菌病和造血干细胞移植患者预防念珠菌感染。这两种指征的推荐剂量分别为每日 150mg 和 50mg。肝肾功能不全时不需要调整剂量。类似于卡泊芬净,这种抗真菌药物只有静脉制剂。

17. 透析后追加　透析后所需追加的药物剂量罗列在表61-3 中,追加的剂量都在维持量的基础上给予。表中推荐的透析后补充剂量是根据常规透析治疗(低通量透析器,历时 4 小时)时各种药物被清除的情况而制定的。在某些情况下,透析中药物被清除的量较少,若在透析后添加剂量容易使血药浓度过高,此时调整给药间期相对方便。一般情况下,腹透和血透患者的用药剂量相近,对于接受 CRRT 的患者,其用药参见相关章节。

（汤晓静）

# 参 考 文 献

［1］ Allo M. Dialysis-catheter related bacteremia：treatment and prophylaxis. Am J Kidney Dis,2004,44（5）：779-791.

［2］ Agarwal SK. Hemodialysis of patients with HCV infection：isolation has a definite role. Nephron Clin Pract,2011,117（4）：c328-c332.

［3］ Fabrizi F,Dixit V,Messa P,et al. Intradermal vs intramuscular vaccine against hepatitis B infection in dialysis patients：a meta-analysis of randomizedtrials. J Viral Hepat,2011,18（10）：730-737.

［4］ Fiore AE,Fry A,Shay D,et al,Centers for Disease Control and Prevention（CDC）. Antiviral agents for the treatment and chemoprophylaxis ofinfluenza—recommendations of the Advisory Committee on Immunization Practices（ACIP）. MMWR Recomm Rep,2011,60（1）：1-24.

［5］ Gentile I,Buonomo AR,Zappulo E,et al. Interferon-free therapies for chronic hepatitis C：toward a hepatitis C virus-free world? Expert Rev Anti Infect Ther,2014,12（7）：763-773.

［6］ Andes D,Pascual A,Marchetti O. Antifungal therapeutic drug monitoring：established and emerging indications. Antimicrob Agents Chemother,2009,53（1）：24-34.

［7］ Aoki FY,Allen UD,Stiver HG,et al. AMMI Canada Guidelines,"The use of antiviral drugs for influenza：guidance for practitioners 2012/2013". Can J Infect Dis Med Microbiol,2012,23（4）：e79-92.

［8］ Bruchfeld A,Lindahl K,Reichard O,et al. Pegylated interferon and ribavirin treatment for hepatitis C in hemodialysis patients. J Viral Hepat,2006,13（5）：316-321.

［9］ Chapman SW,Dismukes WE,Proia LA,et al. Clinical practice guidelines for the management of blastomycosis：2008 update by the Infectious Diseases Society of America. Clin Infect Dis,2008,46（12）：1801.

［10］ Grant J,Jastrzebski J,Johnston J,et al. Interferon-gamma release assays are a better tuberculosis screening test for hemodialysis patients：a study and reviewof the literature. Can J Infect Dis Med Microbiol,2012,23（3）：114-116.

［11］ Heintz BH,Matzke GR,Dager WE. Antimicrobial dosing concepts and recommendations for critically ill adult patients receivingcontinuous renal replacement therapy or intermittent hemodialysis. Pharmacotherapy,2009,29（5）：562-577.

［12］ Kallen AJ,Jernigan JA,Patel PR. Decolonization to prevent infections with Staphylococcus aureus in patients undergoinghemodialysis：a review of current evidence. Semin Dial,2011,24（5）：533-539.

［13］ Kubin CJ,Ellman TM,Phadke V,et al. Incidence and predictors of acute kidney injury associated with intravenous polymyxin B therapy. J Infect,2012,65（1）：80-87.

［14］ Jaber BL. Bacterial infectionas in hemodialysis patients：patheogenesis and prevention. Kidney Int,2005,67（6）：2508-2519.

［15］ Li,PK,Szeto CC,Piraino B,et al. Peritoneal dialysis-related infections recommendations：2010 update. Perit Dial Int,2010,30（4）：393-423.

［16］ Lok CE,Mokrzycki MH. Prevention and management of catheter-related infection in hemodialysis patients. Kidney Int,2011,79（6）：587-598.

［17］ Novak JE,Szczech LA. Management of HIV-infected patients with ESRD. Adv Chronic Kidney Dis,2010,17（1）：102-110.

［18］ Rubinstein E,Lalani T,Corey GR,et al. Telavancin versus vancomycin for hospital-acquired pneumonia due to gram-positive pathogens. Clin Infect Dis,2011,52（1）：31-40.

［19］ Rao CY,Pachucki C,Cali S,et al. Contaminated product water as the source of Phialemonium curvatum bloodstream infection among patients undergoing hemodialysis. Infect Control Hosp Epidemiol,2009,30（9）：

840-847.

[20] Salama NN,Segal JH,Churchwell MD,et al. Single-dose daptomycin pharmacokinetics in chronic haemodialysis patients. Nephrol Dial Transplant,2010,25(4):1279-1284.

[21] Segall L,Covic A. Diagnosis of tuberculosis in dialysis patients:current strategies. Clin J Am Soc Nephrol,2010,5(6):1114-1122.

[22] Dundas S,Todd WT,Stewart AI,et al. The central Scotland Escherichia coli O157:H7 outbreak:risk factors for the hemolytic uremic syndrome and death among hospitalized patients. Clin Infect Dis,2001,33(7):923-931.

[23] Tullis RH,Amvrus JA Jr,Joyce JA. HIV affinity hemodialysis as a treatment for AIDS. Am Clin Lab,2001,20(9):22-23.

[24] Vidal L,Shavit M,Fraser A,et al. Systematic comparison of four sources of drug information regarding adjustment of dose for renal function. Br J Med,2005,331(7511):263.

# 第62章

## 神经系统并发症

尿毒症常伴有中枢和周围神经系统功能障碍,神经系统问题是透析患者常见并发症,可能由代谢紊乱或内环境紊乱引起。早在1863年,Kussmaul即首次描述了肾衰竭患者中出现的周围神经并发症。此后,各种与肾衰竭相关的神经精神症状相继得到报道。1962年,Kennedy首次报道并详细描述了血液透析(HD)患者中出现的透析失衡综合征。1972年,Alfrey发现了慢性血液透析患者中继发于铝中毒的透析痴呆。1975年,Warren报道了血液透析患者中出现的单神经病变(腕管综合征)。而近年来,许多证据显示慢性肾脏病(CKD)是脑血管疾病及认知障碍的独立危险因素。肾衰竭引起的各种急性和慢性脑病具有共同的病理生理基础(图62-1),先后有学者提出了肾-脑血管病(reno-cerebrovascular disease)以及肾-脑轴(kidney-brain axis)的概念,CKD与神经系统疾病的关系越来越受到重视和关注。

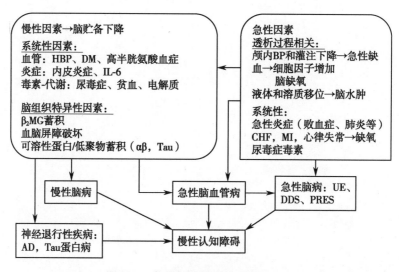

**图62-1  肾衰竭脑损伤病理生理机制**
晚期CKD及ESRD患者中普遍存在的慢性因素包括脑卒中史、脑萎缩、血脑屏障受损以及心血管传统危险因素等使脑组织抵抗急性损害的能力下降。在一些诱发因素的作用下,如感染、充血性心衰、心律失常、电解质紊乱以及继发于透析的脑水肿和低血流灌注等,就可能出现各种急性脑病。而各种急性脑病反复发作,又会对认知功能产生影响,引起慢性认知功能受损,甚至导致痴呆

# 肾衰竭相关的急性脑病

## 尿毒症脑病

通常将肾衰竭患者出现神经、精神等中枢神经系统方面的急性症状，称为尿毒症脑病（uremic encephalopathy，UE），也称为肾性脑病。1/3 的肾性脑病患者可出现各种类型的肌阵挛发作，甚至癫痫持续状态。常见的原因包括肾衰竭蓄积的有机酸、恶性高血压、败血症、凝血缺陷引起的硬膜下和颅内出血、糖代谢紊乱、低钠、低钙血症、酸碱代谢紊乱等。通过透析治疗后，症状往往得到缓解。

## 【病理生理机制】

尿毒症脑病的病理生理机制尚未明确，可能是多种因素的综合作用：①尿毒症毒素：兴奋性及抑制性神经递质失衡是尿毒症脑病的重要原因之一。肾衰竭产生的胍基化合物能够激活 N-甲基-D-天门冬氨酸盐（NMDA）受体，抑制 GABA 能神经传递，导致大脑皮质兴奋性增强。单胺类复合物代谢异常包括去甲肾上腺素缺乏以及中枢多巴胺受到抑制，使得运动功能下降。此外，肌醇、卡尼汀、硫酸吲哚酚、聚胺等转运功能下降以及中枢神经系统通透性增加，也对于尿毒症神经功能异常产生影响。由于有机阴离子转运体（OAT-3）受到抑制，某些药物的代谢物如西莫替丁及阿昔洛韦可能在尿毒症患者中蓄积，产生神经毒性。②继发性甲状旁腺功能亢进：继发性甲状旁腺功能亢进及离子转运异常引起脑组织和血液中钙含量及甲状旁腺激素水平增加，可能造成神经突触功能受损。神经元内的钙受体为甲状旁腺素敏感性受体，细胞内钙增高可能使得神经兴奋性增加。

## 【临床表现】

尿毒症脑病主要表现为精神变化及运动功能紊乱。精神变化表现为情绪波动、抑郁、认知功能受损及记忆缺失，严重者可出现思维混乱、谵妄、癫痫、精神分裂症、昏迷甚至死亡。运动功能紊乱表现为精细运动震颤、反射亢进，病情进展可出现扑翼样颤动及肌震挛。尿毒症脑病的这些主要症状在开始规律透析后一周左右会减轻，如减轻不明显则需要进行其他检查，以了解是否有其他因素。

## 【诊断与鉴别诊断】

尿毒症脑病的诊断主要基于临床症状以及治疗后临床症状的变化。尿毒症脑病主要需与一些器质性疾病相鉴别，包括高血压脑病、脑血管疾病、硬膜下血肿、药物诱发的脑病以及系统性疾病所致的神经系统症状如全身炎症反应综合征、系统性血管炎等。腰穿、脑电图及影像学检查有助于排除其他病因。尿毒症脑病患者脑脊液检查通常无特异性改变，可出现轻度脑脊液细胞增多（通常<25 细胞/mm$^3$）以及蛋白浓度轻度升高（通常<100mg/dl）。大多数患者可有脑电图异常，表现为低频波显著增多，并可出现背景慢波。影像学检查可发现脑萎缩和脑室扩大。

## 【防治措施】

早期进行肾脏替代治疗是预防和治疗尿毒症脑病的关键。多数患者通过加强透析后症状能在数天或数周内逆转，一些患者可能遗留轻度的尿毒症脑病症状。肾移植能够在数天内缓解尿毒症脑病症状。纠正贫血至 $11 \sim 12g/dl$ 的靶目标值可改善认知功能及脑电图异常表现,但贫血纠正过快也可能出现癫痫。此外,积极治疗继发性甲状旁腺功能亢进,对于改善脑病症状也很重要。对已出现明显幻觉、妄想等精神症状的患者,可短期应用氟哌啶醇 $1 \sim 2mg$,3 次/天。对于发生肌阵挛者,可用丙戊酸钠 0.2g,3 次/天,癫痫发作者可考虑静脉给予地西泮 $10 \sim 20mg$,症状控制后改为口服抗癫痫药物治疗。

### 可逆性后部脑病综合征

可逆性后部脑病综合征(reversible posterior encephalopathy syndrome,RPES)也是肾衰竭患者较为常见的急性脑病之一。RPES 于 1996 年首次提出,多种疾病均可出现,常见于高血压、妊娠子痫、严重肾脏疾病和使用细胞毒药物或免疫抑制剂治疗的患者。几乎所有年龄段的患者都可能出现,在女性中可能更为常见。早期识别和诊断该病对于预防永久性神经系统损伤至关重要。

## 【发病机制】

大脑皮质比白质结构更为致密,不易引起水肿。因此,影像学上的异常表现多见于脑白质。此外,大脑前循环的血管周围交感神经分布更为丰富,可以在血压急骤升高时帮助维持脑血管的自我调节能力,因此后循环系统的脑白质更容易出现血管渗透性增加引起血管源性脑水肿。PRES 的发病机制仍不清楚,可能与脑自身调节和内皮功能障碍有关。

1. 大脑自身调节功能受损 大脑通过调节小动脉的收缩和舒张,使脑组织在血压波动时保持稳定的脑血流量。当超过了脑自身调节的上限时,随着全身血压升高,颅内小动脉舒张,脑血流量随之增加。脑组织尤其是动脉周围区域高灌注,引起血脑屏障破坏,使得多余的体液和血液进入脑实质。

2. 脑缺血 除了大脑局部高灌注外,一些患者在影像学上可以出现局部灌注不足的表现。大脑自身调节异常可以引起局部血管反应性收缩,使得局部低灌注、细胞毒性水肿和脑梗死。也有学者提出大量的血管性水肿使得周围微血管受压,从而引起脑梗死。

3. 内皮功能受损 研究显示内皮功能受损也参与 PRES 的病理生理过程,引起毛细血管渗漏、血脑屏障破坏和脑水肿。在慢性肾衰、狼疮性肾炎、溶血尿毒综合征继发的 PRES 患者中均发现内皮细胞标志物升高,如乳酸脱氢酶、纤连蛋白、组织纤溶酶原激活物、血栓调节蛋白、内皮素-1 等。

4. 其他因素 尿毒症毒素、电解质紊乱、体液负荷过度也可能参与 PRES 的发病过程。

## 【临床表现】

主要表现为四联征:癫痫、头痛、行为和精神异常、视觉障碍。多数患者有癫痫发作,表现形式多样,但以全身强制阵挛最常见。也有报道出现癫痫持续状态。头痛通常表现为对止痛药物无效的持续性头痛。精神异常轻者表现为注意力障碍、嗜睡、思维紊乱、躁动,严重者可发展至昏迷。眼底镜检查通常正常,也可以出现视盘水肿,伴有火焰状的视网膜出血和渗出。神经系统查体可发现深腱反射活跃,伴 Babinski 征阳性。一些患者可以出现下肢肌力减弱,少有其他局灶神经症状。

神经系统影像学检查(头颅 CT 或 MRI)是诊断 PRES 的必需检查措施。典型表现为大脑半球后部白质弥漫性对称性水肿,经适当治疗,异常信号多可在数天至数周内缓解。因此,重复影像学检查十分必要。头颅 CT 通常显示为大脑半球后部以白质为主的大片脑水肿,可以对称或不对称分布。MRI 的分辨率较高,除上述部位的病灶外,还可以清晰显示累及小脑、脑干、额颞叶白质以及基底节的病灶,表现为 T1 加权等或低信号,T2 加权高信号。FLAIR 序列更为敏感,能显示早期微小的局部异常信号。DWI 以及表观弥散成像(apparent diffusion coefficient,ADC)可进一步提高微小病灶的检出率,而且能与其他性质的疾病进行鉴别。

## 【诊断与鉴别诊断】

PRES 没有特异性的诊断标准。对于出现神经系统症状包括头痛、视力症状、意识紊乱和癫痫的患者,临床医生应考虑 PRES 的可能,并行颅脑 CT 或 MRI 协助诊断。治疗后复查病变改善有助于 PRES 的诊断。PRES 的临床表现并无特异性,应与其他神经系统疾病鉴别,包括脑卒中、中毒或代谢性脑病、脱髓鞘病变、血管炎或脑炎等。

## 【防治措施】

本病早期为可逆性的血管源性脑水肿,但延误治疗可能造成神经细胞不可逆的变性、死亡,因而早期诊断是有效治疗的关键。在积极治疗原发病的基础上,主要以控制血压和加强对症治疗为主。

1. 积极控制高血压　高血压是大多数 PRES 患者的临床特征之一。降压治疗可以使很多患者的症状得到戏剧性的改善。恶性高血压的初始治疗目标是在 2～6 小时内使舒张压快速降低至 100～105mmHg,但最大降幅不要超过 25%。血压降低过快可能诱发缺血。对于血压轻度升高的患者,以患者的临床症状作为降压依据。口服降压药物起效较缓慢、降压作用较弱,建议在高血压危象的患者中使用静脉药物降低至目标范围,如尼卡地平、拉贝洛尔和硝普钠等。硝普钠可能因血管扩张反而增加颅内压,推荐在前两种药物无效或存在禁忌时使用。

2. 抗癫痫治疗　可以使用苯妥英钠抗癫痫治疗,在临床症状或影像学表现缓解后在 1～2 周内逐渐减量。少数患者可能在 PRES 缓解后数月再次发生癫痫,此类患者可能需要维持用药。

## 【预后】

多数患者 2 周内神经系统症状完全恢复,但如不充分治疗有可能发生脑出血、梗死甚至死亡。预后取决于基础疾病和发病部位。例如,癫痫患者发生 PRES 能够完全逆转,而慢性肾衰患者只有 40% 能够实现完全逆转。从发病部位上,皮质和皮质下型预后最好,而深部白质和脑干部位预后最差。

### 急性脑血管疾病

CKD 患者的脑卒中发生率显著高于非 CKD 人群。据报道,维持性血透患者、轻中度 CKD 患者以及非 CKD 人群中的脑卒中患病率分别为 17%、10% 和 4%。脑卒中还使痴呆风险增加 2 倍。此外,CKD 患者的亚临床脑血管疾病,如静默型脑梗、脑白质病变、脑微出血、颅内动脉钙化的患病率也显著增高,达到 50%～70%。荟萃分析显示,eGFR 降低和蛋白尿都是心脑血管疾病的独立危险因素。eGFR 低于 60ml/(min·1.73m$^2$)的患者卒中发生风险增加 43%。

## 【病理生理机制】

除了 CKD 患者中普遍存在的传统危险因素如高血压、糖尿病、高血脂外,其特有的危险因素包括尿毒症毒素、高同型半胱氨酸血症、贫血、高凝状态、炎症、氧化应激等都可能加重动脉粥样硬化及血管内皮功能损害,从而增加脑血管疾病风险。此外,随着肾衰竭进展,尿毒症毒素蓄积、水钠潴留、贫血、营养不良、钙磷代谢紊乱和甲状旁腺功能亢进等也进一步加重心血管疾病风险（图 62-1）。近年研究发现，Klotho 蛋白和成纤维细胞生长因子 23（FGF23）对于钙磷代谢和维持内皮及血管平滑肌细胞功能具有重要作用。CKD 患者 Klotho 蛋白表达减少可能导致血管钙化和内皮功能紊乱，增加卒中风险。

## 【治疗】

普通人群的脑卒中治疗管理措施及原则也适用于 CKD 患者。

1. 控制脑水肿　甘露醇、高渗盐水等高渗药物、透析超滤都有助于减轻脑水肿。注意透析超滤不要过快，避免血流动力学变化过大。必要时可采用手术清除血肿或引流。

2. 降压治疗　高血压是防治脑卒中的基石。CKD 患者中血压与卒中风险成 J 型曲线，血压过高或过低都可能增加卒中风险。建议当 SBP>220mmHg 和/或 DBP>120mmHg，开始降压治疗。避免急性期快速降压，目标血压控制在基线的 85%～90%。

3. 抗血小板药物　透析患者使用抗血小板药物的出血风险可能增加，需谨慎使用。伴有房颤的患者推荐使用口服抗凝剂华法林，但同样需要注意出血风险，监测 INR<2.0。

4. 降脂治疗　已证实他汀类药物降脂治疗对于减少 CKD3～4 期患者卒中风险有效，但在透析患者中没有发现他汀类药物对于减少卒中风险的益处。

5. 颈动脉内膜切除　伴有重度颈动脉狭窄（>70%）、且有症状的患者推荐颈动脉内膜切除术。有研究显示在 CKD3 期患者中行内膜切除术能够降低 82% 的卒中风险，而不会增加围术期死亡率。

6. 透析策略调整　对于透析患者，除了一般药物治疗外，适当调整透析策略非常重要，主要包括抗凝药物、透析时间和频率、透析剂量等方面的调整，见表 62-1。

表 62-1　急性脑卒中透析策略调整

| 透析参数 | 调整方法 |
| --- | --- |
| 抗凝 | 无 |
|  | 局部 |
| 血流量 | 缓慢开始，逐渐增加 |
| 透析液 | 流量 500ml/min |
|  | 血清钠浓度增加 10mEq/L 以内 |
|  | 碳酸氢根 30mEq/L |
|  | 尽量提高钾和钙浓度 |
|  | 35℃ |
| 透析器 | 避免大面积透析器 |
| 透析时间 | 开始 2 小时，逐渐增加 |
| 频率 | 每天 |
| 其他 | 根据情况，考虑是否需要增加氧供 |

## 【预后】

CKD 患者出现脑卒中的预后较普通人群差，主要表现为住院期间神经症状恶化、住院死亡风险增加、卒中复发风险增加。来自我国卒中注册数据显示，eGFR 小于 45ml/（min·1.73m²）是全因死亡、卒中复发的独立危险因素。

### 癫　痫　发　作

## 【病因】

透析患者中癫痫发作常见。癫痫大发作是进展性尿毒症脑病的一个特征,也可能是严重失衡综合征的临床表现。表62-2列出了最相关的几种情况。颅内出血通常引起局灶性癫痫,而大部分其他原因则引起全身抽搐。

**表62-2　透析患者发生癫痫的病因及预防**

| | |
|---|---|
| 病因 | 尿毒症脑病 |
| | 失衡综合征 |
| | 高血压脑病 |
| | 颅内出血 |
| | 酒精戒断 |
| | 毒素(进食杨桃) |
| | 其他(代谢性因素) |
| | 　低钙血症 |
| | 　由于腹透引起的高渗状态 |
| | 　高钠血症(偶由透析机故障引起)或低钠血症 |
| | 　缺氧 |
| | 　　心律不齐 |
| | 　　过敏反应 |
| | 　　严重低血压 |
| | 　　空气栓塞 |
| | 铝中毒 |
| 预防 | 易感人群的识别 |
| | 　透析前血清尿素氮>130mg/dl |
| | 　严重高血压 |
| | 　儿童 |
| | 　EPO治疗患者 |
| | 　既往癫痫性疾病 |
| | 　酒精中毒 |
| | 　透析前低钙血症(<1.5mmol/L)伴酸中毒 |
| | 限制首次透析时间和血流量 |
| | 保证透析液中钠浓度等于或高于血浆水平 |
| | 低血钙患者使用1.75mmol/L或2.0mmol/L的钙浓度;如果必要,透析中可静推钙剂 |
| | 使用钙制剂 |
| | EPO治疗中仔细控制血压 |
| | 戒酒 |
| | 避免应用致癫痫药物 |
| | 　青霉素 |
| | 　头孢菌素 |
| | 　环孢素A |
| | 　哌替啶 |
| | 　茶碱 |
| | 　甲氧氯普胺 |
| | 　锂 |
| 治疗 | 停止透析 |
| | 保持气道通畅 |
| | 抽血化验:血糖、血钙及其他电解质 |
| | 如果怀疑低血糖,可静推葡萄糖液 |
| | 静推地西泮,如果需要也可用苯妥英钠 |
| | 治疗代谢障碍 |

## 【易感因素】

癫痫是铝相关脑病和严重高血压的共同特征。儿童肾衰竭患者中癫痫发病率较成人高。透析前低钙血症者,由于酸中毒快速纠正引起的血清离子钙水平降低,透析中或透析后可发生抽搐。如果使用无糖透析液,易发生低血糖。经严密观察,予 EPO 治疗患者的癫痫发病率约为每 13 个患者治疗年发生 1 例次癫痫,治疗头几个月中危险性最高。尚无证据说明血压升高的 EPO 治疗患者癫痫的发病率更高,但随着血细胞比容的升高,有血压随之升高的趋势,假如血压升高程度超过了脑循环自主调节能力,可能引起高血压脑病和癫痫。服用各种致癫痫药物(见表62-2)的患者更易发生癫痫,如青霉素和头孢菌素,特别是在大剂量给药时。透析患者的各种中毒均可表现为癫痫。

## 【诊断】

肾衰竭患者很少脑电图(EEG)完全正常,透析患者癫痫发作时,EEG 诊断价值有限,不能区分癫痫病因。最常见的变化是低电幅,α 波活动消失,出现周期性、系统性和通常为额面的 δ 慢波。应寻找有无铝中毒,潜在代谢因素,透析过程并发症或颅内器质性病变。

## 【预防】

对于可疑患者通常应仔细鉴别,预防失衡综合征,血清离子钙水平较低的患者可在透析开始时静推钙制剂,并使用钙浓度较高的透析液,在 EPO 治疗刚开始时,需严密监测血压,必要时增加降压药物剂量(见表62-2)。

## 【治疗】

1. 急性发作期治疗 抽搐的急症处理应首先停止透析,保证气道通畅。立即抽血化验血糖、血钙和其他电解质。假如怀疑低血糖可静推葡萄糖液。如果癫痫持续,可缓慢静推 5 ~ 10mg 地西泮,5 分钟后可重复使用,最大剂量 30mg。地西泮治疗后可继续给予苯妥英钠负荷剂量,10 ~ 15mg/kg 缓慢静推,不要快于 50mg/min,同时行心电监护以防止苯妥英钠所引起的心动过缓,房室传导阻滞或其他心律失常。

2. 药物预防 苯妥英钠、卡马西平、丙戊酸钠对预防反复发生的抽搐最有效。透析性脑病对苯二氮类反应最好,尤其是氯硝西泮。表 62-3 列出了抗惊厥药物透析患者的用药剂量和其他药代动力学数据。

(1) 苯妥英钠:透析患者苯妥英钠半衰期缩短,使通常治疗剂量下血浆浓度降低。正常情况下,苯妥英钠90%与蛋白结合,药物作用与游离药物浓度成正比。正常治疗时的总苯妥英钠血药浓度为 10 ~ 20mg/L,相当于游离苯妥英钠 1.0 ~ 2.0mg/L。尿毒症时,血清白蛋白水平低,游离苯妥英钠由正常时的 10% 升至 15% ~ 30%,使药物效果比非尿毒症时更强。在尿毒症患者中,大量苯妥英钠的无活性代谢产物累积,常用的免疫分析方法(如多联酶免疫分析或酶倍增免疫测定技术)可测出这些产物,导致检测值升高。改用色谱法(如气液色谱仪)可克服这一问题。由于苯妥英钠血浆半衰期缩短,故应分次给药。药物剂量主要决定于临床反应,但也应参考血药浓度的检测,经色谱仪测定的总苯妥英钠理想血药浓度应在 0 ~ 4mg/L 范围内。

（2）其他抗惊厥药物：卡马西平、乙酰胺和丙戊酸对透析患者可按75%～100%的正常剂量给药。尿毒症时丙戊酸的蛋白结合率可能下降。卡马西平经透析清除不佳。丙戊酸少量可经透析清除（约总剂量的5%）。乙酰胺可经透析清除，透析后需补充给药。扑痫酮40%经肾脏排泄，可经透析清除。透析使用扑痫酮需特别小心；需提前考虑降低剂量；透析后需补充给药。苯巴比妥可按正常剂量的75%～100%给药。苯巴比妥是可被透析清除的，透析后需补充给药。氨乙烯酸是一种新型GABA转氨酶抑制剂，可经肾脏清除，透析患者必须大幅度减量（表62-3）。

**表 62-3　透析患者抗惊厥药物的药代动力学**

| 药物 | 肾排泄率（%） | 非尿毒症剂量范围（mg/L） | ESRD患者通常剂量（%） | 血浆半衰期（h） | | | 注意 |
| | | | | 正常人 | ESRD患者 | 血透清除 | |
|---|---|---|---|---|---|---|---|
| 卡马西平 | 3 | 600～1600 | 100 | 10～20 | 同前[a] | 无 | NU-TPL=4～12mg/L |
| 氯硝西泮 | <1 | 0.5～20.0 | 100 | 17～28 | 同前[a] | 无 | |
| 地西泮 | <1 | 5～10（iv）[b]？ | ？50 | 20～70 | 同前[a] | 无 | 肾衰竭者活性代谢产物可累积 |
| 乙琥胺 | >30 | 750～2000 | 100 | 50～60 | 同前[a] | 有 | NU-TPL=40～100mg/L |
| 苯巴比妥 | 10～40 | 60～200 | 75 | 100 | 120～160 | 有 | |
| 苯妥英钠 | <5 | 300～600 | 100 | 100 | 10～30 | ± | NU-TPL=10～20mg/L ESRD-TPL=4～10mg/L 由于蛋白结合率下降 |
| 扑痫酮 | 40[c] | 500～2000 | 慎用 | 5～15 | 同前[a] | 有 | ESRD患者避免使用 |
| 丙戊酸 | <4 | 750～2000 | 75～100 | 6～16 | 同前[a] | ± | NU-TPL=50～120mg/L |
| 氨乙烯酸 | 50 | 2000～4000 | 25 | 7 | 14 | 不清楚 | 新药，透析患者使用经验少 |

注：ESRD：终末期肾病；NU-TPL：非尿毒症患者血浆治疗浓度；ESRD-TPL：透析患者血浆治疗浓度；[a]：从药代动力学考虑；[b]：起始剂量；[c]：大都代谢为苯乙基丙二酰胺（PEMA）和苯巴比妥，扑痫酮、PEMA未经代谢可排泄，10%～40%的苯巴比妥由肾脏排泄

# 肾衰竭与精神疾病

精神疾病在透析患者中很常见，常见的精神障碍有情感性精神障碍、器质性脑病（如痴呆）、药物相关性精神障碍（如酒精中毒）、精神分裂症和其他精神病以及人格障碍。透析患者中由于这些精神障碍而住院的比例比其他慢性疾病高1.5～3倍，并且导致死亡率显著增高。痴呆、谵妄以及重度抑郁症是最常见的精神疾病。

## 抑　郁　症

抑郁症是透析患者最常见的需要住院的精神疾病。透析患者抑郁症的患病率为23%～37%。透析患者自杀率显著高于普通人群。男性、白种人或亚洲人、近期住院以及酒精或药物滥用是自杀的独立预测因素。抑郁症与透析患者死亡率显著相关，且独立于透析充分性之外。

## 【评估和诊断方法】

普通人群的抑郁症评估和诊断标准同样适用于透析人群。为了早期诊断和发现抑郁症，K/DOQI 指南建议每位透析患者都应该在透析开始时进行抑郁状态评价，此后至少每两年进行一次。有学者建议采用贝氏抑郁症量表（BDI）作为初始筛查，如 BDI 评分大于 14 分，应采取进一步评价措施。由于抑郁症有些表现如恶心、呕吐、疲乏无力等与躯体疾病相似，必须先与尿毒症症状鉴别，确保诊断前患者已达到充分透析。精神状态测评可能有助于鉴别器质性脑病和抑郁症。如果患者无完全行为能力，首先应该排除是否存在轻度痴呆、尿毒症脑病等情况。

## 【管理和治疗措施】

透析患者抑郁症的治疗与普通人群类似。抗抑郁药物与心理咨询联合治疗比单用药物更有效。

抗抑郁药物只对约 75% 的患者有效，通常需要 4~6 周起效，用药时间应该至少达到半年至 1 年，以减少复发率。抗抑郁药物剂量不足是最常见的治疗失败的原因。药物的选择主要取决于性价比以及副作用，主要有以下几类药物。

1. 选择性 5-羟色胺再摄取抑制剂（SSRIs） DOPPS 研究显示，苯二氮草类药物可能增加死亡风险，SSRIs 的安全性和有效性更好。大多数 SSRIs 经过肝脏代谢、蛋白结合率高，除了帕罗西汀和文拉法辛，CKD 患者一般不需要调整药物剂量。帕罗西汀在普通人群中的半衰期为 10~16 小时，而在透析患者中为 30 小时。因此，肾功能减退（eGFR 10~50ml/min）的患者中，帕罗西汀应减量 50%~75%，并且不能超过 10mg/d。SSRIs 的常见副作用是性欲减退、坐立不安、皮疹、荨麻疹以及瘙痒等。

2. 三环类抗抑郁药 三环类抗抑郁药比 SSRIs 便宜，但副作用较大，包括抗胆碱能作用（如口干、便秘）、直立性低血压、心脏传导功能异常等，耐受性较差。但是，三环类抗抑郁药物镇静作用较强，治疗神经性疼痛效果更好。缓慢增加剂量能够增加药物的耐受性。使用三环类抗抑郁药应该至少每月检测一次血药水平，以减少副作用。年龄大于 40 岁的患者应该在用药前后进行心电图检查。

### 认知功能障碍

血液透析患者中的认知功能损害显著增高，达到 30%~60%，是相似年龄对照组的两倍。此外，血液透析治疗本身对认知功能就会产生影响。有研究发现整体认知功能在血透期间最差，而在血透前以及次日最佳。目前鲜有报道关于腹膜透析患者中认知障碍的患病率，少数小型研究显示腹透患者的认知障碍患病率可能低于血透患者。但其差异性可能是由于两种透析方式在透析人群上的选择偏倚所致，而非透析方式本身。伴有认知障碍的透析患者预后更差，美国肾病数据库显示，伴有痴呆的透析患者 2 年生存率仅 24%，而无痴呆患者为 66%。

## 【病理生理机制】

1. 血管损伤肾 脏与大脑在解剖及血管调节特点上具有许多共同点，都是低血管阻力器官、血流量大，容易受到血管损伤。既往研究显示血流动力学紊乱与认知受损相关，提示微血管损伤在早期痴呆中的作用。一项研究采用 SPECT 检查伴有认知受损的老年透析患者,发现 14/17 例患者中存在散在的皮质缺损,提示多发性梗死性痴呆。除了传统心脑血管疾病危险因素外,CKD 相关的特异性因素包括高同型半胱氨酸血症、高凝状态、炎症、氧化应激可加速动脉粥样硬化及内皮功能障碍,影响认知功能。据估计约半数晚期 CKD 患者存在静默型脑梗死,而普通人群中仅 8% ~28% 。静默型脑梗死与 CKD 患者卒中、认知功能下降及痴呆风险增加密切相关。

2. 尿毒症毒素所致的神经退变　早在 30 年前,就有学者报道维持血透患者脑萎缩患病率增加,并且与透析龄呈正相关。尿毒症毒素的蓄积可能影响大脑内皮功能,造成认知障碍。在与认知功能相关的大脑区域如丘脑、乳头体和大脑皮质均发现高浓度的胍类复合物。目前仍不清楚尿毒症毒素是否通过直接的神经毒性作用还是间接作用造成认知受损。

## 【诊断和鉴别诊断】

阿尔茨海默病、血管性痴呆、额颞叶痴呆都是引起 CKD 患者痴呆的主要因素。透析患者发生脑卒中的风险显著高于普通人群,因而透析患者中尤其多见血管性痴呆。透析患者痴呆的评估与普通非透析人群相似,但是在诊断过程中需注意排除尿毒症代谢异常所致的精神障碍(表 62-4),如尿毒症脑病、电解质紊乱(如低钠血症、低钙血症、高钙血症)、药物相关性精神障碍以及其他器质性疾病如硬膜下血肿或脑结构性病变等。

表 62-4　透析患者认知功能障碍的原因

| | |
|---|---|
| 铝脑病(透析性痴呆) | 尿毒症(透析不充分) |
| 多发性脑梗死后痴呆 | 维生素 $B_1$ 缺乏(慢性 Wernicke-Korsakoff 综合征) |
| 慢性硬膜下血肿 | 药物中毒 |
| 脑水肿(可能继发于蛛网膜下出血) | 贫血 |
| 代谢障碍 | 早老性痴呆 |
| 　高钙血症(自主性甲旁亢或医源性) | 抑郁性假性痴呆 |
| 　低血糖性脑损害 | 慢性感染 |
| 　继发于低血钠的脱髓鞘综合征 | |

## 【治疗】

如果痴呆症状继发于器质性疾病或代谢障碍,通过治疗原发病就可能使精神症状缓解。有可疑药物应用史的患者,可减少药物剂量,观察精神状态的变化。目前,关于痴呆患者的治疗仍主要局限于控制行为异常、社会支持以及提供必要的安全性措施等。胆碱酯酶抑制剂,如他克林、多奈哌齐可能对于治疗痴呆有益,但目前缺乏在肾功能异常患者中的使用经验。透析患者如需使用这些药物,应该密切监测不良反应,调整合适剂量。也有研究报道纠正贫血可能改善认知功能。

谵　妄

透析患者中出现谵妄的原因有很多,包括药物或毒物蓄积、食物中毒(如杨桃)、透析相关因素(如透析失衡、透析期间低血压或高血压)、心脑血管疾病(如高血压脑病、梗死、出血和硬膜下血肿)、电解质紊乱、维生素 $B_1$ 缺乏、癫痫发作、脑部肿瘤、尿毒症脑病等。

透析患者谵妄的评估与普通人群相同。但临床医生需要注意与其他因素鉴别。治疗上首先以治疗原发病为主,必要时可使用抗精神病药物或苯二氮䓬类药物治疗。大多数苯二氮䓬类药物无需调整剂量,只有咪达唑仑和氯氮䓬在肌酐清除率小于 10ml/min 的患者中需要减半。呼吸抑制是苯二氮䓬类药物的潜在副作用,CKD 患者用药时要注意监测。对于出现急性精神错乱的患者,推荐治疗是氟哌啶醇。CKD 患者使用氟哌啶醇无需调整药物剂量,老年患者应适当减量。轻度症状者推荐 0.5 ~ 2.0mg,中度者 2.0 ~ 5.0mg,重度 5.0 ~ 10mg。

### 睡　眠　障　碍

调查显示有 41% ~ 52% 的透析患者有一种或多种睡眠障碍,在睡眠疾病实验室研究的患者 50% 以上至少有一种可由多相睡眠记录仪客观记录的睡眠疾病。透析患者通常主诉与焦虑或抑郁无关的失眠,可表现为入睡困难或夜间易醒。日间睡意过多(excessive daytime sleepiness,EDS)也是一种常见的表现,在透析中心常可发现很多患者在日间透析时很快入睡。长期日间睡意过多可能影响认知功能、干扰日间生活活动,并降低生活质量,也可影响患者的工作能力,并给驾驶和重型设备操作带来危险。

1. 睡眠呼吸暂停　研究发现 53% ~ 75% 有睡眠相关主诉的透析患者有睡眠呼吸暂停。睡眠呼吸暂停可分为阻塞型、中枢型和混合型。

(1) 阻塞型睡眠呼吸暂停:在持续呼吸乏力的患者,睡眠中由于上气道闭塞而引起的阻塞型睡眠呼吸暂停是一个常见的内科疾病。通常表现为睡眠中高调的鼾音、喘息和鼻息。据报道 30 ~ 60 岁的正常男性和女性中,其发生率分别为 4% 和 2%。而家庭护理的老年患者,睡眠呼吸暂停的发生率可达 81%。有报道阻塞型睡眠呼吸暂停与发病率和死亡率升高相关。这种发病率通常与心脑血管事件以及睡眠相关事件有关。

(2) 中枢型睡眠障碍:中枢型睡眠障碍也很常见,患者既无呼吸乏力又无气流不畅,提示大脑呼吸中枢存在功能障碍。

(3) 混合型睡眠障碍:混合型睡眠呼吸暂停指存在气道梗阻因素的中央型睡眠呼吸暂停,在透析患者中不多见。

2. 不宁腿综合征(RLS)和睡眠中周期性的腿部运动(PLMS)

(1) 不宁腿综合征(restless legs syndrome,RLS):是 ESRD 患者中最常见的主诉之一。通常表现为肌肉深处感觉异常,可有烧灼感,有时出现严重疼痛,下肢明显,特别是腓肠肌,上肢少见,只有通过移动腿脚才能缓解。典型症状出现在患者休息时,常是患者刚上床的几个小时,傍晚、夜间明显,偶可伴有肌阵挛或下肢抽搐,明显影响入睡。

(2) 睡眠中周期性的腿部运动(periodic leg movements in sleep,PLMS):PLMS 是一种常见的睡眠障碍,随年龄增加,发病率增高,普通人群中以老年人为多见。此综合征表现为足的背屈或下肢运动,持续 2 ~ 4 秒钟,每隔 20 ~ 40 秒重复几次。它主要发生在睡眠前 1/3 的非快速动眼相睡眠中。每次运动可引起短暂的醒转,可能是造成睡眠不能恢复精力和白天疲劳的原因。PLMS 见于近 80% 有 RLS 主诉的患者中,亦见于较多 ESRD 患者中。有 PLMS 的透析患者较发生 PLMS 的普通人群患者每小时睡眠中运动次数更多。在一组 45 例透析患者中,71% 有明显 PLMS,个别患者单个夜间腿部运动超过 1500 次。很多 PLMS 发作与反复醒转有关,可导致睡眠质量下降、日间疲劳和死亡率增加。

## 【诊断】

1. 病史　通过问卷或简单询问病史即可了解睡眠状态,可向患者或其睡眠伙伴了解夜间睡眠质量,包括睡眠中醒转的次数,睡眠是否有助于恢复精力,睡眠过程中有无打鼾、喘息和呼吸暂停,清醒及入睡后的下肢运动,白天疲劳或不正常的瞌睡情况。同时也应了解与过度兴奋相关的用药或生活习惯(如过多应用咖啡因)。

2. 多相睡眠记录仪　标准的多相睡眠记录仪有助于识别睡眠障碍(睡眠研究),如睡眠呼吸暂停和睡眠中周期性下肢运动。多相睡眠记录仪通常附带在患者睡眠过程同时进行测量的脑电图记录仪、眼动电图记录仪、肌电记录仪、心电记录仪以及呼吸声音监测、呼吸动力和气流、动脉氧饱和度及下肢运动次数监测。

## 【治疗】

1. 睡眠呼吸暂停

(1) 药物:目前尚无明确有效的治疗阻塞性睡眠呼吸暂停药物。中枢神经系统镇静剂苯二氮䓬类对阻塞性睡眠呼吸暂停禁忌,因为可能引起更长时间的呼吸暂停,更严重的血氧饱和度下降和睡眠中断及随之而来更严重的白天疲劳。

(2) 夜间透析:有报道夜间血透和夜间循环装置辅助的腹透均可改善睡眠呼吸暂停,但可能的机制尚不清楚。

(3) 持续性正压(continuous positive airway pressure,CPAP)通气:CPAP 即经口或鼻给予正气道压力通气。正压能使上气道保持开放,有效防止闭塞。已经证明无论是阻塞型、中枢型或混合型,持续性正压通气是透析人群中睡眠呼吸暂停的有效治疗方式。

(4) 手术:已有多种外科方法运用于阻塞型睡眠呼吸暂停的治疗,包括用外科方法减少或摘除悬雍垂和软腭的组织。据报道阻塞型睡眠呼吸障碍外科治疗总成功率为 50%。

(5) 吸氧:最近的研究报道低流量吸氧对于中央型睡眠呼吸障碍有效。但如果同时出现阻塞型睡眠呼吸暂停,低流量吸氧则可能会导致睡眠呼吸暂停时间延长。

2. RLS/PLMS

(1) 保守治疗:避免应用咖啡因、酒精和尼古丁,常规锻炼、按摩和冷水/热水浴可减轻症状。不宁腿综合征所引起的失眠可加重情绪障碍的负担,情绪障碍又可加重睡眠障碍,造成恶性循环。

(2) 药物:如 L-多巴(如 Sinemet)等多巴胺前体或激动剂可降低两种疾病的发作次数和严重性,是许多人的治疗选择。苯二氮䓬类,如氯硝西泮,已被使用多年。对于苯二氮䓬类是降低了动作次数,还是抑制其发生仍存在争议。长效多巴胺激动剂,如罗平尼咯,在ESRD 患者中应谨慎使用。

## 【预后】

出现睡眠呼吸暂停和高 PLM 指数(如睡眠中每小时腿部运动超过 35 次)与死亡率升高相关。尚不清楚其中的相关性,治疗是否可改善这些患者的预后也尚无定论。

# 透析相关脑病

透析治疗本身即可引起神经精神症状,包括透析失衡综合征、颅内出血以及电解质、代谢紊乱等。

## 透析失衡综合征

透析失衡综合征(dialysis disequilibrium syndrome,DDS)是透析患者常见并发症之一,是指由于透析原因引起的脑水肿所导致的一系列神经症状。DDS 通常发生在 ESRD 患者首次透析之后,发生率约 3.4% ~20%。在血透开始至结束后 8 小时内均可能出现。

## 【危险因素】

诱导或加重 DDS 的危险因素有很多,包括首次透析、透前血尿素氮浓度>175mg/dl、重度代谢性酸中毒、老年、儿童、基础神经系统疾病(如颅脑创伤、卒中、癫痫)、合并其他引起脑水肿的疾病(低钠血症、肝性脑病、恶性高血压等)、合并引起血脑屏障通透性增加的疾病(如脓毒血症、血管炎、血栓栓塞性血小板减少性紫癜/溶血尿毒综合征、脑炎或脑膜炎等)。有研究显示,持续性肾脏替代治疗(CRRT)或腹膜透析出现透析失衡的风险较普通血透低。

## 【病理生理机制】

发生 DDS 的病理生理机制较为复杂,目前仍未完全明确,主要有以下学说。

1. 血液与脑脊液之间的溶质梯度差　血液透析快速清除尿素等小分子物质,血尿素氮的降低使得血浆渗透压降低,形成渗透压梯度,促进水分子进入细胞内,从而造成脑水肿及急性神经精神症状。在尿毒症大鼠中进行的动物实验发现,透析能使血尿素氮在 90 分钟内下降 53%,而脑内尿素氮仅下降 13%,脑组织内水分增加 6%。此外,有动物研究提示尿毒症时可能存在尿素转运体减少及水通道增加。

2. 大脑内酸中毒　ESRD 患者往往有不同程度酸中毒。当血液透析快速纠正血液酸中毒后,由于 $CO_2$ 通过血脑屏障弥散较快,而 $HCO_3^-$ 弥散较迟缓,造成脑脊液内 pH 值偏低,脑细胞酸中毒持续存在。过多的氢离子使得钠离子和钾离子移位以及有机酸产生增加,引起细胞内渗透压增加,造成脑水肿。

## 【临床特征】

DDS 临床表现各异,轻者仅仅出现恶心、呕吐、乏力、头痛、视物模糊、肌肉抽搐、食欲不振等;重者可出现心律失常、定向障碍、高血压、震颤、癫痫甚至昏迷。此外,还可出现眼底视盘水肿或颈项强直。

## 【诊断】

DDS 是一种排他性诊断,首先需要排除尿毒症自身因素、硬膜下血肿、脑梗死、颅内出血、脑膜炎、代谢紊乱以及药物相关脑病等其他病因引起的精神异常(表 62-5)。任何在透析期间出现精神状态改变的患者都应该进行血电解质检查排除电解质紊乱,影像学检查排除脑卒中或其他颅内器质性病变,必要的病原学检查排除感染可能。

**表 62-5　与失衡综合征表现相似的其他临床情况**

| | |
|---|---|
| 颅内出血 | 低钠血症 |
| 硬膜下 | 脑梗死 |
| 蛛网膜下 | 低血压 |
| 颅内 | 过度超滤 |
| 代谢障碍 | 心律失常 |
| 高渗状态 | 心肌梗死 |
| 高钙血症 | 过敏反应 |
| 低血糖 | 铝中毒(亚急性) |

## 【防治措施】

DDS 通常具有自限性,透析结束数小时至数天后可缓解。DDS 的管理包括预防和治疗两方面。

1. 预防措施　对于存在 DDS 高危因素的患者应该采取适当措施预防 DDS 的发生。最重要的预防措施是控制每次治疗时血尿素氮的下降量,使尿素在几天内缓慢下降。首次透析的患者透析时间应控制在 2~3 小时以内,连续透析 3~4 天,逐渐增加透析时间及血流量;采取表面积小的低效透析器也可减少 DDS 的发生。

2. 治疗措施　对于仅表现为头痛、恶心、呕吐及小腿肌肉痉挛为主的轻症患者降低血流量,给予 50% 高渗葡萄糖溶液或高渗盐水即可迅速奏效,必要时可考虑暂停透析。如果患者出现癫痫、昏迷等重症表现,应立即停止透析,排除其他继发性因素,并予以适当的支持治疗。对已出现抽搐或癫痫表现者,可使用抗癫痫药物如苯巴比妥或丙戊酸钠等。

### 颅 内 出 血

慢性透析患者自发出血发生率增加,主要发病基础是由于尿毒症或透析不充分的患者存在血小板功能不良等凝血机制障碍,或抗凝药物的使用。血透患者并发的颅内出血多为自发硬膜下血肿,颅内或蛛网膜下腔出血较为少见。据报道,血透患者硬膜下血肿发生率约为 3% ,是普通人群的 10 倍。

临床主要表现为急性头痛、恶心、呕吐、冷漠、倦怠、感觉异常等急性血肿症状。这些症状与失衡综合征、高血压脑病等极为相似,临床上需注意鉴别。腰穿和脑电图检查对于诊断硬膜下血肿无帮助,头颅 CT、脑动脉造影是有效的检查方法。头颅 CT 可发现颅骨内板与脑表面之间有高密度、等密度或混合密度的新月形或半月形影。

血透患者发生颅内出血首先应采取枸橼酸盐抗凝或无肝素透析。治疗主要以脱水、降颅内压和控制高血压为主。

### 代 谢 紊 乱

1. 韦尼克脑病　血透患者由于摄入减少以及维生素 $B_1$ 在透析中丢失,存在维生素 $B_1$ 缺乏的风险,从而引起韦尼克脑病。表现为眼肌麻痹、共济失调以及意识改变。静脉补充维生素 $B_1$ 可以使症状得到完全缓解。

2. 电解质紊乱　终末期肾病患者往往伴随严重的电解质紊乱。在重度低钠血症的情况下,纠正过快可能引起渗透性脱髓鞘综合征,造成脑桥及脑桥外髓鞘损伤。

3. 铝中毒　长期服用含铝的药物或使用高浓度铝的透析液可发生铝中毒。患者起初可无症状或出现注意力不集中、记忆力减退,进一步发展可出现人格改变、精神异常及脑功能进行性减退,出现严重的智力障碍。近年来,随着含铝药物的减少及透析用水质量的提高,铝中毒已极为罕见。对于继发于铝中毒的痴呆患者,可以使用铝螯合剂去铁胺清除过多的铝元素。但需注意,去铁胺也可能引起一过性脑脊液铝含量增高,加重神经症状。

# 周围神经病变

尿毒症周围神经病变是尿毒症患者最常见的并发症之一,平均发生率约为 50% ,男性更为多见。

## 【发病机制】

周围神经病变多发生于终末期肾衰竭或透析后,发病机制尚未完全阐明。通常认为尿毒症神经病变由尿毒症中潴留且不易经透析充分清除的中分子毒素如胍类物质、肌醇、$\beta_2$微球蛋白等引起。甲状旁腺激素可能也是致病因素之一。PTH 可能对于周围神经具有直接毒性作用。另外,PTH 增加引起细胞内钙离子大量聚集,导致神经传导速度减慢或中断,甚至可造成神经细胞死亡。

## 【临床表现】

尿毒症周围神经病变可伴发多种神经病变,如单神经病变、对称性多发性周围神经病、不宁腿综合征等。

1. 单神经病变　往往继发于局部压迫和缺血。最常见的单神经病变为正中神经病变,又称为腕管综合征。也可见于尺神经和股神经病变。

2. 尿毒症多神经病变　60% 慢性肾衰竭患者可出现尿毒症多神经病变,是一种远端的、系统性的感觉和运动神经混合性的多神经病变。感觉异常、瘙痒和疼痛是最常见的临床表现。当 GFR<12ml/min 时即可出现神经传导功能异常,而 GFR<6ml/min 时可出现典型的临床症状。一些患者可出现直立性低血压、顽固性腹泻、便秘、失禁等自主神经病变。

## 【诊断和鉴别诊断】

慢性肾衰竭患者,出现肢体远端为主的感觉、运动异常,排除其他器质性疾病如感染性多发性神经根炎、糖尿病、药物中毒等原因后,可以考虑尿毒症多神经病变。肌电图和神经组织活检有助于诊断。电生理学检查最显著的改变是胫后神经和腓神经诱发的感觉和运动电位延迟,波幅降低,而运动神经传导速度相对不受影响。脑脊液检查可有蛋白质轻度升高,其他常规生化检查正常。主要的病理改变可见脊髓前角细胞变性和数量减少,以腰髓为著,后者可见脱髓鞘及轴突变性。电镜下可见髓鞘内层裂开与轴突膜分离,线粒体呈腊肠样结构。

## 【治疗】

1. 加强血液净化治疗　改用高通量透析膜、血液透析滤过、血液灌流或增加透析次数可有助于中分子毒素的清除,改善周围神经症状。

2. 药物辅助治疗　神经营养药物,如 B 族维生素、ATP、辅酶 A 以及一些活血化瘀的中药等可能有一定疗效。也有研究报道促红细胞生成素可以改善尿毒症患者运动神经传导速度。

3. 肾移植　肾移植是唯一能治愈尿毒症性周围神经病变的方法。肾移植后感觉功能迅速改善,即使是严重的神经病变,移植 1 个月后症状和体征也可得到改善,移植后 6 ~ 12 个月可完全恢复正常。

(汤晓静)

## 参 考 文 献

[1] Lee M, Ovbiagele B. Reno-cerebrovascular disease: linking the nephron and neuron. Expert Rev Neurother,

2011,11(2):241-249.

[2] Seifter JL,Samuels MA. Uremic encephalopathy and other brain disorders associated with renal failure. Semin Neurol,2011,31(2):139-143.

[3] De Deyn PP,Vanholder R,Eloot S,et al. Guanidino compounds as uremic(neuro)toxins. Semin Dial,2009,22 (4):340-345.

[4] Collins AJ,Foley RN,Herzog C,et al. US Renal Data System 2012 Annual Data Report. Am J Kidney Dis, 2013,61(1 Suppl 1):A7,e1-476.

[5] Gipson DS,Wetherington CE,Duquette PJ,et al. The nervous system and chronic kidney disease in children. Pediatr Nephrol,2004,19(8):832-839.

[6] Lacerda G,Krummel T,Hirsch E. Neurologic presentations of renal diseases. Neurol Clin,2010,28(1): 45-59.

[7] Liu M,Liang Y,Chigurupati S,et al. Acute kidney injury leads to inflammation and functional changes in the brain. J Am Soc Nephrol,2008,19(7):1360-1370.

[8] Ermeidi E,Balafa O,Spanos G,et al. Posterior reversible encephalopathy syndrome:a noteworthy syndrome in end-stage renal disease patients. Nephron Clin Pract,2013,123(3-4):180-184.

[9] Sato Y,Hirose M,Inoue Y,et al. Reversible posterior leukoencephalopathy syndrome after blood transfusion in a patient with end-stage renal disease. Clin Exp Nephrol,2011,15(6):942-947.

[10] Graham BR,Pylypchuk GB. Posterior reversible encephalopathy syndrome in an adult patient undergoing peritoneal dialysis:a case report and literature review. BMC Nephrol,2014,15:10.

[11] Dharia SM,Brown LK,Unruh ML. Recognition and treatment of obstructive sleep apnea. Semin Dial,2013,26 (3):273-277.

[12] Seshadri S,Wolf PA,Beiser AS,et al. Association of plasma total homocysteine levels with subclinical brain injury:cerebral volumes, white matter hyperintensity, and silent brain infarcts at volumetric magnetic resonance imaging in the Framingham Offspring Study. Arch Neurol,2008,65(5):642-649.

[13] Bugnicourt JM,Chillon JM,Massy ZA,et al. High prevalence of intracranial artery calcification in stroke patients with CKD:a retrospective study. Clin J Am Soc Nephrol,2009,4(2):284-290.

[14] Wang HH,Hung SY,Sung JM,et al. Risk of Stroke in Long-term Dialysis Patients Compared With the General Population. Am J Kidney Dis,2014;63(4):604-11.

[15] Power A. Stroke in dialysis and chronic kidney disease. Blood Purif,2013,36(3-4):179-183.

[16] Lee M,Saver JL,Chang KH,et al. Low glomerular filtration rate and risk of stroke:meta-analysis. BMJ, 2010,341:c4249.

[17] Vermeer SE,Longstreth WT,Jr. ,Koudstaal PJ. Silent brain infarcts:a systematic review. Lancet Neurol, 2007,6(7):611-619.

[18] Fukunishi I,Kitaoka T,Shirai T,et al. Psychiatric disorders among patients undergoing hemodialysis therapy. Nephron,2002,91(2):344-347.

[19] Cohen SD,Norris L,Acquaviva K,et al. Screening,diagnosis,and treatment of depression in patients withend-stage renal disease. Clin J Am Soc Nephrol,2007,2(6):1332-1342.

[20] Hedayati SS,Minhajuddin AT,Afshar M,et al. Association between major depressive episodes in patients withchronic kidney disease and initiation of dialysis, hospitalization, or death. JAMA, 2010, 303(19): 1946-1953.

[21] Palmer SC,Vecchio M,Craig JC,et al. Association between depression and death in people with CKD:ameta-analysis of cohort studies. Am J Kidney Dis,2013,62(3):493-505.

[22] Palmer S, Vecchio M, Craig JC, et al. Prevalence of depression in chronic kidney disease: systematic

reviewand meta-analysis of observational studies. Kidney Int,2013,84(1):179-191.

[23] Kurella M,Mapes DL,Port FK,et al. Correlates and outcomes of dementia among dialysis patients:the Dialysis Outcomes and Practice Patterns Study. Nephrol Dial Transplant,2006,21(9):2543-2548.

[24] Fujisaki K,Tsuruya K,Yamato M,et al. Cerebral oxidative stress induces spatial working memory dysfunction in uremic mice:neuroprotective effect of tempol. Nephrol Dial Transplant,2014,29(3):529-38.

[25] Vermeer SE,Prins ND,den Heijer T,et al. Silent brain infarcts and the risk of dementia and cognitive decline. N Engl J Med,2003,348(13):1215-1222.

[26] Seshadri S,Beiser A,Selhub J,et al. Plasma homocysteine as a risk factor for dementia and Alzheimer's disease. N Engl J Med,2002,346(7):476-483.

[27] Murray AM,Pederson SL,Tupper DE,et al. Acute variation in cognitive function in hemodialysis patients:a cohort study with repeated measures. Am J Kidney Dis,2007,50(2):270-278.

[28] Kurella Tamura M,Wadley V,Yaffe K,et al. Kidney function and cognitive impairment in US adults:the Reasons for Geographic and Racial Differences in Stroke(REGARDS)Study. Am J Kidney Dis,2008,52(2):227-234.

[29] Murray AM. Cognitive impairment in the aging dialysis and chronic kidney disease populations:an occult burden. Adv Chronic Kidney Dis,2008,15(2):123-132.

[30] Bugnicourt JM,Godefroy O,Chillon JM,et al. Cognitive disorders and dementia in CKD:the neglected kidney-brain axis. J Am Soc Nephrol,2013,24(3):353-363.

[31] Patel N,Dalal P,Panesar M. Dialysis disequilibrium syndrome:a narrative review. Semin Dial,2008,21(5):493-498.

[32] Zepeda-Orozco D,Quigley R. Dialysis disequilibrium syndrome. Pediatr Nephrol,2012,27(12):2205-2211.

[33] Esnault P,Lacroix G,Cungi PJ,et al. Dialysis disequilibrium syndrome in neurointensive care unit:the benefit of intracranial pressure monitoring. Crit Care,2012,16(6):472.

# 第63章

## 眼 并 发 症

终末期肾脏病透析患者可因基础疾病、伴发的全身性疾病,以及透析治疗相关因素等引起不同程度的眼部不适和病变。常见的有眼干、角-结膜钙化、白内障、继发性青光眼、视网膜病变等。另外,严重的全身感染或血管通路导致的相关血流感染,也可造成眼部病变。因此对透析患者进行定期的眼科检查是十分必要的。

### 【角-结膜钙化】

透析患者常见,尤多见于血钙升高、钙磷乘积超过 $3.8 \sim 4.0mmol^2/L^2$ 者。钙盐多沉积于睑裂部暴露区的球结膜和角膜,沉积于角膜者又称为带状角膜变性。患者通常无症状,少数会出现畏光、流泪等眼部刺激症和/或结膜炎(红眼症)。治疗可给予磷结合剂以降低钙磷乘积,肾移植可显著改善病情。对难治病例可行表层角膜切除术,或局部使用乙二胺四乙酸(EDTA)螯合沉积的钙盐。

### 【白内障】

透析患者白内障与健康人群病变类型相仿,仍以老年性白内障及糖尿病性白内障为主。部分终末期肾脏病患者进入血液透析后,可在较短时间内出现白内障;亦有患者在透析后 $1 \sim 2$ 个月出现晶状体前后皮质混浊,后极部有彩色小点,少数患者在短时间内双眼晶状体全部混浊。有学者认为,此类症状可能与血液透析时渗透压改变、钙代谢障碍、红细胞己糖激酶活性降低有关。治疗同一般患者,以手术为主,且透析并不影响计算植入人工晶状体的屈光度。手术在局麻下进行,并发症很少。血透患者术后应使用无肝素透析至少 $1 \sim 2$ 次,以减少出血等并发症。

### 【眼内压与青光眼】

透析对眼内压的影响众说纷纭,近年来的多项临床研究显示可促进眼内压升高。其主要的因素包括:血液透析时血浆渗透压下降产生血-房水渗透压差,房水生成增多;视网膜微循环障碍、透析后尿素氮波动、静脉压增高及其他多种因素导致的房水流出受阻等。透析当天眼压平均值及眼压峰值增高,且波动更大。血液透析患者的角膜生物力学特性受损明显,要准确评价眼内压水平,应采用系统的多参数评价方式。要重视有眼内压增高临床症状患者的治疗,保存患者的远期视力。

有报道称血液透析可诱发原发性青光眼患者的急性发作。治疗上,局部应用毛果芸香碱、噻吗洛尔点眼时,不必减量,全身应用碳酸酐酶抑制剂时,考虑到乙酰唑胺90%需以原形从尿中排泄,故在透析患者不宜使用,可用甲基唑胺代替。透析患者应先用非尿毒症患者的最小剂量(如 25mg,每天 2 次),然后逐渐减少,直至可降低眼内压的最小维持量为止。

血液透析相关的继发性青光眼发病率极低,国内外仅有少数报道出现新生血管性青光眼。该病最常见的病因是视网膜静脉阻塞,糖尿病视网膜病变和颈动脉阻塞疾病(眼缺血综合征)。引起眼内压增高的因素、尿毒症毒素以及血液透析抗凝药物应用导致眼底出血等都是导致该病的可能原因。早期发现并控制视网膜缺血、减少新生血管形成是预防该病的重要措施,一旦药物治疗效果不佳应尽早进行手术治疗。

## 【视网膜病变】

终末期肾脏病患者开始透析治疗后可因高血压、糖尿病等多种因素导致出现视网膜病变。其病理生理改变基础在于包括钙磷代谢紊乱等多种原因导致的局部微循环障碍,继而出现缺血、缺氧、血管新生、出血等一系列病理改变,最终发生严重的视力受损或眼部疾病。其中尤以高血压视网膜病变和糖尿病性视网膜病变最为常见和典型。

1. 高血压视网膜病变　　肾脏病患者高血压发病率极高,以往所指的肾性视网膜病变,实质上均为其所继发的高血压所致。多数病变在后极部呈分散分布,故视力影响不大,但如合并出现分支动脉或静脉阻塞、黄斑水肿、出血或渗出、黄斑毛细血管消失或黄斑区发生视网膜前膜伴内界膜皱褶时,则影响中心视力。更为严重的是视网膜中央静脉或动脉发生阻塞,虽较少发生,但常有重度视力损害伴不同程度的视野缺损。另外,高血压还可加速糖尿病视网膜病变的进展。因此,控制透析患者的血压是非常重要的。

2. 糖尿病性视网膜病变　　合并糖尿病的透析患者其糖尿病视网膜病变常与肾脏病变呈平行发展,几乎所有良好透析的糖尿病患者均合并有视网膜病变,50% 失明或明显视力减退,眼底可见视网膜微动脉瘤、深层/浅层出血、硬性或棉絮状渗血斑,并常伴有高血压、动脉硬化性视网膜病变。晚期由于组织缺血缺氧,可引起视盘及视网膜新生血管,大量纤维组织增生,玻璃体积血,并可导致牵引性视网膜脱离。

以往以为,血液透析肝素化会引起糖尿病患者的视网膜出血,促使视力下降,但目前研究不支持这一观点,对于 2 周之内眼底有新鲜出血及未经眼科处理的增生性视网膜病变者,应改用小分子肝素或无肝素透析。另一方面,腹膜透析影响视力较轻,但血糖浓度波动大,血浆渗透压的改变,易导致晶状体弹性改变,使视物模糊。维持血糖浓度恒定正常,可避免这一缺点。总之,无论血液透析还是腹膜透析,只要治疗适当,都能保持糖尿病患者的视力不受较大影响。

## 【感染相关眼部病变】

1. 细菌性心内膜炎　　除眼睑和球结膜点状出血外,眼底见视网膜火焰状、点状出血,并出现中心有白点的出血(Roth 斑),还可发生由栓子脱落引起的视网膜动脉栓塞。

2. 巨细胞病毒感染　　视网膜病变为全身感染的一个表现。早期常呈局限性视网膜脉络膜炎,单发或多发,圆形或类圆形黄白色渗出。病灶迅速扩大,融合形成大片奶油状斑块,伴有视网膜广泛破坏及视神经萎缩。

3. 全身性念珠菌病　　其眼部表现可作为诊断线索。念珠菌眼病的特征是单个或多个白色绒毛状脉络膜视网膜病灶,有时伴弥漫性玻璃体混浊。视网膜病变通常局限在黄斑区,可向前侵犯玻璃体,如不治疗将造成失明。

4. 导管相关性血流感染 带隧道的半永久导管及临时导管引发的血流感染都有可能导致内源性眼内炎发生,其发生率极低,有报道的病原菌均为葡萄球菌属。一旦患者出现眼部结膜水肿、角膜浸润、脓性分泌物、视力模糊等症状时,应及时检查,早期发现并治疗,以保护患者的视力。

(马熠熠)

## 参 考 文 献

[1] Aktaş S,Sagdlk HM,Aktaş H,et al. Tear function in patients with chronic renal failure undergoing hemodialysis. Ren Fail,2015,37(2):245-248.

[2] Vrabec R,Vatavuk Z,Pavlovic D,et al. Ocular findings in patients with chronic renal failure undergoing haemodialysis. Coll Antropol,2005,29(Suppl 1):95-98.

[3] Popa M,Nicoara S. Ocular changes in dialysis patients. Oftalmologia,2000,50(1):65-67.

[4] Popa M,Nicoara S. The eye and Kidney disease. Oftalmologia,1998,44(3):7-19.

[5] Aktas Z,Ozdek S,Asli Dinç U,et al. Alterations in ocular surface and corneal thickness in relation to metabolic control in patients with chronic renal failure. Nephrology(Carlton),2007,12(4):380-385.

[6] Seyahi N,Altiparmak MR,Kahveci A,et al. Association of conjunctival and corneal calcification withvascular calcification in dialysis patients. Am J Kidney Dis,2005,45(3):550-556.

[7] Luo LH,Xiong SH,Wang YL. Results of cataract surgery in renal transplantation and hemodialysis patients. Int J Ophthalmol,2015,8(5):971-974.

[8] ÇallŞkan S,Çelikay O,Biçer T. Effect of hemodialysis on intraocular lens power calculation. Ren Fail,2016, 38(2):209-213.

[9] Panagiotou ES,Liakopoulos V,Giannopoulos T,et al. Twenty-four-hour intraocular pressure monitoring in normotensive patients undergoing chronic hemodialysis. Eur J Ophthalmol,2015,26(1):24-29.

[10] William JH, Gilbert AL, Rosas SE. Keeping an eye on dialysis:the association of hemodialysis with intraocular hypertension. Clin Nephrol,2015,84(5):307-310.

[11] Song WK,Ha SJ,Yeom HY,et al. Recurrent intraocular pressure elevation during hemodialysis in a patient with neovascular glaucoma. Korean J Ophthalmol,2006,20:109-112.

[12] Zhou CX,Shi SM,Zhang YQ,et al. Hemodialysis Related Neovascular Glaucoma Clinical Analysis. CJITWN, 2009,10(2):131-133.

[13] Pietrzak B. Ophthalmologic complications in patients with diabetic nephropathy treated with peritoneal dialysis. Pol Merkur Lekarski,2004,17(98):180-182.

[14] Russell TA. Diabetic nephropathy in patients with type 1 diabetes mellitus. NephrolNurs J,2006,33(1): 15-28.

[15] de Lima LM,Cecchetti SA,Cecchetti DF,et al. Endophthalmitis:a rare but devastating metastatic bacterial complication of hemodialysis catheter-related sepsis. Ren Fail,2012,34(1):119-122.

# 第 64 章

## 皮肤并发症

继发性皮肤病变是肾衰竭患者的常见并发症,过去多见的是尿毒症霜和丘疹性红斑,随着透析技术的发展,这些典型表现已经少见,但同时出现了一些其他的皮肤病变,尤其常见于维持性透析患者。

## 色 素 沉 着

皮肤改变在早期肾功能不全时已经显现,但在透析患者中发病率更高。慢性肾衰竭患者皮肤带黄色或黄褐色,这与尿毒症毒素沉积及色素沉着有关。肾衰竭时尿色素和胡萝卜素排泄障碍而蓄积于皮肤,另外血浆类胡萝卜素或脂色素增高致使表皮和皮下组织中浓度增高。黑色素增加可使皮肤呈褐色,肾衰竭患者血中黑色素细胞刺激素(MSH)等激素增高为色素增强的原因,而这些激素均不能被透析去除。

大多数透析患者均有不同程度的异常色素沉着,曾有国外学者报道在 43 例透析患者中,39 例(90.7%)有色素沉着。很多透析患者手掌和脚掌可以看到斑点状色素沉着,在日晒部分可以看到更广泛的色素沉着,少数透析患者皮肤或指甲上散在蓝灰色色素沉着,称作"银质沉着症"。

## 干燥症和异常角质化

皮肤干燥症是尿毒症患者最常见的皮肤病变,在血透患者和腹透患者中发生率无明显差异。

### 【皮肤损害】

伴皮肤干燥症的透析患者皮肤常有脱屑,可引起皮肤鱼鳞样改变,多出现在四肢伸肌侧,屈肌侧则少见。脱屑面大且色重,鳞屑的边缘翘起使皮肤表面粗糙,常伴有糠疹,偶尔片状剥脱。出现皮肤干燥症往往提示患者存在异常角质化或者角质素异常增多,例如毛囊角化病,跖肌角化症等。糖尿病患者也常见这些病变,有时甚至不伴干燥症的患者皮肤也可出现不同程度的过度角化。

### 【发病机制】

目前尚不清楚,可能是由于汗腺功能缺陷引起皮肤干燥,此外还有以下几种可能原因:

①维生素 A 过多或不足都可以引起皮肤干燥和脱屑。在尿毒症患者中,血浆中、皮肤中维生素 A 和它的载体维生素 A 结合蛋白均增多,可导致干燥症和鱼鳞样皮肤改变;②研究发现干燥症的尿毒症患者皮肤角质细胞层、角质小体均增多,角质小体形态学异常致使脱屑,这在某些遗传性角质病中也可见到,如先天性鱼鳞癣症,是由于表皮脂质代谢异常引起的反应;③维生素 D 的代谢异常可能引起表皮病变。角质化细胞含有 1,25-羟化维生素 D 的受体,可介导角质细胞分化,抑制增殖。慢性肾衰竭患者由于 1,25-羟化维生素 D 缺乏,使角质细胞增多、皮肤干燥。

## 【治疗】

皮肤干燥症和鱼鳞样皮肤病均无特殊治疗,软化剂对早期干燥症有轻微疗效,但对更严重病变则无效。

# 瘙　痒　症

瘙痒症在透析患者中发病率约为 67% ~ 86%。在血透期间或透析后症状最为明显。

## 【皮肤损害】

多为瘙痒引起抓挠导致的皮肤损害,如结节性痒疹或角化性丘疹。结节性痒疹典型形态是灰褐色结节上覆盖鳞屑、结痂或破损,常由抓挠引起的炎症和出血感染所致。角化性丘疹是红色或紫色,大小一般为 3 ~ 12mm,并常出现在四肢的伸侧,偶尔也会出现在除手掌和足底的其他部位。局部瘙痒的患者可有苔藓样改变,角化过度和棘层增厚的表皮均增生,真皮呈慢性炎症浸润,形成斑片状结构,皮肤显得增厚、色素沉着和角化过度,皮肤纹理加重。

## 【病因】

伴有瘙痒的尿毒症患者尿素氮和 $\beta_2$ 微球蛋白比无瘙痒患者更高,Kt/V 更低,这些均表示瘙痒与透析充分性有关。尿毒症性瘙痒的病理生理仍不是很清楚,可能的机制如下。

（一） **皮肤干燥**　可能是其原因之一,因发汗减少,汗腺排泄电解质发生障碍,其中某些电解质也可能有诱发瘙痒作用。

（二） **钙磷代谢异常及继发性甲状旁腺功能亢进**　肾衰竭患者继发性甲状旁腺功能亢进引起高钙血症和皮肤钙化,能刺激皮肤肥大细胞不断释放组胺引起瘙痒,表明甲状旁腺激素(PTH)在尿毒症瘙痒中起重要作用。但并非所有严重继发性甲状旁腺功能亢进的尿毒症患者均有瘙痒,且甲状旁腺素水平和瘙痒之间没有密切关联。如果患者钙磷乘积很高,即使在甲状旁腺切除后,瘙痒也会复发。因此,甲状旁腺激素本身可能不是瘙痒的原因。此外,尿毒症伴瘙痒患者钙、镁、磷浓度较无瘙痒患者或健康者高,二价离子的微量沉淀可能是引起尿毒症患者瘙痒的原因之一。

（三） **肥大细胞**　真皮层内肥大细胞的增多,组胺释放增加,可导致瘙痒。

（四） **神经病变**　慢性肾衰竭患者 65% 有末梢神经系统异常,亦可能是瘙痒的原因之一。

（五） **P 物质**　为一种广泛分布于感觉神经元的神经递质,在引起皮肤瘙痒的过程中可能起作用。

## 【治疗】

在采取任何治疗措施之前都应首先明确该患者是否透析充分。

（一）一般治疗 注意保持皮肤清洁卫生,勤洗澡,勤换衣,不用刺激性大的肥皂沐浴。皮肤干燥用含羊毛脂或樟脑的润滑剂搽涂,大约20%患者有效。

（二）光疗 对大多数患者每周三次全身紫外光延长照射疗法能减轻瘙痒。而紫外光可能的机制尚不明确,可能为抑制某些引起瘙痒的循环中物质的活化,形成光产物等来减轻瘙痒;其亦可能通过改变皮肤内二价阳离子的含量或诱发肥大细胞的凋亡使患者症状缓解。

（三）药物治疗

1. 抗组胺药 苯海拉明25～50mg,每天1～2次;10mg羟嗪,每天3次;阿伐斯汀8mg,每天3次;氯雷他定10mg,每天1次。

2. 利多卡因 血透期间静脉输注利多卡因100mg,加入生理盐水,在15分钟内从动脉输入(<7mg/min),可暂时止痒,作用发生快,约持续1天,应注意防止低血压及晕厥的发生。

3. 活性炭 每日口服6g。活性炭在胃肠道可结合引起皮肤瘙痒的毒素,减轻皮肤瘙痒。

4. 纠正钙磷代谢紊乱 控制高磷血症,降低钙磷乘积。继发于甲状旁腺功能亢进和骨营养不良的顽固性皮肤瘙痒,可予切除甲状旁腺治疗。术前先应用磷结合剂和骨化三醇,降低甲状旁腺素。

5. 其他 运用改良的电针刺激有减轻瘙痒的效果;局部应用辣椒素能减少周围感觉神经元的P物质。

（四）血液灌流和血液滤过 可能与增加细胞因子的清除,减低PTH和$\beta_2$微球蛋白有关。

# 动静脉瘘皮肤病

大约8%的长期血透患者的瘘管外皮肤因为运用肥皂、消毒剂、酒精等反复清洗,而引起刺激性接触性皮炎。这种皮炎在瘙痒症患者中更为常见,局部用少量类固醇激素或者在透析前用生理盐水进行清洗,约50%患者症状可有所改善。比较罕见的是瘘管所致的静脉高压相关性皮肤病,以肿大、硬结、色素沉着、甚至手指溃疡形成为特征。病因与静脉高压及毛细血管周的纤维蛋白沉积有关。

# 伪卡波西肉瘤

伪卡波西肉瘤是出现在动静脉瘘附近的一类在临床和组织病理上与卡波西肉瘤相似的良性病变的通称。临床皮损的特点是紫色小瘤或丘疹,缓慢进展为有鳞状结痂的紫色斑块。组织病理特点包括真皮层内血管和纤维增生,以及红细胞的外渗。如果动静脉瘘废用后,这种皮损可好转。

# 皮肤假卟啉症

Gilchrest 1975年就描述了假迟发性皮肤卟啉症,当时被称为透析中的大疱性皮肤病,这是一种临床和组织病理学上都很难和卟啉症区别的疾病。同年,Korting也报道了数例尿毒症患者具有和迟发性皮肤卟啉症(porphyria cutanea tarda)几乎一样的皮损,并命名为假卟啉症(pseudoporphyria)。

## 【皮肤损害】

皮损常出现在阳光照射的暴露部位,一般在手指或手背,相对少见于面部和膝关节,皮损包括小疱或水疱样改变。通常需要几周消退,留下痣核样硬痂和萎缩性瘢痕,亦有粟粒样疱疹或多毛症的报道。

## 【发病机制】

卟啉环是具有高分子量的蛋白质复合体,它很难被血透或血滤所清除。在尿毒症患者中,尿卟啉原脱羧酶的缺乏伴随肾功能损害,清除卟啉的能力下降,导致尿卟啉的蓄积。氧自由基在透析相关的假卟啉症的发病机制中具有介质作用。要注意排除遗传性的迟发性皮肤卟啉症。

## 【治疗】

首先是避免光照;血浆置换或者口服氯喹收效甚微;也可采用静脉放血疗法,其作用机制是减少体内铁离子的储量,亚铁离子能抑制尿卟啉原脱羧酶的活性,并可能增强尿卟啉Ⅰ的产物,对于无严重贫血和具有高铁储量的透析患者而言,小量而反复的经静脉切开术行放血治疗,可明显改善和临床完全缓解;对较轻的病例,低剂量的促红素对皮肤假卟啉症能达到稳定的缓解效果,机制是通过促进红细胞的生成而大量降低体内铁离子的储量而起效;在较严重的病例中,在使用促红素的同时可经静脉切开少量放血(120～180ml)以进一步降低体内铁离子和血卟啉的含量。亦有报道抗氧化剂乙酰半胱氨酸具有很好的疗效。肾脏移植后,随着血卟啉含量的趋于正常,皮肤假卟啉症也能自发缓解。

# 药物导致的大疱性皮肤病

接触光敏化药物,如大剂量的呋塞米、四环素、吡罗昔康、万古霉素、环丙沙星、阿伐他汀、萘普生等可诱发大疱性皮损,在临床和组织病理学表现上和皮肤卟啉症及透析相关的皮肤假卟啉症无明显区别。该类疾病的诊断基础是阳性用药史。其治疗主要是避免致皮损的光敏化药物的再接触,但部分病例即使停止药物接触数月后皮损依然存在。

# 表皮及皮下钙化

慢性肾衰竭患者血中钙磷乘积增加,软组织钙化非常见。钙可沉积于皮肤真皮胶原纤维间和表皮的附属器内,表现为斑片状或伴剧烈瘙痒的白色丘疹,丘疹样皮损可由瘙痒抓挠引起,表皮剥脱的部位则呈线状表现;钙化若发生在动脉,可以导致皮肤网格状青色瘀斑伴疼痛,进而发展成为指端坏疽;脂膜炎也有发生,往往伴随皮肤触痛,硬结和坏死。控制高磷血症及继发性甲状旁腺功能亢进症,可以阻止和缓解皮肤丘疹或动脉的钙化。

# 癌前及癌性皮损

基底细胞癌是肾衰竭患者中最常见的皮肤癌,缺乏癌前病变,无痛感,表现为无明显炎症的光滑的半透明皮损或为珍珠样小结节,易形成溃疡并产生结痂,周围有扩张的毛细血管和深棕色的色素沉着。

鳞状上皮癌常发生在暴露部位,表现为粗糙鳞状的红色斑块,有痛感,呈现红色小节或上覆鳞屑的斑块,易形成溃疡并结痂,有时可伴有远处转移。

汗孔角化病是以火山口样形态为特点的角化病,一般在血透血管通路附近的皮肤上生长。

肾移植后在动静脉瘘附近的皮肤上可出现血管肉瘤,罕见。

# 血 管 病 症

（一）微血管病　文献报道,不同程度肾功能不全的患者行皮肤活检,发现75%的患者具有严重的微血管病变。组织病理检查表明微静脉和微动脉有内皮细胞的活化和/或坏死,基底膜区增厚,"双轨"样改变。微血管病变的严重程度和肾功能不全的时间相关,皮损在肾移植后趋向于好转。

（二）皮肤坏死　尿毒症患者由于血管钙化可引起近端肢体皮肤的坏死和远端肢体的坏疽,近端皮肤坏死可以发生在躯干、肩部、臀部或者大腿,通常进展迅速,波及面大,预后不佳;发生于四肢远端的皮肤坏死通常可以导致指/趾端坏疽,但这种病变常具自限性。

# 皮肤附属器的病变

（一）指甲　部分慢性肾衰竭患者的甲床上可见一条或两条白色的横线,分别被称为Mee 线和 Muercke 沟;"半个-半个指甲"(half-and-half nail)为尿毒症患者所特有,表现为甲床的远端呈较光滑,棕红色,近端呈较粗糙,发白的毛玻璃样表现,两者界限分明,且按压时,远端的颜色不会完全消退。这种变化可以出现于任一或全部指/趾甲。组织病理发现甲床黑色素沉着不明显,毛细血管数量明显增加,伴血管壁的增厚,推测甲床上的色带可能就是毛细血管密度增加所致。这种变化是可逆的,数月后,棕色的条带颜色会变浅,或者会变窄。

镊子样指/趾甲畸形,与伪卡波西肉瘤相关,动静脉瘘所致的静脉高压可促进其发展。临床表现为指/趾甲面高度屈曲,两侧的指/趾甲深深的嵌入侧甲褶内。

指（趾）甲营养不良,表现为指/趾甲的增厚、粗糙、不透明、淡黄色或灰色、死鱼白色等。

（二）毛囊皮脂腺改变　约半数透析患者具有毛发角化病,表现为毛发的脱落和褪色。

电镜示透析患者毛发出现直径不一、扁平、打卷和表面的角质层出现鳞状翘起，具体原因不明，均能导致毛发的断裂。

（孙丽君）

## 参 考 文 献

［1］ Alex M Davison,J Stewart Cameron. Jean-Pierre Grünfeld. Oxford Textbook of Clinical Nephrology. 3rd ed. Oxford University Press 2005.

［2］ Amatya B,Agrawal S,Dhali T,et al. Pattern of skin and nail changes in chronic renal failure in Nepal：A hospital-based study. The Journal of Dermatology,2008,35(3)：140-145.

［3］ Avermaete A,Altmeyer P,Bacharach-Buhles M. Skin changes in dialysis patients：a review. Nephrol Dial Transplant,2001,16(12)：2293-2296.

［4］ Twicross,R,Greaves MW,Handwerker H,et al. Itch：scratching more than surface. Q J Med,2003,96(1)：7-26.

［5］ Akhyani M,Ganji MR,Samadi N,et al. Pruritus in hemodialysis patients. BMC Dermatol,2005,24;5：7.

［6］ Szepietowski JC,Morita A,Tsuji T. Ultraviolet B induces mast cell apoptosis：a hypothetical mechanism of ultraviolet B treatment of uraemic pruritus. Med Hypotheses,2002,58(2)：167-170.

［7］ Mesić E,Tabakovic M,Habul V,et al. Clinical characteristics of pruritus in hemodialysis patients. Acta Med Croatica,2004,58(5)：377-380.

［8］ Mackay-Wiggan J M. ,Cohen D J. ,et al. Nephrogenic fibrosing dermopathy( scleromyxedema-like illness of renal disease). J Am Acad Dermatol,2003,48(1)：55-60.

［9］ Shawn E Cowper,Howard SRobin,et al. Scleromyxoedema-like cutaneous diseases in renal-dialysis patients. The Lancet,2000,356(9234)：1000-1001.

［10］ Khan TM,Aziz A,Suleiman AK. Effectiveness of posthemodialysis administration of pregabalin( 75mg) in treatment resistance uremia pruritus. J Pharm Bioallied Sci,2016,8(1)：74-76.

［11］ Wu HY,Peng YS,Chen HY,et al. A Comparison of Uremic Pruritus in Patients Receiving Peritoneal Dialysis and Hemodialysis. Medicine( Baltimore),2016,95(9)：e2935.

［12］ Khan TM,Alhafez AA,Syed Sulaiman SA,et al. Safety of pregabalin among hemodialysis patients suffering from uremic pruritus. Saudi Pharm J,2015,23(6)：614-620.

［13］ Aramwit P1,Keongamaroon O,Siritientong T,et al. Sericin cream reduces pruritus in hemodialysis patients：a randomized,double-blind,placebo-controlled experimental study. BMC Nephrol,2012,13：119.

［14］ Moon SJ,Kim HJ,Cho SB,et al. Epidermal Proteinase-Activated Receptor-2 Expression is Increased in End-Stage Renal Disease Patients with Pruritus：A Pilot Study. Electrolyte Blood Press,2014,12(2)：74-79.

［15］ Khan TM,Alhafez AA,Syed Sulaiman SA,et al. Safety of pregabalin among hemodialysis patients suffering from uremic pruritus. Pharm J,2015,23(6)：614-620.

# 第65章

## 男性泌尿生殖系统疾病

维持性血液透析患者发生获得性肾囊肿（acquired renal cystic disease，ARCD）随透析时间延长逐年增加，泌尿系感染、肿瘤发生率均显著升高，阳痿等男性生殖功能障碍也很常见。

## 【影像学检查】

肾脏影像学检查用于诊断成人晚期多囊肾病或获得性肾囊肿的准确性近年来逐渐提高，可做出明确的诊断。

### 一、超声检查

超声检查无创伤，无副作用，价格相对低廉，可重复，成为一种理想的检查手段，特别适用于需要系列随访性研究时。

### 二、CT 检查

在囊肿性肾脏病的检查中，CT 较超声检查可更为有效地发现小囊肿和肾实质病变。CT扫描时静脉推注增强剂可使萎缩肾脏实质图像得到轻至中度的增强。检查后立即行血液透析可避免增强剂引起的容量负荷。泌尿系结石的检查也以 CT 为首选。不过，由于具有放射性，常需使用增强剂以及价格昂贵，CT 仅作为超声不能确诊时的二线检查手段。

### 三、磁共振成像（MRI）

分泌性尿路造影一般不能使萎缩肾脏显影，因此 MRI 对透析囊肿性肾病的诊断价值不如预期的那么好。近年来，磁共振水成像（MRU）对肾脏囊肿性病变的诊断价值越来越大，是 MRI 的有效替代。当 CT 和超声检查不能确诊时，可考虑行 MRU 检查。

### 四、血管造影

对超声和 CT 不能确诊的肾脏肿块的诊断，血管造影并无太大帮助。

## 【获得性肾囊肿】

### 一、病因和发病率

获得性肾囊肿（ARCD）是指既往没有肾囊肿的血液透析和腹膜透析患者，经透析多年后，在双侧肾脏皮质和髓质发生囊肿的病变。40% 以上的肾实质被多发囊肿所替代，B 超或CT 可发现 4 个以上的囊肿。

有学者提出了 5 条 ARCD 的诊断标准:①维持血透患者;②排除成人多囊肾病;③CT 检查发现囊性病变;④肾脏体积比较相应透析期限的患者为大;⑤有时出现肉眼血尿,其中前 3 条为基本条件。由于腹透及非透析的患者也可患 ARCD,故国内有些学者将 ARCD 的诊断标准定为:①各种非囊性肾病所致终末期肾病;②超声或 CT 检查发现肾内囊性病变;③排除单纯性囊肿。这种肾囊性病变不但可以并发出血、感染,而且具有癌变倾向,被认为是一种癌前状态。

过去认为 ARCD 由血液透析引起,但是目前大量的证据提示毒素的作用。首先,囊肿、腺瘤和肿瘤常为多发或者是双侧发病,动物实验提示毒素也可诱发肿瘤或囊肿。其次,在肾移植之后囊肿的生长受到抑制,提示移植后尿液内某些产生囊肿或者肿瘤的毒素得到清除。最后,如果肾移植失败,重新透析则囊肿复发。还有一个假说即肾组织丧失部分功能导致促肾增大物质产生,诱导残余正常肾小球发育不良、囊肿乃至于肿瘤发生。

近年来,由于终末期肾病患者生存时间延长以及敏感的影像学技术的应用,ARCD 的检出率逐年增高。透析患者 ARCD 的发病率约为 50%,并随透析时间的延长而增加。大约 80% 的患者在透析治疗 3 年后发生 ARCD,透析 8 年后 90% 患者会发生 ARCD。肾移植可延缓囊肿的进一步发展,有些病例肾囊肿缩小甚至消失。

## 二、症状与并发症

ARCD 常无症状,借超声、CT 或 MRU 偶然发现。ARCD 最常见的临床表现是腰痛或血尿。也可由于囊肿产生促红细胞生成素增多而出现继发性红细胞增多症、囊肿感染、囊肿出血、自发性肾破裂、肾结石和肾细胞癌。出现相关症状如腰痛、腹痛、血尿、发热、体重减轻或无法解释的血细胞比容下降时,应进行进一步的影像学检查。

## 三、处理

无症状 ARCD 患者可不作特殊治疗,但应定期检查以排除肾细胞癌,如合并癌肿及时作肾切除。ARCD 并发症的处理见以下各节。

## 【腰痛】

### 一、病因和检查

腰痛的鉴别诊断见表 65-1。原发病为多囊肾病的血液透析患者 36% 可发生腰痛,而其他病因所致的终末期肾病的血液透析患者发生腰痛者仅为 2%。

表 65-1　透析腰痛病因、诊断及处理

| | |
|---|---|
| 病因 | 结石 |
| 　囊肿相关 | 血块 |
| 　　包膜下出血 | 脱落肾乳头 |
| 　　肾周出血 | 诊断 |
| 　　囊肿内出血 | 　CT 和/或超声 |
| 　　囊肿增大 | 　逆行肾盂造影 |
| 　　囊肿造成输尿管梗阻 | 处理 |
| 　　囊肿感染 | 　镇痛 |
| 　肾盂肾炎 | 　可待因(每 24 小时一次,注意便秘) |
| 　肾细胞癌 | 　剧痛时谨慎使用吗啡,首剂减半 |
| 　急性输尿管梗阻 | 　病因治疗 |

## 二、处理

（一）**镇痛治疗** 透析患者发生腰痛或肾绞痛时首选吗啡治疗，不过必须谨慎使用。虽然吗啡大部分经肝脏代谢，但肾衰竭时吗啡清除率仍下降，使药物体内滞留期延长，其镇静作用时间延长。由于肾衰竭致可待因的半衰期延长，该药的使用间隔应从 6 小时延长至 24 小时。阿司匹林由于对出血时间的影响应避免使用。对乙酰氨基酚可使用常规剂量。盐酸哌替啶和丙氧酚由于其毒性衍生物在肾衰竭时半衰期显著延长也禁止使用。

（二）**特殊治疗** 按病因和泌尿科原则进行处理。

## 【尿路出血】

### 一、病因检查

集合系统或肾实质出血可表现为镜下血尿或肉眼血尿。病因见表 65-2。原发病为多囊肾病的血液透析患者多达 1/3 曾出现囊肿内出血。出血严重时可能出现直立性低血压甚至休克。囊肿内出血与集合系统相通是此类患者肉眼血尿的常见原因。

**表 65-2 透析尿路出血病因、诊断及处理**

| 病因 | 凝血机制检查，出血时间 |
|---|---|
| 　尿路感染 | 　尿培养 |
| 　肾结石 | 　超声或 CT 扫描 |
| 　包膜下或肾周血肿 | 　尿细胞学检查，膀胱镜，逆行肾盂造影 |
| 　肾细胞癌 | 　血管造影确定出血点 |
| 　转移性细胞癌 | 治疗 |
| 　膀胱淀粉样变性 | 　纠正凝血机制紊乱 |
| 　双侧肾乳头坏死 | 　治疗出血性休克 |
| 　出凝血机制紊乱 | 　纠正出血时间异常 |
| 　囊肿出血 | 　持续或严重出血时行血管栓塞 |
| 　自发性肾破裂 | 　肾盂出血部位内镜下止血 |
| 诊断 | 　必要时行肾切除术 |
| 　外周全血细胞计数 | |

### 二、处理

根据病因不同而紧急处理。透析患者活动性出血时行血液透析应予无肝素透析或局部枸橼酸盐抗凝。

## 【肾石症】

普通人群中肾石症的发病率为 3%，而在血液透析和持续性不卧床腹膜透析患者中发病率为 5%~11%，在多囊肾病中发病率更高。多数结石均由蛋白基质、淀粉样物质和草酸钙构成。长期血液透析患者口服含铝磷酸盐结合剂可发生尿酸铝镁结石。血液透析患者肾石症的症状与普通无异，且治疗上除限制进水量外，其他处理按常规疗法。体外震波碎石对透析患者上尿路结石的疗效尚不确定。血液透析患者伴复发性草酸钙结石应进行高通量透析,有条件者行肾移植以延缓和逆转结石的反复发作。

## 【尿路感染】

维持性血液透析患者易患尿路感染,尤其多囊肾病患者。尿路感染常见于女性患者,随年龄增长两性发病率均增高。致病菌以革兰阴性菌特别是大肠埃希菌为主。

### 一、膀胱炎

（一）**临床表现**　少尿患者的症状与非尿毒症者相似,而肉眼血尿常见,约有 1/3 患者出现。无尿患者可表现为耻骨联合上方不适,尿道分泌物恶臭,以及膀胱积脓。

（二）**诊断**　少尿患者的尿标本,即使少到每天只有几毫升也足以做出诊断。除非有症状的无尿患者,一般不主张导尿或行膀胱灌洗,以预防医源性尿路感染。

脓尿的出现并不一定提示尿路感染的存在,而未查见细菌也不一定能除外尿路感染。因此为做出诊断应进行尿培养。与普通人群相同,尿标本细菌培养菌落计数大于 100 000/ml 时可拟诊尿路感染,不过尚无该领域确切的研究报道。

（三）**治疗**

1. 使用抗生素　最好根据药物敏感试验选用抗生素。就经验疗法而言,青霉素、氨苄西林、头孢拉定、氧氟沙星或三甲氧苄啶在终末期肾病患者中使用安全,且在尿液中可达到足够浓度。女性复发性尿路感染时多选用三甲氧苄啶-磺胺甲基异噁唑而不是氨苄西林。

2. 治疗计划　透析膀胱炎的治疗原则尚未统一,通常治疗 3～4 天后,重复尿培养,明确无细菌生长后,再继续治疗 5～7 天。多囊肾病患者由于易发生化脓性并发症,抗菌治疗应使用 10 天。治疗结束后 7～10 天,应复查尿培养。羧苄西林、羧噻吩青霉素和氨基糖苷类在透析患者尿中很难达到足够的药物浓度,故不适用于治疗膀胱炎。但如尿路致病菌对三甲氧苄啶-磺胺甲基异噁唑、头孢氨苄、氧氟沙星或青霉素等产生耐药时,可根据药物敏感试验选用其中一种作为替代治疗。萘啶酸、呋喃妥因、四环素和杏仁酸乌洛托品等药在无尿患者血中半衰期延长,毒性代谢产物积聚,故一般禁忌使用。

（四）**几个特殊问题**

1. 感染不愈　治疗过程中尿培养持续阳性。原因如下:①细菌耐药;②治疗期间细菌变异产生耐药;③另一种耐药致病菌过度增殖;④病肾无法使尿液中抗生素达到抑菌或杀菌浓度;⑤菌团的存在,如鹿角状结石、与尿路相通的感染性肾囊肿或膀胱结石。

如重复培养和药敏试验证实细菌有耐药性,抗菌疗法应进行调整。如初发细菌对起始用药仍敏感,应尽可能加大药物剂量或采用静脉用药。如细菌来源明确为鹿角结石等,则采用介入疗法或手术疗法祛除结石才能治愈尿路感染。

2. 细菌持续存在　为来源于泌尿道内的复发性感染。抗菌治疗停止后立即发生同一菌株的感染时应疑及本病。病因包括:①囊肿感染,如多囊肾病或 ARCD;②结石感染,如鹿角结石;③细菌性前列腺炎。

3. 再感染　由相同或不同菌株的细菌在较长的时间间隔后侵入尿路引起感染再发。再感染往往不是起因于尿路解剖学的异常,而是尿路外细菌如直肠内菌群侵入引起。膀胱直肠瘘或阴道瘘引起者罕见。

4. 诊断步骤　应测定再感染患者的残余尿量、确定有无尿路狭窄以及膀胱出口处梗阻。透析患者持续菌尿行肾脏超声和 CT 平扫。如超声检查不能确诊,CT 平扫和增强扫描有助于确诊。出现血尿时推荐行膀胱镜检查以除外肠膀胱瘘。怀疑尿路细菌持续存在时,行导尿管定位检查。导致感染的先天性或获得性解剖学异常应手术治疗。

**（五）抗生素的预防应用**　透析患者长期使用抗生素预防复发感染的安全性尚不清楚。较小剂量的三甲氧苄啶-磺胺甲基异噁唑和呋喃坦丁可能是可用的最安全药物。

## 二、膀胱积脓

**（一）定义**　无功能膀胱内积聚脓液称为膀胱积脓。血液透析患者此并发症的发生率随透析时间的延长有增高的趋势。其发病机制尚不清楚。

**（二）临床表现**　无尿的透析患者出现不明原因发热时,应怀疑膀胱积脓。症状包括耻骨联合上痛或腹痛、尿道分泌物恶臭或败血症。体征有耻骨上腹肌紧张和膀胱膨胀。

**（三）诊断**　外周全血细胞计数显示白细胞增多,核左移,血培养可阳性或阴性。导尿管可引流出脓液,培养常为混合细菌生长。

**（四）治疗**　间断插导尿管引流脓液,随后留置导尿,用抗生素溶液冲洗膀胱,直至感染灶清除。出现全身症状时,按照脓液培养和药敏试验结果选用抗生素,肌内注射或静脉滴注。膀胱输尿管镜检或膀胱压力图测定可除外膀胱出口流出道梗阻、膀胱内大憩室或神经源性膀胱。难治病例有时需手术引流,甚至切除膀胱。

## 三、前列腺脓肿

血液透析患者很易发生前列腺脓肿。如果男性患者出现伴有发热的尿路感染,排便时有刺激和梗阻症状以及会阴部疼痛,就应疑及本病。直肠指检可摸到包含有波动性肿块的触痛而湿软的前列腺。可借经直肠超声或 CT 检查前列腺以明确诊断,行常规泌尿科处理。

## 四、上尿路感染和化脓性并发症

**（一）病因和发病率**　透析患者非常容易发生上尿路感染,多由尿道内的病原菌上行引起。肾囊肿尤其是多囊肾病患者特别易患上尿路感染及其并发症,可发生囊肿感染、脓肾、肾脏和肾周脓肿。

**（二）临床表现**　囊肿感染、脓肾或肾周脓肿患者常出现尿痛、复发性尿路感染、发热、盗汗、腰腹痛或败血症。个别病例可无任何症状。腰部或腹部可触及肿胀而触痛的肿块。

**（三）诊断**　血白细胞总数常增高。如肾实质感染灶累及集合系统,尿培养可确定病原菌;如囊肿感染未破入尿路,或囊肿以及结石完全阻塞输尿管,尿培养也可为阴性。

超声或 CT 检查可发现感染的囊肿,重复检查可明确所用抗生素是否有效。上述检查无法确诊时,可采用铟 111 ($^{111}$In)白细胞成像或枸橼酸镓 67 ($^{67}$Ga)单光子发射断层扫描(SPECT)截面成像检查对感染性囊肿进行定位。

**（四）抗菌治疗**　囊肿引起上尿路感染的抗生素治疗至少应持续 3 周。许多抗生素很难穿透肾囊肿,其穿透力取决于囊肿来源于近端肾小管还是远端肾小管。脂溶性的抗生素如三甲氧苄啶、环丙沙星、甲硝唑、氯林可霉素、红霉素和多西环素在两种囊肿的囊液中可达到杀菌浓度,因此可根据细菌种类选用。环丙沙星用于一些病例可杀灭囊肿内的细菌。而非脂溶性抗生素如氨基糖苷类、三代头孢菌素以及青霉素类,对远端肾单位发生的囊肿穿透力差,一般不能治愈多囊肾感染。

（五）　**复发性尿路感染的治疗**　多囊肾病患者经输尿管导尿检查,证实细菌在一侧肾脏持续存在,则应手术清除感染灶。脓肾、肾内和肾周脓肿单靠抗生素不能治愈者,须立即手术。大多数局限性脓肿目前首选手术治疗,病情不稳定的患者,可在放射或 B 超引导下行经皮穿刺引流。如明确定位对感染性囊肿可在腹腔镜下行去顶融合术。抗生素治疗和引流无效者,应切除病肾,如拖延太久则患者死亡率增高。

## 【肿瘤】

### 一、肾细胞癌

（一）　**发病率**　维持性透析患者肾细胞癌的发生率增高,尤其是多囊肾病或 ARCD 的透析患者。还有儿童 ARCD 的血液透析患者发生肾细胞癌的报道。肾移植可能降低 ARCD 透析患者恶性肿瘤的发生率,却不能防止其他肿瘤的发生。

（二）　**临床表现**　包括厌食、消瘦、不明原因发热、血尿、腰痛以及可触及的肿块。

（三）　**诊断**　主要依靠超声和 CT 检查来诊断。由于肾脏有恶变的可能,维持性血液透析和腹膜透析患者应在透析伊始行肾脏超声检查,以后每年重复检查一次。患者出现任何可疑症状或不明原因的红细胞增多症时,应立即行肾脏超声检查。肾脏增大高度提示恶性变,更需要频繁的超声检查,如每 4~6 个月查一次。CT 可进一步确定超声检查所发现的肿块性质以及超声未确诊的影像学发现。

（四）　**治疗**　直径大于 3cm 或 CT 衰减值大于 20u（Hounsfield）的实性肿块提示恶性肿瘤,应行根治性肾切除。直径小于 3cm 的肿块虽然可能为良性的腺瘤,但仍可能是转移性的,因此应经常做超声或 CT 检查随访。

除了上述肿瘤常规检查以外,当患者出现肿瘤伴不明原因的肝功能异常、红细胞增多症或高钙血症时,也应考虑行根治性肾切除。拟行肾移植的患者肾脏迅速增大也应切除肾脏。以往 ARCD 患者很少考虑行预防性肾切除,目前由于重组促红细胞生成素（EPO）的出现,预防性肾切除逐渐增多。

### 二、肾盂癌

镇痛药肾病所致的透析患者有 40% 最终可能发生肾盂癌,常见移行细胞癌,也可以是鳞状细胞癌。血尿为最常见的症状。近年发现马兜铃酸肾病（aristolochic acid nephropathy,AAN）所致肾衰竭患者,尿路上皮细胞癌的发生率相当高,有必要预防性切除肾脏和输尿管。

### 三、前列腺癌

血液透析患者前列腺癌的发病率显著增高。对 50 岁以上或有前列腺癌家族史的 45 岁以上男性患者,应每年一次监测血中前列腺特异抗原（PSA）水平和直肠指检前列腺。对预计存活 10 年甚至更长的患者应每年监测 PSA。作为前列腺疾病的标志物,总 PSA 用于血液透析患者诊断的准确性与非尿毒症者相同,不过血液透析患者的游离 PSA 与总 PSA 比率非特异性升高。

## 四、膀胱癌

血液透析患者膀胱癌的发病率也可能增高。

## 【勃起功能障碍】

### 一、病因和发病率

夜间阴茎肿胀实验证明,50%以上男性血液透析患者发生部分性或完全性勃起功能障碍。其原因有多种学说,但确切的发病机制尚未明确。不过,终末期肾病患者的勃起功能障碍原因以血管性为主。

### 二、诊断

(一) **病史** 首先区分器质性和功能性勃起功能障碍。提示器质性勃起功能障碍的病史有:晨醒或手淫时阴茎勃起不能;使用药物如西咪替丁、降压药、抗精神病药、抗抑郁药、抗胆碱能药;糖尿病;动脉粥样硬化性血管病(跛行、心绞痛);酗酒;心肌梗死或卒中;骨盆创伤;手术;放射线照射;长程骑自行车(可能导致阴茎血管收缩)。功能性勃起功能障碍的支持点如下:晨醒阴茎勃起;早泄;与别的性伴侣或在有些场合可进行成功的性交;突发性勃起不能以及暂时性社会或心理负担重。与其性伴侣交流通常有助于评价勃起功能障碍的性质。

(二) **体检** 应注意有无男性第二性征和男性乳房女性化的表现:睾丸和前列腺的外形、大小和质地;阴茎 Peyronie 斑是否出现;股动脉搏动强度;有无股动脉杂音。做球海绵体肌反射实验检查阴茎体壁传入反射弧是否完整。针刺会阴部检查骶部皮肤感觉神经反射的完整性。利用生物震感阈测定术可除外阴茎体壁传入神经病变。

(三) **常规实验室检查** 测定晨起睾酮和泌乳素水平有助于除外内分泌疾病所致的勃起功能障碍。在有些病例可选择性测定血浆 17β-雌二醇浓度。还应测定空腹血糖、血浆胆固醇、高密度脂蛋白和三酰甘油水平。

(四) **其他检查** 还有许多检查可用以进一步明确勃起功能障碍的病因,不过最好由泌尿科医师选用合适的检查以具体诊断每个特殊的患者。

(五) **治疗**

1. 降压药和促红细胞生成素(EPO) 换用降压药可能有益。血管紧张素转换酶抑制剂、钙通道阻滞剂、α-肾上腺素能受体阻滞剂、肼屈嗪和米诺地尔等药物致阳痿发生率低,可替换患者原用的易引起勃起功能障碍的甲基多巴、利血平、可乐定和 β-肾上腺素能受体阻滞剂。患者如有贫血,应使用重组人 EPO 纠正之。使用 EPO 已有效逆转了一些患者的勃起功能障碍。

2. 西地那非(万艾可,Viagra)和阿朴吗啡(uprima) 西地那非是一种 V 型磷酸二酯酶的抑制剂,目前已被广泛用于治疗勃起功能障碍。已有两个初期临床试验证实西地那非可有效用于透析患者,通常用量为 50mg。服用长效硝酸酯药物时禁止同时服用西地那非,因为两药同服增加发生心血管事件的危险性。阿朴吗啡通过刺激中枢释放多巴胺而发挥作用,其副作用包括恶心和严重低血压,后者可因口服硝酸酯类药物和饮酒而加剧。目前尚无透析患者使用该药的报道发表。两药均通过肝脏代谢,根据药代动力学用于肾衰竭患者不须调整用量。

3. 睾酮　不鼓励对生物化学证实有性腺功能减退的透析患者使用睾酮替代疗法。对晨 8 时血浆睾酮值低于 300ng/dl 的勃起功能障碍透析患者,可使用慢性睾酮或绒毛膜促性腺激素的替代治疗。激素替代治疗前除测定前列腺特异抗原(PSA)基础值以外,还要行前列腺和直肠指检。近来发现 PSA"正常"伴低睾酮症的男性患者有前列腺癌的可能,故在开始激素替代疗法以前,应考虑行超声引导下的前列腺活检,对于前列腺癌或怀疑前列腺癌的患者,禁忌应用雄激素补充疗法。接受睾酮补充治疗的患者应定期进行肝脏功能、PSA 等检测。

4. 真空限制装置　在阴茎根部扎一条止血带,该装置对阴茎体产生真空,造成止血远端血液淤滞,从而阴茎勃起。其副作用包括射精受阻、暂时性阴茎感觉改变、阴茎发紫以及阴茎发凉。扎止血带不能超过 30 分钟。有人报道该法用于透析患者有一定的成功率。如无效,应请泌尿科医师采取其他的治疗手段。

5. 自行注射　一些患者可在家中自行注射前列地尔(alprostaglandil),即前列腺素 E$_1$、罂粟碱以及罂粟碱和酚妥拉明合剂,以达到勃起的目的。阴茎海绵体药物注射疗法可能发生的不良反应有头晕、疼痛、皮下淤血青斑、海绵体纤维化等,严重并发症为缺血性阴茎异常勃起,因此患者应由泌尿科医师专门指导,以便能最好地处理各种可能的并发症。透析患者自行注射的效果目前尚未确定。

6. 前列地尔尿道栓塞(勃起的尿路药物疗法,MUSE)　该疗法经食品与药物管理局(FDA)批准使用,已用于一些患者,不过用于透析患者尚缺乏经验。相对禁忌证包括:镰状细胞性贫血、白血病和多发性骨髓瘤。并发症有:阴茎、尿道或会阴部暂时性疼痛;尿道损伤;发生低血压、轻度头痛和眩晕;晕厥和阴茎异常勃起。MUSE 首次使用应在泌尿医师指导下进行,以防止并发症的发生。非尿毒症患者使用该疗法 24 小时内不得超过两次。

7. 手术　植入阴茎假体是治疗透析患者勃起功能障碍最常采用的手术方法。非尿毒症患者术后满意率高,但透析患者的成功率则无报道。该疗法潜在的并发症有感染、糜烂、副损伤和远期机械故障。尚无资料阐明透析患者接受静脉或动脉手术治疗勃起功能障碍的成功率。

8. 移植　一些尿毒症患者早期接受肾移植可明显改善性功能,可能原因有①移植改善了体内激素失衡;②移植可预防或延缓阴茎血管病变的发展。

# 【男性生育力低下】

## 一、发病率和病因

生育力低下在男性血液透析患者是常见问题,50% 患者精子数量减少、精子活动度减弱以及精子生成障碍。越来越多的血液透析患者发生睾丸萎缩、间质纤维化和睾丸间质细胞功能不全。发病机制尚未明了,下丘脑-垂体功能低下以及促性腺激素缺乏或抵抗可能起到一定的作用。

## 二、诊断和治疗

男性生育力低下的诊断步骤与非尿毒症患者相同。须排除一些容易治疗的因素,如精索静脉曲张、反向射精、高泌乳素血症、促性腺激素分泌不足所致的性腺功能减退、输精管堵塞、感染以及抗精子抗体的存在。明确病因后对因治疗。锌、克罗米酚、人绒毛膜促性腺激素以及重组促红细胞生成素等用于治疗透析患者不育的疗效尚有争议。肾移植看来是治愈男性不育的最佳选择。

## 【阴茎异常勃起】

维持性血液透析患者可发生阴茎异常勃起,病因不清。阴茎持续勃起达 4~6 小时必须紧急从阴茎海绵体抽血。如果阴茎仍很坚硬,应向海绵体内注射 α-肾上腺素能受体阻滞剂。上述处理仍无效,必须立即手术治疗。硬膜外麻醉下连续使用丁哌卡因-芬太尼合剂以及海绵体内注射 1~5mg 的间羟胺已成功地用于透析患者阴茎的自发性勃起。使用上述药物时必须进行心血管监护。

## 【腹膜透析与生殖器水肿】

3%~4% 的腹膜透析患者,尤其是持续不卧床腹膜透析(CAPD)患者,由于腹膜透析液渗入生殖器部位,造成生殖器水肿。通道为睾丸鞘膜窦、腹壁疝、腹膜透析管插入部位缺陷以及既往手术造成的腹膜缺损。诊断和治疗见相关章节。

(任善成　朱有华)

## 参 考 文 献

[1] Ishikawa I,Hayama S,Morita K,et al. Long-term natural history of acquired cystic disease of the kidney. Ther Apher Dial,2010,14(4):409-416.

[2] Rule AD,Sasiwimonphan K,Lieske JC,et al. Characteristics of renal cystic and solid lesions based on contrast-enhanced computed tomography of potential kidney donors. Am J Kidney Dis,2012,59(5):611-618.

[3] Wu CF,Chang PL,Chen CS,et al. The outcome of patients on dialysis with upper urinary tract transitional cell carcinoma. J Urol,2006,176(2):477-481.

[4] El-Assmy A. Erectile dysfunction in hemodialysis:A systematic review. World J Nephrol,2012,1(6):160-165.

[5] Wang W,Fan J,Huang G,et al. Prevalence of kidney stones in mainland China:A systematic review. Sci Rep,2017,7:41630.

[6] Schaeffer AJ,Nicolle LE. Urinary Tract Infections in Older Men. N Engl J Med,2016,374(6):562-571.

[7] Hatakeyama S,Yamamoto H,Yoneyama T,et al. Incidence and oncologic outcome of renal cell carcinoma in hemodialysis patients detected by annual computed tomography(CT)screening. J Clin Oncol,2012,30(suppl5):426.

[8] Navaneethan SD,Vecchio M,Johnson DW,et al. Prevalence and correlates of self-reported sexual dysfunction in CKD:a meta-analysis of observational studies. Am J Kidney Dis,2010,56(4):670-685.

[9] Weisbord SD,Mor MK,Green JA,et al. Comparison of symptom management strategies for pain,erectile dysfunction,and depression in patients receiving chronic hemodialysis:a cluster randomized effectiveness trial. Clin J Am Soc Nephrol,2013,8(1):90-99

[10] Hedayati SS. Improving symptoms of pain,erectile dysfunction,and depression in patients ondialysis. Clin J Am Soc Nephrol,2013,8(1):5-7.

[11] Brison D,Seftel A,Sadeghi-Nejad H. The resurgence of the vacuum erection device(VED)for treatment of

erectile dysfunction. J Sex Med,2013,10(4):1124-1135.

[12] Ye H,Chen W,Cao P,et al. Prevalence of erectile dysfunction and its association with residual renal function in Chinese peritoneal dialysis patients. Int Urol Nephrol,2015,47(2):383-389.

[13] Gorsane I,Amri N,Younsi F,Helal I,Kheder A. Erectile dysfunction in hemodialysis patients. Saudi J Kidney Dis Transpl,2016,27(1):23-28.

# 第66章

## 透析患者的妇产科问题

终末期肾病可累及下丘脑-垂体-卵巢轴,女性患者表现为性功能减退、生育能力下降和功能性子宫出血等,此外,妇科肿瘤、感染等也是需要关注的问题。

### 【性功能异常】

#### 一、病因及发生率

50%低于55岁的女性透析患者有不同程度的性功能异常,包括明显的性欲减退,达到性高潮能力下降等。病因包括月经不调、性交困难、高泌乳素血症等。女性透析患者常有月经不调,典型表现为透析开始后月经周期不规则及月经量少,也有部分女性患者可恢复正常水平,甚至表现为月经过多,导致血容量丢失需补液治疗。性交困难与雌激素不足导致阴道萎缩干燥有关。75%~90%的女性透析患者伴有高泌乳素血症,存在性功能异常者,血浆泌乳素水平明显高于性功能正常者。

#### 二、治疗

**(一)月经不调** 月经不调可引起黄体酮分泌减少,而黄体酮分泌减少又可加重月经不调。在月经周期的最后几天予以孕激素替代治疗可促使月经恢复。

**(二)性交困难** 绝经后妇女可采用阴道内塞入雌激素栓剂或雌激素环治疗。极少部分透析患者可口服雌激素和孕激素,剂量为妊马雌酮0.625mg/d,甲羟孕酮2.5mg/d。如引起经血量过多,可增加甲羟孕酮至5mg/d。小剂量的睾酮可提高性欲,但由于其潜在毒性,很少使用。

**(三)高泌乳素血症** 对于高泌乳素血症患者,多巴胺拮抗剂溴隐亭可改善男、女透析患者的性功能,但目前还缺乏临床证据,且可能引起低血压等副作用。对性功能异常伴明显高泌乳素血症者可先予小剂量溴隐亭(1.25mg/d),注意首剂须在夜间服用,随后剂量逐渐加大至2.5mg/次,每天2次,通常可取得满意疗效。

### 【避孕】

#### 一、适应证

女性透析患者黄体酮缺乏,因此绝大多数患者表现为不孕。但少数患者仍可妊娠。一旦患者妊娠,易引起容量负荷过重、严重高血压、先兆子痫等并发症,使治疗趋于复杂化。因此,对无生育要求的女性患者,尤其对仍有月经者,应采取必要的避孕措施。

## 二、避孕方法

阴道隔膜和避孕套可常规使用。口服避孕药,不但利于避孕,还利于防止透析后低雌激素血症引起的骨病。此外,雌激素与孕激素周期性使用还能减少子宫内膜癌的发生率。但有高血压、血栓性静脉炎者禁用避孕药。原发病为系统性红斑狼疮(SLE)者,可使 SLE 加重,也应慎用。宫内节育器也可用于透析患者,但可能增加血液透析者出血和腹膜透析者腹膜炎的发生风险。

# 【妊娠】

## 一、发生率

尿毒症引起月经失调可导致育龄期女性患者停止排卵、不孕,透析患者生育能力显著降低。国外流行病学调查公布的数据表明育龄女性透析患者的妊娠发生率为 0.3% ~ 1.4%。有研究显示,促红细胞生成素(EPO)的使用和透析剂量的增加使患者的受孕机会增多。血液透析患者的妊娠率比腹膜透析患者高 2 ~ 3 倍,推测与腹膜透析时高渗葡萄糖损害卵巢或腹腔内液体影响了卵子向输卵管的运动有关,此外,发生腹膜炎引起腹腔粘连也会影响卵子运动。妊娠大多数见于维持性透析早期,患者尚有残余肾功能时发生,但也有透析 20 年后妊娠的报道。重复妊娠亦不罕见。

## 二、诊断

透析患者妊娠诊断往往延误。停经、腹部不适等妊娠表现经常被认为由肾功能不全所致。人绒毛膜促性腺激素(HCG)试验对早孕的诊断价值不大。这是由于 HCG 特异性的由肾小管分泌排泄,因此即便有残余肾功能的孕妇,尿中 HCG 检测值也较低;相反血中 HCG 水平在非妊娠妇女也为正常高限或呈假阳性。B 超检查可作为确诊妊娠和估测妊娠时间的依据。作为筛查唐氏综合征的 α 胎球蛋白也可能假性升高,此时可通过羊膜穿刺术检测染色体核型加以排除。

## 三、处理

(一) 控制高血压　透析孕妇的最主要危险来自严重的高血压。80% 的透析孕妇可发生高血压(血压>140/90mmHg),40% 可发生严重高血压(收缩压>180mmhg 或舒张压>110mmHg)。控制高血压首先要控制容量负荷,无效者可使用抗高血压药物,维持舒张压在 80 ~ 90mmHg 水平。在多种广泛使用的抗高血压药物中,甲基多巴、拉贝洛尔和钙通道阻滞剂被认为可安全治疗严重的高血压,β 受体阻滞剂和可乐定可能安全,血管紧张素转换酶抑制剂(ACEI)和血管紧张素受体拮抗(ARB)为绝对禁忌证。当出现高血压危象时,首选肼屈嗪,5 ~ 10mg/20 ~ 30 分钟静脉给药。也可用拉贝洛尔代替。各种药物的选择评价见表 66-1。

长期透析孕妇先兆子痫的发生增加,但若无 HELLP 综合征表现(微血管病性溶血性贫血,肝酶升高,血小板减少)则诊断很难确立。对于先兆子痫高危患者预防性使用小剂量阿

**表 66-1　妊娠患者抗高血压药物的选择**

| 药物 | 评价 |
|---|---|
| 慢性高血压 | |
| ACEI | 禁忌,妊娠 6 和 9 个月使用后可引起肺发育不全,颅骨发育不全,肾发育不全;新生儿无尿,挛缩 |
| 甲基多巴 | 安全,偶可出现 Coombs 试验阳性,溶血性贫血,药物性肝炎 |
| β 受体阻滞剂 | 可能安全,副作用为胎儿心动过缓,低血糖症,出生时呼吸抑制,宫内发育迟缓 |
| 拉贝洛尔 | 经验局限,胎儿心动过缓,宫内发育迟缓等副作用较 β 受体阻滞剂轻 |
| 可乐定 | 可能安全,经验局限于妊娠前 3 个月 |
| 钙离子拮抗剂 | 与镁合用可导致血压严重降低,经验局限,仅用于严重高血压 |
| 肼屈嗪 | 安全,在孕妇中有长期的应用经验,无致新生儿缺陷报道,但单独使用常常无效 |
| 米诺地尔 | 经验局限,有致多毛症和先天性畸形报道 |
| 哌唑嗪 | 经验局限,尚无副作用报道 |
| 噻嗪类利尿剂 | 可致先天性畸形,血管内容量增加,新生儿血小板减少,溶血性贫血 |
| 高血压危象 | |
| 肼屈嗪 | 应用 40 年无严重副作用 |
| 拉贝洛尔 | 经验局限,似乎安全 |
| 硝普钠 | 可产生胎儿氰化物中毒 |
| 氮嗪类 | 可致母婴低血压,宫缩减弱,新生儿高血糖,单次剂量不应大于 30mg |

司匹林(75mg 1 次/日)可能有效。镁在预防先兆子痫孕妇癫痫发作方面优于其他抗惊厥药,但需低负荷剂量给药。追加给药应在透析结束后或已检测出血镁水平下降,并应停用钙通道阻滞剂以减少低血压的发生。

**（二）妊娠透析**

1. **透析方式**　腹透较血透血流动力学改变少,高血压、贫血发生率低,但增大的子宫使腹腔容积减小可导致腹透患者透析不充分。过去认为无论从婴儿的存活率还是从出生时胎龄,腹膜透析和血液透析方式间都无差异,但近年来研究报道血液透析方式可达到更高的新生儿存活率。虽然无需因妊娠而改变透析方式,但为已妊娠的妇女选择血液透析方式可能更合适。如选择腹膜透析方式,妊娠的任何时候都无腹膜透析置管禁忌,但突然增加的腹内压会增加腹透管周漏液的风险,并且可能因为胎儿体位的变化影响腹透管的通畅情况。有些肾脏病学家认为腹膜透析患者妊娠终止前可加行血液透析治疗。

2. **透析剂量**　增加透析剂量有助于增加维持妊娠时间,增加新生儿出生体重,改善妊娠预后。每周血液透析时间应增加至 20 ~ 48 小时。每日血液透析可使每次液体清除量减少,维持血流动力学稳定,降低透析中低血压的发生率。每日血液透析还允许患者摄入更多的蛋白,满足妊娠的需要,有条件者建议每日透析。腹膜透析患者增加透析剂量困难,到妊娠晚期原有透析剂量亦难以达到。应增加腹膜透析液交换次数。

3. **透析液**　应特别注意透析液钙浓度和碳酸盐浓度。胎儿骨骼钙化需要 25 ~ 30g 钙,建议提高透析液中的钙浓度以提供胎儿骨骼发育足够的钙。每日透析和服用含钙磷结合剂的孕妇,建议钙浓度为 1.25mmol/L。胎盘可合成一定量的骨化三醇,可致血钙浓度增高,因此最好每周测定血钙浓度。孕妇常合并呼吸性碱中毒,每日透析应减少透析液中碳酸氢盐浓度至 25mmol/L,以免加重碱中毒。此外,由于妊娠期间透析频繁,可导致低钾血症,可增加透析液中的钾浓度至 3~4mmol/L。

4. 体重管理　妊娠早期,体重可超过干体重的 0.9~2.3kg;妊娠中期和末期,体重上涨应控制在 0.3~0.5kg/周。

5. 肝素的使用　肝素不能通过胎盘,而且妊娠过程中更易发生凝血和瘘管堵塞,因此如无严重阴道出血等并发症,理论上无需减少肝素用量,但一般推荐使用最小剂量。

**(三) 贫血**　妊娠可加重透析妇女的贫血,因而需对贫血给予治疗。一般需将 EPO 的使用剂量增加原来的 25% 以维持血红蛋白在 100~110g/L 水平。但由于 EPO 对孕妇是 C 类药物,因此在妊娠早期建议采用输血来纠正贫血。目前尚无 EPO 对胎儿有不良影响的报告。铁饱和度需维持在 ≥30% 水平,通常可静脉补铁。此外,增加叶酸用量至 2~4mg/d,尤其在妊娠早期。

**(四) 营养**　目前尚缺乏关于透析孕妇营养状况的研究。一般推荐每日摄取蛋白 1.8g/(kg·d),并注意补充水溶性维生素。

**(五) 分娩**　透析孕妇由于羊水过多、高血压、胎膜早破等原因,胎儿大多早产。特布他林、镁制剂、硝苯地平、吲哚美辛对治疗早产都有良好疗效。血液透析患者可静注镁盐,CAPD 患者可增加腹膜透析液中镁的浓度。注意硝苯地平切勿与镁剂合用,以免造成严重低血压。吲哚美辛对残余肾功能有损害,使肾小球滤过率进一步减低,在有残余肾功能者中使用时,往往需提高原有透析剂量。新生儿常小于正常妊娠胎儿,且因溶质性利尿作用而发生水、电解质及容量改变,应加强监护(妊娠 26 周即开始)。

CAPD 患者可行腹膜外剖宫产术,导管保留在原处,分娩 24 小时后即可进行小交换量 CAPD 治疗,并在 48 小时内逐渐增加交换容量。若切口处有渗漏,患者可行 2~4 周血液透析治疗。

新生儿即使表现正常也应密切监护。刚出生时,肾功能正常的新生儿血尿素氮和血肌酐与母体水平一致,可出现溶质性利尿作用,需注意监测电解质和容量改变。

## 四、预后

妊娠失败中 68% 为自然流产,13% 为死产,16% 为新生儿死亡,3% 为治疗危及生命孕妇的治疗性流产。40% 的自然流产发生在妊娠中期。随着透析加强、贫血改善、产科监护和新生儿护理水平的提高,婴儿存活率已从 20 世纪 80 年代的 20%~23% 增长到如今的 50% 左右。对于怀孕后开始透析的患者,婴儿存活率可达 75%~80%。

## 【功能性子宫出血】

2011 年国际妇产科医学联合会已将其更名为"异常子宫出血"。

## 一、发生率

许多患者在肾小球滤过率降至 10ml/min 以下时出现闭经,透析开始后大约 60% 的闭经育龄妇女恢复月经。近一半透析妇女存在月经过多,血液透析与腹膜透析发生率相似。这些妇女中约60%经期不规则,异常子宫出血常见。异常子宫出血有可能是子宫内膜癌的早期表现,应予重视。

## 二、处理

### (一) 根据年龄及是否停经,判断子宫出血的良、恶性

1. 40岁以上,出血前已停经1年,恶性可能性大,须刮宫。

2. 40岁以上,出血前停经不到1年,恶性可能性中等,行子宫内膜活检。

3. 40岁以下,恶性可能性较小,每年做1次脱落细胞涂片检查。

### (二) 抗凝
月经期的血液透析患者肝素量应最低化。某些患者应考虑无肝素透析或局部枸橼酸盐透析。

### (三) 腹膜透析时血性腹水
月经期或排卵期腹水可呈血性,除腹膜透析液中不加肝素外,无其他特殊处理。严重患者应抑制排卵。月经期或排卵期可发生无菌性腹膜炎。妇科操作后也常出现血性腹水。

### (四) 贫血的治疗
EPO治疗效果佳。月经量多者,往往伴有铁缺乏,需静脉补充铁剂。

### (五) 激素治疗
可增加终末期肾病患者心血管事件的发生率和死亡率,治疗风险可能大于获益。

1. 左炔诺孕酮　宫内节育器是血液透析患者异常子宫出血最为安全有效的一线治疗。腹膜透析患者上环后有发生腹膜炎的风险,应提前采取预防措施。

2. 口服避孕药　属二线治疗,不适合高血压患者。

3. 甲羟孕酮　适用于子宫内黄体酮及口服避孕药无效的慢性子宫内膜增生者。常用方法为每周100mg,肌内注射,4周后改为每月100mg,也可在月经周期前10天每日口服10mg。

4. 促性腺激素释放激素激动剂　适用于持续月经过多且对子宫内黄体酮、口服避孕药及孕激素无效者。亮丙瑞林7.5mg肌内注射,每月1次。

5. 大剂量雌激素静脉注射治疗　适用于急性宫血过多者,妊马雌酮25mg,静脉注射,每6小时一次,通常12小时内取得疗效。

6. 脱氨基精氨酸加压素(DDAVP)适用于急性持续出血过多者,剂量为DDAVP 0.3pg/kg,加入50ml生理盐水中,4~8小时用完,连续3~4次。

### (六) 非甾体类抗炎药
非甾体类抗炎药仅对排卵性宫血过多有效,有加重消化系统并发症和无排卵周期的危险,适用于轻度宫血过多伴痛经者。

### (七) 子宫内膜激光切除
激光切除子宫内膜是替代手术切除子宫的一个良好选择,安全有效。该技术可完全气化子宫内膜的三层结构。应服用达那唑或促性腺激素释放激素3~4周做术前准备。注意该疗法致患者永久性绝育。

### (八) 外科手术切除子宫
绝经后妇女出现明显的异常子宫出血,可考虑子宫切除。术前应充分准备,仔细考虑相应的内科问题和手术危险性。对等待肾移植的患者,由于可能恢复生育能力,故只在危及生命时才考虑外科手术切除。

## 【雌激素替代治疗】

激素替代治疗在健康妇女可致乳腺癌、深静脉血栓和心脑血管疾病发生增加,但可减少骨折的发生率。仅有 10% 女性透析患者应用激素替代治疗,相应的影响尚不清楚。有限的经验表明绝经前妇女应用雌激素替代治疗可使月经规则、性欲增强、腰椎骨密度增加。绝经后妇女使用雌激素替代治疗可增加血中高密度脂蛋白浓度;与降压药物联合应用可减轻高血压患者心室肌肉重量。注意透析患者用药剂量的调整,口服激素替代治疗剂量较肾功能正常者应减半使用。

## 【妇科肿瘤】

### 一、良性肿瘤

30 岁以上非透析人群子宫肌瘤的发生率高达 25% 以上,透析人群的发生率不详。通常表现为月经过多或邻近脏器的压迫症状,如疼痛、便秘、压迫感。无症状的小子宫肌瘤仅需观察,大于 12 周妊娠大小或伴有出血、疼痛、尿潴留、扭转的子宫肌瘤应予以处理。未绝经妇女应行子宫肌瘤切除术,绝经妇女可考虑子宫切除术。近年来又出现了米非司酮、促性腺激素释放激素激动剂等药物治疗及腹腔镜下肌瘤切除术、子宫动脉栓塞术等手术治疗方法。

### 二、恶性肿瘤

透析患者宫颈癌的发生率高于非透析人群,而乳腺癌和子宫内膜癌两组人群发生率无显著差别。

### 三、监测

宫颈癌可作脱落细胞涂片检查,对于曾经或目前接受免疫抑制治疗的高危人群每年检查 1 次。子宫内膜癌通常伴有功能性子宫出血。卵巢癌可引起腹部不适,恶心和消瘦,最初易与尿毒症或透析症状混淆。腹膜透析患者出现血性腹膜透析液或液体颜色改变,腹膜透析液细胞计数异常。妇科检查可扪及卵巢肿块。对高度怀疑病例应予积极检查,以便早诊断,早治疗。

### 四、诊断步骤

（一）**X 线、CT 检查**　当透析患者行下消化道 X 线检查时,用于稀释对比剂的液体量应为正常人的 1/4。如需 CT 扫描或血管造影,应用对比剂对透析患者并非禁忌。如恐容量或渗透压负荷过重,可在造影后即行透析。腹膜透析患者需行 CT 检查时,透析液可保留在腹腔内。

（二）**盆腔和腹部超声**　怀疑盆腔或卵巢病变时,应对怀疑区域进行超声检查。在膀胱不充盈、无法看清盆腔内病变的情况下,可通过导尿管注入生理盐水充盈膀胱后行 B 超检查。

（三）**经阴道超声检查**　经阴道超声检查能更清楚地了解盆腔或卵巢病变,且无需充盈膀胱。因此透析患者可先行经阴道超声检查,必要时再经腹超声检查。腹膜透析患者经腹超声检查前腹腔内应放入腹透液,而经阴道超声检查前应放出腹透液。

（四）**MRI**　腹膜透析患者行腹腔 MRI 检查时可将腹透液作为对比剂。采用钆作为对比剂要警惕肾源性系统性硬化的发生,有研究认为造影后立即予透析可减少其发生率。

## 五、治疗

包括手术切除和化疗。腹膜透析患者行腹部或盆腔手术时,应放出腹透液。除非腹腔有细菌污染,否则腹膜透析管应予以保留。经阴道切除子宫时,如有腹腔污染危险,术前预防性静脉使用万古霉素和头孢西丁各 1.0g。如患者腹腔有假单胞菌感染,加用妥布霉素 2.0mg/kg。术后用腹膜透析液 500ml 每天冲洗腹膜透析管 3 次,防止阻塞。当冲洗液不呈血性时减为每日 1 次。10～14 天后可重新腹膜透析,其间暂时改做血液透析。化疗见相关书籍。

## 六、妇科肿瘤手术治愈后的肾移植

免疫抑制剂增加肿瘤的危险性,对患有恶性肿瘤的患者须等待 2～5 年后再行肾移植。早期宫颈癌不是肾移植的禁忌证,其他肿瘤痊愈后进行具体分析。

## 【妇科感染】

肾衰竭和透析对药物代谢产生一定影响,在治疗妇科感染时方法剂量应根据不同药物特点加以改变。

### 一、真菌感染

白念珠菌是阴道炎最常见的致病菌,治疗不受肾衰竭或透析的影响。可使用硝酸咪康唑、克霉唑、制霉菌素等阴道栓剂,7 天 1 疗程,常可消除感染。如复发,需重复治疗 2 周。反复发作者可选择上述一种药物阴道栓塞,每月一次。念珠菌在酸性环境下生长较好,可用碳酸氢钠液（2 匙碳酸氢钠加入 1L 温水中）清洗外阴,每 2 天 1 次,共 1 周。

### 二、毛滴虫感染

治疗滴虫性阴道炎与一般治疗相同,予甲硝唑 250mg 口服,每日 3 次,共 7 天。因该药可被透析,故不宜在透析前服用。性伴侣应同时治疗。

### 三、非特异性阴道炎

最常见的致病菌是阴道嗜血杆菌。阴道分泌物培养常可出现大量需氧和厌氧菌。治疗:甲硝唑 500mg,每日 2 次,共 7 天;外用 0.75% 甲硝唑凝胶,每次 5mg,每日 2 次,疗程 7 天;外用 2% 氯林可霉素霜剂,每次 5g,每日 1 次,疗程 7 天。

### 四、衣原体与支原体

这些微生物常引起甲硝唑治疗不敏感性非特异性阴道炎,它们还是引起不育和盆腔炎的主要原因。70% 的患者无任何症状,少数患者可出现阴道分泌物增加、月经时阴道出血增多、下腹部疼痛、尿频等症状。诊断可采用直接培养、单克隆抗体检测和 DNA 探针技术。

治疗予多西环素 100mg/d,疗程 14 天。其他疗法包括阿奇霉素 1g 顿服;诺氟沙星 150mg/d,疗程 7 天;红霉素 500mg,每日 4 次口服,疗程 14 天。性伴侣同时接受治疗。

## 五、生殖器疱疹

首次感染的生殖器疱疹,口服阿昔洛韦可减轻病情,缩短病程。阿昔洛韦正常由肾脏排泄,可被透析。应用剂量应减为 200mg,每日 2 次口服,其中 1 次应在透析结束后给予。对症处理可用坐浴,外用聚乙烯吡咯敷料和利多卡因凝胶。

## 六、淋病

随着耐药菌株的增加,不少单位起始即选用头孢三嗪治疗,但青霉素仍不失为首选。如青霉素过敏,可用多西环素常规剂量治疗。抗药菌株应据药敏结果选择抗生素。

## 七、梅毒

透析患者的梅毒治疗与非透析患者相同,应注意继发性梅毒极易通过血液接触感染。因此,继发性梅毒感染患者透析后,机器应用甲醛或次氯酸钠溶液消毒。

## 八、肝炎

乙型和丙型肝炎可通过性交传染。故乙肝患者的性伴侣如乙肝表面抗体(HbsAb)阴性,则应使用高免疫活性的 γ-球蛋白和肝炎疫苗。当体内 HBsAb 浓度已达一定水平,方可同房。丙型肝炎的性伴侣应进行丙型肝炎抗体检测,阴性者应限制性交,直到丙肝患者血浆转氨酶恢复正常为止。避孕套不能完全防止性交感染。

## 九、人类乳头状病毒感染

患者常常表现为生殖器湿疣或宫颈涂片检查异常,少部分患者可自发缓解,尚无满意疗法。常用的治疗手段包括冷冻切除,腐蚀剂腐蚀,外科切除,激光切除等。

## 十、人类免疫缺陷病毒

应将人类免疫缺陷病毒(HIV)通过性交传染的潜在危险性告诉其性伴侣,必要时向 HIV 专家请教。

(高　翔)

## 参 考 文 献

[1] John T. Daugirdas,Peter G. Blake,Todd S. Ing. Obstetrics and Gynecology in Dialysis Patients. In:Handbook of dialysis. 5th ed. Philadelphia:Wolters Kluwer Health,2015.

[2] Hladunewich MA,Hou S,Odutayo A,et al. Intensive hemodialysis associates with improved pregnancy outcomes:a Canadian and United States cohort comparison. J Am Soc Nephrol,2014,25(5):1103-1109.

[3] Hou S. Pregnancy in women treated with dialysis:lessons from a large series over 20 years. Am J Kidney Dis, 2010,56(1):5-6.

[4] Lin HF,Li YH,Wang CH,et al. Increased risk of cancer in chronic dialysis patients:a population based cohort study in Taiwan. Nephrol Dial Transplant,2012,27(4):1585-1590.

［5］ Ma TL,Wang CL,Hwang JC. Recurrent peritonitis episodes in a continuous ambulatory peritoneal dialysis patient after gynecologic procedures. Perit Dial Int,2012,32(1):113-114.

［6］ Nadeau-Fredette AC,Hladunewich M,Hui D,et al. End-stage renal disease and pregnancy. Adv Chronic Kidney Dis,2013,20:246-252.

［7］ Stengel B. Chronic kidney disease and cancer:a troubling Connection. J Nephrol,2010,23(3):253-262.

［8］ Strippoli GF,Collaborative Depression and Sexual Dysfunction(CDS)in Hemodialysis Working Group,Vecchio M,et al. Sexual dysfunction in women with ESRD requiring hemodialysis. Clin J Am Soc Nephrol,2012,7(6):974-981.

# 第67章

## 外 科 手 术

随着透析技术及医疗水平的不断发展,不论是常见的动静脉内瘘手术及腹透置管术,还是心脏和肝脏等重要脏器的手术,透析患者往往都能较好地耐受,手术死亡率和术后并发症的发生率并无明显的升高。

## 【术前准备】

### 一、透析充分性

无论采用哪种透析方式,在手术开始前应尽可能地让患者实现充分透析。应用尿素清除指数(Kt/V)评价时,血透患者每周三次透析 Kt/V 平均值应达到 1.2,单次透析应达到 1.4,腹膜透析患者应使 Kt/V 值达到 1.7。但并没有研究结果证实:更高的透析充分性水平能带来更好的手术治疗预后。

### 二、容量状态和尿毒血症

（一）**容量状态**  只要时间允许,应尽可能充分地纠正透析患者的高容量状态,保持在适当稍高的"干体重"。体内水分过多不利于组织的缝合和伤口的愈合,术中的补液使患者急性左心衰的发病率上升,有的患者甚至在手术一结束就需进行单超脱水。同时,也应避免过度脱水所致的低血容量状态,后者可导致患者在麻醉诱导期和手术过程中发生严重的低血压反应。

（二）**肾功能不全的严重程度**  术前严重的尿毒血症会影响血小板的功能以及成纤维细胞对组织损伤的修复作用。一旦手术日期选定,患者应在术前进行充分的透析治疗,术前至少行 2~3 次透析以纠正体内代谢紊乱。如术前给予强化透析治疗时要注意避免过度脱水、低钾血症、低磷血症的发生。使用容量控制系统的透析机可调节治疗脱水量以避免低血容量的出现。当治疗前的血钾或血磷水平为正常范围低限或低于正常值时,适当地增加透析液中的钾和磷的含量可预防低钾血症和低磷血症的发生。

### 三、电解质水平

（一）**血钾浓度**  需进行大手术的患者,手术时理想的血钾水平为正常范围的较低值,约 4.0mmol/L。

1. 预防高钾血症  无残余肾功能的患者,常规饮食血钾每天可上升 1.0~1.5mmol/L。术前最后一次透析应安排在手术前一天。对烧伤、败血症、严重创伤或内出血等高分解代谢的患者,血钾升高的程度可大于 $1.0 \sim 1.5$ mmol/L。有时单纯的透析治疗难以纠正血钾至理想水平,往往需同时应用聚磺苯乙烯,后者可口服,也可通过灌肠的方式给药。严重挤压伤、大量组织坏死时应及时清除坏死组织。对高分解代谢患者尤其需要加强血钾监测。即便是术后检测发现明显低血钾患者,也应注意避免过分补钾。

2. 预防低钾血症　透析患者低钾血症的发生率较低,对于低钾血症的患者,尤其是心功能不全和地高辛治疗者,透析液的钾浓度至少为 $3.0$ mmol/L,麻醉诱导前应将血钾控制在 $3.5$ mmol/L 以上。

**（二）血钠水平**　住院的重症患者,无论有无肾衰竭,常易出现低钠血症。由于术中和术后的补液中含钠成分较少,会进一步加重低钠血症。为了纠正这一代谢紊乱,在术前透析时可用含钠较高的透析液,使术后血钠水平接近正常。

**（三）血钙、血磷与甲状旁腺素管理**　在外科手术前应尽量保持血中钙、磷水平接近正常,甲状旁腺激素水平>800pg/ml 时可考虑使用大剂量活性维生素 D 治疗,合并钙磷乘积升高患者还应考虑使用拟钙剂治疗。

## 四、酸碱状态

手术前应纠正酸碱平衡紊乱。治疗的首要目的是使 pH 值达到正常水平。术前轻度的酸中毒比碱中毒更安全。如术前已存在碱中毒,麻醉或术后的过度通气可使其进一步加重。

## 五、贫血管理和凝血功能

**（一）贫血管理**　透析患者多伴有不同程度的贫血。现有临床指南建议透析患者目标血红蛋白水平为 $110 \sim 120$ g/L,多数患者对 $20\% \sim 25\%$ 的血细胞比容（Hct）耐受良好。由于研究的对象不同（如有无合并心绞痛和心力衰竭）,手术的性质不同,术中出血的严重程度不同,术前 Hct 应达到的最佳值意见尚未统一。术前过度纠正贫血可能会带来不同程度的远期不良影响。

如果手术中需输库存血,应在术前最后一次透析结束后测定血钾浓度。必要时可延长透析的时间以达到满意的血钾水平。

**（二）凝血功能**

1. 血小板功能异常　尿毒症时血小板释放、聚集和正常流动状态都受到影响,其与血管壁的相互作用减弱。检测凝血功能变化的最佳筛检试验为 Ivy 法出血时间测定。在进行任何手术或组织活检前都应该接受该项检查,但其测量值与出血严重程度之间的关系尚不明了,通常可采取下列方法缩短出血时间（但不一定达到正常值）。

（1）加强血液透析或腹膜透析以最大程度地纠正尿毒血症。

（2）通过输血将 Hct 提高至 30% 以上。（这一新观点尚未被普遍接受）

（3）术前 $4 \sim 12$ 小时给予醋酸去氨加压素（DDAVP）$0.3$mg/kg、冷沉淀物。

（4）术前 5 天连续使用复方雌激素 $[0.6$mg/$(kg \cdot d)]$ 等。

2. 抑制血小板功能的药物　阿司匹林、氯吡格雷等药物有显著的抗血小板作用,除特殊疾病情况外,阿司匹林在显著减少剂量后可在术前继续使用,氯吡格雷之类的药物应在手术前 1 周停用。其他一些在非尿毒症患者中具备较弱抗血小板作用的药物,如苯海拉明、氯氮䓬、西咪替丁、奥沙西泮、磺吡酮等,偶有报道会延长透析患者的出血时间,因此尚未禁止术前使用。

3. 术前透析时肝素的应用对手术的影响 　肝素在透析患者中的平均半衰期为 1 小时，但也可延长至 2～2.5 小时。如肝素仅用于透析时的抗凝，应在术前 12 小时停止透析。若采用无肝素或局部枸橼酸抗凝法，则透析后可立即进行手术。腹膜透析不影响出血的危险性，并可持续进行至手术前。

## 六、营养状态

1. 营养状况调整 　透析患者受饮食及液体摄入限制、食欲及吸收功能影响、透析丢失及慢性炎症状态等多种因素影响，极易发生营养不良。较差的营养状况将影响伤口愈合及导致感染。术前应调整营养状况，必要时可以考虑辅助胃肠外营养或经鼻饲管进食。

2. 血糖水平 　围术期患者血糖控制以避免低血糖发生为核心，术前可适当放宽至 10mmol/L，同时避免使用磺脲类刺激胰岛素分泌类药物。术前禁食可导致低血糖风险增加，细胞内钾向细胞外转移，易出现血钾水平升高。

## 【手术中】

### 一、保护血管通路

自体动静脉内瘘或人造血管内瘘是血透患者的生命线，一旦发生异常情况，应立即治疗。手术患者在转运或手术过程中，医护人员都要十分小心地保护好这生命线，不要对其施压或穿刺。注意避免因术中低血压导致自体动静脉内瘘闭塞。

### 二、麻醉

（一）麻醉药物诱导 　氟哌啶、芬太尼、阿托品都可以常规剂量用于透析患者。地西泮也可安全地应用于透析患者。为安全起见，应参考药物动力学后再决定是否需要调整剂量。

（二）肌松剂 　受肾功能不全影响最小的去极化肌松剂为 d-筒箭毒碱，虽然正常情况下 40% 的药物经肾排泄，但它的作用时间仍有延长。甲筒箭毒、泮库溴铵对血流动力学的影响较 d-筒箭毒碱弱。季铵碱完全经肾排泄，肾功能不全时应避免使用。

在去极化肌松剂中，琥珀酰胆碱也不受肾功能丧失的影响，可按常规剂量给予。但药物能引起细胞内钾的释放，从而使血钾上升（非尿毒症者用药后血钾约上升 0.5mmol/L），因此使用时需密切随访血钾水平。十烃季铵大部分经肾排泄，故应谨慎用药。

（三）控制水和电解质 　尿毒症患者心血管疾病多见，由于心脏结构和功能的改变，其对容量和压力负荷的代偿能力不及肾功能正常者。因此手术中需密切监测血容量和心脏灌注压，常通过中心静脉压和 Swan-Ganz 肺动脉导管压力测定来获得所需参数。

## 【手术后】

透析患者手术后的治疗目标主要为维持内环境稳定，如果没有严重的水电解质失衡，为了减少出血风险，部分研究建议在术后至少 24 小时后开始透析，必要时可考虑每日透析治疗。术后的最初几天（血管或眼部手术术后 1～2 周）若需血液透析治疗，较理想的抗凝方法为无肝素或局部枸橼酸盐抗凝法。过去对术后的血透患者常采用小剂量肝素抗凝法，但对于有出血倾向的患者,肝素都会增加出血的危险性。非腹部手术或不存在腹透相关的禁忌证时(主动脉修补术后、腹腔引流、腹腔严重粘连、肠吻合术后),腹膜透析可在非腹部手术结束后立即进行。透析处方的制定应当由手术医生与肾脏病专科医生共同讨论确定。

透析患者术后常见的并发症为:高钾血症、低血压、高血压、发热、肺部病变、营养不良。

## 一、高钾血症

术后发生高钾血症的原因见表 67-1。手术后可出现麻痹性肠梗阻,不少患者需要胃肠引流,故聚磺苯乙烯对纠正高钾血症的效果差。当血钾达到 6.0mmol/L 或更高时,透析是最有效的治疗。不应迷信维持性透析患者能耐受较高水平的血钾。

表 67-1 术中术后发生高钾血症的原因

| | |
|---|---|
| 细胞内钾离子释放 | 合并高分解代谢的败血症 |
| 麻醉药和去极化肌松剂的使用 | 输注含钾溶液 |
| 组织创伤 | 输血(尤其是库存血) |
| 体内出血灶的吸收 | 补充林格液(含钾) |

## 二、高血压

术后的高血压常常反映容量过多。术前纠正高血容量并注意控制术中和术后的补液量能减少高血压的发生率。导致血压升高的另一重要原因是停止降压药的服用,根据病情需要,手术后可重新服用降压药物。

## 三、低血压

术后的低血压提示存在活动性出血或容量不足。术前透析时脱水过多,鼻导管或胃肠道引流,肠梗阻时体液滞留肠腔等是导致容量不足的常见原因。低血压也可为心包积液(与术后反应和高分解状态有关)和隐匿性急性心肌梗死的首发症状。全面仔细地体检结合必要的辅助检查有助于明确低血压的病因并指导治疗。

## 四、发热

对肾功能正常者,术后 24～48 小时以上仍有发热时,应考虑感染的可能并做进一步检查。由于尿毒症患者免疫能力低下,即使感染的证据不甚充分,也应经验性抗感染治疗。使用抗生素时应注意剂量的调整以及药物本身对电解质的影响。

## 五、肺水肿

透析患者心脏结构和功能的改变多见,以左心室肥厚和左室舒张功能减退发生率最高。为适应上述改变,心脏灌注压代偿性增加以维持正常的心搏出量;尿毒血症时患者肺毛细血管的通透性是增加的,这两方面的因素使患者容易出现肺水肿。

## 六、止痛剂

尽管肾功能正常时,吗啡、哌替啶、丙氧吩等药物经肾排泄量很小,透析患者仍应谨慎用药。一般情况下,透析患者的初始剂量为常规剂量的一半,然后根据具体情况增加剂量。哌替啶和丙氧吩在肝内代谢生成去甲基衍生物:去甲哌替啶(惊厥药)和去甲丙氧吩(有心脏毒性),尿毒症时两者的半衰期延长,故应调整剂量并注意药物的毒副作用。肾功能不全时可待因的半衰期也延长,故可将用药的间隔时间延长至 6～24 小时。类罂粟碱镇痛药物的代谢特征及透析患者使用建议见表 67-2。

**表 67-2 类罂粟碱药物代谢特点及血透患者使用建议**

| 药名 | 代谢器官 | 排泄器官 | 肾衰聚积 | 血透清除 | 血透患者用药安全建议 |
| --- | --- | --- | --- | --- | --- |
| 吗啡 | 肝脏 | 肾脏 | 是 | 是 | 减量/增加给药间隔,需要特别注意 |
| 芬太尼 | 肝脏 | 肾脏(7%原型) | 母体化合物可能 | 否 | 安全——减少剂量 |
| 阿芬太尼 | 肝脏 | 肾脏 | 否 | 否 | 安全——减少剂量 |
| 瑞芬太尼 | 血液与组织酯酶 | 肾脏 | 否 | 否 | 安全 |
| 可待因 | 多态性肝脏代谢 | 肾脏 | 是 | 数据有限 | 避免——有严重不良事件 |
| 氧可酮 | 多态性肝脏代谢 | 肾脏 | 是 | 无数据 | 最好避免,减量/增加给药间隔,需要特别注意 |
| 曲马多 | 肝脏 | 肾脏 | 是 | 是 | 避免——降低癫痫发作阈值 |
| 哌替啶 | 肝脏 | 肾脏(5%原型) | 去甲哌替啶 | 否(去甲哌替啶) | 避免——代谢物累积导致癫痫 |
| 美沙酮 | 肝脏 | 肾脏与肠道 | - | 否 | 表现安全 |
| 氢吗啡酮 | 肝脏 | 肾脏 | 是 | 是 | 可能兴奋神经,减量/增加给药间隔,血透后适当追加剂量 |

## 七、营养

大型手术,尤其是胸腹联合术,术后需要口服或静脉营养支持。多数营养物质是以液体形式给予,故可适当增加透析次数。

## 八、腹透管的处理

对于腹部手术,如果手术切口不经过腹透管出口处,或临床上无腹膜感染的迹象,腹透管可保留在原来位置。通常需临时性血液透析治疗 10～14 天,然后再恢复腹膜透析。

(马熠熠)

## 参 考 文 献

[1] Kleinpeter MA,Krane NK. Perioperative management of peritoneal dialysis patients:review of abdominal surgery. Adv Perit Dial,2006,22:119-123.

[2] Hirnle T,Lisowski P,Szapiel G,et al. Cardiac surgical treatment of the patients with renal insufficiency. Rocz Akad Med Bialymst,2004,49:61-65.

[3] Eilers H,Liu KD,Gruber A,et al. Chronic kidney disease:implications for the perioperative period. Minerva Anestesiol,2010,76(9):725-736.

[4] Trainor D,Borthwick E,Ferguson A. Perioperative management of the hemodialysis patient. Semin Dial,2011, 24(3):314-326.

[5] Kalamas AG, Niemann CU. Patients with chronic kidney disease. Med Clin North Am, 2013, 97 (6): 1109-1122.

# 第68章

## 终末期肾病患者社会心理问题

　　透析患者接受着血液透析、间歇性腹膜透析(IPD)、持续不卧床腹膜透析(CAPD)及持续性循环式腹膜透析(CCPD),而这些治疗方法一是要依赖各种导管、机器设备及医护人员,二是"持久战",故导致他们的生活质量严重下降,随之而来的心理问题也不容忽视。当然,患者对疾病的心理反应取决于发病前的个性、家庭及友人支持的程度以及基础疾病的病程等。心理问题绝对影响着患者的生活质量,透析质量也直接影响患者的生活质量,可见,心理问题与康复之间的关系是十分密切的。

## 【常见的心理问题】

　　大约10%住院治疗的终末期肾病(ESRD)患者存在心理疾患。这整个人群中精神疾病的发生率常被低估。透析患者发生的最重要的心理问题有抑郁、痴呆、药物和酒精相关性病变、焦虑以及个性改变。少数 ESRD 患者可能同时合并精神疾病。不合作行为对患者和医护人员来说是个难题。与糖尿病、血管粥样硬化、心理问题、药物使用或尿毒症有关的性功能障碍可能是患者担忧的情况,但医护人员常又不甚了解。关于就业和康复的忧虑时刻存在于患者及医护人员心中,并且可能成为老年、疗效差的患者难以解决的问题。抑郁可能是最突出的心理问题,如果未被发现或未予治疗可导致自杀或终止透析。

### 一、抑郁心理

　　透析患者中抑郁是最普遍的心理问题,通常是对现实生活、外来威胁及理想毁灭的反应。临床表现包括四组特征:①抑郁心境、悲观、失愉快感;②自我评价下降、自责、无用感。严重者自罪,萌生自杀之念;③睡眠障碍、食欲下降、性欲下降;④社交退缩,活动减少。据统计,大约每500例透析患者中有1例会自杀。一次或多次企图自杀的患者更多。由于饮食不周或对透析处方耐受性差(治疗缩短或改变过快)导致患者死亡的数目尚不确定,可能与自杀意图等有关。此类人群中自杀的风险较大,应引起足够的重视。

### 二、焦虑恐惧心理

　　透析患者中焦虑也是较常见的心理反应,尤其是首次透析的病人,他们往往表现对透析成败的担忧,以及透析对身体副作用的恐惧。长期透析的部分病人会出现透析并发症,表现为皮肤、骨骼发生改变,性功能减退,精力不足和体力不支,再加上治疗费用高,身心承受着巨大压力等,多数病人产生一系列情绪反应,主要表现为焦虑和恐惧不安。

### 三、痴呆和精神错乱状态

痴呆和精神错乱状态可能与基础或并发的疾病(如甲状腺功能减退、甲状旁腺功能亢进、败血症或低血糖)、神经系统疾病(如脑血管疾病、神经梅毒或硬膜下血肿)、治疗或营养药品的使用、饮酒或戒酒以及透析过程有关。对于医师来说,保证这类患者获得最有效的透析(通过修订透析处方、透析剂量参数及控制重复循环程度)、维持最佳营养状态及防治进展性神经系统疾病如阿尔茨海默病是十分重要的。对于出现慢性、进展性、不可逆性、难治性痴呆的患者,医师应该与其家属商谈有关中断透析的事宜。对此类患者,在疾病发生前予提前干预是最有效的。

### 四、不合作心理

慢性疾病患者容易产生愤怒情绪,而且确实有少数透析患者的行为会激怒医护人员。对这种行为不应"以暴制暴",而应该聆听患者倾诉,努力理解患者心理。医护人员应事先以适当的方式与病人沟通,共同商讨在出现问题时如何积极有效地对待,使之早做心理准备,将对病人治疗和康复产生积极影响。对于有基础精神疾病的患者也会表现不合作行为,对这类患者,咨询精神科医师并争取其协作是有益的。

### 五、孤独寂寞心理

大部分患者由于疾病的关系脱离原有的工作,不能正常社会交往活动,担心受到冷落、鄙视而产生孤独心理,特别是离异、丧偶和老年患者表现尤为突出。

### 六、盲目无知心理

患者对自己的疾病不了解,也不听医务人员的解释,不相信自己的病情,坚信总有一天会恢复健康的。常常要求用昂贵的药,或盲目相信偏方土方,自行中断透析,直到高钾、全身水肿,心功能衰竭甚至死亡。

## 【治疗】

### 一、预防

常见心理问题的预防有许多工作可做。透析方式的选择必须最适合于患者个性和生活环境。无人护理的患者必须选用能够自理的透析方式或早期行肾移植。过去史提示发生心理问题风险很高的患者需要早期发现及密切监护。肾移植时有精神病史的患者是否能使用糖皮质激素仍存在疑问。出现心理问题应选择心理咨询。

### 二、心理治疗

某些类型的心理治疗对这类人群有用。

(一)**个体心理治疗**　个体心理治疗被很好地应用于支持感受,并治疗特殊的心理症状。透析患者易于拒绝个体心理治疗;他们觉得被过度医治,通常用拒绝作为处理心理困境的方法。谈话治疗通常有效。对于透析患者,于透析治疗当中进行这种治疗是最好的方法。

（二）**小组治疗**　小组治疗也可能获益。最成功的小组治疗不仅在于解决心理问题，更强调患者教育。

（三）**性行为治疗**　首先由 Masters 和 Johnson 提出的性行为治疗技术对透析患者性功能障碍的治疗具有很好的作用。该技术鼓励患者通过与性伴侣进行包括性交或性高潮的性行为而重获性欲。指导患者从回避转变为面对是其治疗目标。

（四）**锻炼**　不加重患者体力负荷并规律进行的锻炼可减轻 ESRD 患者的抑郁和焦虑。根据患者的自身状况，选择适宜的活动，树立积极的人生态度。

## 三、药物治疗

药物应普遍用于治疗透析患者的心理问题。ESRD 患者最佳的药物选择和剂量调整取决于药物是否经肝或肾（或两者均有）途径代谢，是否经腹透或血透清除。关于高效和高通量透析及透析滤过的新型高通透性膜对精神药物的清除情况目前资料较少。临床医师可通过药物浓度进行评价。

除了锂，多数精神药物都是脂溶性的，可通过血-脑屏障，在肝脏解毒，通过胆道排泄入粪便，而且不能通过透析清除。除了锂，多数药物都与蛋白质有很强的亲和力，易于与蛋白质结合。因此，对于肾衰竭患者用药的首要原则是剂量的调整。

（一）**抗焦虑药**　焦虑状态和反复惊恐发作首先应采用精神疗法和心理脱敏疗法。使用短效苯二氮䓬类药物，如劳拉西泮、阿普唑仑也可能有益。而会产生药理学活性代谢产物的苯二氮䓬类药物如甲氨二氮䓬（利眠宁）、地西泮（安定）对透析患者应避免使用，如果长期使用，会导致活性药物血浓度升高，导致嗜睡。巴比妥类药物不建议使用，其效能低于苯二氮䓬类药物，且巴比妥类经透析清除，使药物剂量调整较为困难。

（二）**抗抑郁药**　抗抑郁药物在治疗透析患者抑郁症状中发挥重要的作用。一般说来，透析患者的心理问题，尤其抑郁，用药物来控制是很容易治疗的，但这一点常遭到人们否定。由于这些患者因抑郁而自杀的发生率较高，因此必须十分重视此种病症及其治疗。

选择性 5-羟色胺重吸收抑制剂及其他新型抗抑郁药物的出现增加了抗抑郁的治疗手段。这些药物，包括氟西汀、舍曲林、帕罗西汀、奈法唑酮及文拉法辛具有非常吸引人的特性，其抗胆碱能作用很小或没有，无镇静剂作用（可能不包括奈法唑酮），不良反应少，很大的剂量患者也能耐受。因此上述药物与原先使用的三环类药物（阿米替林、去甲丙咪嗪、盐酸多塞平及偶被提及的去甲替林）和单胺氧化酶抑制剂（苯乙肼和苯环丙胺）形成鲜明对比，后者不良反应较多，大剂量应用可致死亡。在新型抗抑郁药中，使用记录最长的（在透析患者治疗中应用最广，应用于肾衰竭患者的研究最多）是氟西汀。氟西汀与其主要代谢产物去甲氟西汀的药代动力学和血清水平在肾功能正常者与透析的抑郁患者间无显著差异。氟西汀每日 20mg 可被很好耐受，效能较好，几乎无不良反应。所有抗抑郁药物最突出的缺点是此类药物须使用 3~6 周才能发挥效应。如果某一种药物无效，可换用同一类或不同类的其他药物，但仍然须再使用 3~6 周才能起效。

（三）**锂**　由于锂完全经肾脏清除，不与蛋白质结合，分子量小且可完全经透析清除，故不建议使用。但因其仅经肾脏清除，在肾脏完全失功的情况下，血液透析结束后一次使用 600mg，可在透析间期维持稳定的血药浓度。

（四）**镇静剂** 有时在控制精神症状时需使用镇静剂,主要用于先前存在(功能性)精神疾病、痴呆或谵妄、脓毒血症、透析不充分、血管疾病及内分泌性疾病等引起的精神症状。其他的精神类药物,包括氟哌啶醇、氯丙嗪、硫利达嗪、瑞司哌酮及奥氮平等均可用于此类患者。最大剂量不得超过肾功能正常患者的 2/3。

## 【护理】

### 一、建立良好的护患关系

医护人员应具有良好的专业知识和娴熟的交流技巧,运用丰富的临床经验和广博知识,赢得患者的尊重和信任,从而建立良好的医护患关系。

### 二、耐心疏导,消除患者抑郁心理

针对该类患者应有的放矢地耐心疏导,经常与患者交谈、沟通,帮助他们正确对待疾病,克服悲观心理,保持最佳心态,通过心理干预,使患者改变对疾病的认识,从而以积极的态度面对现实,建立新的心理平衡,树立起战胜疾病的信心与勇气,对于重度抑郁的患者要严防自杀,密切观察,专人守护。

### 三、过硬的专业技能

为减轻患者紧张焦虑的情绪,应不断提高专业技能,熟练掌握各项透析技术,提供高品质的透析服务,以期达到"无症状"透析,从而减轻患者对长期透析治疗的恐惧心理,提高治疗的依从性。

### 四、健康指导

根据血透患者的心理特征和他们对疾病的认识,通过办宣传栏、发放健康教育册、举办肾友会及建立微信公共平台等多种健康宣传途径,使患者掌握有关疾病的知识,合理饮食,自我调节情绪,通过健康教育来降低患者的焦虑、抑郁状态。

### 五、家庭及社会支持

由于长期接受透析治疗,超过一半的 ESKD 患者肾脏替代治疗后无法继续工作,患者往往因家庭经济、医疗费用、家庭关系等情况认为自己是家庭、社会的负担。我们应积极争取社会特别是家庭的支持配合,使患者的心理上获得良好的寄托和支持,树立乐观向上的精神。

### 六、提高对康复运动的依从性

适度运动可以减少骨钙流失,防止肌肉萎缩,使骨骼肌肉强壮,增加力量和灵活性;适度运动可以改善睡眠,缓解紧张情绪,减轻焦虑,防止抑郁;适度运动可以提高机体免疫力,增加机体抗病能力;适度运动有助于控制体重,控制血压,控制血糖,减少心血管并发症。适度的体育运动对透析患者功能的恢复及生活质量的提高有明显帮助,并能降低住院率和医疗费用,因此需鼓励患者进行适当的运动。

（陈 静）

# 参 考 文 献

［1］John T. Daugirdas，Peter G. Blake，Todd S. Ing. Venous Catheter Access The Basics. In：Handbook of dialysis. 5th edition. Philadelphia：Wolters Kluwer Health，2015.

［2］Fitts SS，Guthrie MR，Blagg CR. Exercise coaching and rehabilitation counseling improve quality of life for predialysis and dialysis patients. Nephron，1999，82（2）：115.

［3］Kimmel PL. Psychiatric illness in patients with end-stage renal disease. Am J Med，1998，105（3）：214.

［4］Kuntner NG. Functional impairment，depression，and life satisfaction among older hemodialysis patients and age-matched controls：a prospective study. Arch Phys Med Rehabil，2000，81（4）：453.

［5］Oberly ET. Renal rehabilitation：obstacles，progress，and prospects for the future. Am J Kidney Dis，2000（4 suppl 1）：s141.

［6］Finkelstein FO，Wuerth D，Troidle LK，et al. Depression and end-stage renal disease：a therapeutic challenge. Kidney Int，2008，74（7）：843-845.

［7］Son YJ，Choi KS，Park YR，et al. Depression，Symptoms and the Quality of Life in Patients on Hemodialysis for End-Stage Renal Disease. Am J Nephrol，2008，29（1）：36-42.

［8］林惠凤.实用血液净化护理.第 2 版.上海：上海科学技术文献出版社，2015.

第七篇

# 透析患者用药策略

# 第 69 章

## 透析患者用药策略

慢性肾衰竭(CRF)的患者往往存在多系统障碍,需要多种药物对症治疗。由于患者体内毒素及代谢产物发生蓄积,水、电解质、酸碱平衡紊乱,使各器官、各系统发生功能上或器质上的改变,药物在肾功能不全患者中的体内过程与正常人相比发生了显著变化。由于CRF 患者肾排泄药物的能力以及药物的代谢率降低,药物与蛋白结合的比例下降,血中游离药物量增多,以致血浆有效药物浓度增高;此外,患者组织对药物的耐受力常减退,在应用后易出现中枢神经、心肌以及胃肠道等反应。进入 CRF 患者体内的药物不能顺利地随尿排出,易在体内滞留,半衰期延长,如果使用主要由肾脏排泄的药物,使用通常剂量,则可在血液和组织中蓄积,达到中毒的水平,引起中毒症状。如果该药有肾毒性,则将导致肾功能迅速恶化。血液净化技术是终末期肾病患者最重要的肾脏替代治疗方式,它包括血液透析、血液滤过、连续肾脏替代治疗及腹膜透析等。替代治疗除常规清除尿毒症毒素外,也不可避免地会对药物的代谢产生影响。所以在用药时,应根据其药代动力学特点、血浆蛋白结合率、排泄途径、肾功能的具体情况[主要根据肾小球滤过率(GFR)]以及透析对药物的清除能力等因素决定药物的选择以及使用剂量,尽量避免使用肾毒性药物。

### 【肾功能不全患者的药物治疗】

肾功能不全患者给予药物初始剂量的目的是使药物很快的达到治疗浓度。如果患者细胞外液容量正常,其负荷量与肾功能正常者相同。药物的负荷量可通过公式计算:

$$负荷量 = Vd \times IBW \times Cp$$

这里 Vd 为药物的分布容积(L/kg),IBW 为患者的理想体重(kg),Cp 为稳定状态下药物的血浆浓度(mg/L)。

在给予负荷量之后,为维持一定的药物浓度,需间歇追加药物。

肾衰竭时的剂量 = 正常剂量 $\times$ Df(Df = 正常的 $T_{1/2}$/肾衰竭时的 $T_{1/2}$)。

肾衰竭时减少药物总量的方法有:一为延长给药间歇时间而每次药物剂量不变,二为减少每次药物剂量,但不改变给药时间。前者是一种简便方法,特别适用于那些治疗浓度范围广和血浆半衰期长的药物,其计算公式为:间歇剂量 = 正常间歇剂量/Df。这种方法在使用标准或正常剂量时,有可达到治疗浓度及便于计算的优点。减少每次剂量的方法适用于需保持稳定血清浓度的药物,其优点是药物浓度稳定,而缺点是易导致医源性不良反应,如氨基糖苷类药物的肾毒性及耳毒性。临床上常常把这两种方法结合起来使用。当每天平均的剂量确定后,可将其分成几个简便的剂量间隔,间隔时间根据 24 小时内所需药物峰谷水平而定。

能被透析清除的药物应在透析治疗后给予。假设药物的一级动力学、清除率及 Vd 值固定,峰值与谷浓度可用于估计半衰期。浓度与时间的关系曲线可描于半对数图纸上( X 轴为时间,Y 轴为浓度的对数值),连接两个浓度点,其中点即为峰值的一半,经此点作一垂直线与 X 轴的相交处即为 $T_{1/2}$。如果 Vd 值确定,知道 $T_{1/2}$ 后就可计算出清除率(清除率 = $0.693\text{Vd}/T_{1/2}$)。一般达到稳定状态所需的时间为 3~5 个半衰期,完全清除药物所需时间为 5 个半衰期以上,这样就可以估计剂量的间隔。半衰期只在 Vd 确定的情况下反映药物清除的指标。药物负荷量和维持量计算方法见表 69-1。

表 69-1　负荷量和补充量的计算

负荷量(mg/kg)= 期望达到的血清水平(mg/L)×分布容积(L/kg)
实际的负荷量=期望达到的血清水平×Vd×体重(kg)
例如妥布霉素期望值为 6mg/L;Vd 为 0.25L/kg
负荷量=6mg/L×0.25L/kg
　　　=1.5mg/kg
补充量(mg/kg)= 水平差值(mg/L)×Vd(L/kg)
水平差值=期望值−目前水平值
例如妥布霉素期望值=6−1.5=4.5mg/L
补充量=4.5g/L×0.25L/kg
　　　=1.125mg/kg

## 【透析患者的用药策略】

血液透析对药物具有一定的清除作用。由于在透析液中不含有药物成分,所以血液与透析液之间存在着药物的浓度梯度,大部分药物的清除同尿毒症的毒素清除原理相似,通常可经透析膜以弥散方式清除,但一些特殊血液净化方式,如血液滤过、血液灌流、血浆分离及连续肾脏替代治疗等也可通过其他机制将药物排出体外。已证实,不同的血液净化方式对不同种类药物的代谢影响程度并不相同。因此,临床上给药时应充分考虑到透析对药物剂量的影响,以免影响疗效,并合理地调整药物剂量,既可防止由于透析所致的药量不足,又可避免已渐退的肾功能因药物蓄积或毒性作用而受到进一步的损害。

### 一、影响药物清除的因素

#### (一) 药物自身特性

1. 药物相对分子质量及体积　药物的相对分子质量及体积决定了药物被透析膜清除的程度。通常相对分子质量小于 500 的药物从血液侧经透析膜弥散至透析液侧较为容易,而相对分子质量大于 500 的药物,如万古霉素、两性霉素 B 和红霉素等通过透析膜较为困难。

2. 蛋白结合率　药物与蛋白质的结合率是决定药物清除的另一个重要因素,与血浆蛋白高度结合的药物不容易被透析清除,但可通过吸附、灌流方式清除。肾衰竭患者由于药物与血浆蛋白结合力降低,使血中游离药物浓度增加,导致药物的透析清除率提高。当出现低蛋白血症时,药物游离增多,清除也增多。当发生腹膜炎时,腹膜通透性增高,某些蛋白质通过腹膜,与蛋白结合的药物有可能被一同清除。

3. 药物分布容积　当药物在血浆和组织中达到平衡后,药物总量除以其血浆浓度即为药物的分布容积。由于分布容积小的药物主要分布于血管腔内,因此较分布容积大的药物(主要分布在血管以外区域)更容易被透析清除。影响分布容积的因素:水溶性与脂溶性程度,与组织或蛋白结合程度。

**(二) 透析因素**

1. 透析器膜性能　透析器膜的性能与药物的清除密切相关。膜面积、膜孔径越大者对药物的清除能力强。应用高分子合成膜如聚砜膜、聚丙烯膜等透析器对中、大分子药物(如万古霉素等)的清除能力强于纤维素膜,同时其清除磷酸盐的作用也优于传统的醋酸纤维膜。

2. 血流量、透析液流量及超滤量　在一定范围内,随着血流量、透析液流量的提高,水溶性和游离型药物的清除量将增加。然而,要清除更多的中、大分子的药物,仅靠提高血流量及透析液流量是不够的。应在选择有较大孔径滤过膜基础上,增大跨膜压,提高超滤量,才可有效增加中、大分子药物的排出。但在超滤过程中,由于脱水使血细胞比容增大,反而使药物的弥散清除率降低。

3. 血液净化方式　应用高流量或高效短时透析技术,虽然可在短时间内使循环内血药浓度降低,但由于部分药物具有组织结合特性,因此血液净化进行时仅可使组织细胞内的药物降低 1% ~ 2%。一旦细胞内外药物浓度达到平衡后,细胞外液药物浓度将会反弹升高 10% ~ 25%。故整体而言,高效短时血液净化治疗还不能在短时内充分清除药物。

## 二、不同血液净化方式对药物的清除作用

**(一) 血液透析**　在血液透析过程中,药物主要通过弥散转运系统被清除。透析膜孔大多为均一的圆柱形孔,当药物的相对分子质量增加或药物分子形态不规则时,该药物经膜孔的弥散速度将降低。对于药物或溶质来说,透析清除值的对数与药物或溶质相对分子质量的对数之间呈负相关关系。药物或溶质的相对分子质量如果超过 500,使用常规透析膜则难以将其透出,而相对分子质量如低于 500,则其透析清除显著,这时主要取决因素为血液、透析液流量以及透析器的表面积。影响血液透析药物清除因素见表 69-2。

表 69-2　影响血液透析药物清除因素

| 药物本身 | 血液透析因素 | 透析液因素 | 其他因素 |
| --- | --- | --- | --- |
| 相对分子质量 | 血流量 | 流量 | 超滤时的对流转运 |
| 电荷 | 表面积 | 溶质浓度 | |
| 脂或水溶性 | 膜通透性 | pH 值 | |
| 分布容积 | 膜孔径 | 温度 | |
| 蛋白结合 | | | |
| 位阻现象 | | | |
| 膜结合 | | | |
| 其他途径的排泄 | | | |

（二）持续性不卧床性腹膜透析（CAPD） 通常药物从腹膜的毛细血管腔主要是顺浓度梯度弥散进入腹腔，速率较为缓慢，且不完全。一般腹膜的清除率与相对分子质量之间呈半对数反比关系，非结合药物的腹膜清除率可通过尿素相对分子质量的平方根与药物相对分子质量平方根的比值乘以尿素清除率（ml/min）来计算。小分子药物的腹膜清除率相对较高，这主要取决于腹膜透析液交换量、超滤量、腹膜面积、药物的蛋白结合率及药物的分布容积等因素。相对分子量大、分布容积以及与蛋白结合率高的药物经腹膜的清除率较低。然而与血液透析相比，腹膜透析清除蛋白结合率高的药物效果却优于血液透析。对于游离型药物，CAPD 清除率低于血液透析，最主要原因是腹膜透析液交换速度缓慢；间断性腹膜透析及循环性腹膜透析可提高腹膜透析液交换量，提高腹膜对药物的排泄。影响腹膜透析药物清除的因素见表69-3。

表 69-3 影响腹膜透析药物清除的因素

| 药物因素 | 腹膜本身因素 | 透析液因素 | 其他因素 |
|---|---|---|---|
| 相对分子质量 | 血流量 | 流量 | 超滤量 |
| 电荷 | 表面积 | 容量 | 提高清除率的物质 |
| 脂或水溶性 | 形成小腔 | 化学成分 | |
| 分布容积 | 硬化 | pH 值 | |
| 蛋白结合 | 孔径 | 温度 | |
| 位阻现象 | 血管疾病 | | |
| 其他途径的排泄 | | | |

一般在腹膜透析治疗中，带电荷的药物分子的弥散速度较不带电荷的药物分子（中性物质）慢，在低血压状态或有肠系膜血管疾病等情况下，会引起大网膜血流量减少，使腹膜透析清除溶质的作用减低。采用高容量的透析液交换以及将等渗腹膜透析液交换改为高渗腹膜透析液交换都可以增加药物分子的清除，当透析液交换量达 4L/h 时，小分子溶质的清除率最大。在腹膜透析的快速交换过程中，提高透析液温度使其接近体温将有助于小分子溶质的清除。行 CAPD 治疗中，由于透析液在体内滞留时间较长，透析液温度的升高并不能增加溶质的清除率。

通常血液透析与腹膜透析的药物清除作用较为一致，但有时血液透析不能清除的药物，腹膜透析却能清除。与此相反，血液透析可清除的药物，腹膜透析未必能清除。此外，血液透析与腹膜透析对药物的清除能力并不相同，血液透析一次通常可清除氨基糖苷类抗生素的 2/3 负荷量，而行 CAPD24 小时只能清除其 1/3 负荷量中的 1/4 量。即使改变腹膜透析方式或增加交换次数，也不可能在相同的时间内达到血液透析的药物清除效果。如果全天行腹膜透析强化治疗，部分蛋白结合率低和容量分布小的药物的腹膜透析清除量将会增加。

临床上经腹腔给药，利用多南平衡原理，使药物从腹膜透析液弥散入血液循环，常可达到治疗局部及系统性疾病的目的。众所周知，腹膜透析液中加入常规胰岛素可有效地维持行 CAPD 治疗的糖尿病患者的血糖水平，该方式使胰岛素经腹膜吸收后直接进入门静脉，比传统的皮下注射途径优势明显。腹膜透析管插入术后或在发生腹膜炎时，腹膜透析液中的蛋白质含量将增加，为防止纤维蛋白类物质堵塞导管，常需在腹膜透析液中加入肝素。一般离子化的药物其反向弥散入血的量较少，这主要与所带的电荷有关。由于肝素分子带强正电荷,因此会阻碍其经腹膜吸收入血,故对全身的凝血机制无明显影响。通常发生腹膜炎时,使用肝素和胰岛素不会影响抗生素的稳定性和药理活性。腹膜透析发生腹腔感染时腹腔内抗生素使用的参考剂量见表69-4。

表69-4　腹膜透析中腹膜炎治疗的常用抗生素及其剂量

| 药名 | 负荷量 | 维持量 | 药名 | 负荷量 | 维持量 |
|---|---|---|---|---|---|
| 头孢噻吩 | 1000mg | 250mg/L | 庆大霉素 | 1.5~1.7mg/kg | 4~8mg/L |
| 头孢唑林 | 1000mg | 500mg/L | 丁胺卡那霉素 | 5.0~7.5mg/kg | 6~18mg/L |
| 头孢羟唑 | 1000mg | 250mg/L | 氨苄西林 | 1000mg | 100mg/L |
| 头孢呋辛 | 1000mg | 250mg/L | 邻氯青霉素 | 1000mg/L | 100mg/L |
| 头孢氨噻肟 | 1000mg | 250mg/L | 氧哌嗪青霉素 | 4000mg Ⅵ | 250mg Ⅵ |
| 头孢哌酮钠 | 2000mg | 250mg/L | 苯咪唑霉素 | 500mg | 250mg |
| 头孢他啶 | 1000mg | 125mg/L | 羧噻吩青霉素 | 1000mg | 100mg/L |
| 头孢三嗪 | 1000mg | 125mg/L | 红霉素 | 300mg po qid | 75mg/L |
| 两性霉素 B | 从 1mg/L 渐增至 5mg/L | | 万古霉素 | 1000mg | 30mg/L |
| 5-氟胞嘧啶 | 200mg | 100mg/L | 利福平 | 600mg po/d | 600mg po/d |
| 咪康唑 | 200mg | 100mg/L | 甲硝唑 | 500mg iv bid | 50~100mg/L |

注:所有负荷量除特别标明外,均指每袋透析液中所加抗生素的量,每袋透析液的容量在计算负荷量时并不重要

**（三）连续性肾脏替代治疗（CRRT）**　在危重患者的抢救过程中连续性肾脏替代治疗对药物的影响程度将超过普通血液净化治疗。这主要与较长的治疗时间(>24 小时)、高性能的滤过膜特性及大量的置换液交换等因素有关。常用的治疗方式——连续性动静脉血液滤过(CAVH)或连续性静脉静脉血液滤过(CVVH)是通过对流转运原理清除溶质,由于滤过膜可允许相对分子质量低于 30 000 的溶质通过,因此对于大多数小于 1500 的药物而言,CAVH 或 CVVH 对药物的清除不受药物分子大小的影响,药物在超滤液中的浓度接近于血浆浓度。然而,CRRT 对药物的清除效果却与药物的分布容积及药物的蛋白结合率有关。有研究表明,分布容积超过 1.0L/kg 药物在 CRRT 治疗中,即使 100% 经滤器排出也达不到有效清除的目的。蛋白结合率超过 80% 的药物将妨碍 CRRT 对药物的对流及弥散清除作用。在 CAVH 或 CVVH 的基础上如加入透析液使之成为 CAVHDF 或 CVVHDF,此时溶质的清除可由 10%~30%(对流)增加到 10%~50%(对流加弥散)。因此,在行 CRRT 治疗时,应充分考虑到药物的丢失程度,以避免无效治疗。临床上常根据实测的血清药物浓度或通过公式来计算需补充的药物剂量,以合理的调整药物的浓度。通常药物丢失量＝药物血浆浓度×药物未结合分数(α)×超滤率。

筛滤系数(S)为超滤液中与血浆中某种药物或溶质浓度的比值,反映了 CRRT 对药物或溶质的清除能力。通常药物的筛滤系数可由下式表示:S＝2UF/(A+V)。

上式中 UF 为超滤液中某种药物的浓度,A 及 V 分别代表某种药物在动、静脉血中的浓度。当进行 CVVH、CVVHDF 时,可变成 S＝UF/V。常用药物的筛选系数及药物未结合分数见表69-5。

表 69-5　常用药物的筛选系数（S）及药物未结合分数（α）

| 抗生素 | S | α | 其他药物 | S | α |
|---|---|---|---|---|---|
| 两性霉素 | 0.3 | 0.9 | 地高辛 | 0.9 | 0.8 |
| 硫酸阿米卡星 | 0.9 | 0.9 | 顺铂 | 0.1 | 0.1 |
| 氨苄西林 | 0.7 | 0.8 | 环孢素 | 0.6 | 0.1 |
| 头孢哌酮 | 0.3 | 0.1 | 地西泮 | 0.02 | 0.0 |
| 头孢西丁 | 0.6 | 0.5 | 洋地黄毒苷 | 0.1 | 0.1 |
| 头孢噻肟 | 0.6 | 0.6 | 法莫替丁 | 0.7 | 0.8 |
| 头孢他啶 | 0.9 | 0.9 | 格列本脲 | 0.6 | 0.01 |
| 环丙沙星 | 0.8 | 0.7 | 利多卡因 | 0.2 | 0.4 |
| 盐酸多西环素 | 0.4 | 0.2 | 安乃近 | 0.4 | 0.4 |
| 红霉素 | 0.4 | 0.3 | 硝西泮 | 0.08 | 0.1 |
| 庆大霉素 | 0.8 | 0.9 | 奥沙西泮 | 0.1 | 0.1 |
| 亚胺培南 | 1.0 | 0.8 | 苯巴比妥 | 0.8 | 0.6 |
| 甲硝唑 | 0.8 | 0.8 | 苯妥英钠 | 0.4 | 0.2 |
| 硫酸奈替米星 | 0.9 | 0.9 | 普鲁卡因胺 | 0.9 | 0.9 |
| 苯唑西林 | 0.02 | 0.05 | 茶碱 | 0.9 | 0.85 |
| 青霉素 | 0.7 | 0.5 | 雷尼替丁 | 0.8 | 0.85 |
| 硫酸链霉素 | 0.3 | 0.6 | | | |
| 妥布霉素 | 0.8 | 0.9 | | | |
| 万古霉素 | 0.8 | 0.9 | | | |

## 三、透析患者常用药物的使用

药物根据其清除部位、肾衰竭时的半衰期、血浆蛋白结合率、分布容积、使用方法和肾衰竭时所作的药物调整等,特别是血透或腹透对其的影响,确定其透析后是否需要补充。详见表 69-6。

表 69-6　肾功能不全及替代治疗时药物的使用

| 药物 | 用药途径 | GFR>50（ml/min） | GFR<50（ml/min） | GFR<10（ml/min） | 血液透析后追加剂量 | CAPD 后追加剂量 | CRRT 后追加剂量 |
|---|---|---|---|---|---|---|---|
| 阿卡波糖（acarbose） | D | 50%~100% | 避免 | 避免 | 不清 | 不清 | 避免 |
| 醋丁洛尔（acebutolol） | D | 100% | 50% | 30%~50% | 不需要 | 不需要 | GFR10~50 患者的剂量 |
| 乙酰唑胺（acetazolzmide） | I | q6h | q12h | 避免 | 无资料 | 无资料 | 避免 |
| 醋磺己脲（acetohexamide） | I | 避免 | 避免 | 避免 | 不清 | 不需要 | 避免 |
| 醋羟胺酸（acetohydroxamic acid） | D | 100% | 100% | 避免 | 不清 | 不清 | 不清 |

续表

| 药物 | 用药途径 | GFR>50（ml/min） | GFR<50（ml/min） | GFR<10（ml/min） | 血液透析后追加剂量 | CAPD后追加剂量 | CRRT后追加剂量 |
|---|---|---|---|---|---|---|---|
| 对乙酰氨基酚（acetominophen） | I | q4h | q6h | q8h | 不需要 | 不需要 | GFR10～50患者的剂量 |
| 阿司匹林（acetylsalicylic acid） | I | q4h | q4～6h | 避免 | 透析后使用 | 不需要 | GFR10～50患者的剂量 |
| 阿伐斯汀（acrivastine） | D | 不清 | 不清 | 不清 | 不清 | 不清 | 不清 |
| 阿昔洛韦（acyclovir） | D,I | 5mg/kg q8h | 5mg/kg q12～24h | 2.5mg/kg q24h | 透析后使用 | GFR<10患者的剂量 | 3.5mg/(kg·d) |
| 腺苷（adenosine） | D | 100% | 100% | 100% | 不需要 | 不需要 | GFR10～50患者的剂量 |
| 沙丁胺醇（albuterol） | D | 100% | 75% | 50% | 不清 | 不清 | GFR10～50患者的剂量 |
| 双烯丙毒马钱碱（alcuronium） | D | 避免 | 避免 | 避免 | 不清 | 不清 | 避免 |
| 阿芬太尼（alfentanil） | D | 100% | 100% | 100% | 不需要 | 不需要 | 不清 |
| 别嘌醇（allopurinol） | D | 75% | 50% | 25% | 1/2剂量 | 不清 | GFR10～50患者的剂量 |
| 阿普唑仑（alprazolam） | D | 100% | 100% | 100% | 不需要 | 不清 | 不清 |
| 六甲基蜜胺（altretamine） | D | 不清 | 不清 | 不清 | 无资料 | 无资料 | 不清 |
| 金刚烷胺（amantadine） | I | q24～48h | Q48～72h | q7d | 不需要 | 不需要 | GFR10～50患者的剂量 |
| 阿米卡星（amikacin） | D,I | 60%～90% q12h | 30%～80% q12～18h | 20%～30% q24～48h | 5～7mg/kg, AD | 15～20mg/(L·d) | GFR10～50患者的剂量 |
| 阿米洛利（amiloride） | D | 100% | 50% | 避免 | 不需要 | 不需要 | 不需要 |
| 胺碘酮（amiodarone） | D | 100% | 100% | 100% | 不需要 | 不需要 | GFR10～50患者的剂量 |
| 阿米替林（amitriptyline） | D | 100% | 100% | 100% | 不需要 | 不清 | 不清 |
| 氨氯地平（amlodipine） | D | 100% | 100% | 100% | 不需要 | 不需要 | GFR10～50患者的剂量 |
| 阿莫沙平（amoxapine） | D | 100% | 100% | 100% | 不清 | 不清 | 不清 |
| 阿莫西林（amoxicillin） | I | q8h | q8～12h | q24h | 0.25～2.0g, AD | 250mg q12h | 不需要 |
| 两性霉素（amphotericin） | I | q24h | q24h | q24～36h | 不需要 | GFR10～50患者的剂量 | GFR10～50患者的剂量 |
| 两性霉素B胶质体（amphotericin B colloidal） | I | q24h | q24h | q24～36h | 不需要 | GFR10～50患者的剂量 | GFR10～50患者的剂量 |

续表

| 药物 | 用药途径 | GFR>50（ml/min） | GFR<50（ml/min） | GFR<10（ml/min） | 血液透析后追加剂量 | CAPD 后追加剂量 | CRRT 后追加剂量 |
|---|---|---|---|---|---|---|---|
| 两性霉素 B 脂质体（amphotericin B lipid） | I | q24h | q24h | q24～36h | 不需要 | GFR10～50 患者的剂量 | GFR10～50 患者的剂量 |
| 氨苄西林（ampicillin） | I | q6h | q6～12h | q12～24h | 0.25～2g,AD | 250mg q12h | GFR10～50 患者的剂量 |
| 氨力农（amrinone） | D | 100% | 100% | 50%～75% | 无资料 | 无资料 | GFR10～50 患者的剂量 |
| 阿司咪唑（astemizole） | D | 100% | 100% | 100% | 不清 | 不清 | 不清 |
| 阿替洛尔（atenolol） | D,I | 100% q24h | 50% q48h | 30%～50% q96h | 20～50mg | 不需要 | GFR10～50 患者的剂量 |
| 阿托喹酮（atovaquone） | | 100% | 100% | 100% | 不需要 | 不需要 | GFR10～50 患者的剂量 |
| 卡肌宁（atracurium） | D | 100% | 100% | 100% | 不清 | 不清 | GFR10～50 患者的剂量 |
| 金诺芬（auranofin） | D | 50% | 避免 | 避免 | 不需要 | 不需要 | 不需要 |
| 硫唑嘌呤（azathioprine） | D | 100% | 75% | 50% | 需要 | 不清 | GFR10～50 患者的剂量 |
| 阿齐红霉素（azithromycin） | D | 100% | 100% | 50%～75% | 不需要 | 不需要 | 不需要 |
| 阿洛西林（azlocillin） | I | q4～6h | q6～8h | q8h | 透析后使用 | GFR10 患者的剂量 | GFR10～50 患者的剂量 |
| 氨曲南（aztreonam） | I | q8～12h | q12～24h | q24h | 透析后用0.5g | 0.5g | GFR10～50 患者的剂量 |
| 贝那普利（benazepril） | D | 100% | 50%～75% | 25%～50% | 不需要 | 不需要 | GFR10～50 患者的剂量 |
| 苄普地尔（bepridil） | | 不清 | 不清 | 不清 | 不需要 | 不需要 | 无资料 |
| 倍他米松（betamethasone） | D | 100% | 100% | 100% | 不清 | 不清 | GFR10～50 患者的剂量 |
| 倍他洛尔（betaxolol） | D | 100% | 100% | 50% | 不需要 | 不需要 | GFR10～50 患者的剂量 |
| 苯扎贝特（benzafibrate） | D | 70% | 50% | 25% | 不清 | 不清 | GFR10～50 患者的剂量 |
| 必索洛尔（bisoprolol） | D | 100% | 75% | 50% | 不清 | 不清 | GFR10～50 患者的剂量 |
| 博来霉素（bleomycin） | D | 100% | 75% | 50% | 不需要 | 不清 | GFR10～50 患者的剂量 |

续表

| 药物 | 用药途径 | GFR>50（ml/min） | GFR<50（ml/min） | GFR<10（ml/min） | 血液透析后追加剂量 | CAPD 后追加剂量 | CRRT 后追加剂量 |
|---|---|---|---|---|---|---|---|
| 波吲洛尔(bopindolol) | D | 100% | 100% | 100% | 不需要 | 不需要 | GFR10~50 患者的剂量 |
| 溴苯乙胺(bretylium) | D | 100% | 25%~50% | 25% | 不需要 | 不需要 | GFR10~50 患者的剂量 |
| 溴隐亭(bromocripyine) | D | 100% | 100% | 100% | 不清 | 不清 | 不清 |
| 溴苯吡胺(brompheniramine) | D | 100% | 100% | 100% | 不清 | 不清 | 不清 |
| 布德松(budesonide) | D | 100% | 100% | 100% | 不清 | 不清 | GFR10~50 患者的剂量 |
| 布美他尼(bumetanide) | D | 100% | 100% | 100% | 不需要 | 不需要 | 不需要 |
| 安非他酮(bupropion) | D | 100% | 100% | 100% | 不清 | 不清 | 不清 |
| 丁螺环酮(buspirone) | D | 100% | 100% | 100% | 不需要 | 不需要 | 不清 |
| 白消安(busulfan) | D | 100% | 100% | 100% | 不清 | 不清 | GFR10~50 患者的剂量 |
| 布托啡诺(butorphanol) | D | 100% | 75% | 50% | 不清 | 不清 | 不清 |
| 卷曲霉素(capreomycin) | I | q24h | q24h | q48h | 只在透析后使用 | 不需要 | GFR10~50 患者的剂量 |
| 卡托普利(captopril) | D,I | 100% q8~12h | 75% q12~18h | 50% q24h | 25%~30% | 不需要 | GFR10~50 患者的剂量 |
| 卡马西平(carbamazepine) | D | 100% | 100% | 100% | 不需要 | 不需要 | 不需要 |
| 甲基多巴肼(carbidopa) | D | 100% | 100% | 100% | 不清 | 不清 | 不清 |
| 卡铂(carboplatin) | D | 100% | 50% | 25% | 1/2 剂量 | 不需要 | GFR10~50 患者的剂量 |
| 卡莫司汀(carmustine) | D | 不清 | 不清 | 不清 | 不清 | 不清 | 不清 |
| 卡替洛尔(carteolol) | D | 100% | 50% | 25% | 不清 | 不需要 | GFR10~50 患者的剂量 |
| 卡维地洛(carvedilol) | D | 100% | 100% | 100% | 不需要 | 不需要 | GFR10~50 患者的剂量 |
| 头孢克洛(cefaclor) | L | q8h | q8h | q12h | 透析后用 250mg | 250mg q8~12h | 不需要 |
| 头孢羟氨苄(cefadroxil) | I | q12h | q12~24h | q24~48h | 透析后用 0.5~1.0g | 5g/d | 不需要 |
| 头孢孟多(cefamandole) | I | q6h | q6~8h | q12h | 透析后用 0.5~1.0g | 0.5~1.0g q12h | GFR10~50 患者的剂量 |

续表

| 药物 | 用药途径 | GFR>50（ml/min） | GFR<50（ml/min） | GFR<10（ml/min） | 血液透析后追加剂量 | CAPD后追加剂量 | CRRT后追加剂量 |
|---|---|---|---|---|---|---|---|
| 头孢唑林（cefazolin） | I | q8h | q12h | q24~48h | 透析后用0.5~1.0g | 0.5 q12h | GFR10~50患者的剂量 |
| 头孢吡肟（cefepime） | I | q12h | q16~24h | q24~48h | 透析后用1.0g | 透析后用0.5~1.0g | 不推荐 |
| 头孢克肟（cefixime） | D,I | q12h | 0.3g q24h | 0.2g q24h | 透析后用300mg | 200ng/d | 不推荐 |
| 头孢甲肟（cefmenoxime） | D,I | 1.0g q8h | 0.75g q12h | 透析后用0.75g | 透析后0.75g | 0.75g q12h | GFR10~50患者的剂量 |
| 头孢美唑（cefmetazole） | I | q16h | q24h | q48h | 透析后使用 | GFR<10患者的剂量 | GFR10~50患者的剂量 |
| 头孢尼西（cefonicid） | I | q24h | q24h | q48h | 不需要 | 不需要 | 不需要 |
| 头孢哌酮（cefoperazone） | D | 100% | 100% | 100% | 透析后用1.0g | 不需要 | 不需要 |
| 头孢雷特（ceforanide） | I | q12h | q12~24h | q24~48h | 透析后用0.5~1g | 不需要 | 1.0g/d |
| 头孢噻肟（cefetaxime） | I | q8~12h | q12~24h | q24h | 透析后用1.0g | 1g/d | 1g q12h |
| 头孢替坦（cefotetan） | I | q12h | q24h | q48h | 透析后用1.0g | 1g/d | 750mg q12h |
| 头孢西丁（cefoxitin） | I | q8h | q12h | q24~48h | 透析后用1.0g | 1g/d | GFR10~50患者的剂量 |
| 头孢泊肟（cefpodoxime） | I | q12h | q16h | q24~48h | 透析后用200mg | GFR<10患者的剂量 | 不需要 |
| 头孢罗齐（cefetaxime） | D,I | 250mg q12h | 250mg q12~16h | 250mg q24h | 透析后用250mg | GFR<10患者的剂量 | GFR<10患者的剂量 |
| 头孢他啶（ceftazidime） | I | q8~12h | q24~48h | q48h | 透析后用1.0g | 0.5~1.0g/d | GFR10~50患者的剂量 |
| 头孢布腾（ceftibuten） | D | 100% | 50% | 25% | 透析后用300mg | GFR<10患者的剂量 | GFR10~50患者的剂量 |
| 头孢唑肟（ceftizoxime） | I | q8h | q12~24h | q24h | 透析后用1.0g | 0.5~1g/d | GFR10~50患者的剂量 |
| 头孢曲松（ceftriaxone） | I | q12h | q12h | q12h | 透析后用1.0g | 750mg q12h | GFR10~50患者的剂量 |
| 头孢呋辛醋乙酯（cefuroxime） | D | 100% | 100% | 100% | 透析后使用 | GFR<10患者的剂量 | 不需要 |
| 头孢呋辛钠（cefuroxime sodium） | I | q8h | q8~12h | q24h | 透析后用0.75g | GFR<10患者的剂量 | 1g q12h |
| 噻利洛尔（celiprolo） | D | 100% | 100% | 75% | 不清 | 不需要 | GFR10~50患者的剂量 |

续表

| 药物 | 用药途径 | GFR>50（ml/min） | GFR<50（ml/min） | GFR<10（ml/min） | 血液透析后追加剂量 | CAPD 后追加剂量 | CRRT 后追加剂量 |
|---|---|---|---|---|---|---|---|
| 头孢氨苄（cephalexin） | I | q6h | q8h | q12h | 透析后使用 | 0.25g q8h | 不需要 |
| 头孢噻吩（cephapirin） | I | q6h | Q6～8h | q12h | 透析后使用 | 1g q12h | 1g q8h |
| 头孢匹林（cephapirin） | I | q6h | Q6～8h | q12h | 透析后使用 | 1g q12h | 1g q8h |
| 头孢拉定（cephradine） | I | q8h | q12h | q24h | 透析后用0.5g | 0.25g | 不需要 |
| 西特立嗪（cetirizine） | D | 100% | 100% | 30% | 不需要 | 不需要 | 不清 |
| 水合氯醛（chloral hydrate） | D | 100% | 避免 | 避免 | 不需要 | 不清 | 不清 |
| 苯丁酸氮芥（chlorambucil） | D | 不清 | 不清 | 不清 | 不清 | 不清 | 不清 |
| 氯霉素（chloramphenicol） | D | 100% | 100% | 100% | 不需要 | 不需要 | 不需要 |
| 氯氮䓬盐（chlorazepate） | D | 100% | 100% | 100% | 不清 | 不清 | 不清 |
| 甲氨二氮䓬（chlordiazepoxide） | D | 100% | 100% | 50% | 不需要 | 不清 | GFR10～50患者的剂量 |
| 氯喹（chloroquine） | D | 100% | 100% | 50% | 不需要 | 不需要 | 不需要 |
| 氨苯那敏（chlorpheniramine） | D | 100% | 100% | 100% | 不需要 | 不清 | 不清 |
| 氯丙嗪（chlorpromazine） | D | 100% | 100% | 100% | 不需要 | 不需要 | GFR10～50患者的剂量 |
| 氯磺丙脲（chorpropamide） | D | 50% | 避免 | 避免 | 不清 | 不需要 | 避免 |
| 氯噻酮（chlorthalidone） | I | q24h | q24h | 避免 | 不需要 | 不清 | 不需要 |
| 考来烯胺（cholestyramine） | D | 100% | 100% | 100% | 不需要 | 不需要 | GFR10～50患者的剂量 |
| 西苯唑啉（cibenzoline） | D,I | 100% q12h | 100% q12h | 66% q24h | 不需要 | 不需要 | GFR10～50患者的剂量 |
| 亚胺培南（cilastin） | L | q6h | q12h | q24h | 避免 | 避免 | 避免 |
| 西拉普利（cilazapril） | D,I | 75% q24h | 50% q24～48h | 10%～25% q72h | 不需要 | 不需要 | GFR10～50患者的剂量 |
| 西咪替丁（cimetidine） | D | 100% | 50% | 25% | 不需要 | 不需要 | GFR10～50患者的剂量 |
| 恶喹酸（cinoxacin） | D | 100% | 50% | 避免 | 避免 | 避免 | 避免 |
| 环丙沙星（ciprofloxacin） | D | 100% | 50%～75% | 50% | 250mg q12h | 250mg q8h | 200mg IV q12h |
| 西沙必利（cisapride） | D | 100% | 100% | 50% | 不清 | 不清 | 50%～100% |

| 药物 | 用药途径 | GFR>50（ml/min） | GFR<50（ml/min） | GFR<10（ml/min） | 血液透析后追加剂量 | CAPD后追加剂量 | CRRT后追加剂量 |
|---|---|---|---|---|---|---|---|
| 顺铂（cisplatin） | D | 100% | 75% | 50% | 需要 | 不清 | GFR10~50患者的剂量 |
| 红霉素（clarithromycin） | D | 100% | 100% | 50%~75% | 透析后使用 | 不需要 | 不需要 |
| 克拉维酸（clavulanic acid） | D | 100% | 100% | 50%~75% | 透析后使用 | GFR<10患者的剂量 | GFR10~50患者的剂量 |
| 克林霉素（clindamycin） | D | 100% | 100% | 100% | 不需要 | 不需要 | 不需要 |
| 氯贝特（clofibrate） | I | q6~12h | q12~18h | 避免 | 不需要 | 不清 | GFR10~50患者的剂量 |
| 氯丙咪嗪（clomipramine） | D | 不清 | 不清 | 不清 | 不清 | 不清 | 不清 |
| 氯硝西泮（clonazepam） | D | 100% | 100% | 100% | 不需要 | 不需要 | 不清 |
| 可乐定（clonidine） | D | 100% | 100% | 100% | 不需要 | 不需要 | GFR10~50患者的剂量 |
| 可待因（coderine） | D | 100% | 75% | 50% | 不清 | 不清 | GFR10~50患者的剂量 |
| 秋水仙碱（colchicine） | D | 100% | 100% | 50% | 不需要 | 不清 | GFR10~50患者的剂量 |
| 考来替泊（colestipol） | D | 100% | 100% | 100% | 不需要 | 不需要 | GFR10~50患者的剂量 |
| 可的松（cortisone） | D | 100% | 100% | 100% | 不需要 | 不清 | GFR10~50患者的剂量 |
| 环磷酰胺（cyclophospha-mide） | D | 100% | 100% | 75% | 1/2剂量 | 不清 | GFR10~50患者的剂量 |
| 环丝氨酸（cycloserine） | I | q12h | q12~24h | q24h | 不需要 | 不需要 | GFR10~50患者的剂量 |
| 环孢霉素（cyclosporine） | D | 100% | 100% | 100% | 不需要 | 不需要 | 100% |
| 阿糖胞苷（cytarabine） | D | 100% | 100% | 100% | 不清 | 不清 | GFR10~50患者的剂量 |
| 氨苯酮（sapsone） | D | 100% | 无资料 | 无资料 | 不需要 | 不清 | 无资料 |
| 柔红霉素（daunorubicin） | D | 100% | 100% | 100% | 不清 | | 不清 |
| 地拉夫定（delavirdine） | D | 100% | 100% | 100% | 不需要 | 不清 | GFR10~50患者的剂量 |
| 地昔帕明（desipramine） | D | 100% | 100% | 100% | 不需要 | 不需要 | 不清 |
| 地塞米松（dexametha-sone） | D | 100% | 100% | 100% | 不清 | 不清 | GFR10~50患者的剂量 |
| 地西泮（dialzepam） | D | 100% | 100% | 100% | 不需要 | 不清 | 100% |

续表

| 药物 | 用药途径 | GFR>50（ml/min） | GFR<50（ml/min） | GFR<10（ml/min） | 血液透析后追加剂量 | CAPD 后追加剂量 | CRRT 后追加剂量 |
|---|---|---|---|---|---|---|---|
| 二氮嗪（diazoxide） | D | 100% | 100% | 100% | 不需要 | 不需要 | GFR10～50 患者的剂量 |
| 二氯芬酸（diclofenac） | D | 100% | 100% | 100% | 不需要 | 不需要 | GFR10～50 患者的剂量 |
| 双氯西林（dicloxacillin） | D | 100% | 100% | 100% | 不需要 | 不需要 | 不需要 |
| 二脱氧肌酐（didanosine） | I | q12h | q24h | q24～48h | 透析后使用 | GFR<10 患者的剂量 | GFR<10 患者的剂量 |
| 二氟苯水杨酸（diflunisal） | D | 100% | 50% | 50% | 不需要 | 不需要 | GFR10～50 患者的剂量 |
| 洋地黄毒苷（digitoxin） | D | 100% | 100% | 50%～100% | 不需要 | 不需要 | GFR10～50 患者的剂量 |
| 地高辛（digoxin） | D,I | 100% q24h | 25%～75% q36h | 10%～25% q48h | 不需要 | 不需要 | GFR10～50 患者的剂量 |
| 地来洛尔（dilevalol） | D | 100% | 100% | 100% | 不需要 | 不需要 | 不清 |
| 硫氮䓬酮（diltiazem） | D | 100% | 100% | 100% | 不需要 | 不需要 | GFR10～50 患者的剂量 |
| 苯海拉明（dibendin） | D | 100% | 100% | 100% | 不需要 | 不需要 | 不需要 |
| 双嘧达莫（dipyridamole） | D | 100% | 100% | 100% | 不清 | 不清 | 不清 |
| 地红霉素（dirithromycin） | D | 100% | 100% | 100% | 不需要 | 不需要 | GFR10～50 患者的剂量 |
| 双异丙吡胺（disopyramide） | I | q8h | q24～40h | q24～40h | 不需要 | 不需要 | GFR10～50 患者的剂量 |
| 多巴酚丁胺（dobutamine） | D | 100% | 100% | 100% | 无资料 | 无资料 | GFR10～50 患者的剂量 |
| 多沙氨胺（doxacurium） | D | 100% | 50% | 50% | 不清 | 不清 | GFR10～50 患者的剂量 |
| 多沙唑嗪（doxazosin） | D | 100% | 100% | 100% | 不需要 | 不需要 | GFR10～50 患者的剂量 |
| 多虑平（doxepin） | D | 100% | 100% | 100% | 不需要 | 不需要 | GFR10～50 患者的剂量 |
| 多柔比星（doxorubicin） | D | 100% | 100% | 100% | 不需要 | 不清 | GFR10～50 患者的剂量 |
| 多西环素（doxycycline） | D | 100% | 100% | 100% | 不需要 | 不需要 | GFR10～50 患者的剂量 |
| 双羟丙茶碱（dyphylline） | D | 75% | 50% | 25% | 1/3 剂量 | 不清 | GFR10～50 患者的剂量 |

续表

| 药物 | 用药途径 | GFR>50（ml/min） | GFR<50（ml/min） | GFR<10（ml/min） | 血液透析后追加剂量 | CAPD 后追加剂量 | CRRT 后追加剂量 |
|---|---|---|---|---|---|---|---|
| 依托普利（enalapril） | D | 100% | 75%～100% | 50% | 20%～50% | 不需要 | GFR10～50 患者的剂量 |
| 表柔比星（epirubicin） | D | 100% | 100% | 100% | 不需要 | 不清 | GFR10～50 患者的剂量 |
| 艾司唑仑（estazolam） | D | 100% | 100% | 100% | 不清 | 不清 | 不需要 |
| 依他尼酸（ethacrynic acid） | I | q8～12h | q8～12h | 避免 | 不需要 | 不需要 | 不需要 |
| 乙胺丁醇（ethambutol） | I | q24h | q24～36h | q48h | 15mg/kg. AD | GFR＜10 患者的剂量 | GFR10～50 患者的剂量 |
| 乙氯叔醇（ethchlorvynol） | D | 100% | 避免 | 避免 | 不需要 | 不需要 | 不清 |
| 乙硫异烟胺（ethio-namide） | D | 100% | 100% | 50% | 不需要 | 不需要 | 不需要 |
| 乙琥胺（ethosuximide） | D | 100% | 100% | 100% | 不需要 | 不清 | 不清 |
| 依托度酸（etodolac） | D | 100% | 100% | 100% | 不需要 | 不需要 | GFR10～50 患者的剂量 |
| 依托咪酯（etomidate） | D | 100% | 100% | 100% | 不清 | 不清 | GFR10～50 患者的剂量 |
| 依托泊苷（etomidate） | D | 100% | 75% | 50% | 不需要 | 不清 | GFR10～50 患者的剂量 |
| 泛昔洛韦（famciclovir） | I | 100% | q12～48h | 50% q48h | 透析后使用 | 无资料 | GFR10～50 患者的剂量 |
| 法莫替丁（famotidine） | D | 50% | 25% | 10% | 不需要 | 不需要 | GFR10～50 患者的剂量 |
| 法札溴胺（fazadinium） | D | 100% | 100% | 100% | 不清 | 不清 | GFR10～50 患者的剂量 |
| 非洛地平（felodipine） | D | 100% | 100% | 100% | 不需要 | 不需要 | GFR10～50 患者的剂量 |
| 非诺洛芬（fenoprofen） | D | 100% | 100% | 100% | 不需要 | 不需要 | GFR10～50 患者的剂量 |
| 芬太尼（fentanyl） | D | 100% | 75% | 50% | 不需要 | 不需要 | 不清 |
| 氟卡尼（flecainide） | D | 100% | 100% | 50%～75% | 不需要 | 不需要 | GFR10～50 患者的剂量 |
| 氟罗沙星（fleroxacin） | D | 100% | 50%～75% | 50% | 透析后用 400mg | 400mg/d | 不需要 |
| 氟康唑（fluconazole） | D | 100% | 50% | 50% | 透析后用 200mg | GFR＜10 患者的剂量 | GFR10～50 患者的剂量 |

续表

| 药物 | 用药途径 | GFR>50（ml/min） | GFR<50（ml/min） | GFR<10（ml/min） | 血液透析后追加剂量 | CAPD 后追加剂量 | CRRT 后追加剂量 |
|---|---|---|---|---|---|---|---|
| 氟胞嘧啶(flucytosine) | I | q12h | q16h | q24h | 37.5mg/kg | 0.5~1.0g/d | GFR10~50 患者的剂量 |
| 氟达拉滨(fludarabine) | D | 100% | 75% | 50% | 不清 | 不清 | GFR10~50 患者的剂量 |
| 氟马西尼(flumazenil flu-oxetine) | D | 100% | 100% | 100% | 不需要 | 不清 | 不清 |
| 普罗帕酮(propafenone) | D | 100% | 100% | 100% | 不需要 | 不需要 | GFR10~50 患者的剂量 |
| 丙泊酚(propofol) | D | 100% | 100% | 100% | 不清 | 不清 | GFR10~50 患者的剂量 |
| 丙氧芬(propoxyphene) | D | 100% | 100% | 避免 | 不需要 | 不需要 | 不清 |
| 普萘洛尔(propranolol) | D | 100% | 100% | 100% | 不需要 | 不需要 | GFR10~50 患者的剂量 |
| 丙硫氧嘧啶(propylthio-uracil) | D | 100% | 100% | 100% | 不清 | 不清 | GFR10~50 患者的剂量 |
| 普罗替林(protriptyline) | D | 100% | 100% | 100% | 不需要 | 不需要 | 不清 |
| 吡啶斯的明(pyridostig-mine) | D | 50% | 35% | 20% | 不清 | 不清 | GFR10~50 患者的剂量 |
| 乙胺嘧啶(pyrime-thamine) | D | 100% | 100% | 100% | 25% | 不需要 | 不需要 |
| 夸西泮(quazepam) | D | 不清 | 不清 | 不清 | 100~200mg | 不清 | 不清 |
| 喹那普利(quinidine) | D | 100% | 75%~100% | 75% | 透析后使用 | 不需要 | GFR10~50 患者的剂量 |
| 奎尼丁(quinidine) | D | 100% | 100% | 75% | 20% | 不需要 | GFR10~50 患者的剂量 |
| 奎宁(quinine) | I | q8h | q8~12h | q24h | 1/2 剂量 | GFR<10 患者的剂量 | GFR10~50 患者的剂量 |
| 雷米普利(ramipril) | D | 100% | 50%~75% | 25%~50% | 不需要 | 不需要 | GFR10~50 患者的剂量 |
| 雷尼替丁(ranitidine) | D | 75% | 50% | 25% | 透析后使用 | 不需要 | GFR10~50 患者的剂量 |
| 利血平(reserpine) | D | 100% | 100% | 避免 | 不需要 | 不需要 | GFR10~50 患者的剂量 |
| 利巴韦林(ribavirin) | D | 100% | 100% | 50% | 不需要 | GFR<10 患者的剂量 | GFR<10 患者的剂量 |

| 药物 | 用药途径 | GFR>50（ml/min） | GFR<50（ml/min） | GFR<10（ml/min） | 血液透析后追加剂量 | CAPD后追加剂量 | CRRT后追加剂量 |
|---|---|---|---|---|---|---|---|
| 利福布丁（rifabutin） | D | 100% | 100% | 100% | 不需要 | 不需要 | GFR10~50患者的剂量 |
| 利福平（rifadin） | D | 100% | 50%~100% | 50%~100% | 不需要 | GFR<10患者的剂量 | GFR<10患者的剂量 |
| 利托那韦（ritonavir） | D | 100% | 100% | 100% | 不需要 | GFR<10患者的剂量 | GFR10~50患者的剂量 |
| 沙奎那韦（saquinavir） | D | 100% | 100% | 100% | 不需要 | GFR<10患者的剂量 | GFR10~50患者的剂量 |
| 司可巴比妥（secobarbital） | D | 100% | 100% | 100% | 不需要 | 不需要 | 不需要 |
| 舍曲林（sertraline） | D | 100% | 100% | 100% | 不清 | 不清 | 不清 |
| 斯代他汀（simnastatin） | D | 100% | 100% | 100% | 不清 | 不清 | GFR10~50患者的剂量 |
| 丙戊酸钠（sodium valproate） | D | 100% | 100% | 100% | 不需要 | 不需要 | 不需要 |
| 索他洛尔（sotalol） | D | 100% | 30% | 15%~30% | 80mg | 不需要 | GFR10~50患者的剂量 |
| 斯帕沙星（sparfioxacin） | D,I | 100% | 50%~75% | 50% q48h | GFR<10患者的剂量 | 无资料 | GFR10~50患者的剂量 |
| 大观霉素（spectinomycin） | D | 100% | 100% | 100% | 不需要 | 不需要 | 不需要 |
| 螺内酯（spironolactone） | I | q6~12h | q12~24h | 避免 | 不需要 | 不需要 | 避免 |
| 斯塔夫定（stavudine） | D,I | 100% | 50% q2~24h | 50% q24h | 透析后使用 | 无资料 | GFR10~50患者的剂量 |
| 链激酶（streptokinase） | D | 100% | 100% | 100% | 不需要 | 不需要 | GFR10~50患者的剂量 |
| 链霉素（streptomycin） | I | q24h | q24~72h | q72~96h | 1/2常规剂量 | 20~40mg/（L·d） | GFR10~50患者的剂量 |
| 链脲霉素（streptozotocin） | D | 100% | 75% | 50% | 不清 | 不清 | 不清 |
| 琥珀胆碱（succinylcholine） | D | 100% | 100% | 100% | 不清 | 不清 | GFR10~50患者的剂量 |
| 舒芬太尼（sufentanil） | D | 100% | 100% | 100% | 不清 | 不清 | GFR10~50患者的剂量 |
| 舒巴坦（sulbaetam） | I | q6~8h | q12~24h | q24~48h | 透析后使用 | 0.75~1.5g/d | 750mg q12h |
| 磺胺噁唑（sulfamethoxazole） | I | q12h | q18h | q24h | 透析后使用1g | 1g/d | GFR10~50患者的剂量 |

续表

| 药物 | 用药途径 | GFR>50（ml/min） | GFR<50（ml/min） | GFR<10（ml/min） | 血液透析后追加剂量 | CAPD 后追加剂量 | CRRT 后追加剂量 |
|---|---|---|---|---|---|---|---|
| 苯磺唑酮（sulfinpyra-zone） | D | 100% | 100% | 避免 | 不需要 | 不需要 | GFR10～50 患者的剂量 |
| 磺胺异噁唑（sulfisox-azole） | I | q6h | q8～12h | 100% | 透析后使用 2g | 3g/d | 不需要 |
| 舒林酸（sulindac） | D | 100% | 100% | 100% | 不需要 | 不需要 | GFR10～50 患者的剂量 |
| 磺曲苯（sulotroban） | D | 50% | 30% | 10% | 不清 | 不清 | 不清 |
| 他莫昔芬（tamoxifen） | D | 100% | 100% | 100% | 不清 | 不清 | GFR10～50 患者的剂量 |
| 他佐巴坦（tazobaetam） | D | 100% | 75% | 50% | 1/3 剂量 | GFR<10 患者的剂量 | GFR10～50 患者的剂量 |
| 替考拉宁（teicoplanin） | I | q24h | q48h | q72h | GFR<10 患者的剂量 | GFR<10 患者的剂量 | GFR10～50 患者的剂量 |
| 去甲替林（nortriptyline） | I | q24h | q2～24h | 避免 | 不需要 | 不需要 | 不需要 |
| 氧氟沙星（ofloxacin） | D | 100% | 50% | 25%～50% | 100mg bid | GFR<10 患者的剂量 | 300mg/d |
| 奥美拉唑（omeprazole） | D | 100% | 100% | 100% | 不需要 | 不需要 | 不清 |
| 奥丹西隆（ondansetron） | D | 100% | 100% | 100% | 不清 | 不清 | 不清 |
| 邻甲苯海拉明（or-phenadrine） | D | 100% | 100% | 100% | 不清 | 不清 | 不清 |
| 毒毛花苷 G（ouabain） | I | q12～24h | q24～36h | q36～48h | 不清 | 不清 | GFR10～50 患者的剂量 |
| 恶丙嗪（oxaproxin） | D | 100% | 100% | 100% | 不需要 | 不需要 | GFR10～50 患者的剂量 |
| 奥沙米特（oxatomide） | D | 100% | 100% | 100% | 不需要 | 不需要 | 不清 |
| 奥沙西泮（oxazepam） | D | 100% | 100% | 100% | 不需要 | 不需要 | GFR10～50 患者的剂量 |
| 奥卡西平（oxcarbaz-epine） | D | 100% | 100% | 100% | 不需要 | 不清 | 不清 |
| 紫杉醇（paclitaxel） | D | 100% | 100% | 100% | 不清 | 不清 | 不清 |
| 泮库溴铵（pancuronium） | D | 100% | 50% | 避免 | 不清 | 不清 | GFR10～50 患者的剂量 |
| 帕罗西汀（paroxetine） | D | 100% | 50%～75% | 50% | 不清 | 不清 | 不清 |
| 对氨基水杨酸（PAS） | D | 100% | 50%～75% | 50% | 透析后使用 | GFR<10 患者的剂量 | GFR10～50 患者的剂量 |

续表

| 药物 | 用药途径 | GFR>50（ml/min） | GFR<50（ml/min） | GFR<10（ml/min） | 血液透析后追加剂量 | CAPD后追加剂量 | CRRT后追加剂量 |
|---|---|---|---|---|---|---|---|
| 喷布洛尔（penbutolol） | D | 100% | 100% | 不需要 | 不需要 | 不需要 | GFR10~50患者的剂量 |
| 青霉胺（penicillamine） | D | 100% | 避免 | 避免 | 1/3剂量 | 不清 | GFR10~50患者的剂量 |
| 青霉素G（penicillin G） | D | 100% | 75% | 20%~50% | GFR<10患者的剂量 | GFR<10患者的剂量 | GFR10~50患者的剂量 |
| 青霉素V钾（penicillin VK） | D | 100% | 100% | 100% | 透析后使用 | GFR<10患者的剂量 | 不清 |
| 戊烷脒（pentamidine） | I | q24h | q24~36h | q48h | 不清 | 不清 | 不清 |
| 喷他佐辛（pentazocine） | D | 100% | 75% | 50% | 不需要 | 不需要 | GFR10~50患者的剂量 |
| 戊巴比妥（pentobarbital） | D | 100% | 100% | 100% | 不需要 | 不清 | GFR10~50患者的剂量 |
| 喷托普利（pentopril） | D | 100% | 50%~75% | 50% | 不清 | 不清 | GFR10~50患者的剂量 |
| 己酮可可碱（pentoxifylline） | D | 100% | 100% | 100% | 不清 | 不清 | 100% |
| 培哚普利（perindopril） | D | 100% | 75% | 50% | 20%~50% | 不清 | GFR10~50患者的剂量 |
| 苯乙肼（phenelzine） | D | 100% | 100% | 100% | 不清 | 不清 | 不清 |
| 苯巴比妥（phenobarbital） | I | q8~12h | q8~12h | q12~16h | 透析后使用 | 1/2常规剂量 | GFR10~50患者的剂量 |
| 保泰松（phenylbutazone） | D | 100% | 100% | 100% | 不需要 | 不需要 | GFR10~50患者的剂量 |
| 苯妥英（phenytoin） | D | 100% | 100% | 100% | 不需要 | 不需要 | 不需要 |
| 吲哚洛尔（pindolol） | D | 100% | 100% | 100% | 不需要 | 不需要 | GFR10~50患者的剂量 |
| 哌库溴铵（pipecuronium） | D | 100% | 50% | 25% | 不清 | 不清 | GFR10~50患者的剂量 |
| 哌拉西林（piperacillin） | D | q4~6h | q8h | q12h | 透析后使用 | GFR<10患者的剂量 | GFR10~50患者的剂量 |
| 吡咯他尼（piretanide） | D | 100% | 100% | 100% | 不需要 | 不需要 | 不需要 |
| 吡罗昔康（piroxicam） | D | 100% | 100% | 100% | 100% | 不需要 | 不需要 |
| 光辉霉素（plicamycin） | D | 100% | 75% | 50% | 不清 | 不清 | 不清 |
| 普伐他汀（pravastatin） | D | 100% | 100% | 100% | 不清 | 不清 | GFR10~50患者的剂量 |

续表

| 药物 | 用药途径 | GFR>50（ml/min） | GFR<50（ml/min） | GFR<10（ml/min） | 血液透析后追加剂量 | CAPD 后追加剂量 | CRRT 后追加剂量 |
|---|---|---|---|---|---|---|---|
| 普拉西泮（prazepam） | D | 100% | 100% | 100% | 不清 | 不清 | 不清 |
| 哌唑嗪（prazosin） | D | 100% | 100% | 100% | 不需要 | 不需要 | GFR10~50 患者的剂量 |
| 泼尼松龙（prednisolone） | D | 100% | 100% | 100% | 需要 | 不清 | GFR10~50 患者的剂量 |
| 泼尼松（prednisone） | D | 100% | 100% | 100% | 不需要 | 不清 | GFR10~50 患者的剂量 |
| 伯氯喹（primaquine） | D | 100% | 100% | 100% | 不需要 | 不需要 | GFR10~50 患者的剂量 |
| 扑米酮（primidone） | I | q8h | q8~12h | q12~24h | 1/3 剂量 | 不清 | 不清 |
| 丙磺舒（probenecid） | D | 100% | 避免 | 避免 | 避免 | 不清 | 避免 |
| 丙丁酚（probucol） | D | 100% | 100% | 100% | 不清 | 不清 | GFR10~50 患者的剂量 |
| 普鲁卡因胺（procainamide） | I | q4h | q6~12h | q8~24h | 200mg | 不需要 | GFR10~50 患者的剂量 |
| 异丙嗪（promethazine） | D | 100% | 100% | 100% | 不清 | 不清 | GFR10~50 患者的剂量 |
| 氟桂利嗪（flunariaine） | D | 100% | 100% | 100% | 不需要 | 不需要 | 不需要 |
| 氟尿嘧啶（fluorouracil） | D | 100% | 100% | 100% | 需要 | 不清 | GFR10~50 患者的剂量 |
| 氟西汀（fluoxetine） | D | 100% | 100% | 100% | 不清 | 不清 | 不清 |
| 氟西泮（flurazepam） | D | 100% | 100% | 100% | 不需要 | 不清 | 不清 |
| 氟比洛芬（flurbiprofen） | D | 100% | 100% | 100% | 不需要 | 不需要 | GFR10~50 患者的剂量 |
| 氟他胺（flutamide） | D | 100% | 100% | 100% | 不清 | 不清 | 不清 |
| 氟伐他汀（fluvastatin） | D | 100% | 100% | 100% | 不清 | 不清 | GFR10~50 患者的剂量 |
| 氟伏沙明（fluvoxamine） | D | 100% | 100% | 100% | 不需要 | 不清 | 不清 |
| 膦甲酸（foscarnet） | D | 28mg/kg | 15mg/kg | 6mg/kg | 透析后使用 | 透析后使用 | GFR10~50 患者的剂量 |
| 福辛普利（fosinopril） | D | 100% | 100% | 75%~100% | 不需要 | 不需要 | GFR10~50 患者的剂量 |
| 呋塞米（furosemide） | D | 100% | 100% | 100% | 不需要 | 不需要 | 不清 |
| 加巴喷丁（gallamine） | D,I | 400mg tid | 300mg q12~24h | 300mg qd | 负荷剂量 300mg,追加 200~300mg | 不清 | GFR10~50 患者的剂量 |

续表

| 药物 | 用药途径 | GFR>50（ml/min） | GFR<50（ml/min） | GFR<10（ml/min） | 血液透析后追加剂量 | CAPD后追加剂量 | CRRT后追加剂量 |
|------|---------|-----------------|-----------------|-----------------|-----------------|---------------|---------------|
| 加拉碘胺（gallamine） | D | 75% | 避免 | 避免 | 不需要 | 不需要 | GFR10～50患者的剂量 |
| 更昔洛韦（ganciclovir） | I | q12h | q24～48h | q48～96h | 透析后使用 | 透析后使用 | 2.5mg/（kg·d） |
| 吉非诺齐（gemfibrozil） | D | 100% | 100% | 100% | 不需要 | 不清 | GFR10～50患者的剂量 |
| 庆大霉素（gentamicin） | D,I | 60%～90% q8～12h | 30%～80% q12h | 20%～30% q24～48h | 1～2mg/kg,AD | 3～4mg/（L·d） | GFR10～50患者的剂量 |
| 格列波脲（glibornuride） | D | 不清 | 不清 | 不清 | 不清 | 不清 | 避免 |
| 格列齐特（gliclazide） | D | 不清 | 不清 | 不清 | 不清 | 不清 | 避免 |
| 格列吡嗪（glipizide） | D | 100% | 100% | 100% | 不清 | 不清 | 避免 |
| 格列本脲（glyburide） | D | 不清 | 避免 | 避免 | 不需要 | 不需要 | 避免 |
| 金巯丁二钠（Gold sodium thiomalate） | D | 50% | 避免 | 避免 | 不需要 | 不需要 | 避免 |
| 灰黄霉素（griseofulvin） | D | 100% | 100% | 100% | 不需要 | 不需要 | 不需要 |
| 胍那苄（guanabenz） | D | 100% | 100% | 100% | 不清 | 不清 | GFR10～50患者的剂量 |
| 胍那决尔（guanadrel） | I | q12h | q12～24h | q24～48h | 不清 | 不清 | GFR10～50患者的剂量 |
| 胍乙啶（guanethidine） | I | q24h | q24h | q24～36h | 不清 | 不清 | 避免 |
| 胍法辛（guanfacine） | D | 100% | 100% | 100% | 不需要 | 不需要 | GFR10～50患者的剂量 |
| 氟哌啶醇（haloperidol） | D | 100% | 100% | 100% | 不需要 | 不需要 | GFR10～50患者的剂量 |
| 肝素（heparin） | D | 100% | 100% | 100% | 不需要 | 不需要 | GFR10～50患者的剂量 |
| 环己巴比妥（hexobarbital） | D | 100% | 100% | 100% | 不需要 | 不需要 | 不清 |
| 肼屈嗪（hydralazine） | I | q8h | q8h | q8～16h | 不需要 | 不需要 | GFR10～50患者的剂量 |
| 氢化可的松（hydrocortisone） | D | 100% | 100% | 100% | 不清 | 不清 | GFR10～50患者的剂量 |
| 羟基脲（hydroxyurea） | D | 100% | 50% | 20% | 不清 | 不清 | GFR10～50患者的剂量 |
| 羟嗪（hydroxyzine） | D | 100% | 不清 | 不清 | 100% | 100% | 100% |
| 布洛芬（ibuprofen） | D | 100% | 100% | 100% | 不需要 | 不需要 | GFR10～50患者的剂量 |

| 药物 | 用药途径 | GFR>50（ml/min） | GFR<50（ml/min） | GFR<10（ml/min） | 血液透析后追加剂量 | CAPD 后追加剂量 | CRRT 后追加剂量 |
|---|---|---|---|---|---|---|---|
| 伊达比星（idarubicin） | | 不清 | 不清 | 不清 | 不清 | 不清 | 不清 |
| 异环磷酰胺（ifosfamide） | D | 100% | 100% | 100% | 不清 | 不清 | GFR10～50 患者的剂量 |
| 伊洛前列素（iloprost） | D | 100% | 100% | 50% | 不清 | 不清 | GFR10～50 患者的剂量 |
| 亚胺培南（imipenem） | I | q6h | q12h | q24h | 透析后使用 | GFR<10 患者的剂量 | GFR10～50 患者的剂量 |
| 丙咪嗪（imipramine） | D | 100% | 100% | 100% | 不需要 | 不需要 | 不清 |
| 吲达帕胺（indapamide） | D | 100% | 100% | 避免 | 不需要 | 不需要 | 不需要 |
| 印地那韦（indinavir） | D | 100% | 100% | 100% | 不需要 | GFR<10 患者的剂量 | 无资料 |
| 吲哚布芬（indobufen） | D | 100% | 50% | 25% | 不清 | 不清 | 不清 |
| 吲哚美辛（indomethacin） | D | 100% | 100% | 100% | 不需要 | 不需要 | GFR10～50 患者的剂量 |
| 胰岛素（insulin） | D | 100% | 75% | 50% | 不需要 | 不需要 | GFR10～50 患者的剂量 |
| 异丙托铵（ipratropium） | D | 100% | 100% | 100% | 不需要 | 不需要 | GFR10～50 患者的剂量 |
| 异烟肼（isoniazid） | I | q24h | q24h | q48h | 透析后使用 | GFR<10 患者的剂量 | GFR10～50 患者的剂量 |
| 异山梨醇（isosorbide） | D | 100% | 100% | 100% | 10～20mg | 不需要 | GFR10～50 患者的剂量 |
| 依拉地平（isradipine） | D | 100% | 100% | 100% | 不需要 | 不需要 | GFR10～50 患者的剂量 |
| 伊曲康唑（itraconazole） | D | 100% | 100% | 50% | 100mg 12～24h | 100mg 12～24h | 100mg 12～24h |
| 卡那霉素（kanamycin） | D,I | 60%～90% q8～12h | 30%～70% q12h | 20%～30% q24～48h | 2/3 常规剂量 | 15～20mg/（L·d） | GFR10～50 患者的剂量 |
| 氯胺酮（ketamine） | D | 100% | 100% | 100% | 不清 | 不清 | GFR10～50 患者的剂量 |
| 酮色林（ketanserin） | D | 100% | 100% | 100% | 不需要 | 不需要 | GFR10～50 患者的剂量 |
| 酮康唑（ketoconazole） | D | 100% | 100% | 100% | 不需要 | 不需要 | 不需要 |
| 酮洛芬（ketoprofen） | D | 100% | 100% | 100% | 不需要 | 不需要 | GFR10～50 患者的剂量 |
| 酮咯酸（ketorolac） | D | 100% | 50% | 50% | 不需要 | 不需要 | GFR10～50 患者的剂量 |

续表

| 药物 | 用药途径 | GFR>50（ml/min） | GFR<50（ml/min） | GFR<10（ml/min） | 血液透析后追加剂量 | CAPD后追加剂量 | CRRT后追加剂量 |
|---|---|---|---|---|---|---|---|
| 拉贝洛尔（labetalol） | D | 100% | 100% | 100% | 不需要 | 不需要 | GFR10～50患者的剂量 |
| 拉米夫定（lamivudine） | D,I | 100% | 50%～100mg qd | 25mg qd | 透析后使用 | GFR<10患者的剂量 | GFR10～50患者的剂量 |
| 拉莫三嗪（lamotrigine） | D | 100% | 100% | 100% | 不清 | 不清 | GFR10～50患者的剂量 |
| 兰索拉唑（lansoprazole） | D | 100% | 100% | 100% | 不清 | 不清 | 不清 |
| 左旋多巴（levodopa） | D | 100% | 100% | 100% | 不清 | 不清 | GFR10～50患者的剂量 |
| 左氟沙星（levofloxacin） | D | 100% | 50% | 20%～50% | GFR<10患者的剂量 | GFR<10患者的剂量 | GFR10～50患者的剂量 |
| 利多卡因（lidocaine） | D | 100% | 100% | 100% | 不需要 | 不需要 | GFR10～50患者的剂量 |
| 林可霉素（lincomycin） | I | q6h | q6～12h | q12～24h | 不需要 | 不需要 | 不需要 |
| 赖诺普利（lisinopril） | D | 100% | 50%～75% | 25%～50% | 20% | 不需要 | GFR10～50患者的剂量 |
| 碳酸锂（lithium carbonate） | D | 100% | 50%～75% | 20%～50% | 透析后使用 | 不需要 | 不需要 |
| 洛美沙星（lomefloxacin） | D | 100% | 50%～75% | 50% | GFR<10患者的剂量 | 不需要 | GFR10～50患者的剂量 |
| 芬拉卡比（loracarbef） | I | q12h | q24h | q3～5d | 透析后使用 | GFR<10患者的剂量 | 不需要 |
| 氯羟去甲安定（lorazepam） | D | 100% | 100% | 100% | 不需要 | GFR<10患者的剂量 | GFR10～50患者的剂量 |
| 氯沙坦（losartan） | D | 100% | 100% | 100% | 不清 | 不清 | GFR10～50患者的剂量 |
| 洛伐他汀（lovastatin） | D | 100% | 100% | 100% | 不清 | 不清 | GFR10～50患者的剂量 |
| 低分子肝素（low molecular weight heparin） | D | 100% | 100% | 50% | 不清 | 不清 | GFR10～50患者的剂量 |
| 马普替林（maprotiline） | D | 100% | 100% | 100% | 不清 | 不清 | GFR10～50患者的剂量 |
| 甲氯芬钠酸（meclofenamic acid） | D | 100% | 100% | 100% | 不需要 | 不清 | 不清 |
| 甲芬那酸（mefenamic acid） | D | 100% | 100% | 100% | 不需要 | 不需要 | GFR10～50患者的剂量 |

续表

| 药物 | 用药途径 | GFR>50（ml/min） | GFR<50（ml/min） | GFR<10（ml/min） | 血液透析后追加剂量 | CAPD 后追加剂量 | CRRT 后追加剂量 |
|---|---|---|---|---|---|---|---|
| 甲氟喹（mefloquine） | D | 100% | 100% | 100% | 不需要 | 不需要 | GFR10～50 患者的剂量 |
| 美法仑（melphalan） | D | 100% | 75% | 50% | 不清 | 不需要 | GFR10～50 患者的剂量 |
| 哌替啶（meperidine） | D | 100% | 75% | 50% | 避免 | 不清 | GFR10～50 患者的剂量 |
| 甲丙氨酯（meprobamate） | I | q6h | q9～12h | q12～18h | 不需要 | 不需要 | 避免 |
| 米诺配能（meropenem） | D,I | 500mg q6h | 250～500mg q12h | 250～500mg q24h | 透析后使用 | 不清 | 不清 |
| 异丙喘宁（metaproterenol） | D | 100% | 100% | 100% | 不清 | GFR<10 患者的剂量 | GFR10～50 患者的剂量 |
| 二甲双胍（metformin） | D | 50% | 25% | 避免 | 不清 | 不清 | GFR10～50 患者的剂量 |
| 美沙酮（methadone） | D | 100% | 100% | 50%～75% | 不需要 | 不清 | 避免 |
| 乌洛托品扁桃酸盐（methenamine mandelate） | D | 100% | 避免 | 避免 | 不需要 | 不需要 | 不需要 |
| 甲氧西林（methenamine mandelate） | I | q4～6h | q6～8h | q8～12h | 不清 | 不需要 | 不需要 |
| 他巴唑（methimazole） | D | 100% | 100% | 100% | 需要 | 不清 | 不清 |
| 甲氨蝶呤（methotrexate） | D | 100% | 50% | 避免 | 需要 | 不需要 | GFR10～50 患者的剂量 |
| 甲基多巴（methyldopa） | I | q8h | q8～12h | q12～24h | 250mg | 不需要 | GFR10～50 患者的剂量 |
| 甲基泼尼松龙（methylprednisolone） | D | 100% | 100% | 100% | 需要 | 不清 | GFR10～50 患者的剂量 |
| 甲氧氯普胺 | D | 100% | 75% | 50% | 不清 | 不清 | 50%～75% |
| 甲筒箭毒（metocurine） | D | 75% | 50% | 50% | 不需要 | 不清 | GFR10～50 患者的剂量 |
| 美托拉宗（metolazone） | D | 100% | 100% | 100% | 不需要 | 不需要 | 不需要 |
| 甲硝唑（metronidazole） | D | 100% | 100% | 50% | 7.5mg/kg,AD | GFR<10 患者的剂量 | GFR10～50 患者的剂量 |
| 美西律（mexiletine） | D | 100% | 100% | 50% | 不需要 | 不需要 | 不需要 |
| 美洛西林（mezlocillin） | I | q4～6h | q6～8h | q8h | 不需要 | 不需要 | GFR10～50 患者的剂量 |
| 咪康唑（miconazole） | D | 100% | 100% | 100% | 不需要 | 不需要 | 不需要 |
| 咪唑安定（midazolam） | D | 100% | 100% | 50% | 不需要 | 不需要 | 不需要 |

续表

| 药物 | 用药途径 | GFR>50（ml/min） | GFR<50（ml/min） | GFR<10（ml/min） | 血液透析后追加剂量 | CAPD后追加剂量 | CRRT后追加剂量 |
|---|---|---|---|---|---|---|---|
| 甲氧胺福林（midodrine） | D | 5~10mg q8h | 5~10mg q8h | 不清 | 5mg q8h | 无资料 | GFR10~50患者的剂量 |
| 米格列醇（miglitol） | D | 50% | 避免 | 避免 | 不清 | 不需要 | 避免 |
| 米力农（milrinone） | D | 100% | 100% | 50%~75% | 无资料 | 不清 | GFR10~50患者的剂量 |
| 米诺地尔（minoxidil） | D | 100% | 100% | 100% | 不需要 | 不需要 | GFR10~50患者的剂量 |
| 丝裂霉素C（mitonmycin C） | D | 100% | 100% | 75% | 不清 | 不清 | 不清 |
| 米托蒽醌（mitoxantrone） | D | 100% | 100% | 100% | 不清 | 不清 | GFR10~50患者的剂量 |
| 美维库铵（mivacurium） | D | 100% | 50% | 50% | 不清 | 不清 | GFR10~50患者的剂量 |
| 吗啡（morphina） | D | 100% | 75% | 50% | 不需要 | 不清 | GFR10~50患者的剂量 |
| 拉氧头孢（moxalactam） | I | q12h | q24h | q48h | 透析后使用 | 不清 | GFR10~50患者的剂量 |
| 奈丁美酮（nabumetone） | D | 100% | 100% | 100% | 不需要 | GFR<10患者的剂量 | GFR10~50患者的剂量 |
| N-乙酰半胱氨酸（N-Acetylcysteine） | D | 100% | 100% | 75% | 不清 | 不需要 | 100% |
| 纳多洛尔（nadolol） | D | 100% | 50% | 25% | 40mg | 不清 | GFR<10患者的剂量 |
| 萘啶酸（nalidixic acid） | D | 100% | 避免 | 避免 | 避免 | 避免 | 不需要 |
| 纳洛酮（naloxone） | D | 100% | 100% | 100% | 不需要 | 不需要 | GFR10~50患者的剂量 |
| 萘普生（naproxen） | D | 100% | 100% | 100% | 不需要 | 不需要 | GFR10~50患者的剂量 |
| 奈法唑仑（nefazodone） | D | 100% | 100% | 100% | 不清 | 不需要 | 不需要 |
| 那非那韦（nelfinavir） | D | 无资料 | 无资料 | 无资料 | 无资料 | 无资料 | 无资料 |
| 新斯的明（neostigmine） | D | 100% | 50% | 25% | 不清 | 无资料 | GFR10~50患者的剂量 |
| 奈伟拉平（nevirapine） | D | 100% | 100% | 100% | 不清 | 不清 | GFR<10患者的剂量 |
| 烟酸（nicrotinic Acid） | D | 100% | 50% | 25% | 不清 | 不清 | GFR10~50患者的剂量 |

续表

| 药物 | 用药途径 | GFR>50（ml/min） | GFR<50（ml/min） | GFR<10（ml/min） | 血液透析后追加剂量 | CAPD后追加剂量 | CRRT后追加剂量 |
|------|---------|-----------------|-----------------|-----------------|-----------------|--------------|--------------|
| 硝苯地平（nifedipine） | D | 100% | 100% | 100% | 不需要 | 不清 | GFR10~50患者的剂量 |
| 尼莫地平（nimodipine） | D | 100% | 100% | 100% | 不需要 | 不需要 | GFR10~50患者的剂量 |
| 尼索地平（nisoldipine） | D | 100% | 100% | 100% | 不需要 | 不需要 | GFR10~50患者的剂量 |
| 硝西泮（nitrazepam） | D | 100% | 100% | 100% | 不清 | 不需要 | GFR10~50患者的剂量 |
| 硝基呋喃妥因（nitrofurantoin） | D | 100% | 避免 | 避免 | 不需要 | 不清 | GFR10~50患者的剂量 |
| 硝酸甘油（nitroglycerin） | D | 100% | 100% | 100% | 无资料 | 不需要 | GFR10~50患者的剂量 |
| 硝普盐（nitroprusside） | D | 100% | 100% | 100% | 不需要 | 无资料 | 不清 |
| 亚硝基脲（nitrosoureas） | D | 100% | 75% | 20%~50% | 不需要 | 不需要 | 不需要 |
| 尼扎替丁（nizatidine） | D | 75% | 50% | 25% | 不清 | 不清 | GFR10~50患者的剂量 |
| 替马西泮（temazepam） | D | 100% | 100% | 100% | 不清 | 不清 | 不清 |
| 替尼泊苷（teniposide） | D | 100% | 100% | 100% | 不需要 | 不需要 | 不清 |
| 特拉唑嗪（terazosin） | D | 100% | 100% | 100% | 不清 | 不需要 | GFR10~50患者的剂量 |
| 特布他林（terbutaline） | D | 100% | 50% | 避免 | 不清 | 不清 | 不清 |
| 特非那定（terfenadine） | D | 100% | 100% | 100% | 不需要 | 不清 | GFR10~50患者的剂量 |
| 噻嗪类（thiazides） | D | 100% | 100% | 避免 | 不需要 | 不清 | 不清 |
| 硫喷妥（thiopental） | D | 100% | 100% | 75% | 不需要 | 不需要 | 不清 |
| 替卡西林（ticarcillin） | D,I | 1~2g q4h | 1~2g q8h | 1~2g q12h | 透析后使用3g | GFR<10患者的剂量 | GFR10~50患者的剂量 |
| 噻氯匹定（ticlopidine） | D | 100% | 100% | 100% | 不清 | 透析后使用 | GFR10~50患者的剂量 |
| 噻吗洛尔（timolol） | D | 100% | 100% | 100% | 不需要 | 不清 | GFR10~50患者的剂量 |
| 妥布霉素（tobramycin） | D,I | 60%~90% q8~12h | 30%~70% q12h | 20%~30% q24~48h | 2/3常规剂量 | 3~4mg/L.d | GFR10~50患者的剂量 |
| 妥卡尼（tocainide） | D | 100% | 100% | 50% | 200mg | 不清 | GFR10~50患者的剂量 |
| 妥拉磺脲（tolazamide） | D | 100% | 100% | 100% | 不需要 | 不清 | 避免 |

续表

| 药物 | 用药途径 | GFR>50（ml/min） | GFR<50（ml/min） | GFR<10（ml/min） | 血液透析后追加剂量 | CAPD后追加剂量 | CRRT后追加剂量 |
|---|---|---|---|---|---|---|---|
| 甲苯磺丁脲（tolbutamide） | D | 100% | 100% | 100% | 不需要 | 不需要 | 避免 |
| 氨甲环酸（tranexamic acid） | D | 50% | 25% | 10% | 不清 | 不清 | 不清 |
| 苯环丙胺（tranylcypromine） | D | 不清 | 不清 | 不清 | 不清 | 不清 | 不清 |
| 曲唑酮（trazodone） | D | 100% | 100% | 100% | 不清 | 不清 | GFR10～50患者的剂量 |
| 曲安西龙（triamcinolone） | D | 100% | 不清 | 不清 | 不清 | 不清 | 不清 |
| 氨苯蝶啶（triamterene） | I | q12h | q12h | 避免 | 不需要 | 不清 | 避免 |
| 三唑仑（triazolam） | D | 100% | 100% | 100% | 不需要 | 不需要 | 不清 |
| 苯海索（trihexyphenidyl） | D | 不清 | 不清 | 不清 | 不清 | 不清 | 不清 |
| 三甲双酮（trimethadione） | I | q8h | q8～12h | q12～24h | 不清 | 不清 | GFR10～50患者的剂量 |
| 甲氧苄啶（trimethoprim） | I | q12h | q18h | q24h | 0.1～0.2g,AD | q24h | q18h |
| 三甲曲沙（trimipramine） | D | 100% | 50%～100% | 避免 | 无资料 | 无资料 | 无资料 |
| 曲米帕明（trimetrexate） | D | 100% | 100% | 100% | 不需要 | 无资料 | 无资料 |
| 曲吡那敏（tripelennamine） | D | 不清 | 不清 | 不清 | 不清 | 不需要 | 不清 |
| 曲普利啶（triprolidine） | D | 不清 | 不清 | 不清 | 不清 | 不清 | 不清 |
| 筒箭毒碱（tubocurarine） | D | 75% | 50% | 避免 | 不清 | 不清 | 不清 |
| 尿激酶（urokinase） | D | 不清 | 不清 | 不清 | 不清 | 不清 | GFR10～50患者的剂量 |
| 万古霉素（vancomycin） | I | 1g 12～24h一次 | 1g,1～4天一次 | 1g,4～7天一次 | 1g,每周一次 | 1g,每周一次 | GFR10～50患者的剂量 |
| 维库胺（vecuronium） | D | 100% | 100% | 100% | 不清 | 不清 | GFR10～50患者的剂量 |
| 文法拉辛 | D | 75% | 50% | 50% | 不清 | 不清 | 不清 |
| 维拉帕米（veraparnfi） | D | 100% | 100% | 100% | 不需要 | 不需要 | GFR10～50患者的剂量 |
| 阿糖胞苷（vidarabine） | D | 100% | 100% | 75% | 透析后使用 | 不需要 | GFR10～50患者的剂量 |
| 氨己稀酸（vidarabine） | D | 100% | 100% | 75% | 不清 | GFR<10患者的剂量 | 不清 |
| 长春碱（vinblastine） | D | 100% | 100% | 100% | 不清 | 不清 | GFR10～50患者的剂量 |

续表

| 药物 | 用药途径 | GFR>50（ml/min） | GFR<50（ml/min） | GFR<10（ml/min） | 血液透析后追加剂量 | CAPD后追加剂量 | CRRT后追加剂量 |
|---|---|---|---|---|---|---|---|
| 长春瑞滨（vinorelbine） | D | 100% | 100% | 100% | 不清 | 不清 | GFR10~50患者的剂量 |
| 华法林（warfarin） | D | 100% | 100% | 100% | 不需要 | 不清 | GFR10~50患者的剂量 |
| 扎西他滨（zalcitabine） | I | 100% | 100% | 100% | 透析后使用 | 不需要 | GFR10~50患者的剂量 |
| 叠氮胸苷（zidovudine，AZT） | D,I | 200mg q8h | 200mg q8h | 100mg q8h | GFR<10患者的剂量 | GFR<10患者的剂量 | 100mg q8h |

注：D：减量法；I：延长间期法；AD：血透后补充；表中GFR单位为ml/min

**（一）常用抗生素**

1. 需补充者 如丁胺卡那、妥布霉素；头孢克洛、头孢拉定、头孢他啶；复方新诺明、呋喃妥因；青霉素、阿莫西林和氨苄西林（后两者腹膜透析不需补充）；氟胞嘧啶；阿昔洛韦和阿糖腺苷（均指血液透析）等。

2. 不需补充者 如头孢哌酮和头孢三嗪（腹膜透析）、林可霉素、红霉素、氯霉素；邻氯和新青霉素Ⅰ、Ⅱ、Ⅲ；四环素类；两性霉素、酮康唑、咪康唑等。

**（二）降血压药**

1. 需补充者 如甲基多巴；卡托普利、依那普利；阿替洛尔、甲氧乙心定；氯苯甲噻二嗪、米诺地尔等。

2. 不需补充者 如可乐定、哌唑嗪；柳胺苄心定、普萘洛尔、噻吗洛尔、肼屈嗪、硝普钠等。

**（三）心血管药**

1. 抗心律失常药

（1）需补充者 如N-乙酰普鲁卡因胺、美西律、普鲁卡因胺、奎尼丁。

（2）不需补充者 胺碘酮和利多卡因。

2. 钙通道阻滞剂 血液透析时硝苯地平及维拉帕米均不需补充。

3. 强心苷 洋地黄毒苷及地高辛均不需补充。

**（四）利尿剂** 血液透析时速尿和利尿酸均不需补充。

**（五）抗凝剂** 血液透析时肝素不需补充；腹膜透析时尿激酶、华法林不需补充。

**（六）抗组胺药** 氯苯吡啶血液透析时需补充，腹膜透析时不需补充。

**（七）糖皮质激素** 血液透析时甲泼尼松龙和泼尼松龙需补充；不需补充者为：可的松（血液透析）和泼尼松（血液、腹膜透析）。

**（八）降糖药** 血液透析时氯磺丙脲和甲磺丁脲均不需补充。

**（九）免疫抑制药** 需补充者为：环磷酰胺、氟尿嘧啶、甲氨蝶呤。

**（十）其他药物** 需补充者为：雷尼替丁（血液透析）、茶碱（血液、腹膜透析）；不需补充者为：西咪替丁（血液、腹膜透析）；甲氧氯普胺、秋水仙碱、吲哚美辛、萘普生、保泰松（血液透析）。

（包瑾芳 袁伟杰）

# 参 考 文 献

［1］ Hannedouche T,Krumme T,Benaicha A,et al. Drug treatment of hypertension in hemodialysed patients. Nephrol Ther,2007,3(Suppl 3):S185-S190.

［2］ St Peter WL. Chronic kidney disease and medicare. J Manag Care Pharm,2007,13(9 Suppl D):S13-18.

［3］ Decker BS,Mueller BA,Sowinski KM. Drug dosing considerations in alternative hemodialysis. Adv Chronic Kidney Dis,2007,14(3):e17-26.

［4］ Morabito S,Guzzo I,Vitaliano E,et al. Pharmacokinetic principles and drug-dosing adjustments during continuous renal replacement therapies(CRRT). G Ital Nefrol,2006,23(Suppl 36):S127-138.

［5］ Tanaka A,Shimizu H,Matsuo S. Safe drug prescribing for patients with renal failure. Nippon Rinsho,2007,65(Suppl 8):58-66.

［6］ Llanes LR,Fassbender K,Baracos VE,et al. Drug utilization review on a tertiary palliative care unit. J Pain Symptom Manage,2006,31(5):457-464.

［7］ Baumelou A,Vacher VL,Verny M. Medication use in older patients with chronic renal failure. Rev Prat,2005,55(20):2268-2277.

［8］ Aronoff GR. Dose adjustment in renal impairment:response from Drug Prescribing in Renal Failure. BMJ,2005,331(7511):293-294.

［9］ Sweetman SC. Dose adjustment in renal impairment:response from Martindale:the Complete Drug Reference. BMJ,2005,331(7511):292-293.

［10］ Mehta DK. Dose adjustment in renal impairment:response from the British National Formulary. BMJ,2005,331(7511):292.

［11］ Daschner M. Drug dosage in children with reduced renal function. Pediatr Nephrol,2005,20(12):1675-1686.

［12］ Munar MY,Singh H. Drug dosing adjustments in patients with chronic kidney disease. Am Fam Physician,2007,75(10):1487-1496.

［13］ Scheen AJ. Medications in the kidney. Acta Clin Belg,2008,63(2):76-80.

［14］ Gabardi S,Abramson S. Drug dosing in chronic kidney disease. Med Clin North Am,2005,89(3):649-687.

［15］ Tett SE,Kirkpatrick CM,Gross AS,et al. Principles and clinical application of assessing alterations in renal elimination pathways. Clin Pharmacokinet,2003,42(14):1193-1211.

［16］ Kielstein JT,Burkhardt O. Dosing of antibiotics in critically ill patients undergoing renal replacement therapy. Curr Pharm Biotechnol,2011,12:2015-2019.

［17］ Ulldemolins M,Roberts JA,Rello J,et al. The effects of hypoalbuminaemia on optimizing antibacterial dosing in critically ill patients. J Clin Pharmacokinet,2011,50:99-110.

［18］ Fissell WH. Antimicrobial dosing in acute renal replacement ［J］. Adv Chronic Kidney Dis,2013,20(1):85-93.

［19］ Zuber K,Liles AM,Davis J. Medication dosing in patients with chronic kidney disease［J］. JAAPA,2013,26(10):19-25.

第八篇

# 透析患者护理及随访

# 第70章

## 血液透析护理

血液透析护理是涉及多学科的护理范畴,其中包括血液透析专科护理、心理护理、营养护理、教育与康复护理、人文科学等,本章节主要介绍血液透析专科护理。

## 【血液透析护理】

### 一、透析前的准备

(一) **首先要做好患者及家属的思想工作** 多数患者在透析前精神负担重,对自己今后的生活、疾病预后、事业前途忧心忡忡,且有恐惧心理,因此,要充分做好宣教工作,介绍有关透析的知识,提高患者对血液透析的认识,消除恐惧心理,使其树立治疗疾病的信心。

(二) **风险告知** 由于血液透析是体外循环治疗,在治疗过程中会存在着血液丢失和感染肝炎病毒、凝血及空气栓塞等各种可能。因此在治疗前必须告知家属和患者,让其了解透析治疗中潜在的风险。

(三) **建立血管通路** 血管通路是血液透析患者的生命线,分为永久性血管通路和临时血管通路。

1. 永久性血管通路 用于需要长期透析的患者,包括自体动静脉内瘘(AVF)、人工移植血管(AVG)和隧道式中心静脉导管。

2. 临时血管通路 急症血液透析的患者、动静脉内瘘未成熟、动静脉内瘘闭塞的患者或尿毒患者有严重的并发症,需要紧急血液透析而暂无血管通路者,可以建立临时血管通路透析。

(四) **常规检查** 透析前应抽血检查肝、肾功能、血常规、电解质、肝炎免疫、HIV。根据患者的情况制订透析处方。

(五) **根据患者出血情况采用合适的抗凝方法** 方案应该个体化,并定期审查。目的是给予最小的量来取得所需的效果。

处方的依据包括:患者 ACT、患者的诊断和一般健康状况、通路的类型、透析后透析器和回路的透明度、透析后任何凝血性并发症。

### 二、透析过程中的护理

(一) **上机前护理** 主要包括透析设备、患者及透析处方。

1. 透析设备的准备 机器必须处于良好的备用状态,确保透析耗材的安全。根据透析的处方,确保所有耗材都到位。应该在治疗开始前进行警报测试或功能测试(根据生产商的说明书),以尽量降低机器相关的并发症的风险。在连接到患者之前,机器必须呈备用状态且无警报。透析器必须彻底预冲处理,并在准备完成后马上开始治疗。启动治疗的护士在连接患者之前必须仔细检查机器和回路。检查时必须确保所有空气都已从透析器中排出,以防在治疗开始时在回路中有气泡。大多数透析器都是用蒸汽消毒的;然而,如果透析器是用化学消毒的,则须进行另外的准备。一旦准备好,可将机器置于再循环模式,直至患者准备就绪。然后应该根据透析处方及按照患者的需要对机器进行预调。这应包括希望的液体损失、治疗时数、肝素剂量(如果需要的话)、透析液流速、补充用药。

2. 患者评估　了解患者一般情况,制定透析方案。这是预防治疗过程中出现并发症的关键,应该在每次透析前准确进行评估。透析前评估包括体重、血压、脉搏、体温和呼吸。这些观察项目作为基线信息及对于确定透析处方都是至关重要的,特别是对于体重损失/UF(超滤)的需要。应该对患者最后一次透析记录进行审查,并与患者讨论任何近期透析之间发生的问题。须考虑患者的一般健康状况。评估目前的体液状态,并决定最适合的液体清除方式。

护士应该通过以下方面评估患者的体液状态:患者病史、静息或劳累时呼吸困难、盐摄入过多、近期食欲——厌食可导致体重减轻、头痛(与血压相关的)、医学诊断(如心衰、癌症等等)、透析史——既往超滤的审查、排尿量——残留肾功能、液体限额——一般为500ml(任何可测量的液体)加前一天的排尿量。

3. 血液透析处方　根据患者的一般资料及血液检查结果上报医生,选择合适的透析处方。关于透析液、透析器和透析中的抗凝问题参见相关章节。

**(二)上机护理**　上机时的流量不宜过大,维持在100ml/min及以下。护士应该在开始透析前检查机器,以确保它没有警报,且体外循环中无空气,以尽量降低栓塞的风险。一旦连接,护士应该密切观察体外循环和患者,以确保血流无阻碍、无可见空气及所有连接都安全,以保证治疗安全。上机的操作过程护士应集中注意力,严格执行护理操作常规。

以下是推荐的最新上机方法:

1. 再次检查透析管路的密闭性及安全,透析机处于备用状态。

2. 根据医嘱设定透析参数,包括治疗时间、超流量、机器温度、电导度、追加肝素用量等。

3. 将动脉和静脉管路与针/管腔相连,并以100ml/min的速度开启血泵,从而开始治疗。

4. 最后将血泵提高到治疗速度。

在离开患者之前,护士应该确保:

1. 动脉和静脉管路都安全。

2. 用过的敷料包已丢弃。

3. 患者无不适。

4. 患者生命体征稳定。

5. 对糖尿病患者已进行过血糖评估。

6. 机器在透析模式,且所有警报都未报警。

7. 已予抗凝。

8. 至少500ml生理盐水附在回路上以备紧急时使用。

9. 机器已预调到正确的液体损失量。

10. 必要时改进液体清除方式。

11. 已填写护理记录。

12. 患者能够随时使用护士呼叫系统。

## （三）治疗中的护理

1. **严密观察病情变化**　每小时监测生命体征一次,对病情不稳定的患者应增加观察频率。当患者出现各类症状时应及时通知医生,并给予必要的处理。

2. **血管通路护理**　定时检查患者的血管通路情况,观察有无肿胀,渗血及针头滑脱等情况。

3. 血透机常见报警原因及处理方法见表 70-1。

表 70-1　血透机报警原因及处理方法

| 报警类型 | 报警原因 | 处理方法 |
|---|---|---|
| 动脉压低报警 | 1. 血流量不佳<br>2. 血压低,血容量差<br>3. 传感器堵塞 | 1. 调整内瘘针位置<br>2. 纠正低血容量状态<br>3. 重新更换传感器 |
| 跨膜压高报警 | 1. 单位时间内超滤过多过快<br>2. 透析器凝血<br>3. 血流量过大 | 1. 降低超滤量<br>2. 更换透析器<br>3. 降低血流量 |
| 跨膜压低报警 | 1. 超滤量过小<br><br>2. 血流量过低<br>3. 透析液管路受压、打折,透析器快速接头漏气或连接不紧密<br>4. 透析用水不足 | 1. 增加超滤量,如不超滤的患者可适当补水<br>2. 提高血流量<br>3. 检查透析器供液部分<br><br>4. 检查水处理 |
| 漏血报警 | 1. 透析器破膜<br>2. 漏血探测器有污物<br>3. 透析液侧有大量气泡 | 1. 更换透析器<br>2. 清洁漏血探测器<br>3. 检查透析器与旁路是否连接紧密 |
| 空气报警 | 1. 静脉壶附着小气泡<br>2. 静脉壶液平面过低<br>3. 静脉壶凝血<br>4. 静脉壶与超声探头间有空隙<br>5. 超声探头有污物<br>6. 管路有裂缝,空气进入血路管 | 1. 拍打静脉壶,重新安装管路<br>2. 提高静脉壶液平面<br>3. 更换静脉回路<br>4. 重新安装管路<br>5. 清洁超声探头<br>6. 更换管路 |
| 电导度报警 | 1. 浓缩液成分不正确<br>2. 浓缩液管阻塞、漏气或因浓缩液用完吸入过多空气<br><br>3. 透析用水流量低或水压过低<br><br>4. 报警线设置过高或过低<br>5. 机器电导配比系统故障 | 1. 更换浓缩液<br>2. 可将浓缩液接口接回机器冲洗一下,如果滤网堵塞可拆下来清洗<br>3. 检查机器进水管路有无扭曲、打折,水处理是否处于正常运行状态<br>4. 重新设定电导度范围<br>5. 通知工程师维修 |
| 透析液温度及流量报警 | 1. 温度监控系统失灵 | 1. 通知工程师维修 |

| 报警类型 | 报警原因 | 处理方法 |
|---|---|---|
| 透析液温度及流量报警 | 2. 透析液流量过低 | 2. 检查机器进水管路有无扭曲，如没有，通知工程师维修 |
| | 3. 水处理故障 | 3. 排除水处理故障，保证透析供水 |
| 静脉压高报警 | 1. 静脉穿刺部位血肿 | 1. 重新穿刺 |
| | 2. 针尖贴壁 | 2. 调整静脉穿刺针位置 |
| | 3. 静脉回路受阻 | 3. 如静脉滤网凝血，重新更换静脉回路，如管路扭曲、打折，给予重新整理静脉回路 |
| 静脉压低报警 | 4. 静脉狭窄、硬化 | 4. 更换静脉穿刺部位 |
| | 1. 静脉管路与穿刺针连接不紧密或穿刺针脱出 | 1. 检查管路与内瘘针连接处及穿刺部位 |
| | 2. 管路破损有漏血 | 2. 更换管路 |
| | 3. 透析器凝血 | 3. 更换透析器 |
| | 4. 血流量不佳 | 4. 调整内瘘针位置 |
| | 5. 血压下降，动脉血供不足 | 5. 及时纠正低血容量状态 |
| | 6. 静脉压传感器失灵 | 6. 更换静脉传感器 |

4. 密切观察有无并发症的发生　由于血液透析中并发症发生迅速且可危及患者生命，护士要严密观察病情，及时汇报医生。血液透析中常见的并发症如下：

（1）低血压：最常见，发生率可达50%～70%。

1）原因：有效血容量减少，血管收缩力降低，心源性及透析膜生物相容性差，严重贫血及感染等。

2）表现：典型症状为出冷汗、恶心、呕吐，重者表现为面色苍白、呼吸困难、心率加快、一过性意识丧失，甚至昏迷。

3）处理：取头低脚高位，停止超滤，减慢泵的流速，吸氧，必要时快速补充生理盐水100～200ml或50%葡萄糖溶液20ml，输血浆和白蛋白，并结合病因，及时处理。

（2）失衡综合征：发生率为3.4%～20%。

1）原因：血液透析时血液中的毒素迅速下降，血浆渗透压下降，而由于血脑屏障使脑脊液中的尿素等溶质下降较慢，以致脑脊液的渗透压大于血液渗透压，水分由血液进入脑脊液形成脑水肿。也与透析后脑脊液与血液之间的pH值梯度增大即脑脊液中的pH值相对较低有关。

2）表现：轻者头痛、恶心、呕吐、倦睡、烦躁不安、肌肉痉挛、视力模糊、血压升高；重者表现为癫痫发作、惊厥、木僵、甚至昏迷。

3）处理：轻者不必处理；重者可给予50%葡萄糖溶液或3%氯化钠10ml静脉推注，或静脉滴注白蛋白，必要时给予镇静剂及其他对症治疗。

（3）肌肉痉挛：发生率为10%～15%，主要部位为腓肠肌、足部。

1）原因：低血压，透析时超滤过多、过快，低钠透析。

2）表现：多发在透析的中后期，老年人多见。以肌肉痉挛性疼痛为主，一般持续约10

分钟。

3）处理:减慢超滤速度,静脉输注生理盐水 100～200ml、高渗糖水或高渗盐水。

（4）发热:常发生在透析中或透析后。

1）原因:感染;致热原反应;输血反应。

2）表现:致热原反应通常发生在透析 1 小时,主要症状有寒战、高热、肌痛、恶心呕吐、痉挛和低血压。

3）处理:静脉注射地塞米松 5mg,通常症状在几小时内自然消失,24 小时内完全恢复;有感染存在应及时运用抗生素。

（5）空气栓塞:

1）原因:血液透析过程中,各管路连接不紧密;血液管路破裂;透析器膜破损及透析液内空气弥散入血,回血时不慎。

2）表现:少量无反应,如血液内进入空气 5ml 以上可出现呼吸困难、咳嗽、发绀、胸部紧迫感、烦躁、痉挛、意识丧失甚至死亡。

3）处理:立即关闭血泵并夹住静脉管路,将患者置于头低脚高、左侧卧位,严重者可行心脏穿刺抽出空气,也可行高压氧舱治疗。

（6）溶血:

1）原因:透析液低渗、温度过高;透析用水中的氧化剂和还原剂(氯胺、铜、硝酸盐)含量过高;消毒剂残留;血泵和管道内红细胞的机械损伤及血液透析中异型输血等。

2）表现:急性溶血时,有胸部紧迫感、心悸、心绞痛、腹背痛、气急、烦躁,可伴畏寒、血压下降、血红蛋白尿甚至昏迷。大量溶血时出现高钾血症,静脉回路血液呈淡红色。

3）处理:立即关闭血泵,停止透析,丢弃体外循环血液;给予高流量吸氧,输新鲜全血。

**（四）下机的护理**　透析终止或已达到预设的治疗目标时,机器会发出听觉和视觉的提示。进行回血操作时,管路应与至少 500ml 生理盐水相连接,以小于 100ml/min 的血泵速度用生理盐水使体外循环中的血液返回到患者体内。除非患者出现低血压表现,否则应尽量减少进入体内的生理盐水量,以降低体液过多的风险。

**（五）透析后的护理**

1. 测量体重,评估透析效果　患者透析后一般状况良好,体力恢复,无不适感觉,基本达到了充分透析标准。

2. 若透析后血压下降,应卧床休息　取头低脚高位以增加回心血量;及时补充血容量,直到血压稳定为止。

3. 穿刺处局部压迫止血　力量要适宜,无论是动脉或静脉穿刺处压迫时间均应 10～15分钟,压迫部位应在距穿刺针尖方向 0.5～1.0cm 处。

4. 透析后要防止内瘘阻塞　患侧肢体不可受压,应每 4 小时自己检查 1 次。

5. 控制摄入量　每天总摄入量(包括药物和固体食物中的水分)应等于尿量再增加500ml,使得透析间期的体重增加控制在干体重的 3% 以下。

6. 嘱患者要遵医嘱服药　不可随意变动或中断,尤其是服用降压药。

7. 准确记录血压、体重、尿量及摄入量。

8. 加强自我管理,生活要有规律,避免剧烈运动和精神紧张。

## 【血管通路护理】

### 一、颈内静脉留置导管技术及护理

对熟练掌握插管技术的操作者,颈内静脉是首选的插管途径。

**(一)病员准备**

1. 术前介绍插管的重要性,以取得配合。

2. 身体状况许可条件下,先洗头,清洁皮肤。

3. 体位 患者取仰卧位,头部略转向左侧(一般选右侧穿刺),枕下可放置一块软垫,使头后仰。

**(二)穿刺技术** 以胸锁乳突肌的胸骨头和锁骨头及锁骨构成的三角形顶点为穿刺点,触到颈内动脉搏动后,向内推开颈内动脉,在局麻下用 6 号针头探测到静脉血后,再用连接 5ml 注射器的 16G 套管针,对着同侧乳头方向与体表呈 45°向后稍向外缓慢进针,边进边抽回血,刺入静脉后见回血,固定好穿刺针,嘱其此时不要深吸气或咳嗽,卸下针筒,快速放入引导钢丝,退出穿刺针用扩张管扩张皮下隧道后置入颈内静脉留置导管,抽出钢丝,缝针固定留置导管,覆盖无菌纱布。

**(三)护理要点**

1. 规范护理操作,制定护理常规。

2. 局部保持干净,敷料整洁,避免淋浴。

3. 透析结束充分冲洗,并用肝素封管。

4. 每次透析要认真换药,防止感染,严格无菌操作。

5. 宣教患者注意自我保护,不去或少去公共场所,局部可用领带或丝巾加以美化和固定。

**(四)颈内留置导管的优缺点**

1. 优点 血流量较充分,感染率低,血栓形成较股静脉留置导管少,留置时间长,贴壁现象少。

2. 缺点 操作并发症较股静脉多,如气胸等。

### 二、股静脉留置导管技术及护理

是较为简单、安全的深静脉穿刺方法,但是容易出现导管贴壁现象,导致血流量欠佳,并且易于发生感染,适合于卧床患者。

**(一)病员准备**

1. 术前介绍插管的重要性,以取得配合。

2. 清洁局部皮肤,并备皮。

3. 体位 患者取仰卧位,膝关节弯曲,大腿外旋外展,充分显露股三角。

**(二)穿刺技术** 以髂前上棘与耻骨结节连线的中、内 1/3 段交界点下方 2~3cm 处,股动脉内侧 0.5~1.0cm 为穿刺点,在局麻下穿刺针与皮肤呈 30°~40°角刺入,针尖向内向后,朝心脏方向,以免穿入股动脉或穿透股静脉。穿刺方法同颈内静脉插管。

**(三)护理要点**

1、2、3、4 同颈内静脉插管。

5. 宣教患者注意自我保护,防止管道脱落,禁止穿刺部位 90°弯曲,并告知管道滑脱的自我紧急处理。

6. 操作时注意患者隐私部位的保护。

**（四）股静脉留置导管的优缺点**

1. 优点　操作容易,方法简便,操作并发症相对较少。

2. 缺点　容易感染,血流量差,留置时间短。

## 三、锁骨下静脉留置导管技术及护理

一般情况下不提倡锁骨下静脉插管,操作难度大,易出现血气胸等并发症。

**（一）病员准备**

1. 术前介绍插管的重要性,以取得配合。

2. 身体状况许可条件下,先洗头,清洁皮肤。

3. 体位　患者平卧于 30°~40°倾斜台面,肩胛间垫高头偏向对侧,穿刺侧上肢外展 45°后伸 30°,以向后牵拉锁骨。

**（二）穿刺技术**　以锁骨中、内 1/3 处,锁骨下方 1cm 处为穿刺点,在局麻下进针,与胸骨纵轴呈 45°角,胸壁呈 25°角指向胸锁关节,针尖不可过度向上向后,以免伤及胸膜,穿刺方法同颈内静脉插管。

**（三）护理要点**　同颈内静脉插管。

## 四、留置导管的护理操作常规

1. 治疗前检查导管是否固定牢靠,局部有无渗血。

2. 在穿刺处铺无菌治疗巾,戴无菌手套,取下肝素帽,消毒导管口,连接无菌注射器,打开夹子,抽出导管内的肝素生理盐水和可能形成的血凝块。

3. 在静脉端注入抗凝剂。

4. 透析过程中接管处用无菌敷料覆盖。

5. 透析结束时消毒导管口,戴无菌手套,注入生理盐水 20ml,再注入相应导管容量的抗凝剂(抗凝剂浓度视病人的凝血功能而定),在肝素盐水注毕前夹闭管道,然后拧紧消毒肝素帽。因注毕前管内液体处于正压状态,此时夹闭管路无血液回流,可防血栓形成。导管口用无菌敷料包裹并妥善固定。

6. 注意　导管口尽量不敞开,避免与空气长时间接触;严格无菌操作,避免增加感染的概率;抗凝剂封管液量应该视管腔的容量而定;肝素帽应每次更换。

7. 留置导管者应每日测量体温,怀疑导管感染时应及时就诊。

## 五、留置导管常见并发症的护理

**（一）感染**　感染是临时性血管通路的主要并发症,因此每日要求常规消毒导管周围皮肤,更换无菌敷料,一般用氯己定消毒剂由内向外消毒,直径大于 5cm,并清除局部的血垢,覆盖透气性较好的 3M 伤口敷料并给予妥善固定。换药过程中应观察穿刺部位有无感染迹象,若导管不完全滑脱或感染,应拔除而不应推入。感染一般分为导管出口部感染、隧道感染和血液扩散性感染。导管出口局部感染时,应局部定时消毒,更换敷料,或口服抗生素,一般炎症即可消退。隧道感染时临床上必须使用有效抗生素2周,严重者要拔管。血液扩散性感染时应予以拔管,并将留置导管前端剪下做细菌培养,合理应用抗生素。

（二）血栓　留置导管因使用时间长,患者高凝状态,肝素用量不足或管路受扭曲等原因易引起血栓形成。如在抽吸过程中出现血流不畅,切忌强行向导管内推注液体,以免血凝块脱落而引起栓塞。如有血栓形成可采用尿激酶溶栓法,可用5万~15万U尿激酶加生理盐水3~5ml注入留置导管,保留15~20分钟,回抽出被溶解的纤维蛋白或血凝块,若一次无效,可反复进行,如果反复溶栓无效,则予拔管。

（三）空气栓塞　每次透析结束或换好药后,夹紧动、静脉导管端上的夹子,拧紧肝素帽。

（四）出血　由于血透过程中应用抗凝剂,同时由于肾衰患者血小板大多低于正常,透析后留置导管处易反复渗血,一旦发生应局部压迫止血,或用冰袋冷敷指压20~30分钟,必要时拔管止血,并叮嘱患者头部不能剧烈运动,要静卧休息。

## 六、留置导管拔管护理

拔管时先消毒局部皮肤,用无菌纱布轻掩拔出,并加压包扎15~20分钟,拔管后局部观察有无出血现象,患者拔管时禁用坐位,防止静脉内压力低,而产生气栓。拔管当天不能淋浴,以防感染。股静脉拔管后4小时不能活动。

## 七、留置导管的卫生宣教及自我护理

1. 留置导管期间养成良好的个人卫生习惯,保持局部干燥、清洁,如需淋浴,患者一定要将留置导管及皮肤出口处用3M胶布密封,以免淋湿后感染,如穿刺处出现红、肿、热、痛现象,应立即就诊,以防感染扩散。

2. 除股静脉留置导管不宜过多起床活动外,其余活动均不受限制,但也不宜剧烈活动,以防留置导管滑脱,同时还要提醒患者,尽量穿开衫衣服,以免脱衣服时将留置导管拔出,一旦滑脱,应压迫止血立即就诊。

3. 血液透析患者的深静脉留置导管,一般不宜作他用,如抽血、输液等。

4. 颈内静脉置管后,脖子偏向一侧,使颈部肌肉持续疲劳可引起头痛,患者可根据情况给予按摩,以减轻长期插管带来的不适。

## 八、动静脉内瘘的护理

### （一）术前宣教

1. 向患者说明手术的目的、重要性,以取得患者的合作;测出、凝血时间;作青霉素皮试、普鲁卡因皮试。

2. 保护一侧肢体的静脉,避免静脉注射或输液。保持造瘘侧皮肤清洁,勿损伤皮肤,以防术后感染。

### （二）术后护理

1. 内瘘术后使用抗血小板药3~5日,如双嘧达莫、阿司匹林,以防术后血管内凝血。

2. 术后3日可进行局部锻炼,促使瘘管成熟。方法:手握橡皮握力圈,每日3~4次,每次10分钟;也可用手、止血带或血压袖带在吻合口上方(如上臂),轻轻加压至静脉中度扩张为止,每 15 ~ 20 分钟松开一次,每天可重复 3 次。

3. 术后 5 ~ 7 日内,应保持术侧肢体干净,避免潮湿,不要随意去除敷料,以防伤口感染;若发现有渗血不止、疼痛难忍时,立即与医生联系,及时处理。

4. 内瘘术后早期,应尽量穿袖口宽松内衣,抬高术侧肢体,促进血液回流,减轻肢体肿胀。患侧上肢避免受压,不要穿紧袖衣服、不可戴手表、不可测血压、不可负重,不能在内瘘静脉注射或输液。

5. 穿刺要点

(1) 选择正确的穿刺点:动脉穿刺点离开内瘘吻合口 3 ~ 5cm 以上,针尖向吻合口方向,静脉穿刺点要尽量离开动脉穿刺点,针尖向心尖方向。两穿刺点之间应相距 8 ~ 10cm 以上,应避免与动脉穿刺在同一血管上,以减少血液再循环,提高透析质量。

(2) 尽量保护血管,穿刺时首选绳梯法,其次扣眼法,切忌定点法。不要盲目进针,要仔细摸清血管走行再穿刺,以保证一针见血。

(3) 严格执行无菌操作常规,防止医源性感染。

(4) 手术后的瘘管,原则上是术后 8 ~ 12 周成熟后方可使用。

6. 透析结束,拔针后应压迫穿刺点 5 ~ 10 分钟以上。正确方法:以示指及中指压迫穿刺点的上缘和下缘,手臂可略微抬高,以减少静脉回流阻力,加快止血。加压力度,以不渗血及能扪及震颤和听到血管杂音为宜。

7. 常见并发症的观察及防治

(1) 血栓:

1) 表现:瘘管处无杂音及震颤,静脉流出道塌陷或瘘管通路触及血栓,可出现栓塞处疼痛。

2) 防治:避免过早使用瘘管;穿刺操作规范化;内瘘手臂避免负荷过重;防治低血压的发生;对高凝患者,应适当给予抗凝治疗;一旦发现血栓或明显狭窄形成,应尽快与医生联系,及时再通和修复。

(2) 出血:

1) 表现:常见吻合口及穿刺点周围渗血或皮下血肿,严重者会影响肢体血液循环。

2) 防治:手术操作正规,结扎止血有效;尽量等内瘘成熟时使用;穿刺技术娴熟,避免穿刺失败,并采用正确的止血方法;根据病情,调节肝素用量;防止感染。

(3) 感染:在 AVF 中,感染和低血流量远远比在 AVG 和静脉导管中少见。

1) 原因:包括皮肤消毒不当、针的污染、穿刺部位擦伤、个人卫生不良、因洗澡造成污染等。

2) 表现:局部红、肿、热、痛,全身为发热、寒战,血培养阳性,重者败血症。

3) 防治:保持局部皮肤的清洁、干燥;严格执行无菌操作,防止医源性感染;穿刺技术力争一次成功;合理使用抗生素。

(4) 假性动脉瘤:

1) 表现:瘘管静脉过度扩张,明显隆起于皮肤呈蚯蚓状或形成瘤状,严重影响外观。

2) 防治:待内瘘成熟后使用,特别是老年人;禁止采用定点穿刺法;用弹性绷带适当包扎,防止继续扩张;必要时手术。

## 九、人造血管的护理

### （一）术前护理

1. 详细讲解手术的必要性、方法及术中的配合等，以减轻患者的心理负担。

2. 保持术侧肢体皮肤的清洁、无破损，避免术后感染。

3. 查血小板、出凝血时间。

4. 备皮。

### （二）术后护理 同一般内瘘术后。

1. 肢体应抬高 48 ~ 72 小时，以减轻肿胀。

2. 观察有无出血及感染迹象，如有异常，立即与医生联系，并有效止血，合理使用抗生素。

3. 注意检查人造血管功能状态，如震颤、搏动及血管杂音，一旦发现上述声音减轻或消失，或出现辐射性脉搏，应立即通知医生，进一步确认是否有人造血管闭塞。

4. 掌握合适的使用时间，一般在手术 2 ~ 3 周后才能使用。

5. 穿刺针的方向　静脉针穿刺方向始终顺血流方向（向心端），动脉穿刺针方向可以顺血流方向，也可逆血流方向。

6. 穿刺点选择的原则　动静脉穿刺针之间的距离至少为 4cm；穿刺点离上次进针点距离至少要 0.5 ~ 1.0cm；切忌定点穿刺，切忌在吻合口、狭窄处或解剖弯曲部位进针。

7. 拔针后穿刺点的止血方法常采用压迫止血法。应注意不要在拔针时加压，必须在拔针后加压，以免穿刺针斜面切割血管。压力的大小应根据既能维持两端相近波动或震颤，又能控制出血的要求来调整，压力过轻导致出血，压力过重导致人造血管栓塞。

8. 常见并发症的观察及防治。

（1）感染：

1）表现：局部感染表现为浅表炎症、蜂窝组织炎或脓肿，重者可致移植血管血栓形成或血管壁破溃大出血。血行感染可引起菌血症、败血症等。

2）防治：切忌过早使用通路；养成良好的个人卫生习惯；严格执行无菌操作常规；采用不定点穿刺；一旦发现局部有红、肿、热、痛或脓性分泌物，应立即就医。

（2）血栓：

1）表现：移植血管内瘘处的震颤、波动、血管弹性及血管杂音消失，可触及较硬的条状物，无弹性。

2）防治：选择合适的血管及手术方式；避免低血压的发生；防止外部过度受压；定期检测瘘管是否通畅，有无震颤、搏动及血管杂音。

（3）出血和血肿：主要是手术止血不完全、穿刺失败或感染造成。防治：提高吻合技术及穿刺水平；避免感染；选择正确的止血方法。

## 【连续性肾脏替代治疗的护理】

## 一、心理护理

接受连续性肾脏替代治疗（CRRT）的患者大多数是第一次接受治疗，治疗时间长，可达

72 小时以上,患者往往存在紧张、恐惧的心理。因此,在治疗前要做好耐心细致的解释工作,让患者了解 CRRT 治疗过程在严密的监测系统下完成,以减轻患者的思想负担,积极配合治疗。

## 二、严密观察病情变化

1. 采用 24 小时心电监护,血压、脉搏、呼吸、心率每小时记录一次。并观察患者有无发热、乏力、眩晕、出汗、呕吐等低血压症状。

2. 准确记录动、静脉压、滤器压、跨膜压(TMP)、滤液侧压。

3. 治疗前后 24、48、72 小时肾功能、电解质、动脉血气值。

4. 防止连接管路的脱落、扭曲而造成不必要的大出血或凝血。一般连接管路采用两道固定(穿刺部位固定及床边固定)。

## 三、血管通路的护理

对于 CRRT 的患者来讲,血管通路可谓"生命线",而需 CRRT 的患者大多为急诊或临时透析的患者,以深静脉双腔留置导管为主,深静脉双腔留置管最常见的并发症是感染。插管时需无菌操作,插管后采取每日更换敷料,保持局部皮肤清洁干燥,穿刺处用透气的透明薄膜覆盖并固定,以便观察穿刺处有无渗血、血肿以及全身反应、发热、气胸(颈内静脉穿刺),穿刺部位有渗血时,要及时更换敷料。若穿刺部位在股静脉时,需定期观察下肢末梢循环情况,注意有无肿胀、疼痛等表现,及早发现股静脉血栓形成。

## 四、抗凝的观察与护理

CRRT 是连续性体外循环,而每位患者的病情及凝血状况又有很大不同,因此抗凝剂的应用十分关键。肝素用量一般根据患者的出、凝血时间而定。

1. 密切观察滤器有无凝血,即观察滤器内的血色是否逐渐变暗。如疑有凝血,应立即用生理盐水快速冲洗。冲洗至滤器凝血程度为 0(无凝血或数条纤维凝血)及静脉回路压力探测器澄清为止。冲洗时严格无菌操作,严禁空气输入。

2. 观察患者有无出血倾向,包括消化道出血、皮肤淤血、穿刺点渗血等情况。

3. 每 2 ~ 6 小时测凝血功能,根据结果随时调节抗凝剂的用量。

## 五、体外循环的护理监测

护士应熟练掌握 CRRT 机的性能及操作程序,准确设定各种参数,在建立体外循环后详细记录和反复校对机器各参数,每小时认真观察并记录机器所显示的各种实际参数。当机器报警时,应根据提示,及时查找原因,迅速有效的处理报警,保障机器正常运转。对机器报警及参数变化的处理,见表 70-2。

表 70-2 CRRT 机常见报警及处理方法

| 报警 | 可能原因 | 护理方法 |
|---|---|---|
| 空气报警 | 1. 管路安装不妥,各连接处不紧密 | 1. 检查管路安装及各连接处 |
| | 2. 静脉壶液面过低,滤网漂浮 | 2. 调整液面或更换管路 |

续表

| 报警 | 可能原因 | 护理方法 |
|------|----------|----------|
| 空气报警 | 3. 静脉壶内有气泡或杂质 | 3. 用注射器抽去气泡或更换管路 |
| | 4. 血流量不足 | 4. 检查血管通路,监测血压 |
| | 5. 静脉壶表面不光洁 | 5. 用酒精擦拭静脉壶表面或更换管路 |
| 动脉压力报警 | 1. 血流量不足 | 1. 检查血管通路 |
| | 2. 动脉管受压、扭曲 | 2. 解除管路受压、扭曲状态 |
| | 3. 患者低血容量状态 | 3. 监测患者血压 |
| 滤器前压力报警 | 提示滤器阻力增大,滤器凝血 | 更换滤器 |
| 静脉压力高报警 | 1. 患者体位改变 | 1. 更换体位 |
| | 2. 静脉压监测点与回路管路之间的管道受压、扭曲 | 2. 解除管路受压、扭曲的状态 |
| | 3. 管路内有血凝块 | 3. 清除血凝块或更换管路 |
| 静脉压力低报警 | 1. 管路断开或有裂缝 | 1. 更换管路 |
| | 2. 滤器与静脉压监测点之间的管道受压、扭曲 | 2. 解除管路受压、扭曲的状态 |
| | 3. 血泵速度太慢或压力报警限太高 | 3. 改变泵速,调整压力报警限 |
| | 4. 压力传感器漏气、连接压力传感器的保护罩堵塞 | 4. 更换压力传感器 |
| 跨膜压报警 | 1. 滤器凝血 | 1. 更换滤器 |
| | 2. 滤液管扭曲或处于夹闭状态 | 2. 解除滤液管扭曲或夹闭状态 |
| | 3. 设置的超滤量过大 | 3. 设置合适的超滤量 |
| | 4. 血流量过低 | 4. 提高血流量 |
| 漏血报警 | 1. 滤器破膜 | 1. 更换滤器 |
| | 2. 废液壶光洁度不够,探测器污染,壶内废液未装满或超滤液混浊 | 2. 用酒精擦拭壶表面及探测器,将废液壶内液体装满或更换管路 |
| | 3. 假报警 黄疸或服用利福平等 | 3. 采用假的废液壶 |
| 平衡报警 | 1. 置换液/废液袋未正确悬挂、摇摆不定或破损引起漏液 | 1. 正确悬挂置换液/废液袋、检查是否漏液 |
| | 2. 置换液/废液袋体积过大触及机器周围部位 | 2. 检查是否触及机器周围部位 |
| | 3. 插入滤液袋的针头根部打折、扭曲 | 3. 解除连接滤液袋的管路打折、扭曲状态 |

（陈　静）

# 参 考 文 献

［1］ John T Daugirdas,Peter G Blake,Todd S Ing. Arteriovenous Vascular Access Monitoring and Complications. In:Handbook of dialysis. 5th edition. Philadelphia:Wolters Kluwer Health,2015.

［2］ Rothera C,McCallum C,Huang S,et al. The influence of between-needle cannulation distance on the efficacy of hemodialysis treatments. Hemodial Int,2011,15(4):546-552.

［3］ Harwood L,Locking-Cusolito H,Spittal J,et al. Preparing for hemodialysis:patient stressors and responses. Nephrol Nurs J,2005,32(3):295-302.

［4］ Compton A,Provenzano R,Johnson CA. The nephrology nurse's role in improved care of patients with chronic kidney disease. Nephrol Nurs J,2002,29(4):331-336.

［5］ Merrill D,Asif A,Roth D,et al. Nephrology nurses in a new role:diagnostic and interventional nephrology. Nephrol Nurs J,2004,31(4):390,395-396.

［6］ Dinwiddie LC,Ball L,Brouwer D,et al. What nephrologists need to know about vascular access cannulation. Semin Dial,2013,26(3):315-322.

［7］ MacRae JM,Ahmed SB,Hemmelgarn BR,et al. Arteriovenous fistula survival and needling technique:long-term results from a randomized buttonhole trial. Am J Kidney Dis,2014,63(4):636-642.

# 第71章

## 腹膜透析的护理及管理

腹膜透析(peritoneal dialysis,PD)最早从1923年开始应用于临床,至1976年Moncrief和Popovich提出持续非卧床腹膜透析(continuous ambulatory peritoneal dialysis,CAPD)后,腹透发展迅速,被视为肾脏替代治疗的有效方法。目前全球腹膜透析病人年增长率约为10%～15%,其中我国是全世界腹膜透析患者人数增长最快速的国家之一。且大多数透析中心采用双联系统,具有操作简单,腹膜炎发生率低的优点。腹膜透析护理及管理工作的目的已不再是单纯的延长患者的生命,更重要的是要减少并发症,提高患者的生活质量。

### 【腹膜透析适应证】

参见相关章节。

### 【腹膜透析置管及护理】

#### 一、置管前护理

（一）**心理护理**　向患者宣教腹膜透析治疗的必要性,通过幻灯片、录像带或VCD,通俗易懂地介绍腹膜透析置管过程。减少患者手术前的压力,缓解患者紧张的情绪,保持良好的睡眠。

（二）**术前评估**　帮助掌握患者的一般客观资料,有利于对患者进行个体化的透前教育,更好地保证长期透析质量。其中包括:

1. 了解一般状况资料,如患者年龄、文化程度、居住条件、自理能力等。

2. 患者依从性,生活习惯、饮食习惯、自我管理能力。

3. 疾病状况,如血肌酐、肾小球滤过率、白蛋白、血红蛋白等。

4. 评估患者心理状况,有无焦虑、恐惧、抑郁等心理问题。

5. 检查有无影响出口处愈合的相关因素,如糖尿病、使用糖皮质激素、慢性咳嗽等。如有以上因素存在,应在植管前进行治疗,以免影响愈合。

6. 评估是否需要进行腹壁薄弱或疝的修复。

7. 其他　工作场所、腹透液配送是否便利、居住地卫生医疗水平等。

（三）**术前护理**

1. 手术当日备皮　备皮范围:上至两乳头连线,下至大腿上1/3,两侧至腋中线。

2. 测量生命体征。

3. 术前1小时预防性静脉注射抗生素,推荐第一代头孢菌素1g。

4. 嘱患者术前排尿、排便,让膀胱和肠道排空。

5. 出现剧烈咳嗽时应报告医生。

6. 鼻部细菌培养显示携带金黄色葡萄球菌者,可每天 2 次局部使用莫匹罗星软膏,每月 1 个疗程治疗,为期 5 ~ 7 天。

**（四）准备术中用物**　1.5% 腹膜透析液 2L、蓝夹子 2 个、钛接头 1 个、腹透内置管 1 根、腹透短管 1 根、腹带 1 个。

## 二、术后护理

**（一）监测生命体征**　术后监测生命体征,尤其注意观察血压变化。

**（二）伤口观察**　观察手术伤口有无渗血、渗液及分泌物。

**（三）腹腔冲洗**　用 1.5% 腹膜透析液 2L,每次 500ml 腹腔冲洗,注意观察液体灌注及引流是否通畅,引流液的颜色及量。

**（四）导管护理**　保持导管在位,妥善固定,并予腹带加压包扎。

**（五）**术后 12 小时静脉注射抗生素预防感染,使用药物同术前一小时。

**（六）健康指导**　鼓励早期下床活动,保持大便通畅,按时参加腹膜透析健康教育。

# 【腹膜透析培训】

目前常见的腹膜透析方式有,间歇性腹膜透析（IPD）,持续不卧床性腹膜透析（CAPD）,持续循环腹膜透析（CCPD）和全自动化腹膜透析（APD）四种。不论采用何种腹膜透析方式,以下护理要点均需掌握。

## 一、基础知识

腹膜透析的原理,如果未参加过透前教育的患者,需要培训慢性肾衰竭的定义、不同肾脏替代治疗的优缺点等。

## 二、居家环境及物品准备

有一个相对独立空间,光线充足,不养宠物。物品准备:血压计、温度计、磅秤、体重计、恒温液袋或恒温箱、挂钩或输液架、肛门袋、口罩、消毒棉签、胶布、纱布、碘伏、紫外线灯、钟表、"腹透居家日记本"等。

## 三、换液步骤

### （一）六步洗手法

1. 洗手的重要性　准确洗手可减少手上细菌的数量,减少腹膜炎的发生及其他感染的发生。

2. 洗手的步骤　第一步:湿润双手,涂抹抗菌洗手液,双掌心相对,手指并拢相互揉搓;第二步:手心对手背沿指缝相互揉搓,双手交换进行;第三步:掌心相对,双手五指分开,交叉沿指缝相互揉搓;第四步:一手握拳放于另一手掌心旋转揉搓,双手交换进行;第五步:一手握另一手大拇指旋转揉搓,双手交换进行;第六步:五指并拢指尖放于另一手掌心揉搓,双手交换进行。

3. 洗手注意事项　注意勤剪指甲,整个洗手过程至少达到 3 分钟,使用清洁流动水冲洗干净后,用一次性纸巾或干净毛巾擦干后不再接触其他物品(注意关闭水龙头需用纸巾或用手肘关闭)。

（二）换液步骤

1. 清洁工作台面,准备所需物品,如蓝夹子、腹透液、碘伏帽等,从恒温箱中取出加温至 37～39℃的腹膜透析液,检查物品及药品的包装、有效期、腹透液浓度、液体是否清澈、有无漏液等。

2. 戴口罩,六步洗手法洗手。

3. 取出外接短管。

4. 去除腹透液的防护帽,打开外接短管的碘伏帽,腹透液"Y"管与外接短管紧密连接。

5. 打开外接短管上的开关,引流患者腹腔的液体入引流袋,引流完毕关闭外接短管上的开关,完成引流过程。打开腹透液液体出口开关,冲洗管路 5 秒钟,夹闭引流袋端管路。打开外接管开关,使新腹透液灌入患者腹腔,灌入完毕,关闭外接短管开关。打开碘附帽包装,分离腹透液管路与外接短管,盖上碘伏帽。

6. 观察引流液颜色,称重并记录后弃去。

7. 换液注意事项。

（1）更换液体前半小时,操作房间停止打扫,紫外线灯消毒 30 分钟,紫外线灯管应 2 年更换一次。

（2）注意检查透析导管与外接短管之间连接是否紧密,避免导管脱落及管路扭曲。

（3）操作时不可接触剪刀等锐利物品,以免损坏导管。

（4）碘附帽为一次性物品,不可重复使用。

（5）换液操作需要注意无菌,避免接头污染。

（6）每 6 个月更换一次外接短管,如有破损应及时更换。

## 四、导管及出口处的护理

1. 进行出口处护理时应戴帽子和口罩,操作前常规洗手。

2. 定期使用生理盐水清洗隧道出口,再用含碘消毒液消毒隧道出口皮肤,最后用无菌敷贴覆盖。对于无感染的出口,可不用生理盐水清洗,但每周至少应消毒 1 次。

3. 保持导管出口处干燥。

4. 无论在伤口感染期或愈合期均不应行盆浴和游泳。淋浴时应注意保护出口处,淋浴完毕后出口处应及时清洗、消毒。

5. 术后 2 周内应特别注意导管固定,否则可导致出口处损伤和愈合不良。应使用敷料或胶布固定导管,在进行各项操作时注意不要牵扯导管。

6. 导管及外接短管应紧密连接,避免脱落。

7. 在进行导管及外接短管护理时不可接触剪刀等锐利物品。

## 五、饮食护理

1. 术后无需禁食,采用易消化、富含粗纤维的食物。

2. 进行腹膜透析治疗时,白蛋白、球蛋白、免疫球蛋白都有不同程度的丢失,因此应适当补充蛋白质的摄入。一般每日蛋白质摄入量不低于 1.0 ~ 1.2g/kg,最好能达到 1.2 ~ 1.5g/kg,以优质蛋白为主,如鸡蛋、牛奶、瘦肉、鱼肉等富含必需氨基酸的食物,同时避免高磷饮食。

3. 水分的摄入量取决于患者的尿量和腹透超滤量,每日摄水量 = 前一天的尿量 + 前一天的超滤量 + 500ml。

## 六、心理护理

腹膜透析是一个长期的治疗过程,多数腹透患者不仅存在身体问题,而且普遍存在心理社会问题,尤其是行动不便的患者,担心昂贵的治疗费、缺乏自我护理能力,以致给家庭带来巨大的压力,容易产生失落、压力、失望、焦虑、抑郁等心理障碍。腹透护士应关注患者的心理状况,加强护患沟通,及时给予心理疏导,增强其恢复健康的信心,从而提高患者的生活质量。

## 七、生活及运动指导

（一）**生活指导**　年轻患者可以适当参加学习和工作,老年患者可以根据自己的特长参加一些老年社团,从而充实生活。在条件允许的情况下,可以外出旅游、探亲访友。腹膜透析是一个长期的治疗过程,如果情绪出现问题,可以向家人、朋友、医务人员寻求帮助。

（二）**适当的运动**　散步、慢跑、太极拳都适合慢性肾病患者参与,但要避免剧烈、碰撞性或增加腹部压力的运动。

## 【感染并发症的护理】

### 一、出口处或隧道感染的护理

出口处/隧道的长期护理应时刻密切观察皮肤和周围组织的变化,注意是否出现肿或压痛,如有脓性分泌物应立即培养,同时开始经验性抗炎治疗,其后根据培养结果调整用药。必要时保护腹膜拔除腹膜透析管。

（一）**检查与评估**

1. 注意出口处有无脓性分泌物,可从隧道、涤纶套或窦道中自行流出或挤出。

2. 注意出口处有无持续发红,这些是脓性分泌物排出的先兆。

3. 注意出口处有无疼痛、压痛,或隧道部的触痛。

（二）**护理**

1. 采集脓性分泌物和/或引流液器培养和革兰染色。

2. 有经验的腹膜透析护士可通过轻拉导管以获得分泌物样本。

3. 根据临床表现开始经验性治疗。

4. 对出口处、窦道和隧道的情况进行检查、分类和记录。

5. 如疑为隧道感染,可借助超声波协助诊断。

6. 增加更换敷料的次数。

7. 安排随访以评估疗效。

（三）患者教育

1. 指导患者进行出口处护理，每天清洗出口处 1~2 次。

2. 用生理盐水软化结痂，不可用力去除结痂。

3. 感染治愈前每次清洗出口处后都应更换新的无菌敷料。

4. 注意出口处的保护，避免致病菌感染和外伤。

## 二、腹膜炎的护理

长期腹膜透析管理成功的关键是预防腹膜炎的发生，腹膜炎的预防措施除了包括规范透析管的置入技术、使用先进的透析连接系统之外，更重要的是要求患者在换液过程中坚持无菌，遵从出口处护理的规范要求进行操作。

（一）检查与评估

1. 有无透出液混浊。

2. 有无腹痛和/或发热。

3. 腹膜炎临床诊断标准：至少存在以下三项标准中的两项，诊断可成立：①腹痛、透出液浑浊，伴或不伴发热；②透出液白细胞计数 $>100×10^6/L$，中性粒细胞比例 $>50\%$；③透出液培养有病原微生物生长。

（二）护理

1. 将短管与连接系统分离，从引流袋取样送检做白细胞计数与分类、革兰染色以及细菌培养检查；在新鲜透析液加入肝素 500~1000U/L，直至透出液转清（通常需要 48~72 小时）。

2. 只出现透出液混浊而无其他临床症状者，可等 2~3 小时，待实验室结果回复后再予以处理。

3. 透出液混浊，同时伴有腹痛和/或发热时立即进行 2~3 次快速换液以减轻不适症状，等待实验室检查结果的同时，在 1 小时内开始初始经验性抗炎治疗。

（三）患者教育

1. 出现透出液混浊、腹痛和/或发热时，立即与腹膜透析中心联系。

2. 留取透出液样本。

3. 采取措施减轻症状，如有腹痛，快速换液 2~3 次。

4. 在医师指导下，透析液中加抗生素。

5. 每袋透析液中加入肝素 500~1000U/L，直至透出液转清。

6. 预防肠源性感染，避免发生便秘和肠道感染。

7. 如腹透液被污染或导管长期暴露于外界环境，应预防性使用抗生素，疗程通常为 2 天。

8. 腹膜透析患者接受侵入性操作后可能会出现腹膜炎，所有涉及腹部及盆腔操作前应排空腹透液。所有牙科操作前 2 小时给予阿莫西林 2g 口服；经结肠镜行息肉切除前应给予氨苄西林 1g 静脉使用。

9. 及时发现问题进行操作技术再培训。

## 【非感染并发症的护理】

包括腹膜透析液渗漏，腹膜透析管堵塞及腹疝的护理。

## 一、渗漏的护理

腹膜透析管周围渗漏和皮下渗漏常与腹膜透析管置入技术不当,解剖异常,愈合前过早开始透析或外伤有关。腹膜透析管置入后 30 天内发生的渗漏多为显性渗漏,导管出口处或腹壁切口处最为明显。

### (一) 检查与评估

1. 引起患者腹膜透析液渗漏的危险因素。

(1) 组织愈合不良的患者,如糖尿病、老年人、营养不良及服用激素者。

(2) 腹部外科手术史、疝及肥胖患者。

2. 腹膜透析液渗漏的临床表现。

(1) 切口或导管出口处渗液。

(2) 腹部水肿或腰围增粗。

(3) 阴囊、阴茎或阴唇水肿。

(4) 无全身水肿时,出现单侧的胸腔积液。

(5) 超滤量下降。

3. 外部渗漏。

(1) 利用尿糖试纸检测切口处或导管出口处流出的清澈液体内是否含有葡萄糖。

(2) 检查出口处、皮下涤纶套、隧道及切口的情况。

(3) 因渗液增多,需相应增加更换敷料频次。

4. 皮下渗漏。

(1) 检查腰围是否增粗。

(2) 检查腰背部是否出现皮下水肿。

(3) 检查阴囊、阴茎、阴唇部是否出现水肿。

(4) 腹部 CT 检查。

(5) 嘱患者增加复诊次数,以便临床观察。

5. 透析治疗。

(1) 初期透析时取平卧位,给予低容量(500～1500ml)透析,直至渗漏停止。

(2) 必要时暂行血液透析 1～2 周。

6. 对不需要紧急透析的新患者。

(1) 延迟 2 天至 3 周后再开始腹膜透析,必要时直到渗漏完全停止。

(2) 对于显性渗漏者,可在有经验的医务人员指导下重新开始腹膜透析治疗。

(3) 持续渗漏者可考虑外科修复。

(4) 导管愈合期内暂行血液透析。

(5) 反复渗漏可能需要导管重置。

### (二) 患者教育

1. 发生渗漏时,应注意检查导管出口处感染和腹膜炎的症状和体征。

2. 因渗液增多,需调整敷料更换的程序和频度。

3. 当发现有提示可能存在隐性(皮下)渗液的症状时,应及时报告给医护人员。

4. 外科修复手术后应调整透析方案,以降低腹腔内压力。

## 二、腹膜透析管堵塞的护理

透析管的流入和流出堵塞通常发生于腹膜透析早期,但也可发生于透析治疗中的任何时期,尤其是腹膜炎发生过程中或发生后。明确堵塞原因将有助于选择适当的治疗方法。

**（一）引起腹膜透析管堵塞的原因**

1. 引起流入堵塞的原因。

（1）机械性梗阻,如夹子或连接装置的旋钮未打开。

（2）导管内腔或侧孔堵塞:如血块、纤维蛋白凝块、脂肪球等。

（3）腹腔内因素:大网膜包裹、腹腔粘连等。

2. 引起流出堵塞的原因。

（1）管路装置或腹膜透析管的机械性堵管。

（2）导管内腔或侧孔堵塞:如血块、纤维蛋白凝块、脂肪球等。

（3）便秘。

（4）导管末端移位出盆腔。

（5）导管大网膜包裹或腹腔粘连。

**（二）腹膜透析管堵塞的护理**

1. 保守无创性治疗。

（1）打开连接管路、短管和腹膜透析管上的所有夹子和旋钮。

（2）改变体位。

（3）排除阻塞（由有经验的腹膜透析医护人员执行）:用 50ml 注射器在中等压力下反复推注生理盐水。

（4）纠正便秘。

（5）腹部平片观察导管位置。

2. 有创性检查与治疗。

（1）腹腔镜。

（2）在 X 线透视下,由硬质金属丝或导针进行调整。

（3）Fogarty 导管操作法。

（4）通过外科手术进行导管重整或重新置管。

（5）大网膜部分切除。

3. 纤维素相关的堵管。

（1）每次换液时在腹膜透析液中加入肝素 500~2000u/L。

（2）2ml 尿激酶/链激酶（10 000U）注入腹膜透析管内存留 2 小时。

**（三）患者教育**

1. 用胶布固定腹膜透析管和短管以防导管扭曲。

2. APD 患者睡觉时应将管路位置放好以防扭曲。

3. 通过饮食调整、运动和服用软化剂预防便秘。

## 三、疝的护理

**（一）检查与评估**　在腹膜透析患者中疝气有以下几种:脐疝、腹股沟疝、股疝、导管切口疝、导管出口疝、切口疝等。最常见的是切口疝和导管处的疝气,也有报道认为腹股沟疝和脐疝更常见,无症状的疝非常常见,常常在发生绞窄性梗阻后才被发现。

1. 定期检查脐部、腹股沟区及切口处有无突出。

2. 如有疝存在,需进一步测定疝的可复性及大小。

**（二） 护理**

1. 观察及检查可疑部位。

2. 外科会诊,决定是否需要手术纠正。

3. 明显的疝需要外科修复。

4. 2~4 周修复术后开始进行卧位、间歇性低容量透析。

5. 必要时暂行血液透析。

**（三） 患者教育**

1. 嘱患者避免过度用力、咳嗽、便秘、爬梯、提物。

2. 如疝的大小增加或疼痛加重,应及时报告。

3. 外科手术修复后,指导患者坚持导管出口处与手术切口分开敷料以防交叉污染。

4. 注意复发。


# 【患者管理】

## 一、腹膜透析患者的随访

腹膜透析治疗的目的已不再是为了单纯的延长患者的生命,更重要的是要提高患者的生活质量。腹膜透析治疗是一个漫长的过程,需要得到医务人员适时、正确的教育和指导,让他们掌握腹膜透析的基本知识,具备处理居家透析时常见问题的能力,促进康复,提高生活质量。科学、专业、便捷、规律的随访和健康教育,可提高腹膜透析患者的生存质量及长期生存率,减少并发症的发生。

**（一） 随访内容**

1. **一般情况**　检查患者腹透日记,了解临床症状,测量体重、血压、心率、用药等情况。

2. **腹透情况**　目前的透析方式、剂量、透析液浓度、超滤量、残肾、液体摄入量。

3. **导管出口检查**　检查导管出口有无分泌物、有无肉芽组织、有无红肿及疼痛等。

4. **饮食和营养情况**　食欲、食量、饮食结构、活动、睡眠、体重、肌肉、皮质厚度、皮肤色泽、弹性、实验室指标等。

5. **准确留取标本**　按照腹膜平衡试验（PET）和透析充分性评估（Kt/V）的操作流程留取患者血、尿和腹透液标本送检。

6. 根据患者随访内容,由腹透医生开具检查单,进行相关辅助检查。

7. 健康教育,不断强化腹透基础知识,纠正患者错误的知识观点,为患者及家庭提供心理支持,建立良好的医患关系。

**（二） 随访频率**　随访频率根据患者病情需要而定,一般新入患者出院后 2 周至 1 个月后须返回医院完成首次随访,稳定期 1~3 个月至少随访 1 次（包括电话随访）。

**（三） 随访方式**　包括门诊随访、电话随访和家访等。本地患者以门诊随访为主,外地患者以电话随访为主。电话随访具有及时、多次、时间灵活的特点。通常当患者遇到问题时,向医务人员电话随访求助,医务人员也会通过电话随访了解患者的病情变化,反馈某些问题,强调注意事项等。

**（四）资料登记**　腹膜透析中心对随访患者应建立随访档案。记录内容包括基本资料、临床表现、辅助检查、随访记录、并发症、转归资料。及时完整的资料收集对中心质量提高和科研至关重要。

## 二、腹透中心质量管理

腹透月会是一种提高中心管理质量的形式,它能帮助中心做到定期回顾腹透工作情况,分析腹透治疗中的问题并制定、执行解决方案,以促进腹透工作的不断完善,最终提高患者预后。同时,腹透月会是让中心成员,尤其是医护之间互相交流、互相学习的绝好机会,从而不断提高腹透中心的整体诊疗护理水平。

**（一）参会人员**　科主任、中心负责人、相关医生和护士、研究生、进修人员、实习生等。

**（二）会议频率**　每月一次。

**（三）会议时间**　应相对固定。

**（四）会议内容**

1. 数据汇总。

（1）当月新增病人数。

（2）当月退出病人数、掉队率（DOR）、腹透治疗时间（TOT）及退出原因。

（3）现存病人总数。

（4）当月腹膜炎发生例数、处理过程、预后。

（5）当月出口处、隧道感染例数及预后。

（6）当月住院例数及病因、预后。

（7）评估达标情况汇报。

（8）趋势分析情况汇报。

（9）当月腹透宣教人次。

（10）当月随访（门诊随访、电话随访、家访）人数。

（11）当月特殊情况。

2. 病例讨论　由医学生/进修医生/低年资医生对病例进行整理（包括病人一般情况、病史回顾、透析方案变更、主要化验指标、目前问题并拟定解决方案）。

（1）讨论形式:一人主持,一人汇报。

（2）讨论内容:

1）长期随访病人:每次月会讨论 2 人。患者通常一般情况良好,通过讨论回顾患者的过去,关注其目前可能存在的隐患,并对将来做预测。

2）疑难病人/危重病人:重点讨论。

3）新病人:对新病人进行简单介绍,方便非床位医生的其他成员进行门诊随访。

3. 持续质量改进。

（1）针对腹透工作汇报情况,分析优势劣势。

（2）新出现的亟待解决的问题:各抒己见,制定解决方案。正在解决中的问题:回顾解决问题的进度。已解决的问题:总结经验。

4. 业务知识学习。

（1）复习腹透基础知识（包括腹透原理、腹透病人选择与准备、手术技巧、处方调整、并发症处理、透析充分性评估、PET 试验、营养评估、心理评估、自动腹膜透析、儿童腹膜透析、病人教育技巧等）。

（2）交流学习经验和体会。

（3）腹膜透析进展分享　分享腹透新进展；沟通中心腹透科研设想、进展、困难；审核、分享腹透相关科研文章的投递及发表。

（邢小红）

## 参 考 文 献

［1］ Daugirdas JT, Blake PG. , Ing TS. Peritoneal Dialysis Catheters, Placement, and Care. In: Handbook of dialysis. 5th ed. Philadelphia: Wolters Kluwer Health,2015.

［2］ 陈香美.实用腹膜透析操作教程.北京:人民军医出版社,2013.

［3］ Muringai T,Noble H,McGowan A,et al. Dialysis access and the impact on body image:role of the nephrology nurse. Br J Nurs,2008,17(6):362-366.

［4］ 庞建红,汪小华,王菲,等.腹膜透析患者自我管理能力的横断面研究及影响因素分析.中国实用护理杂志,2014,30(14):62-65.

［5］ Farina J. Peritoneal dialysis:strategies to maintain competency for acute and extended care nurses. Nephrol Nurs J,2008,35(3):271-275.

［6］ 林惠凤.实用血液精华护理.上海:上海科学技术出版社,2016,297-311.

［7］ Levin NW, Willis K. National Kidney Foundation. Recent K/DOQI guidelines:applications in peritoneal dialysis patients. Contrib Nephrol,2003,(140):151-162.

［8］ 王洁,王菲,李琳.CAPD 患者社会支持和自我效能对自我管理能力影响的路径分析.实用医学杂志,2015,31(10):1708-1710.

# 第九篇

## 透析管理

# 第72章

## 透析质量持续改进

医疗质量管理是医院管理的核心内容和永恒的主题,透析质量持续改进是透析规范化管理和医院医疗质量管理的重要组成部分,是医院、科室和透析中心对人、财、物、时间、空间等各种资源进行科学、合理、有效的计划、组织和调控。透析质量持续改进涉及透析从业人员管理、透析室空间布局和设施设备管理、透析临床应用规范和管理、透析相关感染预防与控制等方面。

## 第一节 血液透析质量持续改进

近十余年来,随着我国血液透析患者不断增加,各地血透中心规模和数量不断扩展和增多,血透从业人员队伍不断壮大,重视并加强血液透析规范化管理,确保血透医疗安全,持续改进血透质量,不断提高血透患者预后,已越来越被大家所关注。

自1999年以来,我国上海市、北京市、天津市、湖南省、浙江省等省市卫生行政部门相继成立了血液透析质量控制中心,制定了一系列血液透析质量控制标准、技术操作规范,对血液透析实行全程医疗质量管理,在确保血液透析医疗安全、提高透析质量上取得了一定的成效。

2010年卫生部(现为国家卫生计生委)制定了《医疗机构血液透析室基本标准(试行)》,对医疗机构血液透析室实行执业登记管理;同时,卫生部制定了《医疗机构血液透析室管理规范》,进一步加强对医疗机构血液透析室的规范管理,提高医疗质量,确保医疗安全。

### 一、开展血液透析技术医疗机构基本要求

医疗机构设立血液透析室,开展血液透析诊疗活动,必须经卫生行政部门批准,并进行执业登记。同时,医疗机构必须具有卫生行政部门核准的肾病学专业诊疗科目。血透室空间布局和设施设备应符合一定的要求。医疗机构血液透析室设置或血液透析机数量发生变化,应当按照有关规定进行变更。

**(一)血透室空间布局要求** 血透室布局和流程应当满足工作需要,符合医院感染控制要求,区分清洁区和污染区。血透室应具备相应的工作区,包括普通透析治疗区、隔离透析治疗区、水处理室、治疗准备室、候诊区、接诊区、储存室、污物处理区和医务人员办公区等基本功能区域。开展透析器复用的,还应设置复用室。

血透室划分清洁区、半污染区、污染区,三区无交叉;其中污染区为:患者候诊室、患者更

衣室、血透治疗室、洗涤消毒室、复用室等;半污染区为:治疗准备室;清洁区为:工作人员更衣室、工作人员休息室、水处理室、清洁库房、工作人员办公区等。

每个血液透析单元由一台血液透析机和一张透析床(椅)组成,使用面积不少于 $3.2m^2$;血液透析单元间距能满足医疗救治及医院感染控制的需要,一般不小于 0.8m;透析治疗区内设置护士工作站,便于护士对患者实施观察及护理技术操作;水处理室使用面积不小于水处理机占地面积的 1.5 倍;治疗准备室等其他区域面积和设施应能够满足正常工作需要。

**(二) 血透室设施设备及器械要求**

1. 基本设备配备 三级医院至少配备 10 台血液透析机,其他医疗机构至少配备 5 台血液透析机;配备满足工作需要的水处理设备、供氧装置、负压吸引装置,必要的职业防护物品;开展透析器复用的,应当配备相应的设备。

2. 透析机 血透室使用的透析机应具有国家食品药品监督管理局颁发的注册证。透析机应当在设备规定的环境下(温度、湿度、电压、供水压力等)使用,按照设备使用手册要求进行操作。

3. 水处理设备 血透室使用的水处理设备生产厂商应具有国家食品药品监督管理局颁发的注册证书。水处理设备应当在设备规定的环境下(温度、湿度、电压、供水压力、供水量等)使用,以保证机器正常运行、供应充足的符合要求的透析用水。

血透水处理系统应包括下列主要设备,前处理:沉淀物过滤器、活性炭吸附罐、软化装置等;主处理:单级或多级反渗透机、去离子等;后处理:微滤器、超滤器等。

4. 透析用水和透析液 应定期对透析用水进行检测,包括每月内毒素、细菌菌落检测。细菌菌落总数应小于 100CFU/ml,干预限度(active level)为 50CFU/ml;内毒素含量应小于 0.25EU/ml,干预限度(active level)为 0.125EU/ml。每天检测余氯和硬度。

透析液由浓缩透析液(或透析粉剂)加符合标准的透析用水配制。每月应检测透析液内毒素和细菌菌落计数,常规透析液细菌菌落总数应小于 100CFU/ml,干预限度(active level)为 50CFU/ml;常规透析液内毒素含量应小于 0.5EU/ml,干预限度(active level)为 0.25EU/ml;超纯透析液细菌菌落总数应小于 0.1CFU/ml,超纯透析液内毒素含量应小于 0.03EU/ml。

5. 透析消耗品和消毒产品 血透室使用的透析消耗品(透析器、透析管路、内瘘穿刺针)应具有国家有关部门颁发的注册证、生产许可证或经营许可证。血透室使用的消毒产品应经卫生行政部门批准或符合相应标准技术规范,并应遵循批准使用的范围、方法和注意事项。

## 二、血液透析从业人员管理

**(一) 血透从业人员基本要求** 血透从业人员由医生、护士、技术员和工勤人员等组成。血透室须有副主任以上专业技术职务任职资格的医师专管负责。从事血透工作的医师应持有医师资格证书和医师执业证书,护士应持有护士资格证书和护士执业证书,技术员应持有有效的执业证书;同时上述从业人员应该经过相关部门(如:省、市专业质量控制机构)组织的血透专业培训。血液透析室医师、护士和技师的配备应当达到卫生部《医疗机构血液透析室基本标准》的要求。

血透室工勤人员需经过适当的培训,并记录培训资料档案。医疗机构血透室负责人对血透室工勤人员的培训和资格负责。

**（二） 血透从业人员基本职责**　血透从业人员应严格遵循《执业医师法》《医疗机构管理条例》《医院感染管理办法》和《医疗技术临床应用办法》等法律、法规、规章和诊疗护理常规、血液透析相关技术应用规范等。

血透室须有副主任以上专业技术职务任职资格的医师(熟悉血液透析专业)专管负责。主管医师负责管理透析室的日常工作并负责患者治疗的全过程,包括向患者及其家属讲解各种肾脏替代治疗选择、帮助确定透析方式、定期查房、病人透析处方的制定、调整,并发症的处理等。

护士长负责各项规章制度的落实,技术培训及操作规程的组织实施与监督,医疗用品的管理,并协助血透室主任做好透析室的日常管理工作。

护士应严格执行透析医嘱、执行各项规章制度与操作规程;经常巡视病人,观察机器运转,认真做好记录;与当班医生沟通、做好患者宣教。

技术员应熟悉透析机和水处理设备的性能、结构、工作原理和维修技术,负责其日常维护。执行对透析用水及透析液的检测,确保符合质量要求。

**（三） 血透从业人员定期培训和考核**　各级各类血透从业人员除上岗前应经过专业培训外,在从业过程中应定期进行本专业新理论、新技术和新进展的继续教育培训。血透室应当制定并落实对工作人员的培训计划,使工作人员具备与本职工作相关的专业知识,落实相关管理制度和工作规范,并定期进行考核。

## 三、血液透析相关感染预防与控制

血透患者免疫功能异常,容易并发各种感染,特别是血源性疾病感染。血源性感染是医院感染中常见而重要的类别,也是血透感控工作重点。血透室是医院内感染重点监控部门之一,血透室及从业人员应严格贯彻卫生部《医院感染管理办法》《消毒管理办法》和《消毒技术规范》,加强消毒隔离管理,落实相关的感染预防与控制要求。

根据《医疗机构血透室管理规范》要求,血液透析医院感染防控策略主要包括:规范血透室布局、医务人员院感防控、患者院感防控、环境与物品清洁消毒、设施设备管理、医务人员职业安全防护和人员教育与培训等。

**（一） 血液透析相关感染风险**　血透感控工作核心是控制风险,预防医院感染发生。

1. 血透感染危险因素。

（1） 患者因素:血透患者免疫力低下;长期的血管通路和频繁的血液暴露增加感染机会。

（2） 硬件因素:布局不合理,感染因子可通过多环节直接或间接传播。

（3） 软件因素:管理制度不健全,标准操作流程未建立,监测与督查不到位。

（4） 医务人员因素:感控意识和知识欠缺,无菌操作和感控措施执行不力。

2. 血透主要污染环节。

（1） 浓缩液配制、存放、使用过程污染。

（2） 水处理系统和透析用水输送系统污染。

（3） 透析设备、器材和环境表面污染。

（4）透析器漏血导致透析机内管路污染。

（5）压力转换过滤保护器污染。

（6）透析器复用过程污染。

**（二）血液透析从业人员院感防控要求**

1. 血透医务人员对患者进行治疗或者护理操作时应当按照医疗护理常规和诊疗规范，在诊疗过程中应当实施标准预防，并严格执行手卫生规范和无菌操作技术。

2. 工作人员操作时都要戴好手套、口罩；有条件的单位，工作人员应使用个人防护装置，如围裙、口罩和眼罩。

3. 工作人员有可能接触血液时须戴手套、勤洗手，尤其是在病人上、下机时工作人员须换手套。

4. 血透室工作人员应做到相对稳定，工作人员上岗前及以后每六个月进行一次定期体检（乙型肝炎与丙型肝炎感染指标）。对 HBV 阴性的人员应接种乙型肝炎疫苗进行免疫保护。

5. 处于肝炎或其他血源性传染病传染期的工作人员，应避免直接从事血透室医疗护理工作。

**（三）血透患者院感防控要求** 血透患者卫生学要求是血液透析卫生学要求的重要组成部分之一，加强对血透患者卫生学管理，对于血透室感染预防控制，特别是防止血源性疾病交叉感染和传播非常重要。

血液透析室应当建立严格的接诊制度，对所有初次透析的患者进行乙型肝炎病毒、丙型肝炎病毒、梅毒、艾滋病病毒感染的相关检查，每半年复查 1 次。

乙型肝炎病毒、丙型肝炎病毒、梅毒螺旋体及艾滋病病毒感染的患者应当分别在各自隔离透析治疗间或者隔离透析治疗区进行专机血液透析，治疗间或者治疗区、血液透析机相互不能混用。

血透室患者使用的床单、被套、枕套等物品应当一人一用一更换。患者进行血液透析治疗时应当严格限制非工作人员进入透析治疗区。

同时应加强患者及其相关家庭成员的宣教和培训，培训内容主要包括：个人卫生和洗手方法、患者自身对血管通路的正确护理、推荐的疫苗接种。

**（四）加强设施设备管理**

1. 透析器和透析管路 目前，因为经济原因，包括美国在内的许多国家都重复使用血液透析器。为了保证透析治疗的质量，避免透析器复用不良事件的发生，1986 年美国医疗器械促进协会 The Association for the Advancement of Medical Instrumentation（AAMI）发布了透析器复用的标准《Reuse of hemodialyzers》，2008 年发布了最新修订版。AAMI 血液透析器复用标准已被世界上大多数国家和地区所采用。2000 年美国肾脏并病基金会（NKF）K/DOQI 血液透析充分性工作组建议当复用透析器时，应按照 AAMI 标准及推荐的关于复用程序进行复用（但 AAMI 关于总血室容积基础值的测量除外）。

国内上海市血透质控中心于 2001 年参照 AAMI 标准，结合上海市血透具体情况制定了上海市《透析器、透析管路重复使用方法及质控标准》，这是国内地方卫生行政部门首次制定的有关透析器、透析管路复用的规范性文件，对规范上海市透析器、透析管路复用起了重要作用。2005 年卫生部制定了《血液透析器复用操作规范》，进一步规范了我国血液透析器复用。2010年卫生部下发《血液透析标准操作规程（2010版）》，进一步明确了透析器复用患者要求。

2. 血透设备器材消毒管理　血透室设备消毒是消毒隔离管理重要组成部分，血液透析室应当按照《医院感染管理办法》，严格执行医疗器械、器具的消毒工作技术规范。

血液透析室使用的消毒药械、一次性医疗器械和器具应当符合国家有关规定。一次性使用的医疗器械、器具不得重复使用。

每次透析结束后，应当对透析单元内透析机等设备设施表面、物品表面进行擦拭消毒，对透析机进行有效的水路消毒，对透析单元地面进行清洁，地面有血液、体液及分泌物污染时使用消毒液擦拭。

血液透析室应当根据设备要求定期对水处理系统和供水管路进行冲洗消毒。定期检测水处理设备的功能，并对透析用水的化学和微生物学进行监测。每次冲洗消毒后应当测定管路中消毒液残留量，确保安全。上述工作应有专人负责，定期记录，并作为血透室日常工作流程的主要组成部分。

**（五）血透室医疗废物管理**　医疗废物（medical waste）指在对病人进行诊断、治疗、护理、免疫等活动过程中产生的废弃物，分为：感染性废物、药物性废物、病理性废物、化学性废物和损伤性废物等。

2003年6月国务院颁布了《医疗废物管理条例》，标志着我国医疗废物的管理进入法制化管理轨道。卫生部和国家环境保护总局根据《医疗废物管理条例》分别或联合制定相应配套的规章，包括：《医疗卫生机构医疗废物管理办法》《医疗废物分类目录》《医疗废物包装物、容器标准和标识》《医疗废物集中处理技术规范》《医疗废物管理行政处罚办法》等。

血透室医疗废物主要为感染性废物、化学性废物和损伤性废物。对血透室的一次性医疗废物应按上述有关法规和部门规章的要求统一处理。

血透室医疗污水须严格消毒符合国家《医院污水排放标准》后方可排放。

## 四、血液透析患者管理

**（一）血透患者**　告知与宣教新病人首次血液透析治疗前需建立血管通路（动静脉内瘘、中心静脉留置导管等），需对患者和相关家庭成员进行相关事项告知，并签署血液透析医疗风险知情同意书。对血透患者和家庭成员进行人性化的告知和宣教，有利于患者和家属配合治疗，有利于提高患者的透析质量。

**（二）血透患者观察与指导**

1. 每次透析治疗前　应询问患者的症状、血管通路是否通畅、抗凝剂使用情况、有无并发症等，特别注意心、肺功能及有无出血情况，并做必要的体检。

2. 透析治疗过程中　要严密观察患者的意识、血压、脉搏、体温等生命体征变化。生命体征的波动与变化往往反映透析病人病情的变化，亦往往是血透急性并发症的先兆。护士应每小时记录一次生命体征和透析各参数。病情有特殊变化时，应及时汇报医生，且能够采取正确的应急措施。

3. 每次血液透析结束后　测定患者透后体重，指导患者饮食、日常生活和自我管理，告知患者或家属注意事项等。

4. 血透患者的定期监测　对规律性血透患者,应定期根据患者症状、体征和生化检测结果评估透析充分性,保证患者的透析质量。定期监测的主要指标及频率如下:

(1) 血常规、肾功能、血电解质(包括血钾、血钙、血磷、HCO3$^-$或 $CO_2CP$ 等)等指标,建议每月检测 1 次。血糖和血脂等代谢指标,建议有条件者每 1~3 个月检测 1 次。

(2) 铁代谢指标,建议每 3 个月检查 1 次。

(3) iPTH 水平建议每 3 个月检查 1 次。

(4) 整体营养及炎症状态建议每 3 个月评估 1 次,包括血清营养学指标、血 hsCRP 水平、nPCR 及与营养相关的体格检查指标等。

(5) Kt/V 和 URR 建议每 3 个月评估 1 次。

(6) 肝炎病毒标记、HIV 和梅毒血清学指标对开始透析不满 6 个月患者,应每 1~3 个月检测 1 次;维持性透析 6 个月以上患者,应每 6 个月检测 1 次。

## 五、落实血液透析各项规章制度和质量控制标准

透析质量持续改进必须制定各项规章制度,不断完善血透各项质量控制标准,同时应采取有效措施督促措施,促进规章制度和质量控制标准在实践中贯彻实施。

**(一) 制定各项规章制度、明确各级人员职责**

1. 制定各项规章制度　医疗及机构血透室结合本院实际情况,制定血透室各项规章制度,主要包括以下几方面:

(1) 交接班制度。

(2) 血液透析资料登记管理制度。

(3) 消毒隔离工作制度。

(4) 消毒隔离管理制度。

(5) 血液透析操作记录和病程记录基本规范要求。

(6) 工作人员学习培训制度。

(7) 工作人员定期体检制度。

(8) 血液透析设备保养、维修制度。

2. 明确各级各类人员岗位职责

(1) 医生职责。

(2) 护士职责。

(3) 护士长职责。

(4) 技术员职责。

(5) 工勤人员职责。

**(二) 制定、完善血透质量控制标准,对血透治疗实行全程医疗质量管理**

应对血液透析治疗的全过程制定质量控制标准,对血液透析治疗实行全程医疗质量管理,包括:血液透析的适应证、血液透析治疗程序及监测、抗凝规范、并发症的监测和处理、血液透析充分性的监测、血液透析用水的质量控制等。早在 2002 年,上海市血液透析质量控制中心在国内率先制定了《上海市血液透析质控手册》,通过制定血透质量控制标准,对血液透析治疗的全程医疗质量管理,有效防范、控制医疗风险,及时发现医疗质量和安全隐患,有利于提高血液透析质量。

**（三）定期质量督查，加强对血透关键环节、薄弱环节和重要环节的管理**

定期对血液透析室进行质量督查，是确保血透质量控制标准贯彻实施的有效措施。各地质控中心按照卫生行政部门有关医疗质量总体要求，根据调研和年度透析登记所反映的本地区血液透析治疗中的一些关键环节、薄弱环节和重要环节中存在的突出问题，制定相应的《血液透析质控督查基本内容和要求》。

质控中心按质控标准和督查要求定期对本地区血透室进行各种形式的质量督查。每次督查结果由卫生行政部门在一定范围内通报、公示。同时，督查结果由督查组当场向相关医院反馈；对存在违反医疗护理常规、血液透析质控标准的医院，质控中心在督查后下发限期整改通知书；对督查中发现违反有关法律法规、严重影响医疗质量的问题，由相关执法部门依法处理。

# 第二节　腹膜透析质量持续改进

## 一、腹膜透析从业人员管理

**（一）腹膜透析从业人员基本要求**

1. 腹透医生资质要求。

（1）取得《医师执业证书》，执业范围为内科专业或中医内科专业。

（2）具有三年以上肾脏专业临床工作经验的医生。

（3）受过腹膜透析理论知识的系统培训并获相关证书。

2. 腹透护士资质要求。

（1）取得《护士执业证书》。

（2）有一年以上肾脏专业相关护理经验。

（3）受过腹膜透析理论知识的系统培训并获相关证书。

**（二）腹透从业人员基本职责**

1. 腹透中心医生职责。

（1）终末期肾衰患者的透析方式评估及透析时机选择。

（2）放置腹透管及围术期处理。

（3）建立腹透患者档案。

（4）制订和调整个体化的透析方案。

（5）腹透患者的综合治疗及随访。

2. 腹透中心护士职责。

（1）腹透患者及其相关家庭成员的各项培训和指导。

（2）腹透患者的护理及其相关操作。

（3）腹透患者门诊电话咨询、预约服务、上门家访。

（4）腹透患者病历资料和随访资料的登记。

## 二、腹膜透析中心日常管理

**（一）腹膜透析中心空间布局与设施设备**　腹膜透析中心应具有合理的空间布局和完

善的设施,这是腹膜透析成功基本条件。一个功能完整的腹透中心应设有:交换区域、培训区域、诊疗区域、护士办公区域和储存区域。消毒要求符合医院感染控制标准。

**(二) 制定腹透各项管理制度** 腹透从业人员应严格遵循《执业医师法》《医疗机构管理条例》《医院工作制度》和《医院工作人员职责》等法律法规及相关技术应用规范。严格贯彻执行卫生部《医院感染管理办法》《消毒管理办法》和《消毒技术规范》等有关规范的要求。

腹透中心应制定和完善日常管理制度和诊疗护理常规,包括:腹透诊疗常规和操作规程、患者和相关家庭成员培训常规、患者门诊随访流程、患者病历资料管理制度、物品管理制度、消毒管理制度等。

## 三、腹膜透析患者管理

加强对腹透患者的指导和管理,为患者制定个体化的透析处方,是提高腹透患者透析质量和生命质量的重要环节之一。

### (一) 腹透患者的指导和管理

1. 规律性腹透治疗开始之前 规律性腹透开始前,对患者及其相关家庭成员进行告知宣教,并对患者进行评估和指导,使患者适应并配合治疗。

2. 腹透管植管以后(腹透开始前) 对患者及相关家庭成员进行培训,使患者在进行规律腹透治疗前掌握腹膜透析过程中所必需的基本知识(如:保持清洁、保护透析管、安全换液、维持液体平衡、异常情况的处理、居家透析的注意事项等)。

3. 规律性腹透开始后患者须定期门诊随访。

### (二) 开设腹透专科门诊
腹透中心须开设腹透专科门诊,通过腹透专科门诊对患者的定期随访,可根据患者的病情变化,调整并制定个体化腹透处方。通常腹透专科门诊应对患者的下列情况进行随访。

1. 对患者各种功能、状况进行评估。

对患者各种功能、状况评估是腹透专科门诊重要内容,包括:

(1) 小分子溶质清除率评估($Kt/V$、$Ccr$):每 3~6 个月评估一次,了解患者透析是否充分,根据 $Kt/V$ 结果并结合临床状况调整透析处方。

(2) 容量状况评估:常用指标有体重、血压、水肿情况、心/胸比例、下腔静脉内径测定、生物电阻抗等。

(3) 营养状况评估:如 SGA、血清白蛋白、前白蛋白、C-反应蛋白等,每 3~6 个月评估一次。

(4) 腹膜转运功能评估(腹膜平衡试验 PET),根据不同的腹膜转运特性制定个体化腹透方案。规律透析一月及以后每半年、腹膜炎发生后一个月或临床上发现超滤状态明显改变时,使用标准腹膜平衡试验。

2. 用药情况随访 对腹透患者主要用药情况进行随访,并根据化验结果结合临床情况进行调整,主要包括:贫血治疗、抗高血压治疗、钙磷代谢、脂代谢、电解质等方面。

3. 腹透方案随访 包括透析液总量、透析液葡萄糖浓度、留置时间、透析方式、透析超滤量和尿量等。

4. 其他 包括患者心理评估、生活质量评估、通路(出口)评估、感染评估等。

通过腹透专科门诊还可以对患者和家庭成员再培训,预防各种并发症,提高患者生存率,同时给予患者及其家庭心理支持,以建立良好的医患关系。

**(三) 腹透患者资料的管理**　建立患者的病历资料档案,定期更新整理。有条件的医院应建立患者的电子档案或患者资料数据库,提高对患者的管理效率和管理质量。

## 四、腹膜透析中心质量控制与管理

腹透中心的医疗质量管理是一个持续改进、不断提高的过程。腹透中心应制定医疗质量管理和持续改进方案并组织实施,定期对本中心腹透患者的腹透治疗状况进行评估并制订个体化透析方案,同时应定期对本中心患者的腹透预后参数进行评估。

腹透中心患者治疗质量控制和管理的指标主要包括患者透析治疗质量、患者生命质量、预后参数评估。目前常用评估腹透患者预后参数为:

(1) 技术存活率(technique survival):终点考察事件为腹透治疗方式的保留和持续,与患者当时的存活和死亡无关。

(2) 患者存活率(patient survival):终点考察事件为患者死亡,与患者当时采用何种治疗方式无关。

(3) 技术失败率(technique failure):指腹透患者转为接受血透治疗超过 3 个月,但需排除下列原因:死亡、移植、残存肾功能恢复。

(4) 退出治疗率(drop out rate):是单位时间内退出腹透治疗的总人数占平均病人数的比例,是反映退出治疗程度的参数。

(5) 腹透治疗时间(time on PD therapy,TOT):是反映腹透预后质量的指标之一。

(6) 腹透感染率等。

腹透中心应建立质量管理体系,严格执行规章制度、技术操作规范、常规、标准,加强基础质量、环节质量和终末质量管理,建立和完善可追溯制度、考核评价和持续改进机制,通过持续质量提高,不断提升腹透中心的医疗服务能力,为患者提供安全、优质的医疗服务。

(张伟明)

## 参 考 文 献

[1] 卫生部.卫生部关于对医疗机构血液透析室实行执业登记管理的通知.卫医政发〔2010〕32 号.2010.

[2] 卫生部.卫生部关于印发《医疗机构血液透析室管理规范》的通知.卫医政发〔2010〕35 号.2010.

[3] 陈香美.《血液净化标准操作规程(2010 版)》,人民军医出版社,2010.

[4] 卫生部.卫生部关于印发《血液透析器复用操作规范》的通知.卫医发〔2005〕330 号,2005.

[5] 张伟明,钱家麒.血液透析治疗的规范化管理与思考.中国血液净化,2008,7(7):403-405.

[6] 上海市肾内科临床质量控制中心.腹膜透析质量控制标准.上海市肾脏内科质量控制中心,2015.

# 第 73 章

## 透 析 登 记

随着信息数字化技术的迅速发展,健康和疾病信息数据库作为医疗信息化建设的重要组成部分正成为一种趋势,对数据库的应用已越来越为人们所重视。透析登记是将透析有关医疗信息进行规范化整理、构建透析相关资料库,通过对数据资料统计分析,反映透析治疗的历史与现状,供临床、科研、透析中心日常管理使用,促进透析治疗规范化及持续质量改进,同时也为卫生行政部门、医疗保险部门制定相关政策提供参考。透析登记是系统数据库,其目标是实现对终末期肾病透析患者这一特定人群透析治疗的计划、实施、医疗护理管理和预后评价。透析登记的内涵是透析患者专科电子病例。

## 第一节　国内外透析登记概况

### 一、国外透析登记概况

1964 年,欧洲透析与移植协会(EDTA)首次进行了欧洲多国肾脏资料登记,主要是对终末期肾衰患者透析资料进行统计和分析。在随后的十多年中,许多国家和地区的透析登记工作、一些国际间的透析登记工作不断地发展。而不同的国家和地区的透析资料登记往往使用各自的术语、登记方法也不同,对各个国家和地区的登记结果的比较存在偏倚。为了解决这些问题,EDTA 透析登记组织者决定成立一个国际组织来协调和解决上述问题。

1997 年 5 月,在澳大利亚召开的第 14 届 ISN 大会期间,该国际组织召开第一次会议。1998 年 10 月该国际组织正式命名为国际肾脏数据登记联盟(international federation of renal registries,IFRR)。1999 年 5 月,IFRR 正式建立网站。

在全世界开展透析登记的众多国家和地区中,开展登记的时间、对登记设计和管理、登记数据采集的方法、登记结果的学术价值等参差不齐。以对目前有较大国际影响的国家和国际组织的透析登记作简介。

（一）**美国肾脏病数据系统(United States Renal Data System,USRDS)**　USRDS 是美国国家数据信息系统,主要收集和分析并发布有关美国终末期肾衰竭患者相关信息。该系统直接由美国国立糖尿病、消化疾病和肾脏病协会(NIKKD)资助,由美国政府的医疗保险和医疗补助中心(CMS)协办。USRDS 的成员与 CMS、器官共享网络(UNOS)和终末期肾衰网络成员共享数据资料库,不断地提高终末期肾衰竭患者信息的精确性。

自 1989 年以来,USRDS 每年发表年度报告(ADR),详细报告美国终末期肾衰的发病率、患病率、死亡率、病因、病人特征等流行病学特征以及这些指标的年度变化规律,并预测未来可能的变化趋势,同时报告国际间终末期肾衰的发病率、患病率、死亡率、病因、病人特征等的比较。自2008年起,USRDS每年发表年度报告包含两大部分,第一部分增加了慢性肾脏病(Chronic Kidney Disease,CKD)的发病率、患病率、死亡率等流行病学特征,第二部分为终末期肾衰的流行病学特征。USRDS的ADR不仅具有重要的学术价值,而且成为肾脏病届被引用最多的文献资料之一,同时也为美国的保险部门制定相应的政策和计划提供数据支持。

**(二) 欧洲肾脏病学会-欧洲透析与移植协会登记系统(ERA-EDTA registry)** ERA-EDTA Registry主要收集欧洲各个国家和地区肾脏替代治疗登记资料,并对采集的数据资料进一步进行统计分析。ERA-EDTA Registry由欧洲肾脏病学会和欧洲透析与移植协会资助。ERA-EDTA Registry机构设在荷兰阿姆斯特丹医学中心的医学信息系,该医学信息系主办了若干个临床登记工作,对数据采集、数据储存、数据分析、发布的年度报告都共有质量管理体系和标准操作规程(Standard Operating Procedures,SOPs),自2004年以来,这一质量管理体系已通过了ISO 9001:2000认证。

ERA-EDTA Registry开始于1964年,是全世界最早开展透析登记的组织,其目的是补充和加强欧洲各个国家和地区自己所作的统计分析,特别是比较各成员国之间终末期肾衰的疾病谱和治疗模式,研究终末期肾衰治疗的效果,确定各成员国终末期肾衰人口统计学状况。年度登记报告在每年ERA-EDTA大会上公布,并在专业杂志和网站上发表。ERA-EDTA Registry核心数据用于提供欧洲肾脏替代治疗的流行病学和人口学状况,注册统计分析结果还为协助欧洲制定终末期肾衰医护政策提供参考依据。

2014年5月,ERA-EDTA与DOPPS研究协调中心Arbor Research签署协议,成立了EU-RODOPPS。该组织汇集了两大国际组织的优势,对欧洲血液透析患者进行流行病学资料的采集与分析。

**(三) 日本长期透析治疗状况(the state of chronic dialysis therapy in Japan)** 日本是世界上较早开展透析登记的国家之一,自1968年开始每年进行一次全国长期透析治疗状况的调查,由日本透析医学会主持。1986年日本透析医学会成立统计调查委员会专门负责日本全国长期透析治疗问卷调查。目前,该委员会每年11月底将调查登记表或磁盘发送到全国各登记单位,由各透析单位填报后上报透析医学会统计调查委员会进行统计分析。2006年的统计报告显示,2005年底日本全国3985个透析中心回收了3940个中心的登记表(磁盘),回收率为98.9%。

**(四) 英国透析登记(UK renal registry)** 英国透析登记主要是收集和分析英国肾脏病的发病率、临床治疗和预后相关的标准化数据,目前已成为英国国民健康计划编制、临床研究和基础研究的参考数据库。

英国透析登记由英国肾脏病学会主持,并由卫生署、英国儿科肾脏病学会、英国移植学会共同资助,是一项由慈善事业委员会实施的肾脏病学会的非营利性慈善工作,作为发展肾脏病治疗和护理的社会资源。

英国透析登记的特点是定期收集和分析患者的生化和血液检测信息。登记中心每个季度从各个注册医院自动下载收集数据。每年发表年度报告,对各个中心患者的人口学统计资料、治疗质量和结果等进行比较,为各个参加医院、为国民健康保险机构提供参考数据。

**（五）加拿大器官替代治疗登记（the Canadian organ replacement register，CORR）**
CORR 是加拿大肾脏和肾外器官衰竭和移植的国家数据信息系统，主要是记录和分析加拿大全国透析和器官移植的状况和治疗结果。其中终末期肾衰的登记统计始于 1972 年，首次报告于 1974 年。

CORR 由董事会负责提供登记的策略意见，由咨询委员会提供分析问题和报告。CORR 的主要任务是提供加拿大器官替代治疗的国家基本数据库，目的是提高器官替代的治疗、研究和患者护理水平。

## 二、国内透析登记概况

**（一）国内透析登记历程** 我国终末期肾衰竭发病率、患病率、治疗率有多少？导致终末期肾衰竭疾病谱是如何变化的？终末期肾衰竭患者接受怎样的治疗、治疗效果如何？随着我国终末期肾衰竭透析治疗的逐步开展，临床医生迫切需要了解这些信息以加强透析管理、改善透析质量、提高临床与科研水平。同时，这些信息也为卫生、医疗保险等行政部门制定相关政策提供重要参考。

中华医学会历届肾脏病专业委员会都非常重视透析登记工作。中华肾脏病学会第五届全国委员会成立全国透析登记工作组，由学会副主任委员钱家麒教授和学会常委梅长林教授负责全国透析登记工作，并于 1999 年、2000 年召开了二次全国透析登记工作会议，主持完成了 1999 年度全国透析登记工作，登记报告发表在 2001 年《中华肾脏病杂志》上。

为了进一步做好我国透析登记工作，2004 年中华肾脏病学会第六届全国委员会决定建立全国透析登记网络中心，具体负责实施全国透析登记工作，并委托上海市血液透析质量控制中心和上海仁济医院开发研制基于互联网平台的透析登记网络系统。登记网络系统于 2006 年 10 月研制完成并在上海等地试用。在此基础上，中华医学会肾脏病分会第八届全国委员会在陈香美院士领导下，在卫生部指导下完成了全国血液净化病例信息登记系统，于 2010 年 5 月起正式在全国范围开展透析登记。我国透析登记起步已有近 20 年，虽然在全国范围开展只有 5 年多，但上海、北京、广州、浙江等地自 1996 年起已陆续开展年度透析登记，为以后开展全国透析登记积累了经验。

**（二）上海市透析登记历程**

1. 持续开展二十年透析登记 上海市是国内最早开展透析登记的城市。1996 年在上海市卫生局领导下，委托上海市医学会肾脏病分会主办，由上海仁济医院肾脏科钱家麒教授负责对上海市透析状况进行登记。这是国内肾脏病学界首次较规范、全面的透析登记，为当时上海市卫生行政部门在国内首次制定地方性"血液透析室基本标准"，对血透实行技术准入提供了依据。1998 年底，上海市卫生局成立了血液透析质量控制中心（以下简称"质控中心"），挂靠上海仁济医院。质控中心成立后，上海市透析登记成为质控中心日常工作之一，由质控中心主任钱家麒教授负责，由质控中心牵头单位上海仁济医院肾脏科具体实施。迄今已连续完成了 1996 年至 2014 年的年度上海市透析登记工作，得到了国内学界同仁的认可，也引起国外同仁的关注，美国 USRDS 的 2007 年、2008 年和 2009 年的年度报告中收录了上海市透析登记结果资料。

2. 登记方式由纸质填报转变为网络填报 2006 年之前，质控中心于每年 12 月将纸质登记表下发到全市各医疗机构透析室，由各透析室填报完成后于次年三月底之前上报质控中心后进行统计分析,并向全市各医疗机构透析室寄发年度透析登记报告。

由于纸质版登记表填报存在工作量繁重、无法追溯原始资料、不能纠正统计中的偏差以及时效性不强等不足,随着网络技术的发展,为了克服纸质登记表填报不足,提高透析登记效率与质量,根据上海市卫生局确定的专业质控中心应建立专业信息数据库,根据工作需要开发专业质控软件的主要职责,结合中华医学会肾脏病分会委托,2004年质控中心和仁济医院在国内首次研发基于互联网透析登记系统(http://sh.cnrds.org)。该系统于2006年10月建成并在全市各医疗机构透析室实施应用。质控中心于2008年6月首次发布基于网络登记的上海市透析登记年度报告。

3. 落实卫生部全国透析病例信息登记精神　2010年5月起,上海市积极贯彻落实卫生部开展全国血液净化病例信息登记工作通知,按卫生部肾病学专业医疗质量管理与控制中心要求,完成了上海市透析登记系统升级,将上海市透析登记系统数据全部导入全国登记系统,并实现了上海市透析登记系统每个工作日向卫生部全国登记系统上报数据信息。

# 第二节　上海市透析登记网络系统

"上海市透析登记网络系统(CNRDS)"是以互联网为基础建立的协作平台,采用现代信息化技术所建成的先进实用、以透析治疗信息处理为中心,实现患者管理、透析质量控制、临床数据分析全面集成、信息资源全方位共享的一体化平台,该系统为临床、科研及卫生行政管理部门、医疗保险部门提供多层次的参考信息。

## 一、上海市透析登记网络系统主要功能

"上海市透析登记网络系统(CNRDS)"总体功能是用于管理透析室病人及其相关诊疗信息,利用这些数据进行数据挖掘和分析,利用该系统规范管理透析室的治疗,还可以利用该网络系统掌握本单位和本地区透析状况。"透析登记网络系统(CNRDS)"目前已开发可使用主要功能有:①透析相关资料登记;②透析病人跟踪管理;③对登记数据作各种处理;④本单位和本地区透析患者报表分析;⑤科研数据、资料的挖掘;⑥透析质量控制管理;⑦信息发布等。

1. 患者管理　主要负责收集患者的一些基本情况、疾病诊断情况及治疗情况;把身份证号作为区分与其他患者的唯一标识;具体功能如下:

(1) 患者基本信息管理。

(2) 疾病诊断,包括:原发病诊断、病理诊断、治疗前合并症、其他诊断。

(3) 治疗转归,包括:首次肾替代治疗日期、治疗模式与转归、死亡记录。

2. 详细诊疗信息的记录　跟踪患者的诊疗经过,记录患者在医院接受检查后的每一项相关指标,这样可以根据患者的历史检查情况,采取相对应的治疗措施。主要记录信息包括:

(1) 透析处方:包括:血透处方(每周透析次数,每周透析治疗时间)和腹透处方(腹透模式、每天交换次数、每天腹透液用量等)。

(2) 药物治疗,包括:抗高血压药物、促红细胞生成素、铁剂等。

(3) 血压测量。

（4）血管通路情况：包括血管通路类型、血管通路位置、血管通路建立时间及变更原因等。

（5）腹透通路，包括腹透管类型、手术方式、变更原因等。

（6）肝炎病毒血清学检查，包括：乙肝二对半（定性）、HBV-DNA、抗-HCV、HCV-RNA 等。

（7）实验室检查，包括：血常规、血液生化、血脂、钙磷代谢、铁代谢、炎症等指标。

（8）透析充分性检测，包括血透患者的 BMI、URR、spKt/V 等；腹透患者的 BMI、Kt/V、Ccr、nPCR 等。

（9）腹膜平衡试验。

（10）腹透相关感染。

（11）各种并发症。

3. 透析中心管理　主要负责管理与透析中心有关的相关信息，如人员档案、设备档案等；具体功能如下：

（1）透析中心基本信息管理。

（2）人员档案管理。

（3）设备档案管理。

4. 透析质量管理控制　主要负责收集与透析中心治疗质量、效率有关的相关信息，如治疗汇总信息、水质监测等，具体功能如下：

（1）汇总信息：包括：血透治疗例次、腹透治疗例次、透析器消耗、患者转归统计信息。

（2）水质监测：包括：细菌检测、内毒素检测、余氯检测等。

（3）透析液细菌检测。

5. 病人随访管理

（1）病历首页能够按条件查询并导出 RTF 格式的病人基本信息、疾病诊断情况及治疗转归情况。

（2）详细诊疗信息能够按条件查询并导出 RTF 格式的病人基本信息、疾病诊断情况、治疗转归情况以及详细的诊疗信息。

6. 数据报表分析

（1）数据综合查询通过筛选条件对患者进行筛选，各筛选条件之间为并列关系；并可以将在查询结果页面中显示的内容导出到 Excel 中。

（2）填报情况报表查询所有透析中心填报情况，及时了解掌握各透析中心的使用情况，给质控中心的监管提供可靠的数据。

（3）登录日志报表查询所有用户登录系统的情况，便于后台管理者及时了解前台用户的登录情况，以及跟踪一些非法用户的登录情况。

7. 后台数据管理功能

（1）系统公告：可以向所有系统中的医院用户发送通知公告，这样医院用户在登录系统后可以查看到最新公告。

（2）质控文件：可以向所有系统中的医院用户下发质控文件，这样医院用户在登录系统后可以下载到质控文件。

（3）短消息：主要是质控中心管理员与各医院用户之间一对一的沟通的平台。各医院用户可以通过此功能,把信息、问题等反馈给质控中心管理员;质控中心管理员可以做出相应的答复。

(4) 医院管理:管理各个加入系统的医院信息。

(5) 透析中心管理:管理加入系统的各个透析中心信息,透析中心隶属于某个医院。

(6) 用户账户管理:管理加入系统的用户账户信息,用户账户隶属于某个医院,并有权限的划分(只读用户,一般操作员,透析中心管理员)。

(7) 无身份证患者:对于前台输入没有身份证患者的情况,后台进行统一处理,统一编号;只有统一编号后的患者,前台才能进行诊疗记录的录入。

(8) 字典维护:以上这些登记项目的设置,充分考虑了目前各地临床治疗及中心管理的状况与需要,随着透析治疗的发展和需求变化,透析登记网络系统的内容设置将不断完善。

## 二、上海市透析登记网络系统主要特点

**(一) 简洁实用** 系统操作界面简洁实用,保证各透析单位使用时的响应速度和网络通讯实效性、可靠性。系统操作规范方便,具有即时提示和帮助功能,可有效防止误操作。

**(二) 体现医疗数据处理的特点** 规范数据输入、输出格式、数据范围,既遵循标准化代码规范,又将各种例外数据完整保存,具有对数据溯源、缺失值处理等特殊功能。

**(三) 便于实施数据中心统一** 维护系统运行,各透析单位仅需一名管理员(根据各医院不同情况,也可设定多名管理员),无需安装特殊软件,在能够上网浏览网页的计算机上就可以方便使用本系统,是一个可"移动"使用的系统。

**(四) 安全可靠** 医疗数据资料相当宝贵,很多数据具有不可重现性,同时医疗信息又涉及一定的个人信息,必须保证不被窃取和篡改。"透析登记网络系统(CNRDS)"的软件系统更多地考虑安全性、硬件系统增加存储的安全性和持续工作能力。

## 三、上海市透析登记网络系统的应用

上海市开展透析登记二十年来,特别 2007 年进行的网络登记以来,上海市已初步建立了透析病例登记工作制度,积累了大量、宝贵的透析病例信息数据资料,取得了相当的经验。目前,上海市透析登记系统主要有下列四个方面的应用。

1. 公共卫生信息的重要组成部分 近年来,终末期肾病(ESRD)透析已成为令人关注的公共卫生问题之一。终末期肾病透析登记信息是一个国家或地区公共卫生信息的重要组成部分之一。上海市透析登记信息数据汇编每年定期以统计信息形式在业内发布,描述和分析本市 ESRD 患者透析基本状况。迄今,上海市已发布了 17 篇年度透析登记报告。

上海市年度透析登记报告通过对透析登记系统所采集的全市 ESRD 透析信息数据的统计分析,结果包涵了本市透析患者的发病率、患病率、死亡率、原发病因、透析模式、透析充分性及主要检验指标、开展透析医疗机构基本情况、透析设施设备情况等,年度登记报告反映了本市 ESRD 透析基本状况。作为公共卫生信息的一部分,年度透析登记统计信息为卫生行政部门制定相关政策、对确定理想的血液透析中心区域分布、为透析相关医保政策的制定等,提供了有用的参考。

2. 应用透析登记数据进行临床研究 上海市透析登记网络系统已使用了近 10 年,积累了大量的信息数据,为应用透析登记信息数据进行临床研究提供了可能。近年来,我们已开

始尝试应用透析登记信息数据对临床关注的热点问题进行多中心和单中心的临床研究。

（1）应用透析登记系统整体数据进行临床研究：对每周2次血透与每周3次血透患者临床预后进行比较研究，应用上海市透析登记系统中2007年1月至2009年1月2572例血透患者进行回顾性队列研究。结果显示：每周2次血透患者与每周3次血透患者生存率相似。新透析患者和透析5年以上透析患者，每周2次血透生存率优于每周3次血透。与每周3次血透相比，每周2次血透者年龄较轻，透析龄更短，体表面积小，单次透析时间更长，但每周Kt/V较低。研究提示：部分患者每周2次血透是可行的，但需要保证其透析充分性与容量平衡，并严密监测。

由于经济负担、交通不便、以及透析设施有限等原因，我国乃至国际上相当一部分国家和地区，每周2次血透仍然相当普遍。2013年度上海市透析登记报告显示，2012年全市每周2次血透患者占25%。该研究对了解我国每周2次血透患者临床预后及相关影响因素，对改进和提高每周2次血透患者透析质量有相当的临床价值，同时亦是透析登记价值的体现。

（2）应用透析登记系统单中心数据进行临床研究：除了应用上海市透析登记系统整体透析患者数据进行临床研究，参加登记各医院亦可采集本单位登记数据，对各自关心临床问题进行研究。

仁济医院应用上海市透析登记系统中2007年7月至2012年12月该院登记的364例维持性血透患者信息资料，研究维持性血透患者血红蛋白变异性和全因死亡之间的关系。该单中心、观察性研究结果显示，维持性血透患者血红蛋白变异性较大患者具有较高死亡危险度；血红蛋白变异性可能有助于预测维持性血透患者全因死亡。

同时，仁济医院应用上海市透析登记系统中2007年7月至2013年12月该院登记的528例维持性血透患者信息资料，分析维持性血液透析（MHD）患者血清钙、磷、全段甲状旁腺激素（iPTH）检测结果，评价MHD患者钙磷代谢状况。该单中心、观察性研究结果显示，MHD患者钙磷代谢控制尚不理想。与每周2次透析相比，每周3次透析可能更有利于控制血磷。透析龄大于5年患者钙磷代谢更难以控制。血钙，血iPTH，血清白蛋白，年龄，透析龄是影响血磷水平的独立危险因素。

仁济医院还应用上海市透析登记系统及医院原始存档病历，收集1998年1月1日至2012年12月31日该院浦西血透中心115例死亡患者信息资料，对维持性血透患者临终前是否终止透析与相应支持治疗情况进行回顾性研究。结果提示，该中心临终血透患者选择终止透析者远低于发达国家；对提前终止血透治疗患者，给予适当对症支持能缓解临终期患者身心痛苦。

3. 透析医疗器械安全性监测　为加强对血液透析医疗器械不良事件监测，探索医疗器械不良事件监测和再评价工作新模式，提高医疗器械风险管理水平，上海仁济医院与上海市药品不良反应监测中心合作，利用透析登记系统开展对血透医疗器械不良事件监测。应用网络信息系统监测医疗器械可疑不良事件的效果优于目前由使用者自发报告的效果，近年来许多国家和地区卫生监管部门越来越倾向使用这种监测方法。

2011年启动了在上海市透析登记网络上加载血透医疗器械可疑不良事件监测预警管理系统的研发，在国内首先将血透医疗器械不良事件监测与血透病例信息登记两项重要工作相互整合。该系统已于2013年4月起在本市正式应用，对血透医疗器械可疑不良事件从信息采集到信息整合,实现了监管部门对医疗器械不良事件实时监测、预警信号及时提交、应急处置反应迅速的要求。

4. 血液透析质量控制管理中应用 建立专业信息数据库,开发专业质控软件,为卫生行政部门决策提供依据,这是上海市卫生主管部门确定的专业质控中心主要职责之一。质控中心根据这一要求,在透析登记系统基础上扩展了系统功能,形成透析质量控制管理系统,主要包括网上透析登记、网上透析质量监控、透析医疗器械安全性监测、网上培训等。目前,网上透析质量监控主要针对部分关键指标进行预警,如透析患者乙肝、丙肝检测指标等,以及时发现关键指标异动,提高透析质控管理时效和效率。

## 第三节 透析登记展望与思考

综观国内外透析登记的状况,其重要性已被认识。透析登记不仅为各医院临床医疗、科研服务,为各医院透析室管理服务,有利于促进透析治疗规范化及持续质量改进,也为卫生行政部门、医疗保险部门制定相关政策提供了参考。

上海市透析登记历程是在我国血液净化技术蓬勃发展、血液净化质量管理逐步规范的大环境下不断发展的过程。经过近二十年登记工作,我们已积累了大量的透析病例信息数据,不断优化了登记模式和登记系统,逐步扩展了登记内涵。如何进一步做好透析登记,充分利用和发挥现有登记系统作用,尤其是如何对透析登记数据信息进行挖掘、整理和分析,这是我们今后需要关注的问题。

近年来,国外(尤其是一些发达国家)的透析登记信息在下列领域发挥了重要作用,包括:应用登记数据进行临床研究、合理规划透析医疗服务和透析相关卫生经济学研究、对透析医疗服务和透析患者预后的评估以及透析质量管理等。Wagner 等应用英国肾脏登记(UKRR)中 2002 年至 2004 年 5447 例透析患者资料进行前瞻性、多中心队列研究,提示患者基本特性、伴发疾病、实验室指标的变化对新发透析患者可以足够准确地预测 3 年死亡率。Hill 等应用 UKRR 年度报告,总结过去 10～15 年间英国糖尿病患者终末期肾病的特征、发病率、患病率和生存率。Lindberg 等应用瑞典透析数据库资料,分析了 2002 年至 2006 年血透高容量负荷患病率,提出透析中心需要持续改进对患者的管理,包括提高患者液体限制的依从性或增加透析频率。Tangri 等应用 UKRR 数据,评估血透患者对 KDOQI 骨和矿物质代谢靶目标达标影响因素,提出需要通过前瞻性、更长随访研究确定理想的钙、磷和 iPTH 临界值,评价实施 KDOQI 指南对患者生存率影响。

国外这些对透析登记数据信息的挖掘分析,充分地体现了透析登记信息数据的价值,对我们有很大的启示。晚近,上海市应用透析登记数据对每周 2 次血透与每周 3 次血透患者临床预后进行比较研究。左力等应用北京市透析登记数据,将北京血透患者死亡率与美国 USRDS 数据进行了比较。随着国内透析登记持续、规范地开展,将会积累越来越多的数据信息,需要我们结合临床实践提出好的研究设计,挖掘更多有价值的数据信息,通过整理和分析,提出有益于指导临床实践的研究结果。同时,我们应踏实地做好透析登记工作,确保登记资料准确、完整、规范,为今后应用透析登记数据进行国际或地区间比较研究夯实基础。

(张伟明)

# 参 考 文 献

［1］ US Renal Data System. Excerpts from the United States Renal Data System 2006 Annual Data Report：Treatment Modalities . Am J Kidney Dis,2007,49(suppl 1)：s99-110.

［2］ 钱家麒,张伟明.上海市血液透析治疗的规范化管理及现状.中国血液净化,2006,5(3)：119-120.

［3］ 张伟明,钱家麒.上海市血液透析质量管理的措施和效果.中国医院管理,2007,27(12)：45-46.

［4］ 钱家麒,张伟明,徐筱琪.1999 年度上海市透析移植登记报告.中华肾脏病杂志,2001,17(2)：83-85.

［5］ Lin X,Yan Y,Ni Z,et al. Clinical Outcome of Twice-Weekly Hemodialysis Patients in Shanghai. Blood Purif,2012,33(1-3)：66-72.

［6］ 窦林斌,蔡宏,张伟明,等.维持性血液透析患者钙磷代谢紊乱回顾性分析.中国血液净化,2015；14(7)：412-417.

［7］ U. S. Food and Drug Administration. FDA Guidance for Industry. Good pharmacovigilance and pharmacoepidemiologic assessment. March 2005.

［8］ Wagner M,Ansell D,Kent D. M,et al. Predicting Mortality in Incident Dialysis Patients：An Analysis of the United Kingdom Renal Registry. Am J Kidney Dis,2011,57(6)：894-902.

［9］ Hill CJ,Fogarty DG. Changing trends in end-stage renal disease due to diabetes in the United Kingdom. Journal of Renal Care,2012,38(Suppl. 1),12-22

［10］ Lindberg M,Prutz KG,Lindberg P,et al. Interdialytic weight gain and ultrafiltration rate in hemodialysis：Lessons about fluid adherence from a national registry of clinical practice. Hemodial Int,2009,13(2)：181-188.

［11］ Tangri N,Wagner M,Griffith JL,et al,Effect of Bone Mineral Guideline Target Achievement on Mortality in Incident Dialysis Patients：An Analysis of the United Kingdom Renal Registry. Am J Kidney Dis,2011,57(3)：415-421.

［12］ Cheng X,Nayyar S,Wang M,et al. Mortality rates among prevalent hemodialysis patients in Beijing：a comparison with USRDS data. Nephrol Dial Transplant,2013,28(3)：724-732.

# 网 络 参 考

1. 美国肾脏病数据系统(USRDS)：http://www. usrds. org

2. 英国透析登记(The UK Renal Registry)：http://www. renalreg. com

3. 欧洲肾脏病学会—欧洲透析与移植协会登记系统(ERA-EDTA Registry)：http://www. era-edta-reg. org

4. 日本长期透析治疗状况：http://www. jsdt. or. jp

5. 加拿大器官替代治疗登记(The Canadian Organ Replacement Register,CORR)：http://secure. cihi. ca

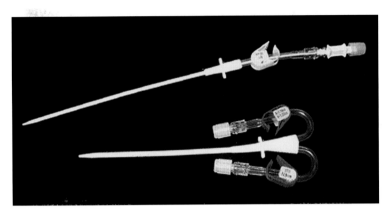

图 10-1　常用的临时股静脉和颈静脉导管

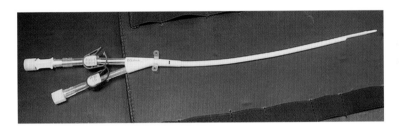

图 10-2　高流量双腔导管

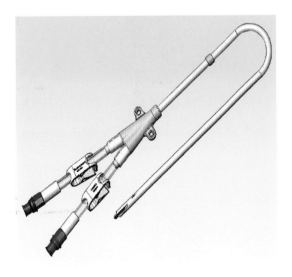

图 10-3　带涤纶套双腔导管

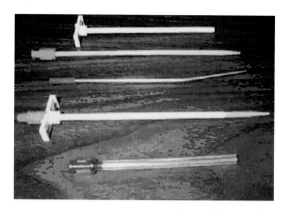

图 10-4　留置长期导管的皮下隧道器和扩张管

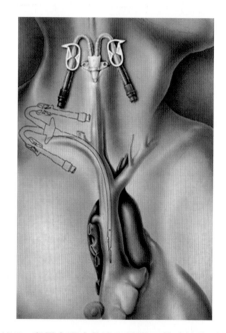

图 10-5　留置在颈内静脉和锁骨下静脉的临时插管

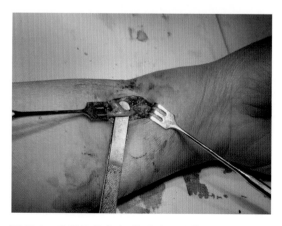

图 11-1　前臂标准内瘘,桡动脉和头静脉做端侧吻合

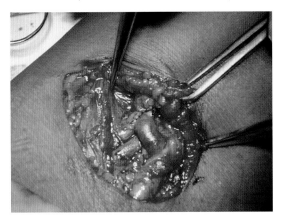

图 11-2　上臂内瘘:肘窝部位肱动脉-肘正中静脉吻合

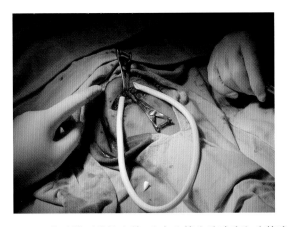

图 11-3　前臂袢型移植血管,吻合血管为肱动脉和头静脉

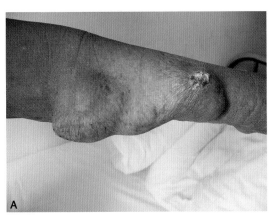
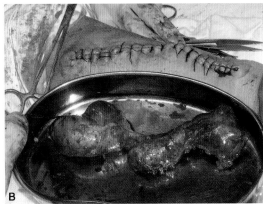

图 11-4　前臂动脉瘤
A. 前臂内瘘动脉瘤;B. 前臂动脉瘤切除术后

3

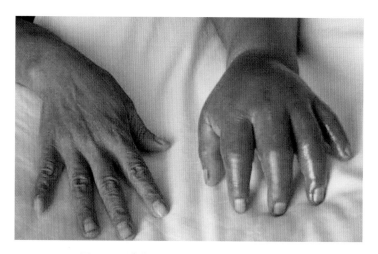

图 11-5　肿胀手综合征，与对侧正常手对比

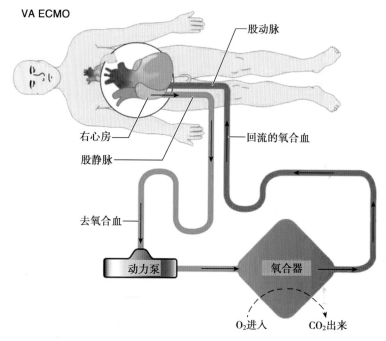

图 29-1　VA ECMO 示意图

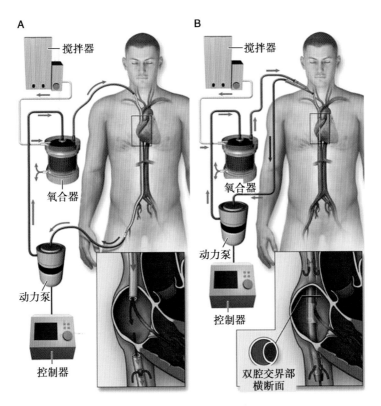

**图 29-2　VV ECMO 示意图**

A. 经典的双插管 VV ECMO 结构；B. 双腔导管 VV ECMO 结构

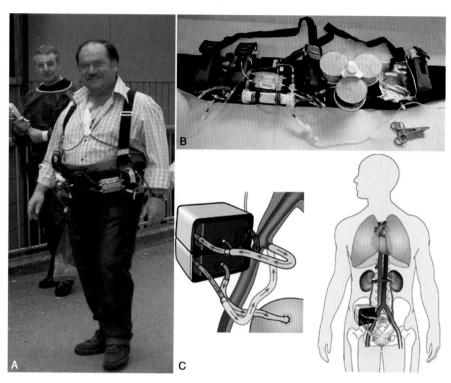

**图 30-1　佩戴式及植入式人工肾**
A. 佩戴式人工肾；B. 佩戴式人工肾血液透析装置；C. 植入式人工肾示意图

Ra
Rv
U
0min
Ra
Rv
U
6h
Ra
Rv
U
12h
Ra
Rv
U
Ra
Rv
U

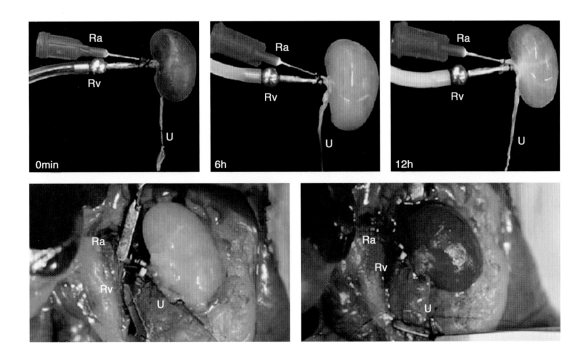

图 30-2　大鼠肾脏脱细胞化、再生和原位肾移植
Ra：肾动脉，Rv：肾静脉，U：输尿管

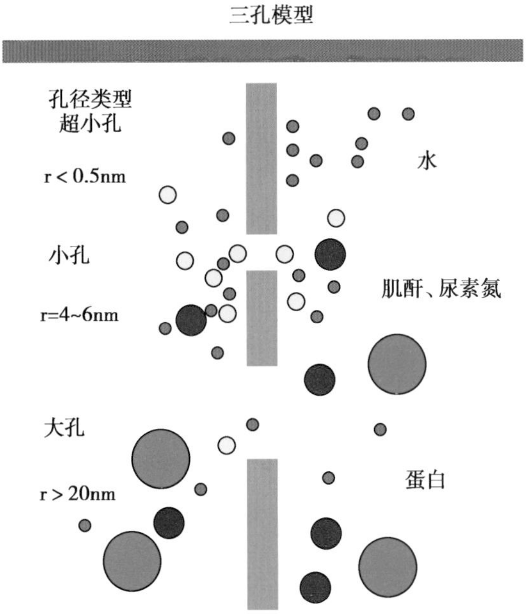

三孔模型
孔径类型
超小孔
r < 0.5nm
水
小孔
r=4~6nm
肌酐、尿素氮
大孔
r > 20nm
蛋白

图 31-1　三孔模型理论示意图

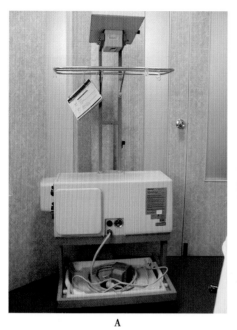
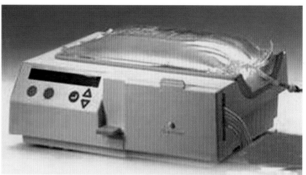

A        B

图 32-5　APD 机器

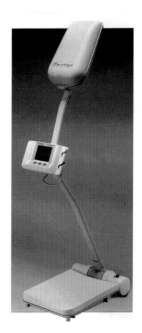

图 32-6　夜间交换装置